内 容 提 要

本丛书共6集，第1、2集主要收录第一批国家名老中医146位的1850例医案，第3、4集主要收录第二批国家名老中医142位的1884例医案，第5、6集主要收录第三批国家名老中医和部分前两批国家名老中医及中医博士生导师共146位的1438例医案。6集共收录434位名中医的5172例医案。

本丛书特点：①所选名中医在全国有广泛影响，极具权威性。②各集内对名中医均按行政区划和军队分类编排。③每一医案均由名老中医自己亲自选定，真实、可靠。其中一部分名老中医现已作古，因此所收医案尤为珍贵。④每一医案后均有按语，或为名医自己所撰，或由后人、门徒所加。⑤每位名中医的医案后都有编者评注。该评注均系本丛书主编、副主编所撰，因他们长期从事中医临床工作，具有较高的学术水平。评注以简洁的语言，高屋建瓴地概括了该名中医的学术思想和诊疗特点，结合所选医案予以剖析，每能抓住名中医的学术精髓，突出要点，对读者有所启迪。⑥每集正文后附有该集的病名病证索引，第6集书末附有丛书总病名病证索引，以便读者查阅。

本丛书对提高中医各科各级临床医生诊疗水平有较大的参考价值，如能细心品读，反复钻研，掌握精髓，那他距离名医的目标也就不远了。应该肯定，这套丛书的出版，对名老中医诊疗特色的继承和诊疗经验的抢救有特殊意义。

中国现代名中医医案精粹

第3集

主　编　董建华　王永炎

副主编　杜怀堂　陶广正　江扬清　杨晋翔

编　委　董建华　王永炎　杜怀堂　陶广正　江扬清　杨晋翔　王亚芬　李　琴　崔京艳

人民卫生出版社

图书在版编目（CIP）数据

中国现代名中医医案精粹．第3集/董建华等主编．—北京：人民卫生出版社，2010.12

ISBN 978-7-117-12606-9

Ⅰ．①中…　Ⅱ．①董…　Ⅲ．①医案—汇编—中国—现代　Ⅳ．①R249.7

中国版本图书馆CIP数据核字（2010）第025114号

中国现代名中医医案精粹

第3集

主　　编：董建华　王永炎
出版发行：人民卫生出版社（中继线 010-59780011）
地　　址：北京市朝阳区潘家园南里19号
邮　　编：100021
E - mail：pmph @ pmph.com
购书热线：010-59787592　010-59787584　010-65264830
印　　刷：保定市中画美凯印刷有限公司
经　　销：新华书店
开　　本：787×1092　1/16　**印张：**47
字　　数：1203千字
版　　次：2010年12月第1版　2025年3月第1版第9次印刷
标准书号：ISBN 978-7-117-12606-9
定　　价：96.00元

出版者的话

继承和发扬我国古代医药学遗产，是当今中医发展的主要方向；传承当今名老中医鲜活的临证经验，是发展中医的坚实基础。中医几千年的发展史，从某种意义上讲也是众多中医名家的成才史，而众多的中医名家的学术思想与临床经验，在中医发展中又起着举足轻重的作用。

历代中医医家都非常重视医案的整理和编撰工作，这些医案是历代中医学家灵活运用中医理法方药治病救人的真实记录，其中蕴藏着许多新发现、新创造、新见解。因此，学习名家医案是中医师提高临床诊疗水平的重要途径之一。

我社历来重视名老中医经验的整理出版工作，建社 57 年以来，我社出版了大量的中医名家的学术著作和医案、医论、医话等。自上个世纪 70、80 年代，我社先后出版了《蒲辅周经验集》、《蒲辅周医案》、《岳美中医案》、《岳美中医话》等老一辈名老中医的临床经验，其中《蒲辅周医案》、《蒲辅周经验集》还是在周恩来总理的亲自关心下整理出版的。90 年代至本世纪初的这 10 年，我社规划出版了大量的著名老中医经验集，尤其是国家三批名老中医的著作是我社策划组织出版的重点。如："十五"国家科技攻关计划"名老中医学术思想、经验传承研究"课题结题后，我们策划出版了《当代名老中医典型医案集》系列，分内科（上、中、下）、外伤科、妇科、儿科、五官科、针灸推拿等 8 册出版。此外还有《全国著名中医经验集丛书》、《现代名医证治丛书》等。这些名老中医经验著作的出版，对传承名老中医经验发挥了积极的作用，在读者中产生了很好的影响。

当代中医名家辈出，而由卫生部、人事部、国家中医药管理局评选的全国三批名老中医，是众多名医中的佼佼者。他们分布在全国不同地区，倾心为患者服务，成就了现代中医的辉煌。

本丛书 6 集共收录 434 位全国三批名老中医的 5172 则医案，按行政区划和军队分类排序。本丛书的编写由著名中医大家董建华、王永炎两位院士发起，先后向全国第一、二、三批名老中医发出征文，请他们将在临床中看病最拿手的医案整理出来，将医案中蕴含的诊疗思路和治疗方法总结出来，为当代医生提供借鉴。这些受邀的名老中医遂将其毕生积累的临证精粹予以总结，不少人亲自整理了自己的诊疗医案，分析其机理，探讨用方用药奥秘。

与其他同类名医医案、经验集不同的是，本丛书的医案多出自名医本人之手，为第一手资料，可信度高。这些医案就像一个个鲜活的患者呈现在我们面前，名老中医带领着读者一步一步诊治患者，思考分析，判定实践。年轻的中医医生能沿着这条被名医引领的路不断走下去，潜心研究，用心实践，那他距离成长为名医的目标也就不远了。

整理与出版名老中医经验是中医发展的必由之路，在中医发展中起着助推器的作用。我社将一如既往地做好名老中医经验传承的出版工作，为中医学术的进一步发展，为中医临床水平进一步提高，为培养造就更多的中医名家，出版更好更多的作品。

人民卫生出版社

2010 年 8 月

编者说明

中国医药学是一个伟大的宝库，中医医案则是这个宝库的重要组成部分。据不完全统计，深具影响的中医医案著作载于《中医联合图书目录》者约有360多种，未经收入《中医联合图书目录》的近现代名家医案著作更是难以计数。无疑，这些医案著作都是研究中医学的宝贵财富，也是研究中医学的真凭实据。

在著名中医专家、教授董建华院士倡导下，由王永炎院士等中医专家群体编纂的《中国现代名中医医案精华》连续出版了1～6册之后，深受广大中医工作者青睐，并在海内外产生了较大影响，因此又精心编写了第7～9册。但由于北京出版社改制，不再出版医学书籍，却又难以割舍这部由高层次中医专家群体编纂的、在社会上颇有影响的长销书，几次请作者耐心等待其出版社"研究"，以致一拖再拖延误了两年。最后还是忍痛割爱出具证明放弃版权。

本丛书转由人民卫生出版社继续出版后，出于全面考虑，将该书书名改为《中国现代名中医医案精粹》，并将已经出版的前6册重新厘订、整理，交由人民卫生出版社统一规划刊印发行。将原来的32开本换成16开本，改原计划的共9册为6集，将原第1～6册合并为新丛书的前4集，新编的第7～9册改为新丛书的第5、6集，所有医家的肖像分别放置在每位医家生平传略的右上角，使读者在研读名医医案之前既可以了解医家的生平传略，又可以一睹著名医家的风采。

编　者

2010年6月26日

崔 序

（《中国现代名中医医案精华》序）

中国医药学是一个伟大的宝库，是一门具有独特理论体系和丰富临床经验的科学。几千年来，中医药学对中华民族的繁衍昌盛，作出了重大贡献。早在唐代，中国已经成为亚洲医药学的中心，对亚洲和世界医学的发展曾经产生过深远的影响。新中国成立以来，在继承的基础上，中医药学又取得了许多重要的科研成果，对世界医药学的发展起到了积极的促进作用。近年来，中医药学在国际上的影响越来越大，不少国家出现了“中医热”；世界上一些知名的科学家认为，中医中药可能给生命科学带来新的突破。欧美和东南亚的许多国家，都加强了对中医中药的研究，某些课题已经取得一定的成果。对于中医中药发源地的中国来说，振兴中医中药事业，造福全人类，更是一项义不容辞的历史使命。

具有高深的中医理论、独到的学术思想、丰富的临床经验的名中医，是中华民族的宝贵财富。整理、继承、发扬他们的学术思想和实践经验，是振兴中医的重要内容之一。董建华教授率北京中医学院的几位门人，致力于振兴中医事业，将 23 个省、市、自治区的和人民解放军系统的共 146 位著名中医专家的医案精华汇集在一起，编辑成《中国现代名中医医案精华》一书，这对继承我国传统医药学的丰富遗产，整理和发扬现代名中医的诊治经验，无疑是一种有益的贡献。

我期望中医界能有更多的医案精华问世，更希望中医界的同志们团结一致，艰苦奋斗，不断探索，不断创新，为振兴中医作出更多更大的贡献。

中华人民共和国卫生部部长　崔月犁

1986 年 8 月

余序

（《中国现代名中医医案精华》续编序）

十年前，国内一部重要的医案著作——《中国现代名中医医案精华》（一、二、三）（主编：董建华，副主编：王永炎、杜怀棠、马朋人、陶广正）刊行问世，受到中医界的广泛重视。该书是作为建国后的大型医案汇编，第一批共收选全国23个省、市、自治区和人民解放军系统总计146位名医、1850余例医案记述，包括临床各科常见多发病及若干疑难危重病证。在编撰中，为了加强学术理论与临床实践的有机结合，编者在精选医案学验精粹的同时，撰写了提炼、启发性按语和精要的评注，使读者易于领悟，亦便于临证借鉴、参考。当时，卫生部部长崔月犁十分看重并支持这部医案专著的编写，并在百忙中提笔作序。崔部长以宏观的气势看待今后中医药学的发展，他在序文中特别提到"世界上一些知名的科学家认为，中医中药可能给生命科学带来新的突破……"敝见认为，这种"新的突破"，古今医案中丰富的临床内涵将发挥至关重要的作用。

我历来重视医案著作的学习与运用，数十年来泛览数以百计的古代名家验案，往往不忍轻易释卷。医界共知，治法有常法、变法、定法、活法之别，医案著作中诸法毕备，而临床医师要学习变法、活法，尤须研读古今名家医案。唐初许胤宗尝谓："医者意也，在人思虑……"（《旧唐书·列传·第一百四十一》），我国临床医学奠基人——东汉·张仲景给后世创立了辨证论治诊疗思想体系和施治大法的规范。而在疏方论治方面，又善于同中求异，异中求同，反复推敲，认真酌定。正如梁·陶弘景所说："仲景用药，善以意消息。"此处所说"消息"，系指立方、遣药时的斟酌加减和善于化裁变通。《续医说·吴恩序》又说："御寇有言，医者理也，理者意也……理言治，意言识。得理与意，料理于未见，曰医。"这是对"医者意也"一段绝妙的注笔。由此可知，"求意"亦即"求理"，所谓"医者意也"，是指医生在精细辨证的基础上，经过认真思考而获得的证治概念和处治大法。学习先哲、今贤的医案，有利于读者开阔诊治思路，逐步达到"审证确、思虑精"的临床水平。

今值《中国现代名中医医案精华》第四～六册即将编成、刊印之际，我还须向读者郑重推荐的是，该书为了进一步完善宏编、提高编写质量，收选更多现代名中医医案。四～六册的主编人员又作了相应的调整、充实，由董建华、王永炎两位中国工程院院士领衔主编，杜怀棠、陶广正、江扬清、杨晋翔教授任副主编。收选全国142位名医、约1884例治案，编写体例大致同前。我们翻阅诸家医案，可以从中学习现代名中医察病之机宜与遣方、用药之要妙。对于各科医师诊治复杂多变的疑难病证，每能起到"发智灯于暗室，渡宝筏于迷津"（见清·申士秀《金匮悬解·后叙》）的临床指导作用，须予着重提出的是，读者阅习此书案例，可以在诊疗过程中学到"操纵于规矩之中，神明于规矩之外"，一些相当生动的活法与变法，其中之融化机变、圆机活法，颇能取法观摩，发人深思。再者，这部医案新作，编者能进一步精选全国各地名医的临证医案予以总汇。在编法方面，突出以医家为纲，以病证为目。并以介绍中医病名和立法作为表述的主旨，体现了主编者编撰此书的主要学术特色。

综上所述，我认为该书具有鲜明的时代性和临床实用性，其中不乏具有临床深入探索、总结和开发、推广的治法、方药。当前我们正处于中医药发展"机遇与挑战并存"的新世纪，北京出版社以重点出版项目，刊印《中国现代名中医医案精华》之续编，是符合广大中医临床工作者迫切需求的。有鉴于此，聊书杂感以为序。

全国古籍领导小组成员
中国中医研究院学术委员　余瀛鳌

2001年5月

第3、4集前言

世纪之交，生命科学的悄然兴起，科教兴国战略的实施以及创新人才的培养和创新工程的展开，都为中医学术研究的深化与发展带来良好的机遇。尤其是医学朝向的变化与“健康”概念的拓宽，将为中医药学科生长点的培植和学术内涵建设创造一种前所未有的氛围。要发展中医学，首先是继承，继承是源头，是基础，要在继承的基础上创新。创新包括知识创新和技术创新。鉴于中医学是一门实践性很强，重复经验积累的医学，其生命力体现在临床疗效上，因此要强调以临床为中心。还有中医学独特理论体系的构建，是生命科学与人文科学成功的交融，具有丰厚的中国文化的底蕴，是具有中国特色的生命科学。所以整理和发掘古今著名临床学家的诊疗经验和学术思想，以“医案”为载体辐射其研究成果，进而推广应用将是一份有意义、有力度的工作。

历代中医医案，是中医药学伟大宝库中的重要瑰宝之一。其之所以重要，就在于这些医案是历代中医学家灵活运用中医理、法、方、药治病活人的真实记录，是中医理论与临床实践紧密结合的生动范例，是人们学习中医理论和临床的最好借鉴；尤其重要的是，中医理、法、方、药各方面许多的新发现、新创造和新发展，往往是一点一滴地渗透在一些医案之中，成为继承与发扬中医药学取之不尽、用之不竭的源泉。因此，历代医家都十分重视医案的整理和编纂工作。

我国的中医医案，最早见于汉代司马迁《史记·扁鹊仓公列传》的“仓公诊籍”，它记载了淳于意的治病验案。此后，中医医案的整理和编纂工作，随着历史的发展、科学技术的进步，形式更加多样，内容日益丰富，既有名医个人的医案，又有名医群体中小型医案和名医群体大型医案。名医个人医案流传较广的有：元代(1281)罗天益的《罗谦甫治验案》，元代(1358)朱震亨的《怪疴单》，明代(1519)汪机的《石山医案》，明代(1529)薛己的《薛氏医案》，明代(1644)王肯堂的《王肯堂先生医案》，明代(1644)肖京的《伤寒门医案》和《杂病门医案》，明代(1662)李中梓的《李中梓医案》，清代(1729)尤怡的《静香楼医案》，清代(1746)叶桂的《临证指南医案》，清代(1759)徐大椿的《洄溪医案》，清代(1764)薛雪的《薛生白医案》，清代吴瑭的《吴鞠通医案》，清代(1813)王九峰的《王九峰临证医案》，清代(1843)王士雄的《王孟英医案》，清代(1897)张聿青的《张聿青医案》，近代的有1921年董韵笙辑的《陈莲舫医案秘抄》，1925年金子久的《金子久医案》，1927年丁甘仁的《丁甘仁医案》，1940年祝谌予编的《祝选施今墨医案》，1941年汪逢春的《泊庐医案》等等。名医群体中小型医案中有代表性的有明代(1639)陆嶽等编的《陆氏三死医验》，清代(1831)吴金寿纂辑的《三家医案合刻》，清代(1889)姜成之编录的《龙砂八家医案》，清代(1900)柳宝诒选评的《柳选四家医案》，近代1918年陆锦燧等选辑的《重古三何医案》等等。名医群体大型医案影响比较大的有明代(1549)江瓘编的《名医类案》，清代(1770)魏之琇编的《续名医类案》，清代(1778)俞震编的《古今医案按》，清代(1786)沈源编的《奇症汇》，清代(1795)吴畹庵编的《前贤医案》，清代(1882)罗茂亭编的《医案类录》；近代则有1916年张寿颐编的《湿温病古今医案评议》，1927年何廉臣编的《全国名医验案类编》，1928年秦伯未编的《清代名医医案精华》，1930年叶劲秋编的《现代名医验案》，1934年徐衡之、姚若琴编的《宋元明清名医类案》和《清代名医医案大全》，1935年陈景岐编的《奇病治法三百种》，1937年冯伯贤编的《医案选粹》等等。据中国中医研究院、北京图书馆1961年出版的《中医图书联合目录》记载，至1959年底，我国出版的历代名中医医案共有280多种。可见名中医医案是深受读者欢迎的书籍之一。

现代名中医，是我国的宝贵财富；现代名中医的医案，则是中医药学宝库中的瑰宝。为了系统地整理、继承和发扬现代名中医的临床经验，以促进中医事业的繁荣和发展，我们已整理出版了《中国现代名中医医案精华》1～3册。本次又搜集整理了全国142位中医主任医师、教授、研究员等著名学者提供的常见病、疑难病及危重症的医案，选其精华，汇集编纂成4～6册付梓。为了弘扬中医学术，不断提高防治水平，我们还将继续组织编写本书的续篇，供广大中医工作者借鉴和参考。

在本书行将付梓之际，德高望重、学验俱丰的中国中医研究院学术委员、全国著名中医教授余瀛鳌先生以酣畅淋漓的语言高屋建瓴地为本书作了中肯而具有时代气息的序言，在此表示由衷的感谢。

马朋人、陈光新、赵志付、戴昭宇、焦扬等同志参加了一部分编选工作，在此一并表示感谢。

主编　董建华　王永炎

2001年5月

第3、4集凡例

一、本书第3、4集是继第1、2集之后的续作，其体例与前两集大致相同。主编与副主编人员作如下变更：主编为董建华、王永炎，副主编为杜怀棠、陶广正、江扬清、杨晋翔。

二、本书第3、4集共收录包括台湾省在内的24个省市自治区及人民解放军系统共计142位著名老中医1884例医案。

三、省市自治区的排列次序无一定程式，完全取决于我们收稿的先后。每一地区(或系统)的名医的先后排列以医家出生年月为序，年月同者则以姓氏笔画为序。

四、为了使读者一睹现代名老中医之风采，本丛书将名老中医照片刊于其医案所在之页生平传略之右上角。

五、各位名老中医的生平传略，述于各自医案之前，俾先知其人再观其术而印象深刻。

六、由于每位医家各有各的风格，致使所书医案之体例亦不尽相同。为了方便研读，我们在编纂过程中，本着不害意、不失真的原则略加规范并进行必要的文字加工，将所选医案基本统一成主诉、诊查、辨证、治法、处方、按语等诸项加以叙述。但药名以每位医家处方习惯所用者为准，全书不做统一处理。

七、每一案例(抑或同类数例)之后皆有按语，或分析方药，或指出辨证关键，皆画龙点睛有助于研读。医案与按语凡属医家自撰者，一律不再署名；凡由他人整理者，则于括弧内署名某某整理。

八、每位医家全部医案之后均有“编者评注”一项，系本书编者所加，意在提要钩玄，评其纲纪。

九、本书所收医案一般都采用中医病名，极少数医案沿用了原案所用的西医病名。亦有一些医案出于中西医结合之需要，采用中西对照法，将西医病名以括号的形式附于中医病名之后。

十、为方便当代读者阅读，本书中的药物剂量、检查和化验结果等的计量单位一律采用法定计量单位。

十一、每集之后，附有病名病证索引，以便读者查阅。

目　录

天津名医医案

山东名医医案

安徽名医医案

江苏名医医案

浙江名医医案

上海名医医案

广东名医医案

天津名医医案

王季儒医案

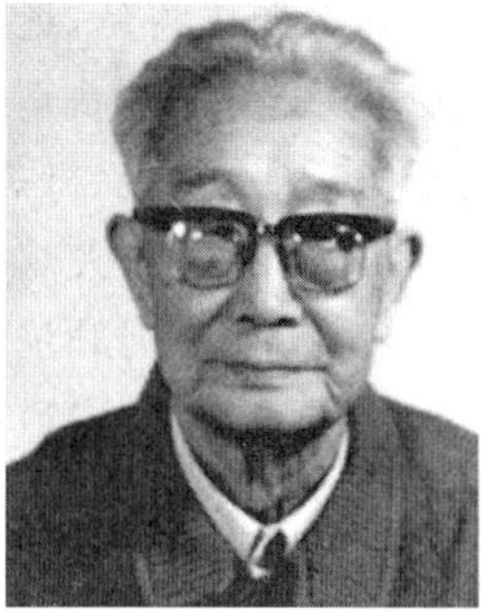

【生平传略】

王季儒(1910—1991),主任医师。山东省历城县人,生于名医世家,自幼习儒。后来津随父静斋公学医,在熟读医籍经典著作之后,又博览众多医书,其中以有关温病医籍为重点。1936年经天津市中医考试合格后,又拜北京名医孔伯华先生为师,随师3载,以其笃志博学而深得孔师之器重。1940年在天津开业行医,因出自名门,开业伊始即诊务繁忙,且声誉日隆。新中国成立后,任天津市第六医院(即现长征医院)中医科主任。毕生致力于临床,擅治温病,亦精内、儿等科,尤其对"中风"有独特见解。行医60年,经验宏富,发表论文多篇,著有《温病刍言》、《肘后积余集》等。历任天津市长征医院中医科主任、天津市传染病医院顾问、天津市中医学会顾问、天津市医药局顾问等职。

一、热痹镇痛汤治愈热痹证一例

那某,女,7岁。

初诊:1962年5月15日。

主诉及病史:患者5月14日由跳绳而扭伤左足踝关节,微有肿痛,至夜间发烧,5月15日上午除两足踝关节肿痛外,双手腕关节及腰骶部位亦肿痛,至某医院急诊,化验血沉32mm/1h,诊断为急性风湿性关节炎。至晚7点肿痛更剧,发展极速,其父抱来求诊。

诊查:患儿痛苦病容,双腕关节、踝关节、腰骶部位均肿痛颇剧,活动受限,体温38.5℃,脉滑数。

辨证:本证系由剧烈活动后,血热沸腾,汗出受风,风热相煽,游走于关节,闭阻于血脉,而成热痹之证。

治法：清热搜风，活血通络。

处方：生石膏30g　细辛2.4g　麻黄2.4g　羌独活各5g　知母10g　黄柏10g　桑寄生30g　忍冬藤30g　僵蚕10g　栀子10g　赤芍10g　乳香5g　鸡血藤15g　威灵仙10g　羚羊角粉0.6g(分冲)

二诊：5月16日。据述服第一煎药后，约1小时，肿痛大减，即能入睡，半夜醒来，肿消痛止，体温正常。嘱其原方再服2剂，以资巩固。

【按语】热痹以发病急骤，关节红肿热痛，兼有发热，脉滑数为辨证要点。本案虽因跳绳扭伤踝关节引起，实则由跳跃活动，鼓动气血，阳气鸱张，汗液外泄，腠理失阖，风邪乘虚而入，而汗液之湿随之，与体内之阳热搏结，遂成风、湿、热合邪，闭阻于血脉之热痹。王肯堂说："痛属火，肿属湿，兼受风寒而发。"张景岳谓："痹者闭也，以血气为邪所闭，不得通行而病也。"王老所拟热痹镇痛汤，乃辛苦咸寒与辛温微苦之复法，而以清热为主之方剂。本方以生石膏、知母、黄柏、栀子之辛苦寒煞其火焰之势，火熄则疼痛自减；麻黄、细辛、羌独活发散风寒，开闭止痛，且风能胜湿，散风即能祛湿，湿去则肿消，虽为热痹，必然兼受风寒而发，故仍需辛温发散之味；寄生、灵仙、忍冬藤、僵蚕疏风清热，宣通经络；鸡血藤、赤芍、乳香活血通络，所谓"治风先治血，血行风自灭"；羚羊角气味咸寒，厥阴风药，用以清热镇肝，息风通络。黄宫绣《本草求真》中说："历节掣痛，羚羊角能舒之。"张锡纯《衷中参西录·羚羊辨》中称其"最能清大热、兼能解热中之大毒，且既善清里，又善透表，能引脏腑间之热毒，达于肌肤而外出"。故凡痹证之属于热者，服此方，常药下即热减，且收效甚捷。

二、桂枝芍药知母汤治愈寒痹证一例

燕某，男，15岁。

初诊：1978年2月23日。

主诉及病史：患者于1977年5月，自感两下肢沉重，至6月开始腿痛，不肿，不定时发热，最高达41℃，经治疗1个月无效而到县医院住院，诊断为"风湿热"、"风湿性关节炎"，用强的松、保泰松治疗10天热退，出院后继续服药，2周后又发热，又住县医院。当时腿痛，手关节痛，活动不利，血沉180mm/1h。8个月来，每隔半月即出现高热，持续不退，四肢关节肿痛，日渐加重，而激素始终未停。于1978年2月23日来我院门诊，而收入内科住院。

诊查：体温39.8℃，心律齐，心率快，心尖部可闻收缩期杂音1～2级。两手指关节、腕关节及两下肢各关节肿胀，活动受限，不能站立，手不能握，且手颤动。血沉64mm/1h，心电图：Ⅱ、Ⅲ、AVF，V_5 S-T段低平，T波倒置。舌苔白润，脉沉细而数。

辨证：患者长期居住、作业于潮湿之地，湿邪自下外侵，致有下肢沉重之感，是湿邪浸渍于先，又以劳累汗出，复感风寒于后，遂使寒湿相搏，瘀阻于经络关节，闭阻于血脉，而发为痛痹。

治法：温经散寒，通阳透表。

处方：桂枝6g　杭白芍12g　附子6g　细辛2g　麻黄3g　防风10g　白术10g　忍冬藤30g　生姜3g　甘草3g

二诊：据述服药半小时后，全身出汗，各关节疼痛明显减轻，可以轻微活动。2剂后，腕关节肿大明显见消。仍按原方，每日1剂。

三诊：连服药4剂，膝关节已不痛，舌质红、苔白糙。原方加石斛20g、麦冬20g。每日

1剂。

四诊：前方连服半月，汗出减少，各关节肿痛大减，能下地轻微活动，惟蹲起时膝关节尚有痛感，手握有力。仍服原方。

五诊：服药1周，全身关节肿痛均已消失，活动灵活，走路自如，而脉转滑数，此系久服辛热之味，已有化热化燥之象，故于原方加清热养阴之味。

处方：生石膏30g　秦艽10g　忍冬藤30g　麦冬12g　石斛15g　桂枝10g　杭白芍12g　附子6g　麻黄3g　细辛3g　甘草3g　白术10g　川萆薢12g　牛膝10g

每日1剂。

六诊：前方连服半月，血沉23mm/1h，行动自如，于4月16日痊愈出院。嘱其继服丸剂，以资巩固。

处方：生石膏100g　忍冬藤60g　桂枝30g　麻黄15g　细辛15g　杭芍30g　甘草15g　白术30g　附子30g　桑寄生100g　威灵仙30g　苏地龙30g　蕲蛇肉30g　鸡血藤60g　桃仁30g

共研细为蜜丸，每丸9g重，早晚各1粒。

【按语】本例即风寒湿三气杂至合而为痹，而以寒湿为主之痛痹。王老治疗痛痹常以《金匮》之桂枝芍药知母汤加细辛，以忍冬藤代知母取胜。本方以麻黄、防风散风祛寒，使关节瘀阻之寒湿随发汗而透达于外，以达到消肿之目的。盖四肢关节之肿痛，从汗解则道近而效速，从内消则道远而效迟，故散风祛寒实为消肿止痛之捷径。桂枝、细辛通阳散瘀，流通气血；附子、白术温经散寒，健脾祛湿；附子又可助麻、桂之发汗透邪，病情严重者，非生附子不为功。曹颖甫《金匮发微》治戴姓妇案中，此方用熟附子12g，2剂不应，二诊时改用生附子，汗乃大出，2剂肢节便能屈伸，足肿亦消（用生附子必须先煎一二小时，以去其毒）。观此，本方之发汗非独麻桂之力，实有赖于附子之助也。但麻、桂、辛、附过于辛热发散，且易化燥伤阴，故以芍药、甘草之酸收甘缓，合化阴气，以防辛散之过及伤阴之弊。忍冬藤除有清热解毒、牵制桂附之热外，且有宣通经络之力，似较知母为优。

本方虽有大量辛热发汗之品，但临床应用，只有肿痛处局部出汗，随着病情的减轻而汗出亦少，及至肿消痛止，虽服原方，亦不出汗。仲景立方之奇，颇有出神入化之妙。盖寒湿瘀阻关节，必须发汗驱之外出，此祛病之捷径也。如本例病延9个月，始终服用激素，而高热时愈时作，关节肿痛日渐加重。自服中药后，仅服2剂，肿痛明显减轻，据患者之母说，8个月来从未如此见效。服药1个月，肿痛痊愈，血沉恢复正常而出院。

三、柴胡桂枝汤治愈太少并病高热证一例

刘某，女，62岁。

初诊：1970年6月7日。

主诉及病史：患者于1970年5月23日因高热三个多月，服中西药无效而收住院。经治十余日，服西药如各种抗生素、中药如白虎汤等，每日午后高烧40℃左右，始终不退。曾经多方检查、化验，均未找出病灶。遂邀为会诊。详询病情，患者述其病初由外出受寒引起，当时头身疼痛，自服感冒药，效果不明显，继而高烧，烧前恶寒，每于午后发作，至黎明大汗出而烧退，每日如此，至今已四个多月；口渴而不喜饮，食欲不振，自汗头痛，二便尚可。

诊查：体温40℃，形体消瘦，精神萎靡，舌质红，舌苔薄黄，脉弦数无力。

辨证：此由冬月感寒，邪客太阳之表，治不如法，致表证未解，寒邪入里，盘踞少阳，遂发为太少并病，致有寒热往来之候。

治法：扶正祛邪，和解枢机。

处方：柴胡 5g　清半夏 10g　黄芩 10g　党参 10g　桂枝 2g　杭芍 10g　甘草 3g　生姜 3 片　大枣 3 枚

二诊：患者服药一剂，其烧即退，以后亦未再热。嘱按原方再服 2 剂，以资巩固。

【按语】此例属太少并病发热，用柴胡桂枝汤一剂而愈。但在临床中，不论是太少并病发热，还是太少合病发热，只要见有先恶寒，继而高热，然后汗出热退，每日如此，发有定时这一发病规律者，即可用柴胡桂枝汤，且常一剂而愈，只是服药时间一定在恶寒前 2 小时，否则效果不显(余随师 20 载，于此深有体会。曾治一姜姓老翁，高热月余，每以夜间两点先冷后烧，至黎明汗出热退，中西医治疗不见效机，自以为是怪证，不治之症，精神极度萎靡，饮食不下，遂邀为诊治，投柴胡桂枝汤一剂，其热即退)。此类发热患者，临床较为常见。导致本病的原因，多由寒邪束表，失于表散，或治不如法，致表证未解而正气日虚，寒邪乘虚盘踞少阳之位，以致寒热往来，形同疟疾，经久不愈。仲景所立柴胡桂枝汤乃和其中而解其外之剂。和其中是扶正以祛邪，使邪不内陷。解其外是使邪仍从表解，此“安内攘外”之意也。故本方以柴胡、桂枝透邪外出，须借助人参、甘草、大枣之补中、扶正以祛邪；半夏、生姜辛开腠理，使盘踞少阳之邪仍从表解；黄芩清热退热；桂枝配芍药调和营卫，且使桂枝勿过辛散；所以用桂枝者，以其辛温以祛外寒。治此病必须先解外寒，寒解则热退，如单纯清热而不祛外寒，则寒不解而热不除。因此，在恶寒发作前 2 小时服药，迎头痛击，先除外寒，是不可忽视的。

四、白虎桑菊合剂治愈风湿高热证一例

王某，女，60 岁。

初诊：1978 年 8 月 14 日。

主诉及病史：发烧月余，近 1 周烧势加重，体温 40℃左右，中西药治疗未见效机；注射退烧针后，当时烧退，旋又复作，缠绵月余，全身无力，食欲大减，大便不畅，恶心，头身痛楚，咳嗽频仍。

诊查：痛苦病容，精神极度萎靡，行走须人搀扶，肌肤灼热，舌质红，舌苔薄白，脉洪数，体温 39.8℃。

辨证：风温袭表，化热入里，肺卫之气失于宣疏，阳明之热毒已见燔炽，致有身热脉洪、头身疼痛、呕恶便秘、咳嗽频仍等表里俱病之候。

治则：清气泄热，疏风宣肺。

处方：生石膏 30g　知母 10g　桑叶 10g　杭菊花 10g　鲜芦根 30g　薄荷 5g　忍冬藤 30g　连翘 15g　栀子 10g　蝉衣 5g　僵蚕 10g　滑石 15g　杏仁 10g　羚羊角粉 1g　竹茹 15g

二诊：据述服药 1 剂，高烧即退，体温 37℃，头身疼痛减轻，精神、食欲均已好转，大便正常，脉缓滑。惟咳嗽未止，再以清热疏风、肃肺化痰为治。

处方：生石膏 20g　桑叶 10g　杏仁 10g　鲜芦根 30g　炙杷叶 12g　竹茹 12g　炙前胡 10g　炙白前 10g　连翘 15g　生甘草 3g　款冬花 10g　滑石 15g　忍冬藤 15g　杭菊花 10g

三诊：药服3剂，诸症均愈。患者恐有反复，欲再服几剂，以资巩固，又予清热养阴之品，嘱其服2剂，可停药观察。随访病愈，未再反复。

【按语】此例即风温袭表、热炽阳明之候，故以白虎汤大清阳明气分之热；桑叶、菊花、薄荷、芦根辛凉解表；忍冬藤、连翘清热解毒，且忍冬藤有宣通经络，使热邪透达于外之功；僵蚕、蝉衣清热透邪；滑石、栀子引热下行；羚羊角粉清热透表。总之，本方为清热透邪之剂，使热邪从表里两解。此型高热临床最为常见，使用各种抗生素仍不见效，却能1剂而愈。偶有不效者，其热昼甚于夜，重在肺经气分，加黄芩30g，往往奏效。

五、通络活血汤治愈中风偏瘫一例

陈某，男，54岁。

初诊：1975年10月8日。

主诉及病史：（代主诉）患者有高血压史及气管炎史，经常头晕、烦躁易怒，咳嗽吐痰等。10月7日洗澡后突然右半身活动不灵，阵发性哆嗦，不能站立，言语不利，口向左歪，今日加重。

诊查：血压170/80mmHg，神清合作，右半身不能活动，舌质红，苔白腻，脉弦数。

辨证：此系肝热久郁，沐浴之时热气熏蒸，鼓动其肝热，热极风动，夹素蕴之痰湿上阻于廉泉，横阻于脉络，遂发为舌强言謇、偏右不用之证。

治则：清热平肝、熄风化痰而通络道。

处方：生石决明30g　生石膏30g　生海蛤30g　珍珠母30g　杭菊花10g　白蒺藜12g　川牛膝10g　磁石20g　龙胆草10g　知母10g　黄柏10g　九节菖蒲10g　全蝎10g　桑寄生30g　威灵仙10g　苏地龙10g　生山甲10g　鸡血藤15g　清半夏10g　陈皮6g　牛黄清心丸1粒（吞服）

二诊：10月14日。前方药连服6剂，可以步履，惟头晕，咳嗽有痰，脉弦滑。再以镇肝潜阳，活血通络法治之。

处方：石决明30g　生龙骨25g　生牡蛎25g　旋覆花10g　代赭石10g　桑寄生30g　灵仙10g　豨莶草15g　苏地龙10g　生山甲10g　清半夏10g　陈皮10g　鸡血藤20g　竹茹12g　僵蚕10g　牛黄清心丸1粒（吞服）

三诊：10月22日。前方连服7剂，症状大为好转，惟右下肢及右手小指、无名指尚觉无力，言语清楚，脉滑。原方加以牛膝10g、䗪虫3g、大活络丹1粒（吞服）。

四诊：11月7日。血压130/90mmHg，患肢尚觉无力，咳嗽，吐白痰。于原方加杏仁10g、茯神12g、海浮石12g、款冬花12g。

五诊：11月21日。前方服10剂，病情稳定，有时稍感头晕，走路尚觉不稳，舌苔黄，脉滑数。再治以补肾柔肝、活血通络。

处方：生海蛤30g　枸杞子20g　川牛膝10g　龟版25g　生知柏各10g　䗪虫3g　桑寄生30g　威灵仙10g　鸡血藤20g　络石藤12g　豨莶草12g　生石膏20g

此方又服10剂，患者恢复正常，生活自理，行步如正常人，同年底恢复工作。

【按语】通络活血汤为自拟方。功能平肝豁痰，活血通络。药物组成：生石决明30g、黛蛤粉30g、旋覆花10g、代赭石10g、桑寄生30g、威灵仙10g、苏地龙10g、鸡血藤30g、生山甲10g、僵蚕10g、豨莶草12g、䗪虫3g、全蝎5g、知母10g、黄柏10g、竹茹12g。本方适用于高血压之素体健壮者；或湿痰亦盛、适值肝热风动者；或因肝郁化热、灼津为痰、阻塞络道所导致的半身不遂、口眼㖞斜、言语謇涩、脉弦滑而数等风中经络者。本方以寄生、灵仙、豨莶草疏通经络；山甲、地龙、䗪虫、鸡血藤活血通络；石决明镇肝熄风；旋覆花、代赭石平肝降逆；竹茹、黛蛤粉清化痰热；知母、黄柏滋水泻火；全蝎、僵蚕专熄肝风而治口眼㖞斜。如再加羚羊粉、牛黄清心丸、活络丹等效果更好。此方活血之味较多，古人早有治风先治血，血行风自灭之说。其实，活血通络，使血栓疏散，血脉流通无阻，偏瘫自能痊愈。但临证仍须视患者的不同情况，灵活加减用药。如湿痰盛者，可加清半夏10g、陈皮10g、茯苓12g等；如言语不利者，可加羚羊角粉1g、九节菖蒲10g、天竺黄10g、川郁金10g；如言语不利或兼饮水即呛者，为会厌麻痹，除加上四味药外，再加天麻5g，白附子5g；如脉数大有力者，加生石膏30g、龙胆草10g、栀子10g；如头重脚轻者，加钩藤15g、白蒺藜12g、杭菊花10g、龙胆草10g、磁石15g、牛膝10g、羚羊角粉0.6g(冲服)，等等。

本案所举即中经络之由肝热动风、夹湿痰阻于络道而引起者，用通络活血汤加减治疗历时1个半月而病告痊愈，两个月后恢复工作。

六、通络益气汤治愈中风偏瘫一例

李某，女，62岁。

初诊：1974年10月31日。

主诉(代主诉)及病史：既往有高血压及心脏病史，经常气短、乏力，今晨发现言语不利，右半身不能活动，有痰，遂来门诊并被收治住院。

诊查：血压130/90mmHg，神清，语言不清，瞳孔左大于右，角膜对光反射存在，口角向左偏斜，右侧鼻唇沟变浅，颈软，有鼾声，未闻干湿性啰音，心律齐，右上下肢不能活动，右膝腱反射亢进，跟腱反射迟钝，巴宾斯基征(一)，舌质淡，苔薄白，脉细弦。

辨证：平素体弱，气血两亏。气虚则血运无力，血虚则筋脉失养。今气虚不能推动血液循行，则血液势必停滞脉中，因而导致偏瘫。

治则：补气养血，宣通经络。

处方：生黄芪30g　党参15g　当归10g　川芎5g　桑寄生30g　威灵仙10g　苏地龙10g　鸡血藤30g　清半夏10g　陈皮10g　茯苓12g　全蝎3g　大活络丹1粒(分2次吞服)

二诊：11月2日。服上方2剂，精神好转，右下肢似能活动。原方加再造丸1粒(分2次吞服)。

三诊：11月4日。在输液过程中突然不说话，口眼乱动，出大气，烦躁不安。至下午5点，昏沉欲睡，问话尚能回答，惟说话不清，脉转滑数。改用平肝潜阳、豁痰通窍之法。

处方：生龙骨20g　生牡蛎20g　珍珠母30g　九节菖蒲10g　天竺黄10g　竹茹12g　知母10g　栀子10g　清半夏10g　化橘红6g　栝蒌30g　安宫牛黄丸1粒(化入)

四诊：11月5日。神清，能回答问题，但言语不清，仍依原方加补气养血之味。

处方：生龙骨20g　生牡蛎20g　珍珠母30g　竹茹12g　菖蒲10g　天竺黄10g　知母10g　黄柏10g　党参10g　炙黄芪20g　当归10g　川芎5g　赤芍10g　桑寄生30g　威灵仙10g　苏地龙10g　续断20g　全蝎3g　再造丸1粒(化入)

五诊：11月20日。前方每日1剂，连服半月，右半身活动明显好转，语言清楚，脉仍软弱，仍以补气血、通络道为治。

处方：炙黄芪30g　党参20g　当归10g　川芎5g　熟地黄20g　白术10g　桑寄生

30g　威灵仙 10g　苏地龙 10g　鸡血藤 20g　首乌藤 30g　生山甲 10g　生龙骨 20g　生牡蛎 20g　石斛 10g　牛膝 10g　谷芽、稻芽各 10g　焦曲 10g　活络丹 1 粒(分 2 次吞服)

六诊:12 月 5 日。前方药连服半月,已基本恢复正常,生活逐步自理,仍依原方加减。

处方:炙黄芪 30g　党参 15g　熟地黄 20g　当归 10g　杭芍药 10g　川芎 5g　桑寄生 30g　威灵仙 10g　苏地龙 10g　鸡血藤 20g　豨莶草 12g　续断 12g　焦曲 10g

前方每日 1 剂,至同年年底恢复正常,生活自理,痊愈出院。

【按语】通络益气汤是治疗体质素弱,气血不足所致半身不遂的自拟方剂。本方组成:党参、黄芪、熟地黄、鸡血藤各 20～30g,桑寄生 30g,当归、杭芍、威灵仙、苏地龙、僵蚕、白术各 10g,全蝎、白附子各 3g,豨莶草 12g。本方具有补气养血、宣通经络之功。盖人之气血,上下循环,周流不息,气血旺盛,自无病患。若气血不足,气虚则失帅血之功,血虚则失濡养之能,气血循行不畅,脉络瘀阻,势必导致半身不遂。故凡因气血不足导致的半身不遂,必以大补气血方能收功。本方即以参、芪、术补气以健脾;熟地黄、当归、杭芍养血以柔肝;再配以宣通经络之品,俾气血充足,循环旺盛,则偏瘫自易治愈。若临证见有头晕者,可加生海蛤 30g、杭菊花 10g、白蒺藜 12g、何首乌 12g;或加桑麻丸 30g(布包同煎);若腰腿无力可加续断 12g、狗脊 12g、枸杞子 12g、虎骨(现已禁用,可用狗骨代之)2g(研细冲服);若口干加石斛 30g、麦冬 12g;若大便干燥加肉苁蓉 30g,或加郁李仁 10g、桃仁 10g;若湿痰盛者,加清半夏 10g、陈皮 10g、茯苓 12g,去熟地黄、杭芍;若言语不利或声音低微,加九节菖蒲 10g、巴戟天 10g、杭茱萸 10g、远志 6g、天麻 3g、麦冬 12g、五味子 5g;若精神倦怠,加白人参或西洋参 10g,鹿角胶 10g(烊化),何首乌 12g。

此例偏瘫即由气血不足所致。初诊因患者痰多,故于通络益气汤中加"二陈",去熟地黄、杭芍之滋腻,并加大活络丹以助通络之力,服药 2 剂后,精神症状均有转机,惟中途在输液时发生反应,脉转滑数,系虚热动风,有痰闭心包之象,遂药随证变,急改用育阴潜阳、清热熄风、豁痰开窍之法,先遏制其险恶之病变,俟脉转软弱,仍以通络益气汤加减治疗,从而收痊愈之功。

七、镇肝益阴汤治愈中风闭证一例

赵某,男,54 岁。

初诊:1973 年 2 月 22 日。

主诉(代主诉)及病史:2 月 21 日晚 10 点,劳动后突然口眼㖞斜,左侧肢体瘫痪,言语不清,头痛。2 月 22 日上午来院门诊而收入住院。既往有高血压史及哮喘史 15 年,经常头晕、头胀、咳喘、痰多。

诊查:血压 170/120mmHg,神志半清,合作欠佳,左侧瞳孔缩小,右侧正常,对光反射存在。口眼㖞斜。心律齐、率不快。左半身偏瘫。克氏征(+)、巴氏征(+)。

患者 2 月 22 日 11 点入院,至午后 1 点神志不清,处于全昏迷状态,瞳孔继续缩小,深睡后有鼾音。舌质肿大,脉弦滑有力。西医诊断为脑出血。

辨证:患者平素咳喘痰多,舌质肿大,系湿痰素盛之候;头晕头胀,脉弦滑有力乃肝阳上亢之象。突然左半身不遂,不语,逐渐昏迷,肝阳夹湿痰上冲,蒙蔽清窍则神昏,横阻络道则偏瘫。证为中脏腑之属阳闭者。

治则:清热镇肝,豁痰开窍。

处方:生石膏 30g　生石决明 30g　龙胆草 10g　栀子 10g　莲子心 6g　天竺黄 10g

郁金 10g　九菖蒲 10g　清半夏 10g　瓜蒌 30g　竹茹 15g　滑石 12g　知母 10g　黄柏 10g　安宫牛黄丸 2 粒(分 2 次吞服)

二诊:2 月 24 日。前方服 1 剂,神志渐清,能示意,不能说话,左半身偏瘫,可进流质饮食,脉弦滑。血压 130/90mmHg。仍以清热豁痰之法治之,兼以活血通络。

处方:生石膏 30g　生石决明 30g　瓜蒌 30g　清半夏 10g　陈皮 6g　天竺黄 10g　九菖蒲 10g　茯苓 12g　黛蛤粉 30g　竹茹 12g　桑寄生 30g　威灵仙 10g　苏地龙 10g　生山甲 10g　磁石 20g　竹沥水 30g(兑入)　再造丸 1 粒(分吞)

三诊:2 月 26 日。言语已清,惟左侧上、下肢仍不能动,大便不畅、脉滑。于原方加䗪虫 3g、牛膝 10g、络石藤 20g、郁李仁 12g。

四诊:3 月 8 日。前方又服 7 剂,周身痛,头晕,脉缓滑。仍以平肝、清化痰热为治,重用活血通络之味。

处方:石决明 30g　生龙骨 12g　生牡蛎 12g　瓜蒌 30g　竹茹 12g　九菖蒲 10g　杭菊花 10g　桑寄生 30g　威灵仙 10g　苏地龙 10g　豨莶草 12g　鸡血藤 30g　生山甲 10g　蕲蛇肉 6g　牛膝 10g　䗪虫 3g　竹沥水 30g(兑入)　再造丸 1 粒(分吞)

以此方加减服药 20 剂后,左侧肢体活动日渐好转,继续服药至 4 月 9 日,步行出院。经随访,至同年 12 月即恢复整日工作。

【按语】中脏腑闭证,有阴闭、阳闭之分。阴闭者,症见突然倒仆,不省人事,面色苍白,四肢不温,脉沉弦而缓等,当用温开之苏合香丸以芳香开窍;阳闭者,症见突然倒仆,不省人事,两手握固,牙关紧闭,面赤气粗,脉弦滑而数等,当用凉开之安宫牛黄丸,清化痰热以醒神志。但不论阴闭、阳闭,皆由阴虚肝热,热极风动,风起痰壅,肝风挟痰上逆所致。故治疗皆以益阴清热、镇肝熄风、豁痰开窍为大法。所拟镇肝益阴汤即由此而得名。故不论阴闭、阳闭,皆以镇肝益阴汤为基本方,只是根据闭之属阴属阳而确定使用安宫牛黄丸或苏合丸。如为阳闭,则用此方与安宫牛黄丸同时服用;如为阴闭,则先用苏合丸以开之,亦可用苏合丸与此方同时服用,若服后脉转滑数,面转红润,则仍按阳闭治之。镇肝益阴汤的组成为:

生石膏 30g　生石决明 30g　黛蛤粉 30g　龙胆草 10g　栀子 10g　天竺黄 10g　九菖蒲 10g　川郁金 10g　旋覆花 10g　代赭石 10g　知母 10g　黄柏 10g　牛膝 10g　竹茹 12g　滑石 12g　磁石 12g　羚羊角粉 0.6g　犀角粉 0.6g(如无犀角粉用广角粉代)

冲服。方中以石决明、龙胆草、羚羊角粉镇肝熄风,泻肝胆之火;旋覆花、赭石、磁石镇肝潜阳;牛膝引热下行;生石膏专清胃热,胃为五脏六腑之海,胃热清则五脏六腑自无热邪熏蒸;栀子泻三焦之火;滑石引热从小便而解;知母、黄柏育阴兼清下焦。以上皆是清热泻火,镇肝息风之药。火性炎上,使火不上炎,则气血自不上行,且泻火即所以育阴。黛蛤粉、竹茹清热化痰,竹茹又可和胃降逆;天竺黄清热豁痰,凉心安神;郁金入心,凉血解郁;犀角粉凉血解毒;再配以九菖蒲、安宫牛黄丸或苏合丸之类芳香通窍,先使神清为务。由于闭证多证情复杂而险恶,且变化较多,故临证必须灵活用药,随证加减。如患者牙关紧闭,不能服药者,可用乌梅一个,温水泡软,塞于腮内,牙关即开;如肥胖人湿痰素盛者,加清半夏 10g、陈皮 10g、茯苓 12g;如痰涎壅盛加竹沥水 30g(兑服)、猴枣 0.6g(冲服),或先用稀涎散(白矾、皂角)1.5g 白水送下,痰涎即顺口流出;病人神志清醒后,去安宫牛黄丸、犀角粉,加桑寄生 30g、威灵仙 10g、苏地龙 10g、鸡血藤 30g、生山甲 10g、䗪虫 3g,以及大活络丹等,活血通络以治偏瘫。如脉弦滑有力,头晕甚者,石决明可用至 60～90g,加杭菊花 10g、白蒺藜 12g、天麻 5g;如面赤烦躁不安,脉数大有力者,生石膏可用 60～90g;如舌强言謇,加全蝎 3g、僵蚕 10g;如大便燥结,加栝蒌 30g、元明粉

10g、大黄10g；如大便溏，加黄连6g、芡实30g；如四肢已灵活，腰膝尚觉无力者，加狗脊20g、续断12g、杜仲12g；如偏瘫部已见活动，惟觉无力，脉滑大之象已衰，可加黄芪30～120g、党参30g，以及活血通络之味。然必须风痰已净、热势已平，方可加入参芪，以免闭邪于内，而遗终身之累。如舌赤少苔，为阴液不足，加石斛20g、北沙参15g、麦冬15g；如热势不重，脉弦滑而不数，去石膏、石决明，改用生龙骨、生牡蛎各15g、珍珠母30g等。总之，临床如遇有中脏腑闭证者，即可用镇肝益阴汤，灵活运用，便能达到治愈的目的。但若属虚证，当禁用此方。

治疗此病，一般分两个阶段，第一阶段，先以急救患者恢复神志为主；第二阶段，病人神志已清，再以治疗偏瘫为主。本例即中脏腑闭证，且病情逐渐恶化，发展迅速，如不及时控制，则肝热上冲不已，即有气逆不返而死之虞。故以清热镇肝重剂，因为阳闭配以安宫牛黄丸2粒。服药1剂，神志即清，然后于方中加活血通络之味而获痊愈。

八、固脱保元汤治愈中风脱证一例

王某，男，67岁。

初诊：1963年9月22日。

主诉及病史（代主诉）：因突然神志昏迷，不语，左半身偏瘫，遗尿而入院。既往有高血压史。

诊查：眼合，遗尿，手撒，神昏，左半身偏瘫，瞳孔缩小，对光反射消失，体温38.5℃，脉弦大中空。西医诊断为脑溢血。

辨证：患者素为阳亢所扰，今见脉弦大中空，是以年老力衰，阴精竭于下，孤阳亢于上，阴阳离绝，元气不支，神明为之不用，乃见神昏、遗尿、目合、手撒等中脏暴脱之危候。

治法：补气固脱。

处方：生黄芪20g　党参20g　熟地黄15g　山茱萸10g　枸杞子12g　山药12g　桂圆肉10g　白术10g　生龙骨12g　生牡蛎12g

二诊：9月24日。左半身似有动意，已能言语，惟昏睡，叫醒后说一句又入睡。王老因有事未能查房，由别人代诊，以其脉弦大，体温高，改用镇肝益阴汤，服后2小时，突然呼吸困难，深度昏迷、不语，体温39℃，头面多汗，有虚阳外脱之势。经吸氧抢救，急改固脱保元汤加减。

处方：生黄芪30g　野党参30g　山茱萸20g　熟地黄30g　山药30g　白术12g　茯神12g　圆肉20g　熟枣仁12g　甘草3g

服药后精神好转，能说话，惟言语不利、答非所问、呼吸气粗。此方每日1剂，至29日，左半身略能活动，惟手指蠕动、撮空，谵语，嗜睡，呈半昏迷状态，遂加十香丹1粒。至10月7日，神志清楚，去十香丹。直至痊愈，此方未事更改，中间曾因大便不通用更衣丸，又曾因发热不退用生鳖甲、地骨皮、青蒿，热退即去之。

【按语】自拟固脱保元汤是治疗中脏腑脱证之方剂。本方由黄芪、党参、熟地黄、山茱萸、山药、桂圆肉、生龙骨、生牡蛎各15～30g，白术、茯神、枣仁、枸杞子各12g，甘草5g所组成。本方以参、芪、甘草大补元气；熟地黄、杭茱萸、山药、枸杞大补肾阴；元肉、茯神、枣仁强心；山药、白术健脾；生龙牡敛精固脱。只要五绝尚未完全出现者，此方即可应用。如见四肢清冷、汗出如油、脉微细者，加附子15g（先煎）、干姜6g，四肢转温即去之。如药后病情好转但仍昏迷时，加十香丹1粒（分2次服）；如天柱骨倒，证见头不能直竖者，系督脉虚损，加鹿茸0.6g（冲服），或用人参鹿茸丸1粒（分2～4次服）；如大便燥，加肉苁蓉30g，或火麻仁20～30g。总之，凡中脏暴脱之危证，必以大补元气方可固摄其虚脱。

本例属中脏暴脱，故投以补气固脱之保元汤，药后病有转机。惟次诊时，王老因有事未能查房，某医以高热、脉弦大而用镇肝益阴汤，致使病情反复，且险象环生，此是其未仔细推寻有中空之象，而误犯虚虚之戒。王老通过此例来说明辨证施治的重要性，辨证准确，施治方能不误，而辨别虚实的关键在于辨脉。如此例患者脉象弦大，且有高热，似为实证，但仔细寻按，有中空之象，此为虚阳外越之征，这是本案辨证的关键。因其为虚，乃重用补气之药以固脱而收功。

九、豁痰定狂汤治愈狂证一例

高某，女，39岁。

初诊：1962年3月31日。

主诉及病史：患者于1961年10月，因受刺激而致精神失常，于1961年2月20日住某医院。当时症状：表情淡漠，反应迟钝，脉沉细而弱，爪甲不荣；舌质深红而胖大，有切迹，后部有白苔；诊断为阴阳两虚，予熟地黄、当归、白芍、麦冬、知母、黄柏、山茱萸、党参、阿胶等药后，病情日渐加重，出现意识不清、狂躁不安、表情恐惧等，遂邀为会诊。

诊查：会诊所见：患者面色萎黄，微透红光，闭目不欲见人，不说话，拒绝饮食，舌尖红，苔薄白，舌体震颤，六脉沉细而软，时时狂躁不安，狂躁时力量之大十多人按捺不住，大汗淋漓，渗透衣被，二便均自遗于床。躁动时用镇静剂狂躁更甚，注射葡萄糖可以抑制。

辨证：此由郁怒填胸，不得宣泄，气郁化火，灼津为痰，痰、火、气互结是本病所由生者也。盖心主神，舌为心之苗，痰火扰心，心窍被蒙，则神志不清，狂躁不安，舌体震颤；痰气交阻，脉络闭郁，则六脉沉细；其面透红光，汗出如雨，闭目不欲见人，此皆阳盛之征也。其用镇静剂则狂甚，注射葡萄糖可缓解其狂者，此乃肝喜条达而恶抑制，肝苦急，急食甘以缓之之理也。本病虽有虚象，而实为真实假虚之候。

治法：豁痰攻下，以泻实火。

处方：金礞石30g　沉香6g　黄芩10g　大黄10g　清半夏10g　陈皮10g　川郁金10g　生白矾1g　天竺黄10g　胆南星10g　旋覆花10g　赭石20g　十香丹1粒

临睡前随第一煎药送下。

另配：甘遂4.5g、朱砂1.5g同研细，早空腹时随第一煎药送下。

二诊：4月5日。该院大夫介绍服甘遂后吐泻较剧，故仅服一次，汤药连服5剂，精神好转，脉较滑数有力，是痰热真象毕露，改用清热镇肝、豁痰开窍之法。

处方：生石膏30g　生石决明30g　金礞石30g　沉香6g　黄芩10g　九菖蒲10g　知母10g　竹茹12g　大黄10g　龙胆草10g　川郁金10g　生白矾1g　天竺黄10g

安宫牛黄丸1粒化入，每晚1剂。

另配甘遂1.5g、朱砂1.5g，二味同研，每隔日晨起空腹服一次，白水送下。

三诊：4月17日。据述前方服至4月14日神志即清，能坐起吃饭。患者向医护人员表示歉意，并说前几天觉心中向上一撞，就得乱嚷蹦跳，不能控制。原方去石膏、甘遂、朱砂。又服数剂痊愈出院。

【按语】此例患者在初诊时，其脉证确属虚象，如表情淡漠，面色萎黄，爪甲不荣，舌有切迹，脉沉细而弱等。但王老据其狂躁时力量之大，断其为真实假虚。若谓阴阳两虚，岂能有如此大力。其所现之阴证、虚证，实为阳热过盛，闭结于内所致。若再按虚证论治，施以滋补，则痰热愈补愈固，必无愈期。只有透过现象看本质，药用猛悍攻下，遂使病愈极速。

豁痰定狂汤为自拟之方。本方组成：生龙齿、生牡蛎、石决明、珍珠母、金礞石各30g，龙胆草、天竺黄、九菖蒲、生白矾、川郁金、旋覆花、黄芩、大黄、清半夏、陈皮各10g，赭石10～30g，沉香5g。另配：甘遂、朱砂各1.5g，同研细，随汤药一次送下。服后以吐泻为度。如不泻可酌加量。本方具有镇肝宁心、豁痰泻火之功。方中以生龙齿、生牡蛎、石决明、珍珠母、朱砂镇肝宁心而化老痰；龙胆草泻肝火；天竺黄、川郁金、九菖蒲开心窍，清神志，化结痰；旋覆花、赭石镇逆涤痰；礞石、黄芩、大黄、沉香为滚痰丸，专泻痰火；甘遂攻坚破结，直达顽痰所结之处，狂病非猛悍之品不能克制。

十、加味温胆汤治愈癫证一例

徐某，男，16岁。

初诊：1972年10月5日。

主诉及病史（代主诉）：患者于1972年8月中旬，因有不如意事，致精神呆滞，不语，常一人面墙而立。其父亦知医，曾予服药多剂未效而来门诊。

诊查：表情淡漠，沉默寡言，舌苔白腻，脉象弦滑。

辨证：此系抑郁不舒，气滞痰凝，清窍被阻所致。

治法：豁痰开窍，镇肝降逆。

处方：生龙齿25g　生牡蛎25g　天竺黄10g　矾郁金10g　九菖蒲10g　清半夏10g　陈皮10g　茯苓12g　枳实10g　竹茹12g　旋覆花10g　赭石10g　胆南星10g　朱砂1.5g（冲服）

礞石滚痰丸2剂布包同煎。

二诊：前方连服5剂，精神正常。原方去礞石滚痰丸，嘱其再服3剂停药观察。

【按语】癫证多因忧思过度、郁闷不舒、气结痰凝、心窍被蒙所致，俗所谓痰迷心窍者是也。王肯堂说："痰迷为癫，气结为痰也。"故治疗癫证当以祛痰为要，盖痰去则神清。本例即以重剂豁痰开窍加镇肝降逆之品而使其痊愈。

（王啟瑔整理）

【编者评注】王老临证重视辨证，结合自己的临床经验，分清寒热虚实表里，用药力专而宏。如治疗高热，抓住发热、恶寒、定时而发这一特征用柴胡桂枝汤每每获得效果，他特别指出恶寒前2小时服药确为经验之谈，值得重视研究。治疗中风闭证亦经验颇丰。

杨浩观医案

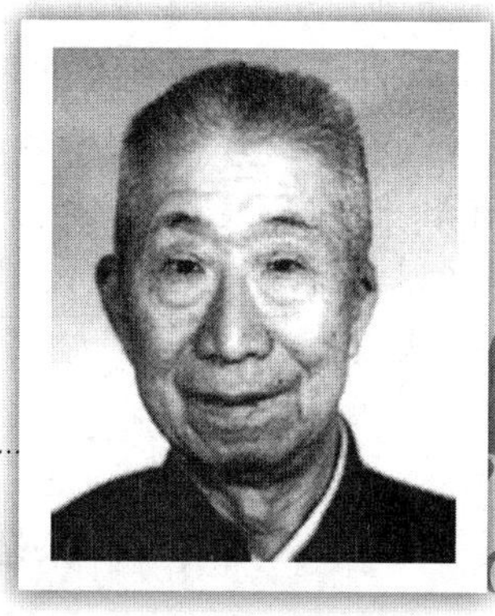

【生平传略】

杨浩观，名培然，字浩观。1911年10月20日出生于山东省牟平县。幼禀庭训，从族叔杨华亭学习中医。1931年赴上海中国国医学院深造，次年转入北平华北国医学院学习，并经其叔父介绍，拜北方名医施今墨先生为师，为施先生所赏识。1936年毕业后留校任教，讲授《本草》。1937年回烟台行医。1938年入烟台医界同仁会西医培训班，学习3年。1947年迁至天津行医。1950年参加天津市西医进修班学习3年。1957年在天津市立第一医院创建中医科并担任主任；1958年在新成立的天津中医学院兼课。20世纪70年代起担任天津市医药管理局技术顾问，1984年退休。1991年起承担卫生部委派的授徒任务。

杨老学贯中西，造诣精深，经验宏富，治病善于"从肝论治"。杨老擅长内科、妇科，旁及儿科、外科，对治疗心脑血管病、消化系统疾病、神经证、男女不孕不育证、糖尿病等颇有心得，每于疑难危重者见奇效。如1959年献"羊血疗法"抢救数十名化学制剂中毒职工脱险，曾受到天津市卫生局的嘉奖。发表过《中国药物学讲义》、《慢性荨麻疹与抗敏汤》等数十篇学术著作及论文。

一、熄风祛风法治愈肢体麻木一例

高某，男，56岁。

初诊：1991年2月22日。

主诉及病史：左躯干及大腿外侧麻木2个月，伴烦躁，时恶风寒，行动自如，纳可，便调。脑CT检查未见异常，曾服用中西药物多种无效。既往高血压史20年。

诊查：体丰面赤，舌红绛苔少，脉细弦又弱。测血压170/90mmHg。

辨证：外风入络，引动肝风。

治法：平熄肝风，祛风通络，佐以活血。

处方：明天麻15g(单煎)　钩藤20g　苏地龙20g　白僵蚕15g　怀牛膝25g　桑寄生

15g　独活 10g　秦艽 15g　络石藤 15g　金钱蛇半条　大生地黄 30g　当归 15g　杭白芍 20g　赤芍 10g　川芎 12g　丹参 30g　甘草 10g　7 剂

二诊：1991 年 3 月 1 日。服药后肢体麻木减轻，有 2 天无麻木，心情较前舒畅，身无寒热，舌红苔薄。血压 160/80mmHg。

前方去独活，加黄芩 15g，7 剂。

三诊：1991 年 3 月 11 日。患者偶现肢体麻木。舌质偏红，脉细弦，尺弱。血压 160/80mmHg。

处方：明天麻 15g(单煎)　钩藤 20g　苏地龙 20g　僵蚕 15g　怀牛膝 25g　桑寄生 15g　鹿衔草 20g　金钱蛇半条　大生地黄 30g　当归 15g　川芎 10g　鸡血藤 15g　杭白芍 20g　桂枝尖 10g　甘草 10g　7 剂

嘱劳逸结合，清淡饮食，怡情养性，并控制血压。半年后相遇，言药后即愈，至今安好。

【按语】肢体麻木在古代文献中属“痹”、“中风”等病范畴，多为风、寒、湿、痰、瘀、虚等原因引起肌肤失养所致，临床常虚实夹杂。本病例属本虚标实，内外风合邪。治疗初用天麻、钩藤、地龙、僵蚕平肝熄风，以独活、秦艽、桑寄生、络石藤、金钱蛇等祛风通络，以四物汤加味活血凉血，使血行风灭。外风渐去，则减祛风之品，加鹿衔草、鸡血藤合牛膝、寄生、四物汤等益肾阴、补肝血，以图治本。晚近资料已证实，肢体麻木是中风先兆之一，积极治疗肢体麻木对预防中风有十分重要的意义。

二、清肝和中法治愈呕吐一例

洪某，男，18 岁。

初诊：1990 年 9 月 17 日。

主诉及病史：4 个月前由于准备高考，学习紧张而纳谷不香，恶心夜甚。后因鼻炎服用千柏鼻炎片 2 个月，病情加重，恶心欲吐。一周前食腊肠后上腹作痛，呕吐食水，此后食入即吐，恶闻食臭，口木无味，头晕心烦，大便 6 日未行，溲黄，在某医院急诊观察室输液治疗。

诊查：舌边红，苔白厚，脉虚关涩尺弱。

辨证：肝郁化热，传脾犯胃，复因药、食不当，重伤脾胃，致脾不运化，胃失和降。

治法：清肝泻火，醒脾开胃，降逆止呕。

处方：炒萸连各 5g　黄芩 12g　广藿香 15g　佩兰叶 10g　龙胆草 10g　砂蔻仁各 8g　代代花 8g　姜半夏 10g　焦四仙各 10g　生姜 3 片　甘草 10g　3 剂

水煎，日 1 剂。

二诊：1990 年 9 月 20 日。服药后恶心呕吐均减，已能进半流质饮食，夜间仍胃脘满闷不舒，大便已行，昨日出院。苔薄润，脉虚涩。前方去厚朴花、代代花，加云茯苓 20g、炒白术 10g、紫厚朴 10g、炒枳壳 10g、焦内金 14g，4 剂。

水煎，日 1 剂。

三诊：上方药共进 8 剂，诸症小愈后停药。前晚因进食稍多，入夜翻心，心中烧灼，自觉有热气上冲，不思饮食，大便两日未行，舌红，苔心淡黄，脉沉虚，关涩尺弱。

处方：黄芩 15g　龙胆草 12g　广藿香 10g　佩兰叶 10g　姜半夏 12g　云茯苓 20g　白扁豆衣 10g　砂蔻仁各 10g　生内金 14g　酒川军 8g(后下)　炒枳壳 15g　杭白芍 20g　桂枝尖 10g　焦四仙各 10g　生姜 3 片　甘草 10g　4 剂

水煎，日 1 剂。

四诊：1990 年 10 月 8 日。药后症减，冲逆已平，纳食稍增；仍恶心欲吐，卧床时甚；舌淡红，苔薄白。前方去酒军、桂枝、白扁豆衣，加川厚朴 10g、炒白术 15g，藿香、半夏、佩兰均增至 15g。

服上方 3 剂后症大减，前方稍出入再服 7 剂后，呕恶除，腹中和，饮食佳，惟心烦寐差，继以清肝解郁安神之剂治疗 1 月而愈。

【按语】该病例基本治则为清肝泻火，调和脾胃。初诊以左金丸、黄芩、龙胆草清肝泻火；以厚朴花、代代花、藿香、佩兰醒脾开胃；以砂蔻仁、姜半夏、生姜降逆止呕。二诊脾气已醒，胃气稍降，仍运化不力，气机失调，则去气轻力薄之厚朴花、代代花，加白术、云苓健脾补中，枳壳、厚朴行气消满。三诊因多食病复，食积化热，冲胃气逆，故用酒军、枳壳清除胃肠积滞，桂枝、白芍降逆平冲，云苓、白扁豆衣健脾护中。四诊积滞去，冲气平，加减药物旨在健脾益气和中。脾胃已实后，再图治肝，正本清源。方中用焦四仙意义有三：一为通利胃肠积滞，调理气机，助胃气下降；二为健胃，增加食欲；三为消食化积，助脾胃运化。杨师治疗脾胃虚弱、不思饮食、恶心呕逆者，每每用之。

三、平肝清热法治愈盗汗一例

李某，男，65 岁。

初诊：1991 年 7 月 12 日。

主诉及病史：十余天前晚间酒后当风，次日凌晨四五点寐中大汗出，身如水洗，此后每于凌晨四五点钟汗出如洗，伴背后灼热、头晕、行步不稳、小便频数。患者半年前中风，口眼㖞斜，已临床治愈。

诊查：脉虚弦尺弱，舌淡红，苔黄润。

辨证：肾精不足，肝木失养，阳热亢盛。

治法：平肝潜阳，清热坚阴。

处方：生珍珠母 30g　生石决明 30g　生龙牡各 30g（上药用布包，先煎）　杭白芍 20g　明天麻 20g（单煎）　地龙 20g　怀牛膝 25g　黄芩 20g　大生地黄 30g　肥知母 20g　大秦艽 12g　白薇 12g　地骨皮 30g　五味子 10g　五倍子 15g　桂枝尖 10g　甘草 10g　3 剂

水煎服。

二诊：1991 年 7 月 15 日。药后汗已减，头不晕，行步稳，二便调，脉沉细，苔淡涩。原方去地骨皮，继服 4 剂。

三诊：药后汗大减，仍寐不实，纳可，脉虚弦尺弱，苔淡黄。前方去桂枝、白薇、秦艽，加白僵蚕 15g、大玄参 30g、龙胆草 8g。3 剂后汗止，随访 2 个月未复发。

【按语】凌晨为阴气渐衰阳气已动之时，四五点钟为寅时，属木，应于肝。肝体阴用阳，主升主动。今患者年已八八，阴精已亏，水不涵木，肝阳上亢，复因饮酒，助阳生热，腠理开泄，阳热迫津外出，故见寅时汗出如洗。方中重用生珍珠母、生石决明、生龙牡、杭白芍、明天麻平肝潜阳为主，黄芩、知母、生地、秦艽、白薇、地骨皮清热坚阴为辅。地龙清肝热，牛膝降肝火，五倍子、五味子收敛固涩，防津气耗散，桂枝配白芍以调和营卫，均为佐使。患者盗汗而手足心不热，仅背后灼热，此为阳热蒸腾明矣，故复诊去地骨皮、白薇、秦艽诸清虚热之品，重用僵蚕、玄参、龙胆草，仍在平肝清热，方证相应，终获全功。盗汗多属阴虚，然亦有阳热之证，不可为阴虚

限定耳目，临证须详察四时五脏阴阳，谨守病机，各司其属，有无求之，当补则补，当泻则泻，是谓至治。

（以上由王存选整理）

四、抗敏汤治愈荨麻疹一例

孙某，女，66岁。

初诊：1991年4月20日。

主诉及病史：周身风团疹块，瘙痒反复发作十余年，尤以春夏或夏秋之交较重。奇痒难忍，夜不得安寐而头晕，心中烦热，便秘。曾在天津市各医院皮肤科诊治，其效不显。

诊查：四肢、躯干散在大小不等风疹团，呈深红色，周围多绕以充血环，以手按之有焮热感，皮肤划痕呈“阳性”。舌红苔黄，脉象浮弦数。

辨证：风热邪气闭塞腠理，血燥多热，肌肤失养。

治法：活血凉血兼以清热，助以通利消导。

处方：生石膏30g　炒枳壳15g　大黄15g　生地黄30g　三七粉3g　泽兰叶15g　黄芩15g

二诊：6剂后皮肤瘙痒显著减轻，大便畅通，夜能安睡，仍有残余疹块未消。继用前方，加蝉衣8g、苍耳子20g、杏仁15g、甘草10g。连服6剂，顽疾霍然而愈。

【按语】抗敏汤系杨老积累多年临床经验所拟定之验方。杨老认为瘾疹之病为风热内蕴，肺受熏蒸，内不得疏泄，外不得透达，怫郁于皮毛腠理而致。反复发作因外邪引动内火，方中黄芩、石膏清热可内清肺胃，外达肌肤。枳壳行气。大黄之泻可开邪去之路，石膏与大黄同用，可使肺之郁热从大肠而泄，清下同用，相得益彰。古云“无风不作痒”。该病均以风邪为先导。疹色红而奇痒难忍，属热在血分。一般的风药难以奏效，不如治风先治血，加用泽兰叶、三七粉、生地黄以活血凉血，改善病灶的血液循环，促进吸收及消散，即古人所谓“血行风自灭”之意。

（赵秀君整理）

五、滋阴熄风活血法治愈中风偏盲一例

宿某，男，44岁。

初诊：1977年8月24日。

主诉及病史：双眼视力突然下降14天，伴眩晕、失眠、耳鸣、心烦，饮水不多，小便红赤。已在天津市某医院诊为右枕叶脑血管意外，用激素、血管扩张药、维生素B_{12}、维生素B_1治疗2周无效而来求治。

诊查：视力右0.2，左0.4，瞳孔左＞右，双眼眼前动，比较视野左颞、右鼻手动不能分清，眼底正常，眼球运动良好，无眼球突出及眼震，角膜、结膜正常，前房正常深；瞳孔左3mm，右2.5mm；光反射存在，晶体透明，眼底未见病理性变化。舌红，苔白少津，脉弦细。

辨证：属血虚风动，血脉挛急，血气泣涩，目失所养。

治法：滋阴平肝，熄风解痉，活血祛瘀。

处方：大生地黄24g　石决明18g　草决明15g　谷精草6g　木贼草10g　密蒙花12g　云苓12g　巴戟天12g　灵芝草10g　玄参24g　苏地龙10g　苍术10g　肉苁蓉24g　羚

羊粉 0.6g(冲服) 麝香 0.15g(研冲) 石斛 12g 黄柏 10g 知母 10g

上方药,每日 1 剂,共服 3 剂。

二诊:9 月 1 日。手动可分五指,仍眩晕失眠,舌红,苔薄,脉弦细。原方去肉苁蓉、黄柏,加蔓荆子 4.5g、白芷 6g、丹皮 10g、川芎 10g、枸杞 12g、白术 10g,3 剂。

三诊:9 月 11 日。视力能看清报纸大标题,睡眠转安;仍有眩晕,脉弦细,舌红,苔薄。

处方:甘草 6g 石决明 18g 草决明 15g 密蒙花 10g 谷精草 6g 木贼草 10g 生地黄 30g 花粉 10g 玄参 24g 茯苓 12g 木灵芝 10g 石斛 14g 川芎 6g 巴戟天 12g 苍术 10g 羚羊角粉 0.6g(冲服) 麝香 0.15g(冲服) 金钱蛇 1 条 仙茅 10g 珍珠粉 0.6g(冲服) 广角粉 3g(冲服) 龙胆草 4.5g

上方 3 剂,每日 1 剂。

四诊:9 月 18 日。视力恢复常态(1.0),偏盲好转;但眩晕,两眼及前额作疼,脉弦细,舌红苔薄。

处方:上方去花粉,加黄芪 40g、太子参 18g、熟地黄 18g、蔓荆子 10g、菊花 12g、麦冬 12g。

以后按此方加减,服药至 11 月 6 日,易方 3 次,视力恢复正常,惟残留左颞右鼻孤岛状暗点。

【按语】本病之始在肝阳化风,血虚拘急,以后则为血络瘀阻,供养断绝,目不得血而不能视。杨老以生地黄、玄参、石斛、麦冬、花粉、枸杞、灵芝之属滋阴,黄柏、知母、龙胆草之属清热,羚羊角粉、犀角、珍珠平肝定惊,地龙、金钱蛇解痉,石决明、草决明、谷精草、密蒙花、木贼草以明目,以上诸药合用可收滋阴平肝熄风解痉之功,痉挛解除,血运得畅,有助于恢复供血养目。方中选入肝祛瘀而凉血的丹皮,入肝活血善行头目的川芎,入脑通窍活血散瘀的麝香,活血药虽少,但能适达病所,大有画龙点睛之妙用。

杨老以为苍术是在眼科临床上广为应用之营养药,远胜于白术。因苍术中含大量维生素 A、D,比鱼肝油中维生素 A、D 含量超出 10～20 倍,白术所含维生素 A、D 量仅及苍术的 1/8。

(赵秀君　张栢林整理)

六、白虎加人参汤加减治愈发热重症一例

蒋某,女,48 岁。

初诊:1991 年 6 月 29 日。

主诉及病史:发热两月余,体温波动在 38℃左右,收内科住院治疗。经反复检查,均未发现阳性体征。入院前曾用抗生素未见有效。近一周持续高热达 39℃,伴全身无力、头痛、口渴欲饮、烦躁不安、有汗、四肢发凉、小便短赤,大便正常。西医考虑为病毒感染。请杨老会诊。

诊查:体温 38.9℃,精神疲惫,面黄,形体消瘦,汗出蒸蒸,触之手足厥冷,苔白干涩乏津,脉象沉细而虚数。

辨证:温热里证,热盛阳明气分。

治法:清温泄热,益气生津。

处方:生石膏 40g 肥知母 30g 粳米 30g 大生地黄 30g 大元参 30g 生鳖甲 30g 青蒿 20g 地骨皮 30g 木通 10g 西洋参 10g(单煎) 甘草 10g

上方每天 1 剂,共服 3 剂。

二诊：服药后体温下降至37.3℃，心烦，口渴欲饮等证均有减轻，继服上方药3剂。

三诊：服药6剂后体温正常，面有华色，精神转佳，小便转清，汗出极微，心已不烦，继以清热养阴之剂调理月余而获痊愈出院。

【按语】本证所现发热、口渴欲饮，烦躁、苔白乏津，属病在阳明气分。邪热过盛，阳郁于里不能外达而致四肢厥冷。然病虽发热脉反沉细，为温病日久，气阴两虚。故加人参以扶正气，不但热邪易于外达，而正气不伤。用人参恐其助热，惟用西洋参以肃肺滋阴、生津液，除烦倦。方中青蒿引邪外出，鳖甲顾护阴液，元参以清热、凉血、生津，生地黄以泻火，加木通以导赤。投药6剂，竟获全功。

（赵秀君整理）

七、健脾养心法治愈惊悸带下一例

王某，女，42岁。

初诊：1991年12月12日。

主诉及病史：2个月以来白带淋漓，兼惊惕、头晕失眠。入冬后，白带过多，时感心悸胆怯，入夜为甚，时而不得入眠。伴见眩晕、健忘、气短、纳差，二便尚可。

诊查：血压为80/50mmHg。舌苔薄白质淡；脉濡数。

辨证：白带过多乃脾阳不升之象。惊悸怯懦，寐差健忘、气短头晕，为心气亏损血虚之征。

治法：当拟健脾养心，定悸止带为治。

处方：台党参15g　全当归24g　杭白芍12g　炙黄芪20g　九节菖蒲12g　炒枣仁30g　生龙齿15g　焦远志20g　柏子仁20g　芡实米12g　益智仁10g　朱茯神15g　大熟地30g　广木香10g　炙甘草6g　炒白术15g　6剂

二诊：前方服6剂，惊悸症状消除，睡眠好转，带亦减少，惟觉气短头晕时作。血压为90/60mmHg。

处方：炙黄芪20g　台党参15g　炒白术10g　全当归20g　升麻5g　柴胡5g　广陈皮10g　五味子10g　炒枣仁20g　焦远志15g　龙眼肉10g　杭白芍10g　春砂仁6g　贡阿胶12g(烊化)　炙甘草5g　建泽泻12g　7剂

三诊：上方服7剂后，心悸头晕、气短之症瘥，白带亦转正常。嘱前方减升麻、柴胡，继服之。倘若愿服丸药，可长服人参归脾丸及加味逍遥丸。

【按语】白带绵绵不断，来之太多，系属中气不足、脾虚不运、清阳不升之过。"中焦如沤"，气虚血少而不荣心，则头晕、惊悸、血压偏低。初拟人参养荣汤为主以调气补血。二诊以补中益气汤为主，和中升清养血。后嘱患者常服归脾、逍遥之品，旨在调中气、养心神，以健旺心脾两脏。

八、清火泻实、平肝潜阳法治愈腑实头晕一例

张某，女，53岁。

初诊：1991年10月26日。

主诉及病史：头晕便秘1个月。患者年逾5旬，体态丰腴，喜嗜肥甘。因3年前经水始闭，渐次出现头晕耳鸣、气促心悸、足下无力等症。先后在某卫生院、医院诊治。查血脂偏高，血压

波动在 210～180/120～100mmHg。9 年来屡经治疗，时轻时重，遂慕名来杨师咨询门诊就诊。近月来，除上述外，又感周身隐痛，胸闷痞满，烦躁易怒，目赤鼻衄，寐少纳呆；大便干结，5 日 1 行；小溲赤黄。

诊查：舌苔黄厚腻垢，舌质深红；脉弦动数象。

辨证：阴虚于下，阳亢于上。肝火气盛，腑实内蕴之证。

治法：当拟清火泻实、平肝潜阳为法。

处方：生代赭石、灵磁石各 20g　生石决明、珍珠母各 30g(布包先煎)　杭菊花 15g　鲜生地黄 20g　条黄芩 10g　川黄连 6g　生栀子 6g　龙胆草 12g　怀牛膝 12g　川厚朴 15g　炒枳壳 15g　酒川军(后下)8g　苏地龙 20g　白僵蚕 15g　4 剂

二诊：上方药连服 4 剂，大便通畅，鼻衄即止，头晕胸闷减轻，惟感耳鸣心悸、口苦不寐之症犹存。查血压为 190/110mmHg，继宗前法加减调理。

处方：生紫贝齿、紫石英各 20g　生石决明、珍珠母各 30g(布包先煎)　条黄芩 15g　龙胆草 10g　大生地黄 30g　炒山栀 12g　川黄连 6g　白薇 15g　焦远志 20g　杭菊花 15g　怀牛膝 10g　川厚朴 15g　苏地龙 20g　白僵蚕 15g　炒杜仲 15g　生甘草 10g　7 剂

三诊：连服前方 7 剂，头晕心悸、耳鸣少寐均减轻，血压 150/100mmHg。食欲增进，胸痞闷满之症亦除，大便已通畅。前方减川厚朴、白薇，加节菖蒲 6g、元参 10g，7 剂。

【按语】初诊用承气、三黄之类，俾使釜底抽薪；待腑气和畅、火焰稍减，则立断酒军，惟恐更年之后，本元渐衰，苦寒克伐太过，伤及元气之虞。杨师临证反复教导说："用药之量必须适当，绝不可过分。切记古训：'有故无殒，亦无殒也……衰其大半而止'。"

杨师指出：更年期妇女多阴虚阳亢，内热丛生，必须标本缓急理顺，审慎从事。

九、逐寒搜风、益气活血法治愈痹证一例

贾某，男，30 岁。

初诊：1991 年 3 月 8 日。

主诉及病史：四肢大关节(肩、肘、腕、膝、髋、踝)疼痛年余。患者病始于 1990 年春季，形似外感、发热身痛，服中成药无效。1 周后，肘、膝、踝各关节灼热样疼痛，四肢可见散在性硬结之红斑。查 ESR110mm/1h；抗链"O"1：800U；类风湿因子阴性。经某医院诊为急性风湿性关节炎。一年来，屡经西医诊治，病情时好时坏。

诊查：查四肢关节无畸形强直或变形。自觉各关节仍疼痛，入夜疼痛为甚，不得安眠，每逢天气变化，证情加重，举动困难。面色不华，疲惫少气。舌质淡苔薄白；六脉虚而无力。

辨证：经云："至而未至。"起病时正逢春寒之季，其生活环境阴冷潮湿，患者劳作每每汗出当风，寒湿外邪透表而入，蓄积日久，治未及时，辄使风寒湿邪由表及里，久之气血耗伤。六脉虚软，均属气血亏虚之征。

治法：病属正虚邪实阶段，立法当拟逐寒搜风、益气活血为治。

处方：黑附子 15g　桂枝尖 10g　杭白芍 15g　全当归 15g　川芎片 10g　草红花 10g　祁蛇肉 30g　全虫 6g　苏地龙 10g　元胡索 15g　大生熟地黄各 30g　辽细辛 3g　宽筋藤 15g　千年健 15g　钻地风 15g　汉防己 30g　生甘草 10g　6 剂

二诊：初服前 6 剂药时，自觉周身如蚁走虫爬，诸关节酸痛有所轻减；遂又照前方，细辛加至 6g 续服 6 剂，现全身较前清爽舒适，惟感疲惫无力，少气懒言，其为风寒之邪始为驱动之象；

疲劳乏力乃正气不足，当再加益气之药，扶正驱邪，直捣病所。

处方：前方减去元胡、红花，加台党参30g、黄芪30g、片姜黄15g。黑附子加至20g。6剂。

三诊：诸痛消除大半，精神健旺。原方再服10剂。

四诊：患者证、舌、脉均向愈，嘱为巩固疗效，宗二诊处方，加五倍药量，改制成丸药一料继服，以竟全功。

【按语】病属气血俱虚，阳气衰微，法当选取芪、附、参、祁蛇、桂枝、细辛之重剂力起沉疴，以攻病之本。

杨师在配伍用药上师古而不泥古，法度严谨。桂枝、白芍、二地、细辛(已超过恒量)，借以振奋心阳，通达营卫，益阴和血，畅通经脉；附子、黄芪合力助阳，走而不守，统辖全身；祁蛇、地龙、全虫、千年健、地风通络搜风，上下关照；归、芎、红花、姜黄、元胡活血止痛；体现了扶正培本与祛邪相结合之治病宗旨。

(上三案由王恩厚整理)

十、平肝清肝法治愈癫证一例

刘某，男，26岁。

初诊：1989年2月21日。

主诉及病史：自幼患癫痫，经中西医多方治疗，多年无效。近1月来因精神刺激，发作频繁。平素情绪急躁，心烦失眠，记忆力减退。现头痛面赤，口苦胸闷，大便干燥，2日一行。以往1月之内癫痫发作数次，近期二三日发作一次，每次10分钟左右，突然仆倒，昏不知人，口吐涎沫，两目上视，四肢抽搐。

诊查：面赤、呼吸气粗，舌绛苔黄腻，脉细弦滑。

辨证：此乃肝肾阴虚，肝阳上亢，阳极化风，风痰上扰，阻塞心窍所致。

治法：重镇潜阳，豁痰熄风。

处方：青礞石15g　生龙齿30g　生磁石30g　珍珠母30g　紫贝齿30g(以上诸药均先煎)　钩藤20g　龙胆草10g　姜半夏10g　明天麻10g(单煎)　节菖蒲10g　白僵蚕10g　全蝎8g　胆南星10g　酒川军10g(后下)　白矾4g(冲)　甘草10g　3剂

二诊：服药1剂后，22日下午曾一度精神恍惚，两目上视，2分钟后上述症状消失。无昏仆抽搐现象。服药3剂，癫痫未发作，睡眠平稳，但仍梦多。大便每日2次，脉细弦滑，舌绛苔黄腻，仍继前法治之。原方减胆草、半夏、僵蚕、全蝎，加朱茯神20g、广郁金12g、炒枣仁30g、杭白芍20g，3剂。

三诊：2月28日。药后情绪平稳，精神好转，夜寐梦减，头痛渐愈。一周多癫痫未发作。脉滑尺虚，舌红苔厚腻。继服上方加天竺黄10g、姜半夏10g。7剂。

四诊：3月10日。病人精神甚佳，头痛胸闷消失，食量增加，夜寐安然，半个月来痫症未发作。脉滑，舌红苔白。

处方：生磁石30g　紫贝齿30g　珍珠母30g(均先煎)

云茯苓15g　广陈皮12g　姜半夏10g　胆南星10g　山萸肉10g　熟地黄10g　枸杞子10g　杭白芍20g　炒枣仁15g　甘草10g　10剂

患者服此方10剂后，再未发病。至1992年春节随访时，已有3年未再发病。智力恢复，早已上班正常工作。

【按语】本例痫证患者，自幼反复发作，正气渐衰，风阳上扰，耗伤肝肾之阴；阴不敛阳，肝阳化风。杨老认为肝风、肝阳、肝火三位一体，病理上相互关联，临床上常可兼见，不能截然分开。此病频繁发作时，应以治标为主。重点应为重镇潜阳、豁痰熄风。方中重用礞石、龙齿、磁石、珍珠母、贝齿以平肝潜阳，镇惊熄风。其中，礞石下气豁痰作用独到。天麻、全蝎、僵蚕加强其平肝熄风止痉之功效，兼可化痰。佐半夏、菖蒲、胆南星清热豁痰、熄风开窍。酒军、胆草入肝经，直泻肝火，奏釜底抽薪之效。白矾以消顽痰。待标症得到控制，再补益肝肾、健脾化痰、养心安神、调理脏腑以治本。

杨老深谙药性，对证遣药，证与药合，有的放矢，药后多验。故治宿疾立见成效，仅服药20剂，顽疾痊愈。

十一、泌尿排石汤治愈肾结石一例

赵某，女，60岁。

初诊：1988年12月8日。

主诉及病史：患者平素脾胃虚弱，纳少。自1988年5月时感腰疼，继而周身乏力。进入11月饮食更减，身体消瘦，腰疼加剧，小便不畅，两腿沉重无力，下肢浮肿。睡眠不实且梦多。1988年8月6日做B超检查：右侧肾脏7.9cm×4.0cm大小，集合部可见散在强回声光团，边界欠清晰，部分光团有声影。诊为右侧肾结石。经某医院治疗并辗转求医均未显效。

诊查：面色萎黄，精神疲惫，形体消瘦，下肢浮肿，舌淡胖，脉虚尺弱。

辨证：脾肾两虚，砂石内停。

治法：利湿排石，佐健脾益气。治以泌尿排石汤加减。

处方：大金钱草50g　海金沙10g　海浮石15g　云茯苓20g　炒白术15g　炒枳壳10g　川厚朴10g　龙胆草10g　软柴胡10g　炒萸连各3g　炒莱菔子10g　台党参30g　生黄芪30g　炒枣仁30g　夜交藤20g　大枣7枚　甘草10g　6剂

二诊：1988年12月17日。服上方药1周，食欲渐增，面色较前荣润，睡眠有所好转，梦减，舌淡胖，脉沉尺弱。继服前方七剂。

三诊：1988年12月26日。患者精神转佳，面色荣润，行走较前快捷，胃纳增加，小便量多，下肢浮肿消失，但腰疼不减，舌淡苔白，脉沉涩。当利湿排石为主，佐以补肾强腰。

处方：大金钱草50g　荜澄茄10g　海金沙15g　海浮石15g　炒枳壳12g　龙胆草10g　川厚朴10g　云茯苓20g　猪苓25g　炒杜仲15g　炒续断15g　五味子10g　黑附子10g　小木通10g　元胡12g　甘草10g　7剂

四诊：1989年1月4日。药后小便通畅，尿量增加，腰疼大为减轻，已可远行。舌淡苔白，脉沉而缓。

处方：前方减黑附子、元胡，加车前子15g(布包)，泽泻10g，7剂。

五诊：1989年1月13日。服上方3剂后，于1月8日晨起突然腰疼溲赤，尿中排出砂石五六枚，大如绿豆，小如粟米。随后腰疼大减。现排尿通畅，小便量多，精神佳，饮食量增，睡眠平稳，两腿行走有力，舌淡苔白，脉沉尺缓。嘱病人做B超检查。

处方：继服前方7剂，以巩固疗效。

六诊：1989年1月20日。B超检查结果：双肾未见异常，右肾结石已消失，其右肾体积已恢复正常。患者精神振奋，面色红润，饮食、睡眠趋向正常，舌淡红苔白，脉沉尺缓。转用健脾益气、填精补髓法以培根本。

【按语】杨老通过多年临床实践，认为排石通利之品属攻下之法，耗气伤阴，不可过用。此病人年过八七，肝肾已亏，况病程日久，体质已虚。此病本虚标实，用药不能一味苦寒通利。苦寒恐更伤脾伤肾，切忌大利大下。故治疗分为三步：首先补脾，补其后天以养先天。故用参芪术苓健脾补气血。同时利湿排石；当脾气实后，再以淡渗利湿之品，补肾排石，使其肾气充足，以利膀胱气化达到排石外出之目的；后期重在补益肾气，填精补髓，培其根本，以祛除结石造成的肾气亏损。

（杨凌莉整理）

【编者评注】杨老先生学识渊博，贯通中西，临床治验颇丰，其治疗思路给我们很大启示。“标本同治，重在治本”可能是杨老学术思想的核心。这在肢麻、呕吐等案中都有体现。阳热证之盗汗的提出颇具新意。他师古不泥古，创立了许多新法，如肾结石案，反对一味苦寒攻下，免伤脾肾，主张治疗分三个步骤，首先健脾，补后天以养先天；待脾健后，再淡渗利湿，补肾排石；后期又重在补肾修复，以收全功。这也是其培根固本学术思想的体现，值得借鉴。

谷济生医案

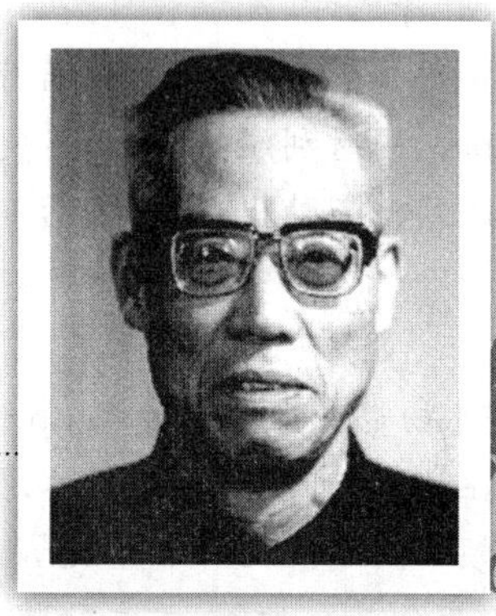

【生平传略】

谷济生，名嘉荫，1917年生，河北玉田县人。天津市第一医院中医主任医师，兼任天津市肝病研究所顾问。谷氏青年时代学从施今墨，1936年毕业于北平华北国医学院，先后在故里玉田县及津门业医凡50余载，20世纪50年代调天津第一医院主持中医工作，延揽人才、培养后学开展中医业务，在综合医院率先成立中医病房。谷氏为人不言美，不隐恶，诚信笃行，诊疾无问贵贱亲疏，众誉"咸被德泽"。

学术上谷氏主张学中医要早临床、多临床，理论和实践相结合，注重发挥中医整体论治辨证的特点，走中西医结合的道路。谷氏善治疑难大病，1950年初即开始肝病临床研究，积累丰富经验；1978年指导学生搞肝病科研，和学生一起创制"慢肝宁"等系列肝炎方剂，并进行临床观察和实验室研究，治愈率达72.5%，成果获1987年天津市卫生局科技进步一等奖；《肝炎灵治疗慢性活动性肝炎对HBV复制的研究》论文获天津市科技进步三等奖，有二十余篇论文参加国际国内专业会议宣读或杂志发表。

一、辨证治疗慢性肝炎五例

例一 李某，男性，36岁。

初诊：1991年6月28日。

主诉及病史：胁腹胀痛、尿黄、乏力半年。主因腹胀、两胁胀痛、头胀、口渴、恶心、干呕、乏力半年，肝功能异常，谷-丙转氨酶159.6U，蛋白正常，乙型肝炎病毒表面抗原(一)，乙型肝炎病毒核心抗体(+)，血糖7.22mmol/L(正常4.4～6.66mmol/L)，曾在外院延医屡治，效果不佳，肝功能持续异常，血糖升高到9.94mmol/L(正常3.9～6.11mmol/L)，尿糖(+++)，遂收入院治疗。

入院后主诉，胸脘痞闷，两胁胀痛，右胁尤甚，烦躁易怒，口渴乏力，失眠多梦，饮食尚可，尿黄，大便正常。

诊查：皮肤巩膜无黄染，腹软，肝脾未及，舌质红，苔薄白略黄，脉缓。肝穿刺病理提示：慢性迁延性肝炎伴脂肪肝。西医诊断:①慢性乙型迁延型肝炎。②脂肪肝。③原发性糖尿病。

辨证:肝郁气滞,阴血不足,横逆犯胃。

治法:宜疏肝解郁,养血柔肝。

处方:醋柴胡 10g　醋香附 10g　枳实 10g　杭芍药 10g　甘草 10g　木香 6g　丹参 20g　郁金 10g　川楝子 10g　元胡 10g　砂仁 10g　枸杞 10g　山药 15g　炒苍白术各 10g　丹皮 10g　炒枣仁 30g(打)

服药 2 周后,诸症悉减,胁胀痞闷消失。继服前方药减枳实、川楝子、元胡、木香等止痛药,酌加沙参 30g、麦冬 10g、生地黄 10g、女贞子 10g、生黄芪 45g 等益气养阴之品,治疗月余,肝功能恢复正常,血糖降至 8.36mmol/L,又守方治疗月余,血糖降至 5.86mmol/L,谷-丙转氨酶及白蛋白/球蛋白比值均正常。体重由 71.5kg 下降到 67.5kg,病愈出院。

例二　邓某,男,54 岁。

初诊:1984 年 9 月 15 日。

主诉及病史:复发性恶心、厌油、乏力 5 天。

于 5 年前患黄疸型肝炎,治愈后未再复发,住院前 5 天突然恶心、厌油、不欲食、胸胁胀满,口干口苦,乏力,尿赤,便秘;皮肤巩膜黄染,色鲜明。

诊查:腹软,肝大胁下 3cm,脾未及,舌质红,苔黄厚腻,脉弦滑有力。肝功谷-丙转氨酶 550U,胆红素 232.6μmol/L,麝香草酚浊度试验 13.6U,白蛋白/球蛋白比值 3.14/3.35,乙型肝炎病毒表面抗原 1∶1024。

辨证:肝胆湿热。

治法:清热利湿,疏肝解郁。

处方:茵陈 30g　大黄 10g(后下)　栀子 10g　泽泻 10g　茯苓 10g　苡米 30g　丹参 30g　郁金 10g　鸡骨草 30g　垂盆草 30g　苍白术各 10g

服药 3 周后黄疸明显消退,胆红素 100.9μmol/L,舌苔转薄白,肝穿刺,病理提示:肝细胞水样变、气球样变及嗜酸性变,门管区及间质大量炎细胞浸润,肝细胞内胆色素、胆管扩张,小胆管胆栓,继续治疗 2 个月肝功恢复正常,再次肝穿刺,肝细胞炎性浸润及变性坏死均明显减轻,瘀胆消失,治愈出院。

例三　崔某,男,43 岁。

初诊:1990 年 2 月 28 日。

主诉及病史:患慢性乙型肝炎 5 年,平素无自觉不适。于入院前 1 个月出现倦怠乏力、头晕目涩、腰膝酸软、两胁隐痛,自觉手足心发热,心烦失眠。

诊查:肝功能谷-丙转氨酶 170U。乙型肝炎病毒表面抗原、乙型肝炎病毒 e 抗原均阳性,乙型肝炎 e 抗体阴性。巩膜皮肤无黄染,腹软平坦,肝脾未及,腹水征(—),舌红少苔,脉沉细。

辨证:肝肾阴虚,肝失所养,阴虚生热,虚火上炎。

治法:滋补肝肾,养血柔肝。

处方:沙参 30g　党参 30g　麦冬 10g　生熟地黄各 15g　枸杞 10g　首乌 10g　当归 10g　丹参 30g　郁金 10g　酸枣仁 15g　柴胡 10g　白芍 10g　三七 3g(冲)　鸡骨草 30g　垂盆草 30g

1 个月后查肝功能谷-丙转氨酶 29.3U、天冬氨酸转氨酶 24.2U、麝香草酚浊度试验 16.2U。病毒复制指标乙型肝炎病毒 e 抗原转阴,抗-乙型肝炎病毒 e 抗体转阳,后又服原方药制成冲剂巩固治疗三月余,调理收功,出院后随访两年未复发。

例四 郭某,男,36 岁。

初诊:1991 年 3 月 26 日。

主诉及病史:主因腹胀,尿少 2 个月,腿肿两周,以“肝硬化腹水”收入住院。患者患慢性肝炎 3 年,于入院前 2 个月自觉腹胀,食后胀甚,食少纳呆,伴肝区隐痛,体倦乏力;便溏,每日三四次。在外院曾服中药治疗无效,两周前又出现腿肿。

诊查:肝功能谷-丙转氨酶 48U,白蛋白/球蛋白比值 26.8/33.1,乙型肝炎病毒表面抗原(一)。B 超提示“肝硬化腹水形成”。患者神清消瘦,面色萎黄,巩膜皮肤黄染(一),腹膨隆、胀大,腹水征(++++),腹壁可见轻度静脉曲张,肝脾触及不满意,双下肢肿(+),可见肝掌及蜘蛛痣。舌淡胖,边齿痕,苔薄滑,脉沉缓。

辨证:肝郁脾虚,脾运失司。

治法:益气健脾。

处方:党参 30g　黄芪 30g　苍白术各 15g　云茯苓 20g　甘草 10g　山药 15g　柴胡 10g　升麻 10g　丹参 30g　郁金 10g　泽泻 20g　猪苓 15g　泽兰 30g　汉防己 30g　牛膝 20g　仙灵脾 10g　干姜 6g

服药后 1 周尿量明显增多,体重减轻 5kg,大便正常,继续服原汤药 3 周后腹水消失,症状悉减,无腹胀、腿肿,饮食增加。服药 3 月余,谷-丙转氨酶正常,白蛋白上升到 35.20g/L,球蛋白下降至 27.90g/L。又住院调理巩固治疗两月余,康复出院。

例五 王某,56 岁,男。

初诊:1984 年 3 月 9 日。

主诉及病史:黄疸、大便色白 1 周。素患慢性肝炎 15 年,近五六年肝功正常,病情稳定。于 1984 年 2 月中旬开始食欲不振,恶心呕吐,乏力。住院前 1 周发现肝功能异常,皮肤瘙痒,大便灰白,有黄疸而收入院。入院后黄疸进行性加深,颜面及皮肤呈黄绿色,血胆红素 331.7μmol/L,高胆红素血症时间(>10mg)持续 49 天。B 超提示肝剑下 2.8cm,脾肋下 7cm。舌质紫暗,苔黄腻,脉弦涩。腹胆镜检查诊为淤胆型肝炎;经强的松试验治疗诊为肝内淤胆;经用激素及清热解毒、利湿通腑药治疗,黄疸持续不退,第三周胆红素上升为 436.1μmol/L,且胸部布满痤疮,皮肤有抓搔痕迹,B 超示肝剑下 5.5cm,脾肋下 7.2cm,故递减激素量改用中药。

辨证:肝郁血瘀,瘀血阻络。

治法:活血化瘀,凉血解毒。

处方:生地黄 30g　砂仁 10g　赤芍 100g　栀子 10g　桃红各 10g　郁金 10g　丹参 10g　大黄 10g(后下)　当归 10g　王不留行 15g　川芎 10g　牛膝 10g　柴胡 10g　茵陈 30g

服药 2 周,黄疸明显消退;治疗第十周,胆红素<17.1μmol/L,黄疸指数 6U,肝功能恢复正常,诸症消失,肝脏回缩至剑下 1cm,脾脏肋下 1cm,治愈出院,随访至今未复发。

【按语】慢性乙型肝炎的病因为湿热毒邪深伏血分,肝藏血,其病位在肝,肝失疏泄,故肝郁气滞为慢性肝炎最常见的主要病理变化。湿为阴邪,易伤阳气,中阳被阻脾气不运,因此脾虚也是慢性肝病的重要病理变化。热邪久居势必伤阴,更由于慢性肝炎多脾虚病理变化,食欲不振,水谷摄入减少,肾精化源不足,导致肾阴不足。谷老认为“湿热是慢性肝炎的起动因子,病位在肝,影响到脾、肾,病及气血阴阳”,以清热利湿、疏肝解郁、益气健脾、滋补肝肾、活血化瘀治疗往往可取得显著效果,实乃对慢性肝病病机的深刻理解。我们根据谷老经验研究的治疗慢性乙型肝炎的5个协定处方治疗慢性肝炎356例取得显著疗效，其临床治愈率为72.5％。经动物试验这5个处方均有保护肝细胞、防止肝细胞坏死、预防并治疗肝纤维化、调整免疫功能的作用。本项研究已获1987年天津市卫生局科技进步一等奖。

二、育麟方治愈男性不育二例

例一 张某，男，30岁。

初诊：1985年3月10日。

主诉及病史：婚后3年不育，自觉无其他不适。其妻体健，妇科检查正常。

诊查：舌淡红，苔薄白，脉沉两尺较弱。精液常规检查：颜色乳黄，量8ml，精虫活动率10％，精虫计数$73\times10^9/L$。

辨证：肾精不足。

治法：补肾助阳。

处方：生熟地各15g 砂仁10g 枸杞子15g 五味子15g 楮实子10g 金樱子10g 益智仁15g 沙苑子10g 韭菜子10g 菟丝子15g 覆盆子10g 女贞子12g 车前子10g 山萸肉10g 仙灵脾15g

水煎，每日1剂，经服上方偶有加减三个月而育。

例二 张某，男，34岁。

初诊：1983年10月28日。

主诉及病史：婚后6年不育、平素稍劳则腰酸腿软，有轻度阳痿，还有早泄。

诊查：精液常规：精虫计数$65\times10^9/L$，精虫活动率10％。其妻妇科检查正常。舌淡，苔薄，脉沉细。形体较弱。

辨证：肾阳虚衰，肾精不足。

治法：补肾填精助阳。滋阴助阳育麟丸治疗。

处方：鹿胎膏30g 海参60g(连肠子) 海马30g 人参18g 鹿茸15g 紫河车30g 鹿角胶30g 巴戟天24g 肉苁蓉45g 补骨脂18g 山茱萸肉30g 二冬各30g 知母24g 黄柏24g 生熟地黄各30g 砂仁15g 茯苓24g 菟丝子30g 枸杞子30g 覆盆子24g 蛇床子30g 五味子18g 山药30g 阳起石30g

共研细面，炼蜜为丸，每丸10g，每日早晚各服1丸，服2剂后育一男婴。

【按语】根据中医学肾藏精、为先天之本、藏元阴元阳、是生育生殖之源，人体生命之本的理论，认为精子的生成依赖肾阴的滋养和肾阳的温煦。有无生殖能力，完全取决于肾中真阴真阳的盛衰。动气属火，为阳；精液属水，为阴。根据阴阳学说，将附睾、前列腺、精囊的分泌物视为阴中之阴，精子则为阴中之阳。精子又可分阴阳，即精体为阴——阳中之阴，精子存活率为阳——阳中之阳。根据阳化气、阴成形的理论推断，精子数目的多少，受肾阴的影响较大；存活率的高低由肾阳的盛衰来决定；由于肾阴肾阳互相依存、互相制约，阴损及阳，阳损及阴，最终形成阴阳两虚证，这在临床也是屡见不鲜的。且无阳则阴无以生，无阴则阳无以化，故治疗精子数少，以补肾壮阳着手，创育麟汤和滋肾助阳育麟丸治男性不育取得显著疗效。

三、补肾健脾、平肝潜阳、降浊解毒法治疗慢性肾炎一例

刘某，女，40岁。

初诊：1978年1月28日入院。

主诉：心悸胸闷，纳呆少尿1周。患者8年前患急性肾炎，经常浮肿、头晕，但始终坚持工作，于入院前1周，阵发性心悸胸闷，心前区疼痛，少尿，纳少，腹胀，有时咳嗽咯痰。发病以来无发烧及呕吐，由门诊收住内科。血压为140/110mmHg，神清，消瘦病容，贫血貌，颈静脉轻度怒张，心界向左下扩大，心尖区可闻Ⅲ级收缩期吹风样杂音及隆隆样舒张期杂音，两肺呼吸音略粗。腹软，肝肋缘下2.5cm，轻触痛，腹水征阴性，下肢肿（＋＋），尿蛋白（＋＋＋），红细胞（＋），白细胞（2～4），可见颗粒管型，二氧化碳结合力27.4mmol/L，尿素氮10.2mmol/L。血色素95g/L，血浆白蛋白29.2g/L，球蛋白25.8g/L。心电图：左室肥厚；胸透左室左房肥厚，以左室为著。①慢性肾炎；②尿毒症；③肾性高血压；④高血压性心脏病。入院后即给予强心利尿降压治疗。2月17日给结肠透析每日500ml，2月21日病情恶化，恶心呕吐严重，不能进食，尿少，每日约300～400ml，血压为200/120mmHg，二氧化碳结合力22.4mmol/L，尿素氮12.5mmol/L，即请谷医生会诊。

会诊：2月21日。患者形容消瘦，面色皖白不华，精神萎靡，蜷卧嗜睡，恶心呕吐，不思饮食，稍饮则吐更频，小便短少，大便正常，气短心慌，舌质淡苔白，脉沉弦细。

辨证：脾肾阳虚，水毒上泛，肝肾阴亏，肝阳上亢。

治法：补肾健脾，平肝潜阳，降浊解毒。

处方：附片10g　生大黄15g　小蓟30g　赤芍15g　当归18g　白术12g　云苓15g　水牛角60g（先煎）　钩藤30g（后下）　羚羊粉1.5g（冲）　夏枯草30g　车前草30g

每剂两煎约200ml，分三四次服。

上方加减连服药20余剂，病势逐渐好转，患者已能下地活动，食眠均佳，尿量增多，步入康复阶段。

【按语】肾功能不全是全身性的疾患，反映机体的正气不足。正气不足则逐邪之力减低，使尿中废物不能充分排泄，少尿、无尿，此乃肾阳不足。由于“阳主开，阴主藏，”阳衰则不开，不开则不排泄。“阳损及阴”，阳损必然导致阴伤，而“阴主藏精”故精气不能收藏而漏泻，以致蛋白等物丢失。鉴于以上病机，非峻补肾阳不能扶其肾功能，解其危机；非顾肾阴不能助其机体之修复，精藏则正复，正复则精藏。谷老曾用大量附子、肉桂、黄芪以救其阳，用大量黄精、玉竹、二地、山药、山萸、石斛以补其阴，俾阴平阳秘肾功能恢复。谷老在使用附子、肉桂补阳药时不受血压高低的限制，他认为肾炎尿毒症患者所以出现高血压，主要是阴阳失衡，所以调整阴阳即可降压，绝不可一味潜镇。

四、温阳通脉、养血散寒法治疗无脉症一例

阎某，女，46岁。

初诊：1978年4月23日。

主诉及病史：患者半年来阵发性头晕，入院前1个月行走时突然摔倒，10分钟后缓解，即感左侧肢体无力，口角右㖞。至某医院脑系科检查，诊为“脑干缺血，无脉症”。后收入本院内

科治疗。

诊查：左臂血压为 90/60mmHg，右臂测不到血压。口角右㖞，伸舌偏左，右颈动脉搏动弱，左上下肢肌力 4 级，左上肢上举快速时有缺血症状——微绀。双桡动脉搏动消失，双足背动脉搏动微弱。未引出病理反射，生理反射存在。

诊断：①主动脉弓综合征；②脑干缺血。

入院后即给予地塞米松、地巴唑、芦丁、维生素丙等治疗，疗效不著。3 月 2 日请谷老会诊，检查寸口无脉，趺阳脉微，口角右斜，伸舌偏左，左侧上下肢活动差，头晕，舌质暗红色苔白腻。

辨证：此为阳气不足，阴寒阻络，络脉瘀阻不通。

治法：拟温阳通脉，养血散寒法治之。方用当归四逆汤加味。

处方：当归 30g　桂枝 15g　杭芍 15g　赤芍 15g　细辛 4.5g　桃仁 12g　红花 15g　川芎 10g　黄芪 30g　白花蛇一具　全虫 10g　附子 10g　甘草 15g　麝香 0.06g(冲)　葱白 3 寸

每日 1 剂，分早晚 2 次服。另：大活络丹每晚服 1 丸。

上方药服至 3 月 23 日，头已不晕，能下地活动；舌质淡，苔白，中心略厚；寸口脉已能摸到，趺阳脉较明显。于上方加入大金钱蛇 6g、土元 15g、制马钱子(制法最为关键)0.9g 冲服至 3 月 28 日，双侧肢体活动度一致，双侧血压均能测到，趺阳脉较前更加明显，带药出院。出院后两周门诊复查，病情稳定，继续服中药治疗以善后。

【按语】无脉症为主动脉弓的头和臂部分支的慢性进行性、且常为闭塞性的动脉炎。其特点为桡动脉、臂动脉、颈动脉和颞动脉的搏动消失。临床有头和上肢缺血的表现，其病因迄未明确，可能与风湿、梅毒、结核病及动脉硬化等有关。中医学虽然无“无脉症”这一病名，但中医古典医籍中也不乏类似记载，如《素问・举痛论》说：“经脉流行不止，环周不休，寒气入经而稽迟，泣而不行，客于脉外则血少，客于脉中则气不通”，所论的病机和无脉症的临床表现是一致的。谷老认为此病为阳气不足，寒邪阻滞经脉，气虚推行营血运行之机无能所致。

治疗无脉症，一要祛寒解滞，使用大量辛热之剂助阳通脉，如本案用附子、桂枝、细辛、葱白等。二要益气行血，如黄芪、甘草、当归补气行血。西医学认为黄芪、甘草都含有糖皮质激素，有抗胶原病的作用，在本病的治疗中是很重要的药物。三要活血化瘀，当归、川芎、桃仁、土元等加入麝香，取其性味香窜无处不到，帅诸药入微小动脉，有开窍启闭之功，更加蛇、虫以助通脉之力。复加马钱子以治手足麻痹、半身不遂，提高延髓呼吸中枢和血管运动中枢兴奋作用。治疗前后呼应，辨证辨病相结合，药随症变，取得较满意的疗效。

五、犀角地黄汤加味治疗过敏性紫癜一例

谢某，男，17 岁。

1978 年 3 月 22 日入院。

主诉及病史：脐上阵发腹痛 12 天，皮肤瘀点 8 天。患者于 10 天前吃大肉饼后，腹痛呕吐，经对症治疗无效，于 1 周前腹疼加重，皮肤四肢有出血点，两踝关节痛，在当地医院治疗无效，来我院求医，收入院治疗。

诊查：神清不贫血，左上肢有点片状出血，压之不退色，色鲜红。右上肢及两下肢有散在陈

旧性出血点，淋巴结不肿大。心肺正常，腹软，肝不大，脾肋下可及。血红蛋白 110g/L，血小板 238×10^9/L，肝功能，血沉，出、凝血时间正常，大便潜血（＋＋＋＋），蛔虫卵（＋），钩虫卵（＋）。

诊断：过敏性紫癜。

主诉及病史：患者在县医院每天输氢化可的松 200mg，共 8 天。入院后又给氟美松 0.75mg，每日 3 次，及促肾上腺皮质激素 25mg 静脉点滴，配合止血药，病情未控制，出血点渐多，呕吐咖啡样物，呕吐物潜血（＋＋＋＋），柏油便潜血（＋＋＋＋），尿中潜血（＋＋＋＋），病势危笃，延请谷老会诊。

初诊：3 月 30 日。查患者肢体遍布红斑，斑色鲜艳，面色苔白，舌质淡，苔白，脉虚弦数。自诉口渴烦躁，喜冷饮，自汗。

辨证：血热肌衄。拟犀角地黄汤（今易名为清热地黄汤）加味治之。

处方：广角 15g（先煎） 生地黄 30g 丹皮 6g 杭芍 15g 茜草根 30g 紫草 30g 黑栀子 10g 侧柏叶 15g 棕炭 10g 三七粉 3g（冲） 白术 15g 炙草 15g 大枣 7 枚

每剂两煎分早晚 2 次服完。

另方：使君子 150g，炒黄微香，每日 50g 嚼服，以驱蛔虫。

上方服 6 剂后，病情稳定，呕吐及黑便已止，脉虚弦数，便蛔虫三四条，舌质淡，苔白拟上方去棕炭、侧柏叶，加生石膏 30g、牛膝 15g、银花 30g、连翘壳 15g、黄芪 30g。又服 30 剂，观察至今，皮肤黏膜未见新鲜出血点。大便 OB 阴性。

【按语】谷老常用犀角地黄汤化裁治疗各种血证。方中犀角有清热解毒凉血之功，但物稀而价昂，且已禁用，可用广角或水牛角代之，剂量要大，煎煮时间要长；或以生石膏、升麻代之也可；生地黄滋阴凉血，有消炎及促进血液凝固的作用；芍药有镇惊镇痛、增加血流量，减小血管阻力的作用；丹皮清热凉血，有抗菌作用；加侧柏叶、栀子、棕炭、茜草、银花、连翘壳、三七以加强凉血解毒之功。值得讨论的是，本例患者一派血热之象，不见红绛舌而反见淡舌。谷老在分析病情时指出：血热见红绛舌为其常，本案患者因消化道、泌尿道、皮肤出血，造成血亏，血之与气如影随形，血亏岂有不伤气之理。故症见舌淡、脉虚、面色皖白、自汗出，遂于清热凉血方中加入黄芪、甘草、大枣、白术补气之品，处方谨慎周到。

六、急症治验三例

例一 商某，男，65 岁。

初诊：1936 年盛夏。

主诉及病史：高热半月，神昏谵语 2 天。高热半月伴汗出口渴，曾数延名医诊治，病反加重，危在旦夕，言明“死马当活马治”，死而无怨。与家属详询病因之际，得知其因无嗣，新纳妾半年，前医多以其年高体弱而以育阴清热之法为治，均效果不佳。经友人介绍，先生往诊，及至见其家人已将寿衣棺木备齐，妻妾哭求之。

诊查：神昏谵语，形体消瘦，抚之体若燔炭，体温 40.8℃，汗大出，口唇干红，呼吸气促，虽水米未进，脉却洪数。

辨证：患者年高，阴伤于内，又感温热之邪，阳明气分热盛。人参白虎汤加味。

处方：生石膏 120g（先煎 30 分钟） 知母 12g 粳米 30g 甘草 10g 金银花 30g 连翘 15g

水煎待凉灌服。西洋参 15g 单煎,频代茶饮。

药进 1 剂后即热退苏醒。再服生石膏减为 30g,2 剂而痉。

例二 张某,男,10 岁。

初诊:1939 年暑期。

主诉及病史:发烧 5 日,抽搐痉厥 1 天。发烧 5 日,至第六日病情突变,高热达 40.6℃,同时抽搐痉厥,急延先生往诊。

诊查:神昏抽搐,病童两目上视不识人,角弓反张,牙关紧闭,喉中痰声辘辘,脉象洪滑数急。

辨证:此乃暑热动风,痰热上扰清宫。

治法:法当速涤胸膈之热痰以息其风。

立即将病童之牙撬开,以纳鞋底之针锥木柄塞于上下齿间,再取较硬之鹅翎 1 支,蘸生桐油于喉间探吐。顿时,吐出如胶状之痰数口,反复探吐约 1 小时之久,痰吐殆尽,角弓反张已完全消失,抽搐止,神识亦清。10 岁之子竟吐浓痰满盆,满座皆惊奇不已。再以安宫牛黄丸 1 粒调服。后经调理而愈。

例三 张某,男,8 岁。

初诊:1938 年春季。

主诉及病史:突然高热,旋即惊厥抽搐 1 天。

诊查:舌红苔黄干,脉弦数。

治法:先针人中无反应,再针十宣放血,当三棱针刺右手第五指放血时见左手指微动,针至左手第四指放血时患儿哭出而搐止,体温下降,以后又十宣放血 1 次,兼刺曲池、合谷、风池而病愈。

【按语】 中医治疗急重症手段很多,针、吐等各法在古医著中记载很多,治疗急重热性病的关键在于认证准确,方法迅捷,截断有力。针刺探吐法,方法简便,易于掌握,效果迅速,符合简便验廉的指导思想,尤其是在求医购药不便之乡村,值得重视。

(张俊富整理)

七、滋阴潜降法治愈不寐一例

霍某,男,61 岁。

初诊:1990 年 12 月 9 日。

主诉及病史:工作琐杂,更兼分配房屋人事难于平衡,初则日夜烦心,甚则彻夜不寐已半年余,口苦晕眩,脑力不济,住院治疗曾服多种西药,迄无显效。

诊查:血压 120/80mmHg,舌质红,苔薄黄,脉沉弦。血脂偏高。

辨证:心阴久耗致肝肾阴亏,虚火上扰,神不归舍,本虚标实。

治法:滋阴潜降,安神益智。黄连阿胶汤、心肾交补丸(《罗氏会约医镜》方)化裁。

处方:焦远志 10g 节菖蒲 10g 太子参 20g 大生地 20g 柏子仁 10g 炒枣仁 30g(打) 云茯神 15g 五味子 10g 麦门冬 10g 夜交藤 30g 野百合 30g 全当归 10g 夏枯草 12g 川黄连 10g 真阿胶 10g(烊化) 白蒺藜 12g 生龙牡各 30g(包先煎) 生磁石 30g(包先煎) 生鸡蛋黄(2 个搅兑)

水煎服,7 剂。

二诊：头晕明显减轻，可入睡两三个小时，自觉脑子灵活些，脉弦，舌质稍红，纳差。前方去夏枯草，加鸡内金 10g，水煎服 14 剂。

三诊：诸症悉减，脑力灵活，可睡 5 个小时左右，梦不多，惟活动后觉乏力。采用滋阴潜降、益气增智法，配丸剂长服。

处方：大生地黄 90g　节菖蒲 90g　远志肉 90g　云茯苓 90g　生晒参 45g　二门冬各 90g　五味子 90g　当归 90g　炒枣仁 120g　野百合 90g　沙苑子 90g　首乌 90g　生山楂 90g　广郁金 60g　丹参 90g　陈皮 45g　山茱萸肉 90g　陈阿胶 90g　夏枯草 60g　赤芍 90g　生龙牡各 90g　生磁石 120g

上药共为细末，炼蜜为丸，每丸 10g 重，早晚各 2 丸。随访半年，入睡及睡眠均好，脑力充沛。

【按语】《杂病源流犀烛》云："劳心之人多不寐，年高之人多不寐，虚烦之人多不寐"。张景岳亦说："凡人以劳倦思虑太过者必致血液耗亡，神魂无主，所以不寐"。更有严重者，可以转为肝风内动、中风之候。故谷老以黄连、阿胶等滋阴清热配介石类潜镇降火，疗效称善。野百合入心肺二经，不仅润肺止嗽，《日华子本草》还说它"安心，定胆，益志，养五脏"，配合酸枣仁、远志治疗神衰心烦失眠效果亦佳，为谷老治不寐常用药。

八、疏肝解郁、软坚散结治愈甲状腺瘤一例

卢某，男，60 岁。

初诊：1989 年 10 月 7 日。

主诉及病史：左侧甲状腺肿大，约 2.5cm×2.5cm，已八个月余。近来劳累后感吞咽不适，烦躁。外科确诊为甲状腺瘤。

诊查：结喉左侧肿块如鸽蛋大，随吞咽上下活动，表面光滑，中等硬度，无红肿，压之微痛，脉弦，舌边有瘀斑，苔薄微黄。

辨证：肝气郁结，痰湿阻络，久而成瘿。

治法：疏肝理气，软坚化痰。

处方：生石决明、生龙牡各 30g(同布包先煎)　夏枯草 15g　山慈菇 10g　野菊花 10g　紫地丁 10g　大贝母 10g　青连翘 10g　广郁金 20g　醋柴胡 10g　醋青皮 10g　赤白芍各 20g　炮甲珠 10g　炒桃仁 10g　海藻 10g　大刀豆 20g

二诊：1989 年 10 月 21 日。

上药进退 14 剂后，肿块减小，压之不痛，烦躁也减轻。胃纳欠佳，脉弦。宗前方意减苦寒碍胃之品，加和中健胃之药继续治疗。

处方：生龙牡各 30g(同布包先煎)　夏枯草 15g　山慈菇 10g　广郁金 10g　赤白芍各 15g　炮甲珠 10g　大贝母 10g　云茯苓 15g　炒白术 10g　紫丹参 30g　海藻 20g　昆布 10g　小金丹 1 丸

服上方药约 60 剂，其间外感内热皆因症治之，但基本方未变。至 1990 年 2 月瘤已完全消失。

【按语】甲状腺瘤中医称瘿瘤，主要由于肝郁化火、灼液成痰，气、血、痰交阻凝结而成。所以谷老先生常用醋柴胡、广郁金、青陈皮疏肝理气；夏枯草、海藻、昆布、生龙牡、石决明、浙贝母清肝、化痰、软坚、散结；山慈菇、川连、野菊花、紫地丁等解毒、消肿、止痛，防止癌变。用药时要

防止过于破气伤气,故用顾护胃气之茯苓、白术等。成药除小金丹外,还可加用内消瘰疬片。疗程较长,应注意守方权变。

(以上由谷世喆整理)

九、温经化瘀、培补肾元法治愈痛经不孕症一例

景某,女,26岁。

初诊:1971年4月3日。

主诉及病史:痛经6年,婚后3年未孕。月经周期17 $\frac{5\sim6}{35\sim40}$,初潮较迟,经少略痛,后因下乡受寒,经至则小腹绞痛硬冷,腰酸不支,且经行不畅至第四五日下黑血及整片子宫内膜,排出后疼痛才缓解。近一年来,痛经每至昏厥,须注射杜冷丁才能缓解,因而视行经为畏途。另同房时也小腹疼痛。西医诊断:①内分泌失调;②子宫内膜异位症。除对症治疗外尚无特殊疗法。

诊查:末次月经为1971年3月15日。刻下四末冷,脉沉软尺无;舌质色淡,边有瘀点;苔薄白。

辨证:先天肾虚,更兼寒邪客于胞宫,气血滞凝。

治法:温经化瘀止痛,培补肾元,标本同治。金匮温经汤化裁。

处方:炒吴茱萸10g　肉桂10g　乌药10g　生黄芪15g　当归12g　川芎10g　赤芍10g　丹皮10g　牛膝12g　苏木10g　菟丝子15g　狗脊15g　淫羊藿15g　阿胶12g(烊化)　砂仁4.5g　10剂

水煎服。

二诊:1971年4月14日。经尚未行,药后觉小腹略暖,腰酸减,脉如前。因经期将至,上方加桃红泥10g、元胡12g(打)、细辛3g、茺蔚子12g,7剂水煎服。

三诊:1971年4月26日。20日月经来潮,痛经稍减;经色较红,量较以前增多,仍下片状内膜;腰酸腿软。沉疴日久,难以速去。经期已过,前方去桃仁、茺蔚子,加炮附子6g、香附10g,14剂,水煎服。灸足三里、三阴交、关元穴,每日1次。嘱快行经时服14日方7剂。

四诊:1971年5月26日。本次月经5月21日来潮,痛大减,血量较多,色红有瘀块,子宫内膜呈碎片状,腰酸减。同房腹已不痛。脉沉弱。嘱患者经后服温经养血方(4月26日方),经前经期服温经化瘀方(4月14日方)。坚持穴位艾灸。

五诊:3个月后喜报已怀孕,停药。后顺产一男婴。

【按语】痛经是妇科的常见病。此例痛经十分典型。患者月经初潮迟,量少,四末不温,腰酸尺脉弱,皆先天肾阳不足之征,后因寒邪客于胞宫,气血凝滞,不通则痛。该证本虚标实,先生标本兼顾,平时注重温经养血培补肾阳,行经时则加桃仁、苏木、茺蔚子、元胡活血化瘀止痛。兼用艾灸温补通络,共奏扶正祛邪之功。

(张兆同整理)

【编者评注】谷济生先生为津门名医,业医五十余载,对肝病研究四十余年,学验俱丰,强调辨证论治。对于慢性肝炎,谷老认为湿热是其起动因子,肝郁气滞、脾虚为其主要病理变化,临床通过辨证分五型治疗,疗效显著。另外谷老还擅治其他疑难大证,如治疗主动脉弓综合征、脑干缺血,用大剂辛热助阳通脉之药,合以益气养血之品而收功。再如治疗暑热动风,先以探吐,涤其热痰,竟收神清痉止之奇效。这也说明中医治疗急证的一些方法确实值得继承、应用。

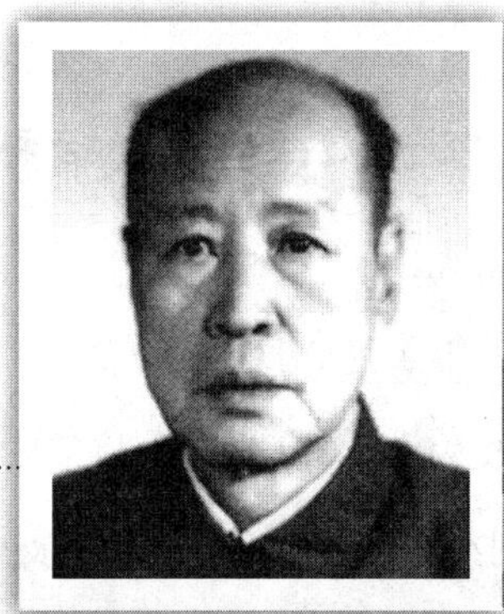

柴彭年医案

【生平传略】

柴彭年,1922年生。天津市人。1941年毕业于天津市中国医学传习所,早年并就读于天津针灸传习所。曾拜名医李曰伦先生为师,颇得其真传。天津中医学院第一附属医院教授、主任医师、硕士研究生指导教师。被评为我国有突出贡献的专家。柴彭年教授从事内科医疗、教学、科研工作五十余载,精研医理,学贯寒温,擅长治疗中医内、妇科疾病,尤其对肾病、脾胃病,实践经验丰富,疗效卓著。学术上强调博览群书必须与实践融合,临床必须明辨证候,详慎组方,灵活用药,理、法、方、药浑然一体。柴老处方多来自古方的嬗变化裁,或师其法,或采其意,配合巧妙。遣药平正轻灵,主次分明,务求实用。他治学严谨,诲人不倦,多年来为国家培养了大量高中级中医人才。发表《慢性肾炎的辨证分型》、《慢性肾功能不全的临床观察》、《溃疡病疗效分析》等数十篇学术论文。

柴老致力于肾结石、肝结石、慢性肾衰等项疾病的科学研究,所研制的结石通Ⅰ号、肾衰系列方、胆宁冲剂等经临床及基础实验证明,其疗效居国内先进水平,并在某些方面优于国外产品。

一、心水汤加减治愈阴虚水肿一例

李某,女,40岁。

初诊:1978年10月11日。

主诉及病史:胸闷气短,腹胀,下肢肿四个月,近来伴咳喘不得平卧,心悸怔忡,尿少。

诊查:精神委顿,面色晦暗,颧赤不泽,舌光红无苔,脉细数如丝。两肺呼吸音低,第五肋以下叩浊,颈静脉怒张明显,心率110次/分,律不齐,心脏向两侧扩大,心尖部可闻及舒张期杂音,肝在肋下5cm,质硬边锐,腹围96cm,有移动性浊音,两下肢可凹性水肿。

辨证:水邪上犯,凌心迫肺,病邪久羁,耗伤气阴。

治法:养阴利水。

处方:北沙参15g　麦冬10g　菖蒲10g　远志10g　山药15g　首乌15g　枣仁10g

萹蓄 15g　瞿麦 15g　车前子 15g　茯苓 15g　猪苓 15g

二诊：10 月 14 日。服药 3 剂后小便量增加，心悸气短减轻，能平卧，继服前方药。

三诊：10 月 28 日。守方服药十余剂，腹满消失，腹围减至 80cm 以下，下肢肿退，精神较前好，面色见光泽，舌质渐润，脉细缓，有水退津复之佳象。

【按语】心水汤出自顾清洁的《医药顾问大全》，是治疗心之水肿的方剂，加减化裁后用以治疗阴虚水肿。阴虚水肿的成因，一是水肿过用温阳药或化学药品如激素类药物，耗伤真阴；二是水肿日久，病情迁延，伤精耗液。古训"阳虚易治，阴虚难调"。历代医家对阴虚水肿论述极少。治疗上滋阴与利水相互矛盾，过于利水则更伤其阴。心水汤加减无此弊病，方中北沙参、麦冬养肺阴，肺气展则水道通调；菖蒲、远志通心气，入心化水而能开窍；茯苓、猪苓、泽泻入小肠化气行水；山药、首乌、枣仁补肝肾而益精；萹蓄、瞿麦、车前子通利膀胱，祛邪外出。本方酸甘化阴、淡渗利湿、清热通利融为一体，调整与水液代谢相关的各个脏腑功能，开通每个利水器官，既上又下，既脏又腑，既虚又实，既标又本，既滋阴又不恋邪，既利水又不克伐太过。经过多年临床实践，本方药虽轻清，但结构严谨，确有殊效。

二、填精补髓法治愈再生障碍性贫血一例

李某，男，54 岁。

初诊：1984 年 8 月 7 日。

主诉及病史：1 个月前因上呼吸道感染服复方新诺明后，发现面色㿠白，眩晕耳鸣，心悸气短，身倦乏力，腰膝酸软，食欲不振，便溏。

诊查：贫血貌，言语低微，舌淡红苔少，脉沉细两尺无力。血常规检查，血红蛋白 50g/L；白细胞 $2.9\times10^9/L$；血小板 $150\times10^9/L$。骨髓穿刺检查，增生减低，红细胞系、粒细胞系增生均低下，淋巴细胞占 59%，未见巨核细胞，符合再生障碍性贫血骨髓象。

辨证：邪毒内侵，累伤肾脏，肾阳衰微，精亏髓枯。

治法：填精补髓。

处方：熟地黄 30g　当归 10g　紫河车 30g　生芪 60g　太子参 30g　巴戟天 15g　阿胶 10g　红花 10g　淫羊藿 30g　生地黄 15g　山药 30g　白术 15g　茯神 10g　远志 10g　木香 5g

二诊：8 月 21 日。上方服 2 周，症状明显减轻，血红蛋白升至 75g/L；白细胞 $3.5\times10^9/L$；血小板为 $280\times10^9/L$。又加鹿茸粉 1.5g～3g、枸杞 10g。

三诊：1985 年 3 月初。经用上方调治半年，全身情况良好，已恢复正常工作。血色素升至 105g/L；白细胞 $4\times10^9/L$；血小板 $500\times10^9/L$。又继续治疗 2 个月，血红蛋白升至 100g/L；白细胞 $4.3\times10^9/L$；血小板 $850\times10^9/L$。

【按语】再生障碍性贫血属于"虚劳"、"血虚"或"血证"范畴。《张氏医通》指出："人之虚，非气即血……血之源头在乎肾。"脾为气血生化之源，但血即精属也，精藏于肾，故治疗血虚并非治脾胃单途。肾精也是血液生化的重要基础。根据"肾主骨髓，藏精"，"血为精所化"的理论，采用补肾为主的治疗方法。选药多用血肉有情之品，以填精补髓，改善造血环境，益于造血干细胞的生长，并能调节免疫功能，从而促进骨髓造血以奏育阴生血之功。

三、养脾护根汤治愈泄泻一例

张某,女,40岁。

初诊:1979年4月7日。

主诉及病史:腹泻月余,日四五行,饥不欲食,渴不欲饮,身倦无力,无腹部胀满窘迫之感。

诊查:面黄少泽,少气懒言,舌淡红苔薄糙,脉弦细。腹平软,肝脾不大,无压痛反跳痛。

辨证:肾阳不足,脾虚不运。

治法:温肾补脾。

处方:熟地黄30g 生白术15g 生山药15g 生扁豆15g 炙甘草15g 炮姜3g 吴茱萸3g

二诊:4月10日。上方服1剂后泻止,便软,日1行。服药3剂后大便恢复正常。

【按语】泄泻长期不愈,不仅脾阳受损,抑且阴津不足。久病及肾,肾为胃关,故肾病则腹泻更难控制。本方根据张景岳"胃关煎"化裁而成。方中熟地黄补肾益精;生白术、生扁豆、生山药、炙甘草益脾安中,尤以生用,意在走脾阴;取少量炮姜、吴茱萸温阳,乃阳生阴长、育阴和阳之义,益脾而不失于刚燥。

四、解痉汤治愈血管神经性头痛一例

田某,女,54岁。

初诊:1980年11月21日。

主诉及病史:左侧偏头呈跳痛,反复发作,久病不愈,曾服麦角胺、咖啡因等药,疼痛可暂时缓解,停药则头痛仍作。

诊查:精神欠佳,表情痛苦,舌质暗有瘀斑,脉弦。脑血流图检查,诊为血管神经性头痛。

辨证:瘀血阻络。

治法:活血化瘀,理气通络。

处方:茺蔚子15g 赤芍10g 桃仁10g 当归10g 生地黄15g 红花10g 柴胡10g 川芎10g 桔梗10g 全蝎10g 青葱管15cm

二诊:服上方1剂头痛即止,服3剂后如常人,又连续服2周,头痛一直未再发作。

【按语】本方适用于瘀血头痛。《医林改错》中提出,如无表证、里证、气虚、痰饮等证,忽犯忽好、百方不效的头痛为瘀血头痛,它符合血管神经性头痛特点。治疗则以活血通络、解痉止痛为法。本方系从血府逐瘀汤化裁而来,其中桃仁、红花、川芎、赤芍活血化瘀;当归、生地黄、茺蔚子养血,使瘀血去新血生;柴胡、枳壳疏肝理气;桔梗为诸药之舟楫,载药上浮,三药合用则有行气开郁之功,且使药直达病所;全蝎祛风镇痉,现代药理研究,本品有抑制血管运动中枢、扩张血管的作用,故可用于血管痉挛而致的头痛;头为诸阳之会,非通则阳不能达于头面,故配以青葱管辛散温通,为诸药之使。

(李泰祥整理)

五、通淋化浊汤治愈难治性淋证一例

顾某，男，70岁。

初诊：1982年8月10日。

主诉及病史：腰痛，尿液混浊，小便不利，因前列腺摘除术而继发感染，先后采用多种抗生素治疗已产生抗药性，尿常规化验白细胞长期（++++），故改用中药医治。

诊查：舌红苔微黄腻，脉沉细，尿常规检验白细胞（++++）。

辨证：肾虚瘀阻，湿热下注。

治法：清热利湿，活血化瘀，助阳化气，分清泌浊。

处方：萆薢15g　菖蒲15g　黄柏10g　白花蛇舌草30g　石韦15g　怀牛膝10g　桂心2g　蝎尾1g研末冲服（或全蝎5g入煎）

将药用清水浸泡30分钟，煎30分钟，每剂煎2次，分2次服用。

二诊：服药7剂，诸症减轻，尿检（一），继续服调理之剂1周，后未复发。

【按语】本案为年老肾虚瘀阻，湿浊下注，气化功能失司，清浊不分，并流于下而发病。方中萆薢利湿分清化浊，菖蒲化浊利窍，二药相合利湿分清化浊，历来为医家推崇为医治膏淋、溺浊之要药，本方亦以此为君，但组方用药与古方迥异。泌尿系感染多为湿热毒邪所致，故以白花蛇舌草清热解毒，并有利尿之功，单味煎剂能刺激网状内皮组织增强吞噬细胞的功能；石韦、黄柏、牛膝清利湿热，导热下行；蝎尾或全蝎辛平有毒，入血分走窜，通络而止痛，对顽疾陈瘀有推陈出新之功。顽固性泌尿系感染，因久病脉瘀，故用一味蝎尾通络化瘀止痛；患者年事已高，肾气不足，用桂心2g以助肾之阳，鼓动气化和全身气血畅通。本方组合巧妙，用药轻灵，疗效显著。

六、"月灵珠"治愈不孕证一例

张某，女，31岁。

初诊：1983年8月16日。

主诉及病史：婚后3年未孕，月经后期量多，经期腰酸腹痛，平素白带量多，质地清稀，大便软。

诊查：舌质红，苔薄白，脉沉。

辨证：冲任虚寒，瘀血阻滞。

治法：温经散寒，养血祛瘀。

处方：当归10g　白芍10g　川芎10g　党参10g　桂枝10g　吴茱萸5g　丹皮10g　清半夏10g　麦冬10g　香附10g　泽兰10g

上药共为细末，水泛为丸，如梧桐子大，用艾炭为衣，装瓶备用，每瓶120粒，每服20粒，早晚各1次。

二诊：用药2周月经来潮，量多未觉腹痛，白带减少。继续服用本药，此后月经按期而至，量中等，2月后受孕，后产一子。

【按语】本方是柴老经验方，主治月经不调、久不受孕。凡属中气不足，冲任虚寒，瘀血阻滞，症见月经先后不定期，小腹疼痛，白带量多质稀，脉象沉或沉细，以致久不受孕者均可服用。

本方具有温经散寒、养血祛瘀的作用。方中党参、半夏、甘草益气健脾止带；吴茱萸、桂枝、当归、川芎、丹皮、香附、泽兰温经散寒，理气化瘀；阿胶、白芍、麦冬养血益阴；艾炭温暖子宫。若脾肾亏损腰酸气短较著，可另用黄芪20g，桑寄生15g煎汤同服。

本方运用二十余年，治愈患者近四百例之多。用药期，忌腥冷饮食，行经期避寒凉。

七、溶石排石汤治愈肾结石一例

穆某，男，24岁。

初诊：1985年12月16日。

主诉及病史：左肾结石已2年。平素左侧肾区隐痛钝痛，偶发左侧腰腹剧痛，痛连少腹，恶心呕吐及血尿。2年前确诊为左肾结石证。近日左侧腰腹疼痛频发，阵发加剧。

诊查：舌红苔白，脉弦，精神疲惫。X线摄腹平片：左肾区可见蚕豆大小致密影，经B超检查证实，诊为左肾结石。

辨证：肾虚气化不利，湿热炼液成石。

治法：益肾化气，清利祛瘀，软坚排石。

处方：金钱草60g　海金沙20g　鸡内金20g　火硝1g(对入药汁化服；不入煎)　三棱10g　莪术10g　牛膝10g　穿山甲10g　补骨脂10g　胡桃肉30g

每日1剂，水煎服，早晚各1次。嘱多饮水、多活动。

二诊：服药7剂，腰腹疼痛已缓解，纳食正常，二便调。效不更方，继服前方药。

三诊：服药3个月，先后出现浑浊尿液，未见成形结石排出，但自觉症状已消失。经X线片及B超复查，均未见结石影像。

【按语】泌尿系结石病程久，肾气虚、气化不利为本，湿热蕴结、炼液成石为标，结石留滞血液瘀阻，其病机为肾虚、湿热、瘀血，临床常表现为腰腹疼痛、尿血等症。柴老根据多年临床经验，总结出以益肾化气、清热利湿、活血化瘀、软坚排石为基本治法的有效方剂。方中金钱草、海金沙清热利湿、通淋排石；火硝、鸡内金软坚、化石、消石；三棱、莪术、穿山甲行气活血化瘀消坚散结；胡桃肉补肾强腰消坚散结；补骨脂益肾化气；牛膝补肾利水引药下行。本案为溶石的病例，亦有数十则排石病例。

八、滋阴潜阳、解毒泻浊法治愈关格证一例

韩某，女，21岁。

初诊：1989年7月3日。

主诉及病史：头晕头痛，腰酸膝软，疲乏无力两年余。近日病情加重，恶心呕吐，腹胀便干。曾在某医院就医诊断为肾性高血压、肾功能不全。

诊查：面色不华，精神疲惫，舌淡苔薄白，脉沉细而弦。尿蛋白(＋＋)，血红蛋白80g/L，尿素氮：14.6mmol/L，肌酐：335.9μmol/L，血压200/110mmHg。

辨证：关格证，肝肾阴虚，浊邪潴留。

治法：补益肝肾，平肝潜阳，活血化瘀，和胃降浊。

处方：生地黄15g　杭芍药15g　桑寄生30g　牛膝20g　钩藤20g　夏枯草15g　生龙牡各30g　石决明30g　竹茹10g　半夏15g　云茯苓15g　砂仁10g　银花藤30g　土

茯苓 30g　酒军 10g

每日 1 剂，煎 2 次，共煎药液 300ml，分 3 次服。

二诊：服药 4 剂，呕吐止，恶心轻，大便稍干，血压 190/100mmHg，前方药酒军减至 6g 继服。

二诊：服药 1 周，自觉症状明显好转，呕恶已止，纳食增加，头疼头晕时发，大便每日 1 次。原方减竹茹、半夏继续服用。至 8 月 20 日查血尿素氮：11.1mmol/L（31mg%），肌酐：176.8μmol/L（2.0mg%），血压 180/90mmHg。

四诊：前方加减服药两月诸症向愈，于 10 月 24 日查，血尿素氮：8.25mmol/L（23.1mg%），肌酐：159.1μmol/L（1.8mg%），血红蛋白（89g/L），尿蛋白（一）～（±），血压 160～120/100～80mmHg，虽有时血压偏高，患者已无不适感觉。至 1990 年 2 月 27 日查血尿素氮：4.89mmol/L（13.7mg%），肌酐：106.1μmol/L（1.2mg%）。肾功能恢复正常。为巩固疗效，嘱患者坚持治疗，远期疗效仍待观察。

【按语】肾衰类似中医学的关格、肾风、癃闭、溺毒等证。多因肾病迁延或失治误治而使脏腑功能受损，浊毒壅滞而发。本案中医辨证为肝肾阴虚、肝阳上亢、浊毒瘀滞，本虚标实。肾主骨生髓充脑，肾之阴精不足则脑海失充；肝肾阴亏，肝阳上亢，上扰清空则头痛头晕；腰为肾之府，筋骨失养则腰酸膝软，疲乏无力；"阴损及阳"，气化不利，水湿泛溢而浮肿；湿浊中阻，升降失司则恶心呕吐；阴精不足，肠道失濡而便干。方中生地黄、白芍、桑寄生、牛膝补益肝肾，牛膝又引血下行折其阳亢；钩藤、夏枯草清热平肝；生龙牡、石决明潜阳降逆；竹茹、半夏、云茯苓、砂仁和中止呕、运脾化湿；银花藤，土茯苓、酒军清热解毒，酒军又通腑泻浊祛瘀而生新，全方之功扶正祛邪，虚实并调而获显效。

肾功能不全疗程长、取效缓，本案患者血压较高，滋阴潜阳为主要治法。方中加一味砂仁，妙在既可阻滋阴腻胃，又可防重镇伤胃，而获补先天护后天之功。

（耿淑从整理）

【编者评注】柴老案例虽不多，但每案均医理分析透彻，用药精炼，剂量大小合宜，或取法乎奇，或取法乎平，均能取效，给读者以有益之借鉴。如难治性淋证一例，萆薢、菖蒲、蛇舌草、石韦量独大，桂心、蝎尾量独小，寓意深刻。又如自拟方"月灵珠"治久不受孕，顾及病机面面俱到，但组方精炼，不失平正，对于需久服者尤需注意及此，非功力深厚不能为此。

赵恩俭医案

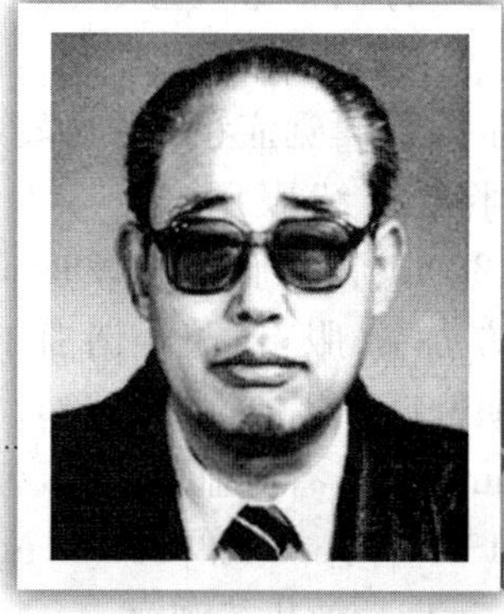

【生平传略】

赵恩俭，1926年生，字介安，别署“沽上下工”，天津市人。主任中医师。少从津门名医周雅南、李仲甫两先生习医，后入天津国医学社，毕业后，于1946年在津开业，时年20岁。

新中国成立后，于1954年入天津市立总医院（现天津医学院附属医院）中医科工作。1962年调南开医院，曾任中医科主任、急腹症研究所副所长、中医研究室主任、天津中医学会副会长等职。

赵氏五十余年从事临床、教学、科研等各项工作，对基础理论、古典医籍、医学史等研究有素。他长于内、妇、儿各科，兼通西医学及现代科学知识。此外，赵氏还从事新型仪器的研制及计算机的应用，均获得科研成果，论著论文甚多。其主要著作有《中医脉学研究》、《中医证候诊断治疗学》、《伤寒论研究》、《中医脉诊学》、《津门医粹》一二辑、《诊余集》一二辑，及《〈灵枢经〉考》等。发表论文数十篇，部分学术论文收入全国《著名中医学家的学术经验》、《名老中医医话》、《当代名医临证精华》等书。赵氏被列为全国五百位老中医药专家之一。

一、生脉散救治大叶性肺炎中毒性休克一例

陈某，男，30岁。

初诊：1965年5月。

主诉及病史：因高热、昏迷、咳血痰，诊为大叶性肺炎中毒性休克伴发心房纤颤而收入天津南开医院内科。目前高热39℃，昏迷不安，时咳血沫痰，心率200次/分，心律不齐，血压50/30mmHg，病情极险恶。经使用抗生素、升压药两昼夜抢救均无效，西医束手。遂延赵氏会诊。

诊查：脉更代不常，细数无伦，舌质嫩红。

辨证：病属温热之邪，深入肺络，气阴欲脱，病势凶险。

治法：行将阴竭阳亡，应急急固护。

处方：老山参10g　麦冬60g　五味子60g

二诊：前方服后病情即减，血压渐升，至夜半患者清醒，血压升至正常低限，心律亦恢复正常，咳

痰无血，体温略高，脉弦略数少力，舌质嫩红有薄黄白苔。改用清热解毒、润肺生津、止咳化痰之剂。

处方：北沙参 60g　麦冬 15g　生地黄 30g　川贝母 10g　茅根 15g　银花 30g　连翘 15g　甘草 10g

服上方 3 日后，诸症基本蠲除，体温恢复正常。至第四日下午忽然患者右下肢剧痛，诊为胯动脉及下肢动脉栓塞，当日晚间两次手术取出血栓，病情始安，半月后患者痊愈出院。

【按语】此病例曾于 1965 年受到天津市卫生局全市通报表扬。赵氏随即开展了治疗大叶性肺炎中毒性休克的治疗研究工作，至 1966 年夏共收集到肺炎病人 100 例，其中休克者 41 例，100 例治愈率达 98%，死亡 2 例均为兼有严重心脏疾患之病人。该研究论文写成后未发表，毁于“文革”。1971 年赵氏又进行急性心肌梗死心源性休克的治疗研究工作，并将生脉散改制成肌内注射剂，后又改制成静脉输液剂，每年约治疗百余例，工作坚持十余年，当时取得对急性心肌梗死最低死亡率(10%±)的好成绩。论文都以集体名义发表于《天津医药通讯》、《天津医药》等刊物，为中药制成大型静脉输液以抢救病人开拓了道路。后因对中药复方静脉给药的种种限制及人事更迭等原因，此项工作未能继续发展。赵氏认为在确定是休克的前提下，中医辨证要明，气阴两虚与亡阳一定要区分开，前者西医或名红休克，后者为白休克。用中药血压上升较缓慢，生效时间口服约一小时许，注射约半小时，血压上升至正常的低水平即不再升，药力作用持久且无给药后血压突然上升过高的危险。该方对心血管及肝、肾、脑等内脏功能有所改善，尤其是对微循环的改善更为明显。

二、清热解毒、疏肝利胆法治愈肝痈发热一例

刘某，男，54 岁。

初诊：1985 年 7 月 13 日。

主诉及病史：患者 1980 年 9 月 11 日因突发右下腹痛伴低热，超声断层检查确诊为多囊肝多囊肾。1981 年至 1982 年曾 2 次行左右肾囊肿去顶减压术。自 1980 年至 1985 年间曾因继发感染先后在京、津、沪七家医院住院达 15 次，用多种抗生素治疗暂时缓解，但停药后多则半月，少则 1 周即高热 1 次，患者体力极度消耗。1985 年 7 月 13 日又发高烧、寒战伴右胁部疼痛向右肩及颈部放射，恶心吐黄水，遂收入院治疗。

诊查：体温 38.1℃，血压 140/100mmHg，体重 64kg(原体重 85kg)。神清，消瘦，贫血貌，语声低微，腹平坦柔软，右季肋部有压痛，双侧肾区皆可见一 20cm 左右手术瘢痕。舌质嫩红苔白，脉弦细。血常规：血红蛋白 80g/L，血小板 100×10^9/L，白细胞 12.4×10^9/L(12400/mm^3)，中性粒细胞 0.75，淋巴细胞 0.25。血沉 30mm/1h，肝功能正常。B 型超声波检查：肝脏及双侧肾脏可见多个不等的无回声区。

诊断：多囊肝多囊肾继发感染。

辨证：根据中医辨证为“肝痈”证，患者久病体虚，手术后复伤元气，中焦运化失职，湿热毒火壅阻肝胆，气血结遏，经络阻滞，致热腐成脓而发此证。

治法：清热解毒，疏肝利胆。

处方：柴胡 10g　黄芩 10g　夏枯草 10g　茵陈 10g　山栀子 10g　花粉 10g　板蓝根 30g　鱼腥草 30g　丹皮 10g　牡蛎 10g　旋覆花 6g　甘草 5g

水煎服，每日 1 剂，兼用先锋铋素 4～6g，每日静脉输入。

二诊：服上方 8 剂后，恶心呕吐消失，但热不退，体温 38～39℃，白细胞数仍高于正常，外

科会诊认为不宜手术，继用中药加强清热解毒凉血，疏肝利胆。停用西药。

处方：柴胡 10g　黄芩 10g　夏枯草 10g　茵陈 10g　山栀子 10g　板蓝根 30g　鱼腥草 30g　丹皮 10g　橘叶 30g　银花 30g　连翘 15g　木香 10g　郁金 10g

每日 1 剂。加服犀黄丸。

三诊：服上方 8 剂后发热渐退，右胁得爽，舌质红苔白，脉弦缓。改拟清化三焦肝胆热郁，佐以活血软坚之法。

处方：柴胡 10g　青蒿 10g　白薇 10g　秦艽 15g　地骨皮 10g　橘叶 30g　板蓝根 30g　茵陈 10g　鱼腥草 30g　枳壳 10g　厚朴 10g　木香 10g　丹皮 10g　郁金 10g　穿山甲 5g　皂角刺 15g　白花蛇舌草 30g　煅白矾 30g

每日 1 剂。加用紫雪散。

四诊：服上方 1 周后患者又出现发热，体温在 37.5～38.5℃，舌苔厚腻，脉数无力，于方中参以扶正祛邪之品。

处方：柴胡 10g　青蒿 10g　白薇 10g　秦艽 15g　地骨皮 10g　橘叶 30g　板蓝根 10g　茵陈 10g　鱼腥草 30g　枳壳 10g　厚朴 10g　木香 10g　丹皮 10g　郁金 10g　穿山甲 5g　皂角刺 15g　白花蛇舌草 30g　煅白矾 3g　草果 3g　黄芪 30g　白参 10g

服药翌日即得脉和身凉，用上方维持 2 周，患者未再出现发热。赵氏根据多年临床经验结合古方，配制膏剂予患者服用，以巩固疗效。经 3 个月临床观察，患者病情稳定，未出现发热，偶因感冒引起发热恶寒，用解表轻剂即可收效。患者体重比入院时增长 5kg，面色红润，无明显胁痛，化验检查均已正常。

【按语】多囊肝多囊肾继发感染是临床上颇为棘手之病，从本例病人长时间反复高热，体力重度消耗及囊内含液性质分析，当属中医“内痈”范畴。“内痈”是指胸腹内脏腑生痈生疽的总称，根据发病部位此例为“肝痈”。对“内痈”的治疗，自《金匮要略》起即提出了内治的方法，历代复有所发展，近年来中医中药治疗肠痈（主要为阑尾炎）取得不少经验和成果，但中医治疗“内痈”不只清热解毒、通里攻下等法，“内痈”证亦并不都像阑尾炎那样较为简单。充分挖掘发挥辨证论治的长处，对像多囊肝继发感染这样不能手术的病例亦是可以多做些工作的。本例主要是根据治疗的需要，抓住病机适时地将清热解毒等法与甘温除热法结合运用，更好地发挥了辨证论治的作用。

附：蜜膏药方：

黄芪 15g　川椒 10g　白芷 10g　没药 10g　赤芍 10g　肉桂 10g　附子 10g　白蔹 10g　松香 10g　当归 10g　青盐 10g　川芎 10g　龙胆草 10g　厚朴 10g　菖蒲 10g　苍术 10g　木香 10g　黄芩 10g　柴胡 10g　桔梗 10g　红参 10g　皂刺 10g　乳香 10g　云母 10g　茯苓 10g　血竭 10g　良姜 10g　合欢皮 10g　白及 10g　防风 10g　甘草 10g　西河柳 5g　桑皮 5g　槐花 5g　槐米 5g　侧柏 5g　火硝 5g　陈皮 5g　麝香 2.5g

上药研末，合蜜为膏，每日服 10g。

三、益气化气法治愈糖尿病一例

王某，男，54 岁。

初诊：1986 年 9 月 6 日。

主诉及病史：患糖尿病 2 年，有明显“三多”证，消瘦，乏力，腰酸腿软，阳痿，多汗，头晕，气短，大便干燥，皮肤易起小疮疖。

诊查：血糖 11.1mmol/L(200mg%)，24 小时尿糖定量 20g，尿糖定性(＋＋＋＋)。脉象弦大略数，舌质红，苔黄而干。

诊断：消渴(糖尿病)。

辨证：证属上中消为主，下虚之证亦见。

治法：标本兼治，益气化气止渴。

处方：生石膏 30g　生黄芪 60g　苍术 20g　黄柏 20g　丹皮 10g　元参 30g　生地黄 15g　枸杞子 15g　银花 30g　山药 20g　生晒参 10g(先煎)　知母 20g　肉桂 3g

二诊：服上药 2 周后证候减轻，皮肤已不再生小疮疖。血糖降至 9.44mmol/L(170mg%)，尿糖(＋＋)，脉数象已蠲，舌苔渐润。

处方：前方银花减至 15g，加女贞子 10g，桑寄生 15g。

此后随证候出入加减方药，但主药不变，如此服药 3 个月，血糖正常，尿糖阴性，予调理善后丸剂巩固疗效。

处方：银花 100g　生黄芪 200g　元参 150g　知母 100g　黄柏 80g　生地黄 80g　枸杞子 100g　丹皮 50g　肉桂 20g　何首乌 80g

炼蜜为丸，每丸重 9g，日服 3 丸，服毕停药。

治疗期间要求控制调整饮食营养，并按中医要求少食盐，少面食，禁酒，避免烦劳等。药后观察 1 年未复发，继续饮食生活上的节制以控制再发。

【按语】赵氏根据中医气化学说的原理，在方剂中加入小剂量的肉桂，可以提高疗效，为赵氏多年临床的独特经验。赵氏强调辨证治疗要与降血糖合理配合，不应当把辨证用药与降血糖药硬拼在一起，以免格格不入、甚或矛盾而降低疗效，失去中医特色。对于合并症，赵氏指出防治合并症要与治疗主症合理地结合起来，如黄芪之于高血压，何首乌之于动脉硬化，治感染用银花、黄连、黄柏等。

四、养阴和胃、活血化瘀法治愈干燥综合征一例

刘某，女，20 岁。

初诊：1988 年 3 月 9 日。

主诉及病史：患者先因右侧腮腺肿大疼痛 15 天，考虑为化脓性腮腺炎，于 1987 年 12 月 5 日入某医院口腔科，后又因眼口干燥诊为干燥综合征，转皮肤科住院治疗。患者自 1980 年以来经常口干，吃馒头无水不能下咽。

诊查：体温 36℃，血压 100/88mmHg，两眼结膜较干，口唇明显干燥脱皮，右侧腮腺明显肿大，有压痛，两耳无异常，心肺正常、皮肤较干，双下肢皮肤有鱼鳞病表现。化验检查血尿便常规无异常，血沉 70mm/1h，类风湿因子阳性，麝香草酚浊度试验 17 单位。腮腺造影示碘剂分布不均，眼裂隙灯检查角膜荧光染色未见着色点，下唇病理活检可见慢性炎性细胞浸润及部分腺泡萎缩。胃镜检查取胃壁组织活检可见淋巴及浆细胞浸润，并有灶性萎缩。

患者住院后即肌肉注射青霉素及口服板蓝根冲剂，腮腺局部外敷如意金黄散，腮腺肿大渐缩小，但口眼干燥如前，以口干更为明显。遂请赵氏会诊，查患者口干无津，唇干裂痛，每食酸味则舌裂纹间痛，胃脘满闷不适。自诉唾液全无，进食时亦然，无水则不能进食，平时闭口亦绝无潮润感。体力欠佳。脉象弦细略数，舌质干赤而绛，光裂无苔。

辨证：证属胃阴不足，病久入络。

治法：养胃阴，和胃气，兼活血化瘀，疏通闭塞。

处方：生地黄 10g　丹皮 10g　石斛 10g　葛根 20g　沙参 20g　丹参 10g　桃仁 10g　皂角刺 15g　白芷 5g　路路通 10g　川芎 5g　玉竹 10g　麦冬 30g　甘草 10g

二诊：服上药 1 周后，口中能有潮润感，但仍无唾液，上腹满闷如前；脉弦细之象略减，出现滑象；舌干略较前轻，色亦略转浅，已获效机。前方再加和胃之品。

处方：前方加陈皮 10g、升麻 10g、白蔻 5g。

用此方出入加减治疗三个月，诸症逐渐消除，已不口干，唾液如常人，进食正常，各项检查结果均正常，停药观察三个月后无复发，2 年后随访一切正常。

【按语】此患者显系胃阴不足之证，养胃阴用生津滋液之药当属常法，赵氏辨证又从病久入络、瘀血闭阻、胃气不能上达之处着眼，故于处方遣药之际加入化瘀通闭升津之品，遂使诸症悉除，且脾胃生发之气无伤而告痊。

五、疏风凉血、祛湿扶正法治愈慢性荨麻疹一例

高某，男，12 岁。

初诊：1991 年 4 月 2 日。

主诉及病史：患者躯干四肢部发风疹瘙痒，时起时没 1 年余。遇风及外感加重，虽夏日亦不间断。曾经中西医多方治疗，且服用大量激素达数月之久，但发作未被控制。

诊查：患者面部潮红，有少量风疹块，躯干及上下肢亦散在有风疹块且瘙痒，脉象弦细滑，舌苔薄黄腻，舌质略胖。

诊断：慢性荨麻疹急性发作。

辨证：先有表虚蕴湿，复感风邪蓄积于内，缠绵不愈发于皮肤。

治法：急性发作时当疏散风热，兼佐凉血。

处方：荆芥 10g　菊花 10g　益母草 15g　牛蒡子 10g　桑叶 10g　连翘 10g　白鲜皮 10g　丹皮 10g　生地黄 10g　浮萍 5g

二诊：服上方 7 剂后风疹块渐退，瘙痒减轻，脉舌如前。予清热凉血，佐以化湿。

处方：前方去生地黄，加厚朴 10g。

三诊：服前方 7 剂后风疹块虽消，但瘙痒仍在，每遇风则躯干仍有极少疹块出现。脉细滑，舌胖苔黄。仍予前法。

处方：去桑叶、菊花，浮萍改为 10g，加紫草 15g。

四诊：服上方 7 剂后风疹块消失，瘙痒基本控制，脉细滑，舌苔黄腻而薄，舌胖。予前法佐扶正化湿法。

处方：前方加土茯苓 30g、生黄芪 30g。

五诊：服上方 7 剂后，风疹瘙痒消失，此后以上方为主略有增减，诸症消失，后虽有外感亦未再发，半年后随访未复发。

【按语】荨麻疹慢性者多反复发作难愈。此病例为本虚标实，急性发作时则治其标，不发作时当扶正，因患者发病 1 年余，正气已虚，兼有湿邪风邪入内而缠绵难愈。故发作之时疏风清热为主以治标，风疹消退后为防止复发加用扶正祛湿之品以除其内蕴之湿。土茯苓、生黄芪、太子参为主且用量较大，多能收善后之功而不复发。

（庄鸿贤整理）

六、甘温除大热法治愈术后高热一例

袁某，女，40岁。

初诊：1976年6月9日。

主诉及病史：1976年5月12日行胆囊切除术，曾取出结石49块，每块大约1cm³。术后第4天即有十二指肠狭窄，通过不良，于6月2日行胃、空肠吻合术，术后4天开始发高热38～39℃，伴大汗出，右下腹疼，经穿刺后抽出脓汁约50ml，此后曾用庆大霉素、先锋霉素、氨苄青霉素、多黏菌素、制霉菌素及氟美松等，并用清热解毒之中药，但仍高热不退，不能进食，周身无力。

诊查：患者面赤神烦，汗出身灼热，皮肤有黄疸，不能进食，但无大渴引饮，二便通畅，胸腹无满痛腹胀等；舌质红绛而嫩但不干，上有黄苔；脉象数，重按少力。

辨证：气虚发热。

治法：甘温除热。

处方：柴胡15g　升麻10g　黄芪30g　白术10g　党参30g　当归15g　赤芍15g　茵陈30g　陈皮10g　甘草6g　姜、枣水煎为引

二诊：服上药3剂后，热势降低，汗出多，口渴，但不喜冷饮而喜热饮，且能进食，黄疸略减，体力精神较前好转，舌质红绛较前变浅，黄苔亦减少，脉细少力。继服前方五剂。

三诊：体温已降至37℃，每日进食较前增加二三两，精神好，已能坐起，无明显不适感，5天后已能下地活动。

上方加丹皮10g，柴胡减为10g，升麻减为5g，此时腹腔引流液极少，全身情况好转，观察近一个月，体温始终正常而出院。

【按语】发热不等于热邪，此极易被人忽略，尤其见到高热，多首先考虑清热，而往往不考虑其他问题，此为临床常使治疗误入歧途的现象。该患者施两次手术，本已体虚无疑，又经西药抗炎等，治之不效。其证虽发热多汗，但喜热饮；舌质红绛但较嫩而不干，脉虽数而重按少力，用补剂后脉反趋沉小，均证明此热为正虚所致，故进寒凉而发热弥甚，需甘温才能除其虚热。黄疸乃虚中有瘀，故加用茵陈、赤芍等化瘀退黄之品，以兼顾其实邪。

七、益气、温阳、化瘀法治愈顽固性心绞痛一例

孟某，男，66岁。

初诊：1991年9月4日。

主诉及病史：患冠心病5年，近3个月病情加重，心前区痛如针刺，牵及后背，日发十余次，疼痛难忍，含服硝酸甘油、速效救心丸均无济于事，饮食、睡眠欠佳，大便略干。

诊查：血压140/100mmHg，面色萎黄不泽，痛苦面容，舌质淡红，苔薄黄，脉弦紧。心电图：TavF、V.5倒置。

辨证：气虚血瘀。

治法：益气温阳化瘀。

处方：瓜蒌15g　薤白10g　半夏10g　桃仁10g　丹参20g　红花10g　川芎10g　降香10g　郁金10g　元胡10g　火麻仁30g　7剂

二诊：心绞痛次数不减，但痛的程度减轻，便燥，脉舌同前。

前方加乌贼骨 10g、熟大黄 10g、黄芪 20g、细辛 3g、吴茱萸 3g，7 剂。

三诊：每日心绞痛五六次，程度大减，大便已调，睡眠仍欠佳，脉弦细，舌质淡，苔薄白。上方加远志 20g、灵脂 10g，7 剂。

四诊：每日心绞痛一两次，程度轻，持续时间短；睡眠已好；脉弦细，稍有力；舌质淡红，苔薄白。原方又进 7 剂，疼痛基本消失。

复查心电图已恢复正常，血压 130/90mmHg。

【按语】该患者为虚中夹瘀，首用化瘀之桃仁、红花、川芎、丹参及宽胸豁痰之瓜蒌、半夏和宣阳理气之薤白、郁金、元胡效果不著，继则前方基础上更重用黄芪以益气化瘀，又加吴茱萸、细辛、灵脂以温中理气止疼，而获较满意的疗效。对心绞痛起到了温、通、化瘀、理气、止疼之功。

八、疏肝、化瘀、散结法治愈甲状腺腺瘤一例

于某，女，37 岁。

初诊：1991 年 6 月 29 日。

主诉及病史：近 1 个月来颈部左侧肿胀堵闷，逐渐长起如核桃大的硬物，无明显疼痛，饮食、二便正常。在天津医学院附属医院内分泌科检查，诊为甲状腺腺瘤。

诊查：颈左侧下可触及直径约 2.5cm 椭圆形的、边缘清楚、质软、表面平滑的结节，无压痛，随吞咽可上下移动。舌质淡红，苔薄白腻，脉象弦细。

辨证：气滞血瘀，痰核壅滞。

治法：疏肝化瘀散结。

处方：夏枯草 30g　煅牡蛎 10g　穿山甲 10g　皂角刺 20g　王不留行 20g　黄药子 10g　白蔹 10g　胆南星 10g　川贝母 10g　土贝母 15g　红花 10g　山慈菇 10g　甘草 5g　青皮 10g

二诊：患者服药后无明显变化，脉舌同前，又于前方加桔梗 10g、山豆根 10g、天冬 30g、青黛 10g，7 剂。

三诊：服药后颈下结节略小，直径约 1.5cm，又于原方加瓜蒌 15g、紫参 15g、土鳖虫 10g，连服 14 剂。

四诊：药后颈下结节明显减小约 1.0cm，为防破瘀散结消伐正气，故于上方加黄芪 30g、当归 20g，14 剂。

患者于 7 月 10 日来诊时，颈下瘿肿消失，病愈。

【按语】甲状腺腺瘤证，乃属于中医之瘿瘤，其病因多由气滞血瘀、结痰留注于项下所致。方用夏枯草、青皮疏肝理气，更用白蔹、山慈菇、黄药子、土贝母消瘰散结，解毒消痛，胆南星、川贝母化痰，穿山甲、王不留行、皂角刺、红花行血通经消肿；在瘿瘤行将消尽之时，又于前方加当归、黄芪以益气养血，虚实兼顾，祛邪而不伤正。

九、益气、养血、宣肺法治愈便秘一例

刘某，男，80 岁。

初诊：1991 年 3 月 9 日。

主诉及病史：便秘十几年之久，近1年来便秘加重。每需泻药方可大便，并初硬后软，但便后腹中不适，伴咳嗽、气短、乏力，饮食、小便正常。

诊查：面苍老不泽，无痛苦面容。舌质淡红而嫩，苔少，脉弦少力，三五不调（长期心房纤颤）。

辨证：血虚气弱所致。

治法：益气养血，宣肺润下。

处方：黄芪30g　杭芍20g　川朴10g　枳壳10g　丹参20g　川芎10g　麻仁30g　寸芸30g　当归15g　红花10g　桃仁10g　首乌20g　3剂

二诊：仍气短乏力，咳嗽，大便难下，脉舌同前。

于前方加生地黄20g、桔梗10g、紫菀30g，3剂。

三诊：咳嗽减轻，大便秘结较前为轻，便后腹中舒泰，气短减轻，脉弦但较前柔缓，仍三五不调，舌质较前红润。

上方加寸冬20g、太子参30g、熟大黄5g，连服7剂。

四诊：大便已润，隔日1次。高年之体大便隔日1行，腹中舒适，即为正常，不必要求每日必有大便。嘱继服原方药3剂，以巩固疗效。

【按语】该患者高年体弱，气血已虚，脾肺之气不足，肺与大肠相表里，肺气虚则大肠传送无力，血虚则不能濡润大肠，即"无水舟停"之意。故本方重用丹参、黄芪以益气，用当归、杭芍、苁蓉、生地黄、麦冬、首乌以养血滋阴，加熟大黄、桃仁、麻仁以润导，用红花、丹参以活血通滞，尤在重用紫菀一味，深寓其妙。紫菀本为温肺下气止嗽之药，赵老根据施彦执《北窗炙輠录》所载："蔡元长（即蔡京）苦大肠秘固，医不能通……市紫菀二十文末之以进，须臾遂通"、"大肠肺之传送，今之患无他，以肺气浊耳，紫菀清肺气，此所以通也"，用紫菀治嗽取其正，通便取其奇，奇正相生，故能取得良效。

十、解热调中法治愈产后腹泻一例

张某，女，23岁。

初诊：1992年1月27日。

主诉及病史：1992年1月6日因妊娠40周，浮肿入院。入院后因"初产头盆不称"于1月9日行剖腹产术。术后4天开始腹泻，3天后泻止，又于术后14天开始发热，体温38.5℃，又闻所生男婴突然死亡，精神遭受打击，开始恶心呕吐，腹痛，次日开始腹泻，逐日加重，至1月27日自夜间11点至次晨7点，腹泻黏液便6次，晨7点后又腹泻5次，为黏液稀便，褐色，无明显腥臭味，伴恶心、呕吐、头晕，精神极度萎靡。全院内、外、妇各科数次会诊，抢救治疗无效，延赵老会诊。

诊查：急性病容，精神萎靡，舌质红而嫩胀，舌苔黄白，脉洪大而数、略少力。血压80/70mmHg，脉搏140次/分；白细胞数19.6×10^9/L，S-T段下移；便常规：稀便白细胞数2～3。

辨证：正虚邪实，肠胃不和。

治法：解热调中。

处方：柴胡30g　赤芍30g　当归30g　黄连20g　白头翁15g　木香10g　川朴10g　银花炭15g　桔梗15g　白术10g　焦三仙20g　甘草5g　腹皮20g　藿香10g　3剂

二诊：服上方药后病情大减，热退，安静入睡，昼夜24小时共腹泻5次，未呕吐，尚能少量进食。血压90/50mmHg,白细胞数1.54×10^9/L,体温37～37.7℃。脉仍略数,舌苔渐退。再拟清理余邪调理之剂。

处方:柴胡15g　升麻10g　川黄连15g　木香10g　川朴10g　枳壳10g　焦三仙20g　香附10g　茯苓15g　白术10g　白芍20g　大腹皮20g　桔梗10g　甘草5g　3剂

三诊:服药后腹胀明显减轻,食欲增加,每日大便3次,无腹痛。血压120/70mmHg,脉搏130次/分,体温36.7～37.7℃,白细胞数1.34×10^9/L。脉舌基本正常。

处方:柴胡10g　黄连10g　藿香10g　白芍15g　云茯苓10g　白术10g　木香10g　香附10g　川朴10g　枳壳10g　焦三仙15g　腹皮15g　甘草5g　米壳10g　桔梗10g　3剂

服药后病情稳定,精神好,无腹胀腹疼感,大便每日1次,已为成形软便。各项检查结果在正常范围。2月3日痊愈出院。

【按语】患者虽然年轻体健,但剖腹产后又遭丧子之痛,气血、精神均受伤残,在此基础上又患热邪滞中之胀泻,体虚证实两难措手。赵氏制方巧妙,祛邪之外,扶正照顾产后之药仅用当归、白芍、白术、茯苓而已,过此将留邪为患,邪正两顾得当,故能一剂证减,转危为安,仅1周病愈出院。

十一、滋阴化瘀散风法治愈脱发症一例

孙某,男,28岁。

初诊:1991年3月16日。

主诉及病史:2年来头痒多屑脱发,伴咽干、心慌、四肢无力。

诊查:头顶发疏,多屑。舌质淡红少苔有瘀斑,脉象细数。

辨证:阴虚生风血瘀。

治法:滋阴化瘀散风。

处方:侧柏叶30g　生地黄15g　丹皮10g　首乌10g　黄精20g　益母草15g　丹参30g　桃仁10g　川芎10g　防风10g　荆芥10g　五味子20g　玉竹15g　14剂

二诊:服药后心慌减轻,仍头痒多屑,有发落现象,脉舌同前。前方加白芷10g、黑豆20g,14剂。

三诊:服药后乏力明显减轻,仍有头屑,发落明显减轻。舌质瘀斑变浅,脉细。继服药14剂,症状消失,头已生细小毛发。

【按语】发为血之余,与肾、肝关系极为密切。固肾主骨,其荣在发;肝藏血,肝血不足则血运不畅,致不能营养润泽肌肤,风邪乘虚而入,营卫不充。方中侧柏叶为君,凉血、止血、祛风、生发,古今常用此药治脱发。用生地黄、首乌、黄精、丹皮、黑豆、五味子、玉竹滋阴凉血,川芎、丹参、桃仁活血化瘀,佐以防风、荆芥、白芷散头部肌表之风邪,故能使诸症悉除,新发再生。

【编者评注】赵老浸淫医学几十载,经验丰厚,著述颇丰,影响甚大。他善于融会古今,利用新知识、新技术发扬光大中医事业。临床上善治急症及疑难病证。如抢救大叶性肺炎合并休克案,经治百例,治愈率达到98%,实属相当优异的成绩,值得认真揣摩借鉴。

山东名医医案

张志远医案

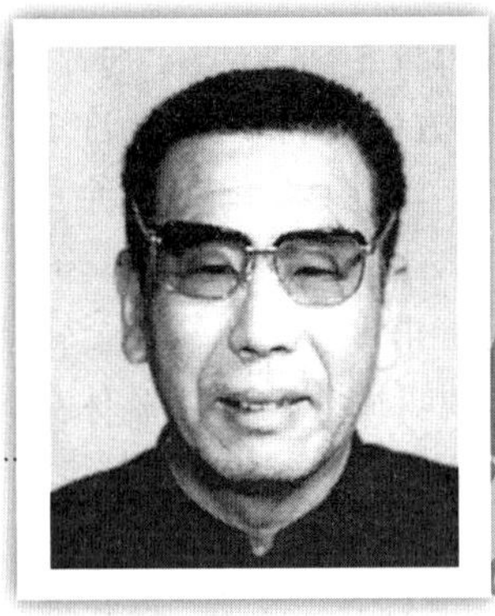

【生平传略】

张志远，山东省德州市人，生于1920年。山东中医学院教授、英国剑桥世界名人传记中心委员会委员、卫生部中医作家编辑协会成员、全国自然疗法筹委会委员、山东中医基础理论研究会副主任等职。曾先后主编《中医各家学说》、《医史人物评传》等医籍四种，参加编写《中医妇科学》等医著五种，在国内外学术刊物上发表论文近三百篇。

张氏从事中医医疗、教学、科研四十余年，立足临床，善于析理，对中医理、法、方、药均有高深造诣；其精湛的医术，启迪灵悟的医论，声闻当今医坛。张氏主张：医生以治病救人为首务；学习中医应以《黄帝内经》、《伤寒论》为基础，排除门户之见，无所偏倚，兼收并取历代先贤的成功经验，扬长避短，斟酌取舍，付诸实践；理论源于临床而指导临床，疗效是验证学说是否科学的最佳标准。张氏长于内科、妇科疾病的调治；对顽固性头痛，多以川芎为君，每剂常用到25g。张氏以时间辨证法则，定时用药论治头痛的经验，尤为精妙。其治疗崩漏证，重视助益冲任二脉，喜用补气、凉血，慎投炭类止血药物。他创制的名方香姜红糖散，简便精当，效果可靠，用治痛泄，深受医患欣赏。

一、坚肾安胎法治先兆流产二例

例一 刘某，女，32岁。

初诊：1975年7月26日。

病史：患者平素汛期延后，经量较少。1970年初孕未足三个月流产，2年后又流产1次。

1975 年 4 月起月经停潮，已三个月余，又出现阴道出血现象。西医诊为“习惯性流产”、“先兆流产”，经注射黄体酮、绒毛膜促性腺激素，未见好转，乃来就诊。

主诉：阴道流血，淋漓不止，比月经量少，四肢乏力，腰酸腿麻，口淡不渴，近 1 周来饮食减少；大便每日 2 次，稀薄不实。

诊查：舌质淡红，脉沉而弱。

辨证：脾肾双亏，胎元失固。

治法：温肾助阳，益气安胎。

处方：桑寄生 12g　菟丝子 15g　续断 12g　阿胶 15g　黄芪 12g　炒白术 12g　砂仁 6g　杜仲 9g

二诊：上方每日 1 剂，连服 4 剂，阴道流血减少，腰酸消失，大便成形，转为日解 1 次，但仍觉四肢乏力。原方稍事加减，令每日 1 剂，再进 4 剂。

生黄芪 15g　炒白术 9g　杜仲 6g　续断 9g　阿胶 12g　菟丝子 12g　砂仁 6g　木瓜 9g

三诊：流血停止，诸症大减，饮食转佳。嘱其照二诊处方各种药物量减半，改隔日 1 剂，坚持服用 2 个月，以巩固疗效。注意休息，遵照《黄帝内经》“食养尽之”原则，增加营养，促进康复，保证胎元安固。

自此之后，未再复诊，1976 年春季患者专程来告，已足月顺产一男婴，母子均安。

【按语】“先兆流产”，又称“胎失所载”。刘某病例属于脾肾两亏的虚证，故在寿胎丸基础上依据张锡纯先生经验，增生黄芪益气，“食少者加炒白术”，健脾举阳提摄胎元，与《黄帝内经》“形不足者温之以气”之旨义相吻合。方内桑寄生补肝肾，具有凌霄生气，通过补甲乙、壬癸之虚，“大能使胎气强壮”；菟丝子“蔓延草木之上”，“善吸他物之气以自养”，涩精固脱，温而不燥，同杜仲、续断相配伍，煦化肾阳，与白术为伍可“益气力，肥健人”；阿胶补血护阴，既防热药耗伤，又有止血之特长；砂仁芳香醒脾，开胃进食，能矫正滋补药物导致的胸闷中满；群品荟萃，集诸一方，共同发挥安胎作用。二诊时，因腰酸症状消失，大便已成形，故将杜仲、续断、菟丝子、白术减量；身体仍怠倦无力，故加重生黄芪用量，小腿发麻未见好转，添入木瓜一味，坚腰膝、强筋骨。

例二　李某，女，28 岁。

初诊：1975 年 10 月 22 日。

病史：患者妊娠 2 个月时反应加重，恶心，食入即吐，经二十多天治疗已见好转。近日突然阴道出血，色淡混有黏液状物，西医诊断为“先兆流产”。

主诉：阴道流血，腰骶下坠，小便频数，时感耳鸣、目眩，精神紧张。

诊查：患者体格瘦小，面部蝴蝶斑样色素沉着，舌淡苔白，脉沉无力，两尺尤甚。

辨证：肾阳不足，胎气失固。

治法：补肾壮阳佐以安胎止血。

处方：菟丝子 15g　续断 12g　桑寄生 12g　阿胶 15g　仙鹤草 9g　胎盘粉 9g(冲)

二诊：上方每日 1 剂，连服 4 剂。药后无不良反应，流血稍止，其他症状减不足言。原方加覆盆子 9g、椿根白皮 18g，嘱其继服 4 剂，再观疗效。

三诊：腰骶下坠缓解，流血已止，临床症状减轻，恐惧思想已消除，脉搏转呈滑象。药物剂量减去一半，再用 10 剂善后调理。

追访获知，9 个月后，患者已顺产一男婴体重 3kg。

【按语】该例病案属中医学"胎漏"或"胎动不安"范畴，其病理机制如吴又可所言："梁腐而钟未有不落者"。整个施治过程，突出一个"固"字，立足"母病胎动，但治其母"，"胎动母病，惟先安胎"的准则，贯穿治病与安胎并举重在保护胎元的主题于辨治始终。患者李某，肾阳衰弱，乃寿胎丸的主治证，恐药力不及，故加仙鹤草益气止血。根据《黄帝内经》"精不足者补之以味"的理论，加入血肉有情之品胎盘粉，以求"竹破木补"的效应。全方六味药物，效简力捷，共奏温养阳气、安胎止血的功效。二诊加覆盆子9g，不仅壮阳补肾，又可与椿根白皮配伍，涩而收敛固脱，从而获得"载"、"截"双重作用。对属于习惯性流产的"滑胎"证，最好从流产前1个月即开始服药，超过流产月份四五十天后停用。凡胎体未落，处理时慎行腹诊、按摩、阴道检查，禁用行气、活血、散瘀药物，治愈后2个月内避免过劳，绝对禁止房事。

二、寓制于攻法治缺乳一例

于某，女，35岁。

初诊：1962年4月19日。

病史：患者素体健康，曾顺产3女，殇2存1。10日分娩，又得一男孩，因家庭琐事与爱人发生口角，抑郁在怀，乳汁突然中断，于是前来求诊。病人诉说情由，仍愤怒不已，潸然泪下。

主诉：乳汁中断，乳房膨满胀痛，胸闷，两胁不舒。

诊查：体温腋试37℃，舌淡苔薄白，脉弦劲有力。

辨证：肝失疏泄，乳汁内塞。

治法：疏肝理气佐以通乳。

处方：柴胡9g　青皮9g　当归9g　白芍9g　川芎6g　天花粉9g　漏芦9g　桔梗6g　通草6g　白芷6g　山甲珠9g　王不留行18g　甘草3g　地龙9g

二诊：上方水煎服，每日1剂，连服5天，并配合宽松内衣、热敷湿敷乳房、进食黄花菜等辅助措施。经过内外合治，乳汁已下，外流通畅，胀痛也逐渐消失。惟服药后，时感恶心，原方去白芷、川芎、柴胡，继续观察疗效。

处方：当归6g　青皮9g　白芍6g　天花粉6g　漏芦6g　通草3g　山甲珠6g　王不留行9g　地龙3g　甘草3g

三诊：上方又服5剂，缺乳诸症痊愈。

【按语】乳汁为气血所化，源出于胃，乃水谷之精华。如在产后六个月内分泌过少，按之始出，不作喷射状，或者全无，即为缺乳，又名"乳汁不行"。缺乳的病因是多方面的，而尤以气血虚弱和肝郁气滞二型为多。治疗缺乳时，应审证求因，"谨守病机，各司其属"，切莫拘泥"产后一盆水"之说，而动辄大温大补。"无粮之师，利于速战，若畏产人虚怯，用药过轻，延至三四日后，反不胜药矣；识证真，对病确，一击而罢。"本证属实者，"常源于郁"，忧郁、焦虑、愤怒、悲哀、过度紧张等精神刺激，致肝失条达，疏泄失职，郁而气滞，运行不畅，乳管内塞，乳汁排泄受阻。本案例选药以当归、川芎调气行血；柴胡、青皮疏肝；白芍柔肝益阴；花粉养胃生津；山甲珠、王不留行活络散瘀；白芷行气止痛；漏芦、通草清热利水；桔梗宣开气郁引药上行；甘草调和诸药并有矫味作用。其中白芷、漏芦、山甲珠、王不留行尚能消肿化痈，青皮破滞开结，漏芦、通草、山甲珠、王不留行尚有通畅乳房络脉、催乳下行的特殊功效。二诊，病人恶心不适，故于一诊处方中去具有上行药力的白芷、气味雄烈的川芎，形同舟楫载药上浮的桔梗。另外，病势已十减七八，柴胡虽为疏泄良品，但其性升举，过用恐有"劫肝阴”之弊，所以也去掉。同时依据《黄帝内经》“大积大聚其可犯也，衰其大半而止”的原则，酌减其他药物剂量，力求“攻中有制”。

三、三味妙药治崩漏一例

张某，女，32岁。

初诊：1958年6月23日。

病史：患者4年来月经淋漓不断，时发时止，西医诊断为“功能性子宫出血”，经多方中西医治疗，终未获愈。此次发作量大且持续时间长。

主诉：阴道流血，淋漓不绝，色红杂有血块，头晕身倦，口干心烦，不寐，四肢发烧，小便黄赤，腰腹酸胀不适。

诊查：舌红苔薄黄，脉弦数，面色潮红。

辨证：血热妄行，冲任失职。

治法：清热凉血，调血归经。

处方：白头翁36g　贯仲36g　地榆30g

二诊：上方水煎服，每日1剂，连进3剂。自用药之日起，配合黑木耳佐餐食疗，每日15g（坚持3个月）。患者述阴道下血减少，口干心烦、尿赤诸症明显减轻。改白头翁15g，贯仲15g，地榆10g，令再服3剂。

三诊：6月29日，药后流血已停止，腰腹酸胀症状消失，惟觉头晕乏力。

更方：首乌12g　白芍9g　当归10g　田三七5g　桑寄生9g

上方水煎服，每日1剂，长期黑木耳食疗，共进10余剂，追访2年，患者月经期、量、色、质未再发生异常。

【按语】崩漏证是一种常见的出血性疾患，严重威胁着妇女的身心健康。崩下久延可转为漏，漏下失治可成崩。临床所见以气虚不摄、血失故道和血热妄行三型居多。特别是由于热邪迫血妄行所致者，更是常见。临证施治，一要慎用炭类止血药品，以防留瘀；二是除地榆火炒外，大都遣用未经炮制的原质生药。实践体会，血热崩漏，尤以白头翁、贯仲、地榆三味为妙药，同为苦寒之品，均有凉血之功，地榆味酸偏于收敛；贯仲侧重清热解毒；白头翁祛瘀生新，兼消积聚，合成一方，不仅治标，也可疗本。清热泻火凉血能使血行“遇寒而凝”，火去“妄出自息”，“涩以固脱”与祛瘀生新相辅相成，验证临床，屡收奇效。倘能配合养肝益肾调理冲任方药善后，注意食疗调复，则效果会更巩固。

四、小温经汤治不孕一例

崔某，女，28岁。

初诊：1989年9月7日。

病史：患者自幼多病，18岁月经初潮，已婚6年夫妻同居未孕。曾先后服用鹿胎膏、定坤丹、艾附暖宫丸等，均无疗效。男方体检结果正常。

主诉：婚后不孕、月经周期延后，色淡量少，轻微痛经，白带清稀，脐腹冷感，性欲淡薄。

诊查：舌淡苔薄，脉沉迟无力。身形瘦小，面色晦暗，乳房平坦，体温偏低。

辨证:肾虚宿寒,胞宫失养。

治法:温阳补肾,滋养督任。

处方:当归 15g　肉桂 10g　巴戟天 12g　仙茅 12g　仙灵脾 12g　肉苁蓉 10g　续断 15g　吴茱萸 9g　小茴香 6g　紫石英 12g

二诊:上方每日 1 剂,配合食用虾肉、蛎黄、羊肉。服药 10 剂后,面色晦暗已消退,症状逐渐缓解,已无腹内冷感。由于月经仍未来潮,故加入功比四物的丹参 12g,调养肝血,通利冲脉,隔日 1 剂,继服 10 剂。

三诊:经血下行,血量增多,脉搏较前有力,精神较佳,临床症状基本消失。嘱其照第一方续用药,改为 3 日 1 剂,服 10 剂相当一个周期;再加入丹参 10g,月经过后去掉;长期应用。追访年余,患者已足月顺产一女婴。

【按语】此例不孕证属肾虚宫寒所致。患者体质素弱,经期受凉,肾阳亏虚,冲任二脉功能衰退,胞宫失却温养,"寒潭无鱼",难以毓麟成孕。肉桂、巴戟天、仙茅、续断、肉苁蓉、仙灵脾益火之源,温煦命门,鼓舞肾间动气;小茴香、吴茱萸驱下焦之寒,行气止痛;师法叶桂当归、紫石英补养冲脉经验,调理月经根本,以利于"种子"。凡肾阳不足、血海空虚、子宫发育欠佳而不孕者,均属"小温经汤"适应证,病程 3～6 个月为最好。

五、以轻去实法治咳喘一例

孔某,男,45 岁。

初诊:1956 年 10 月 2 日。

病史:病起于 1956 年 9 月,已二十余天,咳嗽,气喘,经化验室检查,未发现异常,多方中西药调治,不见明显好转。

主诉:咳嗽,气喘,胸闷,夜间不能平卧,自觉以痰出为舒。经服药调治,反增口渴、午后低热、汗多、大便干燥、更衣困难等系列见症。

诊查:舌红苔薄少,脉涩带数。

辨证:秋燥伤金,肺失肃降。

治法:润上泽肺止咳。

处方:地栗 18g　海蜇 12g　杏仁 6g　贝母 6g　百合 10g　麦冬 10g　桔梗 6g　沙参 9g　款冬花 9g

二诊:上方水煎服,每日 1 剂,连服 6 天。患者复诊,病情依然如故。思之再三,改用喻氏清燥救肺汤加减。

处方:霜桑叶 9g　炙枇杷叶 15g　生石膏 18g　人参粉 6g(冲)　阿胶 12g(烊化)　芝麻 30g　杏仁 6g　麦冬 12g　甘草 3g　射干 6g　厚朴 3g

三诊:上方日服 1 剂,连用 9 剂,发热消失,喘咳皆平,大便已恢复正常。

【按语】该案例乃因秋燥致咳成喘。《易·系辞传》言"燥万物者莫熯乎火",而"金位之下,火气乘之","燥胜则干"。正如喻昌《秋燥论》所说,燥气犯肺,"逆秋气则太阴不收,肺气焦满"。病发之初,误按"秋伤于湿"治疗,盲目投以辛燥药物,致使患者咳喘未除,又添口渴、舌红、汗出、低烧、便秘诸症。初诊处方以《绛雪园古方选注》雪羹汤(地栗、海蜇)加味,虽有润上泽肺之功,却无肃金之用,所以效果不明显。二诊施治,仿照喻氏清燥救肺法则,"补肾水阴亏之虚,泻心火阳热之实,除肠中燥结之甚,济胃中津液之衰",辛甘凉润组方,方中炙杷叶、霜桑叶等"以轻去实”、“沃焦救焚”。同时学习《金匮要略》射干麻黄汤方义，汲取《伤寒论》“喘家作加厚朴、杏子佳”奥旨，以清燥救肺汤加厚朴、射干治疗，甘润清降，一举收功。

六、益气补血法治鼻衄一例

李某，男，35岁。

初诊：1958年10月9日。

病史：患者从春季鼻衄，时发时止，至今已逾四个月。查所服方药俱为清热止血或降气之品，效果不显。

主诉：鼻中出血，头晕目眩，倦怠乏力，纳差，记忆力减退。

诊查：慢性消耗面容，舌淡苔薄，脉微弱无力。

辨证：气血双亏，血失统摄。

治法：益气补血佐以理肺。

处方：人参9g　熟地黄18g　仙鹤草21g　杏仁6g　桑白皮9g　枇杷叶24g

二诊：上方水煎服，每日1剂。述服用二十余剂，鼻衄停止，头晕目眩、倦怠乏力诸症减轻，精神转佳，脉渐有力。

处方：人参9g　熟地黄15g　砂仁6g

上方药水煎服，隔日1剂，继续调理。2年后患者来访，询知病情，言用药约30剂，已完全治愈。

【按语】该例鼻衄案，组方用药打破上部出血疾患俱投升提、慎用人参的一般成规，取法张仲景柏叶汤模式，参考镇阴煎章法，根据张景岳“参之用不用，应视证之虚不虚”、“阴虚而火不盛者，自当以参为君”的学术经验，以补气振衰的人参，性微温以固气，味甘而纯以补血。与熟地黄相配伍，类似黄芪配当归，寓补血于益气之中，令气足使阴血生长，因肺开窍于鼻，故佐以入手太阴肺经的肃金药杏仁、桑白皮、枇杷叶。

七、疏肝保脾法治痛泄一例

陈某，女，42岁。

初诊：1976年4月6日。

病史：患者近日来因家庭琐事而抑郁不乐，突然发生泄泻腹痛，经服五苓散、理中丸等药，病情不见好转。

主诉：腹中不舒，脐周作胀，腹痛即欲下泻，泻后仍痛，精神烦躁。

诊查：舌淡苔薄白，脉弦。

辨证：肝气凌土，肠胃失调。

治法：疏肝健脾止泻。

处方：白术20g　白芍12g　陈皮9g　防风6g　元胡9g　甘草3g

二诊：上方水煎服，每日1剂。连用3剂，腹痛如故，泻下也未停止。遂将白术改为25g，白芍增至30g，令其再进3剂。

三诊：患者自述，服药后临床症状似有减轻，但痛一阵泻一阵的现象并无明显好转。于是三易其方，改防风量至18g，嘱患者继续服用3剂，观察疗效。追访获知，病人服药后，多日之病竟霍然而愈。

【按语】患者精神抑郁，木强土弱、肝气克脾造成阵发性腹痛腹泻。虞花溪《苍生司命》分析痛泄机制为“泻责之脾，痛责之肝，肝责之实，脾责之虚，脾虚肝实，故令痛泻”。至于其治疗以疏肝保脾用痛泻要方较对症，“炒术所以健脾，炒白芍所以泻肝，炒陈皮所以理脾，防风所以散肝，不责于实者，以实痛得泻便减，今泻而痛不止，故责之土败木贼也”。整个处理过程，三易剂量，有两点重要启示：①无目的的随意损益古方剂量，会影响功效；②对重点药物掌握不够，如对防风的宣散肝邪、疏泄郁滞、条达气机、缓解乘土侮脾作用认识不深，而失于大胆使用，结果痛泻要方的临证效果即难以充分发挥。

八、定时用药治头痛一例

赵某，女，37岁。

初诊：1958年11月23日。

病史：患者感冒后遗有头痛，经药物、针灸、封闭、放血等多种疗法调治两年余，毫无效果，于1958年冬远道前来求诊。

主诉：头痛，巅顶部尤甚，每次发作均在下午18:00左右，开始稍有恶心，至21:00痛势加剧，严重时如同刀劈，抱头卧床翻滚不已，疼痛难忍有欲自尽之念。

诊查：舌质黯，苔薄白，脉沉緩。

辨证：寒湿侵袭，久病入络。

治法：散寒除湿，通络止痛。

处方：川芎18g　羌活10g　薄荷3g　防风9g　白芷6g　桃仁9g　辛荑6g　蜈蚣1条　乌梢蛇6g

二诊：上方水煎服。连服3剂，如石投水。不仅无效，反增口干。进退维谷之际，受及门马君提示，以脉推证，按阴盛寒阻的厥阴头痛论治。

处方：高丽参9g(冲)　吴茱萸15g　生姜50g　大枣10枚

三诊：吴茱萸汤原方水煎服，每日1剂，于17:00和20:00前分2次服用。用药10剂，病人来告，效果明显，头痛锐减，发作持续时间缩短，痛疼部位也局限在百会穴周围。嘱病人守前方继续服用，改为隔日1剂，约进40剂，终于彻底治愈。

【按语】《黄帝内经》强调治病应“先知日之寒温，月之盛衰，以候气之浮沉而调于身”。这种“天人合一”的时间医学观念，以探索人体与外界的协调统一为重点，采取时间医学辨证手段来调整机体的阴阳平衡。该病人头痛发于黄昏之后，性质似属阳气亏虚，入夜阴盛寒邪陡起，病之寒与外界之寒相并，阳为阴湮，冻土加霜，阴寒浊气上冲，病情势必加重。12:00～24:00进入阴时，特别18:00之后为阴中之阴时，一束爝火置于冰天雪地之中，阴盛损阳，虚上加虚，对阳虚患者极为不利。只有创造条件助阳驱寒，才有可能止痛取效。考虑患者久病不愈，常规方药均曾试用，川芎茶调散、通窍活血汤无效，证明可能不是单纯瘀血停滞或风邪郁内所致。病情夜剧，脉沉而緩，似属阴寒浊气上逆，而温里壮阳、散寒降浊治头痛的方剂，以吴茱萸汤为首选，同时受张仲景当归四逆汤凡“内有久寒者，加吴茱萸、生姜”的启迪，因此运用吴茱萸汤加重吴茱萸、生姜剂量，定时用药才得良效。

（阎兆君整理）

【编者评注】定时用药治头痛一案体现了张老辨证施治的丰富经验和灵活性。感冒后巅顶部头痛，一般来说属太阳经或厥阴经。张老初拟散风通络，祛太阳经脉风寒之邪治之，未见效果。从前法治疗罔效，另辟蹊径考虑，认为午后18:00发作至21:00加剧，此为阴盛寒阻于厥阴所致，遂以大剂吴茱萸汤投之，并改变早晚服药方法，于发作时连服2次，果然收到明显效果。此例患者连进药40剂，彻底治愈。可见借鉴前人经验，又要具体分析，灵活掌握，才能推陈出新，取得良好效果。

张珍玉医案

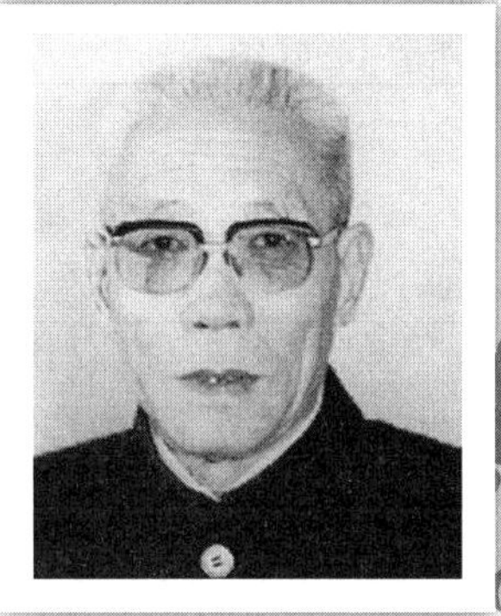

【生平传略】

张珍玉，1920年生，山东省平度市人。幼承家学，青年时期悬壶于青岛，1956年调至济南山东省中医进修学校任《内经》教师，1959年调至山东中医学院任教。为该院教授，中医基础博士研究生导师，全国高等医药院校中医专业教材编审委员会委员，中华全国中医学会中医理论整理研究会《内经》专业委员会顾问，中华全国中医学会山东分会中医基础主任委员，山东中医药科学技术专家委员会常委。

从事教学工作以来从未间断诊务，在此过程中深深体会到中医基础理论对临床的重要指导作用，特别是脏象学说的理论更具有其重要意义。张氏强调认为：中医人员对于中医学术名词、术语概念必须理解清楚，这是掌握中医学术理论的关键，如阳明之燥金，而肺亦属燥金；五行中有火，而六气中亦有火；中气与脾气是否一样，等等，都需要正确、准确地理解这些概念，才能有效地运用于临床。

张氏主编和编写了《内经摘要语释》、《中医基础学》、《实用中医基础理论学》、《灵枢经语释》等著述，并参加编写全国中医学院二版《中医诊断学》及《中医基础理论》四、五版教材。发表论文四十多篇。在科研方面，用现代科学方法证实了肝气、肝郁的客观存在，这对临床有现实意义，对提高中医理论水平亦有一定价值。

一、加味肾著汤治愈阴茎勃起上弯一例

刘某，男，50岁。

初诊：1957年5月15日。

主诉及病史：病已2年，每于阴茎勃起则向上弯曲，疼痛难忍，不能性交，腰部及睾丸有凉感，夜尿增多，余无所苦，经多方治疗无效。

诊查：面色红润，呼吸均匀，饮食、二便正常。形体较瘦，睾丸、阴囊未见异常。无腰椎损伤病史。阴茎勃起则向上弯曲，如弓形，疼痛难忍，性欲减退，不能性交，腰部及阴囊时有冷感，思想压力较重，曾到省级医院检查，未能明确诊断。舌淡，苔薄白，脉沉细弱。

辨证:阴茎属外生殖器,中医学认为与肾有密切关系。《素问·至真要大论》曰:"诸寒收引,皆属于肾"。肝脉过阴器,故本证与肝肾关系密切。"腰为肾之府",肾寒及肝,故出现腰部冷感,阴茎勃起而收引疼痛,系肾寒之证。

治法:温肾散寒,柔肝缓急止痛。

处方:肾著汤加味。

甘草 6g　干姜 6g　茯苓 9g　白术 9g　芦巴子 6g　炒白芍 9g

水煎 2 次,混合后分 2 次服,日 1 剂。连服药 6 剂,而痊愈。

【按语】肾著汤原为《金匮要略》方,治疗肾著之病。此病乃因"身劳汗出,衣里冷湿,久久得之",即劳累汗出,使衣里冷湿,加之日久失治,寒湿之邪留于外府,著而不去,"病属下焦",故名肾著。本证病位在外生殖器,隶属于肾,又为肝经所过之处,为肾经寒湿侵及肝经所致。因而采用肾著汤加芦巴子、白芍以治之。然而,病不在肾之中脏,而在肾之外府,故其治法,意不在于温肾散寒,而在于燠土以胜水。正如尤在泾所云:"甘、姜、苓、术辛温甘淡,本非肾药,名肾著者,原其病也。"证属罕见,借肾著之意,妙在加芦巴子散寒止痛,且引甘、姜、苓、术入肾,加强散寒祛湿之效;加芍药养阴平肝,缓急止痛,并防温燥伤阴之弊。初服 3 剂,痛止曲伸,证情大减,继服 3 剂而痊愈。可谓药简力宏,奏效显著。

二、养肝补中法治愈眩晕二例

例一　刘某,女,24 岁。

初诊:1976 年 4 月 15 日。

主诉及病史:病眩晕始于 4 年前,尤其下蹲直立时为甚,每因劳累或情绪激动时加重。病发时自觉天地旋转,耳鸣,不能视物,甚则恶心、呕吐。曾在某医院诊为耳源性眩晕,经西药治疗,疗效欠佳。

诊查:头晕、目眩、耳鸣、恶心呕吐,经期提前,经前乳房胀痛,胃纳欠佳,二便正常。脉弦细,两关弦大;舌质正常,无苔,边有齿印。

辨证:肝阴不足,阴虚阳亢,兼中气不足。

治法:滋肝阴,熄肝风,助中气。

处方:生白芍 9g　当归 9g　生地 9g　黄芪 20g　党参 15g　龟版 12g　炒白术 9g　陈皮 6g　柴胡 6g　天麻 6g　钩藤 12g　甘草 3g

水煎 2 次,混合后分 2 次服,日 1 剂。

二诊:4 月 19 日。服上方 3 剂,眩晕减半,恶心呕吐已止,惟食纳欠佳。脉之两关弦大已退,舌如前。再拟上方加砂仁 6g,3 剂而愈。1 年后因感冒来诊,诉眩晕已止,此次感冒亦无头晕之感。

例二　赵某,女,48 岁。

初诊:1978 年 9 月 2 日。

主诉及病史:眩晕反复发作五六年之久,发作时见周围景物旋动,自身亦觉旋转,须闭目静卧,不能行动。伴耳鸣、恶心、呕吐。每次发作历时二三日不等,须用高渗糖等治疗方止。

诊查:患者由两人扶持来诊。头目眩晕,不敢睁眼视物,头胀痛,指麻,纳呆,恶心、呕吐,大便不实。舌质略淡,苔白滑,脉沉弦无力。经闭已 2 年。

辨证:肝阴不足,虚阳化风。

治法：滋阴息风，佐以补中。

处方：生白芍 9g　当归 9g　生地黄 9g　黄芪 20g　陈皮 6g　炒白术 9g　柴胡 6g　钩藤 12g　天麻 6g　龟版 12g(炙)　甘草 3g

水煎 2 次，混合后分 2 次服，早晚各服 1 次，日 1 剂。

二诊：9 月 7 日。自诉头晕减半，仍有恶心，大便不实，舌苔如前，脉较前有力。原方加砂仁 6g，4 剂。

三诊：9 月 12 日。诸症消除，惟大便不实。拟香砂六君子汤加炒山药，病愈。

【按语】眩晕一证，病因复杂，外感内伤皆可引发。《黄帝内经》以风、虚立论，分为风眩与虚眩两种。如《素问・至真要大论》说"诸风掉眩，皆属于肝"，以及《灵枢・海论》所说"髓海不足，则脑转耳鸣，胫酸眩冒，目无所见，懈怠安卧"即是。张仲景责之于痰饮，谓"心下有痰饮，胸胁支满，目眩，苓桂术甘汤主之"。朱丹溪则宗刘河间之说，认为"无痰不眩，无火不晕"。然而，证之于临床，以眩晕为主症者，多由于肝阴不足、阴不敛阳、阳亢风动所致。

上述二例，病程日久，时发时止，皆以眩晕为其主证，且以不欲睁眼为特征。据临床观察，凡阴虚者多不欲睁眼；阳盛者不敢闭眼。故二例均为肝阴亏虚、浮阳上越化风而致。治疗以滋阴潜阳熄风为主，如龟版、白芍、当归、生地黄；兼补中气，一则防止因肝虚而致木不疏土，二则使中焦枢机恢复升清降浊之职。如此则肝阳充，浮阳不起，中州健，升降自如，病可痊愈。

三、健脾益气、疏肝温肾法治愈慢性腹泻一例

丁某，男，32 岁。

主诉及病史：肠鸣、腹痛、腹泻反复发作 5 年，呈稀软便，伴有黏液。在某医院诊为慢性肠炎，曾经多方治疗未效。

诊查：面容清癯，精神尚佳，大便日 2～3 次，质稀，便前腹痛，时有腹胀，纳食尚可，舌淡苔薄白，脉弦细。

辨证：气虚不固，水泛为湿之泄泻。

治法：健脾益气，疏肝，温肾。

处方：人参 6g(亦可用党参 15g)　炒白术 9g　茯苓 9g　炒山药 9g　炒扁豆 6g　炒白芍 9g　柴胡 6g　台乌药 6g　焦山楂 9g　黄芪 20g　甘草 3g

水煎 2 次，混合后分 2 次服，日 1 剂。

二诊：服上方 6 剂后，便泻次数减少，腹痛肠鸣已止。苔薄白，脉弦细。继服上方 20 剂，腹泻止。因届婚期，未再服药。1 年后其妻来诊月经痛，询及病情未复发。

【按语】泄泻一证，古人分型颇多。泄有漏泄之意，为大便溏薄。泻者，谓其势急，有倾泄之意。按时间划分，有暴久之别。暴泄者其势急，多为水泄；久泄者其势缓，多为稀软便。久泄又称慢性腹泻，有濡泄、飧泄、五更泄等。

本病比较顽固，时有复发。笔者数十年临床经验证明，在辨证的基础上固本培正方可痊愈，且无复发之虞。

本病病机为气虚不固，水湿内停，病位在脾。多由暴泄失治致脾气虚衰，运化失权，脾胃积湿不化，升降失司所致。盖胃主受纳，脾主运化，脾胃虚弱，水湿内停，每因情志刺激、饮食不节或起居不慎等而引发泄泻。泄泻日久，脾虚肝乘，又可累及肾阳，故治疗除健脾益气，尚须疏肝温肾。

以上病例，以健脾益气为主，疏肝温肾为佐，使脾健、湿消、气充，既无下陷之患，又防肝气乘脾之弊，且不致肾阳受累。但应注意，健脾药物均有利湿功效，而利湿药物未必有健脾之能，选方用药当须识此。此外，健脾能助气血化生，但不等于益气，只有在健脾的基础上加益气之品，才能相得益彰。病程虽长，但不宜妄用固涩之药。因为固涩虽有暂时之效，终非治本，故难痊愈。该病治疗以四君子汤健脾益气，配以扁豆、山药加强健脾之效。白芍、柴胡疏肝养肝，以抑肝气。山楂养肝和胃。乌药温肾利气，一方面使脾阳得助，再则能厚肠通利气机，以防积滞之患，共奏健脾益气祛湿止泻之效。

【编者评注】张老临证注重医理分析，理法方药丝丝入扣。例一为少见病证，张老根据《内经》理论，分析病证与脏腑的关系，病性的寒热虚实，选方有据，理法方药步步合宜，故疗效显著。

肖珙医案

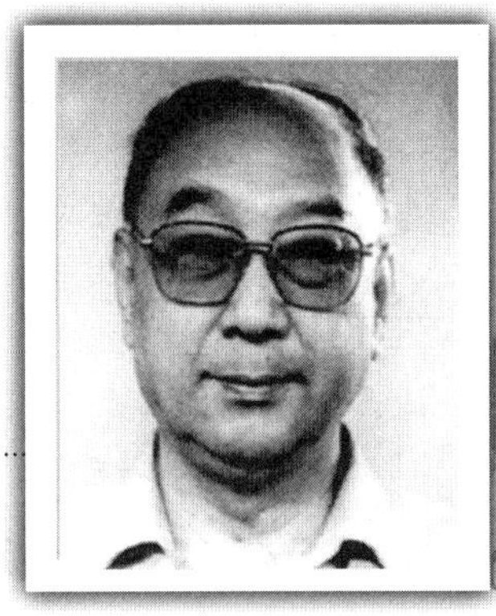

【生平传略】

肖珙，原籍四川省三台县，1921年生于北京，出身于中医世家，其伯父肖龙友为北京四大名医之一，曾有“北有肖龙友，南有陆渊雷”之说。肖氏受其伯父熏陶，耳濡目染，为以后学习中医打下了基础。1938—1946年，先后就读于燕京大学医学预科、北京协和医学院、华西医科大学等校，1948年毕业于齐鲁大学医学院，获医学博士学位，毕业后留校任内科学讲师、主治医师。1956—1959年，在卫生部举办的上海首届西医学习中医班学习，由于他学习成绩突出，毕业时获卫生部颁发的“发扬祖国医学遗产”银质奖章。曾任山东中医学院附属医院内科主任、山东医学院中医系负责人、山东医学院中医教研室主任、中医学教授、主任医师，济南市民主青年联合会常委、济南市政协委员、济南市人大代表、中国中西医结合研究会四诊研究专业委员会委员、中国中西医结合研究会山东分会副理事长、中国自然科学基金委员会中医中药学科评审组成员等职。

肖氏从医半个世纪，把解除病人的病痛当作自己终生奋斗的目标。他谦虚好学，平易近人，经常以扁鹊的“人之所病病疾多，医之所病病道少”教育学生、要求自己。他深受《备急千金要方》大医精诚思想感召，医疗态度严肃认真，对求诊者不问贵贱贫富、职位高低，一视同仁，仔细检查，认真辨证、处方、用药。他临床经验丰富，在中医内科及中医基础理论方面造诣较深，尤对心脏血管疾病的诊断与治疗有其独到之处。他主持抢救了许多内科危重疑难病人，如运用中药猴枣等抢救嗜伊红粒细胞增多症合并哮喘患者，口服洋金花抢救严重哮喘持续状态病人均获成功。他有坚实的西医基础知识，又精通中医理论，故在临证中能灵活掌握，随遇变通。他力倡中西医结合，并为此作了大量的工作。由他主持研究的《正常人四季脉象图1131幅分析》，运用现代科研方法，通过分析大量的脉象图资料，证实与中医学的描述基本符合，并获得山东省中医学会优秀论文奖及山东省委科委科研成果三等奖。

他虽年事已高，仍孜孜不倦地进行科研工作，并能根据现代医学发展及考古学发现不断提出新见解。如他在马王堆汉墓出土文物记载的启发下，重新研究了《内经》、《难经》原文，提出了十二经脉与十一经脉学说并存的新论点，颇有独到见解。在中医诊断学方面，他推崇晚清周学海，并主持点校出版了周氏的《形色外诊简摩》一书。他参加编写出版了《中医学》、《内科学》、《针灸穴位解剖图谱》英译本等书三十余本，他还是大型英汉对照读物《中医文库》副主编，他用英语为加拿大、美国、日本、澳大利亚等国医学专家讲课，并编写了十余万字的英语教材。

一、清热化瘀法治愈术后发热二例

例一 朱某，女，59岁。

初诊：1983年4月19日。

主诉及病史：半月前行子宫颈切除手术后持续发热，体温一般在37.3～37.8℃，发热多在午后及夜间，并头晕心烦，口苦咽干。曾用青霉素、丁胺卡那霉素等抗生素治疗无效。

诊查：舌质红，舌苔白黏，脉沉弦。

辨证：瘀血发热。

治法：清热化瘀。

处方：柴胡12g　黄芩12g　苡仁18g　当归9g　赤芍12g　沙参15g　焦山楂12g　苏梗12g　双花18g　蒲公英15g　败酱草15g　黄柏12g　滑石24g

3剂，日1剂，水煎分2次服。

二诊：4月22日。服药两剂后，体温最高时37.2℃，上腹不适，有时恶心，大便每日两次，略稀。舌质红，苔薄白，脉弦。

原方苡仁改成30g，加郁金15g、竹茹9g，继服3剂。

三诊：4月26日。服药4剂，体温正常；服6剂后，诸症皆除。舌质红，舌根部苔薄黄，脉弦。

前方加益母草15g、香附12g、白芷15g，去滑石，继服3剂以固疗效。

例二 程某，女，54岁。

初诊：1984年3月24日。

主诉及病史：因多发性子宫肌瘤行子宫输卵管卵巢全切术，术后21天来持续发热，体温多在38℃左右，脘痞纳呆，动则汗出，阴道每日有血水样物流出，大便稀。曾用青霉素、链霉素、红霉素治疗无效。

诊查：刀口愈合良好，下腹轻度压痛。舌质淡、胖，舌苔白黄相兼而腻，脉弱。

辨证：瘀血发热，脾虚湿滞。

治法：清热化瘀，健脾祛湿。

处方：柴胡15g　黄芩12g　半夏9g　双花24g　败酱草15g　虎杖12g　当归9g　苏梗12g　白薇15g　川楝子9g　陈皮9g　车前子12g(包)　滑石24g　焦山楂12g　炒麦芽12g

3剂，日1剂，水煎分2次服。

二诊:3 月 27 日。服药 2 剂后,体温降至正常,阴道血性分泌物已无。仍脘痞纳呆,大便稀。舌质淡、胖,苔白略腻,脉弱。

原方加藿香 12g、炒枳壳 6g,去虎杖。继服 3 剂。

三诊:3 月 31 日。体温正常,食欲增加,大便成形。舌质淡红,舌苔薄白,脉较前有力。仍服上方 3 剂以善后调理。

【按语】小柴胡汤在临床应用范围较广,见“往来寒热,胸胁苦满,嘿嘿不欲饮食,心烦喜呕”便可应用。第一例术后低热,有心烦口苦、脉沉弦诸症,当属正用。血分药加用当归、赤芍;清热解毒药用双花、公英、败酱草、黄柏等,并以苡仁、滑石、苏梗、焦楂以醒脾化湿。第二例术后发热病因病机与第一例同,且治法大意如此。但因体温较高,阴道有血性分泌物不止,并脘痞纳呆,故加用虎杖、白薇以清解血分邪热,加炒麦芽、陈皮、川楝子以理中州。此二例,皆投小柴胡汤而奏效。柴胡既解少阳之邪,又入肝经而疏肝,会阴部为肝经所主,故用柴胡一味可功收两效,此为用小柴胡汤之奥妙所在。唐容川《血证论》中对瘀血在上焦、中焦,瘀血在里、在腠理、恶寒发热者皆用小柴胡汤加活血祛瘀药。笔者曾对多例妇科术后发热、心外科术后发热及术后合并外感或肺炎发热屡用抗生素而不效者,施以小柴胡汤加清热解毒、活血化瘀药物,皆收良效。在上焦者清热解毒药多用大青叶、蚤休等;在中下焦者常用败酱草、虎杖、黄柏等。退热在中上焦者常用生石膏,在下焦者常用滑石。

二、滋阴清热法治疗心动过速一例

赵某,男,11 岁。

初诊:1992 年 3 月 30 日。

主诉及病史:2 年来常反复感冒、发热,伴心动过速及心律不齐,曾在当地医院诊为心肌炎。近 2 个月来因上述症状发作频繁,在当地多方治疗不效,于半月前入山医大附院小儿科,用青霉素及输液已半月,体温正常,但仍动则心悸,乏力,手麻。安静时心率 100 次/分,稍活动(上、下两层楼梯)则心率至 140 次/分。

诊查:患儿发育、营养可,稍胖,面色皖白,行动缓慢。咽充血,扁桃体Ⅱ度大,舌质淡,舌尖略红,舌苔白黏。脉细弱而数。心电图示:Ⅱ度 1 型窦房传导阻滞。

辨证:心阴虚,脾虚湿滞。

治法:滋阴清热,健脾化湿。

处方:生地黄 12g　北沙参 15g　麦冬 9g　山豆根 9g　玄参 12g　蚤休 12g　丹皮 12g　双花 18g　蒲公英 12g　黄芩 12g　生苡仁 18g　云茯苓 12g　苏梗 12g　甘草 6g

6 剂,日 1 剂,水煎分 2 次服。

二诊:4 月 6 日。服药 3 天后,心率即较前慢,活动后(上、下 5 层楼梯并去公园游玩)心率未超过 100 次/分,仅稍感心悸。舌质淡,苔白黏,舌下毛细血管丛生。脉细略数。给予前方药继服。由于病情稳定,于 4 月 8 日带药出院。

三诊:4 月 20 日。服上方 16 剂,现心率平稳,一般在 80 次/分,活动后亦无明显不适。心电图示:窦性心律不齐。原方又继服 10 剂。

2 个月后,其父来告:患儿一切正常,能坚持学习并参加学校活动;自服中药以来,未再感冒、发热,偶有扁桃体发炎,亦很快痊愈。

【按语】望诊所见,患儿面色皖白,行动缓慢,舌质淡,舌苔白黏,加之动则心悸、乏力,心电图示窦房传导阻滞，似应为心脾气虚。但细查之，患儿虽面㿠白，但口唇较红且干，舌质虽淡而舌尖红、舌下毛细血管丛生。思小儿阳常有余，阴常不足，经常反复发热致阴液不足，阴液不足又使虚热不退，故此中医辨证为心悸心阴虚证并脾虚湿滞，从西医辨病则为病毒性心肌炎，治疗宜辨证、辨病相结合。以增液汤之生地黄、玄参、麦冬与沙参滋阴清热；山豆根、蚤休、双花、蒲公英、黄芩清热解毒利咽，山豆根又可调整心律。患儿行动缓慢，舌苔白黏并长期发热，故以苡仁、云茯苓、苏梗清热健脾化湿，苡仁能助丹皮以清热消瘀，沙参滋阴清热、苡仁清热渗湿，常相伍用取效，此为一例。该患儿以往曾用镇惊安神之中药未效，而本方全然未用此类药物，谨守滋阴清热之法，不但很快控制了心率，且心电图复常，患儿体质亦有很大改善。

三、养阴益气法提高心率二例

例一 杨某，女，62岁。

初诊：1979年7月13日。

主诉及病史：因急性前壁心肌梗死入院半月。经西医治疗后病情好转，血压稳定，心律规整，但心率较慢，每分钟45次左右；并干咳无痰，乏力。

诊查：舌尖红，舌苔白干，脉沉迟。

辨证：阴虚气弱。

治法：养阴益气。

处方：沙参30g　麦冬12g　五味子9g

3剂，日1剂，水煎分2次服。

二诊：7月17日。服药后觉力气增，干咳减。舌尖红，舌苔薄白；脉沉，每分钟64次。上方药继服3剂。

三诊：7月20日。咳嗽愈，近日腰腿疼，舌质淡红；脉较前起，每分钟70次。

前方加川断12g、桂枝12g。继服4剂。

此后脉率一直在每分钟70次左右。

例二 刘某，女，39岁。

初诊：1979年4月27日。

主诉：5年来经常胸闷气短，乏力，眠浅而多梦。心率慢，心律不齐。初时曾诊“传导阻滞”，去年诊为病窦综合征，每逢感冒则上症加重，心率仅30次/分左右，曾晕倒。用阿托品、麻黄素等药均未获效。西医拟安装心脏起搏器，因惧手术，故就诊于中医。

诊查：舌质淡，舌尖红，苔白黏。脉沉迟结，每分钟38次。

辨证：气阴两虚，心阳不振。

治法：补气养阴，温振心阳。

处方：沙参30g　麦冬9g　五味子6g　桂枝9g　甘松12g　甘草6g

7剂，日1剂，水煎分2次服。

二诊：5月4日。心率已达每分钟60次，感咽干，尿频。舌质淡，舌尖红，苔白，脉较规整。

前方加玄参12g，继服7剂。

至5月29日该患者心率稳定在每分钟60次左右，经会诊已不需要安装心脏起搏器而出院。

【**按语**】一般说来，阴不胜阳则脉来太过，阳不胜阴则脉来不及。以上两例均为心动过缓，脉率分别为每分钟45次和38次，似应属阳气虚弱，不能鼓动脉搏所致。但第一例又症见干咳无痰，舌尖红，舌苔干；第二例则眠浅多梦，舌尖红，细审当以阴虚为主，阳气虚为次。故宗生脉散补心肺气阴之法，但又径直将人参改用沙参，量至30g而为君。第一例3味药养阴敛阴；第二例因其病机较复杂而加用温通心阳之桂枝和能提高心率的甘松，结果二者都获得满意的疗效。北沙参养阴力强，为肺气分中理血之药，配伍麦冬、五味子，能使心阴得养得敛，心气得补得通，故心率得以提高恢复，第一例服七剂药后曾加用桂枝，但心率并未再有明显提高，可佐证其阴虚重于气虚；第二例也证实滋阴药对提高病窦综合征患者的心率也是有效的。综此二例，可以体会谨察阴阳之偏盛偏衰为辨证之精要。

四、益气活血法为主治愈急性心肌梗死并发频繁呃逆一例

李某，男，74岁。

初诊：1989年8月10日。

主诉及病史：患急性前间壁心肌梗死后并发频繁呃逆3天，因呃逆连声而不能进食，勉强进食则呃逆更甚，大便干结难下。

诊查：老年男性，呃逆连声，表情痛苦，舌质暗红，舌下静脉迂曲，舌苔白黏，脉沉弱。

辨证：气虚血瘀，冲逆不降。

治法：益气活血，平冲降逆。

处方：黄芪12g　丹参18g　益母草12g　清半夏12g　陈皮9g　广郁金12g　肉苁蓉15g　韭菜子12g

3剂，日1剂，水煎分2次服。

二诊：9月1日。服前方2剂后呃逆即止，大便每日1次，精神大振，食思进。为巩固疗效又继服药3剂。至昨日又有呃逆小作，惟恐再发，故急速求治。大便干结难下，舌质暗，苔白黏，脉弱。

前方加麻仁12g，3剂。

三诊：9月4日。呃逆止，诸症平。

前方去韭菜子。5剂以善其后。

【按语】该患者年高病重，体虚气弱，气虚血瘀而致冲逆不降，故呃逆连声、食不能进并大便干结难下，证属本虚标实。然正值心肌梗死重症，虽标急亦不可忽视其本而需标本同治。用黄芪配丹参、益母草以补气活血，加用广郁金则行气活血，陈皮、清半夏温胃止呕，肉苁蓉滋肝肾以润肠通便，韭菜子温肾助阳纳气，气纳于肾而使上逆之气下行，只用药2剂即呃逆止，大便通，能进食。后于8月31日又有小发作，便秘不下，审其为大肠之腑气不降而致胃气逆于上，故仅于前方中加入麻仁一味，收效良好。呃逆止后，又于前方中去韭菜子而专事补气活血，祛瘀通络治本之法调理之。

五、凉血、活血、通络法治愈动脉硬化性脉管炎一例

贺某，男，69岁。

初诊：1980年3月4日。

主诉及病史：10年前脑血管意外后双下肢有活动障碍。近半年来，双下肢肿胀疼痛，行动

更加困难。近日肿痛难忍，甚至不能承受薄被子的压力，彻夜难眠，烦躁，食欲不振。

诊查：患者卧床，痛苦貌。双下肢自小腿以下肿，色紫红，踝以下呈紫黑色，足背动脉摸不到。舌质红，舌光无苔，脉左弦、右弦大。

辨证：血瘀阻络。

治法：凉血活血通络。

处方：黄芪 15g　丹参 24g　川芎 12g　生地黄 15g　玄参 15g　赤芍 12g　忍冬藤 24g　白芷 15g　徐长卿 15g　牛膝 12g　炒枣仁 15g

10 剂，日 1 剂，水煎分 2 次服。

二诊：3 月 15 日。服上药 3 剂后疼大减，10 剂服完已不痛，肿消，精神好能安眠。惟双腿下垂时，皮色尚紫。

前方加苡仁 15g、车前子 12g(包)、防己 12g、泽兰 12g，继服 10 剂。

前方加减共服药三十余剂后，患者可自行拄杖上下楼梯，两足背动脉已可清楚地扪及。

【按语】痹者，不通也，不通则痛。该患者脉道痹阻，血流障碍，故双下肢肿胀紫黑，疼痛难耐。本方以黄芪、丹参对药补气活血；用生地黄、玄参、川芎、赤芍凉血活血化瘀；忍冬藤、牛膝、徐长卿通络；白芷止痛；炒枣仁用以镇静，本方仅 11 味药，且多为药性平缓之辈，但很快便痛止肿消，是其配伍得当。二诊时双足下垂后皮色尚紫，因其不痛，故不从瘀血角度考虑药物加减，而为湿邪留滞，加用化湿渗湿利水的苡仁、车前子、防己、泽兰叶，其中泽兰既利水又活血，尤为适用，从而使疗效更为巩固。

六、益气活血、健脾清胃法治愈急性心肌梗死持续低热一例

邓某，男，53 岁。

初诊：1989 年 5 月 25 日。

主诉及病史：因患急性心肌梗死后持续低热月余，倦乏无力，食思不振，厌油腻，稍活动则心律不整，大便困难，黏滞不爽。

诊查：舌质暗，舌苔白腻，口唇紫暗，脉沉细结。体温 37.8℃。

辨证：气虚血瘀，湿浊化热。

治法：益气活血，健脾化湿，化瘀清热。

处方：黄芪 15g　丹参 18g　苡仁 15g　佩兰 12g　陈皮 9g　清半夏 9g　砂仁壳 9g　茵陈 12g　益母草 9g　广郁金 9g　白薇 15g　竹茹 9g

3 剂，日 1 剂，水煎分 2 次服。

二诊：5 月 30 日。药后有时不热，有时热但较前为低，多在 37.2～37.4℃。舌质暗，舌苔渐退，活动后尚有脉律不整。继用原法并加用清胃法。

处方：竹叶 12g　生石膏 18g　黄芪 15g　苡仁 15g　丹参 24g　白薇 18g　柴胡 12g　佩兰 12g　苏叶 15g　大青叶 12g　陈皮 9g

3 剂，日 1 剂，水煎分 2 次服。

三诊：6 月 3 日。仍有时热，且头汗出，齐颈而还。

上方生石膏加至 30g，加蒲公英 15g。

3 剂，继服。

该方药服用 1 剂则汗出遍及全身，体温正常，食思有进，偶有心律不整，以后未再发热。

【按语】发热为心肌梗死后常见之并发症，是由于心肌坏死物质的吸收而致。但该患者持续发热已有月余，且见舌苔白腻，厌油不欲食，则属气虚血瘀、湿热内生而致。故本方初以益气活血及健脾化湿并举，药后虽舌苔渐退，热有所减，但并未全除。此为湿郁日久，胃热已盛，故二诊时将渗湿化湿药减量而加入竹叶、生石膏、柴胡以清胃热。变法后有汗出，但齐颈而还，仍有时发热，说明清胃热方向正确，但药量未及，故三诊将生石膏的量加至30g，致全身汗出遍及，热退身凉且食思有进。

七、宣痹活血、健脾化痰法治愈心房纤颤一例

傅某，男，60岁。

初诊：1976年9月23日。

主诉及病史：心悸，气短，胸闷，食思不振，眠卧不宁。有冠心病史5年。自1974年3月始阵发心房纤颤，至同年7月房颤持续。曾多次口服奎尼丁，量为0.4～1g/d，但房颤始终未能控制。

诊查：体胖，舌质稍暗，舌苔白腻；脉来沉细，三五不调。

辨证：胸痹，痰瘀闭阻。

治法：宣痹通阳，活血通络，健脾化痰。

处方：瓜蒌15g　丹参30g　丝瓜络12g　苦参15g　生龙牡各24g　首乌藤24g　桑寄生15g　山楂15g　陈皮9g　佛手9g　白芷15g　五灵脂15g　功劳叶12g　苡仁18g　佩兰12g　云茯苓15g　灯心草1.5g

3剂，日1剂，水煎分2次服。

二诊：9月30日。房颤止已2天，胸闷痛及心悸诸症均明显减轻，奎尼丁从服汤剂时即自减为0.2g/d。舌质稍暗，舌苔腻大减，脉细弦而规整。因患者急于工作，无暇煎服汤剂，故以上方5剂研末炼蜜为丸，9g重，每日早、晚各服1粒。

服丸药后则停用奎尼丁，以后房颤未再发作。

【按语】患者素有痰湿，加之年事渐高，阳气不足而致痰湿瘀阻络脉，致脉来三五不调，虽用奎尼丁亦疗效欠佳。然本方在辨证基础上，标本兼顾，即以心阳不足、痰瘀闭阻之冠心病为本，脉来三五不调之房颤为标。在应用活血化瘀、祛痰通络药为主的基础上，加用治标之药苦参。苦参对快速型心律失常很有显效，且较西药奎尼丁副作用少。如此，虽病人痼疾之本非三五剂药能除，但其标证得以很快解决，故使原有的心悸短气、胸闷痛等症候顿减，再以丸药调理，以缓图其本。

八、辨证与辨病相结合纠正心律失常一例

张某，女，33岁。

初诊：1989年3月19日。

主诉及病史：心悸，胸闷，心烦失眠，心律不整已年余。患有先天性室间隔缺损症。

诊查：体略胖，面色晦暗，舌质红，舌苔灰润，脉弦而结。在胸骨左缘第三、四肋间可闻及Ⅲ级收缩期杂音。

辨证：胆虚痰热上扰。

治法：清痰热，和胃。

处方：清半夏9g　陈皮9g　茯苓12g　竹茹9g　枳实6g　甘草3g

3剂，日1剂，水煎分2次服。

二诊：3月24日。药后食欲改善，仍心悸不眠。心电图示：频发室性早搏。舌质红，舌苔薄白，脉弦而结。

处方：北五加皮3g　苦参15g　丹参20g　黄芪15g　陈皮9g

4剂，日1剂，水煎分2次服。

三诊：3月29日。症大减，脉律已转规整，仍有时胸闷，夜眠多梦。舌质较前淡。脉弦而规整，每分钟70次。

上方加瓜蒌15g、合欢花12g。6剂，继服。

四诊：4月4日。自3月28日以来，脉律一直规整，无特殊不适。惟昨夜医生抢救同室危重病人，故一夜未眠，心律不齐又现。脉弦而结。

前方加苦参至24g。3剂续服。

五诊：4月8日。心律转规整，但仍时有惊惧，出冷汗。

处方：仍用初诊之温胆汤加苦参15g、丹参15g。续服6剂。

至4月中旬，诸症皆减，以4月8日方带药5剂出院。

【按语】如何对待中医辨证与西医辨病的关系，向来是中西医结合的难点之一。本病例开始从辨证出发，用温胆汤治疗心律失常却没有显效。自二诊起重用基于辨病之药，即能强心、纠正心律不齐的北五加皮（杠柳皮）和苦参，并配以黄芪、丹参补气养血活血。这是由于考虑到患者由室间隔缺损而频发早搏且在夜间加重，与左心室负荷加重有关，亦可能有潜在的心功能不全。故本方应用起来得心应手，疗效显著。待第二次病情反复心律不齐纠正后出现惊恐等症状，则又需用温胆汤加味治疗，不但能使病证除，并能使恢复正常的心律得以巩固。对本例的辨病与辨证结合，体现了中医辨证的灵活性，以及治标治本的有机结合，更便于发挥中西医两者的特长。

九、清热凉血法治愈严重鼻衄失血一例

张某，男，40岁。

初诊：1980年11月14日。

主诉及病史：10月29日夜间突发鼻腔出血，至今已持续发热、鼻衄不止半月。自11月3日急诊入院以来，经用凡士林油纱条填塞鼻腔内、鼻腔后，肌肉及静脉给予止血、抗生、镇静药物，口服云南白药和输全血等均未奏效。鼻腔内填塞凡士林油纱条尚出血不止，填塞物一抽出即血出如涌，无法窥清出血部位。半月来体温持续在37.8～39.7℃，大出血（每次出血量在100～150ml）5次，小量出血几乎每昼夜数次，耳鼻喉科已拟行颈外动脉结扎术。现感恶寒发热，头晕心慌，纳呆，呃逆，大便已多日未解。

诊查：神情委顿，面色黄，舌质淡，舌苔白腻，脉浮弦数。体温39.7℃，血红蛋白40g/L，血压90/60mmHg。

辨证：热入营血，迫血上溢。

治法：清热凉血止血。

处方：生石膏24g　炒黄芩12g　大黄9g　鸡血藤15g　牛膝12g　白茅根18g　茜草12g　羚羊角粉3g（冲服）

4剂，日1剂，水煎分2次服。

二诊：11月18日。于初诊当天下午开始服中药，15日在输血过程中有少量出血，未作处理血自止，排稀便1次。16日、17日两天均未出血。体温已正常、呃逆已止，仍头晕，夜眠不安。舌质淡白，舌苔腻减，脉弦无力。

原方去羚羊角粉，大黄减为6g，加钩藤15g。4剂，继服。

三诊：11月21日。未再出血，精神好，食纳增，大便稀，舌苔白略腻，脉弦。

处方：原方大黄减为3g。4剂，继服。

四诊：11月15日。头晕，夜眠差，舌苔略黄，脉弦。

处方：黄芪18g　当归12g　旱莲草12g　茜草12g　鸡血藤15g　生龙牡各15g　首乌藤15g　合欢花12g　竹茹9g　山楂核15g

3剂，日1剂，水煎分2次服。

五诊：11月28日。已两周未出血，一般情况好，略头晕，偶有心慌，夜眠差。血色素已升至80g/L。

前方加阿胶珠9g。4剂，继服。

【按语】此患者多次鼻衄，出血量多，血红蛋白降至40g/L，来势凶猛，属危重之证。虽经中西医多法、多种药物及输血治疗而血出不止。初诊所拟处方药仅八味却兼数方。此方以治疗热盛迫血妄行的泻心汤为主，再加生石膏，即《外台秘要》三黄石膏汤化裁，合《圣惠方》羚羊角散（治血热、头晕、鼻衄不止）以加强泻火功用，而生石膏、羚羊角又有退热作用。生大黄泻热止血，茅根、茜草止血凉血，鸡血藤养血化瘀而止血，大黄、牛膝引热下行，有釜底抽薪之意。此用药标本兼顾得体，故能热退血止，收效迅捷。

十、健脾利湿、祛风泄热法治愈巨大荨麻疹一例

王某，女，41岁。

初诊：1976年10月18日。

主诉及病史：3天前食鱼虾后身起痒疹，腹痛欲呕，身热咽干，神疲乏力，眠卧不安。曾用扑尔敏、葡萄糖酸钙等治疗无效。

诊查：患者颜面、头皮、躯干及四肢遍布巨大红色丘疹，高起成片，颜面及头皮肿，眼皮肿甚不能睁眼，腿部暗红色丘疹，按之不退色。舌质红，舌苔白腻，脉沉弱。

辨证：鱼虾食滞困脾，湿热内蕴，挟风郁于肌表。

治法：健脾利湿，祛风泄热。

处方：生苡仁30g　云茯苓15g　佩兰12g　大黄6g　白蒺藜12g　徐长卿30g　防己12g　防风9g　白鲜皮15g　地肤子12g　竹茹9g　白芍15g　茜草12g　白薇15g

3剂，日1剂，水煎分2次服。

二诊：10月21日。服上方1剂后呕吐1次，腹泻3次。服上方2剂后腹泻3次，疹退大半。服药3剂后未腹泻，疹已退净，惟觉头晕乏力。舌苔薄白，脉沉弱。

处方：黄芪12g　台参15g　丹参15g　云茯苓12g　陈皮9g　炒麦芽15g　焦山楂15g　佛手9g　首乌藤18g　功劳叶15g

3剂，日1剂，水煎分2次服。

【按语】该患者素体脾虚，又食鱼虾厚味，致脾阳受困，运化失司，湿热内蕴，加之风阻皮

腠,外不得透达,内不得疏泄,发为本病。用生苡仁、云茯苓、佩兰健脾利湿,芳香化浊;白蒺藜、徐长卿、防风、白鲜皮、地肤子祛风止痒;白薇、茜草凉血退热;竹茹清热止呕。食鱼虾致巨大荨麻疹,是由于机体对此类蛋白质有变态反应,肥大细胞释出大量组胺使皮内毛细血管扩张,管壁渗透性增强所致。大黄泄热利湿,逐瘀活血,并可使机体内大量组胺从大便泻出,更加速患者康复。二诊时疹已退但头晕乏力,故以补气健脾之法调理以善其后。

十一、补气活血、祛湿化痰法治愈多汗症一例

杨某,男,74岁。

初诊:1983年12月16日。

主诉及病史:患急性前间壁心肌梗死后2个月,现病情稳定,但每在下午及夜半时汗出不止,伴胸闷体倦乏力,夜眠多梦。

诊查:舌质淡,色稍暗,舌苔白腻,脉弦。

辨证:气虚血瘀,湿痰阻络。

治法:补气活血,祛湿化痰。

处方:黄芪24g　胆南星12g　瓜蒌12g　陈皮9g　丹参18g　当归12g　炒枣仁15g　薤白9g　生龙牡各18g　郁金12g　制香附12g

3剂,日1剂,水煎分2次服。

二诊:12月20日。仍汗出,痰黏难咯。舌质淡,舌苔略白腻。

依方加减,前方加台参15g、白术15g。3剂,继服。

三诊:12月24日。仍汗出,但量较前少,舌苔略白腻。

依方加减,前方加山楂核15g。3剂,继服。

四诊:12月28日。汗止,夜眠好,力气增,带药6剂出院。

【按语】汗出过多,常责之阴阳失调、腠理不固。又根据汗出时间称白天出汗为自汗,属阳气虚,称夜眠出汗为盗汗,是为阴不足。治疗或补阳或滋阴。殊不知湿痰、血瘀亦可致汗出。此患者心气不足,瘀血痰浊阻滞心络,且昼夜汗出不止,证属虚实夹杂,方中用黄芪补心气并卫外为主药;佐瓜蒌、胆南星祛湿化痰;当归、丹参、薤白、郁金、香附活血化瘀,行气通阳。二诊时仍汗出,痰黏难咯,加台参、白术以健脾祛湿化痰。三诊时仍有汗,加山楂核取其收涩以敛阳,阳入于阴则不鼓汗外出,山楂用核是取其以心入心之意,辅以炒枣仁、生龙牡镇静安神故取效。

十二、养阴、敛阴、清热法纠正心肌炎心律失常一例

张某,女,23岁。

初诊:1992年4月20日。

主诉及病史:心悸,气短,上腹部疼痛,纳差1个月,近日加重。伴口苦,夜眠多惊梦;经血量多,色红;大便干。已入急诊观察室4天,诊为"心肌炎",经用西药治疗效果不明显。

诊查:面色白无华,语声低微,精神差。舌质红,舌苔黄腻,左侧偏厚,脉弦细而结。咽充血,咽后壁淋巴滤泡增生。心电图:①房性期前收缩;②短阵房性心动过速;③房性融合波;④频发室性期前收缩,有时呈二联律。

辨证:心气、心血俱虚,胆胃有热。

治法:养阴益气清热。

处方:生地黄 12g 玄参 12g 沙参 15g 麦冬 12g 山豆根 9g 黄芪 18g 云茯苓 12g 虎杖 12g 蚤休 12g 蒲公英 9g 双花 15g 竹茹 9g 炒枳壳 6g 苏梗 12g 甘草 6g

3 剂,日 1 剂,水煎分 2 次服。

二诊:4 月 23 日。服第二剂药后觉心悸减,但仍胃痛,不思食,大便稍干。西药已全部停用。舌质红,苔黄腻,脉弦细有时结。

上方加白芷 15g、甘松 12g、白芍 12g、元胡 15g、川楝子 9g,去公英。6 剂,继服。

三诊:5 月 10 日。心悸大减,胃脘有烧灼感,纳差。舌质红,苔薄黄,脉弦弱偶不齐。

处方:黄芪 18g 沙参 18g 白芷 15g 甘松 12g 赤芍 15g 元胡 15g 川楝子 9g 麦冬 12g 甘草 9g 香附 12g 煅瓦楞 18g 煅牡蛎 18g 陈皮 9g 山豆根 12g

10 剂,日 1 剂,水煎分 2 次服。

四诊:7 月 6 日。上方继续服用二十余剂,偶有心悸及胃脘不适,纳可,面色已显红润,精神体力接近常人。舌质稍红,舌苔薄白,脉弦细而规整。心电图:大致正常范围。

处方:沙参 30g 麦冬 12g 生地黄 12g 玄参 12g 丹参 18g 赤芍 15g 菊花 9g 五味子 9g 滑石 15g 甘草 6g 虎杖 12g 当归 12g 黄芪 18g

10 剂,日 1 剂,水煎分 2 次服。

【按语】此患者气、阴、血俱虚,尤以阴虚为著。心阴虚而心悸,脉来结代;胃阴虚而上腹烧灼不适,纳差,大便干;胆虚有热而口苦,多惊梦;血热而经行血多,色红。所谓脏腑之体(阴)不足可致其用(阳气)不健,故又见其面白无华,神疲乏力,舌苔黄腻。治疗一诊以增液汤加沙参直补心胃之阴;以蚤休、蒲公英、山豆根、虎杖等清热解毒,既清热存阴,又照顾到咽部病灶,其中山豆根利咽调心律,虎杖清热而通便,可谓一举多得。另辅以黄芪、炙甘草补心气;竹茹、苏梗、云茯苓等清胃热、理胃气。因辨证准确、用药恰当,故 2 剂药后心悸减,脉亦转平。二、三诊则以胃部症状突出加用治胃之药,苦寒清热药自第四剂就及时撤下,以防苦寒太过。四诊时病患已去八九,仅偶有不适,心电图可作为判定疗效的一个客观指标。为进一步调理,四诊以生脉散为主,不用人参而加大沙参用量,直补心肺气阴,养阴敛阴,并用补气、补血、活血药以调气血。四诊时舌苔已不黄腻,却加用滑石,是因时值盛夏,暑易夹湿,沙参用量 30g 亦有防暑邪伤阴之意。

十三、抢救嗜伊红粒细胞增多症合并肺炎危症一例

于某,女,6 岁。

初诊:1963 年 9 月 2 日。

主诉及病史:咳喘发作 22 天,加重 1 天,于昨日入小儿科治疗。入院后喘咳憋气加重,至夜间发作 5 次,每次持续约 1～4 分钟;烦躁,呼吸困难。体温 38～40℃,已用麻黄素、氨茶碱、异丙基肾上腺素、氢化可的松、冬眠灵、红霉素等药物,无明显效果。

诊查:喘促烦躁,鼻翼扇动,口唇紫绀,体温 39℃,心率 140 次/分,呼吸 44 次/分,双肺可闻及哮鸣音及干湿啰音。脉吸停,数而不稳。血细胞计数:红细胞 $3.65\times10^{12}/L$;白细胞 $3.24\times10^{9}/L$;分类:嗜伊红粒细胞占 75%,绝对计数 $26.4\times10^{9}/L$。

辨证:痰热壅肺。

治法：辛凉泻热，宣肺平喘。

处方：麻黄 4.5g　杏仁 9g　生石膏 15g　大青叶 15g　桑白皮 12g　桔梗 9g　瓜蒌 9g　黄芩 9g　川黄连 9g　贝母 9g　羚羊角粉 1.5g(冲服)　钩藤 9g　甘草 4.5g

1 剂，水煎成 100ml，频频用滴管喂服。

二诊：9 月 4 日。患儿于昨日昏迷，因高热、呼吸浅而不规则，口唇紫绀加重，抽风后呼吸暂停已行气管切开术。给予人工呼吸及肌肉注射呼吸兴奋剂可拉明、洛贝林。因腹胀严重，给予胃肠减压，抽出咖啡色物及新鲜血丝少许，导尿。至今晨会诊时，体温 39℃，神志不清，烦躁，呼吸困难，口唇紫绀，两肺干湿啰音密布，心音弱，脉数。嘱即鼻饲猴枣粉 0.9g，并拟清肺化痰醒脑之法治之。

处方：麻黄 3g　杏仁 9g　生石膏 15g　川黄连 3g　黄芩 9g　天竺黄 3g　猴枣粉 0.9g(冲服)　石菖蒲 9g　京牛黄 1.5g(冲服)　川朴 3g

2 剂，日 1 剂，水煎成 100ml，分 3 次鼻饲喂服。

三诊：9 月 6 日。患儿口唇紫绀减轻，神志较前清，能自服中药，呼吸平稳，体温 39℃，两肺散在水泡音，可从气管插管内吸出白色黏痰。

前方去猴枣粉，加柴胡 9g、半夏 9g、太子参 9g、郁金 9g、陈皮 6g、生甘草 6g。

1 剂，水煎成 100ml，分 3 次喂服。

四诊：9 月 7 日。患儿神志清，痰较前少，体温 38.5℃，呼吸每分钟 38 次，脉数。

前方去京牛黄，加炒苡仁 9g、湖莲子 9g。1 剂，继服。

五诊：9 月 8 日。患儿神清，可安睡，体温 38℃，心率 120 次/分，呼吸 26 次/分，口唇无紫绀，停吸氧。痰较前少，两肺已无水泡音，食欲可，大小便正常。

前方去石菖蒲，加葶苈子 9g。1 剂，继服。

六诊：9 月 9 日。痰少，食欲正常，体温 37.2℃。继服前方两剂。随访患儿未留后遗症。

【按语】此例病情危重，持续高热、神昏、喘息、呼吸困难，属高热神昏、痰涎壅盛、窍闭之证，非犀角、羚羊、京牛黄类不治。故在麻杏石甘汤基础上加此类药治之。一诊时方中用羚羊角粉，二诊时因病情加剧，故去羚羊角粉，加用猴枣、京牛黄以涤痰开窍息风。“猴枣为治热痰最灵捷之圣药，功胜西黄八宝散，暨诸祛热痰药”(《药物出产辨》)。猴枣、牛黄俱为结石类，在抢救本例患者转危为安中起了重要作用。三诊时患儿病势已减，故守原方去猴枣，并加柴胡、半夏等是并用小柴胡汤之意。四诊时患儿体温已降至 38℃，故又去京牛黄，仍守麻杏石甘汤合小柴胡汤方意，加调理脾胃药。综观治疗全过程，辨证准确，刻意守方，急则治标，缓则治本，可谓深谙中医学之精要。

十四、补气助阳法治愈自汗证一例

王某，女，54 岁。

初诊：1984 年 1 月 30 日。

主诉及病史：半月前患急性心肌梗死后，胸闷痛，自汗量多，能湿衣被，夜眠则无汗；头晕乏力，咳嗽，低热。大便干，已 5 日未行。现一直以静脉滴注升压药维持血压。原患有糖尿病、肾炎、高血压等病。

诊查：舌质暗，舌苔黄，脉细弱。

辨证：阳虚自汗。

治法:补气助阳。

处方:黄芪 18g　炮附子 9g　当归 9g　丹参 18g　芦荟 9g　沙参 18g　柴胡 9g　炒黄芩 9g

6 剂,日 1 剂,水煎分 2 次服。

二诊:2 月 7 日。服上方后已不出汗,体温正常,升压药已减量,血压可维持在 101/71mmHg;大便干,4 天 1 次。舌尖红,舌苔黄腻,脉数。

处方:黄芪 30g　炮附子 9g　当归 15g　丹参 18g　芦荟 12g　沙参 30g　柏子仁 9g　肉苁蓉 15g

3 剂,日 1 剂,水煎分 2 次服。

三诊:2 月 10 日。汗止,升压药已停用,血压 90/71mmHg。原方继服 3 剂,以巩固疗效。

【按语】此患者多有宿疾,素体虚弱,又患心肌梗死,自汗量多,头晕乏力,若不速止汗,可导致病情转化,故急投黄芪、附子以补气助阳为主药,卫阳得固,汗自不出。又佐柴胡、黄芩和解少阳,以除低热,少阳枢机得转则阳气外达,以助黄芪、附子固护卫表。患者大便干结,腑气不通而见舌苔黄,但此亦为气虚而致,故不可峻泻伤及正气,只以当归、芦荟润肠通大便,当归、丹参活血化瘀,沙参益气生津。二诊时患者汗出已止,血压已趋稳定,仍守原方加肉苁蓉以助沙参滋阴生津,柏子仁配芦荟润肠通便。

十五、大柴胡汤治愈急性胰腺炎一例

黄某,男,24 岁。

初诊:1976 年 10 月 13 日。

主诉及病史:10 月 7 日上午因食用未发酵好的馒头后左上腹剧烈疼痛,并呕吐腹胀,体温 38℃,在急症室诊为急性胰腺炎,经用链霉素、青霉素、静脉滴注葡萄糖液、禁食等治疗后疼痛减,但仍阵发左上腹疼。昨日进食少许后,腹疼又加剧并放射至腰背部,恶心呕吐。自发病以来已 6 天未大便。

诊查:急性病容,就诊时需人扶持,强迫体位,弯腰捧腹,呻吟不绝。左上腹压痛明显,肠鸣音弱,舌质红,苔薄黄而黏,脉沉弦。血胰淀粉酶 128U,尿胰淀粉酶 16U,白细胞 19.2×10^9/L。

辨证:少阳邪热未解,阳明热结中焦。

治法:外解少阳,内泻热结。

处方:柴胡 12g　黄芩 12g　白芍 12g　半夏 12g　炒枳壳 6g　大黄 6g　地丁 15g　败酱草 15g　郁金 12g　炒山栀 12g　陈皮 9g　竹茹 6g　元明粉 9g(冲)

2 剂,日 1 剂,水煎分 2 次服。

二诊:10 月 15 日。13 日服药半小时后即解大便,大便先干后稀,便时肛门有灼热感。14 日大便 2 次,质稀有结块,便后腹痛大减,食思顿增,已能进食面条、馒头,食后无腹痛,略有腹胀。

前方去大黄、元明粉,加焦山楂 12g、炒麦芽 12g。3 剂,继服。

【按语】大柴胡汤主治少阳邪热未解,阳明里热炽盛,以柴胡、黄芩和解少阳。因急性胰腺炎病情发展较快,且病势险恶,常危及患者生命,不顿挫其势恐生变证,除用原方中大黄外,枳壳易枳实,加元明粉以急下腹中热结,故仅服药 2 剂即症随剂减,收效迅捷。

(李鲁杨　李光华整理)

【编者评注】肖老先生是我国山东的名老中医专家，从事中医临床及教学工作五十余年。肖老学验俱丰，在临证中特别强调抓住主要病机，及时调整治疗方案，真正做到辨证论治。同时，肖老主张融经方时方于一炉，在辨证论治、遣方用药方面也有自己的特点。如肖氏应用益气活血补肾法治愈急性心肌梗死并发频繁呃逆，在方中使用韭菜子温肾纳气、气纳于肾而使上逆之气下行，则呃逆自止；在治疗多汗症时，肖氏应用补气活血、祛湿化痰法，取得较好效果。由此说明中医临床辨证，要抓住其主要病理，审因论治，才能取得理想的疗效。

周次清医案

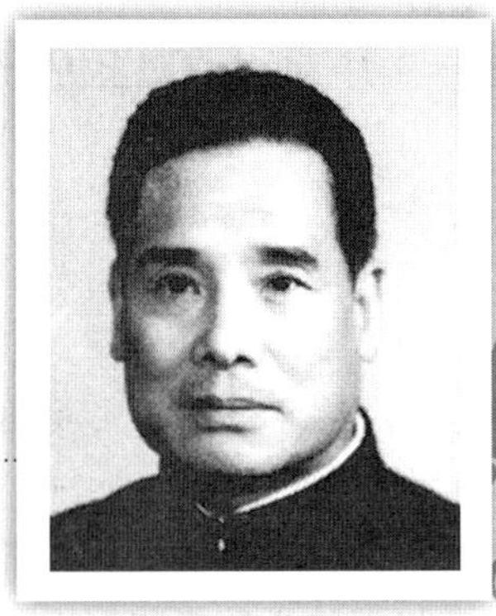

【生平传略】

周次清，男，山东省青岛市人，1925年生。1957年参加山东省中医研究班。1958年调入山东中医学院，历任山东中医学院伤寒、温病和内科教研室副主任，山东省卫生厅医学科学委员会委员、《山东科技报》社和《山东中医杂志》社编委、中华全国中医学会山东分会理事、中华医学会山东心血管分会副主任委员、山东省政协委员等职。1988年被评为山东省优秀科技工作者和山东省科技拔尖人才。周氏从事中医工作五十余年，医理娴熟，经验丰富，擅长治疗内科疾病，特别对治疗心脑血管疾病具有独到的见解和经验。由他主持的“益气活血治疗冠心病的研究”达到国内先进水平，获省级科技进步奖。发表学术论文四十余篇，主编和参加编写十余部著作。山东中医学院教授、博士研究生导师。

一、益气温阳法治愈病窦综合征一例

王某，女，41岁。

初诊：1980年3月14日。

主诉及病史：心慌胸闷十余年，加重4年。每因劳累后复发或加重，时感头晕。经某省级医院诊断为“病态窦房结综合征”。曾服阿托品治疗，效果不明显。今因心慌胸闷加重而致晕厥入院。现感心慌胸闷，头晕时厥，疲乏无力，少气懒言，畏寒肢冷，胸背冷痛。

诊查：面色苍黄，表情淡漠。舌质淡红，舌苔薄白，脉沉迟无力。血压120/90mmHg，心率42次/分，心尖区可闻及Ⅱ～Ⅲ级吹风样收缩期杂音。

心电图诊断：窦性心动过缓（心率45次/分）。阿托品试验：注药前心率42次/分，注药后30分钟，心率最快60次/分，为阳性。诊断：病态窦房结综合征。

辨证：根据患者临床表现及舌苔脉象，为心气亏虚、心阳不宣的胸痹证。

治法：益气温阳。

处方：黄芪30g　党参15g　熟附子9g　桂枝9g　炙甘草6g　生麻黄6g　细辛3g

水煎服，每日1剂。

二诊：1980年3月20日。服药6剂后感心慌胸闷减轻，未再发生昏厥。心率较前增快，56次/分。仍感疲乏无力，畏寒肢冷。舌质淡红，苔薄白，脉沉迟无力。上方改生麻黄9g，改熟附子12g，令其继服15剂。

三诊：1980年4月14日。服上方药后心率逐渐增快，其间定时测量心率，平均66次/分；胸背疼痛消失，心慌胸闷、头晕乏力等症状明显减轻。复查心电图：心率达67次/分。效不更方，继用前方治疗。

四诊：1980年5月7日。服药16剂后，心慌胸闷、疲乏无力、畏寒肢冷等症状均消失。复查阿托品试验：注药后15分钟，心率达91次/分，转为阴性。病愈出院。

【按语】病态窦房结综合征的主要临床表现为持久而严重的窦性心动过缓及胸闷、心悸、畏寒肢冷、头晕乏力、昏厥等症。这些表现和心肾阳虚的病理病证特点基本一致。心阳的主要作用是鼓动心脏搏动，温运血脉循行。肾阳为诸阳之本，对人体各个脏腑的生理活动起着温煦作用。所以，心肾阳气的盛衰直接影响着心跳的快慢、血脉的盈亏和脉象的虚实。故心肾阳虚即可出现胸闷、胸痛、心悸、头晕、昏厥、四肢不温、脉沉迟无力等肾阳不升、心阳不宣、清浊相干、气血逆乱的病证。治疗必须采用益心气、温肾阳、通心阳之法。周老选用本方乃保元汤合麻黄细辛附子汤加减。方中黄芪、党参、炙甘草补气；熟附子以壮肾阳，且有明显的强心作用；桂枝、细辛温通心阳，宣痹止痛；麻黄辛温宣散，并有升提心率之功。全方共奏益气温阳之功，故能取得得心应手之效。

二、黄芪建中汤加味治愈多发性房性期前收缩一例

黄某，男，51岁。

初诊：1984年10月28日。

主诉及病史：心悸5年，加重半年余。5年前因劳累过度发生心慌头晕。在某省级医院诊断为"冠状动脉供血不足"、"多发性房性期前收缩"。口服心律平、心得安等药曾一度好转。但停药后又复发，且日益加重。后改服中药治疗。先后服用炙甘草汤、养心汤等，效果不明显。现感心慌气短，活动后加重，劳累时尤甚；头晕自汗，疲乏无力，纳食欠佳，偶感心前区疼痛，畏寒肢冷；大便稀软，每日一两次。

诊查：面色萎黄，形体消瘦，语声低微。舌质淡，苔薄白，脉沉细结。血压128/83mmHg，心率58次/分，心律不整，早搏每分钟10～16次。心电图诊断：窦性心动过缓（56次/分），频发性房性期前收缩伴有差异传导。诊断：心律失常（频发性房性期前收缩）。

辨证：中气亏虚，气血不足，乃中气虚寒之"心悸"。

治法：益气温中。

处方：黄芪30g　党参18g　桂枝6g　炙甘草9g　白芍15g　干姜6g　丹参18g　五味子9g

水煎服，每日1剂。

二诊：1984年11月5日。服药6剂后，心慌气短有所减轻；早搏较前减少，每分钟8～10次。仍感疲乏无力，畏寒肢冷，大便稀软，舌质淡红，苔薄白，脉沉细结。上方加仙灵脾12g，改桂枝为9g，继服15剂。

三诊：1984年11月21日。服药后心慌气短明显减轻；期前收缩也明显减少，每分钟3～4次。仍感脘腹胀满，纳食欠佳，大便偏稀，四肢乏力。舌质红润，苔薄白，脉沉细结。上方加补

骨脂 9g、砂仁 6g。继服 12 剂。

四诊：1984 年 12 月 5 日。上方连服 15 剂后，心慌气短症状消失，早搏无，大便已成形。劳累后仍偶有胸闷。复查心电图：大致正常。令其将上方配成丸药，服用 2 个月，以巩固疗效。

【按语】多发性房性期前收缩为临床所常见。属于中医学“心悸”的范畴。周老认为：本例早搏的发生，属于中气虚寒所致。患者有过度劳累耗伤中气的致病史，且心慌气短等症状及早搏的出现多在劳累时加重，安静或休息时减轻。其临床表现有心慌气短、疲乏无力、语声低微、头晕自汗等气虚症状，以及畏寒肢冷、大便稀软等中阳不足的表现，舌淡苔薄白，脉沉细结亦为虚寒之征。治宜补气温中、宣通心阳。该患者之所以服用炙甘草汤、养心汤无效，其根本原因就在于炙甘草汤虽有益心气、补心血、养心阴、通心阳之功，但主要适用于气阴两虚所致的心动悸、脉结代者。方中生地黄、麦冬、阿胶、麻仁等滋补阴血之品，有碍于脾阳的恢复，且阴柔滋补之品的寒凉之性更伤虚寒之中焦，故而无效。养心汤乃补益心气、养心安神之方，虽能益气但不能温阳，所以疗效欠佳。而黄芪建中汤，既有黄芪、党参、炙甘草补气，又有桂枝、干姜温中通阳，更加五味子、白芍缓中虚、敛心神，甚切病机，所以能获此良效。

（路广晁整理）

三、苍连汤治愈食管炎一例

杨某，女，62 岁。

初诊：1990 年 4 月 22 日。

主诉及病史：患者于 1 个月前因饱食太过而致吞酸嗳气，嘈杂不饥；胸中嘈杂而痛，昼轻夜重，辗转难眠；口咽干燥，大便秘结。曾服盖胃平、甲氰咪胍、庆大霉素及中药养阴、润下之剂，证情未减而来诊。

诊查：老年貌，苦痛病容。舌苔灰白，脉缓。钡餐透视诊断为食管炎。

辨证：吐酸（湿浊困脾）。

治法：燥湿运脾。

处方：苍术 18g　黄连 6g　陈皮 9g　川朴 9g　半夏 9g　白芷 9g　川椒 6g　煅瓦楞 30g　甘草 6g

水煎服 4 剂。

二诊：4 月 26 日。患者进上方 2 剂痛减，4 剂痛止，似饥欲食，大便通畅，舌上灰苔已退去大半。惟脘腹不适，嗳气未除。前方去川椒、白芷、半夏、煅瓦楞，加砂仁 5g，水煎服 5 剂。

三诊：5 月 2 日。服药 5 剂，患者已无所苦，恢复如常。嘱其饮食自珍，以防复发。

【按语】本例乍见老年女性，咽干便秘，滋水行舟似在情理之中。然细究其病因，在于饱食无度，中焦受戕，湿浊内生，阻抑脾胃升降之机，乱于胸中食管。脾运失职，湿阻气机，水津不布，则口咽干燥；胃气不降，传导失司，则便干难行。治宜燥湿运脾。患者病系湿浊胶黏，投苍连功在开化运行，顺势利导，自当胸中豁然，中焦气机顿开。

四、理气调血法治愈胸痛二例

例一　赵某，男，40 岁。

初诊：1981 年 8 月 9 日。

主诉及病史：患者于20天前因生气而致左胸窜痛隐隐，有时连及左臂内侧，日发两三次，每次历时20分钟至1小时不等，伴胸闷心悸，食欲不振，噩梦易惊。平素急躁易怒。曾服逍遥丸、复方丹参片等，效果不明显。

诊查：中年男性，一般情况可。心脏听诊无杂音，$S_4 > \frac{1}{2} S_1$。舌暗，脉弦。查心电图：$T_{\text{II III avF}}$低平。

辨证：胸痛（肝郁气滞，气血失和）。

治法：理气调血。

处方：柴胡18g　川芎6g　香附12g　枳壳9g　细辛3g　炒枣仁30g　甘草6g　当归9g

水煎服6剂。

二诊：1991年8月15日。服上方6剂，疼痛次数减少，睡眠好转。继服6剂。

三诊：1991年8月22日，胸痛基本消失，复查心电图正常。

例二　陈某，女，53岁。

初诊：1991年3月3日。

主诉及病史：有心绞痛史3年，常因心情激动而诱发。近月因与子女吵闹而胸痛发作。发作时胸闷，胸中如窒，胸痛波及左肩背酸胀，继则汗出，头晕乏力。日发两三次，每次持续3～7分钟。发作时自测脉率减慢，口服速效救心丸有效，但不能控制复发。平素常胸胁胀满，有时失眠。

诊查：老年女性，一般情况可。心脏听诊心音低钝，无杂音。1991年3月2日（发作缓解半小时后）心电图：$T_{\text{II III avF}}$平直，ST段下移约0.07mV。舌青，脉弦。

辨证：胸痛（肝郁气滞血瘀）。

治法：理气活血。

处方：枳壳12g　防风9g　葛根30g　桔梗9g　细辛3g　川芎6g　炒枣仁18g　甘草6g

水煎服6剂。

二诊：1991年3月9日。初服上方3剂时发作次数明显减少，疼痛程度亦轻，服后3剂时似觉效果不显，仍有时胸闷胸痛，大便干。前方改川芎9g，加当归9g、丹参15g、瓜蒌18g，水煎服六剂。

三诊：服药期间，胸痛只发作1次，大便转畅，自觉精神振作。继服上方6剂。

四诊：1991年3月28日，胸痛未再发作，复查心电图：Ⅱ、Ⅲ、aVF导联ST段略下移。

【按语】二例患者疼痛性质、时间、部位不同，但均为肝郁气滞、气行乖戾所致，气行血行，气留血止，气郁既久势必影响血脉的运行，出现心电图之异常。因而治疗的重心在疏解肝郁。例一病为新生，然察其肇端则生性刚烈，木气屡屡受折；例二病缠数载，郁怒而发，二者均有不同程度的血脉运行不畅。单用气药，新疾易去，陈疴难除，故于气药中合调血活血之品，旨在理气调血。诚如《医学六要》所言："血主濡之，气主煦之，一切气病，用气药不效，少佐芎归血药，血气流通而愈。"

（杨传华整理）

五、清上蠲痛汤治愈经前头痛一例

李某，女，42岁。

初诊:1987 年 6 月 25 日。

主诉及病史:偏头痛 2 年,每于月经前发作,每次发作剧烈头痛 1～3 天,初用咖啡因、麦角胺有效,以后效果不明显,又因有高血压病而停用。

诊查:舌淡苔薄白,脉浮弦。

辨证:由于"风邪客于阳经,其经偏虚也。邪气凑于一边,额连额发,久痛不已"。

治法:清热祛风,蠲邪止痛。

处方:当归 12g　川芎 6g　白芷 12g　细辛 3g　羌活 6g　独活 6g　防风 9g　菊花 9g　蔓荆子 9g　苍术 9g　麦冬 12g　黄芩 9g　甘草 6g

水煎服 1 剂。

二诊:1987 年 7 月 22 日。服上药 1 剂即痛止,此次月经来潮,头痛又作,嘱仍服上药 1 剂,并继服下方以养血扶正:

处方:生地黄 18g　当归 15g　白芍 15g　川芎 6g　黄芩 9g　菊花 9g　蔓荆子 6g　香附 12g

水煎服日 1 剂。

服上药 15 剂后,经行头痛未再复发。

【按语】周老用上药治疗经前、经期头痛,灵活化裁,无不奏效,归纳其运用要点:①使用本方药不限于头晕心悸,舌淡及头痛左右、偏正、新久。②妇女月经来潮前发作,或因气候突变而诱发。③发作时头痛胀热,加生石膏 30g,并增加黄芩用量。④痛止后,根据病情新久、轻重,继服加味四物汤 15 至 20 剂,可以预防复发。

六、济生肾气丸治愈难治性心力衰竭一例

李某,男,62 岁。

主诉及病史:心悸,喘咳,浮肿十余年,加重半月。

患者 10 年前已罹有风湿性心脏病,平素每因感冒或劳累等诱发心力衰竭,屡用西药强心剂即能控制。近 2 年来病情加重,发作频繁;半月来,心悸、喘咳、浮肿明显,经用西药镇静、强心、利尿等常规治疗,未能控制,病情渐重,求诊于周老。心悸不宁,喘促不得卧,倦怠无力,畏寒肢冷,食欲不振,头晕恶心,尿少色黄,口干,腹胀不敢饮,大便不畅,2～3 日 1 次。

诊查:体温 36.4℃,血压 100/95mmHg,脉搏 132 次/分。神智清,痛苦貌,颈静脉努张,面色苍灰,口唇青紫,心尖区双期杂音,舒张期奔马律,肺底闻及湿啰音。肝大剑突下 5cm,质较硬,有腹水征,下肢水肿,按之没指。血红蛋白 105g/L,红细胞数 3.2×10^{12}/L,白细胞数 6.5×10^{9}/L,中性粒细胞 0.64,血沉 15mm/1h。X 线:左心房及双心室扩大,肺瘀血。心电图:左室大及劳损。舌紫暗苔白滑,脉细数无力。

辨证:肾阳虚衰,水湿内盛,水气凌心犯肺。

治法:温阳利水,降逆平喘。

处方:熟附子 9g　白术 15g　茯苓 30g　白芍 9g　猪苓 12g　泽泻 15g　桂枝 9g　葶苈子 12g　生姜 3 片　大枣 5 枚

水煎服,日 1 剂。

二诊:服药 3 剂,全身水肿未减,证情加重。上方加防己 12g、黄芪 15g、人参 9g、甘草 3g,熟附子增至 12g,水煎,服 3 剂,每日 3 次,2 天服完。

三诊：症仍不消退，尿量反而减少，上方去白芍、甘草，猪苓改15g，泽泻改30g，加冬瓜皮30g、车前子30g、赤小豆30g，3剂，煎服法同前。

四诊：诸症仍有增无减，考虑到唇青舌紫、面色灰暗、颈静脉努张、肝大癥积，改用桃花化浊汤。

处方：桃仁9g　红花9g　赤芍12g　归尾12g　泽兰30g　泽泻30g　车前子30g　丹参18g　赤小豆30g　冬瓜皮30g

煎服1剂，观察疗效。

五诊：服上药后症无增减，继服1剂后，患者感觉腹胀加重，烦躁不安。

处方：熟地黄18g　山药30g　丹皮9g　泽泻15g　茯苓30g　山茱萸肉12g　炮附子9g　牛膝12g　肉桂6g　车前子30g

水煎服1剂，煎500ml，分2次服。

六诊：患者服上药250ml后，小便通利，尿量明显增多，一次约300ml。夜半温服药2次，一夜尿量约2000ml。上药继服6剂。

七诊：水肿基本消除，心悸、喘促消失，肾气得到恢复，症状明显改善，心率85次/分，血压120/80mmHg，心衰得到控制。上方改车前子12g、泽泻12g，加阿胶9g(烊化)、人参9g、黄芪15g，水煎服12剂后，患者症状全部消失，各种检查结果正常。

【按语】周老行医五十余年，临床经验丰富，本例患者从临床症状看，证属"肾阳虚衰，水湿内盛，水气凌心犯肺"似无疑义，但采用温阳利水、降逆平喘复加参、芪扶正化水，分消宣化、通利小便，以及活血化瘀等法，在论理之中，法度之内，真武汤、五苓散、葶苈大枣泻肺汤的组合，也胜于济生肾气丸温阳利水的功能，为何适得其反呢？《景岳全书·传忠录》云："阴阳原同一气，火为水之主，水即火之源，水火原不相离也。"石寿堂《医原》也说："阳不自立，必得阴而后立，故阳以阴为基，阴不能自见，必得阳而后见，故阴以阳为统"。其原因就在于病变日久，阳虚及阴，阴虚损阳，阴阳双方无力相互资生，结果两败俱伤，最终导致肾气衰竭。真武汤虽能"益火之源以消阴翳"，而济生肾气丸"从阴补阳，阳得阴助，生化无穷"的作用是真武汤所不及的。对此例患者的治疗，以往围绕阳的问题采取本而标之、标而本之之治法，终不见效，说明病之本不单在阳；加之患者常年服用大量强心、利尿和温阳利水、耗气竭阴的药物，以往大便稀而近来大便秘结不爽，以往口干不欲饮、小便清利而现在口干思饮不敢饮、小便不利而色黄，这些情况说明本病已从阳虚发展到"无阴则阳无以化，无阳则阴无由生"的地步，济生肾气丸的效应也证实了这一点。

七、辨证治愈病毒性心肌炎四例

例一　张某，男，11岁。

初诊：1983年4月12日。

主诉及病史：心慌，气短，心前区痛1周。患儿于10天前患腮腺炎发烧，并伴有心慌、气短、乏力。在儿童医院诊断为"腮腺炎并发心肌炎"，经用青霉素、三磷酸腺苷、维生素B_1、维生素C等药物治疗，症状有所减轻，但仍感心慌、气短、乏力。大便干，小便黄，口干咽燥。要求中药治疗。

诊查：舌红干少苔，脉促。体温37.1℃，脉搏120次/分，血压110/60mmHg。面色苍白，精神萎靡，腮腺肿大不显。心率120次/分，心律不齐，早搏8次/分，心音低钝，心尖部闻及Ⅱ级收缩期杂音。血常规：血红蛋白115g/L，红细胞3.4×10^{12}/L，白细胞4.2×10^{9}/L，嗜中性粒细胞 0.62，淋巴细胞 0.35。血沉 20mm/1h。心电图检查：不完全右束支传导阻滞，多发性室性早搏，T 波Ⅱ、Ⅲ、avF、V_4导联低平，ST 段 V_1～V_3水平下移。

辨证：外感温热毒邪，耗劫人体之气阴，心失濡养。

治法：养阴益气，清热解毒。

处方：西洋参 18g　麦冬 15g　生地黄 15g　玄参 12g　金银花 30g　连翘 18g　绿豆 30g

水煎服日 1 剂。

二诊：服上药 6 剂后，患者口干咽燥、便干尿黄及脉促有所减轻，但仍感心慌、气短、乏力。改用益气养阴之法。

处方：人参 12g　麦冬 15g　生地黄 15g　当归 9g　黄连 6g　酸枣仁 30g　茯神 15g

水煎服日 1 剂。

三诊：服上药 12 剂，患者心慌、气短明显减轻，心率 90 次/分，心电图亦偶发室性期前收缩。改用养血补气之剂。

处方：人参 12g　茯苓 15g　炒枣仁 30g　当归 9g　丹参 12g　龙眼肉 18g　生甘草 6g

水煎服日 1 剂。

服药 18 剂，心率 82 次/分，复查心电图期前收缩消失，ST-T 正常，不完全右束支传导阻滞，心慌、气短、乏力等症状消失。

例二　赵某，男，12 岁。

初诊：1973 年 9 月 26 日。

主诉及病史：心悸、头晕、低热不退已有 1 月。1 个月前因感冒发烧，伴有头晕、恶心、心慌、气急、胸闷憋气。在省级医院确诊为“流感并发心肌炎”，经治疗后症状减轻，但仍感头目不清，倦怠乏力，心慌胸闷，周身不适，口干不欲饮，食欲不振。

诊查：舌、苔正常，脉缓时结。心率 60 次/分，心律不齐，体温 37.3℃。心电图：偶发室性期前收缩，T 波 V_1～V_4低而平。

辨证：此为气阴不复、暑湿不尽之“伏暑”。

治法：芳香轻清，以除余邪。

处方：鲜荷叶 6g　鲜银花 9g　西瓜翠衣 6g　鲜扁豆花 1 枝　鲜竹叶心 6g　丝瓜皮 6g

水煎服，日 1 剂。

二诊：服上药 5 剂，身热退，周身爽，头目清。遂将上方药量减半合生脉散(人参 6g、麦冬 12g、五味子 5g)轻清缓补。

三诊：服上方 6 剂后，患者自觉心慌、气短减轻，期前收缩减少。根据患者体征，改用益气养阴之法，方用《景岳全书》之五味子汤。

处方：人参 6g　麦冬 12g　五味子 5g　黄芪 18g　甘草 6g

水煎服日 1 剂。

服药 18 剂后，症状、期前收缩全部消失，查心电图 T 波改善。嘱继服药 10～20 剂，以巩固疗效。

例三　赵某，女，42 岁。

初诊：1989 年 3 月 16 日。

主诉及病史：胸闷心慌，时好时坏 1 年半。1 周前因心慌、晕厥住院，经各种检查确诊为“慢性复发型病毒性心肌炎”。现患者胸闷憋气、心悸、头晕、乏力，气短似喘，面色萎黄，食欲不振；大便溏稀，日两三次。身体既不耐冷，又不耐热，而偏于畏寒。

诊查：舌淡不润，苔白厚粗松，中有剥脱。脉象不齐，三五不调。脉搏68次/分，心律不规整，听诊第一心音低钝，心电图示：频发性房性期前收缩、呈二联律，阵发性房颤、T波V_1～V_3倒置，低电压。

辨证：气阳不足，阴血亏虚，心失温养。

治法：升复胸中阳气。

处方：黄芪30g　升麻6g　柴胡9g　知母6g　桔梗6g

水煎服，日1剂。

二诊：服药5剂，胸闷、心悸、头晕症减，食欲转好。因阴阳俱虚，遂改用参芪益气汤益阳气、化阴血。

处方：人参6g　黄芪30g　炮附子6g　白术9g　炙甘草6g　麦冬12g　五味子5g　陈皮10g

水煎服，日1剂。

三诊：服药25剂，症状明显减轻，房颤发作次数减少，持续时间减短，早搏次数减少。遂平补阴阳、调养气血、化生元气，处以参附养营汤。

处方：人参6g　炮附子6g　炒干姜6g　生地黄12g　当归12g　白芍12g

水煎服，日1剂。

服药36剂后，患者自觉症状全部消失，查心电图大致正常。患者自诉，多年来因服各种抗生素而致的大便稀溏，也随之而愈，追访3年，未见复发。

例四　王某，男，23岁。

初诊：1987年12月6日。

主诉及病史：患者1987年5月经省立医院诊断为“病毒性心肌炎后遗症”。半年来经常出现阵发性心慌，脉象间有歇止，平时症状不明显，饮食、睡眠、二便均正常。

诊查：舌略暗红，苔薄白。心电图提示：Ⅰ、Ⅱ、avF的T波低平，完全性右束支传导阻滞，偶发室性期前收缩，短阵性室上性心动过速。

辨证：气血不足，心失所养。

治法：益气养血、滋阴复脉。

处方：炙甘草12g　人参6g　生地黄24g　桂枝9g　阿胶6g(烊化)　麦冬10g　麻仁18g　大枣5枚　生姜3片

水煎服，日1剂。

二诊：服药5剂，症状无变化，阵发心悸仍频。遂根据“心悸而时动时止者，痰火扰心也”的理论，改用黄连温胆汤。

处方：陈皮10g　半夏9g　云茯苓15g　甘草6g　竹茹6g　枳实6g　黄连9g

水煎服，日1剂。

三诊：服药6剂，仍不见效，试用血府逐瘀汤。

处方：桃仁12g　红花9g　当归9g　生地黄9g　川芎5g　赤芍6g　牛膝9g　桔梗5g　柴胡5g　枳壳6g　甘草3g

水煎服，日1剂。

服药6剂，自觉心悸发作次数减少。继服药15剂，心悸仅发作一次。复查心电图，T波改善，早搏消失。原方继用24剂后，于1988年4月心电图示，仅见完全性右束支传导阻滞，其他心电图异常均已消失。

【按语】以上四例均系心肌炎。目前病毒性心肌炎的发病率不断上升，其主要原因是患者感受外邪，但起决定作用的是人体正气衰败。所以，在疾病发展过程中，从急性期到后遗症，始终表现着正邪盛衰和阴阳消长的病理变化。

心肌炎发病初期，临床症状多变，表现相差悬殊，轻者可无明显症状，重者可因阳衰阴竭而猝死。患者进入恢复期，表明正气渐复，病邪始减，病情趋向好转。但有时病邪虽减而正气已伤；或因正气微虚，邪亦微实，正邪相持不下，而使病情迁延，日久难愈。病情慢性期，多因邪祛正伤，或反复感染，引起机体阴阳的偏胜偏衰，和由此而产生的痰湿阻络、血瘀气滞、郁热内炽，复使心肌劳损而久虚不复。“心本乎肾，上不安者由于下，心气虚者因乎精”。患心肌炎后，精气内夺，积虚成损，心脉失常，这是后遗症的主要原因。其他如病后脏气乖违，稽留凝滞，阻其运行之机，也是遗留较稳定的心律失常后遗症的原因之一。

因此，前二期的治疗关键，在于分清外感温、热与人体气阳、阴津的虚实、转化；益气养阴以驱温热；后二期的治疗重点，在于察明人体阴阳盛衰与内伤热郁、血滞、痰湿、寒凝之间的消长关系，益气扶阳。另外，在疾病的后期，患者周身情况基本恢复，只是遗留心电图异常，或有可能成为心肌病变时，首当考虑应用活血化瘀法。

八、济生肾气丸治愈高血压病一例

刘某，女，64岁。

初诊：1989年10月23日。

主诉及病史：高血压病十余年。平素感眩晕，头痛，血压持续在180～200/110～130mmHg，心电图亦偶发性房性期前收缩，室性期前收缩呈二联律，心肌缺血。自述长期服用镇肝熄风汤、天麻钩藤饮及多种降压西药，效不明显。现表现为头晕，耳鸣耳聋，心悸健忘，身倦神疲，少寐或者嗜睡不定，多梦易醒，下肢浮肿，大便难而稍干，小便不利。且言在用药稍偏于滋阴，则出现腹痛腹泻，食欲不振；用药稍偏于温阳，则出现口干咽燥，大便秘结，形体既不耐寒又不耐热。

诊查：舌淡苔白，脉沉细。

辨证：老年肾精亏虚，阴阳两虚，脏失所养。

治法：平补阴阳，化生肾气。

处方：熟地黄15g　山茱萸肉9g　山药12g　泽泻15g　丹皮9g　肉桂6g　炮附子6g　车前子15g　牛膝12g　炒枣仁18g　葛根30g

水煎服，日1剂。

二诊：服上药6剂后，自觉症状明显减轻，但测血压未降，仍持续在180～200/110～130mmHg。嘱其继服上方。服至3个月时，全身症状消失，房性早搏、室性早搏亦消失，测血压150/95mmHg。嘱其服药半年，现随访患者血压始终维持在140～150/85～95mmHg。

【按语】周老认为对于高血压病老年患者按照中医常法如滋阴潜阳，凉肝息风等效果常不理想。因为老年高血压患者，其血压大多随年龄的增长、脏腑阴阳气血的衰退而逐渐增高，加之年老多病，如不从整体虚衰的角度着手治疗而单从肝阴肝阳方面考虑，常多不效。先生积几十载之经验，认为治疗老年高血压的有效方法，是补益气血、燮理阴阳的整体疗法，即使出现实证，也是因虚致实，主张以补为通或通补兼施。中药治疗老年高血压，大多先有症状减轻，然后随着继续服药，血压才得以逐渐下降。因此，在服药过程中，只要患者无不良反应，不可轻易改方换法，长期服用始见后效。

（陈茂仁整理）

【编者评注】高血压病，临床常见肝阳上亢或阴虚阳亢之证，故滋阴潜阳之法，尤其是平肝降逆之法临床常用，此犹如西医之降压药，一是需长期使用，二是停药后有血压复升之情。周老在辨治高血压时，不单纯看到血压增高之表象，更看到导致血压升高的本虚实质，故立补益气血、燮理阴阳的整体疗法，且从乙癸同源、肝肾同治出发，据肾为肝母之理，从肾论治，更在治肾诸方中择取济生肾气为主才，实乃选方遣药之精专。盖济生肾气，不仅有肾气丸之补肾之力，更添牛膝、车前利水消肿之力，对高血压而言，并无水肿之症状，在此择用牛膝、车前实富有内消痰浊、通利脉络之用；因高血压患者常有动脉硬化，以此通补兼施，又具软化血管之意，实是一举两得，也可谓是辨病与辨证相结合的妙用。在此虽仅一案，但临床以济生肾气降压者并不乏其数，当深悟其降压之机制。龚氏在此案中，又明言药后先有症状减轻，随后血压逐渐下降，在此也告诫医患双方要善于守方，勿操之过急，实也是治疗慢性病之基本准则，且是经验之谈也。

王文正医案

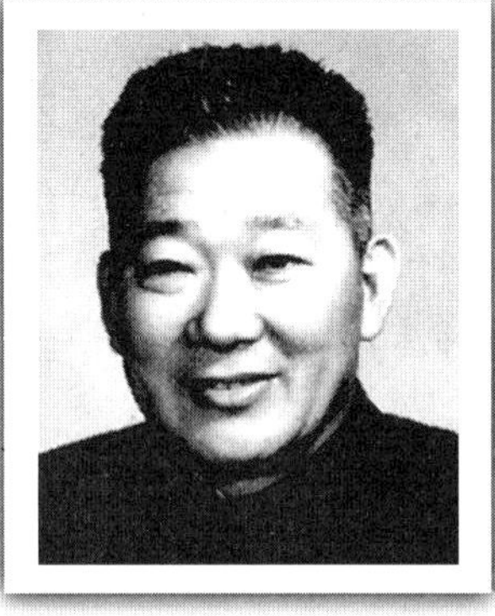

【生平传略】

王文正，1932 年出生于山东肥城桃园，山东中医学院附属医院内科副主任、主任医师、硕士研究生导师、博士研究生指导小组成员。王氏自幼承其家学。1958 年结业于山东省中医师资进修班。后又从师于著名中医刘惠民先生，对其学术思想产生了深远影响。从医五十余年，承担着教学及临床科研任务。自 20 世纪 60 年代初，立足于消化系统疾病的临床研究，近年来主持了"肝荣汤治疗慢活肝的临床观察与基础实验研究"、"乙肝转阴片的临床与基础研究"、"消溃膏从胃痘论治抗溃疡作用的临床与基础实验"等工作，均通过省级鉴定，并获省级科研成果奖。其中，"虚寒性胃脘痛药物热敷袋的临床与基础实验研究"通过省级鉴定，并被评定为填补国内空白科研成果。撰写了消化系统疾病有关论文三十余篇，参加编写了《中医内科学》、《内科难症笔谈》、《脾胃学说与临床》等书籍。

一、清热利湿、化痰开窍法治疗高血脂症一例

李某，男，65 岁。

初诊：1981 年 6 月 10 日。

主诉及病史：5 年前感右手臂麻木，头晕目胀，烦躁易怒，时有胸闷不畅，甚则胸胁胀痛。口黏不爽，小便黄浊，大便偏干，近来精力疲惫，嗜睡，情志易于波动。

诊查：年老体胖，面色红润。舌体胖大，苔滑腻，脉滑。查胆固醇 7.41mmol/L，甘油三酯 2.15mmol/L。血压 160/110mmHg，心电图大致正常。

辨证：湿热内蕴，痰浊内阻。

治法：清热利湿，化痰开窍。方用黄连温胆汤加减。

处方：半夏 15g　橘皮 9g　茯苓 9g　川黄连 9g　炒枳实 12g　青竹茹 9g　龙胆草 6g　槐米 30g　生苡仁 30g　荷叶梗各 9g　天竺黄 6g　生甘草 6g

二诊：上方服 6 剂后，头晕减，肢麻轻，心胸畅。舌苔渐退，脉象同前。效不更方，继服药 6 剂。

三诊:又服药6剂,药后诸症减,惟大便仍偏干,有时烦躁,活动多时仍感头晕目胀。舌苔仍滑腻,脉沉滑。照上方去茯苓,加酒制大黄6g、杭菊12g,继服6剂,间日1剂。上方加减继服二十余剂,自觉症状基本消失。复查胆固醇、甘油三酯基本正常,嘱服清宁丸中成药以善后。

【按语】温热内蕴,痰浊中阻,上蒙清窍,故头晕目胀;湿浊中阻,症见胸闷不畅;络脉痰瘀内阻,则肢体麻木;郁久化热,湿与热合,故见一派湿热证候。黄连温胆汤为临床常用方剂,适应范围甚广。本案高脂血症,湿热内蕴,痰浊中阻,用黄连温胆汤以清化痰湿,是为正治之法,又加龙胆草清泻肝胆,槐米清利头目,天竺黄化痰开窍,苡米、荷叶梗清化湿浊,对其临床证候亦多有兼顾,故临床用之,自可证解病愈。

二、滋水涵木法治疗慢性活动性肝炎一例

刘某,男,44岁。

初诊:1981年1月12日。

主诉及病史:发现肝炎两年余,曾服中西药物治疗,病情不稳定,肝功能时好时坏。近半年来肝功反复异常,在传染病医院住院治疗3个月,肝功未见好转。自感右胁隐痛,口干舌燥,失眠多梦,头晕烦躁,下肢乏力,小便黄,大便偏干。近查肝功:硫酸锌浊度试验15U,谷丙转氨酶180U,乙型肝炎病毒表面抗原(+)。

诊查:消瘦,慢性肝病容。肝掌(+),肝大剑突下2cm,肋下可触及,脾不大。舌质红少苔,脉沉细。诊断为慢性活动性肝炎。

辨证:肝肾阴虚。

治法:滋水涵木,肝肾并治。

处方:当归9g　枸杞15g　生地黄12g　生杭芍12g　楮实子15g　沙参15g　木瓜12g　五味子3g　黑栀子6g　甘草6g　柴胡根9g

二诊:上方连进12剂后,胁下隐痛减,睡眠浓,头晕、烦躁大减,但感到食后脘腹略胀,纳食不香,舌脉如故。照上方去生地黄、黑栀子,加玉蝴蝶15g、生麦芽15g。

三诊:上方继服二十余剂,胃纳好,体力恢复。复查肝功ZnTT12U,余正常,HBsAg仍呈阳性,宗上方去玉蝴蝶、生麦芽、五味子,加紫草15g、胡连12g,继服之。上方略有加减,又服药月余,复查肝功全都正常,表面抗原1∶16(+)。

【按语】肝病传脾,穷则及肾。肝病日久不复,子令母虚,导致肝肾阴亏。"肝苦急,急食甘以缓之,"提示补肝用甘味,魏柳州的一贯煎为代表方药。当归、生地黄滋阴养血以柔肝,沙参、寸冬滋阴生津,清金以制木;枸杞益肝补肾;配木瓜、五味子酸敛,取酸甘化阴之意;滋阴勿忘清热,酌加黑栀子一味;少量柴胡之疏达,为静中之动药,且可为引经之用,水滋则木荣,病自可愈。

三、温中散寒法治疗消化性溃疡一例

潘某,男,46岁。

初诊:1985年10月12日。

主诉及病史:胃脘冷痛十余年,反复发作,经胃镜检查诊断为胃溃疡病。近来因工作过累,加之饮食生冷,胃痛加重,嗳气频作,大便溏薄,小溲频多。长期服用胃仙-u、普鲁苯辛等均无

明显疗效。

诊查：面色苍白，舌质淡，苔白略厚，脉弦。

辨证：脾胃虚寒，寒凝气滞。

治法：温中散寒，半硫丸合附子理中汤加味。

处方：半夏 15g　硫黄 0.1g(研细粉冲)　台参 30g　白术 9g　干姜 9g　炙甘草 6g　姜川朴 9g　熟附子 12g

兼服自制消溃膏(生肌散加减方，蜂蜜调膏，本课题已通过省级鉴定)。

二诊：上方服至 2 剂后，胃脘痛已止。6 剂服完后，胃痛愈，诸症大减，舌脉同前，嘱照上方继进药 6 剂。

三诊：药后自觉症状基本消失。舌正常，脉沉细。嘱继服消溃膏，定期复查。

【按语】素体脾胃虚弱，是招致寒邪客胃的内在条件。寒邪客胃所致胃脘疼痛，往往虚寒并见，因虚受寒，因寒而凝，故选方用药要遵"非刚而不能苏其阳"的原则，选用半硫丸加味温阳散寒，"除积冷，暖寒脏"。半硫、干姜相配，力在补火助阳，逐寒祛痰。参术炙草，益气健脾以补虚，姜川朴消胀宽中。配服消溃膏祛腐生肌，活血化瘀，制酸收敛，经临床观察及基础试验，取得良好效果，对胃脘痛的局部治疗增加了新的内容。

四、清利法治疗溃疡性结肠炎一例

孙某，男，50 岁。

初诊：1982 年 9 月 19 日。

主诉及病史：腹痛，大便脓血 8 年之久，每因劳累或精神抑郁而使病情加重。近来腹痛、大便不成形，伴有黏冻或脓血，排便不畅，肛门灼热、潮湿，中西药物混杂而用，未得控制。曾作肠镜检查，诊断为慢性非特异性溃疡性结肠炎。

诊查：面色晦滞，舌质红绛，苔黄腻厚，脉弦滑。

辨证：湿热痢。

治法：清利法。五得汤加味(罗氏医镜方)。

处方：当归 12g　炒杭芍 18g　川木香 9g　川黄连 9g　甘草 6g　苦参 12g　椿根皮 15g　马齿苋 30g　苦酒 10ml 为引

二诊：药后腹痛减，大便下血已止，仍伴有黏液白冻，余症同前。照上方加扁豆 15g，赤石脂 15g，继服药 6 剂。

三诊：服药平妥有效，大便黏冻液大减，腹痛愈。舌苔转为薄白，脉见缓象。湿热将除，当以健脾利湿为治，照原方加台参 15g、炒山药 30g、苍术 12g，间日 1 剂，如服药有效，可坚持服用，以免病情反复。

【按语】本例非特异性溃疡性结肠炎，脓血兼见，属中医之痢疾。本案证候表现，系湿热为患，对此类患者，余在临床上常用本方，每获良效。归芍之味行血和营以疗脓血；芍药配甘草缓急止痛；大便不畅必用木香；川连厚肠止痢。马齿苋、苦参、椿根皮利湿清热为治痢佳品。

五、健脾利水法治疗肾病综合征水肿二例

例一　张某，女，23 岁。

初诊：1978年9月27日。

主诉及病史：7个月前，自感腰痛、乏力、畏寒，未予注意。2个月后出现纳呆、尿少及下肢浮肿。查尿蛋白(++)，胆固醇13mmol/L，诊为"肾病综合征"。予以强的松、消炎痛、苯丙酸诺龙等西药及中药五苓散加减治疗，病情好转。近二十余天来，症状加重，尿量明显减少(每日尿量仅400ml左右)，浮肿渐重，疲乏无力，胃呆纳少，恶心呕吐，腹胀，咳嗽憋气，痰量不多，大便溏薄，收入院治疗。

诊查：全身呈凹陷性水肿，尤以腹部及下肢明显。心肺(一)，腹部膨隆，腹围87cm，移动性浊音阳性，肝脾不大，面部虚浮，舌质红，苔微黄腻，脉沉滑。血压128/88mmHg，体重70kg。实验室检查：尿蛋白(++)，红细胞(0～1)，上皮细胞(0～2)，白细胞(0～2)，颗粒管型(0～1)(高倍镜)，尿蛋白定量为9.45g/24h，血浆蛋白38g/L，白蛋白21g/L，球蛋白17g/L，血胆固醇15.8mmol/L，非蛋白氮30.3mmol/L，二氧化碳结合力17.8mmol/L，血肌酐198.9μmol/L，血肌酸1.26mmol/L；酚红试验第一次排泄量7.5%，4次总排泄量为32.5%；血沉113mm/1h。

辨证：原发性肾小球肾病，慢性肾功能不全，代谢性酸中毒。属脾败水泛之候。

治法：健脾利水。

处方：茯苓、茯苓皮各30g　车前子30g　赤小豆30g　王不留行15g　肉桂1.5g　黄芪15g　泽泻15g　台参15g　白术12g　益母草30g　泽兰15g　白茅根60g

二诊：服药后尿量大增(每日1000～2000ml)，上方共进18剂，浮肿、腹水消失，体重减为66kg，腹围减为68cm，胃纳好，体力增。尿蛋白(一)尿蛋白定量为0.4g/24h，血浆蛋白58g/L，非蛋白氮25.7mmol/L，二氧化碳结合力21.8mmol/L，血胆固醇13mmol/L。舌苔已退，脉沉弱。改补肾填精法，方用桃豆地黄汤加味。

处方：熟地黄15g　茯苓12g　茱萸肉12g　丹皮9g　泽泻12g　炒山药30g　胡桃仁12g　炒黑豆30g　砂仁9g

三诊：上方共服用四个月后，自觉症状消失，尿蛋白多次查均为阴性，尿蛋白定量0.3g/24h，血浆蛋白70g/L；酚红试验第一次排泄量增为30%～35%，4次总排泄量增为80%，余均正常。

例二　李某，女，34岁。

初诊：1978年9月28日。

主诉及病史：半年前，患者无明显原因出现眼睑浮肿，继而全身明显水肿。就诊于某医院，查血压180/110mmHg，尿蛋白(++)。诊断为"急性肾炎"而收入住院治疗，肌注青霉素、链霉素、利尿药、降压药及强的松(最大量45mg/d)等，治疗两月余，效果不显著而出院。近1个月浮肿日渐加重，乏力，纳呆，尿少(每日尿量不足500ml)，伴有恶心呕吐、腹痛腹泻、畏寒肢冷、腰膝酸软，来本院住院治疗。

诊查：全身皮肤苍白，高度凹陷性水肿，右侧乳房持续向外渗液。双肺呼吸音低。心率正常，律整，心音较弱。腹部明显膨隆，呈蛙状腹，脐突，腹围98cm，移动性浊音(+)，肝脾不大。测血压180/100mmHg，体重72kg。舌质淡胖，舌苔白腻，脉沉细。

实验室检查：尿蛋白(++)，上皮细胞少许，白细胞(+)，颗粒管型(1～2)(高倍镜)，尿蛋白定量6.3g/24h，血浆蛋白44g/L，血胆固醇8.32mmol/L，非蛋白氮38.6mmol/L，二氧化碳结合力15.5mmol/L。酚红试验第1次排泄15%，4次总排泄量32.5%，肝功(一)。

辨证：此系肾病型肾炎，继发性高血压，慢性肾功能不全，代谢性酸中毒。为脾肾阳虚水湿泛滥，浊阴上逆。

治法：温肾健脾利水法。

处方：茯苓 60g　车前子 30g(包)　赤小豆 30g　王不留行 30g　肉桂 3g　黄芪皮 30g　熟附子 15g

二诊：上方连服 2 剂，尿量增加，水肿略减，体力及胃纳好转，上方改黄芪 60g、熟附子 30g，加怀牛膝 30g。

三诊：服上方 6 剂后，尿量增至每日 2000ml 左右，肿势大减，胃纳好，大便正常。肾为水火之脏，温阳过则伤阴，水邪渐去，正气将复之时，芪、附酌减，加入莲子肉、炒山药。继续服药月余，浮肿全消；小便量多，曾一度达到每日 4000ml 左右；体重减至 37.5kg，腹围减至 59cm；复查蛋白尿(++)，血浆蛋白增至 60g/L，二氧化碳结合力 21.4mmol/L。脾气健，水邪全消，改用填精固肾法善后，方选五子衍宗丸与水陆二仙丹加减治疗两月余，自觉症状消失，肾功能恢复，蛋白尿消失，所有检查结果均正常，嘱服六味地黄丸以巩固疗效。

【按语】肾病综合征水肿，当属中医"水气"、"水肿"、"虚劳"范畴，高度水肿而出现大量腹水者，又属于"大腹水肿"，多为本虚标实之患。"实"为水邪，"虚"在脾肾。采用健脾利水加活血化瘀之味，符合古训"血不行则为水"、"治水当活血"之意。故例一之方药中的赤小豆、茅根、坤草、泽兰等均为活血利水之药。例二既有脾虚水泛，又有肾阳衰微、阳虚不化、水势泛滥，在治则方药上既采用健脾利水，又以温肾通阳以化气。张景岳云："温补，即所以化气，气化而痊愈者，愈出自然"，善后之治，则从益肾填精、培补先天入手，在治疗上层次分明，标本有序，自可取效迅速，疗效巩固。决水汤出自清代陈士铎所著的《辨证奇闻》一书，本方用药精当，药专力宏，利水之力尤捷，故谓之"决水"，临床广泛用于多种水肿，多起沉疴。

六、宣肺健脾、益肾化气法治疗癃闭一例

郑某，男，68 岁。

初诊：1982 年 8 月 12 日。

主诉及病史：小便不畅 5 年之久，时轻时重，重则小便无力，尿流细慢，淋漓难尽。半月来因外感之后病情加重，小便涓滴不利，小腹坠胀，欲尿不出，纳呆恶心，痛苦万状。急就诊西医某院，经检查确诊为前列腺增生，合并尿潴留。虽经导尿及对症处理病势暂缓，复如故，来院求治。

诊查：面色无泽，呻吟不宁，两手抚腹，少腹膨隆拒按。舌质淡，苔白腻，脉沉滑。

辨证：年老体弱，久病正虚，病及肺脾肾三脏，属肺气虚闭，脾失斡旋之力，肾气衰，气化无权，水气内聚之证。

治法：宣肺健脾。

处方：炙麻黄 9g　苏叶 9g　人参 9g　白术 12g　茯苓 15g　肉桂 6g　菟丝子 30g　胡桃仁 12g　盐黑豆 30g　车前子 15g(布包)　甘草 3g　路路通 15g　葱白 3 个为引

二诊：上方服 3 剂，首剂中病，药后小便渐畅，每次排尿量明显增多，小腹坠胀减轻，胃纳见增，恶心消失。舌脉无变化，守原方继服药 6 剂。

三诊：上方连进 12 剂，小便通顺，小腹不胀，按之柔软，纳食、精神体力均恢复正常。舌苔已退，脉来和缓。令停汤剂，继服肾气丸，每次 2 丸，早晚各一次，以益肾通阳化气以治其本。

【按语】患者年老体弱，下焦亏虚，肾气不充，气化无力，开阖失度。故小便不畅，或淋漓失约。病位在肾与膀胱，累及脾肺。肺主一身之气，为水之上源，肺气虚闭则水道不通。脾气虚，

斡旋无权，升降失司，即所谓“中气不足，溲便为之变”。方用麻黄、苏叶宣散肺气以启上闸，提壶启盖，水道自通，寓“欲降先升”之意；参、术、苓、草益气健脾，增强转输之力；以菟丝子、胡桃肉、肉桂、葱白益肾通阳，鼓舞命门之火，化气行水；配车前子、路路通导水于下，急则治标之意，标本兼顾，上启下导，癃愈闭开。

七、疏肝条达法治愈阳痿一例

张某，男，28岁。

初诊：1978年10月15日。

主诉及病史：患者素体强健，无其他疾患，已订婚年余，两人感情甚浓，每次相约，性情则激动不已。婚前因住房等诸事，所愿不遂，即抑郁不乐，失眠头痛，烦躁易怒，纳呆腹胀，未能及时就诊。婚后发现阳痿早泄，且逐渐加重，终致痿而不举，曾就医于某院，服用补肾壮阳之剂，自服男宝、鹿茸丸等中成药，病情未见减轻，遂来本院就诊。

诊查：体壮，舌质略红，苔略黄，脉沉弦。

辨证：脉证合参，当属情志抑郁，肝失和调。

治法：疏肝解郁。

处方：柴胡15g　炒杭芍15g　炒枳实9g　川木香6g　香附15g　合欢花15g　龙胆草6g　黑栀子6g　石燕子15g　青葱管30g　甘草6g

二诊：上方服6剂后，自感心情舒畅，纳增，睡眠浓，阳事已举，性生活正常，舌脉同前，照上方加枸杞15g、路路通15g、威灵仙12g，继服。

三诊：上方服6剂后，诸症均失，舌脉正常，嘱服逍遥丸半月以善后。

【按语】阳痿一证，虚证多于实证，故医者往往以补肾壮阳作为常法。临床所见因情志因素而致病者，并非少见，特别是所求不得，抑郁伤肝，肝与郁结，疏泄失司，往往造成性欲低下，继而阳事不举。同时，由于肝之经脉和前阴的经络关系，与阳事功能息息相关，因此，疏理条达对阳痿的治疗有其特殊意义。本案以疏肝散加减，针对病机而设，加入石燕子理肝气壮阳道，青葱管辛散通阳，且理气机，肝气易郁，郁则化热，故加入龙胆草、黑栀子以清之，合欢花解郁安神，使心气自平。方不惊人，药无奇味，中的则效。

八、养血祛风法治疗震颤一例

张某，女，53岁。

初诊：1976年10月12日。

主诉及病史：半年前因浴后汗出当风，而致左上肢肌肉酸痛拘急，劳作时更为明显。经当地医生中西药物治疗后酸痛渐愈，但出现左上肢震颤，逐渐加重，渐及四肢，伴有麻木不仁，就诊某医院，诊断为帕金森综合征。服用安坦、左施多巴、谷维素及中药天麻丸等，效不著，且逐渐加重，头摇肢颤，以手指为主，肢体麻木不仁，手不能摄物，站立不稳，时欲跌仆。易烦躁，头晕目眩，口干欲饮，大便偏干，小便略黄。

诊查：面色萎黄，神智呆滞，双上肢震颤，舌赤舌体瘦小，无苔，脉细而略数。

辨证：肝肾阴亏，津少血枯，筋脉失养，虚风内动。

治法：滋肾养肝，补血熄风。

处方：当归身 15g　炒杭芍 15g　生熟地黄各 12g　丹皮 9g　泽泻 9g　炒山药 15g　山茱萸肉 12g　茯苓 9g　全虫 12g　蜈蚣 5 条　双钩 30g

水煎服。

二诊：上方服完 6 剂后，肢体麻木减轻，头摇指颤如故，胃纳差，上腹痞满感，舌脉同上。照原方加砂仁 9g、琥珀粉 1g 冲服，嘱服 12 剂再诊。

三诊：服药平妥有效，指震颤减轻，头晕目眩亦轻，胃脘痞满消失，步履较前平稳，舌脉如前。效不更方，原方继服两月余，头摇指颤、肢体麻木不仁基本消失，饮食及二便正常，舌脉如常，照归芍地黄汤加重全虫、蜈蚣用量，共为细粉，水泛为丸，如绿豆大，每次 9g，每日 3 次，嘱服半年以巩固疗效。

【按语】本病多发于老年，为常见难愈之疾。年老体弱，久病及肾，风、火、痰为本病之标，肝肾阴亏为本病之本。肝肾精血不足，筋脉失荣，则颤震不定，肢体麻木不仁；肝肾阴亏，虚阳上扰，则耳鸣头摇。本病的治则方药，历代方书所列甚杂，所论不一。当以养血祛风为主。归芍地黄汤以归芍补血养肝，六味以益肾填精，肝肾得养，虚阳自潜，加全虫、蜈蚣、钩藤祛风镇痉，筋脉得疏，颤震自止。本证历代虽列于"风门"或"内风门"，但勿忘因阴虚而风动，禁用风燥、辛温之剂，应仔细辨证，审证求因，方能药到病除。

【编者评注】王先生近年来对内科消化系统疾病的治疗研究方面取得了令人瞩目的成果。他勤求古训，博采众长，有深厚的理论基础，用于指导临床，在内科杂证方面积累了丰富的经验，形成了自己独特的治疗风格。内病外治法用于消化性溃疡的治疗独树一帜。他非常重视脏腑功能的相关、病理的联系。例如水肿案主张先分虚实，实为水邪，虚者脾肾，健脾利水，温肾化气亦利水，扶正之中寓祛邪，症后调理注重培补后天以养先天，这在癃闭案中亦有体现。其认证准确，遣方合理，层次分明，标本兼顾，虽方不惊人，药无奇味，中的则效，亦能疗大证、起沉疴。

安徽名医医案

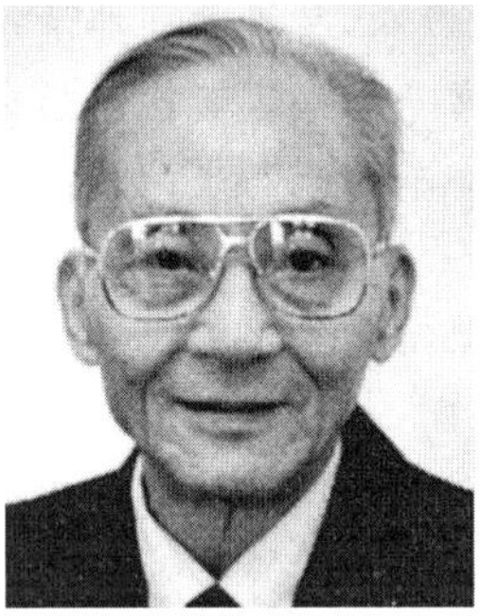

胡翘武医案

【生平传略】

胡翘武，男，1915年生，安徽歙县人，中医主任医师。胡氏幼承庭训，16岁复从歙县新安名医汪泽民为师，5年卒业即悬壶济世。1946年参加南京中央考试院国医考试，成绩合格获中医师合格证书。1979年被省卫生厅选聘安徽中医学院附属医院工作。曾历任宣城地区中医学会第一副会长、省中医学会理事、新安医学会顾问、《中医临床与保健》杂志顾问、安徽省中医高级职称评委会委员、全国中医老年病学会委员等职，1991年被选聘为全国中医药专家学术经验继承工作导师。

胡氏致力于中医教研工作多年，擅长中医内科，对诸多疑难病证有自己一套识证用药经验，其中于老年慢性支气管炎、支气管哮喘等多种咳喘病证尤多研究，认为“调气蠲痰”是疗治咳、喘、哮之关键。用药注重动静、补泻、寒热、上下、内外结合。在全国中医期刊杂志上发表学术论文三十余篇，并有《老中医经验集·胡翘武专辑》及《中医临证三字诀》等著作问世。1988年荣获省科协颁发的“从事科技工作五十年”光荣证书与称号。

一、清心柔肝法治愈尿道综合征一例

王某，女，38岁。

初诊：1989年10月18日。

主诉及病史：小便频急涩痛，日数十次，三个月余。

诊查：形体虚惫，面容憔悴，性情焦虑急躁。三个月来因小便频急涩痛，解之不尽，移时欲溲，不能自控，昼夜竟达数十次之多。现已寐食不甘、神色困顿、告假病休，虽中西诸药频投罔效。口干苦，唇舌红赤，苔薄黄，两脉细数且弦。

辨证：心肝火炽袭扰膀胱。

治法：清心泻火，柔肝缓急。

处方：川黄连 6g　莲心 3g　麦冬 10g　生白芍 30g　珍珠母 30g(先煎)　生甘草 6g　生地黄 20g　鲜竹叶 10g　3 剂

二诊：药后效显，溲之频急基本控制，继予原方又 5 剂即愈。

【按语】本例之患属中医淋证范畴，但如此频急诚为罕见。屡经尿常规、尿培养无异，转由中医疗治也易医数人，所投方药非清热通淋之剂，即滋肾利湿之方，刻守常法屡治乏效，实未识本证之症结，知常而不知达变也。患者 3 个月前因失落巨款，一夜焦急紧张之后而罹此急，此心系急、肝气郁无不由此而生；加之诸症日甚，频治无效，向本阴虚之体，内热又无不炽盛，上灼君主，旁燔将军，心火旺非但神不守舍，夜寐不安，且下迫小肠增其淋涩；肝火动非但侮中克土、食不甘味，又循厥阴之经入阴器而迫袭藏津液之州都以增其频数。治当摒弃前医诸法，方以川连、莲心、竹叶直泻心火，以撤下迫之威；珍珠母重镇安神，可缓心系之急；生地、麦冬滋阴清热，两补肝心；重用生白芍、甘草，酸甘化阴以柔肝缓急。此心肝同治，州都宁谧，频急涩痛之淋证逐日向愈，此淋证之又一疗法也。

二、镇惊运中法治愈阳痿一例

张某，男，38 岁。

初诊：1986 年 7 月 21 日。

主诉及病史：阳痿 2 个月。

诊查：两个月前在一次驾驶汽车途中，幸免一次车祸后，当夜即阳事不举，至今 2 个月，曾予补肾壮阳中药及针灸无效。面色晦滞，纳谷不甘，时或噩梦纷纭，心有余悸，小便淡黄，大便不实，口干不甚欲饮，舌尖红，苔薄黄，脉细数略滑。

辨证：心神失守，气陷肾虚。

治法：镇惊安神，运中升陷。

处方：珍珠母 30g(先煎)　远志 10g　朱茯神 20g　西党参 10g　焦白术 15g　山药 30g　鲜荷叶 20g　炙甘草 6g　葛根 15g　5 剂

二诊：服上方药 3 剂后，阳事挺举但不坚，尽剂即愈，继予上方去白术，加山茱萸肉 10g，又 5 剂以资巩固。

【按语】张某之体素本康健，向无遗精阳痿等疾。惊恐之后所致阳痿与肾阳虚惫阴精亏虚者相差甚远，故温肾壮阳之法无验也。在询得致病之由后，忽悟张景岳有“凡惊恐不释者，亦致阳痿”之语，考惊则气乱、心神失守，恐则气下、清阳不升。如斯中土亏虚、宗筋不荣、气乱无序，阴阳必有偏颇之失，此阳事痿弱之由也。治当首以珍珠母、朱茯神、远志镇惊安神，冀君主宁谧，心神入宅，失序之气机可得调顺冲和。然气下之机。失荣宗筋，必待脾土健运方能斡旋，俾下陷者得以升举，失荣者渐以滋煦，故在求得食不甘味、大便不实之佐症后，即以党参、白术、山药、荷叶、葛根等以补中升清、营养宗筋。方投 5 剂即获痊愈，此阳痿少见之疗法，特志之。

三、以通求升法解重证胃下垂一例

刘某，女，46岁。

初诊：1984年10月17日。

主诉及病史：胃痛且坠3个月，加重两周。

诊查：形体消瘦如削，慢性痛苦面容，直立步履则胃脘坠痛不已，进食饮水则坠痛难忍。半个月来口干舌燥，畏惧饮水，饥肠辘辘又怕纳谷，终日卧床不起，头昏神疲，尪羸不堪。嗳气频作，脘腹胀满，按揉脐周则雷鸣水声可闻，大便秘结，常五七日一次，如栗艰下。镜透摄片：十二指肠球部溃疡，胃下垂12cm。唇红焦裂，舌尖红赤，苔中薄黄后厚腻，两脉弦细滑数。

辨证：水热互结，腑气壅塞。

治法：泄热逐水，通腑救胃。

处方：生大黄6g　芒硝6g(分两次冲服)　甘遂2g　蒲公英30g　3剂

嘱其每剂煎煮2次和匀，分4次服，如便泻甚时，则止后服。

二诊：患者欣喜，步行来曰：服药1剂后即便泻6次，先硬后稀，恶臭之粪水泻之甚多，脘腹坠胀若失，水鸣也已。3剂药后便泄相继减少，已能少少进谷饮水。舌淡红，苔薄黄，脉细数无力。仍拟上方剂量减半又5剂，以尽余邪。

三诊：诸症继减，饮纳正常，精神大振，再拟养阴和胃安中之法善后。

处方：南沙参20g　淮山药15g　天花粉20g　枇杷叶10g　荷叶10g　葛根10g　炒白芍10g　甘草6g　莲子10g　百合20g　7剂

【按语】胃下垂之病以中虚下陷论治者颇多，补益脾土，升提中气辄为其常法，然少效罔验者不乏其例。本案重度下垂，饮纳几废，形瘦如削，尪羸不堪，竟致卧床不起。细察脉舌及表现诸症，于极虚之症中又不难窥视盛候。腑气壅塞，水热互结，潴留胃腑，虚其本虚之阳土，积虚之胃又无力转输运化蕴遏之水热，如斯腑气不通，水热愈结，胃土灼渍，虚惫更甚，因果循环，相因为害，两极分化，致使下垂益甚而无力自拔。温补升提之剂只能增水热之邪，壅肠腑之气，于本证有百害而无一益，然医者为是，患者不知，三个月来大剂频投。日复一日，诸症日加，形体益衰，下垂之胃岂有回升之望！欲中断恶性循环中因实致虚之环节，非泻热逐水通幽不为功，故取大陷胸汤，峻剂缓投，冀腑气通畅，水热清泻，积蕴胃腑之邪有外出之机，如释重负之阳土始能复其冲和之性、纳腐转输之能，下垂之困庶或有上提希望。药后果如其愿，三个月困顿如失，调理匝月即恢复正常工作。复摄片示：胃下垂仅5cm耳。

四、健脾温肺法治愈白细胞减少症一例

唐某，男，32岁。

初诊：1991年8月24日。

主诉及病史：乏力、头昏、自汗、恶风半年，白细胞减少，一直在2.4×10^9/L上下。

诊查：面色萎黄无华，神疲懒言，形体清癯，遍体无力，关节酸痛，恶风畏寒，自汗湿冷，四肢时起如粟红疹，瘙痒不已。微咳少痰，纳谷不香，大便鹜溏1日2次，舌淡苔白腻，脉濡缓无力。

辨证：脾肺阳虚，水湿渍留。

治法：健脾温肺，益气燥湿。

处方：苍白术各10g 附片6g 桂枝10g 黄芪15g 茯苓20g 防风10g 炒白芍10g 秦艽10g 仙鹤草30g 甘草3g 红枣3枚 生姜3片 5剂

二诊：药后自汗身痛有减，纳昌，便实1日1次，脉舌变化不大，再予上方10剂继服。

三诊：诸症继减，面有华彩，精力颇旺，白细胞已上升至$4.8 \times 10^9/L$。脾肺阳虚渐复，水湿之邪殆尽，继予上方加当归10g、鸡血藤20g以和血调营，又进药20剂，至今一切正常。

【按语】患者系一西医外科大夫，因白细胞减少，体力下降，诸症蜂起。渐至不能持刀手术已四个月，易医数人无不以脾肾两亏、精血内夺论治，皆以乏效而转诊。详审脉症，结合病史，脾肺阳虚、水湿渍留为其致病之因也。因水谷精微缘脾虚而无以化生，由肺虚而无以敷布，且水湿不运与其互结为害，肺气日亏，脾阳益遏，中气不立，肌表不固，亟待健脾燥湿启动今天的生化气血，温肺益气有益治节敷布全身。方以济生术附加苍术、秦艽、茯苓以温阳健脾、除湿和络，芪附汤合玉屏风散益气温肺以助阳固表，合桂枝汤者以外和营卫、内调阴阳，加仙鹤草者，以其又名脱力草，有益气和血之用。守法1月，诸症悉减，白细胞日渐回升。

五、甘淡养阴、清化痰热治愈支气管扩张咯血一例

卢某，男，69岁。

初诊：1990年11月16日。

主诉及病史：反复咯血三十余年。

诊查：患者于20世纪50年代末即不时咳血，由于当时年轻体壮未予介意，遂逐年加重，并经摄片示为“支气管扩张”，随之症状年甚一年，渐至每月不断，三五日即大咯血一次。面色㿠白虚浮，形体消瘦，躺卧在床不敢随意挪动。少气懒言，纳谷不甘，胸闷心悸，头昏目眩，口干黏，唇红，咳痰黄绿色量多。暗红鲜红之血或盈口而出，或夹痰中。舌淡红乏津多细裂，舌体宽大，苔黄腻，脉虚滑略数。

辨证：痰热蕴肺，络损阴伤。

治法：清化痰热，养阴止血。

处方：苡米30g 葶苈子10g 芦根30g 蒲黄炭6g 阿胶10g（另炖冲服） 桃仁10g 冬衣仁30g 藕节30g 南沙参30g 百合30g 川贝10g 山药30g 瓜蒌皮30g 竹茹10g 石斛10g 枇杷叶15g 5剂

二诊：上方服后咯血有减，黄绿色痰大量排出，但未知是咯血该缓之期，抑或药力作用所为。然药服后无任何不适，继予上方又7剂。

三诊：半月来咳血竟未再现，但每日只两次较多之排痰，纳谷增，夜寐酣，面有红润，精神转佳，舌淡红乏津，苔白薄微黄，脉仍虚细略数。合拍之方毋庸更张。上方去葶苈子、蒲黄炭、竹茹，加玄参10g、生谷芽30g、仙鹤草30g，30剂。至今1年有余未再咯血。

【按语】患者罹疾三十余年中，往返京沪，乃至全国各大医院不胜枚举，终因少效而返里任其自然，所幸者排除了恶变。视其积虚之体，盈口之血，补虚止血仍为必投之法，然其大量黄绿黏稠之痰，紫暗血色，红赤口唇，黄腻之苔，又无不显示肺中久蕴痰热，是灼损脉络、耗伤肺阴之源；且肺伤阴耗，治节乏权，痰热之邪又无力清泄外排，伤损脉络灼而不已。出血岂有休止之期？病位在肺，虚实互见，不清化不足以祛久蕴之实，不滋阴不足以补久耗之虚。然滋阴之品不可味厚浊腻，只宜甘淡养阴为要。因肺的耗伤以阴津为主，故择南沙参、百合、石斛、山药、阿胶等；清化痰热切忌苦寒，因苦寒之品易化燥伤阴，又残伤中阳，于30年积虚之体更应避忌。

故选苡米、瓜蒌皮、竹茹、枇杷叶、冬衣仁、葶苈子等；止血于本方中仅为治标之法，不为本方之主体，也应力避敛涩，应止中有行，方无瘀滞阻络之弊，故投藕节、蒲黄炭，加桃仁与止血清化之品同步，非但无破血伤络之害，且有去瘀止咳之用。投方奏效，不可随意更张，守法守方竟痊30年顽笃之咯血。现患者已形充神健，面色红润，今非昔比，判若两人。

六、温肾祛风法治愈龈痒八年一例

褚某，女，44岁。

初诊：1991年5月22日。

主诉及病史：龈痒8年。

诊查：形体稚弱，面色黧黑，牙龈紫黯，萎缩明显，瘙痒不已，入夜尤甚。8年中屡经五官科、口腔科查治，疗无效方，白昼只得不时按揉面颊以止龈痒，夜间以安眠药强制镇静入寐，否则终日无安宁之时。舌淡暗，苔白薄，脉沉细弦。

辨证：肾虚络空，伏风扰袭。

治法：温肾补虚，搜祛伏风。

处方：熟地黄30g　骨碎补10g　山药20g　怀牛膝10g　独活10g　细辛6g　僵蚕10g　木贼草10g　全虫6g　薄荷10g　乌梅15g　苦参20g　7剂

二诊：药后龈痒奇迹般的消失，患者喜出望外。为巩固疗效，继予上方去苦参、木贼草，加当归10g、山茱萸10g、肉苁蓉10g以温补久虚之下元，7剂。

【按语】龈痒八载实属罕见，频治乏效，终日不宁，患者被折磨得几不欲生，来诊时也只报一线希望尝试而已。见其虚羸清癯之形体，萎缩黯黑之牙龈，再结合他症与脉舌，实为肾气不足、少阴亏虚为主。然痒者必为风邪作祟，且痒只限齿龈，又无外风之征时，当属深伏肾经之风为标。标本昭然，机因已析，治当非温补肾阳不能疗其虚，非搜祛伏风不能驱其邪。以大剂熟地黄、骨碎补、怀牛膝、山药以温补不足之少阴，细辛、独活统领僵蚕、木贼草、薄荷入肾驱散内伏之风。然久稽深伏之风又不无入络之患，惟恐上药未能尽除，故择擅于搜剔入络之全虫追逐之。配酸苦性寒之乌梅苦参者，有防辛热温燥、伤阴耗液之过，也可入阴以助祛风止痒之效。与温热祛风之剂并行不悖，故可收桴鼓之应也。

七、清金泄肺法治愈自汗恶风一例

陈某，女，54岁。

初诊：1984年7月13日。

主诉及病史：自汗恶风3个月。

诊查：入夏以来，随气温渐增，汗出日多，恶风之症也随之益甚。入伏之日室内电扇竟静置不用，举家闷热而患者适宜。但汗出不绝，出户畏风之症经治乏效。患者形体虚弱，肌肤白嫩，颧唇微艳，少气懒言，语声低微，身困乏力，稍动则气急心悸、额汗淋漓。纳可便调，口干喜饮，小便淡黄，偶闻一二声闷咳，清稀涎中时夹黄稠之痰。舌淡尖赤，苔薄白微黄，脉浮濡，两寸独细滑。

辨证：痰热蕴肺，肌腠疏泄失固。

治法：清金泄肺，消逐痰热。

处方:桑白皮10g　黄芩10g　芦根30g　冬瓜仁30g　苡米20g　葶苈子10g　瓜蒌皮20g　桃杏仁各10g　地骨皮15g　知母10g　5剂

二诊:药合病机,自汗大减,恶风也愈其半,闷咳不作。上方去葶苈子,加南沙参20g、五味子3g,7剂。

【按语】患者系一位中西医结合医师,自罹自汗恶风之症后,自拟益气温阳固表止汗方无效,延他医和营卫调阴阳也无验,一筹莫展,颇为焦虑。自汗恶风属阳虚气弱,肌表失固者颇多,此患者又系形体虚弱之老年妇女,外观上又多气阳偏虚之症,治投益气固表或温阳敛汗之药似无不合,但事与愿违。于细察详诊之中,偶闻闷咳及清稀涎中夹有黄稠之痰,再结合颧唇微赤及上述之脉舌,此乃肺蕴痰热、独处藏奸也,且久蕴之痰热无不耗伤肺之气阴,故少气懒言,语音怯微,动则心悸也。肺合皮毛,司肌腠之启闭,主疏泄之痰热在灼伤肺之气阴同时,又致皮毛疏而不固,玄府洞开,故溱溱汗出,岂能自敛,卫外不能,恶风之症怎能向愈。益气温阳无异火中添薪,固表敛汗岂非闭门留寇?此屡投不愈之理也。治予清泄肺气痰热以撤邪热之法,非但肌腠有致密之望,且也去耗伤气阴之源,故一拍即合。再诊稍事增损,以补益气阴与清泄余邪同步,冀正胜邪却而竣全功。

八、甘淡养阴清泄法治愈久泄口疮一例

胡某,男,36岁。

初诊:1991年8月16日。

主诉及病史:便泄口疮反复发作三年余。

诊查:3年前于一次"急性胃肠炎"后即罹慢性腹泻,伴复发性口疮,缠绵不愈至今,四季皆然,以夏秋为甚。形体消瘦,唇颊暗红,舌尖左侧及内唇右边可见黄豆大小之溃疡三处,痛疼颇甚,碍于咀嚼进食,口干微黏。大便日二三次,如糊状,脘腹微胀,溲黄,舌淡红多细裂,苔薄黄微腻,脉细数略滑。

辨证:脾阴亏虚,温热蕴伏。

治法:甘淡养阴,清泄湿热。

处方:葛根30g　白茅根30g　赤小豆30g　连翘10g　淡竹叶15g　山药30g　百合20g　天花粉20g　芦根30g　扁豆花10g　石斛10g　5剂

二诊:大便减为1日一次,较前稍干,口疮疼缓,溲清。药证合拍,再予原方10剂。

三诊:诸症相继再减,大便成形,口疮收敛渐有平复之势。上方去芦根、连翘、白茅根,加太子参10g、茯苓10g、甘草6g,以资巩固。

【按语】慢性腹泻及复发性口疮均为棘手之证,一人而两得其患则更难疗治,辨证稍有差迟,即有顾此失彼之虑。稽查所服之方,非苦寒清热解毒以上疗口疮者,即燥湿健脾益气以下疗腹泻者,综变通方药,总未出其大法也。考脾开窍于口,其华在唇四白,且濡泄与脾甚切,此患虽上下交病,其病位在脾可定。口干黏,便如糊状,口疮痛甚,舌淡红、苔薄黄、脉滑数等,湿热内蕴无疑。因其病程久远,腹泻不绝,加之苦寒温燥之剂频投,瘦削之体,多裂之舌,细数之脉等,脾虚阴伤显然。如斯阴虚湿热一体,选方择药稍有不慎,辄有虚虚实实之虑。养脾阴应甘淡而不助湿,清湿热避苦寒反易伤阴。其中山药既滋养脾阴又止泻泄,故为扶正之主药。清泄之品也皆甘淡性凉之剂,无苦寒伤脾、香燥耗阴之弊。葛根为脾胃二经之药,既能清阳明之热,又能升脾土之清,更具生津止渴之效,以其斡旋补泻药中,而奏清热止泻、升清生津之用。故列为君药也。

九、启闭开窍法治愈突发性耳聋二例

例一 赵某，男，55 岁。

初诊：1991 年 10 月 19 日。

主诉：两耳突然不闻音响 1 周。

诊查及病史：1 周前两耳突然失聪，某院五官科诊为“突发性耳聋”，治疗 5 日乏效。患者形体清癯，面色晦滞无华，畏寒肢冷。乏力少神，头昏，纳可，溲清，便稠，舌淡润苔白薄，脉沉迟。

辨证：阳虚寒袭，气闭清窍。

治法：温阳散寒，理气通窍。

处方：附片 6g　麻黄 3g　细辛 6g　香附 10g　石菖蒲 10g　川芎 30g　蝉衣 6g　炮甲 6g　甘草 6g　羌活 10g　当归 10g　5 剂

二诊：药后两耳已闻音响，形寒头昏亦减，再予上方加补骨脂 15g，5 剂即愈。

例二 杨某，男，30 岁。

初诊：1991 年 10 月 24 日。

主诉：左耳突然闷胀失聪 5 日。

诊查：患者形体壮实，面颊潮红，左耳闷胀并溢流清水颇臭，鼻塞不闻香臭，时流黄浊之涕，头昏重如裹，两目微赤，口干苦，溲黄便结，舌淡红苔薄黄且黏，两脉浮滑有力。

辨证：湿热熏蒸，清窍闭遏。

治法：清热化湿，启闭通窍。

处方：藿香 10g　石菖蒲 10g　干荷叶 10g　酒炒黄芩 10g　路路通 10g　葛根 30g　丝瓜络 10g　苍耳子 10g　柴胡 6g　白芷 10g　泽泻 20g　羌活 10g　郁金 10g　5 剂

二诊：药后左耳听力大增，已不流水，头重变减，鼻塞渐通，但脉仍浮滑，病邪未尽，慎防复发，上方再服 5 剂巩固之。

【按语】突发性耳聋如未及时疗治，多遗有终身失听之患。因其禀赋不一，年龄各异，且感邪迥别，故治疗之法往往大相径庭。赵某为阳虚之体，风寒之邪最易入侵。耳为肾窍，其两耳突然失聪，实为风寒之邪侵袭阳虚之肾经，郁闭肾窍，诚为太少两感之变证也。不温补肾阳则无以抗邪，不散寒疏风则无以启闭。故主以麻黄附子细辛汤温上启下，两顾太少。然虑其启闭之力单薄，又乏理气通窍之品相佐，故伍以《证治准绳》治疗气闭耳聋之通气散化裁，以增理气通窍之力。药后果见效应。例二杨某形体壮实，年岁也轻，所现脉症全系湿热熏蒸、三阳受阻、清窍被蒙之机，故给予葛根、柴胡、黄芩、羌活等统领藿香、泽泻、荷叶以清泄宣发三阳郁遏之湿热，辅石菖蒲、郁金、苍耳子以通窍启闭，丝瓜络、路路通以理气和络，药证相符，奏效颇速也。此两案虽同为耳聋，且发病先后相差不远，但由于其体质强弱有别，感邪寒热悬殊，设若互易其方，或一方两治，非两者罔效，即一验一败，中医之精髓全在“辨证论治”也。

十、升降蠲涤法治愈小儿支气管哮喘三例

例一 李某，男，5 岁。

初诊：1990 年 6 月 10 日。

主诉(母代)：咳哮痰鸣 1 周。

诊查及病史：1周前因感寒咳喘，及治未控，症状日甚，第三日即气息急迫，呼多吸少，喉间痰声辘辘，满肺哮鸣音，“三凹”症明显，面颊潮红，口唇紫绀，额汗淋漓，口干喜饮，纳少便结，小便黄少，舌红苔黄腻，脉浮滑数。

辨证：痰热壅盛，肺气郁闭。

治法：升降气机，清涤痰热。

处方：葶苈子10g(布包)　泽漆10g　大黄6g　蝉衣6g　僵蚕10g　桑白皮10g　鱼腥草15g　苡米20g　黄芩10g　枇杷叶10g　3剂

二诊：药后腑气通畅，咳哮几无，痰鸣之声只于夜间可闻，口干，舌淡红，黄腻之苔渐化，脉浮细滑数。上方去大黄、泽漆，加芦根20g、南沙参20g，5剂告痊。

例二　周某，女，4岁。

初诊：1991年4月16日。

主诉(母代)：“支气管哮喘”2年，此次发病2周。

诊查及病史：患儿“支气管哮喘”冬春好发，今发2周，经治乏效。面色虚浮青晦，喉间痰鸣且痒，胸膈憋闷，抬肩撷肚，呼吸急迫，满肺哮鸣音，大便2日一行，小便清，舌淡暗润苔白滑，脉浮弦数。

辨证：寒痰凝滞，气机闭阻。

治法：升降气机，温蠲寒痰。

处方：猪牙皂2g　白芥子6g　苏子10g　酒军4g　蝉衣6g　僵蚕10g　细辛6g　姜半夏10g　金沸草10g　3剂

二诊：服药1剂后即吐盈碗清痰，随之咳哮大减，尽剂基本向愈。继予上方去猪牙皂、酒军、细辛，加白术10g、橘红6g、干姜3g，减白芥子为3g，3剂。

例三　张某，女，10岁。

初诊：1988年12月14日。

主诉：咳哮、气急、胸憋、痰鸣1周。

诊查及病史：患儿“支气管哮喘”6载，每年数发，以冬季为甚，虽抗过敏解痉消炎镇咳少效，曾脱敏治疗也告失败。一发辄迁延匝月不已。刻下正值症状严重阶段，其父因虑西药少效，无奈而转诊中医。面目微肿，口唇青紫，汗出湿发，胸膈憋闷莫可名状，痰鸣之声户外可闻，咳逆之气一旦壅闭，则呼吸停止须臾；纳差，口不干，夜不能寐，畏寒肢冷，溲少，舌淡润苔白薄且滑，两脉弦滑且数。

辨证：痰丝凝渍，肺失宣肃。

治法：蠲饮涤痰，升降通阳。

处方：芫花2g　商陆3g　大黄3g　金沸草10g　蝉衣10g　僵蚕10g　射干10g 麻黄3g　干姜3g　细辛4g　五味子3g　生姜5片　3剂

二诊：药后二便通利，咳哮锐减，痰鸣声细，气息均匀，不汗出，肿消唇红。其父甚喜，云：从未有过之速效。上方去商陆、大黄、麻黄，加桂枝10g、茯苓20g、附片3g以增通阳化饮之效，5剂。

【按语】小儿“支气管哮喘”之发病机制也诚如《证治汇补·哮病》所云：“哮即痰喘之久而常发者，因内有壅塞之气，外有非时之感，膈有胶固之痰，三者相合，闭拒气道，搏击有声，发为哮病”。然从其发病症状看来，其中“内有壅塞之气”、“膈有胶固之痰”诚为其主要发病机制，“外有非时之感”虽为其发病诱因，然引发之后大多消逝不复存在，如衣物接触之诱发，花粉烟味之刺激，感寒冒风之客袭等，于发病后或忌或避，都已不在或很少在病理中再起作用。如气息急迫，吐纳不利，甚或张口抬肩、摇身撷肚等，无不为“壅塞之气”为害，痰声辘辘，哮鸣音满肺，胸膈痞满，咳痰黏稠，又无不为“胶固之痰”作祟，所以气闭痰壅诚为该病之主要病机。如何速速使其气开痰涤，则是治疗此病之关键。且小儿之体稚阴弱阳，染病之后易虚易实，故迅速启闭壅塞肺气，蠲涤胶固痰浊，是刻不容缓的应急措施。然王道缓不济急，故经取《伤寒温疫条辨》之升降散去姜黄代以枇杷叶或金沸草。蝉衣轻升开肺，杷叶（或金沸草）肃降宽胸，大黄通幽安里，僵蚕散结解痉，冶升降通散于一炉，斡旋上下，升降气机，壅塞之气可通，郁遏之肺气也即开达矣。且蝉衣、僵蚕性平无毒，更具解痉缓急之用，治“支气管哮喘”有百利而无一害。蠲涤胶固之痰也径取性猛力专之牙皂、葶苈子、芫花、商陆、泽漆、白芥子等，不患胶痰之不驱也。然痰有寒热之殊，治则应有温凉之异。故蠲涤之品不可一成不变。痰热胶固者当以苦寒泻涤，例一即为此型，葶苈子辛苦性寒，泽漆苦寒，共为祛痰行水泻热决壅之上品；寒痰凝滞者则应辛热蠲逐，例二即为其代表证型，药取性温味辛之牙皂、白芥子以温肺豁痰攻坚散结；再如为饮邪浸渍贮蓄不化者，上药不中与之也，可予芫花、商陆涤蠲之。芫花秉花性而体轻，善逐上焦之水邪；商陆逐水消肿，善治胸胁之积饮，二药合用，蠲饮力专。然峻猛之品施于小儿，更应谨慎从事，宜峻药缓投，中病即止，一剂可分四五次服，以小量频进，以观进退。一旦证情缓解，上述峻猛之品或药味减少，或剂量减半，或撤换他品，无使药过病所，戕害稚弱之体也。

十一、温肾去风法治愈入夏夜咳一例

汪某，女，52岁。

初诊：1991年6月24日。

主诉：入夏子夜至黎明干咳5年。

诊查及病史：患者5年来一交夏季，每午夜至黎明则干咳不已，且有逐年加重之势。咽痒无痰，白昼渐瘥。除本人困苦不堪外，家人也无宁夜，中西诸法频治无效。面色虚浮晦滞，神情委顿，纳便尚可。自云冬季畏寒特甚，舌淡暗胖润，苔白薄，脉沉细略弦。

辨证：肾虚阳弱，伏风干肺。

治法：温补肾阳，祛风宁咳。

处方：熟地黄30g　山药20g　萸肉10g　紫石英30g　五味子6g　怀牛膝10g　骨碎补10g　麻黄3g　附片6g　细辛6g　蝉衣10g　苏子10g　金沸草10g　5剂

二诊：服上方3剂即效，尽剂竟夜宁不咳，出奇之效，实令医患始料之不及。继予上方去金沸草、苏子、怀牛膝，加当归10g，7剂以资巩固。

【按语】咳嗽本为常见之症，然由午夜至天明辄咽痒干咳，且以入夏即发又羁年之久者，诚属罕见。考子夜而后阳初萌动，入夏之季也为阳隆之期，此咳发于阳气萌隆之时无疑也。患者面色虚浮晦滞，舌淡暗胖润，脉沉细且弦，皆系下元虚惫、肾阳式微之征也。患者除入冬感寒诸症有加畏寒特甚外，何以咽痒干咳偏偏发于夏日而瘥于寒冬，起于午夜而止于凌晨？考阳虚之体，风寒客袭太阳，深伏少阴，著而不去，此即太少两感之机也。遇郁之风寒常借阳萌浮动之机外透而上干肺系，又因正虚阳弱透而不尽，伏而不去，潜而届时再发，故有定时咽痒干咳之作也。治此者非温补肾阳无以扶正托邪，非升越太阳宣透肺气无以去风散寒。故药以熟地黄、山药、萸肉、骨碎补、怀牛膝、紫石英、附片等温补久虚之肾阳，取麻黄附子细辛汤以温开太少，俾邪有外出之机，配蝉衣、金沸草、五味子、苏子以轻扬清降并用，冀开中有合、启闭肺气，而达去邪止咳之效，药后果收立竿见影之验。

十二、益气血补脾肺法治愈冒风即咳一例

朱某，女，12岁。

初诊：1989年12月16日。

主诉：触冒风邪即咳嗽不已三年余。

诊查及病史：患儿形体虚弱，面色㿠白，恶风自汗，大便不实如鹜溏，每次咳嗽必数周之治方能缓解，但治愈不久，一旦冒风，咳嗽又作。3年来能痊愈，1月不发者几无。少气懒言，鼻流清涕，喷嚏不绝，口淡乏味，纳谷不香，舌淡苔白薄，脉虚细无力。

辨证：气血两虚，脾肺亏极。

治法：调补气血，培土生金。

处方：山药20g　防风6g　当归6g　炒白芍6g　党参10g　白蔹6g　桂枝6g　茯苓10g　焦白术10g　柴胡6g　桔梗6g　阿胶6g(另炖)　黄芪10g　五味子3g　炙甘草6g　干姜3g　红枣3枚　神曲10g　生姜3片　10剂

二诊：上药服后除鹜溏之便转实外，余无进退，但也无不适之感。守法继服，再10剂。

三诊：两旬来形体有丰，喷嚏流涕均减，纳谷增，自汗减，咳嗽轻减大半，但未知是自行向愈，抑或药物作用。既效之方毋庸更张、积虚无速补之法也。上方又连服20剂后临床症状基本消失。半年后随访，除偶闻一二声咳呛外，余无异常。今春视其形体丰润，面有华彩，与诊治之初判若两人。

【按语】冒风则咳为常有之症，然如此易罹难痊，愈时仅有，且反复数年不愈者实不多见。结合病史、症状，确认患儿气血两虚，脾肺不足，正虚之体，无力御邪，营卫失谐，卫外不固，风邪易袭而难去也。不补虚无以扶正驱邪，不去风无以调补手足太阴。治宗仲景"虚劳诸不足，风气为疾"之薯蓣丸化裁，以补虚去邪而疗风气为疾。本案除重用"主伤中、补虚羸，除寒热邪气，补中益气力，长肌肉，强阴"(《神农本草经》)之山药为君外，又由八珍汤、桂枝汤、桂枝人参汤等复方以两补气血，调和营卫，补土生金为补虚扶正之主体。致阿胶、麦冬以养阴补血，直益肺金。柴胡、防风、桔梗等以祛邪疏风，神曲、白术和胃助运。白蔹于补虚疗损方中可起疗病敛溃之用。复于此方加黄芪、五味子者，又增生脉散与玉屏风散两方于其中，守法守方，静养缓调，俾气血未复，土培金生，3年难愈冒风即咳之疾竟获痊愈，薯蓣丸不失为治虚体风气所致咳嗽之良方也。

(胡国俊　胡世云整理)

【编者评注】辨证细腻准确，用药精炼恰当，谨守病机，为胡老遣方用药的主要特色。如启闭开窍法治愈突发性耳聋两例，一为温阳散寒，一为清化湿热，虽治法不同，但疗效均佳，可见辨证用药之准确。又如胡老认为肺气壅塞，痰浊胶固是咳、喘、哮证的主要发病机制，故治疗以"调气蠲痰"为关键，重在升降气机，启闭肺气，蠲涤痰浊，常选用升降散加减治疗，每每奏效，实为胡老多年来在治疗支气管哮喘、老年性慢性支气管炎等疾病上积累的宝贵经验，很值得临床参考。

江苏名医医案

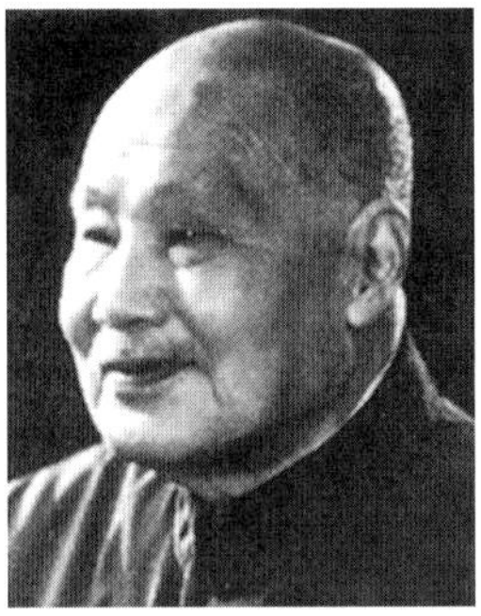

张泽生医案

【生平传略】

张泽生(1895—1985),字树霖,号扫尘,江苏丹阳市人,教授、主任医师。16岁时从孟河费伯雄高足贺季衡学医,凡6载,由于勤学深研,尽得其传。1919年起悬壶应诊,不久即名闻城乡,成为当时丹阳名中医之一。新中国成立后应聘至江苏省中医医院工作,先后担任南京中医学院教授、附属医院主任医师、博士生导师。历任丹阳市人民代表、江苏省政协常委及全国中医学会江苏分会常务理事等职。

张泽生教授精于中医内科,擅长治疗脾胃病及疑难杂证,尤其对诊治萎缩性胃炎、慢性结肠炎有独到经验。他首先提出萎缩性胃炎以中虚气滞证居多,治疗应以温中理气为主的新论点,纠正了过去认为该病多胃阴不足的错误论点,先后发表《萎缩性胃炎的辨证论治》等学术论文二十余篇,著有《张泽生医案医话集》,1983年"张泽生教授胃病诊疗与教学应用软件"通过省科委鉴定,荣获省科技成果奖和全国微机应用展览会荣誉奖。张氏自拟的治疗萎缩性胃炎中虚气滞证的胃炎灵冲剂,已列为省卫生厅科研课题,现正在进一步扩大验证中。

一、温中健胃法治愈萎缩性胃炎一例

罗某,男,50岁。

初诊:1976年3月6日。

主诉及病史:左上腹疼痛五六年,最近2年来病情加重,甚则每天持续疼痛不止,痛甚出汗,喜热喜按。

诊查：胃镜检查示：慢性萎缩性胃炎、食管中段憩室；病理报告：中度萎缩性胃炎（胃窦大弯、小弯、胃体小弯）。舌淡苔白，脉沉弦。

辨证：中虚气滞证。

治法：温中健胃。

处方：党参 15g　当归 9g　桂枝 3g　白芍 9g　法半夏 9g　木香 5g　陈皮 6g　炙甘草 3g

二诊：1977 年 1 月 19 日。上方连服二百余剂，胃痛明显减轻。原医院复查胃镜：慢性萎缩性胃炎；病理报告：胃窦大弯、胃体后壁黏膜组织、胃体小弯轻度萎缩性胃炎，上方去半夏、木香，加红花、乌梅炭 5g。

三诊：1977 年 6 月 13 日。患者来信云上方又服 150 剂，胃痛未作，证情稳定，惟出汗较多。原方加生姜 2 片、大枣 4 枚，调和营卫，以资巩固。

药后来信称：出汗明显减少，胃痛未作。同年 12 月 30 日又来南京请张老复诊，胃痛已除，形体较前为胖，饮食、二便正常。1978 年 1 月 2 日再往原医院作胃镜复查：浅表性胃炎，原萎缩灶已消失。病理报告：仅见胃体小弯重度浅表性胃炎。张老嘱以原方间断服之，以冀巩固。

【按语】根据张老经验，萎缩性胃炎以中虚气滞或中虚胃寒证居多，治宜温中健运为主。最常用方为归芍六君和小建中汤加减，方中白芍量重于桂枝，旨在温中缓急。该方特别适用于胃脘痛喜热喜按或得食则缓之患者。当药证相合，病情有所减轻时，一般不要轻易更改主方，可嘱患者长期服用，亦可制成丸药进治。通过此例，说明萎缩性胃炎是可以治愈的。

二、清肝和胃法治愈胃病阴虚火旺嘈杂证一例

谈某，女，36 岁。

初诊：1963 年 5 月 11 日。

主诉：嘈杂善饥，咽干舌燥，面易烘热，大便干结。

诊查：脉弦细而数，舌红少苔。

辨证：阴血不足，中州失濡，虚热犯胃。

治法：甘凉濡润，清肝和胃。

处方：南沙参 9g　麦冬 9g　白芍 9g　乌梅炭 3g　黑栀 5g　白术 12g　柏子仁 9g　熟枣仁 12g　法半夏 6g　炒竹茹 5g　龙眼肉 9g　红枣 4 枚

二诊：1963 年 5 月 18 日。服药后上述症状均已消失。但停药之后又有脘次嘈杂感。头昏，大便较干，脉弦细，舌少苔。肝阳初潜，阴血当亏，原方加减。原方去竹茹、加炙甘草 3g。

三诊：1963 年 6 月 1 日。阴液不足，津不上承，咽干口燥，心膺仍觉嘈杂，脉弦细，舌质红少苔。拟养血生津。

处方：南沙参 9g　麦冬 9g　石斛 12g　白芍 9g　乌梅炭 3g　生地黄 12g　阿胶珠 6g　炙甘草 3g　柏子仁 12g　龙眼肉 12g　红枣 4 枚

四诊：1963 年 6 月 10 日。药后诸症均消失，因大便尚干结，给服桑椹膏调治而愈。

【按语】嘈杂是指脘中如饥如嘈，甚则有懊侬不宁之状，病位主要在胃。其证有虚有实，必须仔细辨别。本例嘈杂，据其见症为营阴不足，胃失濡润，阴虚火旺，肝逆犯胃，因此治以养胃阴，补营血，甘凉濡润，稍佐苦泄以清肝。在二三诊时肝火已清，即去苦寒之味，加入甘寒生津之生地黄、阿胶、石斛等，加重养阴，俾津液濡润，胃气和降，虚火自平。

三、散寒化湿法治愈阳虚寒湿证恶寒一例

汤某，女，46岁。

初诊：1977年3月20日。

主诉及病史：自觉恶寒已八九年，每年夏季发病，寒冷彻骨，夏天要穿棉衣上班，近两年冬季亦感恶寒，伴有低热(37.5℃)，有汗颇多。

诊查：血沉、抗“O”、甲状腺同位素等均属正常，西医诊断为自主神经功能紊乱。追问病史，1968年有淋雨史。脉沉细，苔白微腻。

辨证：肾阳虚弱，寒湿稽留筋骨之间。

治法：温肾散寒，化湿通络。

处方：生麻黄6g　杏仁9g　鹿角片9g　干姜3g　桂枝6g　生熟地各12g　白芥子9g　白芍9g　炒苍术9g　炙甘草3g

二诊：1977年5月18日。上方服30剂，低热已控制，但恶寒未减轻，依然寒冷彻骨，尤以两下肢为甚。食物不香，大便偏干，脉沉细，舌苔黄腻。痰湿阻中，表里不和，病久不易速效。

处方：炒苍术9g　川朴5g　桂枝5g　法半夏9g　白芍9g　陈皮6g　炒枳实9g　全瓜蒌15g　生姜皮3g　茯苓9g

三诊：1977年6月18日。上方又服30剂，自觉怕冷已有减轻，天气虽热，但仍要穿棉衣上班，不出汗，食欲渐振，大便畅通，舌质紫苔黄腻，仍守前方出入。

原方加草果仁9g。

患者回家后服上方5剂，恶寒大为减轻(过去一到夏天，越热越怕冷)，即继续服用原方药，服完35剂后，恶寒症状完全消失，恢复如常人。

【按语】患者有淋雨史，未能及时治疗，寒湿留恋肌肤，寒性凝滞而主收引，卫气不得温煦。盖寒为阴邪，容易伤人阳气，所谓“阴盛则寒”、“阴胜则阳病”。此例多年来严重恶寒，颇为罕见。张老先用阳和汤温经散寒，减而未已，再进散寒化湿、温经通络之剂，显见好转。三诊时将原方加入草果仁，以祛遏伏于募原之寒湿，未及四月，使多年顽疾获得痊愈。盖草果仁味辛，性温，功能燥湿祛寒，为治太阴独胜之寒主药，从本例验证，诚非虚言。

四、祛风散寒法治愈风寒袭络顽固性头痛一例

王某，女，48岁。

初诊：1976年3月11日。

主诉及病史：偏头痛已历15年，越发越重，越发越频，发时头痛剧烈，如锥如刺，头部恶风怕冷，两目流泪而不能睁视。

诊查：脑血流图示血管性头痛。舌质暗红偏紫，脉沉细。

辨证：风寒袭于脑络。

治法：祛风散寒。

处方：白芷18g　僵蚕18g　生川草乌各3g　制川草乌各3g　生甘草6g

上药共研细末，每服3g，每日3次，用清茶调服。

二诊：1976年3月17日。上药服后，头痛遂止。除自觉口唇稍有麻木外，无其他不良反

应。舌边有紫气，脉沉细。络中风寒已祛，气血尚亏，拟补益气血调治。

处方：党参 15g　当归 9g　白芍 9g　枸杞子 9g　川芎 5g　法半夏 9g　陈皮 6g　茯苓 9g　苦丁茶 6g　炙甘草 3g

随访三年余，头痛未发。

【按语】以头痛为主症者，临床极为常见，或以六淫外袭，上犯巅顶；或为七情不畅，木郁化火；或为内伤，肾水亏乏，水不涵木，肝阳上亢；或为痰饮，或为瘀血，均能导致头痛。大抵外感头痛以疏风祛邪为主，内伤头痛则以平肝、滋阴、补气、养血、化痰、祛瘀等为法。然偏头痛，甚为难治。上方系张老多年运用之验方。根据其经验，一般服 6 天即可定痛，再服 6 天可望根除。本例头痛，痛剧犹如锥刺，且有舌紫、面部怕冷，皆为阴寒入络之症。寒性凝滞，瘀塞经隧，与风邪相搏，阻遏络脉，其痛尤甚。急祛陈寒，实为要著。方中用川草乌大辛大热，能祛风寒，除积寒冷痛，为驱逐阴寒之要药，生用其性更烈，乃属有毒之品，只能短时间应用，不可久服，并应严密观察药后反应。僵蚕祛风痰，通经络。白芷祛风止痛，且能引药上行而达病所。甘草之甘能缓乌头之毒，使邪去而不伤正。药仅四味，制方严谨，且用散剂，量小而效高，可见用药不在于多，而在于精。

五、益气养心法治愈病态窦房结综合征一例

徐某，男，54 岁。

病史：1976 年 10 月 28 日起头昏，思睡，胸闷，心里难过。血压 96/62mmHg。听诊：心率 42 次/分，心律规则，第一心音低，心尖部可闻及Ⅱ级收缩期杂音。经用阿托品、维生素 B_6、维生素 C 及三磷酸腺苷、辅酶 A 10 天，症状无明显减轻，转往某医院诊治。查心率仍 44～50 次/分，阿托品试验阳性，诊断为病态窦房结综合征。用阿托品、心可定、氨茶碱、潘生丁、肌醇片、冠心苏合丸、复方丹参注射液等治疗，并用党参、黄芪、仙灵脾、毛冬青、红花、附片、川芎、当归等煎服，每日 1 剂，病情不见好转，心率仍为 46 次/分，律齐。住某医院治疗，发时心率 35～44 次/分，自觉心慌，气急胸闷并有压迫感。入院后两次阿托品试验均为阳性，因住院治疗症状无明显改善，建议出院后继续采用中西医结合治疗。中药处方为：细辛 15g、补骨脂 9g、熟地黄 15g、五味子 9g、丹参 15g、太子参 12g、麻黄 3g、黄芪 9g、甘草 6g。全休 2 个月，并避免体力劳动。经密切观察，每日煎服 1 剂中药，上方药共服 105 剂，未出现副作用，但心率不见增快，发作时心率 40 次/分，活动后心率仍在 50 次/分以下，病情无变化，乃请张老诊治。

初诊：1977 年 10 月 6 日。

主诉：胸闷，心慌，气短，乏力，食欲尚正常。

诊查：面色萎黄无华，血压偏低，脉来迟缓，舌质暗红偏紫。阿托品试验阳性，心率 40 次/分，病态窦房结综合征。

辨证：心气不足，心血痹阻。

治法：益气养心，佐以活血通络。

处方：潞党参 15g　炙黄芪 9g　当归 9g　紫丹参 15g　川桂枝 3g　红花 9g　炒陈皮 6g　炒白芍 9g　炙甘草 3g　九节菖蒲 5g

二诊：1978 年 3 月 18 日。上方连服 90 剂，证情逐步减轻，头昏、心慌、胸闷等症已除，精神大振，饮食睡眠均正常，已经上班工作。心率每分钟达 60 次。舌偏红，质已不紫。心气渐

复，心脾之血尚不足，再以成药巩固。

处方：归脾丸 250g，每次 5g，1 日 2 次。

【按语】本例心悸，以脉迟心跳缓慢为特征，西医诊断为病态窦房结综合征，经多种中西药治疗，症状未见好转，特别是细辛用量颇重，每次 15g，连服 100 余剂，未见不良副作用，但亦未见效果。张老初诊时根据其主诉及诊查结果，诊断为心气不足，无力鼓动血脉以充养全身，气滞血瘀，络脉痹阻，治疗重在补益心气，佐以活血通络。用党参、黄芪、炙甘草益气强心，当归、丹参、红花活血通络，并以桂枝、九节菖蒲温通心气，促使心气振作，血行畅通。连续服药三个月，症状基本消失。复诊时选用成方归脾丸，补益心脾以善其后。

六、健脾益气、滋阴养心法治疗筋惕肉瞤一例

陈某，男，49 岁。

初诊：1978 年 11 月 25 日。

主诉及病史：头昏头胀多年，不时胸闷胸痛，心情烦躁，筋惕肉瞤，腰背酸痛，下肢清冷不和。有时易流泪，夜寐多梦，常有惊恐感。

诊查：西医诊断为“神经衰弱症”、“动脉硬化性心脏病”。脉细弦，舌质淡紫，苔薄白。

辨证：心脾两虚，阳气不振，心神不宁。

治法：健脾益气，调益心脾。

处方：潞党参 15g　炒白术 9g　桂枝 3g　大白芍 9g　炙甘草 3g　龙齿 24g　法半夏 9g　茯苓 9g　百合 12g　浮小麦 12g

二诊：1978 年 12 月 8 日。因住招待所煎药困难，上方只服 3 剂，尚合病机，筋惕肉瞤已减轻，仍头昏头胀，胸闷胸痛，不时烦躁，腰酸且胀，下肢清冷，自觉有恐惧感。苔脉同前，仍守原意进治。

处方：潞党参 15g　炒白术 9g　桂枝 3g　白芍 9g　炙甘草 3g　当归 9g　紫丹参 15g　延胡索 9g　木香 5g　龙齿 24g　川百合 12g　茯苓 9g

三诊：1978 年 12 月 16 日。先后服药 15 剂，筋惕肉瞤已退，头昏头涨亦轻，仍胸闷胸痛，下肢清冷亦减轻，腰背尚酸痛。舌质偏淡，脉沉细。心脾初和，阳气渐振，肝肾尚亏。准备返原籍，拟方带回常服。

处方：潞党参 15g　全当归 9g　炒白术 9g　紫丹参 15g　大白芍 9g　桑寄生 15g　川桂枝 3g　炙甘草 3g　广木香 5g　青龙齿 10g　川百合 12g　津红枣 5 枚

【按语】惕者，筋脉跳动，瞤者，肌肉蠕动。据方书载，多因发汗太过、津液衰少、阳气偏虚、筋肉失养所致。本例患者 1972 年起发现血压偏高，头昏头涨，静坐则筋脉跳动，多方查治，曾连续服用全蝎 500g、天麻 2kg 未效。后又从瘀血痹阻用药，仅参三七即用 1.5kg 余，病情亦未缓解，筋惕肉瞤越发越重。张老据其主诉，结合舌脉，认为心脾两虚、阳气不振、心神不宁所致，前后共服药 15 剂，6 年久病筋惕肉瞤得瘳，患者颇为高兴，1979 年 1 月 5 日特来信道谢。

综观上方，用参、术、苓、草健脾益气，配归、芍、百合、小麦滋阴养心、调益心脾，桂枝温阳化气，配丹参以行瘀和络，加龙齿以镇惊宁神，取归芍六君、苓桂术甘、甘麦大枣诸方，加减配伍，补养而不滋腻，温阳而不辛燥，彰其衰而缓其急，遣药精当，故能速效。

七、清热熄风、化痰开窍法治愈风温重证一例

魏某，男，27岁。

初诊：1978年5月27日。

主诉及病史：风温已逾一候，汗出热不退，面目微红，呼吸气粗，神智欠清，口渴饮水不多，大便九日未通，脘腹板实拒按。

诊查：舌质红，苔黄底白，脉滑数。

辨证：阳明热实证。

治法：清泄气分实热，荡涤阳明积滞。白虎合承气汤加减。

处方：炒苍术6g　生石膏50g(先)　知母6g　川朴3g　生大黄9g　芒硝12g(冲)　炒枳实9g　郁金6g　益元散15g(荷叶包)　鲜芦根30g　1剂

二诊：1978年5月28日。药后大便未通，神志依然昏糊，间有谵语，呼吸气粗，全身外发红疹，脘腹膨胀，小便失禁。舌苔焦黄，脉细滑数、至数不清。邪不外达而内传营分，上犯神明。防其内陷，急拟清营解毒、通腑泻热。

处方：鲜生地黄30g　大麦冬9g　玄参15g　连翘心12g　金银花12g　川黄连2.5g　生石膏50g(先)　肥知母9g　川郁金6g　明玳瑁9g　枳实炭9g　生大黄9g(后下)　芒硝12g　鲜芦根30g　1剂

另：紫雪丹6g，分2次吞服。

三诊：1978年5月29日。进增液承气加味，大便连下3次，色褐质溏，入夜神志清醒后又复昏糊，四肢蠕动。舌质红绛，舌苔焦黄，齿燥。腑垢通而未畅，营阴大伤，仍宗前法。

处方：鲜生地黄60g　鲜石斛30g　川黄连3g　淡子芩9g　生大黄9g　生石膏30g(先)　金银花12g　肥知母12g　生山栀12g　全栝蒌15g　肥玉竹9g　白桔梗5g　石菖蒲3g　鲜芦根30g　2剂

另：安宫牛黄丸1粒，至宝丹1粒，用薄荷1.5g、钩藤30g煎汤，分2次送服。

四诊：1978年5月30日。神昏高热，呼吸急促，喉中痰鸣，舌干齿燥；大便自流，色褐质稀。舌薄焦黑质红绛，脉洪滑数。痰热内扰神明，热极化风，病势危笃。治拟熄风清热，化痰开窍。仿羚角钩藤汤合菖蒲郁金汤出入。

处方：羚羊角粉1.2g(分吞)　犀角0.6g(磨冲)　鲜生地黄30g　鲜石斛30g　大麦冬12g　天竺黄12g　鲜沙参60g　明天麻9g　双钩藤15g　杭菊花9g　广郁金9g　川贝母9g　连根菖蒲9g　生石决明120g(先)　西洋参9g

另：至宝丹1粒，分2次服，2剂。

上方服后，神志渐清，呼吸亦平，发热退清。于原方更增葶苈子、桑白皮、全栝蒌等泻肺豁痰之品，气喘得平。后以养阴之品调理，以善其后。

【按语】本例风温变证，邪热炽盛，内传阳明，既有高热、面赤、气粗，又见便秘、腹痛拒按。气分大热不去，阳明腑实已成。故张老初诊时将白虎、承气合用，既可清泄气分之实热，又能荡涤阳明之积滞。因其神志欠清，舌苔底白，加用苍术、郁金化湿涤痰开窍。二诊时邪热未去，且传入营分，热灼营阴，神智昏迷，即用清宫汤清营泄热，再取石膏、知母、大黄、枳实、川朴、芒硝以清泻实热，并用银花、连翘轻宣泄热，冀其营分之邪热仍有从气分而出之机，此乃宗叶氏“入营犹可透热转气”之旨。三诊时因邪热未去，营阴大伤，故在清营解毒的同时，运用大剂养阴生

津之品，如鲜生地黄、鲜石斛、肥玉竹、鲜芦根等，药后证情不见好转，高热昏迷，呼吸急促，有热极生风之势，病势危笃。因此选用羚角钩藤汤合菖蒲郁金汤以熄风清热，豁痰开窍，并用至宝丹清热解毒，开窍安神。药后热始退，神志转清，再加清肺化痰之品，气喘亦平，终以养阴生津调理至愈。

在治疗过程中，当患者高热神志不清时，用紫雪丹、安宫牛黄丸及至宝丹等清心开窍。此三药均属凉开之剂，须热极动风，或邪热传入营血，神志不清时，方可用之。本例神昏，同时见邪热熏蒸，阳明腑实，故开窍与攻下并用，才能切合病情。张老曾说，如表证未已而邪热神昏者，应透表泄热，不可早用开窍之剂，否则引狼入室而生变端。他在运用以上成药时，常以薄荷、钩藤煎汤送服，以助开窍熄风之功。

八、清热解毒法治愈重症肝脓疡一例

王某，女，30岁。

初诊：1974年4月27日。

主诉：发热高达40℃以上，肢体疼痛，右胁下疼痛甚剧。

诊查：细菌性肝脓疡。舌质红，苔黄腻，脉沉数。

辨证：肝郁气滞，瘀热阻内。

治法：清热解毒，托里排脓。

处方：金银花15g　连翘壳9g　全当归9g　春柴胡5g　淡黄芩9g　皂角针9g　生黄芪15g　蒲公英30g　生甘草3g

二诊：1974年5月7日。上次会诊服药5剂后，发热递减，二便正常，吸气时胁下仍痛。复查超声波：肝脓疡病灶尚未完全吸收。舌苔薄黄，脉细弦。再当疏肝理气，清泄余邪。

处方：全当归9g　大白芍9g　杜红花9g　皂角针9g　醋柴胡5g　生黄芪15g　蒲公英15g　忍冬藤15g　生甘草3g

三诊：1974年5月21日。发热已退，右胁痛减。复查超声波已无液平面，舌苔黄腻，脉细弦。当再清肝和络调理。

原方加全栝蒌12g。经调理数日而愈。

【按语】此例系会诊病案，高热、右胁下剧痛，诊断为细菌性肝脓疡，曾抽脓2次，并用多种抗生药物及支持疗法，病情未获缓解。张老认为壮热胁痛，热在肝胆；舌质红，苔黄腻，说明湿热毒邪炽盛；结合西医诊断，热盛酿脓，内痈重证，治当清热解毒；抽脓而不尽，脉象又沉数，可配入黄芪、角针托里以排脓，服药后症状得减。三诊时病情尤见好转，热退症减，复查超声波已无液平面。从此例治疗经过，可知祛邪之时应顾其正，托里初用黄芪、当归，正是培本之治，以利于祛邪药物更好地发挥作用。张老诊治类似重症，当邪毒盛、热不退时，细审病情，注意祛邪而顾本。气虚者益气，阴不足者护阴滋液。正气充旺，则邪自退舍。用药不多，其法可师。

九、瓜蒌薤白半夏汤加减治愈胸痹一例

史某，男，55岁。

初诊：1965年10月11日。

主诉及病史：病经十余载，常苦胸闷、头昏、少寐，在当地服药千余剂，疗效不著，来宁求治。

自觉胸次痞闷，有窒塞感，呼吸不畅，腹部隐痛。大便日二三行，质软，夜寐不酣。

诊查：西医检查为冠状动脉硬化、神经衰弱。舌苔薄，脉细滑。

辨证：浊阴上乘，清阳被蒙。

治法：通阳泄浊，行气散结。

处方：全瓜蒌 15g　干薤白 10g　太子参 15g　桂枝 3g　半夏 10g　陈皮 6g　广郁金 10g　白蒺藜 12g　潞党参 15g

二诊：1965 年 10 月 17 日。上药服 5 剂后胸膺痞闷减轻，头昏已瘥，惟夜寐欠安。患者喜甚，要求续服原方并加重剂量。

原方去白蒺藜，加远志 10g。

【按语】脾弱之质，大便常溏，饮食不归正化，痰湿内生，浊阴上乘，清阳被蒙，是以头昏头重。阴踞阳位，气机痞塞，以致胸膺痞闷，痰浊内阻，阴阳平秘失常，故夜寐不安。痰浊阻滞，肺气失宣，故呼吸不畅。治以通阳泄浊，辛开苦降，滑利气机。方用瓜蒌祛痰开胸，薤白通阳散结行气，桂枝通阳化气，半夏、陈皮化痰和中，党参健脾益气，郁金行气宽胸。气行痰化，胸阳得旷而胸痹自解。

十、益气升清法治愈乳糜血尿一例

邱某，女，24 岁。

初诊：1974 年 1 月 24 日。

主诉及病史：1973 年 3 月出现尿如米泔水，在当地查小便常规异常，乙醚试验阳性，服海群生及中药，久治未效。刻下小便混浊如米泔，夹有血块，阻塞尿道，尿时刺痛，左少腹及腰痛。

诊查：小便常规蛋白（＋＋＋），红细胞（＋＋）乙醚试验阳性。脉濡细，舌胖苔白。

辨证：脾肾两亏，湿热下注。

治法：益气升清。

处方：太子参 15g　益智仁 5g　芡实 9g　炙甘草 3g　炒白芍 9g　苍术炭 9g　炒黄柏 9g　粉萆薢 9g　生苡仁 15g　台乌药 5g

二诊：1974 年 1 月 28 日。小便仍浑浊，溺时不痛，左少腹痛亦轻，惟腰痛未减。舌苔薄白，脉细。拟益气和营清利合法。

处方：太子参 15g　生苡仁 15g　苎麻根 15g　炒当归 9g　炒白芍 9g　炒黄柏 9g　粉萆薢 9g　川楝子 9g　小蓟草 30g　车前草 30g

三诊：1974 年 3 月 1 日。症如上述，尿时血块阻塞，尿痛如刺，小便不畅。舌淡胖，脉沉细。“中气不足，溲便为之变”。脾虚湿胜，清气不升。用补中益气法。

处方：潞党参 15g　炙黄芪 15g　炒白术 15g　炒当归 9g　炒白芍 9g　炙升麻 5g　炙甘草 3g　粉萆薢 9g　台乌药 5g　小茴香 3g

另用震灵丹 5g，每日 2 次；西瓜膏 1 匙，每日 2 次。

四诊：1974 年 3 月 21 日。药后尿色仍浑浊，血块已除，少腹痛大减，腰痛亦轻。舌胖大，脉沉细。脾虚气陷，肾气不固，精微下流。仍宗前方益气升清。

处方：潞党参 15g　炙黄芪 15g　炒白术 9g　炙升麻 5g　云茯苓 9g　益智仁 9g　桑螵蛸 9g　芡实 15g　生苡仁 15g　生牡蛎 30g

上方连服 5 剂，小便已清，左少腹仅有一点疼痛。舌淡白渐红，脉细弦。气血初复，脾肾尚亏。上方出入，调治一个半月，小便清，尿常规多次阴性，尿乙醚试验连续5次阴性。乳糜血尿近期治愈。

【按语】乳糜尿系丝虫病引起的后遗症，以小便混浊如米泔，或夹有血块为其特征，属中医学淋浊范畴，痛则为淋，不痛为浊。本病以气虚夹有湿热为多见，并与肾失固摄、精微下流有关。本例尿浊，病史较长，有腰痛遗尿、舌体胖大等症，乃属脾肾两虚、清气下陷、固摄无权。选用补中益气汤加减，益气升清降浊。因其尿时夹有血块，故加用震灵丹化瘀止血，西瓜膏清利下焦湿热而不伤阴。

张老治疗乳糜尿，一般初期多用萆薢分清饮，久则用桑螵蛸散或补中益气丸加减，尝谓治疗本病不能拘泥一方。有一例在补中益气汤内加一味干姜而愈，因其脾胃虚寒；一例加用鹿角片应手而效，因其肾阳不足；另一例加干姜、鹿角片均无效，改用清心莲子饮而愈，乃是心肾两亏、气阴不足。也有一例久治不愈，面色晄白，神疲腰酸，小便浑浊，服以上药物，诸症皆失，惟小便总是浑浊不清，改用糯稻根须，取其健脾益气之功，每日50g，煎汤服之而愈。张老认为治病重在辨证，分清虚实寒热，用药才能得心应手。

十一、熄风化痰治疗顽固头痛一例

李某，女，58岁

初诊：1978年1月24日。

病史：头痛七八年，起于爱人去世以后。情志抑郁，发作较频，痛势剧烈，不能忍耐。经国外西医检查，谓“发现内耳三块小骨合并，血管及神经受压”。迭经美、英、法等国名医医治，认为无法治疗，仅作对症处理而已。头痛发作剧烈时，给予大剂量镇静剂，以致长期卧床不起，起床则头晕目花，行走欲仆，头痛呕吐，杳不思食，日趋消瘦。1978年1月由专人护送回国，来原籍南京，由省外办介绍请张老诊治。

自诉：头痛8年，痛无规律，越发越重，每在情志抑郁或激动时辄发。发时头巅如物重压，波及太阳穴，项后两条筋脉连及两肩酸痛，甚则呕吐黄苦水。血压或高或低，头痛发作时，必须立即注射镇静止痛针剂，方能止痛。数年来家庭多事，情志郁闷，食物不香，睡眠甚差，每晚需服安眠药。

诊查：面足浮肿，大便不调，或干或溏。舌紫红苔黄，脉弦细。

辨证：血不养肝，肝阳化风，夹痰上扰所致。

治法：先当养血平肝舒郁。

处方：全当归9g　大川芎5g　杭菊花9g　双钩藤12g　大白芍9g　白蒺藜12g　法半夏9g　香白芷5g　炙僵蚕9g　合欢皮12g

二诊：1978年1月30日。服上方5剂，头痛明显减轻，食欲精神转振，不服安眠药亦能安睡。自觉左耳内轰鸣；头痛仅小发作2次，偏于左侧，牵及臂端。前去某医院专科检查，诊断为感应性耳聋(双)，建议继续中药配合针灸治疗。舌质暗红，苔薄黄，脉弦细。病由抑郁伤肝，肝血不足，血虚气滞，肝阳夹痰窜络，络脉痹阻。再拟养血疏肝、化痰和络。

处方：全当归9g　大川芎5g　白蒺藜12g　炙僵蚕9g　灵磁石4g(先)　醋柴胡1.5g　炒白术9g　杭菊花9g　法半夏9g

三诊：1978年2月3日。服上方4剂，证情又有进一步好转，头痛未发作，颈后及两肩酸痛亦除，左耳轰鸣亦轻，食欲及精神均较前好转。前日驱车去扬州游览1天，头痛亦不发作，返宁后惟感咽痛，小有咳痰，寐安。舌干少津，舌苔薄黄，脉弦细。肝胃初和，肝阳未平，络中痰浊未清，又感受风邪，肺失清肃之令，标本同病，兼顾其标。

处方：南沙参12g　大麦冬9g　川石斛9g　大白芍9g　白蒺藜12g　冬瓜子12g　瓜蒌皮12g　玉桔梗5g　生甘草3g

四诊：2月10日。自述药后咽痛、咳嗽悉愈，头痛亦未发作，精神、食欲颇佳。

临行前特请张老拟一药方，带到国外用，以便头痛发作时继续服用(常服方与第二诊处方相同)。

【按语】患者系情志不乐，肝失条达，肝气郁结，郁而化火生风，夹痰上扰，阻遏清阳，故头痛且胀，情志激动，肝阳升腾辄发。经对症处理，镇静药越用越多，病情也越发越重，酿成痼疾。张老在治疗本病时，重视辨证，分清标本缓急，治法先后有序。初诊时用归、芍养血柔肝，钩藤、菊花、蒺藜平肝熄风，僵蚕、半夏祛风化痰，川芎、白芷活血止痛，合欢皮解郁宁心安神，初服5剂，即有显效。二诊时去合欢皮，加柴胡疏肝解郁，灵磁石重镇安神，药后头痛遂止。三诊时，因外出游览，旅途劳顿，虚体受邪，肺卫不宣，清肃之令不行，乃予沙参、麦冬、石斛养阴清肺，桔梗、甘草清利咽喉，白芍、蒺藜、菊花平肝息风，冬瓜子、瓜蒌皮兼以化痰，药后诸恙悉平。

十二、益气清热法治疗产后发热一例

凌某，女，26岁。

主诉及病史：产后寒热20天，先进桂枝汤，后进小柴胡加桂枝汤，热势有增无减，周身大汗，口干欲饮，心中烦热，头痛而昏。

诊查：舌质红，脉大而数，重按无力。

辨证：邪热阳明气分。

治法：拟清气分之邪热，用白虎加人参汤出入；然证情未定，邪热鸱张，慎防内传心包，而致神昏痉厥。

处方：白沙参9g　生石膏60g(打先煎)　肥知母9g　生甘草3g　软柴胡3g　淡子芩5g　粉丹皮9g　西赤芍9g　泽兰叶9g　炒山栀9g　淡竹叶20片

二诊：服药2剂，发热即退，汗出已少，心烦口渴亦减。脉濡数，苔薄黄，舌红略淡，再以益气清热为法。

处方：白沙参9g　香青蒿9g　嫩白薇9g　西赤芍9g　全当归9g　大川芎3g　泽兰叶9g　牡丹皮9g　淡子芩5g　炒山栀9g　焦楂炭12g　云茯苓12g　淡竹叶20片　香粳米1撮　3剂

三诊：证情尚平，午后身热又起；大便连行6次，质溏；恶心欲吐。里热稍退，少阳之邪未尽，拟和解法。

处方：软柴胡3g　淡黄芩5g　香青蒿9g　嫩白薇9g　赤白芍各9g　全当归9g　大川芎5g　泽兰叶9g　云茯苓9g　焦楂炭9g　白沙参9g　广陈皮6g　炒竹茹5g　淡竹叶20片　2剂

药后热退身凉，诸恙悉平，苔薄脉软。再以补益气血，扶正为主，用八珍汤调治而愈。

【按语】常法胎前宜凉，产后宜温。本例产后气血两虚，高热二旬，壮热多汗，烦渴引饮，热淫于内，阳明邪炽，热盛津伤，正虚邪实。此时热邪正盛，如不即予大剂清热，则邪热留恋，更伤气阴。张老选用白虎加人参汤，既可清热祛邪，又可益气生津，以收泄热存阴、扶正达邪之功。

知常达变，方可得心应手。

张老治疗温热病，重视保护阴液，因温热之邪最易伤阴劫液，阴液的存亡，对于温病患者的预后判断有着极其重要的意义。张老常说："必须注意，存得一分津液，便有一分生机。"认为重视阴液，开源增液固是一法，节流去邪，防其耗损，更为良策。如邪热炽盛，不泄热存阴，而纯用生津滋液，津液未必能够遽生，邪热反被胶锢，而致延绵不解。温病本为温邪，助阳固可伤阴，邪恋亦必伤津。当邪热已得清化，寒凉之剂即不宜多服，故二诊时即去石膏、知母，加用粳米以养阴和胃。或曰："用八珍汤善后调理，而不用沙参、麦冬滋阴生津何也？"张老答曰："此患者系产后气血两虚，又感时邪久留，更加耗伤气血，邪热既去，当用八珍补益气血，以复其原，使病得愈。"

十三、养阴清热法治愈狐惑一例

方某，男，41岁。

病史：1960年开始有口腔破溃，诊断为核黄素缺乏。1962年2月两目红肿疼痛，诊断为角膜炎。1964年出现两手食指痛，先有出血点，逐步变成脓疮（对称出现），有时破溃流脂水，当时诊断为"多形性红斑及红斑狼疮"。一直到1970年才确诊为白塞综合征。1971年起在上海某医院治疗3年，并服中药三百余剂，将西药激素撤去，但未能控制发作。后因工作单位迁蜀，治疗中断，症状又复明显。此次专程来宁诊治。

初诊：1976年12月22日。

诊查：脉小数，苔薄黄。患者口腔溃疡，严重时延及咽喉部，两目红赤疼痛，阴囊亦有破溃。兼有胃溃疡、肝脾大。

辨证：证似狐惑，良由肝经气火，心胃积热所致。热毒上干则口腔溃疡，下注则阴部破溃。

处方：上川连3g　生白芍9g　生甘草3g　淡吴茱萸1.5g　天花粉12g　川黄柏5g　人中白5g　云茯苓9g　忍冬藤30g　车前草30g

二诊：12月27日。上方连服5剂，口渴减轻，口腔溃疡亦减轻，纳谷转香。舌苔黄腻。心胃积热未清，前法继治。

原方去吴茱萸，加肉桂（后下）1.5g、丝瓜络9g。

三诊：1977年1月9日。上方连服15剂。曾经一度感冒，口腔溃疡更甚，手足皮肤红点密布，刻下疹色已淡。脉细数，舌红苔黄。郁热蕴于血分。前方增入凉血解毒之品。

处方：大生地黄12g　上川黄连2g　大白芍9g　紫草茸15g　忍冬藤15g　生甘草3g　人中白9g　云茯苓9g　上肉桂1.5g

四诊：4月16日。患者乘出差之便，又来复诊，谓上方又服55剂，口腔溃疡及皮肤对称红斑、两目红赤溃烂均已减退，两腿酸软作痛已轻。脉细数，舌红苔薄白。热毒蕴于血分，仍守前法常服之。

处方：大生地黄12g　北沙参12g　大麦冬9g　上黄连2g　粉丹皮9g　生甘草3g　人中白9g　忍冬藤15g　云茯苓9g　上肉桂1.5g（后下）

【按语】《金匮要略》谓："狐惑之为病……目不得闭，卧起不安，蚀于喉为惑，蚀于阴为狐。""蚀于上部则声喝（嗄），甘草泻心汤主之。蚀于下部则咽干，苦参汤洗之。蚀于肛者，雄黄薰之"。张老在治疗此症时，师古而不泥古，认为此例之病机以肝经气火、心胃积热为主，肝失条达，郁而化火，肝火上炎则两目红赤作痛，肝经湿热下趋则阴囊破溃。舌为心之苗，心胃积热，常见口腔溃疡。用黄连泻心火，配芍药以泻肝，肉桂之辛温，是属反佐之法。黄柏苦泻下焦之火，忍冬藤、人中白清热解毒，车前草、云茯苓清热利湿。三诊时因皮肤对称出现红疹，血分热毒不清，故加用生地黄、紫草以清热凉血。四诊时增麦冬、北沙参以养阴清热。17 年之痼疾，用药得当，疗效显著。

十四、化痰软坚法治愈乳癖一例

张某，男，50 岁。

初诊：1963 年 6 月 29 日。

诊查：左乳房结节如杏子，不时刺痛。素有胃疾。脉弦细，舌红苔黄。

辨证：此系肝郁不达，痰气搏结所致，病名乳癖。

治法：拟疏郁化痰软坚。

处方：醋柴胡 3g　炒白芍 9g　法半夏 9g　香白芷 5g　白僵蚕 9g　大贝母 12g　净橘络 3g　左牡蛎 15g　漂昆布 9g　金橘叶 30g　5 剂

另：小金丹，每服 2 粒，每日 3 次。

二诊：7 月 15 日。左乳房结节 2 枚，按之隐痛，左臂抬举牵掣不舒。服上药后，证情尚平，再当疏肝和络软坚。

处方：醋柴胡 3g　炒白芍 9g　法半夏 9g　香白芷 5g　白僵蚕 9g　炙鳖甲 15g　青木香 3g　陈橘核 9g　左牡蛎 15g　金橘叶 30 片　夏枯草 9g　5 剂

三诊：7 月 22 日。药后左乳房结节刺痛已止，但按之尚作痛。仍当消散为法。

原方加鹿角胶 9g，烊化，用陈酒 50ml 冲服。

四诊：7 月 29 日。结节渐软，按之隐痛。苔薄白，脉弦细。仍当温阳理气，化痰软坚。

处方：醋柴胡 3g　炒白芍 9g　香白芷 5g　白僵蚕 9g　陈橘核 9g　炙甲片 9g　鹿角胶 9g(烊化用陈酒 50ml 冲服)　金橘叶 30 片　夏枯草 9g　漂海藻 9g

五诊：8 月 12 日。左乳房结节已消其半，重按尚觉隐痛。当再疏肝和络。

原方加大贝 9g。

六诊：9 月 23 日。上方连服 30 剂，左乳结节已全消。舌苔薄白，脉细弦。凝结之痰气已解。拟调和气血，兼以和络。

处方：太子参 9g　醋柴胡 3g　炒白芍 9g　川贝粉 3g　白僵蚕 9g　陈橘核 9g(杵)　鹿角片 12g　漂海藻 9g　漂昆布 9g　鸡血藤 12g

续服 10 剂，告愈。

【按语】乳房属胃，乳头属肝，本例因情志不畅，肝气郁滞，与痰气搏结而致乳癖，从肝胃二经治疗而硬结消失。因舌苔淡白，故加用鹿角胶，温通血脉，收效更捷。

十五、温肾散寒法治愈舌瘖一例

汤某，女，20 岁。

初诊：1963 年 5 月 29 日。

主诉及病史：3 年前适值经行，突然舌胀，不能言语，嗣后每在经期或过度劳累则发作。

诊查：舌红苔黄，脉细。

辨证:此属舌瘖,由心经痰热,肾经寒郁,寒热错杂,窍络不和所致。

治法:拟从心肾两经论治。

处方:南沙参 9g　大麦冬 9g　川黄连 1g　炙远志 5g　九节菖蒲 2g　法半夏 6g　北细辛 1.5g　鲜生姜 1 片　细木通 3g　生甘草 3g

二诊:5 月 31 日。服上药后已能言语,但仍舌謇语涩,口有黏痰难出,经行未尽。脉细小,苔黄。少阴寒邪初化,心经痰热未清,原方加减。

处方:南沙参 9g　大麦冬 9g　法半夏 6g　炙远志 5g　石菖蒲 1g　北细辛 1g　紫丹参 9g　细木通 3g　鲜生姜 1 片

另用:天王补心丹,每次 5g,每日 2 次。

【按语】类此舌瘖,临床颇为少见。张老辨证从心肾二经入手,盖“舌为心之苗”,足少阴肾经系舌本。痰热阻窍,加之感寒入络,而致失语。故用沙参、麦冬清养心肾之阴,远志、半夏、菖蒲化痰开窍、交通心肾,木通、川连、甘草清泄心火,细辛佐生姜之辛散,可祛足少阴肾经之寒,病奇而立法亦巧。

【编者评注】张泽生教授是国内著名中医临床学家、教育家。尤其在中医内科上颇有建树,对脾胃病的治疗具有独到之处。张老首先提出萎缩性胃炎以中虚气滞证居多,治疗上应以温中理气为主的新观点。而且自拟胃炎灵冲剂治疗萎缩性胃炎,取得了较好的疗效。张老用药精细,药量较轻,常用量为 3～9g,且药性平和,很少用峻猛之品。此外,对许多疑难杂证的治疗也具有独特的经验,如采用祛风散寒、熄风化痰法治疗顽固性头痛,养阴清热法治疗狐惑病等均疗效显著,非医术精湛不能及此。

宋爱人医案

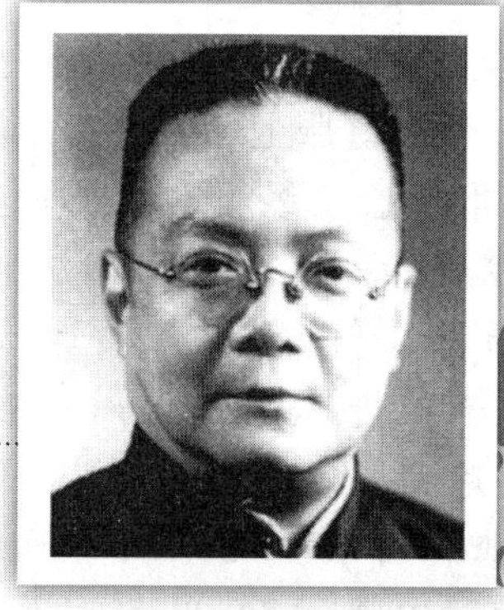

【生平传略】

宋爱人(1897—1963),一名翼,号翼庐,江苏省吴江人。宋家世代行医,宋氏幼承家学,1920年复从姑苏七子山名医顾允若继续深造,致力于伤寒、杂病的诊治,得其薪传。宋氏悉心研究中医学术,尤以《素问》、《灵枢》及仲景学说,造诣更深。对后世医家,则得益于李东垣、朱丹溪、喻嘉言、叶天士诸家,笃志深求,寒暑不辍,兼收并蓄,不拘一家之言。临诊治病能细心观察,缜密思考,析理透彻,疗效卓著。行医苏城四十余年,声名远扬,不仅苏南一带,浙北地区亦多有远道求治者。

1955年于江苏省中医进修学校任职。1958年南京中医学院成立后,任伤寒温病教研组组长、教授。

著有《医经读本》、《春温伏暑合刊》、《马氏临床学诠证》、《顾庭纲医案选按》、《伤寒论脉学串解》、《历代名医伤寒医案选》、《翼庐医案》等书。

一、芳通苦泄法治愈高热神昏发斑一例

金某,男,72岁。

初诊:4月20日。

主诉及病史:病起多日,热势颇壮,暮晚为甚,头胀且痛,腰背亦痛。3日来,腑气未行,略有矢气,脐腹不舒,胸脘痞闷,痔血频发。

诊查:舌苔白,上罩灰黄,脉象滑数。

辨证:湿热之邪蕴阻脾胃。

治法:苦辛宣透。

处方:广藿香10g　佩兰叶10g　大豆黄卷10g　茵陈15g　苍术6g　建神曲12g　佛手片10g　荷叶1角　茯苓12g

二诊:4月22日。湿温一候,头胀身痛均减,但身热较昨晚为甚,嗳气饱闷,间作干呕,小溲黄赤;两日来腑通3次,色深如酱;三焦气机不宣,证势尚在酝酿,仍需芳通以化太阴之湿,苦

泄以清阳明之热。

处方：制苍术 8g 陈皮 6g 制半夏 9g 上川黄连 2g 淡条芩 8g 茯苓 12g 佩兰叶 9g 佛手片 9g 绵茵陈 9g 建神曲 15g

三诊：4 月 24 日。舌苔薄腻罩黄，中心灰垢略化；脉滑而濡。湿温邪留太阴阳明，全赖脾胃之气以输化。今中土衰弱，而欲一鼓即荡，殊非易事。且证情旦慧暮剧，夜来合目即神不安宁，谵语时作，此湿热逗留，浊邪上蒙清窍。仍需芳香通达，参以安护神明。

处方：上川黄连 3g 炒淡芩 10g 广陈皮 6g 法半夏 10g 炒远志 8g 石菖蒲 5g 广郁金 6g 天竺黄 10g 茯苓 15g 建神曲 15g

四诊：4 月 26 日。夜寐较安，谵语亦减，惟子夜之后，尚苦梦境纷繁。身热较退，昨日迄今大便二日未行，小便尚畅，矢气亦转，舌苔干黄且厚。湿热相蒸，弥漫三焦，蒙闭清窍，此中尚有底板，即阳明胶闭之邪。然湿温下法，与风温不同。风温虽至旁流，仍可咸寒峻下，若湿温则必待其湿邪化热，或湿透热外，始得相机缓下，此中缓急，不可不知也。治再芳通宣化，参以导滞。

处方：上川黄连 3g 淡黄芩 10g 佩兰叶 9g 茯苓 18g 净远志 8g 玳瑁片 10g 天竺黄 9g 橘白 6g 石菖蒲 6g 枳实导滞丸 18g(包煎)

五诊：4 月 27 日。脉滑数，舌苔干黄，口渴能饮，湿渐化热。昨夜宿垢复行一度，深红如酱。惟午后热升之时，又感心烦不安，频呼闷热，胸背红斑初见，虽神识尚安，惟高年气营两虚之体，势恐正不胜邪。

处方：鲜金斛 30g 川黄连 3g 淡黄芩 10g 连翘 10g 生山栀 12g 银花 18g 丹皮 10g 菖蒲 6g 远志 9g 天竺黄 10g 枳实导滞丸 18g(包煎) 神犀丹 1 粒(另研吞服)

六诊：4 月 28 日。湿温已逾两候，经腑之邪虽有透泄，而营分之热又假道阳明之络以为出路，腹背四肢头面，无不斑点密布。据云，日前周身疼痛，骨节酸楚，此其报使也。发斑以四晕清晰，色泽红活为佳。刻诊脉滑带数，右脉较大于左，舌前半干黄，后半灰垢。立方泻心参叶氏神犀。

处方：上川黄连 3g 淡黄芩 9g 银花 18g 丹皮 10g 连翘 9g 鲜金斛 30g 石菖蒲 6g 天竺黄 9g 朱茯苓、茯苓神各 15g 益元散 24g(包) 神犀丹 2 粒(研分 4 次吞服) 枳实导滞丸 18g(包)

七诊：4 月 29 日。周身得微汗，热势较退，夜寐颇安，神亦内守。脉数渐缓，斑之红晕亦淡，惟以舌苔干而黄垢，腑气 3 日未行，此中岂无垢浊内阻。拟清解阳明为主，辛润通腑为助，而安定神明，仍不可缺。

前方去银花、丹皮、神犀丹，加大麻仁 18g、白杏仁 12g。

八诊：5 月 1 日。连夜得安寐，周身得微汗，热势虽有升降，已得逐渐衰退，稍进半饮，且亦知味；惟腑气 4 日未行，然以腹中鸣响，矢气频转而论，通下会当不远。湿温重候，既神昏谵语于前，又透发斑疹于后，正气耗夺，断不可再以峻下，然或留邪不去，又易肠穿溃烂，三候关头，亦防生变。刻诊脉情缓滑，颇得其中，惟舌苔黄垢，仍是阳明腑邪见象，非躁急所能胜任，缓以导之可也。

处方：鲜金斛 30g 上川黄连 3g 淡黄芩 9g 炒槐花 12g 西茵陈 9g 青蒿 9g 天花粉 30g 茯苓神各 12g 调胃承气丸 15g(包煎)

5 月 2 日及 5 月 4 日大便连得燥屎 2 次，身热退至平度，知饥思食。继以芳淡化浊，清理余邪而愈。

【按语】湿温之所以复杂难治，主要因为有湿多热多之分，从阴从阳之异，所以传变无定。

本案病程不长，但变证却多。首先是表解之后，从阳化热，里热转炽，经芳通苦泄、化湿清热而稍缓解。接着又湿邪内蒙清窍、神昏谵语，用泻心合菖蒲玉金汤而得以改善。最后又红斑透发，病势发展到了重要时刻，只因前阶段治疗得当，加上清营透络，使斑透之后，证情稳定，热退神清。本案用药看来平淡，却丝丝入扣，既能分清邪势于前，又能稳渡险滩于后，故虽患者年老体弱，仍能很快痊愈。

二、清泻郁热法治愈热厥神昏一例

周某，男，48岁。

初诊：4月23日。

主诉及病史：初起发热咳嗽。两日来四肢厥冷如冰，心中寒栗，夜来烦躁不安，神昏谵语。

诊查：胸腹灼热如烙，舌苔黄垢而干，脉滑数带促。

辨证：热极而生寒，热是真热，寒为假寒。正如《黄帝内经》所谓"诸禁鼓栗，如丧神守，皆属于火"。厥闭之危，迫在眉睫。

治法：清泻邪热。

处方：玉泉散60g(包煎)　生知母18g　京玄参15g　鲜金斛30g　川黄连2g　黄芩9g　黑山栀15g　蔷薇露180g(代茶)

二诊：4月24日。热极则生寒，热深厥亦深。凡三阳之邪，在表者不为之辛凉解散，在里者不为之清热通下，汗下两失其宜，乃至郁阳不伸，里热愈炽，肢厥愈甚，神识昏乱。服昨方，四肢厥冷已解，神志较清，惟脉情数促不调，三部不合常规，舌白罩黄垢厚，腑气3日未行，腹部胀满，邪伏经腑，仍需两解。

处方：玉泉散60g(包煎)　生知母18g　连翘15g　黄芩9g　川黄连2g　黑山栀15g　鲜金斛36g　米仁30g　七液丹24g(包煎)　蔷薇瓣6g

三诊：4月25日。舌底白罩黄、垢厚异常，脉弦涩郁乱，有此脉舌，必有大邪内伏。昨日腑通一次，烦热较减，四肢亦温，惟昨夜突作寒战，寒已而热，热势高张，烦渴求饮，尽三四壶之多，经一时许而厥回热退，神志转清。刻诊胸膺白痦，略见数粒，微微有汗，时有咳嗽，内伏之邪有外达之机。治用甘寒凉淡，参以芳透。

处方：寒水石45g　知母18g　鲜金斛30g　香青蒿12g　佩兰叶9g　甜杏仁15g　前胡6g　生米仁30g　川黄连2g　黄芩8g　七液丹24g(包煎)

四诊：4月27日。白苔薄黄，脉象滑数。昨日寒战未作，大便两次，身热较退，微微有汗。再进甘寒芳透之剂，调理5日而愈。

【按语】本病初起为温邪上受的呼吸道感染，由于治疗不当，邪热内郁而致四肢厥逆。颇似西医学所说的中毒性休克。时病厥证有寒厥热厥之别，治疗完全不同。如何从寒热混杂、证情疑似之间分辨真假，是诊断的首要任务。分析本案主要根据以下两点：①起病之初是上焦温病，以后变成厥逆，正是《伤寒论》所言"前热后厥"的证候，多属热厥。喻嘉言也说："若阳证忽变阴厥者，万中无一"。所以基本上排除了寒厥的可能性。②舌苔干黄，脉象滑数，胸腹灼热，都显示了里热炽盛的征象。有此二者，可以断定是一个热极生寒的真热假寒证，是阳明经腑同病、热盛燥结的证候。所以宗白虎承气意，选用辛凉清解、苦寒攻下，参以甘寒淡渗，两撤经腑之邪，而使厥回热退，病人转危为安。第三诊，突然寒热战栗，这是正气胜邪，驱邪外出的另一个通道，凡病邪之久郁深伏者，尤多见之。叶天士在讨论邪留三焦时说："因其仍在气分，犹可望其战汗之门户，转症之机括”。本证虽非转症，也不是典型的战汗，可是通过正邪交争，将深伏之邪驱逐外出，其机制并无二致。所以当寒战之后，竟得热退神清，微微有汗，白痦敷布，未尝不是佳兆。因而在前方基础上，加入青蒿、佩兰、杏仁、前胡芳香透化，宣通肺气，因势利导，使邪从气分透泄，病情迅速好转而愈。

三、清热凉营、通腑泻实法治愈痰火刺胁一例

徐某，女，45岁。

初诊：3月20日。

主诉及病史：左胸胁刺痛15日后，出现高热，汗出而热势不衰，咳逆喘甚，神呆耳聋；入夜烦躁不安，扬手揭被，呓语喃喃；腑气7日未行，今晨腑行二度，溏泄不多。

诊查：鼻结血涕，唇有血瓣，胸膺红疹隐约；舌苔糙垢油腻，中有裂纹；脉浮数，弦劲有力。

辨证：痰火刺胁，肺胃气分之热，内窜营分，气营两燔，热扰心神。深虑有热甚动风之变。

治法：清热凉营解毒，宣肺化痰。

处方：神犀丹1粒（研末送服） 鲜生地黄30g 赤芍12g 连翘10g 银花15g 黄芩10g 郁金6g 天竺黄12g 象贝母12g 黛灯芯3g 丹皮10g 鲜竹沥90g（冲）

二诊：3月21日。身热朝衰暮盛，刻诊体温39.5℃，神识仍不清爽，有时迷糊呓语；胸胁红疹透发，且见白痦，但尚细散不多；腑气未行，腹部按之饱满膨硬，辘辘有声；神呆耳聋，痰喘未平，脉滑大而数，舌苔黄垢龌龊。痰热蕴肺，上蒙清窍，而阳明之邪实为成温化热之薮。拟于清热化痰、镇心安神之中，再参通降阳明，取调胃小剂与之。

处方：玳瑁片10g 石菖蒲10g 天竺黄12g 鲜竹沥90g（冲） 川黄连2g 生石膏60g 连翘10g 银花10g 黄芩8g 调胃承气丸18g（包煎）

三诊：3月22日。痦粒渐有透布，而色泽尚欠晶莹，津气薄弱而少濡润也。腑邪已通而溏垢不爽，邪热得有出路，身热渐退；脉数意较缓，舌尖绛，苔根稍化，咳喘稍平，胁痛亦减，转侧较能自如。痰热渐化，气阴已见耗伤。前方去调胃承气丸，加鲜沙参12g。

四诊：3月23日。身热晨起退净，暮晚又升，神志已清，白痦粗绽，汗出微微，大便续下酱垢，邪热渐获出路，痰鸣喘息大见平静。脉滑尚带数意；舌尖红，苔前半已化，根尚浊垢。余焰未熄，浊痰未化，而阴气耗伤。再拟清肺养阴。

处方：鲜金斛12g 鲜沙参12g 桑白皮10g 连翘12g 黄芩10g 知母6g 象贝10g 杏仁10g 枇杷叶10g

【按语】本例为痰火刺胁重候，肺胃痰热，上扰清窍，而为神呆耳聋、烦躁谵语；窜入营分，而为红疹隐隐，血涕血瓣。所以在清热解毒、宣肺化痰之中，更用犀角地黄汤清营凉血，这对营分的邪热起到一定的控制作用。但是当大便七八日不行，热结旁流，腹满膨硬，舌苔黄垢，阳明燥实已经形成的时候，就应转以阳明腑实证为主要矛盾了。况肺与大肠，本是表里关系，肺内的痰热从大便下达，也是邪热的出路。所以本例在第二诊及时采用了白虎承气、经腑同治的方法，既清无形之热，又通有形之实，从而使邪热撤下，病情很快得到了转机。

四、辨证论治治愈中风二例

例一 胡某，男，63岁。

初诊:8月5日。

主诉及病史:素患肝阳头晕头痛,心烦易怒。近感昏眩恍惚,身如浮云,指麻身困。昨午猝然跌仆,肢体偏废于左,口眼㖞斜于右,神识昏迷,目呆斜视。

诊查:舌鲜红,苔干黄而垢,脉滑劲疾有力。

辨证:肝肾阴精虚亏,而阳刚太盛,风阳内动,痰火上扰,脑腑元神受损,为类中入脏之危候。

治法:养肝肾之阴,以引上亢之风阳,参熄风化痰,以清脑腑元神。宗河间地黄饮子而变其制。

处方:鲜生地黄24g　制首乌24g　鲜霍斛24g　甘杞子15g　山茱萸肉9g　天竺黄15g　净远志12g　白蒺藜15g　秦艽15g　嫩钩藤18g

另:羚羊角粉1.5g　猴枣0.9g(研末)　竹沥90g　分3次开水送服

二诊:10月5日。今晨左下肢略能转动,惟神志不清,昏昏嗜睡,呵欠频作,龂齿作声。脉弦滑,舌转黄而厚腻,风痰内盛,蒙蔽神志,险证未脱。再宗导痰合解语煎加减。

处方:制胆南星10g　姜半夏10g　石菖蒲6g　化橘红9g　远志12g　沉香屑6g　嫩钩藤18g　明天麻9g　白蒺藜12g　磁朱丸18g(包煎)

另:羚羊角粉1.5g分3次用竹沥90g送服。

三诊:10月7日。神志较前清醒,嗜卧而不落睏,舌音尚不清晰,时称头痛,口角流涎,呵欠频作,舌苔黄腻。前方参以交心肾、宁神志,能得肾中精气,脑腑元神上下贯注,则偏废之局,桑榆可守。

前方去磁朱丸、白蒺藜、沉香屑,加川黄连1.8g、肉桂心1.8g。

四诊:10月10日。脉象渐转缓滑,向之弦劲有力者已去八九;神志渐清,呵欠亦稀,言语渐能有序,头痛亦减。舌底绛,苔中心转白,上罩灰腻,满布不松;咳嗽痰黏,嗳气不舒,口角尚有流涎。高年卒中,真阴真阳亏损,风火痰湿交困,因果相循,病非一端。现证阳气不展,痰湿难化。宜于补益肾气之中,参与芳淡宣通之品,为阳光烛照之助。

处方:上川黄连1.8g　肉桂心1.8g　朱远志10g　沉香屑5g　化橘红6g　姜半夏10g　石菖蒲8g　茯苓神各18g　肉苁蓉9g　甘杞子18g　酸枣仁18g　炒白术9g

药后诸症继续减轻,至10月14日后停药。

五诊:10月21日。神志清晰,目视灵活,语音较清,诚属佳兆。但近日来复起潮热,心烦少寐,头目昏眩,呵欠又频,小便涩数,腰酸足肿。脉象又见浮数不敛,舌苔淡灰而腻,仍是少阴见证,而肾中真阳偏衰,阳不潜藏,水气泛溢。治再平补阴阳,潜纳浮阳。

处方:肉桂心1.8g　花龙骨24g　磁石30g　净远志6g　制首乌15g　真锁阳18g　甘杞子18g　茯苓18g　炒白术9g

六诊:10月23日。潮热已退;舌中心又转光剥,四边尚留浊腻;精气耗乏,不能上布。前方去桂心、琐阳、白术,加霍斛9g、龟版30g。

七诊:10月25日。虚热已退,脉浮滑已敛;小便较畅,次数亦减;足肿渐退,但舌苔又转光剥滑嫩,腻苔全退,仍是少阴阴气未立。拟复脉合阿胶鸡子黄汤,冀阴阳环抱、成水火既济之局。

处方:鲜霍斛9g　麦门冬9g　干地黄15g　龟版30g　炙甘草5g　阿胶珠15g　磁石35g　甘杞子15g　鸡子黄1枚(冲)　天门冬9g

八诊、九诊、十诊、十一诊:从益肾、柔肝、平补阴阳、芳淡和中。继进药二十余剂,病情稳定好转。

十二诊:11 月 24 日。经治以来,左下肢已能屈伸自如,而左手臂依然痿废不用,手背浮肿,关节肌肉颇觉酸痛。以左主血,今血不能上荣于左,荣虚络空,风邪乘袭。睡眠饮食尚佳。然水火不调不洽,气血不通不达,再以养荣和络。

处方:川桂枝 3g　赤白芍各 9g　当归 10g　枸杞子 18g　炙龟版 30g　鱼胶 28g　料豆衣 15g　桑枝 15g　杭菊花 15g　红花 6g

十三诊:12 月 11 日。两足能举步移动,左手臂虽痿废不用,但能知酸痛,是气欲伸而不达,血欲行而不通,手背浮肿已退。昨夜起左腰背有掌大一块,自觉寒冷,此风冷着于俞穴。脉小弦,舌尖红嫩,苔薄白。治再补肾潜阳,养血和营,以祛风痹。

处方:当归 12g　潼蒺藜、白蒺藜各 12g　枸杞子 12g　川断 12g　金狗脊 12g　赤芍药 12g　杜仲 12g　制首乌 12g　左秦艽 10g　桑枝 12g　锁阳 18g(沉香末 2.5g 拌)

此后以上方出入调治,至 1 月 15 日左手臂已能举动,手指节亦可屈伸,营卫气血渐得和谐,仍以补肾和血祛风调理。

【按语】本例从中风先兆开始,经卒中神昏、半身不遂,以迄手足恢复活动,历时四月余,前后三十余诊,井然有序,疗效明显。这里选载数诊,可以看出本例的演变过程和辨证用药的梗概。本例病机为肾气虚亏于下,肝阳亢盛于上,夹同风火痰涎,阻塞脑腑元神所致。以肾虚为本,风、火、痰三者为标,这是本案立法施治的指导思想。因在病变过程中,虽用过化痰熄风、养荣和络等法,但始终贯穿着调治肾中阴阳的根本法则。

本例患者卒中之后,主要用地黄饮子去附、桂、巴戟之辛温,以补益肾阴,加羚羊角、钩藤以熄风,竹沥、猴枣、竺黄以化痰。第二诊由于依然神昏不语,舌苔黄垢厚腻,转从化痰息风,宣窍清神,先治其标。以后数诊,都是标本兼顾,随着病情变化而互有侧重,至 10 月 10 日前后,患者神志渐清,言语有序,中风危象渐解。这是第一阶段。

第二阶段从 10 月 21 日至 28 日,主要从调治肾中阴阳着眼,始则因心烦、潮热、呵欠、下肢浮肿、舌苔灰腻,证见肾气不足,下元真阳偏衰,虚阳上浮。水湿泛溢,故用桂心、龙骨,一温一涩,潜纳浮阳;锁阳、杞子,温润益阳;磁石、远志,镇心宁神;白术、茯苓,健脾行水。服药后,浮阳潜纳,痰浊水湿得化,而浊腻之苔全退,舌光绛嫩,肾中真阴之虚象重又显露,乃以复脉汤加减,急顾其阴,务求"阴平阳秘",从而使肝风心阳渐趋平静。

于是进入第三阶段,治疗中风后遗症——偏枯。方用当归、赤芍、红花、桃仁、秦艽等养荣和络、祛风为主,兼顾平补阴阳,直至营卫和谐、气血周流、肢体功能恢复而收全功。

例二　秦某,男。

初诊:10 月 16 日。

主诉及病史:10 月初,突然四肢麻木,颜面蠕动抽搐,神态呆异。13 日晚,竟致仆倒,不省人事,口噤不开,喑痱不语,右半身痿废不用,痰鸣嗘吼,声如曳锯,遗尿不禁,昼夜烦而不安,身热如炭,面赤如朱。

诊查:心胸按之灼手,脉滑数,至数无续,重按搏指有力。

辨证:诊治中风,当分虚实。据喑痱不语、遗尿不禁,似属心肾之虚;然口噤不开,则又风邪之实;而脉滑数,重按有力,心胸按之灼热如烙,加以痰鸣嗘吼,声如曳锯,则又属风火痰涎,聚积肺胃,郁闭包络;此"实中"而又兼"阳厥"大证,与虚中不侔,故舍虚而从实。

治法:清肝熄风,化痰清热。

处方:蝎尾末 1.5g　羚角粉 1.5g　万氏牛黄丸两粒　竹沥 20g　贝母 10g　半夏 10g　橘红 8g　郁金 12g　芍药 12g　丹皮 10g　珍珠母 25g(先煎)　茯苓神各 15g

浓煎缓缓灌下。

二诊：10月17日。询知患者服药后既获神安入寐，厥逆之势已见平静，面赤亦退，脉滑数较缓，神志略觉安定，余症如昨。此厥势虽戢，而风痱依然入中心肾之络，推其故，由于风火痰涎，犹有蒙蔽胞络，而心肾仍失于交媾，是知欲交心肾，非先清化痰涎不可。使胞络痰涎郁者开而神明自安，然后口噤可开，遗尿可禁。若妄补留邪，与本证断不相宜。

万氏牛黄丸、叶氏神犀丹各1粒。研末先送服。

竹沥20g　贝母10g　半夏10g　橘红8g　芍药12g　丹皮10g　海藻10g　昆布10g　龙齿20g(先煎)

浓煎灌服。

三诊：10月19日。前、昨两夜，寐可落寝，神可安定，颜面抽搐已缓，并且口噤已开，见其舌苔黄糙垢腻，小溲亦有知觉，惟仍默默不欲语言。脉情滑数，尚感阳脉太过；咳虽有痰，而又吐咯不易。以大势度之，痱中厥逆，已随风火痰涎之宣泄而下降，心肾脉络，其神气交会之道路，因此而亦能上下交通。

原方撤去神犀，加琥珀末、伽南末各0.8g，以安神宣郁，余守上法。

四诊：10月22日。舌本已能转动灵活，时欲言语诉说，而犹謇涩不甚清晰；腑气多日未行，矢气频转极臭；小溲长利，气臊臭，色微黄，已能自禁；脉情滑数，亦转和缓；齿结血瓣；舌苔黄垢，浊腻满布。此阳明之结也。结者，当濡润以柔养其血液，辛滑以疏利其气机。

前方去万氏牛黄丸，加生地炭、蒸锁阳、桑麻丸(包)。

2日间，续得腑行两度，色黑黏韧，溏硬不一，后清养调理而愈。

【按语】本例辨证要点，全在舍弃喑痱不语、遗尿不禁之类似于虚，而从其口噤不开、痰鸣壅塞、心胸之灼热如烙、脉情滑数重按有力之病由于实。治宗牛黄丸以清心安神，而重用竹沥、贝母、半夏、橘红、龙齿等宣化风火痰涎之剂。既无温补滋腻之留邪，又无风药散窜之伤正。若实以虚治，则本证未有不转为偏枯痿废者。惟中风多便秘，此为风淫化燥、血液干枯使然，投剂当参酌于咸润、辛润之间，如苁蓉、锁阳、当归、黑芝麻等最佳。

五、温肾健脾法治愈浮肿喘息一例

戴某，女，26岁。

初诊：6月2日。

主诉及病史：平时经期落后二十余日来，浮肿从腰以下起，近则周身面目均肿，小便短涩不利，动则气喘。

诊查：舌淡无苔，脉弦细涩数。

辨证：中虚气弱，肾阳不振，水气不行，溢于皮肤而为水肿。平时经期落后，荣血亦虚。

治法：益脾补肾，温阳化水。

处方：潞党参15g(沉香末拌)　制附片3g　官桂4g　汉防己9g　白术15g　茯苓15g　冬瓜子皮各30g　薏苡仁15g　子红花9g　炙鸡内金9g(砂仁末拌)　白归身10g

三因禹余粮丸9g，陈酒温热送下。

二诊：6月5日。前方服2剂，小便较长利，浮肿未得衰退。脉情弦细，舌淡白无苔。向患鼻衄，治当参温润。

处方：潞党参15g　炒白术12g　肉苁蓉10g　桑寄生12g　川续断10g　怀牛膝10g

焦米仁 18g　茯苓 15g　冬瓜皮子各 30g　禹余粮丸 9g(吞)

另:焙腰背方:川桂枝　川乌头　羌独活　嫩桑梗　鲜葱头

上药煎水,去渣,酌加黄酒,用毛巾浸湿绞干,乘热焙腰背。

三诊:6 月 8 日。脾肾阳衰,卫气不充,腠理失其开阖,而水之溢于皮肤者滋甚,故治水必温其气,此一成法。前方取法温润脾肾,以化水气,腰以下续得畅汗。惟气之虚其肺者当清其金,虚其脾者当培其土,虚其肾者当益其火,若徒以利水则远矣。数日来头胀、目酸、目痛,当有风邪内郁,法当兼顾。

处方:桑叶 15g　杭甘菊 10g　白蒺藜 10g　潞党参 12g　炒白术 12g　炙鸡内金 9g　桑寄生 15g　金狗脊 12g　茯苓 15g　冬瓜皮子各 30g

四诊:6 月 12 日。浮肿退去八九,面色皖白者亦转黄润。惟中气素虚,经期落后,而又时或崩冲,盖气为水之源,又为血之帅,气虚既不能化水,又不能摄血。经曰:"气虚宜掣引之",其亦温化之义乎。

前方去桑叶、菊花、白蒺藜,加扁豆、焦白术、香谷芽。

连进药 3 剂,肿势全退。继之晨服胃苓丸 9g,临睡服八珍丸 9g,调理而安。

【按语】本证为阴水之一,观其舌虚不立苔,为脾肾两虚可知。凡水气泛溢,壅于皮肤,脉多沉迟。今弦细涩数者,良以其人营血素虚。经来落后,而时或崩冲,此为血少使然。犹幸本证为时尚暂,受邪较浅,故温化水气,一进而小便长利,再进而腰以下续得畅汗。推测其见效之速,或在焙熨一法,使水气之渍于皮肤者,仍从汗而解之,此即内经所谓"渍形以为汗"。水肿有汗之而解者,有通利小便而解者,无非咸赖阳气温化。水不潴留,则浮肿自消。故治水当以通阳为第一义,腰以下既得畅汗,浮肿当亦衰退,而头胀目痛,方以扶挹脾肾之外,兼以清泄风邪为佐。盖风水相合,风性善动,亦足以推波助澜,疏散风邪,则水势亦孤,此亦分劚之义也。一俟肿势全退,善后以"胃苓"实脾化水,以"八珍"平补气血,"必养必和,待其来复",此之谓也。

六、泻肺柔肝法治愈久咳咯血一例

余某,男。

初诊:4 月 5 日。

主诉及病史:元月以来,咳嗽咽痒,胸胁隐痛,延及肩背;继则痰中带血,或满口咯血。经西药注射血仍未止,咳痰黄白而黏。

诊查:舌红苔薄白,脉细弦。

辨证:外感风热燥邪,肺失清肃,肝木横逆,以致损伤肺络,久咳咯血不止。

治法:甘润微辛,柔肝清肺。

处方:冬桑叶 12g　象贝母 9g　浮石 9g　南沙参 12g　甜杏仁 9g　冬瓜子 15g　黛蛤散 30g(包)　天花粉 9g

二诊:4 月 11 日。满口咯血已止,咳嗽亦减,痰中尚见血丝,脉舌如前。风燥之邪未净,肺阴已伤,再从清泄肝肺,柔以制刚立法。

处方:桑叶 9g　丹皮 9g　甜白杏仁各 9g　南沙参 12g　天花粉 9g　白芍药 12g　玄参 9g　连翘 12g　黛蛤散 30g(包)

三诊:4 月 13 日。痰中血丝已止,咳嗽已减,咯痰不爽,胸胁尚觉隐痛,舌苔薄腻,脉弦。前方加枇杷叶 9g,功劳叶 9g。

【按语】本例迁延三个月之久，虽经中西药止血，非但未见疗效，反致满口咯血。而本案未用任何止血药物，竟取得较快的止血效果，所谓“见血不治血”，是有其一定道理的。患者虽病程较长，但咽痒咳嗽，痰出黄白而黏，舌苔黄白而薄，显见肺经风燥郁热蕴留未清；而胸胁疼痛，脉情细弦，则又肝经气火伤络，内外相合致病，故从微辛甘润、清肺平肝着手，用桑杏汤合黛蛤散加减获效。二诊在前方基础上加白芍、丹皮柔肝清肝，2剂而痰血亦净。宋老认为治咯血、咳血，首先要辨清有无外邪，其次要注意与其他脏腑的关系，如肝火横逆，心火亢盛、肾阳不足、胃腑积热等等，与血证至关重要。此例用药轻清灵验，非死守止血可比。

七、降火宁神治愈咯血证一例

诸某，男。

初诊：8月24日。

主诉及病史：3日来连续大口咯血，气促咳逆，面赤升火，额汗淋漓，神情烦乱，大便3日未解。

诊查：舌尖红苔黄腻。脉浮芤而数，寸部上溢鱼际。

辨证：肝肺气火升逆，络损血溢，而心神不宁；额多汗淋漓，恐有阳越阴脱之势。

治法：欲止其血，当先降其火；欲降其火，当先安其神，故止血、降火、宁神，三者均不可失。

处方：犀角粉（现已禁用，可用水牛角代之）1g、参三七粉3g，分3次用鲜生地露90g送服。黄芩9g　山栀子9g　川贝母9g　甜杏仁9g　蚕豆花15g　墨旱莲12g　白芍9g　灵磁石30g　龙贝齿各30g　茯神15g

二诊：8月25日。上方服1剂后，夜寐已安稳，神即安定，气火亦稍平静，咯血停止。但一至午后黄昏，仍感面赤烘热。脉浮芤稍静，数促稍缓，舌苔黄腻，胸闷，咳痰不爽。

处方：参三七粉5g　川贝母9g　浙贝母9g　橘络6g　白芍药6g　仙鹤草15g　蚕豆花9g　茯神15g　磁石30g（先煎）　玄精石18g（先煎）

三诊：8月26日。肝肺逆上之火，烦扰不安之神渐趋平静。日来仅咯血一口，色紫暗，是属留瘀未净。五心灼热、五志烦郁均见减轻，矢气转而大便未通，面赤稍退而油垢不清。再参通降瘀滞。

前方去玄精石，加桃仁9g、制川军9g、安神定志丸12g（包煎）。

四诊：8月27日。咯血已止，夜寐得安，今晨大便已通，颧赤面垢亦退去八九，两脉渐见缓和，舌苔黄垢浊腻未化，口腻觉甜，咳痰不爽。大势虽平，而中上二焦痰热未净，拟再芳淡苦辛，宣化痰浊。

处方：南沙参12g　象贝母12g　橘白络各4.5g　佛手片5g　桑白皮12g　黄芩9g　甜白杏仁9g　茯神12g　冬瓜子20g　安神定志丸12g（包煎）

上方续服3剂而愈。

【按语】血随气行，气随火逆。宋老认为诊治血证时，密切观察气火的盛衰十分重要。本案在治疗上提出：“欲止其血，当先降其火，欲降其火，当先安其神”。因火降则气顺，血就不致妄行外溢。“神”之与“火”，在病变过程中往往相互影响。气火亢旺，可致神志不安；神不安宁，又可进一步导致气火升逆。因此，本案在凉血止血、泻火平肝的同时，加用磁石、龙贝齿、茯神之类镇心安神，一剂而心神得安、气火稍平，咯血即止。三诊时矢气转，阳明实热有下趋之势，正可因势利导。咯出紫暗血块，说明血止留瘀，因而加用桃仁、制军，使瘀热下行。方药变更不多，却能切中病情，疗效明显。

八、温胃纳气治愈反胃呃逆一例

曹某，男，43岁。

初诊：9月8日。

主诉及病史：胃病2年，初则嗳气不舒，继以食后呕吐，频发不已。今秋以来凡过饥过饱，多作呃逆，呃逆甚则吐亦甚，无论食物、涎液总以一吐为快。

诊查：脉弦。

辨证：病久中气虚馁，以致火土不生，胃阳不振，无以熟腐水谷，成为胃反。弦为肝脉，乃肝气独胜，阳明失中和之气所致。

治法：胃气以下行为顺，立方用《金匮》大半夏汤加干姜以温养中土，缓其逆上之势。

处方：人参6g　姜半夏9g　淡干姜3g　白蜜1匙冲调

二诊：9月16日。服前方5剂颇合病机，停药3天，呕呃反胃又发。但本证呃逆尤重于呕吐，不呕则不吐，呃不止则吐亦不止。是则欲止其吐必先止其呃。胃反日久，虚寒为多。前方加局方黑锡丹9g，以温纳下焦逆上之气。

三诊：9月24日。呃逆已减大半，足见本证火土两虚无疑。肛门有坠胀之感，亦中虚下陷而然，再宗理中合归脾以养脾胃中土之气。

处方：潞党参18g　炒白术12g　淡干姜3g　绵黄芪12g　甜官桂6g　炙甘草3g　橘白8g　当归身12g　茯苓12g　大枣5枚　远志肉6g　沉香屑3g

四诊：10月8日。呃逆已止，呕吐反胃亦止，脉弦意已转缓和，肝脉已平，胃气来复，惟饮汤水尚感不适，足见胃阳尚未坚定。再以前方制成膏剂缓调。

【按语】呃逆、呕吐都有热证、寒证的区别。本例脉舌症状均无热象，且久病不愈，辨证当属虚寒。《诸病源候论》云："脉紧而弦，紧则为寒，弦则为虚，虚寒相搏，故食已即吐，名曰胃反"。本例胃反，胃阳虚、胃气逆，所以用大半夏汤加干姜温胃降逆；呃逆为胃虚气不摄纳，所以用黑锡丹温导纳下。此案方药简要，取得了药专效宏的效果。

九、清肝和胃法治愈胃痛呕血一例

童某，男。

初诊：1月25日。

主诉及病史：常患胃痛嗳气，泛吐酸水。近2日来心脘疼痛又作，有灼热感。嗳气、痞胀，时有泛恶。昨日突然呕血盈盂，色如咖啡，其气酸臭；大便溏薄，色黑如酱，日2次。

诊查：舌苔黄垢，脉弦数。

辨证：平素肝胃不和，瘀热不宣。近则肝火冲逆，犯胃损络，而致呕血便血，是为胃溃疡出血。

治法：清泄肝胃，降逆止血。拟左金合泻心汤加减。

处方：上川黄连2g　淡吴茱萸0.3g　制川军9g　沉香曲12g　川楝子9g　地榆炭24g　蒲黄炭12g　代赭石30g　侧柏叶24g

二诊：1月27日。胃溃疡心脘疼痛，阳明瘀热上犯而为呕血。进前方呕血已止，冲逆渐平，脘痛已缓。刻诊右脉濡涩，左脉尚弦，舌苔黄垢转薄。肝郁气滞，瘀热未净，前方再参疏和。

处方：川黄连 2g　淡吴茱萸 0.3g　炒白芍 12g　黑山栀 10g　川楝子 9g　延胡索 12g　地榆炭 24g　乌贼骨 6g　沉香曲 12g　广陈皮 6g　佛手片 9g　代赭石 30g

三诊：2 月 1 日。呕血进剂而愈，然胃脘右侧痛而且胀，时作时止，痛时拘挛喜按；脉转濡软，舌苔化薄，后半光剥无苔。呕血之后，津气大耗，断无香燥劫阴之理。当予养肝血、滋胃阴，以缓急迫之苦。少佐补中，以御肝木。

处方：麦门冬 12g　原金斛 12g　甘杞子 12g　当归身 9g　白芍药 15g　炙甘草 3g　潞党参 12g　瓦楞子 10g　川楝子 9g　佛手片 9g

服上方药 5 剂后胃痛缓解，饮食知味，继以养胃和中调理而安。

【按语】本例胃溃疡出血为主症，因其脉弦数，舌苔黄垢，病由肝郁气滞，郁久化火，犯胃损络所致，故用左金丸合泻心汤，以黄连清胃泻火，大黄泻热祛瘀，反佐吴茱萸疏肝降逆，三味配伍，共奏清泄肝胃、通降瘀热之功，为本案之主药。同时用沉香曲、川楝子行气散郁；蒲黄炭，地榆炭化瘀止血；代赭石平肝降胃，且有止血功能。2 剂而出血止，脘痛减，肝胃冲逆之火渐平，瘀热渐清，改从疏肝和胃为主。

（赵鸣芳整理）

【编者评注】宋爱人先生是中医界耆宿，在江南极具声望，为南京中医学院初建时期的元老。观其上述医案，其脉理透析，方药变宜，无不丝丝入扣，发微探幽，引人入胜。可以说每一案都是理论联系实际的好论文。医能臻此，何患其衰！如例一湿温病，虽前后诊治十余次，效果不可谓桴鼓之应，但对于这种病程延绵、变证易生的特殊类型疾病，能如此先后有序，据理分析，方药随机应变，恰到好处，使患者从危殆渐入坦途，终至痊愈，极易发生变证者最终没有发生，渡过险境，非深厚之功力，不能臻此。余案均阐发深刻，从药物选择、剂量轻重、配伍奥妙，无不印证这一评价。

颜亦鲁医案

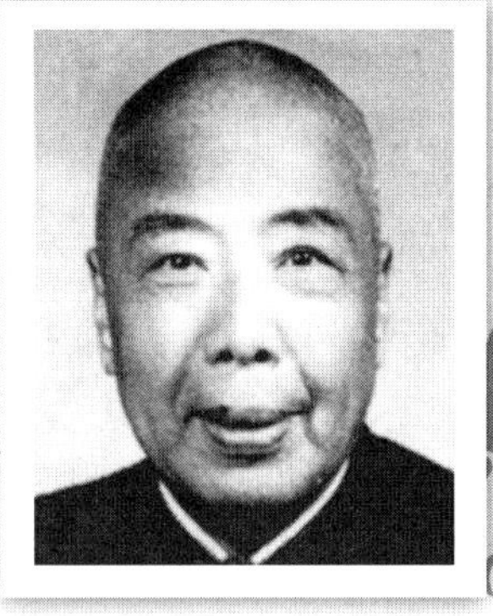

【生平传略】

颜亦鲁(1897—1989),号餐芝老人,江苏丹阳人,主任医师。自幼体弱多病,遂有志于岐黄之术,从学当地名医贺季衡,凡八易寒暑,尽得其传,学成后悬壶乡里陋巷故邸。1956年奉命调宁,先后担任江苏省中医院内科主任、江苏医院中医科主任、江苏省肿瘤防治研究所中医科主任,并被选为第三、四、五届江苏省人民代表大会人民代表。

颜氏对脾胃学说深有造诣,倡导“脾胃既为后天之本,又为百病之源”之说,认为“脾胃为机体枢纽,脾胃冲和则元气充足,五脏充盈,邪难独伤人,反之则正气虚弱,五脏受病,诸病丛生”。临床注重凡病从湿从痰辨证,从脾胃论治。用药擅长发挥苍白术的效用,被病家称誉为“苍白术先生”。

颜氏积累大量临床资料及课徒教材等数十万言,惜尽毁于抗日战争。新中国成立后先后发表《脾胃学说的临床应用》、《漫谈吐血、衄血和便血》、《温病诊治经验》、《胎产病宜大补气血》等论文。1980年,其门下为之整理《餐芝轩医集》一书,备有医案、医话、验方三部分,总结了他的主要学术思想,出版之后,颇获时誉。

一、降气导滞、清心开窍法治愈湿温一例

郦某,女,32岁。

初诊:1961年8月24日。

主诉及病史:发热20天,迭进疏表清热之剂,但身热仍未清澈,5日未更衣;又因饮食不慎,喜啖糯米糕团,而致猝然神昏,喉间痰声辘辘,两手抽搐不已。

诊查:患者神志不清,喉间痰鸣辘辘,两手妄动,体温38.5℃,两脉沉滑,左寸关不扬,舌苔黄腻,胸颈白痦密布。

辨证:湿温四候,湿热未清,复因饮食不节,以致肠胃失职,气机愤郁,湿热与痰食胶着不化,内结中焦,神明为之蒙蔽。

治法:降气导滞,清心开窍,丸饮并进。

处方：

(1) 贡沉香1.2g(磨冲)　广郁金1.5g(磨冲)　海南子1.5g(磨冲)　枳实1.5g(磨冲)　用九节蒲6g　旋覆花9g，煎汤冲服

(2) 紫雪丹3g，1日分2次吞服。

二诊：药后大便畅行，神志遂清，舌苔黄腻亦化，体温降至37.6℃，脉濡数。证势轻而未楚，再以清肃余蕴。

处方：香白薇9g　佩兰梗6g　焦山栀6g　广郁金6g　九节蒲4.5g　炒枳壳4.5g　新会皮4.5g　佛手花2.5g　杏仁、苡仁各9g　姜竹茹12g　2剂

三诊：证势甫定，昨又猝然神志昏迷，大汗淋漓，四肢清冷，两脉沉伏，舌苔中厚灰腻。病延月余，正气已伤，阴阳离决，亟拟参附汤合桂枝龙牡汤加味以图。

处方：熟附片9g　潞党参9g　九节蒲4.5g　桂枝4.5g　白芍6g　煅牡蛎(先煎)15g　陈橘白4.5g　煅龙骨15g(先煎)　姜半夏9g　炙甘草4.5g　浮小麦30g　3剂

药后汗收神清，肢温脉起，证情转危为安，转以调理脾胃兼清余浊法收功。

【按语】本例湿温之候，身热未清，便结不通，又加停食生痰，以致湿热痰滞胶着，内蒙心窍，肝风欲动，证颇险重，清心开窍，固刻不容缓，而降气导滞，尤为当务之急。故先用四磨饮，继进紫雪丹，四磨以郁金代乌药，取其芳香逐秽，丸饮并进，收到预期效果。其后湿热未尽，又忽亡阳，故改投参附合桂枝龙牡汤敛阳救逆。患者前后两度出现神志昏糊，一实一虚，截然不同，由于辨证精确，用药得当，故使沉疴立起。

二、涤痰开窍、平肝熄风法治愈中风一例

束某，男，59岁。

初诊：1952年12月20日。

主诉及病史：9岁时因患重病，变为聋哑。今年冬至前猝然跌仆，不省人事。

诊查：患者牙关紧闭，两手固握，痰鸣鼻鼾，目合，遗溺，口角流涎，手足抽搐，汗出如珠，便结面赤，两脉弦大无伦。

辨证：肝风暴升，夹宿痰内闭机窍，证势险要。

治法：涤痰开窍，平肝熄风。

处方：

(1) 立即用乌梅肉擦其牙关，以姜汤送服三蛇胆陈皮末1瓶。

(2) 中风牛黄丸、至宝丹各1粒，取九节菖蒲3g、钩藤10g，煎汤送下。

(3) 羚羊角尖1.5g(磨冲)　明天麻4.5g　双钩藤12g(后下)　生石决60g(先煎)　杭菊花9g　远志9g　天竺黄6g　陈胆星6g　生牡蛎30g(先煎)　杭白芍6g　竹沥半夏6g　九节菖蒲6g　1剂

二诊：药后大腑畅通2次，神志初清，牙关已开，牙牙学语，有黏痰吐出，大汗已收，抽搐亦稀，面赤大减。脉弦大亦平，舌本仍蹇涩，舌苔黄腻。机窍初启，痰热逗留，肝风犹未平也。仍当平肝息风，化痰通络。

处方：原方去胆星、天竺黄、牡蛎、白芍。生石决改为15g、杭菊花改为12g，加冬桑叶9g、僵蚕9g、陈皮4.5g、白蒺藜12g、茯苓神各9g，磁石(先煎)18g，2剂。

三诊：前药颇能安受，险象已弭，神识明了，二便通利，渐思谷食，舌苔腻黄已化，脉转细滑

数。风阳初潜，阴分暗耗，痰热未除，转为润阴养胃，兼化痰热。

处方：川石斛 12g　麦冬 9g　珍珠母 18g（先煎）　决明子 12g　海蛤粉 12g　橘络 4.5g　川贝母 6g　生首乌 12g　杭菊炭 6g　料豆衣 12g　冬瓜子 12g　竹沥半夏 6g　2 剂

药后饮食见增，渐能行动。原方中加别直参须 4.5g、丝瓜络 9g，调理善后。

【按语】本例中风跌仆后牙关紧闭，两手固握，痰鸣鼻鼾，属中风之闭证，然其目合、遗溺、汗出，又系脱证之象。观其脉不细微而弦大无伦，面不苍白而红赤如妆，因而诊断为肝阳暴升、气血上逆、风痰闭塞机窍，遗溺、汗出乃本元不足，风痰内闭、心肾失其主宰使然。盖中风原属本虚标实之候，虚实既分，补泻斯判，故初诊即大力涤痰开窍，平肝熄风，丸散汤剂并进，终使沉舟得挽；嗣后鉴于阳热征象大减，神明闭塞渐开，乃去苦寒而用甘润和中之品善后，并仍用平肝化痰之药，以肃余氛。审证之细，用药之变，由此可见。

三、解表化饮、补肺益肾法治愈哮喘一例

石某，男，53 岁。

初诊：1972 年 1 月 12 日。

主诉及病史：哮喘三十余年，近日不慎受寒，以致萌发咳嗽气喘 7 天。

诊查：患者咳喘并作，不得平卧，喉鸣声如曳锯，痰出白沫，恶寒而不发热，脉濡滑，舌苔薄白。

辨证：哮喘病久，肺肾暗亏，痰饮内伏，复感新邪，外寒与内饮搏结，肺失宣降之司，本虚标实之候。

治法：急则先治标，先拟解表化饮、宣肺平喘为法。

处方：炙麻黄 4.5g　桂枝 2.1g　淡干姜 2.4g　北细辛 1.5g　姜半夏 9g　五味子 2.4g　陈皮 4.5g　炙甘草 2.4g　白芍 6g　川贝母 6g　炙冬花 6g　炙苏子 9g　杏仁 9g　6 剂

二诊：咳喘大减，已能平卧，恶寒亦罢，二便自调。惟痰出不爽，下半夜睡眠不实，胃纳欠香，渴不欲饮。脉细滑带数，舌红苔薄白，痰饮已有化热之势，原方出入。

处方：原方去桂枝、白芍、细辛、陈皮、炙甘草。加南北沙参（各）9g、旋覆花（包）4.5g、射干 4.5g、枇杷叶（去花炙包）9g，3 剂。

三诊：咳痰黄稠，稍带腥味，背俞恶寒，溲黄，大便干。脉滑数，舌红苔白中黄。痰饮渐已化热，肺气为之不降，当宣肺降气，清热化痰。

处方：炙麻黄 6g　生石膏 18g　桂枝 1.2g　苏子 9g　射干 4.5g　法半夏 9g　干姜 1.2g　五味子 1.2g　炙冬花 9g　薄橘红 4.5g　杏仁 9g　白前 4.5g　炙甘草 2.1g　10 剂

四诊：迭进小青龙加石膏汤，喘咳已平，口渴亦折，咳痰见少，背俞恶寒亦减，惟下半夜仍有小发作。脉小滑微数，舌红无苔。痰热渐化，肺肾暗亏，当金水同调，固本清源。

处方：人参须 4.5g　南北沙参各 9g　川贝母 6g　五味子 1.2g　麦冬 6g　法半夏 6g　薄橘红 4.5g　炙冬花 9g　干姜 1.2g　胡桃肉 9g　15 剂

另：紫河车粉 12g、白沙参粉 12g、川贝粉 6g，和匀，每次 3g，开水冲服，1 日 2 次。

五诊：哮喘未发，胃纳日振，精神亦复。拟丸代煎，寓防于治。

处方：潞党参 45g　南沙参 60g　炙麻黄 15g　云茯苓 45g　炙冬花 30g　炙紫菀 30g

川贝母 30g　苡仁 90g　炙甘草 15g　苏子 60g　白术 30g　川朴 18g　陈皮 18g　法半夏 45g　杏仁 30g　炒谷芽 90g

上味共为细末，用枇杷叶 90g、旋覆花 45g 煎汤泛丸，如绿豆大，每晨晚各服 1 次，每次 6g。

【按语】哮喘多为本虚标实之证，治标当分寒热，治本不外补肺、补脾与补肾。本例初起系外感风寒触动内伏之痰饮之候，故选小青龙汤为主，方中细辛、半夏、干姜、五味子为治寒饮喘咳所不可少之主药；嗣后出现外有寒邪、内有痰饮郁而化热的复杂病情，故改用小青龙加石膏汤寒热同解；继而寒饮渐去，虚象渐露，于是以固本清源为善后之法，其中紫河车、人参、川贝母粉剂另服，对久病哮喘、肺肾两虚者效果显著，临床屡用屡验。

四、清化痰热、补肺滋肾法治愈肺痨一例

汪某，男，63 岁。

初诊：1957 年 2 月 12 日。

主诉及病史：患者自 1941 年出现大咯血，未经治疗，以后每年发作两三次，并伴有低热、咳嗽、吐黄绿色厚痰等症。1950 年经上海、无锡等地医院摄片：右肺支气管扩张，肺叶萎缩，心脏向右部移位，左肺有少数结核病灶。诊断为肺结核、支气管扩张。1957 年 2 月再度发热咯血，胸透发现右肺有空洞而住院。在进行链霉素气管注射时，引起支气管功能衰弱，病情危急，除积极抢救外，并请中医会诊。

诊查：神志时有昏迷，倚枕而卧，气喘不能言语，喉间痰声辘辘，鼻翼煽动，呼吸困难，面部及手掌冷汗淋漓。脉浮滑，右手寸关洪大，舌苔干燥少津，根端黄腻。

辨证：病久肺肾两虚，肺失肃降之令，肾乏摄纳之权，顽痰胶结，气不化痰，本虚标实，内闭外脱之证。

治法：急当标本兼顾，清化痰热，补肺滋肾。

处方：东北参 6g　南北沙参各 15g　川贝母 9g　冬虫夏草 9g　参贝陈皮 3g　海蛤粉 9g　旋覆花(包)4.5g　炙远志 6g　苦杏仁 9g　制半夏 6g　辰拌茯神 9g　3 剂

另：蛤蚧尾 1.5g、猴枣散 0.7g，混合研末口服，1 日 1 次。

二诊：药后吐出黏痰甚多，气喘较平，自汗减少，大便畅通，神志遂清。原方颇合病机，仍守前法。

处方：原方加苏子 6g，5 剂。

另：蛤蚧尾 1g、猴枣散 0.5g，混合研末口服，1 日 1 次。

三诊：神气渐振，气喘亦平，惟仍咳嗽有痰。脉象细滑，黄腻苔虽退未净。肺肾本虚，余氛未清，稍一感染，辄易复发，不可轻视。

处方：东北参 6g　北沙参 12g　炙苏子 9g　光杏仁 9g　川贝母 9g　法半夏 6g　海蛤粉 9g　新会皮 4.5g　炙远志 6g　茯苓神各 9g　旋覆花 6g　功劳叶 9g　7 剂

四诊：病情稳定，今日已能起床活动，脉细滑，舌质淡苔薄。用丸药巩固。

处方：吉林参 90g　北沙参 90g　炒于术 60g　麦冬 90g　熟地黄 90g　炙鳖甲 90g　蒸百部 90g　白及 90g　白芥子 45g　苏子 45g　陈皮 45g　橘络 30g　法半夏 60g　杏仁 60g　功劳叶 120g　川贝母 60g　冬虫夏草 90g

上药共研细末，用枇杷叶 90g、肥玉竹 90g、旋覆花 45g 共煎浓汁泛丸，每晨晚各服 9g。

【按语】本例初诊气喘难以平卧，喉间痰鸣，呼吸困难，同时神识时有昏迷，面肢冷汗淋漓，

乃肾虚肺实，已具内闭外脱之象，病情危笃，用药颇为棘手。因有形之痰浊蕴结肺部，壅阻气道，下焦元气虚衰，不能助肺纳气，阳气有耗散之虞，若投补剂则助痰壅，降肺气则更伤正。故用人参、沙参、冬虫夏草以补肺肾，用川贝母、杏仁、旋覆花、陈皮、半夏等豁痰降气，并取猴枣散开痰闭，合蛤蚧纳气平喘，标本同治，虚实兼顾。二诊痰出喘减，汗收神清，化险为夷，方中加苏子以增强降气化痰之力，俾痰浊化而气喘平。三诊后虽仍咳嗽有痰，但气喘已平，故投以益气养阴、补肺滋肾之剂，并以丸剂收功。综观此例治法，一开闭，二清源，三固本，辨证用药，有条不紊。

五、健脾利湿、理气活血法治愈黄疸一例

周某，男，26岁。

初诊：1976年8月8日。

主诉及病史：患者于1968年患急性黄疸型肝炎，经治疗缓解。1976年4月发现脾大，6月初自感腿酸乏力，腹胀纳差，尿少色黄，经服清热通腑剂数十天，证情未减，反致神疲低热，呕恶纳差，大腹膨胀，延及胸脘，两胫肿胀，小便不利。入院诊断：①坏死后肝硬化，②脾功能亢进。

诊查：巩膜深度黄染，腹稍隆起，有移动性浊音，肝肋下2cm，脾平脐，两下肢凹陷性浮肿，1分钟胆红素328.3μmol/L，总胆红素415.5μmol/L，麝香浊度试验14U，麝香絮状试验(+++)，谷丙转氨酶40U。脉细弦，重取无力。舌红边紫苔黄腻。

辨证：肝病日久，木旺克伐脾土，久病不愈，又复攻伐，以致脾气虚损日日加重，肝气郁结渐渐加甚，脾气虚则湿热内蕴，肝气郁则瘀血内结。证属正虚邪实，湿热瘀结交搏肝脾。

治法：宜剿抚兼施，法用健脾利湿，理气活血。

处方：党参12g　茵陈30g　炒白术9g　丹参30g　木香9g　茯苓9g　枳实6g　红花9g　赤芍12g　大腹皮9g　川芎9g　15剂

二诊：药后小便见畅，低热已退，胸脘少宽，黄疸略有消退。病邪退而未尽，正气虚而未复。前方再进一步。

处方：党参12g　茵陈30g　炒白术9g　丹参30g　黄芪12g　鳖甲12g　泽兰4.5g　红花4.5g　赤芍12g　大腹皮9g　茯苓12g　川芎12g　山楂12g　24剂

药后精神、食欲转佳，巩膜轻度黄染，二便正常，复查1分钟胆红素8.6μmol/L，总胆红素256.5μmol/L，麝香浊度试验7U，麝香絮状试验(+)，谷丙转氨酶40U。病情稳定，改用上方制丸巩固。

【按语】黄疸多由湿邪作祟，故《金匮要略》谓："黄家所得，从湿得之"、"诸病黄家，但利其小便"。盖湿为阴邪，其性重浊黏腻，对之不宜过用寒凉攻伐之品，以免伤阳助湿之弊。本例病疸缠绵不愈，湿邪久羁已损脾阳，又因寒凉攻伐太过，复伤脾土，故崇古人"疸久不愈则补脾"之说，治以健脾理气、渗湿退黄，"久病入络"，故参以活血化瘀之品。由于药证合拍，故能在短期内收到满意疗效。

六、温运脾肾、化气利水法治愈癃闭一例

唐某，男，70岁。

初诊：1975年5月23日。

主诉及病史：小溲淋漓不净半年，点滴不通1天。

诊查：患者形体肥胖，神识有时蒙昧，少腹急胀，小便不通，下肢清冷不和，脉沉细，舌苔腐腻，舌边有紫气。

辨证：肥胖之体，痰湿本重，年高脾肾阳亏，痰湿越发弥漫，上困心窍，以致神志受蒙，下阻阴窍，膀胱气化失司。

治法：温运脾肾，化气利水。

处方：熟附片5g　上肉桂3g　炒白术9g　姜半夏9g　陈橘皮5g　猪茯苓各9g　福泽泻9g　车前子12g(包)　黄郁金9g　九节蒲9g　上血珀3g(研粉冲服)　蟋蟀2只(研冲)　1剂

另：豆豉12g、黑山栀9g，研末，用青葱一握，食盐一匙，共捣成饼，外敷于关元穴。

二诊：昨进内服外敷，小溲已通，仍淋漓不爽，少腹急胀减退，今晨吐出黏痰如饴约半碗许，随即胸闷见畅，神识亦清。下肢清冷未和，大腑未行。脉沉已起，右手濡滑，舌苔腐腻带灰。阳气渐复，痰湿初化，肠腑夹有积滞。守原法加入祛瘀通腑之品。

处方：熟附子5g　桂枝3g　炒白术9g　福泽泻9g　猪茯苓各9g　车前子12g(包)　陈橘皮5g　桃仁泥12g　熟军9g　滋肾丸12g(包)　贡沉香3g(人乳磨冲)　3剂

三诊：药后大腑润通，小溲畅行，少腹急胀已退，舌苔腐腻亦化，下肢清冷渐和。脉象濡细小滑，脾肾真阳来复，膀胱气化有权，湿热瘀滞得以下行，证势已入坦途，再为脾肾同调，以善其后。

处方：熟附子3g　炒党参12g　炒白术9g　甘草梢3g　桂枝3g　福泽泻9g　云茯苓9g　陈橘皮5g　滋肾丸12g(包)　贡沉香3g(人乳磨冲)　5剂

【按语】 本例始而小便淋漓，继之点滴不通，又属高年，病势颇为危重。证属脾肾阳气虚衰，阳不足则阴无以化，湿自内生，膀胱气化不及所致，故取附桂温运脾肾，五苓化气利水，佐以琥珀活血，二陈理气燥湿，郁金菖蒲开窍豁痰，以期阳气来复，则膀胱气化有权。二诊加入大黄桃仁，意在促使湿浊有下行之机。药后二便畅通，诸症即退，可见辨证用药恰到好处。此外，方中滋肾丸中知柏配附桂之温阳而不伤阴，人乳磨沉香之入命门而不伤气，皆有深意存焉。

七、疏肝清热、和胃化湿法治愈顽固性失眠一例

刘某，男，32岁。

初诊：1958年7月7日。

主诉及病史：失眠13年，入夜难寐，多梦易惊，伴有头晕心悸，神疲易忘，胸膺痞闷，右胁疼痛，溲黄赤而短，大便秘结。

诊查：患者形体消瘦，神情焦急不安，脉弦细而数，舌红苔薄白而腻。

辨证：肝阳冲激而上，水湿凝结而下，以致上下不通，心肾不交。

治法：疏肝清热，和胃化湿。

处方：柴胡9g　龙骨14g　黄芩6g　党参9g　茯苓12g　牡蛎24g　半夏9g　大黄6g　桂枝6g　生姜3片　大枣5枚

共研粗末，每日取27g，水煎服。

二诊：药后入夜能睡6小时，其他诸症均减。患者自称多年来经中西药治疗，均未有这次感觉轻松。舌脉如前，再以原法续进，以巩固疗效。

处方：上方再配一料。

【按语】失眠一证，古人或从心治，或从胃治，或从肾治。临床所及，本证病因病机，与肝也有密切关系，本例失眠十三载，迭投中西药物，效果不显，经用柴胡加龙骨牡蛎汤而见效验，即为明证。《伤寒论》谓：“伤寒八九日下之，胸满烦惊，小便不利，谵语，一身尽重，不可转侧者，柴胡加龙骨牡蛎汤主之。”方内小柴胡加龙牡能疏肝清热，平潜肝阳；小半夏加茯苓汤以温化水湿，和胃安神，对于肝火夹有湿浊引起的失寐颇验。

八、辛开苦降、温中健脾法治愈久泄一例

姜某，女，5岁。

初诊：1963年10月14日。

主诉及病史：泄泻2月，始而高热，继之泄泻，日行数十次，伴有腹胀、泛恶、溲少、不食，食入即吐。因滴水不入，故急来就诊。

诊查：患儿形体消瘦，鼻煽气促，四肢发冷，大便清稀色绿，夹有完谷不化，脉细，指纹青紫，舌红口燥。

辨证：久泄伤阳，脾阳不振，运化无权，以致湿热内生，下注成泄。

治法：辛开苦降，温中健脾。

处方：焦白术9g　姜川连2.4g　淡吴萸1.5g　陈橘皮4.5g　云茯苓9g　煨木香2.4g　姜半夏6g　煨姜4片　蔻砂仁各1.5g　大枣3只　5剂

另：暖脐膏1张贴脐部，1日1换。并嘱用红布扎两部脉息处，服药时扎紧，药后解除。

二诊：药能安受，泄泻次数减少，日行三四次，泛恶已止，能食浓米汤和面包等易消化的食物。脉细缓，舌红苔薄，湿热初化，脾胃运化未复，再以调理脾胃为治。

处方：太子参12g　炒白术9g　白扁豆9g　云茯苓9g　炙鸡内金6g　陈橘皮4.5g　怀山药9g　炒谷芽9g　炙甘草2.4g　干荷叶一角包粳米12g刺孔入煎　10剂

服药后胃纳步开，泄泻自止。

【按语】经云“脾主运化”、“湿胜则濡泄”。泄泻名称虽多，但主要关键在于“湿”和“脾”。本例久泄伤阳，脾阳不振，运化无权，法当温中化湿，剿抚兼施，故以白术、茯苓、煨姜、丁香、吴萸等温中健脾，佐以黄连苦降宣化湿热而和胃家，得效后以调理脾胃收功。此外，扎两部脉息以防呕吐，也颇具临床意义，屡用皆有效验。

九、平肝熄风、清热化痰法治愈痫证一例

张某，男，5岁。

初诊：1969年4月30日。

主诉及病史：癫痫反复发作有年，发时呕吐涎沫，手舞足蹈，日必数发。平素易于惊惕号叫，睡眠不宁。

诊查：患儿面色潮红，口吐白沫，手足抽搐不已，脉滑数，指纹青紫，舌红苔薄黄。

辨证：风痰夹肝热为患。

治法：平肝熄风，清热化痰。

处方：上川黄连1.2g　天竺黄4.5g　橘皮络各3g　远志4.5g　钩藤9g(后下)　九节

菖蒲 2.4g　连翘 6g　半夏 6g　天麻 1.5g　灵磁石 15g(先煎)　煅龙齿 9g　癫痫丸 6g(包)　7 剂

二诊:癫痫发作次数减稀,睡眠较宁,大便通行,舌脉如前。风、痰、火诸邪减而未已,仍当熄风清热化痰。

处方:矾水炒郁金 4.5g　天竺黄 4.5g　橘皮络各 3g　半夏 6g　天麻 2.1g　九节菖蒲 2.4g　远志 4.5g　钩藤 12g(后下)　灵磁石 18g(先煎)　薄荷 2.4g　菊花 4.5g　癫痫丸 6g(包)　7 剂

三诊:癫痫已数日未发,食欲二便如常,惟偶尔仍口吐白沫,脉弦细,苔薄腻。风火见平,痰浊仍在,原方加入化痰之品。

处方:上方去天麻、薄荷。加陈胆南星 4.5g、冬桑叶 9g,7 剂。

药后癫痫未发。改用癫痫丸 9g,1 日分 3 次服。随访数年,患儿健康。

附:癫痫丸方

组成:琥珀 15g　远志 30g　九节菖蒲 30g　川贝母 24g　胆南星 45g　制半夏 45g　橘皮 30g　矾水炒郁金 45g　炒僵蚕 45g　天竺黄 45g　全栝蒌 90g　明天麻 45g　钩藤 150g　炒竹茹 90g

以上药物研末泛丸,每日服 9g。

【按语】癫痫一证,儿童多见,古虽有五痫之论,但其因不外风、痰、火,病位多在肝、脾。本例患儿发则呕吐涎沫,乃属痰饮引动肝火之证,故治法以化痰为主,辅以熄风、清热,治分主次,宜其验也。经验方癫痫丸以熄风化痰为主,镇惊安神为助,统治癫痫,颇多治验。

十、平肝熄风、豁痰开窍法治愈子痫一例

袁某,女,23 岁。

初诊:1956 年 10 月 28 日。

主诉及病史:身孕 8 月有余,经常头痛头昏,来院前适劳动回家,猝然全身抽搐,神志昏迷,始则半小时抽搐一次,继之抽搐更频。入院经妇产科诊断为产前子痫,经西医处理后,未见好转,乃请中医会诊。

诊查:患者面浮足肿,颧面潮红,呼吸气粗痰鸣,神志昏迷,牙关紧闭,抽搐频繁,小便自遗,脉象弦数有力,舌苔薄黄尖红。血压:170/110mmHg,小便常规(导尿):蛋白(++),管型(+),白血球(+),红血球(+),上皮细胞(+)。

辨证:孕后气血养胎,肝失所养,木火偏旺,木主风,火主热,风火相煽,夹痰浊上扰,神明无以自主。

治法:亟当平肝熄风,豁痰开窍。

处方:羚羊角尖 1.5g(冲)　生石决 45g(先煎)　明天麻 4.5g　天竺黄 6g　竹沥半夏 6g　净橘络 4.5g　煅龙齿 15g(先煎)　陈胆南星 4.5g　双钩藤 12g(后下)　川贝母 9g　九节菖蒲 2.4g　香白薇 9g　1 剂

水煎分次鼻饲。

药后 2 小时,抽搐次数渐减,4 小时后,即停止抽搐,神志清醒。越日产下一女,母女俱安。产后因尿蛋白未除,血压偏高,即改用八珍汤加减,一星期后,血压小便正常。

【按语】子痫一证,与肝有密切关系。肝为刚脏,体阴而用阳,主筋主藏血,全赖阴血濡养,

若妇人素体阴血亏虚，妊娠后血聚养胎则阴血更伤，肝失血养，化火动风，夹痰上扰神明，遂致诸症蜂起，故本例治疗紧紧抓住平肝熄风、豁痰开窍这个治则，方中半夏、胆南星二味，古代文献有碍胎元的记载，但遵“有故无殒，亦无殒也”之论，大胆应用，颇有疗效。

（颜德馨　颜乾麟整理）

【编者评注】颜老治疗危重证，特别是久病、高龄者，虚实分明，标本有序，用药精而专，用法亦颇具特色，故效果卓著。治愈中风闭证，即擦牙、丸散、汤剂三法并用，力挽狂澜，实为抢救危急重证病人之要。治疗顽喘、痨瘵，标本兼顾，主次分明，亦收效甚捷，其中以紫河车、人参、川贝母粉治疗虚喘，以蛤蚧尾、猴枣散开闭化痰、补肾纳气，都是极为宝贵的经验。

丁士镛医案

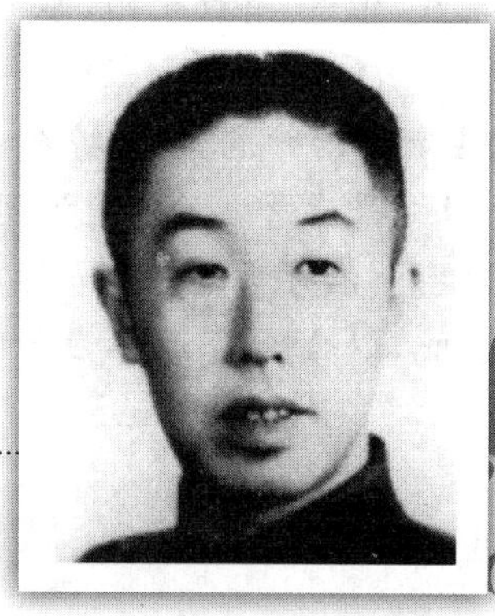

【生平传略】

丁士镛(1903—1972),江苏省无锡市人,著名中医内科专家,原无锡市第二人民医院中医科主任,无锡市中医技术鉴定委员会副主任;1962—1964年任南京中医学院名老中医继承班老师,无锡市第一、二届人民代表,第三、四届政协常务委员及副主席。1972年10月因高血压中风病故。

丁氏19岁从孟河良医马培芝之门徒沈奉江先生习医4载,深得马派心法,擅治内、妇、儿科疑难重证,更精于治温病,其辨证用药细致确切,膏、丹、丸、散、汤剂运用灵活,疗效显著,诊务繁忙。新中国成立前曾任无锡《人报》、《医钟》、《新中医》等报章杂志编辑及主编,所著中医科普、理论研究、心得体会等文章较多,影响较大。晚年忙于诊务,所保存的"膏方医案"一千余例尚未及整理成册而病故,实属憾事。

一、滋肾养肺治愈久咳一例

王某,女,30岁。

初诊:1967年12月5日。

主诉及病史:呛咳,少痰3个月余。

诊查:呛咳阵作,干咳少痰,咳甚咯出少量白黏痰,痰中时带血丝。右胁隐痛,纳少乏味,溲黄便结,舌红苔光,脉细弦数。证经3个月余,服中西药少效。

辨证:久咳伤肺,肺肾阴伤,肝火犯肺。

治法:滋肾养肺,平肝肃化。

处方:原金斛10g(先煎)　北沙参10g　川百合10g　甜杏仁10g　海蛤壳12g(先煎打)　肥知母10g　炙鳖甲15g(先煎)　大麦冬10g(去心)　大白芍6g　京元参6g　蜜炙紫菀6g　冬瓜子10g　藕节炭5个　5剂

二诊:药后咳嗽已减,痰血未见,胁痛亦缓,口干得润,痰少易咯。原方增损,再服6剂而愈。嘱戒郁怒,薄滋味,静养为要。

【按语】肺为娇脏,其质最嫩,久咳不愈,肺阴暗耗,上损及下,肾阴亦亏,肝火升动,损伤肺络，故见呛咳、痰血、胁痛、舌红、溲黄、便结等症。本案患者病起于秋燥，平素心情急躁，肝火易于犯肺，为此前医多以清肺、平肝、降火治之，然少效。不知久咳已损及肾阴，先父以滋肾平肝、清肺止咳法治之，以炙鳖甲、知母、玄参清热滋肾，沙参、麦冬、石斛、百合养阴润肺，白芍平肝，蛤壳、紫菀、冬瓜子清肺化痰；病及肺、肝、肾三脏，兼治而获效。先父曰：咳嗽一证，既易治，亦难治。易治者，外感耳；难治者，湿与燥二者矣！湿者缠绵难愈，而燥邪治之亦非易事，当观其所涉脏腑兼顾治之，不独肺也。

二、活血化瘀法治愈头汗一例

李某，男，35岁。

初诊：1968年10月25日。

主诉及病史：头面部经常汗出不止十余年。

诊查：面无华色，神情倦怠，口干欲饮，颈项以上汗出涔涔，白天为重，进食或活动后出汗更多。舌苔黄腻，边瘀紫，脉浮、中、沉取皆无力。夜寐尚可，病起于梦遗之后，证经10年。

辨证：营阴瘀滞，卫外不固，久病多瘀。

治法：活血化瘀，益气止汗。

处方：桃仁6g　红花6g　当归10g　生地黄12g　赤芍10g　怀牛膝10g　川芎5g　枳壳6g　桔梗5g　炙甘草3g　黄芪15g　浮小麦30g　糯稻根30g　14剂

二诊：头面汗出已少，精神亦振，苔黄腻已化，时有腰酸，梦遗次数减少。前方既有效，再为增损。

处方：上方加川续断10g、杜仲10g、大黄芪增至30g，14剂。

三诊：汗出已止，纳眠均调，再以益气补肾之剂调理1月，多年痼疾未再复发。

【按语】本案以头面部出汗，白天为主，当属"自汗"之列。历来医者以"阳虚则自汗，阴虚则盗汗"论治。然该患者证经10年，屡治少效。先父认为医者皆以常法治之，不知该患者经常梦遗，故初起为阴精不足，渐由阴虚而致气虚，气虚则气滞，气滞则营行缓慢，络脉瘀滞。营行脉中，卫行脉外，营阴瘀滞则卫外不固，汗出不止也！为此以"久病多瘀"立论，拟血府逐瘀汤加味治之，先祛邪再扶正，最后以益气补肾法善后，使多年痼疾得以痊愈。

三、化湿法治愈急性肠胃炎尿闭一例

陈某，女，72岁。

初诊：1957年6月2日。

主诉及病史：腹痛吐泻2天，尿闭1天。

诊查：精神委靡，面无华色，目眶凹陷，吐泻交作，粪便清稀，继之转筋，干恶胸闷，肠鸣腹痛，四肢不温，冷汗涔涔，小溲毫无，舌苔白腻，脉象歇止。

辨证：寒湿内阻，肠胃失和，阴津已伤，气失宣达。

治法：温中化湿，淡渗通利，佐舒筋通络。

处方：焦白术10g　戊己丸(包)5g　赤白苓各10g　晚蚕砂10g(包)　泽泻10g　车前子15g(包)　太原菖3g　台乌药6g　煨木香3g　炒桑枝12g　宣木瓜10g(酒炒)　通草3g　1剂

二诊：吐泻之势稍平而小溲未通，脉象较昨略振，惟腹鸣不已，此气未和，病势未平。

处方：戊己丸 5g(包)　野于术 5g　赤白苓 10g(包)　广郁金 6g　省头草 10g　广木香 3g　广藿梗 10g　炙鸡内金 6g　采云曲 10g(包)　川萆薢 10g　通草 3g　1 剂

三诊：吐泻尚未尽止，小溲已得 2 次，纳已稍进，惟气逆又作，脾气伤而未复，法再健脾运中，化湿开胃，佐以降气。

处方：野于术 5g　怀山药 10g　茯苓 10g　省头梗 10g　炒谷芽 10g　川萆薢 10g　煨木香 3g　广郁金 6g　象贝母 10g　旋覆花 10g(包)　杜苏子 10g(包)　3 剂

四诊：上方加减续服药 5 剂病愈。

【按语】患者高年体虚，加之频繁吐泻，使津液耗损，湿浊内阻，阳气不得宣达，引起四肢不温，冷汗涔涔，脉见歇止，小便毫无，此厥逆之兆，病情重笃。而治吐泻之证，健脾止泻、和胃止呕，乃为常法，津亏液涸引起尿闭亦当养阴生津以滋化源。然先父认为湿浊内阻、阳气被遏为本病的主要病机，治疗应以理气化湿为主，配合其他化湿之法治之。本病初起舌苔白腻，乃寒湿之象，故用炮姜炭、戊己丸温化；又用藿佩梗、木香、乌药芳香理气化湿；通草、赤白苓、萆薢等淡渗利湿；蚕砂、木瓜、桑枝舒筋通络治小腿转筋。再服一剂后小溲得通，吐泻渐止，转筋亦愈，最后以健脾燥湿，调理数剂而愈。温中理气化湿为主，使脾胃得和，阳气舒展，小溲自通。

四、化痰开窍法治愈脑外伤昏迷一例

陶某，女，22 岁。

初诊：1964 年 7 月 22 日。

主诉及病史：神识昏迷半个月。

诊查：撞伤半月，昏迷不醒，不能言语，二便失禁，舌苔白厚腻，脉细滑，右胫骨及右手柯狄骨折已复位。

辨证：撞伤之后，痰浊蒙蔽清窍。

治法：化痰开窍。

处方：苏合香丸 1 粒　猪牙皂 0.3g　陈胆南星 1g

上药共研细末分 4 包，每 4 小时 1 包调服，1 剂。

二诊：药后依然昏迷不醒，舌苔厚腻稍化，痰浊渐化，再拟原法出入。

处方：至宝丹 1 粒　竹沥达痰丸 6g　陈胆南星 1g　老竹黄 1g

上药研末调服分 4 包，4 小时 1 包，4 剂。

三诊：脉象滑数，舌尖色红，大小便仍不能自控，双目微睁，神识不清，对言语稍有反应，嘴唇微颤，手足时有搐搦，此动风之兆，再拟末药调服，平肝熄风为要。

处方：羚羊角粉 1g　上辰砂 0.15g　陈胆南星 1.5g　九节菖 1.5g　上玳瑁 1.5g

上药研末，分 4 包，每隔 3 小时 1 包，用白蜜少许调服，温开水送下，1 剂。

四、五、六诊：上方稍出入，每日 1 剂。

七诊：神识清楚，言语对答流利，二便已能自解，但时感腹痛、肠鸣，纳食不香，苔色薄腻，头时昏痛，大便叠下黏滞，此撞伤之后，脑部受损，时值夏令，暑湿内阻，脾运失健，治拟芳香化湿，平肝和胃。

处方：法半夏 10g　橘白 5g　省头梗 10g　滁菊 5g　珍珠母 30g(先煎)　广藿梗 10g

炙鸡内金 6g　砂仁 1.5g(后下)　自残花 3g　焦米仁 10g　焦麦芽 10g　3 剂

上方稍出入，调理 10 天出院。

【按语】本例病情危重，经多方抢救半月，仍昏迷不醒，故邀中医会诊。从病而论，颅内出血当以止血为先，以后再活血化瘀。但丁氏认为辨证重于辨病，该患者舌苔白厚腻，其昏迷应从痰论治，故整个治疗过程以化痰开窍为法。初起舌苔白腻为寒湿之邪，宜用苏合香丸温开；二诊时舌苔稍化，然仍昏迷，故又加重化痰开窍药，用至宝丹、竹沥达痰丸、陈胆南星、天竺黄研末服用。至六诊患者意识稍清，而舌边尖红，脉滑数，湿浊有化热之象，嘴唇微颤，手足抽搦乃动风之兆，此时急以羚羊角粉清热平肝；陈胆南星、京菖蒲豁痰开窍；再以玳瑁、辰砂等药平肝息风，镇惊安神。至第十天患者完全清醒。然因体虚感受暑湿，产生脾胃失健、湿阻气滞等症，最后以芳香化湿、和胃健脾、调理后天而收功。本案主要以丸、散之剂为主治疗，量少力专，易于鼻饲，对昏迷病人尤为适宜，值得借鉴。

五、化痰开窍法治愈乙脑昏迷一例

左某，男，5 岁。

初诊：1963 年 7 月 26 日。

主诉及病史：发热半月，抽搐、昏迷 4 天。

诊查：壮热神昏，四肢抽搐强直，唇燥齿干，龈色不红，腹胀溲少，舌苔满布厚白，脉象浮滑。西医已予冬眠，体温 36.4℃，血压 60/30mmHg 呼吸不匀，双侧瞳孔缩小，对光反应迟钝。

辨证：湿遏热伏，肝风内动，热陷心包。

治法：扶正达邪，化痰开窍。

处方：苏合香丸 1 粒，老式猴枣 0.3g，2 味研末分 2 次，开水调服，每隔 2 小时 1 次。

另：西洋参 3g(另煎冲)　法半夏 10g　陈皮 3g　广郁金 6g　九节菖蒲 3g　焦米仁 9g　滑石 12g　猪茯苓各 10g　方通草 3g　制天虫 10g　钩藤 10g(后下)　1 剂

二诊：神识依然昏迷，脉象较前为振，舌苔边尖稍化，中心灰苔，昨夜惊风又作，显见痰浊遏阻，伏邪难达，正气暗伤，内陷神迷，再拟扶正达邪、化痰开窍之方。

处方：西洋参 5g(另煎冲)　姜川连 1.5g　法半夏 10g　陈皮 5g　连心翘 12g　九节菖 3g　猪茯苓各 12g　滑石 12g(打)　双钩藤 10g(后下)　通草 3g　1 剂

至宝丹 1 粒研末分 2 次调服，隔 2 小时 1 次。

三诊：两进扶正达邪、化痰开蒙之药，今晨神志稍清，但言语仍含糊，脉象渐转滑数，舌苔白腻稍化，微咳而有痰声，抽搐未作。此伏邪有外达之机，痰浊有分化之象，病势虽有转机，还希不变为要。

处方：前方续服 1 剂。另至宝丹 1 粒，陈胆南星 3g 研末内服。

四诊：昨夜得以安卧，神志已清，语言仍含糊，舌苔大化，解下酱色黏腻之粪，足见痰热有外达之机。热势昨夜微起，脉来滑数，病情虽有转机，然痰热尚重，再拟清热化痰开窍，分化湿热之邪。

处方：姜川连 1.5g　黑山栀 10g　大豆卷 10g　光杏仁 10g(打)　川贝母 3g　九节菖 3g　滑石 12g(打)　双钩藤 10g(后下)　通草 3g　西洋参 3g(另煎)

另：牛黄清心丸 1 粒，陈胆南星 3g，2 味研末分 2 次开水调服，1 剂。

五诊：神识渐慧，热亦平和，但舌苔边光，中心浮白而腻，此邪热虽退而痰浊犹存，是以微咳不扬，惟大便溏泄2次，色渐转淡，热邪有下泄之机，余邪留恋，还防复炽，再从泄化着手。

处方：炒子芩5g　姜川连1.5g　大豆卷1.5g　光杏仁10g　川贝母5g　滑石12g(打)　猪茯苓各10g　泽泻10g　老竺黄5g　炒竹茹5g　通草3g　2剂

上方出入再服药4剂，病愈出院。1月后患儿父亲来信感谢，并曰情况良好，无后遗症。

【按语】本例为会诊病案，鼻饲中药。患儿壮热神昏，唇干齿燥，乃津气欲脱、肝风内动、热陷心包之象，是热为痰浊所遏，邪无外达之机所致，故急以西洋参益气养阴、生津固脱。然患儿舌苔厚白腻、脉浮滑，足见痰湿之重。“唇干齿燥为湿见燥象，非真燥也”，这是先父之见，故治疗应以化痰利湿为主。初起以苏合香丸、二陈、菖蒲、郁金等温化寒湿，化痰开窍；滑石、茯苓、通竹等淡渗利湿。二诊时舌苔由白转灰，此痰湿由寒化热，改用至宝丹、川连、连翘、竹黄、胆星清热燥湿，化痰开窍。服药2剂后神识开始转清，痰湿渐化，伏热显露，此时又加重清热燥湿之剂，如栀、芩、连、豆卷等，再以牛黄清心丸与胆星研末调服，清热豁痰开窍。治本病始终以淡渗利湿为主，结合温化与清化之剂化痰开窍，用之于病情发展的不同阶段，使患儿醒后无后遗症，这是中西医结合的成果。

六、益肾平肝、清热通络法治愈急性脊髓炎一例

苏某，男，54岁。

初诊：1964年6月1日。

主诉及病史：两下肢瘫痪，大小便失禁两月。

诊查：神志清楚，两下肢瘫痪，不能活动，无痛麻之感，大小便失禁。头晕，纳差，舌边红苔中白，脉弦有力。查下肢肌力0度，两腿肌肉轻度萎缩。

辨证：肝火入络，气血失调。

治法：益肾平肝，清热通络。

处方：大生地黄10g　粉丹皮6g　炒丹参10g　广郁金10g　络石藤10g　伸筋草10g　炒桑枝12g　当归6g　炒白芍6g　珍珠母30g(先煎)　5剂

二、三诊：头晕好转，余症变化不大，原方药10剂。

四诊：两下肢已能屈伸活动，足胫部发麻，大小便仍无感觉，脉舌如前。综上所观，气血有流动之机，前方既属应手，再以原意深入。

处方：生熟地黄各10g　炒丹参10g　当归6g　炒川续断10g　炒牛膝10g　炒桑枝10g　络石藤10g　海风藤10g　伸筋草10g　制香附10g　丝瓜络10g　10剂

五、六诊：两下肢活动较前有力，肌力已达Ⅲ度，未敢站立。二便稍有感觉，胃纳渐增，腰酸乏力。此肝肾不足，气血痹阻，筋脉失养，再以前方出入。

处方：生熟地黄各12g　炒丹参12g　炙黄芪30g　炒川续断12g　炒牛膝12g　厚杜仲10g　煨益智10g　台乌药5g　制香附10g　络石藤10g　海风藤10g　炒桑枝12g　通草5g　滑石30g　车前子12g(包)　10剂

患者服药至3个月，已能拄杖下地行走，小便稍能自控。上方增损再续服药2个月，能弃杖行走，以后配合锻炼、针灸，下肢渐见有力，大小便亦能自调。

【按语】急性脊髓炎属中医“痿证”，表现为病变以下的截瘫，感觉缺如，膀胱和直肠功能障碍。病程短的经1～2周的休克期后下肢肌张力和腱反射可逐步恢复，少数病人因脊髓损伤较完全且并发感染可数月甚至数年不能恢复。本例患者病经两个月，仍下肢瘫痪，二便失禁，可

见病情较重。虽在农村服中药及针灸，但效果不显。中医“痿证”主要病机为“肺热叶焦”，可分肺热熏灼、肝肾不足、湿热浸淫三个类型，治疗以清热滋阴为主，亦即“治痿独取阳明”之意，这是常法。然本案由于病久肝肾不足，又因病而心烦郁闷，肝郁气滞，气郁化火，出现舌边尖红，脉弦有力，头昏等症。丁氏认为此系肝火入络、筋络痹阻，故治疗以益肾平肝、清热通络为大法。方中取珍珠母平肝潜阳；当归、白芍养血柔肝；丹皮参、郁金活血化瘀；伸筋草、络石藤、桑枝清热通络以鼓舞气血流通。当病有转机，肝火渐平，则加重补益肝肾之剂以填精生髓，如生熟地黄、杜仲、益智仁等；再以通草、车前子通利下焦，使病情好转。

七、理气化浊法治愈产后发热一例

李某，女，30岁。

初诊：1962年2月2日。

主诉及病史：产后发热4天。

诊查：体温38℃，面㿠神疲，微汗纳差，恶露不多，左少腹滞痛，舌苔白腻中剥尖红，脉象滑数。

辨证：风邪外袭，痰浊内阻，气滞血瘀。

治法：理气化瘀、祛痰泄浊。

处方：法半夏10g　橘白5g　大贝母10g　煨木香3g　台乌药6g　延胡索10g（酒炒）　丹参10g　茺蔚子10g　广郁金6g　黑山栀12g　广藿梗10g　採云曲10g　炙鸡内金6g　1剂

二诊：身热较退，舌苔较化，而舌红亦淡，左少腹按之极痛，恶露不多，显系气瘀交阻，痰浊留恋也，再拟理气化瘀，祛痰泄浊。

处方：制香附10g　台乌药6g　金铃子10g　丹参10g　延胡索10g（酒炒）　归尾10g　大贝母10g　广郁金6g　焦山栀12g　茯苓10g　淡芩5g　茺蔚子10g　全瓜蒌12g　2剂

三诊：身热已退，纳谷亦振，恶露较前为多，腹痛大减，苔腻渐化。前方出入，再服2剂而愈。

【按语】产后百脉空虚，外风易袭。多食甜腻之物，以致痰湿较重，偶感风寒。据苔、脉和少腹滞痛，皆为痰湿内盛、气瘀交阻之象，故治疗以理气化浊为大法。以二陈、大贝燥湿化痰；台乌药、延胡索、藿梗、木香理气止痛；丹参、郁金、茺蔚子活血行瘀；採云曲、炙鸡内金散风寒消食积。药后热较退，然左少腹仍有滞痛，故二诊又加重行气、破气之剂，使气机上下通行，内外透达，湿滞渐化，发热得退。

八、回阳救逆法治愈痢疾亡阳一例

王某，男，23岁。

初诊：1962年5月23日。

主诉及病史：少腹滞痛，痢下赤白黏冻3天。

诊查：痢下赤白，质黏如涕，白多红少，里急后重，昼夜达数十次，下痢3天，服西药少效，现痢下无度，甚则临厕不能起立；胸闷烦躁，坐卧不安，大汗淋漓，四肢不温，腰酸难支，体温

38℃，按腹当脐动气，少腹疼痛，板滞拒按；舌苔薄腻，舌质不干；脉细软，两尺不露。

辨证：下虚感寒，直中三阴，脾肾阳衰，寒滞交阻。

治法：回阳救逆，温中祛寒。

处方：龟甲 15g　制附子 3g(煎汁炒)　淡干姜 1.5g　炙鳖甲 15g　川楝子 10g　两头尖 10g(包)　焦白术 6g　白茯苓 10g　法半夏 10g　陈皮 5g　煨木香 5g　大白芍 6g　1 剂

另：麝香 0.3g、上猺桂 0.3g、明雄精 0.3g，共研末纳入脐中，以膏布贴之。

二诊：药后少腹板滞疼痛大减，下痢次数减至日夜七八次，汗出渐止，手足亦温，脉象渐显有力，舌苔薄腻已化，体温降至 37.5℃，已能进粥汤半碗，证情好转，原方酌情加减。

处方：老台须 5g(另煎服)　大白芍 6g　炒於术 5g　炮姜 1.5g　炙鸡内金 6g　法半夏 10g　陈皮 3g　炙鳖甲 15g(先煎)　菟丝子 10g　茯苓 10g　煨木香 5g　台乌药 6g　金铃子 10g　1 剂

三诊：刻下大便已较干，便时无气滞感，精神稍振，知饥欲食，时以稀粥服之。原方增损。

处方：老台须 3g(另煎服)　野白术 5g　大白芍 10g　黄芪 10g　菟丝子 10g　制半夏 10g　橘白 3g　砂仁 1.5g(后下)　生熟麦芽各 10g　白梅花 3g　佛手片 5g　2 剂

最后以益气助运、健脾和胃之剂调理，先后共服 10 剂，病愈康复。

【按语】本案属虚寒痢危重之证，发病急骤，两三天之内病人就发展到大汗淋漓、肢冷脉伏、亡阳欲脱的境地，何以如此？先父认为该病初起为夹阴伤寒。追询病史，患者系房事之后因热贪凉，裸睡致病。下虚感寒，寒邪直中三阴，属寒滞交阻重证，非大辛大热之品不足以驱阴之寒，故急以四逆汤回阳救逆。龟甲、鳖甲填补下元。更以麝香、上猺桂、明雄精研末纳入脐中芳香辟浊，温肾壮阳，内外合治，直驱三阴寒邪，使病情迅速转机。待病者阳气有回复之机，即去附子、干姜辛热之品，改炮姜温中，守而不走，用人参大补元气，余药健脾燥湿，理气行滞，痢疾重证得收全功。

九、温中固摄法治愈久痢一例

左某，男，40 岁。

初诊：1960 年 6 月 8 日。

主诉及病史：痢下白冻年余。

诊查：下痢一年余，肛门时有浓鼻涕状之白冻物流出，终日用布带骑跨于肛门。行走时白冻物更多，安卧则无，神疲乏力，小腹、肛门有胀滞不适。脉象迟缓而弱，舌质淡白无华。

辨证：脾肾阳衰，关门不固，湿滞、未清。

治法：益气升提，温肾健脾佐以化湿。

处方：老台须 6g 另煎服　炒於术 5g　茯苓 10g　炙甘草 3g　炮姜 3g　炒怀山药 10g　大白芍 6g　煨益智 5g　补骨脂 5g　3 剂

二诊：药后症状徒减，肛门已无黏冻物流出，仍有气滞不适之感，行走时证情稍重。原方增损。

处方：老台须 6g(煎服)　炒於术 5g　茯苓 10g　炙甘草 3g　淡干姜 1.5g　怀山药 10g　扁豆衣 10g　煨益智 5g　炙升麻 3g　赤石脂 6g　生熟谷芽 12g　3 剂

三诊：证情好转，因限于经济条件，嘱其用西潞党参 12g、炙黄芪 10g、炒於术 10g、黑枣 7 枚煎汤代茶。

一月后，路遇患者，询及病况，患者云："痢已止，徒步四五里路亦无白黏之物流出，逾年之苦，短期得释"。

【按语】本案患者因经济困难，初起未得痊愈彻底即停药，以后虽间断用药，然终难奏效。刻已成脾肾阳衰、气虚下陷、固涩无权、湿陷大肠之重证，惟拟温补命火、益气固脱为法。采用理中汤、四神丸温补下元，补火生土，取仲景桃花汤意收涩固脱，服药6剂而取效。然此等久痢更须巩固治疗，故采用参、芪、术、枣煎汤代茶，实为良策。

十、先清后温法治愈痢疾夜重一例

周某，男，62岁。

初诊：1964年9月10日。

主诉及病史：腹痛，里急后重，解红白冻两天。

诊查：体温38.2℃，腹痛，气滞肛门，里急后重；痢下红冻物及血水，昼夜达三十余次；口干不多饮，溲黄短少；脉象弦数，舌红苔花剥微黄；精神萎顿，纳食不思。

辨证：体质素虚，湿热蕴于营分，交蒸肠胃。

治法：清热凉营，理气健脾。

处方：北秦皮10g　炒川黄连2g　炒黄柏6g　黑山栀12g　银花炭10g　广木香3g　台乌药6g　炒於术5g　茯苓10g　通草3g　1剂

二诊：药后便次减少，里急后重稍缓，上午8点至午后6点痢疾未作，然夜间仍作。原方有效，不必更张。原方去黑山栀，加丹皮炭6g，1剂。

三诊：白天起依然痢疾未作，夜间起又下痢四五次。盖患者2次胃出血之后，元气大亏，中阳不振，日间阳盛，在阳衰之体可藉天之阳气以辅助之，夜间阴气方盛，阳不胜阴，痢又作矣！改投补气助阳、温运中焦之剂，似乎与前方大苦大寒之意相反，但证情不同，不可拘守成法，仿理中汤加减。

处方：制附片1.2g　炮姜炭3g　西党参10g　炙甘草3g　炒白术5g　炒山药10g　茯苓10g　砂仁1.2g(打后下)　橘白5g　通草3g　香莲丸3g(包)　1剂

此方服后音讯杳无，疑团莫释，四五天后病人复诊，云前方服后，下痢全止，因畏服汤药而未即刻复诊，最后以健脾和胃丸剂善后。

【按语】本案患者年过六旬，肝肾不足，加之两次上消化道出血，阴血亦亏，阳虚之体复感湿热之邪，内侵营血，交阻肠胃，故病初表现为腹痛、痢下红冻血水、发热、溲黄等实热证，用白头翁汤清热解毒，苦寒燥湿，1剂而取效。然病家高年阳衰之禀，由热证转为寒证，出现痢下昼轻夜重、日停夜作之证。诚如喻嘉言所谓"各经皆解于所主之时。而少阴病独解于阳生之时，阳进则阴退，阳长则阴消，正所谓阴得阳则解也"。该病人阳虚寒盛是本，湿热交蒸是标，故当随机应变，迅速改用理中汤温中祛寒，使虚寒之证得阳而解。

十一、抑木扶脾法治愈噤口痢一例

凌某，女，35岁。

初诊：1963年3月28日。

主诉及病史：痢下赤白，头晕，腹中攻撑9天。

诊查:痢下赤白,黏冻不多,里急后重,日行二十余次,证经9天,腹中攻撑,甚则撑及两胁及背部,头晕目眩,两颊绯红,胸闷干呕,时时泛吐苦酸黄水,纳食不思,微热不高,小溲短少赤热;口干舌绛,边尖有刺;苔微黄,脉细数。

辨证:肝气横逆,脾胃阴伤,湿热交蒸大肠。

治法:抑木扶脾,酸甘敛阴佐清热燥湿。

处方:枫石斛3g(煎时服) 姜川连1.5g 滁菊花5g 煅石决明30g(先煎) 煅珍珠母30g(先煎) 煅瓦楞15g 乌梅炭3g 炒白芍6g 通草3g 茯苓10g 炙甘草1.5g 1剂

二诊:药后呕吐大减,便痢次数亦稀,颧红较退,口干亦润,头眩较轻,小溲已淡。

原方去乌梅炭、通草,加绿萼梅3g、川萆薢10g,1剂。

三诊:身热已清,口干已润,作呕全止,便痢大减,腹中气胀基本消失;惟觉精神倦怠,胃纳不香而乏味,脉象弦意已和,仅常虚数。当以醒胃健脾为主。

处方:西洋参3g(另煎冲服) 川石斛10g 野於术5g(人乳拌) 淮山药10g 扁豆衣10g 大白芍6g 明天麻5g 滁菊5g 生熟谷芽12g 砂仁1.5g(打后入) 白残花2g(后入) 2剂

四诊:下痢全止,胃稍知饥,略进稀粥、汤,复以前方稍有出入续进药4剂,病遂告愈。

【按语】本案为"噤口痢"。患者平素沉默寡言,有肝胃气旧恙,素体气阴不足。春之月复感温邪,肝气乘春令而升发,横逆无制,犯胃则呕,侮脾则泄,阴伤而湿热交蒸大肠,故而痢下赤白,胁胀攻撑。初起请针灸医师针灸,并服香连丸及理气消导之剂,使气阴更加耗损,下痢次数增多至日二十余次,胁胀更甚,此时若以痢下赤白为湿热痢论治,以苦寒燥湿、清热解毒治之则阴伤益甚。惟以肝气肆虐,脾胃阴伤立论,用抑肝扶脾、益气养阴法使肝气得敛,继之以健脾和胃等法使脾运得健而湿热自清。

十二、清化泄浊法治愈湿温一例

金某,女,65岁。

初诊:1953年5月15日。

主诉及病史:发热、胸痞、干呕10天。

诊查:10天来寒热缠绵,胸痞干呕,纳食少进,神情倦怠,大便数日未更,舌苔浊腻,脉数。

辨证:湿热中阻,邪郁气分。

治法:清化泄浊,理气燥湿。

处方:法半夏10g 陈皮5g 川厚朴5g 川黄连1.5g(鲜姜汁1g同炒) 大贝母10g 陈胆南星3g 石菖蒲3g 广郁金6g 苏梗6g 薄荷6g(后下) 陈香橼6g 台乌药6g 通草3g 1剂

二诊:热未退,便未解;舌苔稍化,根仍滑白。痰浊积滞与邪交蒸,高年须防昏迷之变。

处方:姜川黄连1.5g 炒淡芩5g 法半夏10g 风化硝5g(冲) 陈皮5g 陈胆南星3g 大豆卷12g 石菖蒲3g 赤白苓各10g 滑石12g 广郁金6g 枳壳实l6g 通草3g 1剂

另:马宝1g、万氏清心丸1g,开水调服。

三诊:大便已解,热势已退,惟舌苔根白,痰浊内重。温邪未清,高年还防昏迷之变。

处方:上方略作加减。5剂。

四、五诊：略。

六诊：今日未见形寒，热亦未作，大便解下栗粪甚多，此宿积已下，温邪渐泄。舌苔稍化。再予化痰清热。

处方：姜雅连 1.5g　炒青蒿 10g　法半夏 10g　淡芩 10g　大贝母 10g　杏仁 10g　省头梗 10g　广藿梗 10g　竹茹 5g　麦芽 10g　通草 3g　1剂

七诊：为家事而发怒，怒则伤肝，肝气乘隙而发。今日气撑，寒热随之又起。舌苔虽化，化而不清，腻痰时吐，足见湿邪渐泄，痰浊犹留。再拟疏肝理气、化痰泄浊。

处方：法半夏 10g　青陈皮各 5g　上沉香 2g（后下）　陈香橼 6g　广郁金 6g　川楝子 10g　大豆卷 12g　黑栀 12g　连翘 12g　竹茹 5g　赤白苓各 12g　通草 5g　蔻仁 1.5g　1剂

八诊：今诊脉象较前细数，真阴暗伤，邪热留恋，下腭蠕动，舌苔根白，此风阳渐动，慎防内陷神迷之变。

处方：西洋参 3g　枫石斛 3g（二味另煎服）　石决明 30g（先煎）　明天麻 10g　钩藤 10g　辰茯神 10g　川象贝 30g　姜雅连 1.5g　炒子芩 10g　陈胆南星 3g　海浮石 12g　广郁金 6g　通草 3g

另：真马宝 1g、老竺黄 0.6g、上玳瑁 0.6g、金礞石 0.5g 同研末，开水调服。

九诊：昨投扶正养阴、化痰熄风泄热之剂，脉象稍有力，下颌蠕动已止，风阳平息之兆，但舌苔根白难化，痰浊留恋，气失宣达，高年病久，元气大伤，昨方增损，以冀化险入夷。2剂。

十诊：热退未尽，今又干呕吐蚘；舌苔较厚，胸痞烦闷，此痰浊留恋，又兼多食枇杷，以致寒湿内阻，中焦胃降不力，气失宣达，是以欲嗳不畅；高年新久同病，再拟和胃泄浊。

处方：姜雅连 2g　上池菊 6g　广郁金 6g　石决明 30g（先煎）　连翘 12g　茯苓神各 10g　制胆南星 3g　香橼皮 6g　橘白 5g　九节菖 3g　盐半夏 10g　藿梗 10g　1剂

十一诊：舌苔又布白腻，脉象滑数，渴不喜饮，胸痞烦闷，当胸按之灼热，大便多日未更，显见积滞不下，胃浊蒸痰，痰为热灼，是以黏腻难以爽吐，热势退而又高。病已三候有余，高年正虚之体，病情胶固，难见起色，再拟化痰泄浊之方。

处方：姜半夏 10g　姜雅连 1.5g　广郁金 6g　化橘红 5g　连翘壳 12g　制胆南星 3g　皂荚子 7 粒杵　枳壳实 10g　风化硝 5g（冲）　竹二青 5g　石菖蒲 3g　茯苓、茯神各 10g　光杏仁 10g　2剂

十二诊：服化浊通降之药，舌苔十化六七，胸痞烦闷亦松，热势渐退；大便解下宿粪，量不多；精神稍振，脉细，苔根稍腻；多次波折转入坦途。最后以清化余邪、益气养阴、培补脾胃而渐见向愈，更嘱慎饮食，戒郁怒，使病体康复。

【按语】本案较完整地记载了湿温伤寒的治疗过程。患者由于高年正虚，易于阴虚风动。加之原有肝胃气旧恙，稍有情绪变化则肝气横逆。高热不退则蚘虫上窜而吐蚘。多食枇杷又使发热反复。这种种的变端增加了治疗的复杂性。本案整个治疗以清热燥湿、和胃化浊为主，配合不同加减方法，对症处理，充分体现了医者辨证精细、丝丝入扣的治疗风格。同时也说明湿温病的治疗过程与患者的情绪、饮食等密切相关，治疗与护理同样重要。

（丁文娟整理）

【编者评注】丁士镛先生是江南名医，受业于著名的孟河医派。临证风格以精细辨析医理、理法方药周密、灵活辨证施药、处方轻灵而又切中病机为主要特点。综览上述验案，可略窥丁先生深厚之底蕴和学术之渊源。例如末案湿温一案，患者中焦湿浊内盛，初以泄浊和中，腻

浊之苔稍化，但寒热未解，考虑大便数日未解，断为“痰浊积滞与邪交蒸”，加用风化硝、枳实，使大便得解，宿滞得泄，病有转机。然情志伤肝，邪热又起，再转手疏理泄湿。然病久湿渐化燥，加之高年下元亏虚，风阳易于浮动，又转手养阴平肝，化痰开窍息风，使浮阳动风之兆及时控制，湿痰蒙神之基本病理得以缓图，终使延绵多变之湿温伤寒步入坦途，最后以清化余邪、养阴调中而竟其功。

王玉玲医案

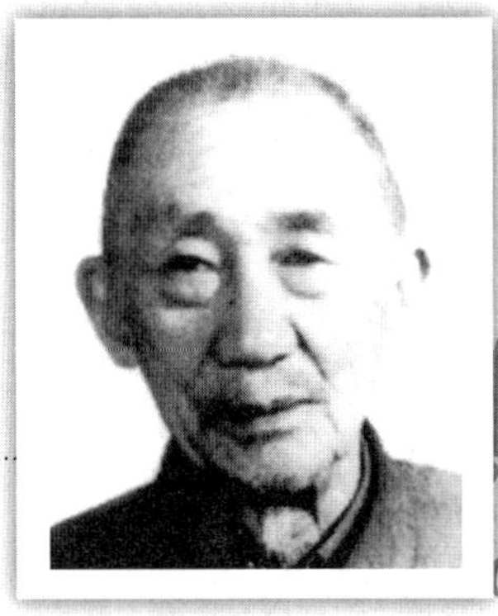

【生平传略】

王玉玲，字振声，1905年生，江苏泰县人，现任泰县中医院儿科主任医师。曾任泰县中医院副院长、省中医学会理事、扬州市中医学会副理事长，为全国卫生先进工作者、省劳动模范。

18岁拜当地名师李颖泉先生讲习"内经"、"伤寒"、"金匮"等典籍，3年卒业，又随岳丈丁伯庵先生学习儿科6年，深得其传。继即悬壶于姜埝镇，医名远播。

从事中医工作六十年，在学术方面尊崇《黄帝内经》、《难经》，效法仲景，注重脾胃。临床擅长于内科、儿科，治疗小儿疑难杂病经验丰富，尤其对治疗小儿疳积、百日咳、腹泻等有独到建树。对小儿呼吸系统、消化系统疾病深有研究，并将治疗有效的验方制成"健脾止泻糖浆"、"牛黄疳积散"、"百部止咳糖浆"等，用于临床，疗效显著。发表过医学论文10余篇。

一、平肝熄风清热祛痰法治愈小儿急惊一例

朱某，男，4岁。

初诊：1984年2月28日。

主诉及病史：小儿贪食豌豆，又感外邪，晚间突然发热，体温迅速增高，烦躁颇甚，至半夜即发惊厥。

诊查：体温40.6℃，神志昏迷，抽搐频作，时时烦啼，喉中有痰声，腹胀，舌质红苔薄黄，脉弦数。

辨证：痰热积滞，壅塞于中，高热引起惊厥。

治法：清热熄风，用凉膈散加减。

处方：连翘10g　薄荷5g　焦山栀10g　黄芩10g　川军10g　石决明20g　钩藤10g　全蝎6g

水煎半碗，分3次服。

服药后约3小时即下黏垢，并夹有未消化之豌豆瓣。体温急剧下降，惊搐停止，神志转清，再予原方加减调理而愈。

【按语】万密斋论急惊有三因:“一是外感邪热,二是湿热宿食停滞,三是惊恐之类。”前人治疗急惊,尝用脑麝制剂,效果不确。余乃舍去弗用,选用平肝熄风、清热祛痰之法,是针对其证多有痰滞阻塞胸中,外邪以痰滞为依据,热升则不得降,邪热夹心肝之火上凌,冲击及脑而致昏瞀抽搐,因此治疗应着眼于“痰滞”二字,痰滞去则热自降,风热散则惊自平。常用自拟加减凉膈散清热镇惊,每能应手取效。方中常佐以虫类药物缓解痉挛,加强熄风之力,疗效更佳。数十年来,治疗急惊百十例,基本均能收到立竿见影之效。

二、辛凉达邪、清热解毒法治愈丹痧一例

许某,女,11岁。

初诊:1987年3月24日。

主诉及病史:高热1天,咽痛,身上发出红疹。

诊查:周身遍布丹痧,体若燔炭,咽喉红肿潮烂,口渴多饮,舌赤苔剥,脉数急,体温39.3℃。查血白分:白细胞16.3×10^9/L,中性粒细胞0.85,淋巴细胞0.15。

辨证:感受温毒时邪,蕴结肺胃二经,热毒上冲,则咽喉红肿潮腐,外窜血络,则肌肤丹痧显露。

治法:辛凉达邪,清热解毒。初用银翘散内服,锡类散吹喉。

处方:银花10g　连翘10g　牛蒡子10g　玄参10g　花粉10g　黄芩10g　大青叶15g　2剂

二诊:丹痧已透,一片腥红,咽喉仍焮赤潮腐,口渴心烦,大便干结不畅,溲赤,脉洪数,舌绛无苔,体温37.8℃。此温毒邪火炽盛,气营两燔,拟辛寒甘苦合化,清热解毒,凉营保津。

处方:生石膏30g　知母10g　生地黄10g　玄参10g　银花10g　川黄连2g　连翘10g　竹叶心20片　2剂

仍用锡类散吹喉。

三诊:丹痧红赤渐淡,咽喉腐蚀已减,仍口渴引饮,杨梅舌仍在,脉数,体温37.5℃。温毒邪火渐减,病情渐趋稳定,宗前法气营两清,加重泄热解毒。

处方:生石膏30g　知母10g　川黄连2g　生地黄15g　玄参10g　丹皮10g　黄芩10g　川军10g　竹叶20片　2剂

四诊:丹痧已退,咽已脱腐,下午手足心炕热,口微渴,舌红苔少,脉微数,体温正常。此乃余毒未清,阴分已伤,再予养阴生津、清热利咽,以善其后。

处方:生地黄15g　麦冬10g　玄参10g　知母10g　花粉10g　山豆根10g　甘草3g

继服药3剂而愈。

【按语】舌绛鲜红,全无苔垢,是为杨梅舌,系邪火炽盛、伤耗营阴所致。故以石膏、知母、生地黄、玄参、花粉等清营保津,增强抗邪作用,与上述三黄甘苦合化,相得益彰,使邪去正安,达到治愈的目的。至于烂喉,还必须用吹喉药,使消毒防腐的药力很快达到病所。《金匮翼方》之锡类散为治疗喉乳蛾之妙法,王孟英尝修合以治此病,收效甚速,载于《温热经纬》,至今为临床医家所乐用。

三、泻肺祛痰法治愈小儿暴喘一例

秦某,男,1岁。

初诊:1981年9月18日。

主诉及病史:母乳浓厚,儿啼即以乳止之,滋生痰浊,今晨突然齁喘。

诊查:突然暴喘半日不止,吼声如曳锯,鼻煽唇青,烦啼多汗,腹胀溲少,舌红苔黄,脉数,体温39.7℃。

辨证:积热痰滞壅肺作喘,肺失清肃,致成马脾风重证。

治法:泻肺清热祛痰,自拟桑杏苈黄汤主之。

处方:葶苈子6g　杏仁6g　桑白皮6g　大黄6g

水煎半碗,分3次服,得快利黏便,其喘即平。

【按语】本病由痰滞夹热内壅、肺失清肃而起,倘不急泄其肺,则气无由平;不除其痰,则满无以泄。考泄肺之药莫如葶苈,其次则桑白皮;桑皮功能泄肺火,下气行水消痰,同用则泄肺之力愈强;葶苈配杏仁专泄肺中之满(成无己语),再加大黄推荡积热,肺与大肠相表里,大肠一通,则积热痰滞即可从大便而下。因而考虑用以上4种药配伍成方以治本病,或可收到较好的效果,试用多次,均能应手取效,故假定其名为桑杏苈黄汤。

四、苦辛通降法治愈肺炎喘嗽一例

陈某,女,3岁。

初诊:1985年5月3日。

主诉及病史:小儿平时喜吃甘肥食物,喉中时有痰鸣声,近来外感发热,咳喘痰鸣3天,有汗不解。

诊查:体温38℃,按其胸膈灼热胀满,舌红苔黄中腻,脉滑数。

辨证:痰热壅结胸中,肺气被阻,失于宣肃。

治法:苦辛通降。小陷胸汤加味。

处方:川黄连2g　瓜蒌皮10g　制半夏10g　枳壳10g

二诊:上药连服2剂,热清喘平,但仍咳嗽有痰,再予原方减去川黄连加杏仁10g,贝母10g,继服两剂而愈。

【按语】小陷胸汤适用于胸膈热郁而有痰喘满者。小儿肺炎多热与痰互结,留于胸膈间,以致肺失宣降,喘息不平,治以苦辛通降之小陷胸汤比较适合。如痰热郁结,气血阻滞,有胸痛感者,可加郁金、苏梗开壅通络;如咳痰黄稠,可加橘红、竹茹清热涤痰;如咳嗽较剧,可加川贝、杏仁化痰宁嗽;如痰中带血,可加茅根、茜根、鱼腥草等凉血消炎;亦可加参三七粉1g和服,化瘀止血。

五、回阳固脱法治愈重症肺炎一例

吴某,男,2岁。

初诊:1974年3月13日。

主诉及病史:发热咳喘住院治疗已5天,西医诊断为重症肺炎,经用青霉素等西药治疗,体温渐降,喘咳未减,邀中医会诊。

诊查:体温36.6℃,咳嗽喉中痰鸣,气喘鼻煽,面青唇绀,肢冷汗多,舌淡红苔薄,脉细。

辨证:小儿素禀不足,因受外邪,痰多肺闭,升降失利,气阳虚衰,濒于虚脱之境,证势危重。

治法:急予回阳固脱。

处方：红参 10g　熟附片 10g　花龙骨 10g　牡蛎 10g　郁金 10g　天竺黄 10g

水浓煎，分 4 次喂服（鼻饲）。

二诊：上方连服两剂，汗敛肢温，唇色转红，鼻煽已平，喉间仍有痰声，苔薄脉细，大便不实。据证闭脱之险已越，气阳虚衰未复，再仿前法加减。

处方：红参 6g　熟附片 6g　天竺黄 10g　郁金 6g　橘红 5g　橘络 5g　茯苓 10g　甘草 2g

上方连服 2 剂后去附片加麦芽调理而愈。

【按语】本证突出肢冷汗多脉细唇绀，表现气阳虚弱，即心力衰竭之危候。急用回阳固脱法以挽危局，否则殆矣。

六、宣肺、降气、祛痰法治愈小儿哮喘一例

詹某，男，5 岁。

初诊：1979 年 4 月 2 日。

主诉及病史：周岁即患哮喘，每逢冬春发作。现在复发两天。

诊查：昨起稍有喘咳，今日喉中哮鸣如曳锯，多汗神萎，唇绀，舌苔腻，脉滑。

辨证：风热顽痰，壅于肺络，阻塞气道所致。

治法：宣肺降气祛痰。皂角麻黄汤加减。

处方：炙麻黄 3g　杏仁 10g　桑白皮 10g　葶苈子 10g　川军 6g　皂角 1 寸

水煎半碗，分 3 次喂服，服药后呕吐痰涎甚多，喘促渐平，继解大便两次，哮喘遂止。

【按语】该儿发病，皆因恣食甘肥所生之热痰壅塞气管，致肺气升降不利而成哮喘重证。欲平哮喘，必除其痰，痰乃夙根，除之匪易。且小儿长期服药，颇为困难。遂仿王晋三常用治疗痰热之“雪羹汤”，每日用海蜇 60g 水洗漂，地栗 120g 洗拍，水煎浓汤约半碗，煎成分 3 次喂服，持续服 1 个月，其病遂除，后未复发。

又按：余治哮喘，常以麻杏宣肺疏风，桑葶泄肺降气，一升一降，使气道通利，并用皂角、川军祛痰导滞，使痰浊下泄。用皂角除痰，始于《金匮要略》尤在泾说：“皂角味辛入肺，除痰之力最猛。”以余之经验，凡病人服皂角汤剂后，多吐痰涎，哮喘即缓解，屡试屡验（注：皂角须去皮弦入煎）。

七、清燥养阴法治愈燥咳一例

丁某，男，7 岁。

初诊：1991 年 8 月 16 日。

主诉及病史：初秋常嬉戏于田野，风吹日晒，致患干咳无痰半月余。干咳痰少，咯痰难出，气短声嘶，午后潮热，口干纳谷稍减。

诊查：舌红苔少，脉细数。

辨证：燥热伤肺，胃阴亦伤。

治法：清燥养阴。

处方：南沙参 10g　杏仁 10g　贝母 10g　玉竹 10g　花粉 10g　桑白皮 10g　制杷叶 10g

二诊：服药 3 剂，干咳稍减，时咯少量痰丝，口干咽燥。再予清燥润肺，仿前法加蜂蜜 10g 入药和服。

【按语】秋燥伤肺，阴液被灼，肺为娇脏，喜润恶燥。针对燥邪伤肺之特点，而治以养阴清肺，肺气清则痰热除，阴液充则燥咳止。喻氏之清燥救肺汤，吴氏之沙参麦冬汤，均可相机采用，因证化裁，效果甚好。

八、肃肺、豁痰、镇痉法治愈顿咳一例

游某，女，4 岁。

初诊：1981 年 10 月 26 日。

主诉及病史：咳嗽月余不已，夜间阵咳较甚，伴有鸡鸣样回声；呕吐痰涎，有时痰中带血，咳时面红目赤，涕泪交流，医治少效。

诊查：两眼结合膜出血，右眼下睑青紫。舌尖下有溃疡。舌淡苔少，脉弦滑。查血：白血球 10.4×10^9/L，中性粒细胞 0.35，淋巴细胞 0.65。

辨证：咳久肺失清肃，痰壅气逆，络伤出血。

治法：肃肺豁痰，解痉镇咳，缓图收效。

处方：紫菀 10g　百部 10g　代赭石 15g　蜈蚣 3g　杏仁 10g　川贝母 6g　甘草 2g

二诊：服药 3 剂，顿咳渐减，继服药 3 剂而痊。

【按语】顿咳即百日咳，其致病原因，中医学认为外为时邪所侵，内有痰浊蕴伏，闭郁于肺，肺气壅遏，因而发为剧烈的阵咳。特别是痉咳期最为明显。治宜镇咳祛痰，缓解痉挛，方能收效。后期可选用沙参麦冬汤、二冬汤或五味异功散等养肺阴、益脾气。余用此方，治疗数十例，效果尚好，特作介绍。

九、清燥救肺法治愈痿证一例

仲某，男，5 岁。

初诊：1982 年 6 月 12 日。

主诉及病史：患儿于初夏患上呼吸道感染。数日后，便感下肢无力，继而上肢亦感无力，遂住院治疗。

诊查：住院 2 日来，上肢痿软无力更甚，突然咽喉麻痹，呼吸障碍，吞咽困难，不能进食，神识昏蒙，西医诊断为急性多发性神经根炎。病情危急，赖输液给氧维持生命。

辨证：病属“痿证”。邪火灼肺，清肃失行，肺热上蒸，火灼津液为痰，故喉中痰鸣；肺热耗伤阴液，以致筋脉失养，肢体弛缓无力。

治法：清燥救肺，扶正祛邪。

处方：西洋参 10g　麦冬 10g　生石膏 30g　杏仁 10g　霜桑叶 6g　制杷叶 10g

水煎 1 剂，缓缓喂之。

二诊：气急渐平，喉中仍有痰声，脉细，舌红少苔。宗前方加川贝 6g，鲜芦根 30g，去节洗拍。

三诊：上方又服 1 剂后，症状大为减轻，神清气平。去除吸氧，渐进稀粥，上肢已能活动，肺热渐清，阴分尚虚，病人已脱险，再守前方加减调理而痊。

【按语】本例属小儿痿证。其证突出呼吸障碍，咽喉痹阻，吞咽困难，滴水难进，势已危及生命。急遵《内经·素问·痿论》学说，着重清燥救肺，竟收到意外的效果。当病情危如累卵之时，设无给氧输液保持体力，虽有灵丹妙药，恐亦缓不济急，从而体会到中西医有机结合是非常必要的。

十、辛开苦降法治愈顽固呕吐一例

俞某，男，12岁。

初诊：1991年2月9日。

主诉及病史：呕吐两旬不止，经某医院叠投针药，疗效不显。食后即吐，吐出所食之物。

诊查：胃脘痞闷不舒，按之痛；面黄神萎，肢倦乏力，左目睛红，有轻度热感，舌红苔薄腻，脉弦滑，体温37.2℃。

辨证：热邪夹痰，互结胸脘，久吐致伤中气。

治法：辛开苦降，半夏泻心汤加减。

处方：太子参10g　川连2g　半夏10g　干姜2g　黄芩10g　枳壳6g　陈皮6g　大枣5枚

二诊：服药两剂呕止，纳增，中脘已觉宽畅，晨起稍吐白黏沫。原方去黄芩，加茯苓10g，续服两剂而愈。

【按语】本例系由热邪夹痰胶结胸中，胃气阻滞不降，致成小结胸之证。"正在心下，按之痛"是其要点。方进半夏泻心汤，以姜、连、芩、夏辛开苦降，橘、枳宽胸利气，参、枣扶正养胃。盖因久吐伤中，正虚邪实，不扶正不足以祛邪，所以舍小陷胸汤而取治痞之半夏泻心汤，药证悉称，故投之则效。

十一、健脾化湿法治愈脾虚泄泻二例

例一　谢某，女，2岁。

初诊：1976年8月16日。

主诉及病史：生下缺乳，喂养失当；时值夏月，感受暑湿，每日泄泻蛋花样便二十余次；时作腹痛啼闹，不思纳谷，遂住某医院治疗，输液给药多日未能止泻，逐渐消瘦。

诊查：面色㿠白，精神萎靡，汗出口渴，溲少，但不食，舌淡红苔薄，脉沉细。

辨证：腹泻多时，脾气久伤，泻多水分，阴液亦耗。

治法：健脾化湿。

处方：怀山药20g　苡仁15g　茯苓10g　扁豆10g

共研细末，酌加白糖开水调服，分4次1日服完。服后便次减去大半，次日按原方配制再服，泻止神安，渐能进食。继仍用原方加麦谷芽醒脾和胃，调理而愈。

【按语】小儿腹泻，脾阳虚治疗尚易，脾阴虚措手较难。五苓嫌其利，参麦嫌其滋，理中惧其温，如何适应病情，颇费踌躇。因思近贤张锡纯氏尝用薯蓣薏苡汤治泄泻小便不利，且重用山药。考山药味甘性平，最能滋益脾肾，助消化。扁豆、茯苓、苡仁能健脾利湿。以上四药，其味甘美，其性平和，利湿而不伤阴，健脾而能止泻，特别山药一味，滋益脾阴，效力尤强。

例二　郑某，男，6个月。

初诊:1982年8月8日。

主诉及病史:乳哺不足,体质素差,辅以奶糕,多吃致病,泄泻七八日,住院4天,经输液服药等治疗而泻仍未止。

诊查:泄泻稀黄水便,日夜约二十余次,阵阵哭闹,不时皱眉,面黄神疲,腹胀如鼓,食少口渴,四肢欠温,小便短少,舌红苔少。

辨证:乳食伤脾,湿阻气滞,日久脾阳既伤,脾阴亦耗,其腹膨膨,肠有积气。

治法:健脾化湿止泻,免致中气下陷。

处方:怀山药15g　苡仁10g　茯苓10g　扁豆10g

水煎服2剂。

二诊:泄泻渐止,腹部仍膨,神萎肢凉等症状仍在。此脾虚运化失健,腹气未和之象。再予益黄散加减图之。

处方:煨诃子10g　苡仁10g　青皮5g　陈皮5g　砂仁2g　丁香2g

上方连服2剂而愈。

【按语】泄泻多为脾不化湿、乳滞混杂而致。本例面黄肢冷为久泻脾气渐虚,口渴苔少,乃脾阴暗耗。故用山药、苡仁等健脾止泻。泻久腹膨为肠有积气(按之不实),钱氏益黄散为对证之方,其中丁香一味,能和脾胃,消气膨,屡用有效。

十二、健脾助运、化湿导滞法治愈湿滞伤脾证一例

王某,男,2岁。

初诊:1987年4月22日。

主诉及病史:小儿贪食杂物难于消化,致腹胀作泻。

诊查:症见肚腹胀满,嗳腐吞酸;腹泻稀黄水便,日五六次,夹有泡沫,且甚臭秽;面黄神倦,舌淡红、苔薄、根腻。

辨证:湿滞伤脾,运化失健。

治法:健脾助运,化湿导滞。

处方:苍术10g　川朴4g　陈皮6g　茯苓10g　苡仁10g　焦山楂10g　炒建曲10g　煨木香6g

上方服2剂后泻止胀消,嘱其节食。

【按语】此证多由饮食不节、食滞内停、传导失常所致。选用健脾化湿以助运,湿滞去则泄泻自止,运化健则新滞不生。若伴有呕吐者,可加半夏、生姜;夹外感发热者,可加葛根升清解表;夏月可加香薷清暑解表。余用此法治疗小儿湿滞泻数百例,效果显著。

十三、温中通下法治愈寒积腹痛一例

黄某,男,14岁。

初诊:1978年7月27日。

主诉及病史:腹痛十余日不已,饮食减少,大便五六日一次,干燥难解。经打针、服驱虫药未效,特来请诊。

诊查:脐周腹痛拒按,舌苔白腻,脉沉紧。

辨证：脉沉为在里，紧为寒痛，此属寒积之证。前人所谓“环脐痛必有风冷”者是。大便秘结，有积显然。

治法：温中通下，四逆汤合小承气主之。

处方：熟附片10g　干姜6g　甘草3g　枳壳10g　川朴6g　生川军10g　乌药10g　广木香10g

二诊：前方煎服1剂后，得下秽便两次，腹痛即止，按之亦无痛楚；纳谷增加，苔仍白腻。是积已去而寒湿尚未尽化，再仿原方去川军，续服两剂而愈。

【按语】此证系寒湿蕴结不化所致。盖因入夏以来，天天下水游泳，常着湿裤，喝冷水。诊为寒积，故用温通法一剂而收效。其方姜、附、草温中散寒，枳、朴、军宣湿去积，乌药、木香行气止痛，取其急则治标，通则不痛之义。

十四、清热消疳法治愈疳证一例

张某，男，8个月。

初诊：1976年8月12日。

主诉及病史：两月前患菌痢，经医治愈。隔十余日，腹泻又作，每日三四次蛋花样稀便夹黏液，有酸臭气。经当地医院治疗，大便检验，见有食物残渣及少量脓球，诊断为消化不良，给以氯霉素、维生素等药治疗，效果不满意。

诊查：形体瘦削，发欠光泽，面黄神萎，腹胀见青筋，时有啼闹，大便稀溏，乳食减纳，舌红苔淡。

辨证：乳食伤脾，积久郁热，致成疳证。

治法：清热消疳，健脾助运。自拟牛黄疳积散。

处方：干蟾皮160g　五谷虫160g　神曲160g　鸡内金160g　茯苓160g　陈皮60g　胡黄连45g　人工牛黄10g

上药共研细末，每服2g，开水调服，每日2次或3次。

二诊：连服6天，腹胀见减，乳食增进，精神好转。1月后随访，患儿已愈。

【按语】小儿疳证的形成主要由“无积不成疳”。积久生热生虫，阻滞肠胃，营养发生障碍，饮食不为肌肤，小儿就会逐渐消瘦，皮悴毛焦，面黄腹胀，乃成疳证。治疗疳证之大法，先辈主张：①清热消疳杀虫。②健脾和胃，滋血调气，应先除其病，后加以补养。余服膺其说，治疗疳证，用自拟牛黄疳积散，收到较好的效果。

十五、温阳、理气、化瘀法治愈孩儿臌一例

唐某，女，11岁。

初诊：1983年6月15日。

主诉及病史：去年端午节贪食冷粽子后即感腹胀，继而腹渐膨大，时有腹痛，常泻稀水便，日二三次，伴有低热，间或呕吐，食欲不振，身体逐渐消瘦。

诊查：右胁下腹部可扪及一梗状包块，质硬，轻度压痛；体瘦，面色萎黄，手足冰冷；舌淡苔白微腻，脉沉细。外院超声波检查：右下腹探及一拳头大小包块，可见液平。查血：血红蛋白85g/L，红血球2.87×10^{12}/L。

辨证：冷食不化，脾阳受伤，水湿欠运，日久气滞血瘀致成孩儿臌重证。

治法：温阳理气，活血化瘀，缓图收效。

处方：桂枝 10g　黄芪 15g　当归 10g　白术 10g　三棱 10g　莪术 10g　红花 6g　地鳖虫 10g　砂仁 3g　木香 10g　生姜 3 片

水煎服 3 剂。

二诊：腹中包块渐小，质仍硬，腹仍膨大；纳谷少，大便溏；舌淡苔微腻，脉沉细。包块有渐消之象，再予温阳运脾。

处方：桂枝 10g　黄芪 15g　白术 10g　三棱 10g　莪术 10g　茯苓 10g　砂仁 3g　大腹皮 10g　鸡内金 10g　木香 10g

服 6 剂。

三诊：腹痛已止，包块渐消渐尽，纳谷渐增，腹胀大减，有时肠鸣；大便日二三次，质转软；舌质转红，苔微腻，脉沉细。癖积渐消，脾阳不振，再予通阳理气、健脾化湿。

处方：白术 10g　枳壳 10g　干姜 5g　砂仁 3g　茯苓 10g　大腹皮 10g　焦山楂 10g　炒神曲 10g　鸡内金 10g

上方继服 3 剂而愈。两个月后来我院超声波检查，腹部未探及包块。查血：血红蛋白 95g/L，红血球 3.45×10^{12}/L。腹膨全消，面色转红，形体转健。

【按语】孩儿臌属于癖积之类。盖小儿脾常不足，脾热则运速而食易化，脾寒则运迟而食难消，不消则变为冷积。阳气虚弱，不能化浊，阴气日凝，血脉闭塞，臌胀由此而成。正如张景岳所说："饮食之滞，非寒未必成积，而风寒之邪，非食未必成形，寒食相搏，而积成矣。"患儿由于贪食冷粽子致病，体虚邪实显然。治癖之法，当渐消磨，不宜用下。因而采取消补兼施的方法，消癖丸化裁，扶正祛邪，特别使用姜桂等温运脾阳，离照当空，阴霾自散。若用攻劫峻剂，吾见其必败也。

十六、清心解毒法治愈小儿鹅口疮一例

徐某，男，初生两个月。

初诊：1990 年 4 月 9 日。

主诉及病史：口腔内发现白屑已有数日，不能吮乳，时时啼哭；大便稀黄，日行五六次；睡中时有惊惕。

诊查：口腔内满布白屑，舌红苔满白屑。

辨证：证由胎毒湿热上蒸，致成鹅口疮重证。

治法：清泄心脾，化湿解毒。

处方：川黄连 0.5g　银花 10g　连翘 10g　茯苓 10g　陈皮 5g　甘草 2g　灯心 2g

上方服 2 剂。配合外治法：天竺叶 10g，温水泡拭口，1 日 2 次，又冰硼散 1 支，蜂蜜调涂口腔，日 2 次。

二诊：内外兼治，口糜渐消。再仿前法继进药两剂而愈。

【按语】胃火夹湿热上蒸，致口生白屑如雪。幸白雪尚未满口，故采用清胃化湿热之剂即能收效。外治方法亦未可忽视。又按西医学称口腔白色念珠菌病即鹅口疮，可按外感湿热处理。

十七、牵正熄风法治愈小儿口眼㖞斜一例

王某,男,6岁。

初诊:1976年12月15日。

主诉及病史:突然口眼㖞斜,已六七天,经当地医生诊治,未见效果,特来就诊。

诊查:口眼㖞斜,偏于左侧,有时口角流涎;不发热,二便尚可,舌红苔薄,脉微弦。

辨证:此为偏风。现称面神经麻痹。

治法:牵正熄风。

处方:白附子10g　僵蚕10g　全蝎10g

共研细末,每服3g,1日3次,开水送服,3日服完。服后㖞斜的口眼日渐转正,1周后痊愈。

【按语】足阳明之脉夹口环唇,足太阳之脉起于目内眦,风从太阳而来,并扰阳明,故筋脉牵掣而口眼㖞斜。本例用牵正散治疗,收效显著。方中白附子善治头面之风,僵蚕驱络中之风,并能化痰,全蝎为定风止掣要药,三者合用,力专效宏。

十八、驱蛔利胆法治愈蛔厥一例

王某,女,9岁。

初诊:1976年7月29日。

主诉及病史:昨晚饭后起,突然脘腹剧痛阵阵发作,哭闹不停,呕吐涎沫,不能进食,口干欲饮,便秘尿黄。

诊查:脘腹偏右有压痛,有时如细绳蠕动,下唇黏膜有小颗粒十余个;舌红苔薄,脉乍大乍小。

辨证:蛔虫上逆胆道,致为蛔厥。

治法:利胆驱蛔。

处方:乌梅10g　川黄连3g　干姜3g　川椒3g　槟榔10g　广木香10g　川军10g　土楝根皮1尺

水煎分3次服。

二诊:前方服1剂后,解大便两次,并下蛔虫十余条;脘腹痛止,稍有腹胀,不思纳谷。仿前方去川军,加焦楂神曲各10g,调理2日出院。

【按语】胆道蛔虫证,与《金匮要略》所载蚘厥相类,由蛔不安脏,上逆于胆道而致。余用《金匮要略》乌梅丸加减,疗效满意。如症状偏寒者加桂附;偏热者加连柏;偏虚者加参归;偏实者加硝黄。还可选用玄胡索木香枳壳等以疏泄肝胆,调理气机以定痛。清·柯韵伯说:"蛔得酸则静,得辛则伏,得苦则下。"本方具有酸苦辛味三者兼备的特长,所以用于此证,效如桴鼓(注:土楝根皮须洗去红皮方可入煎)。

十九、发汗利水法治愈急性肾炎一例

刘某,男,6岁。

初诊：1969年4月8日。

主诉及病史：3月下旬曾患猩红热（即丹痧），经医治愈，继即发现面目浮肿，从目窠开始，渐次肿及全身，西医诊断系“猩红热继发肾脏炎”，迭用强心利尿等针药未效，而小便涓滴俱无，因此谢绝不治，冀以中医方药挽救。

诊查：一身悉肿，两眼肿合不开，腹满而喘，阴囊肿大光亮，小便涓滴俱无者3天，舌苔薄黄，脉沉细滑。

辨证：痧毒水湿蕴结，肺气未能宣肃，肾脏艰于排泄，证势已入险途。

治法：发汗利水并行。

处方：西麻黄3g　商陆5g　赤苓皮10g　泽泻10g　赤小豆10g

河水浓煎1小碗，和入砂糖少许，顿服。

此方在当晚7时许一次服下，即得安寐，一夜计解小便有27次之多，尿量空前未有。次晨患儿周身肿胀全消，气喘亦平，仅两足胫微肿。再予苓术、泽泻、陈皮等健脾化湿之药2剂而痊。后在临床上凡急性肾炎水肿之小便不利而体气尚未大虚者，均采用本方，无不收效。因假定其名称为商陆麻黄汤。

【按语】治疗急性肾炎水肿实以麻黄商陆二药之功为主。考诸家本草，麻黄有发汗、定喘、利尿三大作用。主要能宣开肺气，肺为水之上源，能通调水道，下输膀胱。古人常以麻黄为治水肿之主药。商陆专能入肾利水，《名医别录》谓其能“主水肿胀满”，疏凿饮子中用为治水主药，说明古人在长期实践中积累的经验是正确的。至于茯苓、泽泻、赤小豆均能利水渗湿，协同商陆、麻黄积极发挥其开泄利水作用，无相恶相忤之嫌，有相须相使之妙，施于本病自甚合拍，故能取得宏效。

二十、清热凉血滋养肝肾法治愈紫癜一例

王某，男，15岁。

初诊：1978年10月29日。

主诉及病史：4岁时曾患血小板减少性紫癜，经医治愈。今年9月间，牙龈常有渗血至今。

诊查：全身出现紫癜，下肢较多，牙龈及鼻腔均常出血；面黄体瘦，舌绛苔少，脉细数。血小板$51\times10^9/L$。

辨证：脏阴偏虚，邪火亢盛，火盛逼血妄行。

治法：清热凉血，滋养肝肾。

处方：水牛角10g　鲜生地黄30g　玄参15g　粉丹皮10g　白芍10g　知母10g　旱莲草15g　白茅根30g　3剂

二诊：紫癜散布，下肢为多，色深紫；舌上有紫疱2个已破；牙龈渗血，左眼巩膜有出血点1个；舌赤绛苔黄，脉细数。血热沸腾，阴分偏虚，阳络伤则血外溢，虑生剧变，再拟清心滋肾，大清阳明之邪热，以济燃眉。

处方：水牛角10g　鲜生地黄60g　粉丹皮10g　白芍10g　生石膏60g　知母15g　玄参20g　大青叶30g　鲜芦根30g　白茅根30g　3剂

三诊：症状减轻，效不更方，原方继服5剂，紫癜全消，衄血亦止，余症均退。复查血小板$110\times10^9/L$。再用膏方调理。

处方：生地黄120g　当归身60g　熟地黄120g　白芍60g　山萸肉30g　太子参90g

白术 90g　黄芪 90g　鳖甲 150g　龟版 150g　阿胶 60g　首乌 90g　玄参 90g　陈皮 30g　甘草 30g　红枣 90g　蜂蜜 1000g

上药依法熬膏，每服 1 汤匙，日 3 服，如有伤风外感停服。

【按语】少儿先天不足，肾阴偏虚，阴虚则阳亢，血络脆弱，致时发紫癜，即前人所称“肌衄”是也。经用补益气血，滋养肝肾，健脾和胃，从固本着手，乃收全功。后未复发。

【编者评注】王玉玲老中医是江苏泰县名医。他从事中医临床六十余年，积累了丰富的临床经验。学术上尊崇《黄帝内经》、《难经》，效法仲景，注重脾胃。对小儿消化系统疾病颇有研究。如运用健脾助运化湿导滞治疗小儿湿滞伤脾证数百例，效果显著；清热消疳，健脾助运治疗疳证，收到了较好的效果。同时，对小儿疑难杂病的治疗，也有丰富的经验。

曹鸣高医案

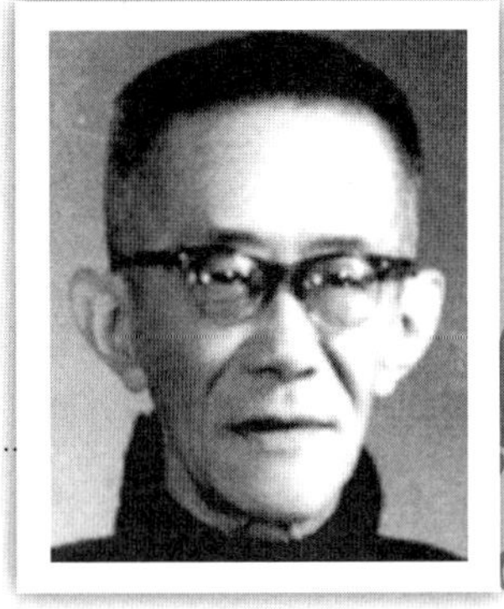

【生平传略】

曹鸣高(1907—1985),男,苏州籍,出身于六代业医之中医世家。14岁起先后随祖父(清代御医曹沧州)、父亲(曹甫侯)、伯父(曹南笙)临证习医,17岁于苏州悬壶应诊。新中国成立后任苏州市中医工作者协会主任,苏州中医门诊所所长,卓有声望。1954年调南京,历任江苏省中医院内科副主任、江苏省中医进修学校兼职讲师,南京中医学院创建时任内科教研室主任。1963年受中央卫生部特邀以编审委员身份参加编审全国中医学统一教材(二版),次年应聘担任国家科委中医中药专业组成员,为中医内科教学建设和学术发展做过许多开创性的工作,受到卫生部领导的赞誉。

曹鸣高教授从事临床工作60年,擅治肺、心、脾、胃等内科杂病,辨证精确,立法用药往往出奇制胜。晚年,在应用活血通脉、温阳益气等法治疗心血管疾病、免疫性疾病及神经系统疾病等方面,进行大胆探索,如用温通心脉、活血通络法治疗冠心病、阵发性房颤;用辛温通阳法治愈蛛网膜下腔出血后广泛粘连;用塞因塞用法治愈阳虚便秘;用活血通脉法、温阳益气法治疗亚急性脊髓联合变性、皮肌炎、多发性硬化症、噎膈(食道中下段粘连)均取得满意的疗效。著有《吴门曹氏三代医验集》一书,并曾撰写发表论文近二十篇,主要论文有《哮喘论治结合病历讨论》、《论调理脾胃》、《活血通脉法在异病同治的临床观察》、《略谈温阳法之一二》、《治疗慢性萎缩性胃炎的初步体会》、《从神机——阴阳学说探讨神经衰弱的发病机制和治疗方法》等。生前任南京中医学院教授、硕士研究生导师、附属医院内科主任医师。

一、养肺化痰、活血软坚法治愈肺结节病一例

刑某,女,47岁。
初诊:1979年4月19日。

主诉及病史：1977年8月起咳嗽，不规则发热伴全身关节疼痛。1978年3月，经某医院摄胸片，发现两肺中、下满布结节。颈淋巴结活检，诊断为“肺结节病”。经激素治疗，关节疼痛发热得以控制，激素减量后，肺部结节又复如前，乃请中医治疗。

诊查：胸部闷痛，咳嗽，痰少质黏，头痛寐差，饮食尚可，二便正常。舌苔薄白，脉细弦。

辨证：肺阴不足，痰气交滞，肺络瘀阻。

治法：养肺化痰，活血祛瘀，软坚散结。

处方：南沙参12g　京玄参10g　生牡蛎30g　炙百部10g　昆布12g　海藻12g　紫丹参10g　杜红花6g　炒三棱5g　炒莪术5g　黄药子10g　白花蛇舌草30g

二诊：药后胸闷胸痛减轻，咳痰亦少。惟寐差，纳不香。方药合机，仍予养肺化痰，活血软坚。

处方：南沙参15g　大麦冬10g　生甘草6g　海藻12g　黄药子10g　生牡蛎30g　昆布12g　炒三棱6g　炒莪术5g　紫丹参15g　炙远志5g　白花蛇舌草30g

三诊：经中药调治3个月，诸症悉减，已无明显不适。胸片复查，肺结节病灶明显吸收(约2/3)。舌苔薄白，脉细弦。以原法继进。

处方：南沙参15g　大麦冬10g　生牡蛎30g　昆布10g　海藻10g　炙百部10g　紫丹参15g　炙远志5g　炒三棱6g　炒莪术5g　黄药子10g　白花蛇舌草30g

1979年11月8日摄胸片示病灶较前明显好转。嗣后患者常服上方，病情一直稳定。1980年7月3日再进行胸片复查，除右下肺有少许结节外，余肺正常。

【按语】结节病为原因不明的多系统肉芽肿病，常累及肺、肺门淋巴结、皮肤、眼等器官。本例以胸闷、胸痛、咳嗽、痰黏为主症，病位主要在肺。肺为华盖，主气而朝百脉，其性娇嫩，为清虚之脏，不耐邪侵，外邪客之，或他脏之病累及，均可引起咳嗽、胸痛。根据本例临床表现，结合现代医学对本病的认识，曹老分析其病机，认为由于久咳肺阴耗损，胸膈复有顽痰胶结，气因痰阻，继而肺络瘀滞，故以沙参、麦冬、玄参等养阴润肺，百部、远志化痰止咳，牡蛎、海藻、昆布软坚化痰，黄药子、白花蛇舌草清热解毒、化痰散瘀，配三棱、莪术、丹参活血化瘀、消坚散结，共奏养阴清热、化痰散结之功，取得较好疗效。这是一例临床少见而难得的验案。

二、温通心阳、活血通络法治愈冠心病并阵发性房颤一例

罗某，男，63岁。

初诊：1976年10月15日。

主诉及病史：胸闷心悸两年，加重三个月。两年前发现动脉硬化症，时感胸闷心悸，倦怠乏力。今年间发心绞痛，在当地医院经心电图检查，诊断为冠心病、房性期前收缩，经治效果不显。三个月前因受惊恐刺激，心悸心慌加重，九月来宁在某医院检查，诊断为阵发性房颤(心房率353次/分)，伴室内差异性传导，更觉倦怠乏力，胸闷，气短心悸，惕惕不安，头晕少寐多梦，食少，颜面及四肢麻木。

诊查：面色㿠白，语声低微，精神委顿。舌质红，苔黄腻，脉沉细数无力，至数模糊不清。

辨证：花甲之年，元气衰退，思虑过度，营血暗耗；复加惊恐，心无所倚，神无所归，气乱于中，心阳衰微，脉络痹阻，内外合因，以致心悸神摇，不能自主。

治法：振奋心阳，流通血脉。

处方：潞党参9g　熟附片3g　紫丹参12g　川桂枝3g　川芎4.5g　全当归9g　鸡血

藤 15g　桃仁泥 9g　大麦冬 12g　朱茯神 15g　炙甘草 4.5g

二诊:药后面部及四肢麻木明显减轻,心悸亦减,精神大振。苔黄腻,脉仍细数不匀。治从原法。

原方去桃仁,加仙灵脾 9g。

三诊:诸症续有好转,夜能安寐,心悸未发,四肢颜面麻木消失,纳食亦香,略感下肢无力。苔黄微腻;脉转弦滑,至数已匀。心电图复查示房颤消失,心律齐,心率 62 次/分。继予心肝肾同治,以善其后。

处方:潞党参 9g　朱麦冬 9g　紫丹参 12g　全当归 9g　川断肉 12g　桑寄生 15g　朱茯神 15g　制首乌 12g　炒川芎 4.5g　煅磁石 20g　北五味 4.5g　炙甘草 3g

用上方调治半月,心悸房颤未发作,乃回南籍。翌年 4 月 28 日来信云:"我是从事西药研究的,过去对中医认识不足,不意几十付中药。竟能收到如此满意的效果……"至 1980 年 3 月又来信,谓身体健康,脉搏、心电图等均正常。

【按语】《医宗金鉴》尝云:"惊自外至者也,惊则气乱,故脉动而不宁;悸自内惕者也,悸因中虚,故脉弱而无力。"患者年逾花甲,气血渐衰而心失所养,复受惊扰,内外相合,发为惊悸怔忡。其面色㿠白,语音低微,精神委顿不支,脉细数不匀等证,显系元气虚馁、心阳不振之证候。心阳既虚,无力鼓动血液运行,血郁瘀滞,心失所养,则神不安而志不宁。曹老分析心阳虚衰之病理基础,指出:欲养其心,须运其血;欲运其血,须温其阳。投以温通心阳、活血通络以养心宁神之剂,病情迅见好转。曹老认为,大凡脉搏至数不匀或结代者,气血运行总有不畅之处,此时虽有虚象,亦不宜概予滋补,须佐以温通阳气、流动气血之品,攻补兼施,始能相得益彰。仲景炙甘草汤中用姜、桂、酒,即寓有此意。

三、泻火涤痰、镇痉熄风法治愈癫痫一例

陈某,女,23 岁。

初诊:1974 年 7 月 23 日。

主诉及病史:癫痫反复发作四年余,近月来夜间发作频繁,发作前无先兆症状。发时突然大叫一声,随即全身抽搐,口吐白沫,喉间痰鸣,口唇青紫,小便失禁,呼之不应,约半小时方苏醒。平时寐中多梦,起身行走做事而不自知,多则一夜数次。白天精神委顿,杳不思纳,口苦。

诊查:舌苔黄,脉细弦。

辨证:肝风痰火,上扰心神,横窜脉络,蒙闭灵机。

治法:泻火涤痰,镇痉熄风。

处方:煅礞石 20g　制锦纹 5g　炒黄芩 9g　上川黄连 2g　法半夏 9g　陈胆南星 4.5g　朱茯苓 12g　杭菊花 9g　小川芎 4.5g　煅磁石 30g　煅龙齿 15g　蜈蚣 2 条

二诊:药后癫痫发作次数减少,昨夜仅作龂齿,梦游未作。药尚合机,治从原意。

原方去茯苓,加广郁金 9g。

三诊:续服上药,癫痫梦游均获控制。改投丸剂化痰息风,以资巩固。

定痫丸 5g,1 日 2 次。

礞石滚痰丸 3g,每晚睡前服。

此后半年内间服原方,癫痫梦游均未发作,遂停药。追访数年,期间结婚并生育一女,癫痫仅偶有小作,梦游迄未复发。

【按语】本例痫证又兼梦游，究其病机，无非痰火为患。阅前病史，一般化痰息风之剂俱投而未效，曹老诊之，认为该患者属痰火内扰，形实证实，乃投礞石滚痰丸泻火涤痰，加入镇痉息风之品，而得以取效。痫证控制后，所配服的定痫丸，乃江苏省中医院制剂室自制丸剂，长期用于临床，颇多效验，配合汤药调理脏腑功能，注意生活调摄，饮食节制，劳逸适度，情志舒畅，可以防止或减少癫痫复发。

四、温中散结、通降阳明法治愈幽门梗阻一例

陆某，男，26岁。

初诊：1982年9月15日。

主诉及病史：胃脘痛反复发作十多年，近日来食入即吐。十多年来常脘胀、泛酸、胃中灼热，三个月前经胃镜检查诊为“浅表萎缩性胃炎”，“浅表性十二指肠炎”，“幽门管炎”。近因饮食不节，胃脘胀痛时作，泛吐清水，嗳气频频，口中苦腻，大便干结，食少脘痞，腹胀拒纳，苦不堪言。日来证情加重，食后必呕吐酸臭食糜。虽经外院补液、解痉止痛治疗多日，病情不见好转。

诊查：患者瘦削贫血貌，轻度失水，上腹部有振水声，肝肋下1.0cm，质软无压痛。按压上腹部有酸臭食糜泛出。苔腻，脉细弦。

辨证：湿浊中阻，胃失和降，幽门不通，上冲吸门。

治法：温中散结，通降阳明。

处方：生苍术6g　厚朴5g　陈皮6g　法半夏10g　熟附片5g　白芍10g　白及10g　枳实10g　煅代赭石30g　茯苓15g　制锦纹6g　炒谷芽15g

另嘱进流质饮食。

二诊：服药5剂，呕恶得止，大便畅通，能进少许稀饭、面条。苔腻，舌质偏红，脉细小弦。原方继服5剂。尔后再以汤剂调理脾胃，并间断服用香砂养胃丸及六君子丸。随访两年病情稳定。

【按语】幽门梗阻属中医“反胃”范围，多因恣食生冷、饥饱不节、寒温不调，戕伤脾胃，运化失司，通降无权，湿浊阻气，结于中焦，以致幽门格拒，或食入反出，或朝食暮吐，或暮食朝吐。诚如古人所云：“食入反出，是无火也”，“真火式微，胃寒脾弱，不能消谷”，“六腑以通为用”。因此，治疗本病必须坚持“温”、“通”二字。本案以附子配入平胃、二陈、小承气汤复方中，以温中散结、通降阳明，使胃肠下行之常得复，而反胃自愈。

五、温中运脾、养阴和胃治愈五色噤口痢一例

杨某，女，64岁。

初诊：1983年6月11日。

主诉及病史：痢下五色，伴肠鸣、腹痛月余。

诊查：肠鸣腹痛，肛门坠胀，痢下五色，黏冻夹血，一昼夜达数十次；得饮辄吐，杳不思纳；溲少色黄；形瘦神倦，终日卧床，延经月余。6月6日大便常规检查：红色，有凝块，红血球(＋＋＋＋)，脓球3～4个。建议进一步检查以排除肠道恶性病变。由于患者体质虚极，拒作检查。

辨证：泄痢日久，气阴两虚，正不胜病，气馁口噤。

治法：温中运脾以扶正，和胃醒中以祛邪。

处方：炒党参 10g　炒白术 10g　茯苓 10g　炙乌梅 5g　炙甘草 3g　炮姜炭 5g　陈皮 5g　川石斛 10g　楂炭 10g　熟附片 3g　地榆炭 10g　炒谷芽 15g

二诊：大便黏冻及血液减少，便次一昼夜减为 15 次左右，呕吐腹痛止。溲量增多，口不觉干，有矢气，但嗳气不畅，肛门坠胀未已。苔边白中黑。药既合机，仍宜温建中宫、养阴和胃，标本兼顾。

处方：炒党参 10g　炮姜炭 5g　白术 12g　熟附片 5g　炙乌梅 5g　炙甘草 3g　陈皮 5g　煨木香 5g　炒黄芩 6g　炒升麻 3g　炒谷芽 15g

以禹余粮 20g　赤石脂 20g 煎汤代水。

另以真风斛 3g，西洋参或台参须 3g，二味煎汤代茶。

药后便次减少，黏液血冻逐渐消失，体力渐复。继以上方加减化裁，先后连服药 40 剂而告痊愈。随访一年多旧病未发，身体尚健。

【按语】本例患五色痢月余，病程虽不算久，但病情危急，日下数十次，胃肠津液脂膏消耗殆尽，形瘦骨立，终日卧床，饮食即吐，已成噤口。考噤口痢，系湿热蒸毒，闭塞肠胃，故一般都用苦寒清热、养胃开噤之法，但该患者杳不思纳，得饮即吐，苔中黑而口不干，肛门坠胀而怕冷，此乃脾阳已惫、胃气将绝之象，苦寒药决非所宜，因用附子理中汤以补气温阳，伍酸甘化阴、养阴和胃、升清固下之品兼而顾之，舍常取变，最终取得满意的疗效。

六、和胃镇逆、温中通下法治愈顽固性呕吐一例

赵某，男，40 岁。

初诊：1964 年 2 月 14 日。

主诉及病史：食后呕吐近 6 年。外院检查无明显器质病变，但经多方治疗未效。近两月来发作加剧，食已即吐，势如喷射，倾筐倒箕，吐出而安。

诊查：禀弱形瘦，舌苔薄黄，脉细弦。

辨证：胃失通降，气机上逆。

治法：和胃镇逆。

处方：姜半夏 9g　旋覆花 6g(包)　代赭石 15g　降香片 3g　炒枳实 4.5g　广陈皮 4.5g　炙甘草 3g　高良姜 3g　淡吴萸 1.5g　乌梅肉 3g　制香附 9g　白芥子 3g

二诊：药后吐势未减，腹胀便燥，怯寒食少，形弱神倦，苔黄，脉细弦。证属下结上逆，法当通幽降浊，兼以温中通腑。

处方：生大黄 6g　生甘草 3g　生枳实 4.5g　降香片 4.5g　熟附片 3g　淡吴萸 1.5g　生姜渣 3g　乌梅肉 3g　旋覆花 6g(包)　代赭石 15g　姜半夏 9g

三诊：用通降阳明、温运太阴法，大便日行，呕吐渐止，偶有小发，仍觉脘腹作胀，周身困倦。舌苔淡黄，脉细弦。再予和胃降逆，温通兼施。

处方：生大黄 6g　生甘草 2g　生枳实 4.5g　姜半夏 9g　旋覆花 6g(包)　代赭石 15g　淡吴萸 1.5g　高良姜 3g　降香片 3g　春砂壳 3g　乌梅肉 3g

【按语】患者呕吐反复发作 6 年，食顷即吐持续两月，胃气有升无降，冲逆莫制，投以旋覆代赭下气镇逆药后呕吐未止。曹老细审病机，认为主要是便燥舌黄，必兼有热，胃气不降则逆。欲止其呕，须先开通其结。《金匮要略》云："食已即吐者，大黄甘草汤主之"。王太仆亦说："食不得入是火也，"均与是症相符，故苦寒通降之法在所必用。但患者久呕体弱，食少怯寒，神倦

脉细，脾寒脏寒显著，非温不通。虚实寒热错杂，用药亦须温凉缓急配伍，乃仿许叔微温脾汤法，通降阳明，温运太阴。方中大黄、枳实，通腑降浊以开幽门；姜、附、吴萸，辛温通阳以复脾运；配以降逆止呕、酸甘缓中之品，6年痼疾，得告痊愈。随访十余年，病未复发。

七、苦降辛通、活血降逆法治愈食管粘连所致噎膈一例

卜某，男，57岁。

初诊：1974年9月10日。

主诉：进食哽噎不畅伴胸闷20天。患者以往有胃病和高血压史，常在食后半小时脘痛，西医诊断为“慢性胃炎”。1974年8月20日开始，当胸疼痛，进食哽噎不畅，尚无呕吐。8月30日在某医院作食管钡餐检查，发现食管上三分之一和下三分之一处周围粘连。近10日来，病情加剧，仅能进流质或半流质。因患者不愿意手术，前来门诊求治。

诊查：吞咽困难，哽噎不畅，进流质亦感不爽，时泛清水，喜热饮，胸次痞闷疼痛，逐渐加重。舌苔黄，质偏红，脉细弦。

辨证：痰瘀互相搏结，阻塞食管胃口，病属噎膈。

治法：苦降辛通，活血降逆。

处方：上川黄连2g　淡干姜4.5g　沉香片3g　旋覆花4.5g(包)　代赭石20g(先煎)　炒枳壳9g　广郁金9g　桃仁泥9g　杜红花9g　法半夏9g

二诊：服药半月，病情显著好转，但入夜胸骨后仍然作痛，口泛清水，脘次作堵，时欲嗳气。原方出入。

处方：旋覆花4.5g(包)　代赭石20g(先煎)　沉香片3g　上川黄连2g　淡干姜3g　炙甘草3g　煅乌贼骨15g　延胡索6g　桃仁泥6g　杜红花9g　蜣螂虫4.5g　炒枳壳6g　广郁金6g

三诊：迭进辛开苦降、活血降逆之剂，食物下咽已较通畅，胸次疼痛减轻，泛吐清水亦少。惟剑突下隐隐作痛，且咳嗽痰白；大便溏，日行两次。痰瘀渐化，治从原意。

处方：旋覆花4.5g(包)　代赭石20g(先煎)　沉香片3g　煅瓦楞15g　蜣螂虫4.5g　杜红花9g　桃仁泥9g　广郁金9g　制香附9g　炒青皮9g　炙鸡内金9g　延胡索9g

上方服至10月30日，食入下咽畅通无阻。食管钡透复查，钡剂通过顺利，黏膜光滑，未见明显之狭窄及扩张。随访多年，未再复发。

【按语】中医学早有关于噎膈之记载，如《黄帝内经》云“三阳结，谓之膈”。后世医家对本病的脉因证治，阐述颇多。本例患者发病虽无明显诱因，但根据进行性吞咽困难，固定的胸骨后疼痛，结合西医学的检查结果，曹老认为必有瘀血、痰浊随气滞而阻于食管胃口，瘀浊痰气搏结，胃失和降之常，导致饮食难下或食入泛吐，符合中医噎膈之诊断。

本案治程中，除用辛开苦降、和胃降逆之品以外，一直选用活血化瘀药物，冀其去瘀生新，气血畅达，实为取得显效的重要关键。方中蜣螂虫一味，有破瘀、开结、通便、攻毒的作用，临床辨证配伍，用以治疗噎膈反胃、癥瘕、痹痛、腹胀、便秘诸症，常有良效。

八、清热祛风、活血通络法治愈皮肌炎一例

王某，男，33岁。

初诊：1973年5月16日。

主诉及病史：低热，全身肌肉、关节游走性酸痛已逾半年，皮下有散在结节，左小腿有红斑。血沉71mm/1h。四个月前在某医院病理活检诊断为“皮肌炎”。住院期间用大量激素治疗，效果不著，渐减量，出院后来院门诊。

诊查：全身肌肉、关节游走作痛，皮下有散在性结节，左小腿红斑，均有压痛。午后低热，二便正常。舌苔薄黄，脉细弦。

辨证：风热痰瘀，痹阻营络，脉道不利。

治法：祛风清热，活血通络。

处方：威灵仙9g　左秦艽15g　虎杖根15g　乌梢蛇9g　白芥子6g　制胆南星4.5g　豨莶草9g　漏芦9g　凌霄花9g　鸡血藤15g　大生地黄15g　京赤芍9g

二诊：上方共服15剂，激素已撤，低热未净，左手臂皮下结节消失，但右腋下又出现结节，左小腿红斑如前。关节酸痛，活动后为甚，腰酸乏力。舌尖红，苔薄黄腻，脉细弦。风热入营，痰瘀阻络。再拟清热化瘀，活血通络。

处方：鸡血藤15g　紫丹参15g　全当归9g　地鳖虫4.5g　制僵蚕9g　乌梢蛇9g　海藻9g　昆布9g　夏枯草15g　杜红花9g　左秦艽15g　凌霄花9g　漏芦9g　生黄芪15g

三诊：上方加减续服两个月，体温已正常，关节肿痛减轻，惟左膝关节及右上肢肌肉疼痛。脉细弦，苔白微腻。血沉23mm/1h。营中热毒渐化，治守前方出入。

处方：全当归9g　昆布9g　凌霄花9g　紫丹参15g　海藻15g　红花9g　生黄芪15g　漏芦9g　怀牛膝9g　左秦艽12g　防己9g

上方服20剂，全身关节肿痛已愈，皮下结节及红斑均已消失，惟两臂肌肉偶有刺痛。11月12日查血沉18mm/1h。后带原方回部队服用，信访迄今，身体健康。

【按语】本例以全身肌肉、关节疼痛，发热，肌肤肿胀，皮下结节、红斑，血沉快为主症，类似中医学的“皮痹”。曹老认为，本案的主要病机为风邪热毒侵入营血，痰瘀络阻。故除用祛风活血、化痰软坚等药之外，为了重在清热凉血解毒，乃选用凌霄花与漏芦两药；凌霄花能清热解毒、凉血去瘀，可治“血气刺痛，疠风恶疮”，曹老常用以配伍清热解毒、疏风通络的漏芦，治疗某些血分热毒疾患，如皮肌炎、红斑性狼疮、白塞病及部分皮肤病，有一定效果。秦艽有苦泄辛散、祛风除湿、和血舒筋、退骨蒸潮热之功，且驱风湿而不伤阴，故古人谓“秦艽为风药中润剂”，此案用之尤为恰当。

九、健脾益气、温经通脉法治愈雷诺病一例

丁某，女，47岁。

初诊：1979年2月10日。

主诉及病史：月来肢端麻木发紫或苍白，入冷水尤甚。面部浮肿，劳累后足跗亦然，形寒怕冷，大便溏薄，小溲正常。

诊查：舌苔薄白，脉细。曾在某医院内分泌科检查，拟诊“雷诺病”。

辨证：脾虚运输不行，清阳不克四布，营卫运行失常。

治法：宜先健脾益气，调和营卫。

处方：生黄芪10g　川桂枝3g　炒白术10g　木防己6g　云茯苓12g　杭白芍10g

薏苡仁 10g　怀山药 12g　山楂炭 10g　熟附片 5g　桑寄生 15g　广陈皮 5g

二诊：药后便溏有减，余症如前。面色不华而微浮，苔薄白，舌质淡，脉细。血气者，喜温而恶寒，寒则血脉蜷缩，血凝泣而不流，方转当归四逆汤加味以温经通脉。

处方：全当归 10g　北细辛 5g　关木通 6g　生黄芪 12g　川桂枝 10g　杭白芍 10g　熟附片 5g　炒白术 10g　苏木 10g　桑寄生 15g　鸡血藤 30g　干地龙 10g

三诊：迭进当归四逆温经通络，药后肢端麻冷逐渐减轻，面部及下肢尚有轻浮。纳谷一般，二便正常。舌苔薄白，边有齿印，脉沉细。守原法进治。

处方：全当归 12g　北细辛 3g　关木通 5g　川桂枝 10g　杭白芍 10g　紫丹参 12g　杜红花 10g　鸡血藤 30g　川芎 10g　熟附片 6g　大生地黄 12g　炙甲片 10g

【按语】本例以肢端色紫麻木，遇寒加剧为主症。面浮、便溏，乃素体脾气不足，清阳不实，以致遇寒则血液凝泣不利，四末失荣为患。曹老诊之先从健脾助运入手，以和营卫，继按脉细，四肢厥逆，仿仲景当归四逆汤证进治，并根据肢端色紫、寒冷加剧、寒凝瘀滞深重的特点，配合黄芪桂枝五物汤，更加熟附片、川芎、鸡血藤、红花、丹参、炙甲片等温阳活血通络之品，共奏温通血脉、调和营卫之功效。案内穿山甲一味，气腥而窜，能宣通脏腑、透达关窍，凡血凝血聚为病者，皆能开之。临证遇有经络瘀滞之癥积、顽痹、肌肤不仁、疽、肿等证，曹老常随证配伍用之，有较好的效果。

十、祛风除湿、活血通络法治愈类风湿关节炎一例

徐某，男，47 岁。

初诊：1979 年 4 月 18 日。

主诉及病史：双手指关节肿痛畸形、活动不利已 5 个月。双手指关节肿痛畸形，活动不利，全身关节酸楚，胸闷，持续低热。

诊查：苔白腻罩黄。体温 37.5℃，血沉 85mm/1h，罗氏试验阳性。脉细弦。

辨证：风湿相搏，瘀血凝滞，脉络痹阻。

治法：祛风除湿，活血通络。

处方：乌梢蛇 10g　干地龙 10g　宣木瓜 10g　生黄芪 12g　川桂枝 6g　炒白芍 10g　川独活 10g　左秦艽 10g　鹿衔草 15g　紫丹参 15g　杜红花 10g　钻地风 5g

二诊：药后关节疼痛得减，仍从原法。原方去丹参，加京三棱 6g。

三诊：关节疼痛显减，活动已利。纳食尚可，口干欲饮。舌质偏红，苔白腻，脉细略数。血沉 30mm/1h。原方去乌梢蛇、干地龙。

另白花蛇粉 30g、干地龙粉 60g，混匀后每次服 3g，1 日 2 次。

服药 20 天，病情明显好转，关节疼痛大减。惟左踝关节仍肿痛，妨于行走，口干喜饮。舌质偏红，苔黄腻，脉弦。血沉 5mm/1h，罗氏试验（—）原方药续服 15 剂。随访 1 年，病愈未再复发。

【按语】曹老认为痹证日久不愈，致关节肿胀畸形、活动受限，盖因痰瘀凝结关节经络，故称“顽痹”。若单从风寒湿邪论治往往少效，当从行瘀活血着手，加入虫类搜风通络之品，每可提高疗效。临床应用虫类药物，可研成粉剂少量冲服，疗效常优于入煎，且服用方便，节省药材。如个别患者惧服粉剂，可装入胶囊吞服。鹿衔草清热解毒、祛风除湿、活血通络，曹老常用以随症配伍，治疗慢性风湿性关节炎或类风湿关节炎，有较好效果。

十一、温阳活血、平补肝肾治愈痿证一例

匡某，男，39岁。

初诊：1977年12月23日。

主诉及病史：两腿痿软，行走不稳1年。

早年曾患胸膜炎、败血症、慢性舌炎。近年又屡发咽炎，久治未愈。于1977年初，渐感两腿痿软，行走不稳。伴有溲频、尿痛、滴沥不尽，并一度发生尿潴留。经住某市神经精神病院检查，诊为多发性酸化症。应用激素治疗月余，证情缓解出院。但停药后又复发，证情日益加重，乃由家人搀扶来院就诊。

诊查：两手震颤，下肢痿软，步履不稳，足不任身；怕冷，溲频。苔净，脉弦。

辨证：热病伤津，肝肾亏虚，精髓失充，病久阴伤及阳，阳虚血瘀，筋脉失养而成痿证。

治法：温阳活血，平补肝肾。

处方：生黄芪9g　川桂枝5g　杭白芍9g　桃仁9g　红花9g　怀牛膝9g　木瓜9g　桑寄生15g　车前子12g(包)　双钩藤12g(后下)　川楝子9g　小茴香2g

二诊：药后步履改善，手颤得缓。然尿道刺痛，少腹作胀。舌质偏红、苔薄，脉细数，此为湿热下注、膀胱气化不利所致。虚中夹实，原法佐以清利。

处方：生黄芪9g　桃仁9g　红花9g　紫丹参15g　川芎6g　桑寄生12g　大生地黄9g　川黄柏9g　带皮苓12g　建泽泻9g　车前子9g(包)　炙甘草3g

三诊：上药连服30剂，可独自步行来诊，登楼亦无需扶持，惟久行久立仍觉乏力、腰腿酸软。肝肾不足，精虚髓减，兼夹湿热浸淫，筋脉失于濡养。原意再进。

处方：生黄芪12g　川桂枝5g　杭白芍9g　红花9g　桃仁9g　大熟地黄12g　金毛脊12g　怀牛膝15g　建泽泻9g　川黄柏9g　薏苡仁12g

嗣后守方稍作加减，共服中药百余剂，腿力渐复，步履近如常人，生活亦能自理。续予虎潜丸巩固疗效，随访年余，证情稳定，已恢复工作。

【按语】曹老治疗痿证，多从气血肝肾着手。经云"阳气者，精则养神，柔则养筋"，肝主筋肾藏精主骨。故治法重视补益肝肾，温阳活血。由于本病是慢性疾患，非朝夕可以见功，故补药剂量不必过大，以适当剂量，汤丸缓图，积以时日，自当取效。如操之过急，腻补碍胃，则欲速而不达。

曹老认为，本例致痿之由，当与屡患热病有关。热伤肺津，渐及肝肾，阴阳并亏，筋脉失濡。但病久因虚致实，瘀滞内阻，湿热下注，故在治疗中既以补益肝肾、养阳活血为基本法则，又根据标证之湿热，佐以清利，最后以丸剂善后，痿证得治。

十二、辛温通阳、活血通脉法治愈蛛网膜下腔出血后广泛粘连一例

李某，男，37岁。

初诊：1973年8月26日。

主诉及病史：头痛项强，视力减退6年，加重3个月。

患者于1967年5月初，冒暴雨、大雪上山救火，劳累后感受寒湿而得病。开始头痛项强，

颈胀，目胀且痛，时有呕吐，下肢行动稍感不便，视力逐渐减退。经某医院检查，怀疑颅内占位病变，转北京某医院，经脑电图、超声波及气脑造影，诊断为“颅底蛛网膜炎”。虽经多方治疗，证情反复，时轻时重。至1973年5月，再次发病，症状更为严重。头痛眩晕，颈部有肿块，肩背沉重如石压，肢麻，行动困难，左眼完全失明，右眼视物模糊。在上海、南京等医院经脑电图、超声波及神经系统等专科检查，诊断为蛛网膜下腔出血、广泛粘连、蛛网膜炎。于同年8月26日来我院门诊治疗。

诊查：项背强直，头且疼痛，肩背沉重宛如石压，肢体肿胀以上半身为甚，如绳捆绑。左目失明，右目视物模糊。左侧上下肢麻木，走路摇摆，经常跌跤。两手下垂时肌肤即变紫红。无语言及意识障碍。怕冷，心慌，眩晕，寐少，食物不香，舌苔淡白腻，脉沉细伏。

辨证：头为诸阳之会，背为督阳之会，阳位之阳不通，故头痛如裂，背如石压而怕冷；清阳实四肢，阳气不行血脉痹阻则肢麻腿软；阳气不宣则腠理闭塞，气血壅滞，而见腰以上肿胀。脉证合参，恙由重感寒湿，阳气为阴邪所遏，脉络痹阻，气血运行不畅所致。

治法：升发阳气以逐寒湿，流畅气血以通经脉。

处方：净麻黄4.5g　浮萍草6g　北细辛2g　川桂枝4.5g　杜红花4.5g　甘菊花9g　香白芷4.5g　川芎4.5g　带皮苓15g　杭白芍9g　干地龙9g　煅磁石20g　生甘草3g

二诊：药后肿胀、肢麻减轻，睡眠较好，其余症状尚无明显改善。脉沉细，苔腻。治守原方出入。

处方：川桂枝6g　浮萍草6g　北细辛2g　川芎4.5g　杜红花9g　桃仁泥9g　干地龙9g　鹿角片4.5g　煅磁石20g　龙胆草3g　甘菊花9g　枸杞子9g　生甘草3g

三诊：上方稍作加减，共服药15剂，怕冷已除，诸症均得改善，肿胀消退，可步行二里路，背部重压感及肢麻基本消失。昨夜上半身作痒，仍觉头项痛，目胀涩，舌苔腻根垢，脉转弦细。阳气渐复，阴凝渐化，仍守原意续进。

处方：川桂枝6g　香白芷4.5g　川芎6g　全当归9g　桃仁泥9g　杜红花9g　鹿角片4.5g　京赤芍9g　甘菊花9g　枸杞子12g　煅磁石20g　龙胆草4.5g

原方加减，服药至10月10日来诊，症状基本消失。右目视物已清，能书写病历；左目失明，四肢活动恢复正常。饮食、睡眠正常，仅左侧肩部胀痛，脉搏已能鼓指。后带处方回单位调理。1980年5月20日患者来信，回去后不久即上班，现身体健康。

【按语】本例病情复杂，患者病前劳累汗出过多，复冒雨雪，感受寒湿，两次复发都因受凉引起。就诊时虽值夏令，但肢冷脉细如伏，盖头为诸阳之会，背为督脉循行之处，四肢为诸阳之末，阳微阴盛，阳气为阴邪所遏，气血运行瘀滞，乃为患者之基本病理。故治疗时重点使用辛温通阳之品，以振奋阳气而逐阴邪，阳气通达则气血运行流畅。药用麻黄、浮萍宣发阳气；桂枝、白芷、川芎分别行太阳、阳明、少阳之阳；鹿角温督脉之阳；佐桃、红、归、芍、地龙活血通络，龙胆草以泄肝（资料报道，龙胆草有降颅压作用）。药证相符，数年痼疾得以治愈。《黄帝内经》所谓“治病必求于本”于斯益足信矣！

十三、通阳活血、搜风和络治愈亚急性脊髓联合变性一例

解某，女，65岁。

初诊：1973年7月27日。

主诉及病史：四肢麻木怕冷已两年。两年来四肢麻木或如蚁行，四肢痿软而怕冷，肩背关

节疼痛。近2个月逐渐加重，双手不能端碗持笔，两腿抖晃，胸腰等处如“绳捆束缚”。在某神经精神病院住院检查，诊断为亚急性脊髓联合变性。血压140/88mmHg，胆固醇5.8mmol/L，肝功能正常。因治疗无明显效果，乃出院由担架抬来本院就诊。

诊查：四肢痿软，步履艰难，远端痛觉消失，胃脘作胀，二便正常。面色无华，舌质暗，苔薄腻，脉细。

辨证：高年阳气失运，瘀血内停，血虚生风，风毒入络，络脉痹阻。

治法：通阳活血，搜风和络，然久病难冀速效。

处方：川桂枝9g　浮萍草9g　全当归9g　大丹参15g　淡木瓜9g　杜红花9g　桃仁泥9g　乌梢蛇9g　地鳖虫9g　炙山甲4.5g　左秦艽12g　鸡血藤15g

二诊：药后胸腰紧束感减轻，胃纳较增，四肢末梢仍恶风怕冷。阳气未复，治守前法。

上方去浮萍、木瓜，加鹿角片9g、北细辛2g、干地龙9g、生黄芪9g、漏芦9g。

三诊：上方连服半年，症状不断好转，下肢行动较利，周身发紧减而未已。怕冷，纳少。舌苔薄白，脉细。仍宜温阳活血通络，益以培补肝肾。

处方：鹿角片9g　生黄芪15g　川桂枝9g　全当归9g　川芎9g　大丹参15g　鸡血藤15g　乌梢蛇9g　苏木9g　枸杞子9g　巴戟天9g　左秦艽12g　漏芦9g

服药月余，症状递减，步履已较轻松。原方去丹参续进。患者至1975年3月26日来诊云，自服药以来，病情基本告愈，能操劳家务，行走自如，曾游览公园。惟四肢偶感麻木。后守原方，配合丸药常服，随访至今未再复发。

【按语】恶急性脊髓联合变性，临床极少见。按本例主要症状，属于“痹证”、“痿证”范围。曹老认为，营血之运行不息，全赖阳气的推动。四肢为诸阳之本，阳气运行不及四肢，故四末冰冷；阳气不振，营血运行不畅。脉痹血瘀则四肢疼痛、麻木，步履不稳，足不任身。凡胸腰如捆绑紧束，腰不能弯诸症，皆属阳气郁遏、脉络痹阻之证。

本案病机，除阳气失运、血瘀脉痹外，尚兼风毒伏络。故治疗时始终抓住通阳为主，着重于活血化瘀和搜风宣络，症情缓减。最后复培补肝肾、强壮筋骨以图其本。方中漏芦一味功能清热解毒，流通筋脉，曹老于本案中用之，取其解毒通脉作用，配合诸药，以治筋脉拘挛、骨节疼痛。

十四、清热泻火、凉营解毒法治愈口、眼、生殖器综合征一例

陆某，女，37岁。

初诊：1974年6月8日。

主诉及病史：口舌黏膜糜烂1周，伴低热。月初发低热，继而口腔黏膜糜烂，阴唇肿痛，眼睑水肿，目痛流泪。在某医院诊断为白塞病（霉菌培养阴性），前来求治。

诊查：口舌黏膜糜腐，疼痛不能饮食；阴唇红肿，满布溃疡，疼痛难以行动。左小指背有紫褐色斑块，微肿，压痛明显。舌质红，脉弦细。

辨证：心肝之火循经上炎，热毒蕴于营血，下注阴部。

治法：清热泻火，凉营解毒。

处方：大生地黄20g　京玄参12g　川黄柏9g　肥知母9g　甘中黄4.5g　金银花15g　连翘12g　炒山栀9g　炙乌梅4.5g　板蓝根15g　白茅根30g

二诊：药后口腔溃疡大为减轻，已能饮食。惟阴唇仍红肿疼痛，坐立不安，大便干燥。舌质

红，脉细弦。治从原意，参入苦寒淡渗之品。

处方：大生地黄 20g　天花粉 12g　川黄柏 9g　制大黄 6g　炒山栀 9g　甘中黄 4.5g　土茯苓 15g　板蓝根 15g　块滑石 12g　凤尾草 15g　凌霄花 9g　泽兰泻各 9g

另苦参 9g、黄柏 12g、金银花 15g 煎汤熏洗阴部。养阴生肌散 15g，干敷阴唇破溃处。

三诊：口舌溃疡基本愈合。阴唇红色又退，水肿约消退三分之二，溃疡亦减少。多汗，胃纳尚可。药尚合机，原方加减。

处方：大生地黄 20g　关木通 9g　川黄柏 9g　制大黄 6g　炒山栀 9g　甘中黄 4.5g　土茯苓 15g　凌霄花 9g　漏芦 9g　冬瓜皮 15g　泽兰泻各 9g

上药治疗半月后，阴唇红肿已消退，溃疡结痂，疼痛消失，汗出仍多。再守原方出入。愈后随访数年，未再发作。

【按语】口、眼、生殖器综合征亦称白塞病。近年来不少医家认为此病即《金匮要略》之"狐惑病"。曹老认为本病虽与"蚀于喉为惑，蚀于阴为狐"之症状相似，但与"狐惑之为病，状如伤寒，默默欲眠，目不能闭，卧起不安……"等症不符。历代医家大都认为狐惑是温毒为患，如《备急千金要方》曰："狐惑……温毒使然，所以状如伤寒。"《医宗金鉴》谓："狐惑……每因伤寒病后余毒与湿䘌之为害。"因此，是否即是狐惑病，还需进一步研究。

本例患者以口舌糜烂、阴部肿痛溃疡、目肿流泪、舌红、脉细弦为主症。根据舌为心之苗，肝开窍于目，其经脉络阴器，肾开窍于二阴等生理概念，认为发病与心肝肾之阴亏损、热毒蕴蒸有关。盖心火上炎则口舌糜烂，肝火上攻则目肿流泪，湿热下注则阴肿溃烂。用生地、玄参、花粉、知母滋阴降火，大黄、黄柏、山栀、银翘、土茯苓清热解毒，泻火清利，更用甘中黄、凌霄花、漏芦清热凉血解毒，辅以熏洗及散剂外用，内外并治，在较短时间里取得效果。

十五、活血化瘀、软坚散结法治愈 P-J 综合征一例

朱某，男，15 岁。

初诊：1978 年 12 月 5 日。

主诉及病史：口腔黏膜、口唇、鼻周发现褐色斑点八九年。1970 年前后发现患儿口唇内外散发褐色斑点，逐年增多，不痛不痒。1975 年后色素斑点逐渐向面部以及手足扩展，因无其他痛苦，仍未引起家人重视。迄 1978 年初，先后两次发生黑便，尔后经常腹部隐痛，大便带血。患儿渐见消瘦，生长发育缓慢。同年 6 月在某医院作直肠镜检查，发现直肠内有紫红色带蒂息肉数枚，黄豆至蚕豆大，即行息肉摘除术。术后仍常有黑便及血便，服止血药及补血药无明显疗效。近两个月来常感上腹阵发性疼痛，食后尤甚；头昏，心慌，乏力，形瘦骨立，不能坚持学习，于同年 12 月 5 日来宁求治于曹鸣高教授。家族中除一弟，于 3 岁时发现口腔、牙龈也有同样色素斑点外，余无类似病史。其弟于 1979 年 11 月作钡灌肠、气钡双重造影，发现结肠有多个米粒大至黄豆大，大小不一的阴影。

诊查：体温 36.7℃，血压 102/64mmHg，脉搏 88 次/分。神清，体弱，发育、营养差，贫血貌，口唇、口腔黏膜、口周、鼻孔周围、手掌、足蹠及指(趾)均有黑褐色色素斑，大部呈针尖至针头大，面部密集处融合成片。心肺、肝脾正常。其他检查均无明显异常发现。

实验室检查：血红蛋白 75g/L，白细胞数 6.6×10^9/L，中性细胞 0.76，淋巴细胞 0.21。大便常规(－)；隐血试验强阳性。尿常规(－)。

上消化道钡透：胃呈瀑布形，内有息肉样改变 4 个，十二指肠、空肠近端有息肉样改变十多

个;结肠有多数大小不一的阴影,小的如米粒,大的如黄豆。气钡双重造影:十二指肠降段开始至回肠止,均见散在多发性圆形的或类圆形的充盈缺损,尤以小肠第二组为著;该段肠腔扩大,充盈缺损影最大的直径2.4cm,最小的直径0.5cm。诊断:P-J综合征。

刻下患儿面色萎黄,形体瘦削,苔薄质淡暗,脉细。

辨证:阳明之脉环唇,胃为多气多血之海。胃肠气血瘀滞,蕴热循脉上乘所致。

治法:活血化瘀,软坚散结。

处方:丹参15g　红花10g　川芎5g　炒三棱、炒莪术各6g　昆布、海藻各12g　夏枯草、黄药子、凌霄花各10g　白花蛇舌草15g　生牡蛎30g

二诊:服药35剂,腹痛便血已止。唇颊黑色素斑点较前减少,色素变淡。食欲增加,大便正常。原方去夏枯草,加当归10g,炮山甲5g。

三诊:上药服40剂,胃纳转香,腹痛便血未作,精神好转,体质增强,复学上课。环唇内外黑色素斑减少。原方加入培本之药,生黄芪、炒党参各10g。连服药58剂,病孩情况良好。

3年后随访,患儿食欲、精神、体质均好,又参加工作。转丸方巩固。

炙乌梅肉、僵蚕(微炒)各1kg,研细末,加蜜适量和丸如桐子大,每服10g,1日3次。

1985年上半年随访,患者情况良好,已停止服药一年多。

【按语】P-J综合征即黑色素斑——胃肠多发性息肉综合征,为临床少见之病症。为常染色体显性遗传性疾病。就西医而言,本病除对症处理外并无有效疗法,少数病例被迫施行广泛肠切除,虽可止血,解除肠梗阻、套叠等并发症,但术后营养障碍却是无法解决的难题。曹老对本例所用中药,具有活血化瘀、软坚散结、祛风止痉、涩肠止血等作用。如三棱、莪术、山甲、黄药子、昆布、海藻之软坚散结;丹参、红花、当归、川芎、凌霄花之活血化瘀;僵蚕之祛风止痉;乌梅之涩肠止泻。古人曾用僵蚕、乌梅两药研末以治肠风下血,本案用之亦获效验。另据报道,夏枯草、白花蛇舌草、昆布、海藻、莪术、山甲、黄药子、凌霄花均为有效之抗癌中药。患儿前后服药3年,取得了满意疗效。爰将此案公诸于众,以彰明已故曹鸣高教授独特经验之一隅。

十六、温肺化痰、顺气止咳法治愈哮喘一例

王某,男,33岁。

初诊:1978年12月9日。

主诉及病史:哮喘延经5年,频发1个月。夏减冬剧,发时喉间紧窒,咳喘痰鸣,不能平卧,痰吐白黏;平素怯寒,易感冒。饮食二便如常。

诊查:苔薄白,脉细弦。

辨证:肺气薄弱,外邪易侵,引动痰饮,上干于肺。

治法:拟射干麻黄汤加减,温肺化痰,顺气止咳。

处方:炙射干4.5g　炙麻黄3g　白杏仁12g　炙苏子6g　款冬花10g　姜半夏10g　炙紫菀5g　淡干姜2g　北五味子3g　炙甘草2g

二诊:服药两周,哮喘发作1次,吐出大量浊痰,迄今半月未发。苔净,脉细软,平素易感冒,发时大便溏。肺不卫外,腠理不固,脾失健运,积痰成囊。拟苓桂术甘合六君子汤加味,并配丸方为平时治本之法。

处方:川桂枝3g　漂白术9g　白茯苓12g　炙甘草3g　炒党参10g　陈皮5g　制半

夏 6g　炙苏子 6g　款冬花 10g

丸方：紫河车 45g　生黄芪 60g　炒党参 60g　漂白术 60g　炒防风 30g　炙麻黄 30g　炙桂枝 20g　炙苏子 45g　款冬花 45g　川贝母 45g　炙甘草 20g　炙鸡金 60g　焦六曲 60g　淡干姜 20g　北五味 30g

上药共研细末，水泛为丸，每日早晚各服 5g，开水送下。后来信云，自服丸药后，去冬虽大雪严寒，哮喘亦未发作，且能肩挑一二百斤重担。

【按语】哮证病名，创于丹溪。以喉中哮鸣有声、呼吸困难、喘剧不能平卧为特征。哮证必多兼喘，但喘未必兼哮。与慢性咳嗽迁延日久而成的咳喘有一定的区别。曹老认为，本病发生的主要病因是痰伏肺中，每遇受凉、气候变化或进食鱼腥发物、甜咸太过遂发病。故痰饮伏肺为其基本病机。患者因触冒风寒而发病，用射干麻黄汤温肺散寒祛饮，配紫菀、款冬花化痰降逆平喘。由于患者平素易感冒、便溏，肺脾两虚，故哮喘缓解后从肺脾培本调治。

曹老治疗哮喘有丰富经验，著有专论，他宗丹溪"发时治标，平时治本"的原则，根据寒热虚实的主次，抓住要领，将发作期归纳为重寒、寒包热、痰火、湿痰四种证候；缓解期从肺脾肾探求治本方法，认为温中理脾法可使内伏之痰饮得温而化，被抑之脾得温则健，使痰湿不生，当为治疗和预防本病的重要关键，即使肺肾亏虚也应配用此法，实属治哮之要旨。

十七、泄化痰热、清气养肺治愈慢性支气管炎急性发作一例

杨某，男，53 岁。

初诊：1981 年 1 月 15 日。

主诉及病史：痰饮咳喘延经 18 年，入冬即发。旬日来咳喘加重，每晚咳剧不能平卧，吐痰黄浓黏稠，胸闷气急，饮食二便尚可。

诊查：舌苔白腻，脉弦小滑。

辨证：痰热重蒸，肺失清肃。

治法：泄化痰热，清气养肺。

处方：炙麻黄 4.5g　生石膏 15g　光杏仁 9g　生甘草 6g　炒黄芩 9g　嫩白前 6g　鱼腥草 30g　金荞麦 15g　南沙参 12g　大麦冬 9g　甜葶苈 9g　玉桔梗 5g

二诊：药后咳喘略减，仍动则喘甚，夜难平卧；痰灰白色或灰黄色，面颊紫红。腻苔稍化，脉细弦滑。痰热蕴肺，交阻气道，肺失肃降。仍守前法出入。

处方：南沙参 12g　大麦冬 9g　炙麻黄 4.5g　光杏仁 9g　生甘草 3g　炒黄芩 9g　鱼腥草 15g　桑白皮 6g　葶苈子 9g　玉桔梗 5g　干地龙 9g　广郁金 9g

三诊：咳减喘平，痰转灰白量少，夜寐亦佳，胃纳及二便如常。苔薄白，脉细弦。宜于原方复入扶正之品。

处方：南北沙参各 12g　大麦冬 9g　五味子 4.5g　补骨脂 9g　炙麻黄 4.5g　炙甘草 3g　紫丹参 12g　炒黄芩 9g　桑白皮 9g　甜葶苈 9g　白果 5 枚

另白抄参 1.5g，蛤蚧 0.9g，研粉，分 2 饮吞服。

【按语】本例痰饮有年，肺脾肾三脏俱虚，复感外邪，邪饮互结，郁而化热，灼津蒸痰，吐痰黄浓黏稠，当以痰热蕴肺为主。饮食二便正常，脉尚有力，虽有喘促，不宜骤补，以免闭门留寇。此时，清化痰热为要着，投麻杏甘膏汤宣肺清气，鱼腥草、金荞麦、黄芩等加强清热化痰，葶苈子

降气定喘，稍佐沙参、麦冬养肺护阴。末诊喘平痰少，邪去过半，则参以扶正培本之品，如生脉、参蛤、补骨脂之类，标本分明，缓急有致。

十八、温养心阳、活血化瘀治疗高血压、动脉硬化性心脏病、三度房室传导阻滞一例

贺某，男，38岁。

初诊：1963年6月17日。

主诉及病史：心前区闷痛反复发作4年。自幼身体尚健，成年后工作繁劳过度。1959年12月曾大量咯血，旋即出现浮肿，时觉心前区闷痛，呼吸急促，脉搏缓慢。于1961年住某军区大学附院，诊断为“高血压、动脉硬化性心脏病、三度完全性房室传导阻滞”。曾多次发生心绞痛，严重时神识昏迷，需抢救方可恢复。1963年2月，胸痹心痛频发，发时心胸闷痛，宛如石压，甚则剧痛，大汗淋漓，爪甲青紫，神志昏糊。周身游走疼痛，痛处高突，长期卧床不起。

诊查：面色无华。舌苔白腻，脉弦而迟。

辨证：思虑劳倦，损伤正气，大出血后，气血两虚，运行无力，血瘀脉道，心脉不畅，发为心痹重证。

治法：温养心阳，活血化瘀。

处方：生黄芪9g　川桂枝4.5g　炒白芍9g　炙甘草3g　全当归9g　紫丹参9g　制半夏9g　广郁金6g　石菖蒲3g　杜红花4.5g　炙远志4.5g

参三七末3g分吞。

二诊：服上方两周后来函云：症状改善，心痛未作，全身肿痛高突之症未发，脉率白昼48～58次/分，夜间40～46次/分，余症尚好。仍守原法进治。

处方：炒党参9g　炙黄芪9g　全当归9g　川桂枝3g　紫丹参9g　广郁金6g　杜红花4.5g　炙远志4.5g　杭白芍9g　石菖蒲3g

另高丽参粉、参三七粉各2g，分两次调服。

三诊：服上方药两月余，已能上班工作。惟劳累、登高后心前区隐痛，但片刻即消失。仍宗通阳活血、调养心营为治。

原方去党参，加炙甘草3g、五灵脂6g醋焙。

患者回原籍后常服上药，多次来宁检查，已恢复正常。迄今17年形体壮实，精神颇佳，未再发病。

【按语】《灵枢经·厥病》云：“真心痛，手足青至节，心痛甚，旦发夕死，夕发旦死”。本例以心前区闷痛，剧则汗出，爪甲青紫，呼吸急促，神识昏糊为主症，似属“真心痛”重证。

患者平素劳倦过度，心气耗损，心阳不振，血液流行随之迁缓，逐渐凝滞，瘀阻脉道，颇似“心痹者，脉不通”之候。脉弦而迟，舌苔白厚腻，乃兼夹痰浊。周身游走作痛，痛处高突，痛止即散，亦属痰瘀交阻、脉道不畅之征。脉证合参，胸阳衰微，心气不足为其本；痰瘀凝阻、脉道不利为其标，属本虚标实证。方以人参、黄芪补益心气，桂枝、甘草辛甘通阳，俾阳气旺则血自行。更以丹参、当归、红花、三七、五灵脂等活血化瘀，半夏、菖蒲、远志豁痰宣痹。全方扶正祛邪，标本兼顾，虚实并治，使心中之阳气渐复，脉道通畅，病情乃得以缓解。

十九、补脾益肾法治愈遗尿一例

孙某，男，20岁。

初诊：1963年5月23日。

主诉：遗尿20年。

诊查：稚年多病，白昼小溲频数，夜晚梦中遗尿，冬季更甚。

辨证：元气不足，膀胱失约。

治法：拟丸剂培补脾肾，以缓图之。

处方：炙黄芪90g　炒党参60g　漂白术60g　炙升麻30g　炒山药45g　煨益智45g　厚杜仲60g　炙龟版45g　煅龙骨45g　桑螵蛸90g　菟丝子45g　炙甘草30g

上味各研细末，和匀，水泛为丸，如绿豆大。每日清晨及临卧，开水送服6g。

二诊：服培补脾肾之丸药一料，遗尿大减，仅偶有熟睡而遗，白昼小溲次数已少。药既合机，原方进步。

上方加大熟地黄90g，熟附片45g，山萸肉60g，再制一料丸药以巩固疗效。

【按语】《黄帝内经》云"膀胱……不约为遗溺"。又曰"膀胱者，州都之官，津液藏焉，气化则能出矣"。可见膀胱主藏溺，而主出溺者全在于气化。膀胱之气化实源于肾，患者稚年体弱多病，元气不足，肾之气化不及膀胱，故欲约其膀胱，必须培养先后天。细析所拟丸药方，乃从补中益气汤、桑螵蛸散、缩泉丸三方化裁而来。连服三个月甚效。二诊时已届秋凉，故复入肾气丸法，着重温补肾气，以获全功。

二十、调肝脾、和营卫、化湿泄浊法治愈内伤发热（乔本甲状腺炎）一例

朱某，女，41岁。

初诊：1980年3月20日。

主诉及病史：甲状腺肿大伴发热再起两周。1971年患"甲亢"，服西药治疗2年，症减药停。去年5月以来，先后数度持续不规则发热，体温在38～39℃。伴畏寒、心悸、出汗、乏力，每次历数周至两个月不等。本月4日起寒热又作，先恶寒，继发热，体温39℃，汗出热降。心慌、纳少、疲乏、关节刺痛，稍有咳呛。曾用多种抗生素治疗，寒热不退。在某医院检查：免疫球蛋白G17.3g/L，免疫球蛋白M3.95g/L，血沉90～160mm/1h，罗氏试验（＋），其他检查结果无异常。诊断为"乔本甲状腺炎"。因患者拒绝激素治疗，乃转来本院。

诊查：面色皖白，甲状腺中等肿大，质中，表面光滑，无压痛，无血管杂音。苔白垢腻，脉细数。

辨证：内外合因，肝脾损伤，肝伤则气失调畅，脾伤则谷气衰少，病久体虚，营卫分争。

治法：宜先调肝脾，和营卫，除寒热。

处方：银柴胡10g　川桂枝6g　淡干姜5g　香青蒿10g　炙鳖甲20g　左秦艽10g　全当归6g　炒白芍10g　穞豆衣10g　制半夏10g　制川朴6g　炒谷芽15g

二诊：药后往来寒热得止。仍觉怕冷，纳差，疲乏无力。舌质淡，苔白腻。当转温中健脾，化湿泄浊为法。

处方:炒党参 10g　生茅术 10g　淡干姜 5g　制川朴 5g　广陈皮 5g　法半夏 10g　炒苡仁 10g　川桂枝 5g　京赤芍 10g　川断肉 10g　炒谷芽 15g

三诊:胃纳增加,恶寒亦减,惟觉乏力,夜寐欠佳。宜从益气安神为治。

处方:生黄芪 12g　川桂枝 5g　炒白芍 10g　炒党参 10g　炒白术 10g　朱茯神 15g　制川朴 5g　广陈皮 5g　法半夏 10g　川断肉 10g　紫丹参 10g　炙远志 5g

服药 1 周畏寒已除,胃纳正常,精神亦振。脉细弦,舌苔薄白,唇燥。治守原方出入,继续中药调理。

【按语】《素问·调经论》云:“有所劳倦,形气衰少,谷气不盛,上焦不行,下脘不通,胃气热,热气熏胸中,故内热。”此节所谓内热亦即内伤发热,当属营卫不和,其本多责之脾胃,以脾为营之源,胃为卫之本也。患者病久体弱,脾胃薄弱,食少运迟,化源不畅,则湿浊暗生,营卫分争则寒热似疟。其形体瘦削、神萎、汗多、心慌、脉细等症,显系内伤虚劳寒热。

东垣据《黄帝内经》“劳者温之,损者益之”之意,创甘温除热法,治脾胃虚弱内伤发热证可仿用之,故先用理肝脾、和营卫之法。药后寒热渐止,转以调理脾胃为重点,以畅气血生化之源,佐化湿泄浊以和胃达邪。是案治疗效果较好,不但很快控制寒热,而且全身情况亦明显改善。

【编者评注】曹鸣高教授医学功底深厚、临床经验丰富,擅治内科杂病。辨证详审、用药精当。以其理法有章,故能桴鼓相应。更能独具匠心而生圆机活法出奇制胜。对消化系统、心血管系统、神经系统及免疫系统疾病有较深研究,不乏独到见解。

夏奕钧医案

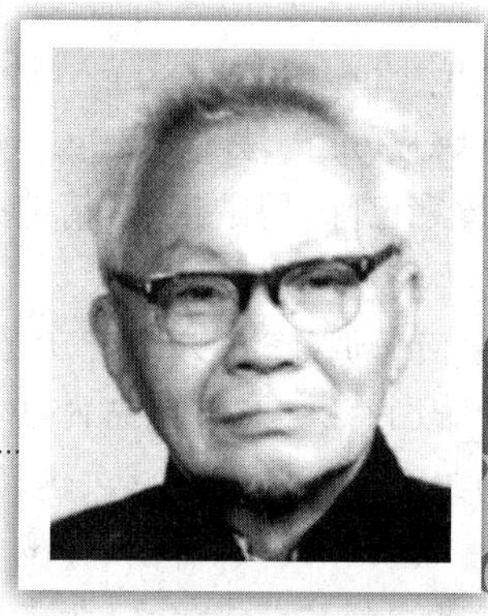

【生平传略】

夏奕钧，1913年生，汉族，江苏省江阴市云亭镇人，江阴市中医院主任中医师。夏氏16岁从堂伯夏维祺学医，3年后转学于江阴名医朱莘农。22岁悬壶宜兴市鼎蜀镇。医声渐振，以治疗外感病见长。1959年在南京中医学院第一期师训班学习。从医六十余年，名噪遐迩。在学术上对气火学说颇多发挥，擅用苦辛合法，临床辨证重于脉舌，并对脐诊及喉诊的研究有独到之处。治疗肺、胃、肝、胆等疑难杂证颇具心得，疗效卓著。撰有《论苦辛法》、《喉诊与内科临床》等论文二十余篇，部分论著及医案收载于《春申医萃》、《老中医医案选编》、《长江医话》等。

一、散风化湿法治愈风湿头痛证一例

朱某，女，36岁。

初诊：1991年7月12日。

主诉及病史：发热头痛1周。寒热往来如疟状，多发于晚间，伴头痛。经西医治疗及服中药达原饮，未见好转。

诊查：寒热日作，头痛热起较剧，热衰则轻；寒来鼻塞，热起鼻通；稍得汗出而热衰；不咳，口不渴；舌苔黄白相兼，腻而不厚，脉濡弦带数。

辨证：风湿相搏，表气不宣。

治法：散风化湿，调和营卫。

处方：桂枝3g　白芍10g　杏仁2g　蔻仁3g　炙天虫10g　生苡仁10g　白芷5g　蔓荆子10g　六一散15g(包煎)　陈皮6g　通草5g　3剂

二诊：7月15日。药后寒热止，头痛平，苔黄白腻亦化，脉濡。原方去白芷、蔓荆子，3剂。

【按语】外感病邪客于表者，大多伴头痛，仅是轻重不同。其病发于夏，多夹湿。若是邪困太阴，可见寒热交作，但一般仅兼头昏重而少头痛之象。是证发于夏，寒热如疟，头痛，为风湿在表之候。正如《伤寒论》第二十三条："太阳病，得之八九日，如疟状，发热恶寒，热多寒少，其人不呕，清便欲自可，一日二三度发……面色反有热色者，未欲解也，以其不得小汗出，身必痒，宜桂枝麻黄各半汤。”余宗其旨，治用桂枝汤合三仁汤，复入辛散祛风以清头目，竟获尽剂即愈之效。

二、辛开苦降法治愈冒暑上热下寒证一例

陈某，男，22岁。

初诊：1988年7月21日。

主诉及病史：发热脘痛5天。5天前因淋雨而发高热，伴胃脘疼痛。经西医输液抗菌解热等治疗，未见好转。

诊查：发热39.5℃，夜间较重，热重时弃被裸体，汗出热衰后体反恶寒，口渴不甚。胃脘疼痛，饥而作，纳则舒，按之痞硬；恶心，大便日行，小溲黄；舌苔白腻，脉濡数。

辨证：暑邪内入，上热下寒。

治法：辛开苦降，清上温下。

处方：黄连2g　黄芩10g　干姜3g　桂枝3g　制半夏10g　陈皮10g　大白芍10g　川椒3g　六一散15g(包煎)　2剂

二诊：7月25日。药后热势大减，脘痛减轻，前方续服2剂。寒热已楚(36℃)，按脘濡软，其痛未止，两少腹胀滞，舌苔白腻，脉濡不数。原方加乌梅5g、制附子5g，两剂而病愈。

【按语】此证由脾胃阳虚于内、暑邪外侵、直入中焦而形成上热下寒，即前人所谓“邪入厥阴”之候。此非芳化清解所适应，故选黄连汤去参、草、枣，入黄芩、川椒、二陈等，以加重辛开苦降之力，而通调体内升降之机，祛邪外达。药后高热得平，脘痛亦见缓和，继因少腹胀滞、阳伤未复、肝气尚逆，故增入乌梅、附子助阳敛肝而安。

三、润燥兼施法治愈伤寒稽留热证一例

许某，男，16岁。

初诊：1973年9月20日。

主诉及病史：寒热起伏一月余。患者因发热1周住院，确诊为伤寒，1个月来经中西药并用，而热势起伏，淹缠不解。

诊查：热势起伏，午后为甚(38～39℃)；胸脘烦闷，嘈杂易饥；大便稀薄，按腹柔软；胸腹部白痞稀布而少莹亮，稍有汗，口渴不多饮；舌苔薄黄微腻，中芤剥；脉濡略数。

辨证：湿热留恋，郁久耗阴。

治法：生津清胃，行气化湿。

处方：干石斛20g　天花粉10g　黄芩10g　杏仁10g　蔻仁2g　生苡仁12g　豆卷12g　陈皮6g　六一散18g(包煎)　3剂

二诊：9月23日。药后汗出较畅，热势轻减(37.5～38.3℃)，白痞布透较晶亮，口不渴，脘中嘈杂亦减，舌苔薄黄微腻较化，脉尚濡数。原方去石斛加青蒿10g，白薇10g，3剂。

俟后热楚神爽，病渐告愈。

【按语】本例伤寒稽留热，况舌参症，乃胃阴耗伤、湿热留恋不解。故以石斛、花粉、黄芩清里热、养胃阴；三仁等流动之品宣畅气机。润燥兼施，实为湿热伤阴而设。

四、清撤伏热法治愈伏暑高热证一例

郑某，女，19岁。

初诊：1975年10月5日。

主诉及病史：发热再发两周。于9月中旬因持续高热住院治疗，诊断为“肠伤寒”。热退后出院，遂日服红枣、桂圆及麦乳精等滋补之品。间数日，高热再起，诊为伤寒复燃，以银翘散加减结合抗生素治疗，未见好转。

诊查：形体瘦削，面色㿠白，唇红如朱；咽内红痛，颈旁淋巴结微肿，发热夜重（39.8℃），口渴频饮，心烦，便行不畅，小溲短赤，舌红尖有紫红点，苔薄黄不燥，两脉数疾。

辨证：伏热内发，阴津耗伤。

治法：撤热保津，凉肝化痰。

处方：鲜石斛30g　石决明30g（先煎）　天花粉10g　川贝母10g　黄连3g　黄芩10g　黑山栀10g　丹皮6g　玄参15g　瓜蒌仁15g　枳壳12g　滑石15g　2剂

二诊：10月7日。药后汗出涔涔，高热衰减（38.3℃），烦定，渴稀，咽红已淡，颈旁核块亦软，大便畅行垢污如酱，舌红赤苔薄黄，脉数疾略和。原方去瓜蒌仁，两剂。

三诊：10月9日。发热已退，渴正，咽红淡，舌红赤已淡，苔薄黄，脉数未尽和。仍当清热生津凉肝。

处方：鲜石斛20g　石决明30g（先煎）　黄连2g　黑山栀10g　丹皮6g　瓜蒌皮10g　玄参15g　南沙参15g　滑石15g　枳壳10g　3剂

【按语】本例发于晚秋，实属“伏暑”。是证炉烟虽熄，但灰中有火，而早进滋补，助热生痰，则里热勃发之祸不旋踵矣。其脉来数疾，舌红尖有紫点，显示邪火炽盛，有劫津燎原之势；颈部淋巴结肿胀，系痰热升窜少阳之络。此证传变迅速，极易热陷厥阴，出现神昏痉厥之变端。方取鲜石斛、连、芩甘寒苦寒并用，旨在清热救阴；石决明、黑栀、丹皮、玄参、花粉、贝母、瓜蒌仁等，以泄降风火，清化痰热；因苔呈薄黄而不燥，而非有形之积滞内结肠胃，故不宜攻夺。

五、开泄兼安下法治愈“伤寒”遗热证一例

戎某，女，28岁。

初诊：1980年6月23日。

主诉及病史：发热20天。6月3日因发高热住院治疗，诊断为“伤寒”。半月后高热虽衰而低热未除。

诊查：低热不清，下午较甚（38℃左右）；胸脘烦闷，口干频欲饮水，大便日行，小溲色黄；舌红苔黄白中后部厚腻，脉濡数。

辨证：湿热郁蒸，阻滞气分。

治法：辛开苦降，分解湿热。

处方：黄连3g　黄柏6g　吴茱萸1g　桂枝1g　干姜1g　滑石20g　茯苓12g　橘皮6g　2剂

二诊：6月25日，发热减轻，口渴亦稀，而咽内觉干，头昏耳鸣，心中懊侬不宁，大便2日未

行，腹时隐痛，不时矢气，苔黄白厚腻较化，脉数反甚。据述病中经行，今日方净。湿热之邪尚留滞中焦而血海空虚，变从虚生。治从前法中掺入咸寒之品，以安其下。

处方：黄连 3g　黄柏 6g　桂枝 2g　玄精石 15g(先煎)　橘皮 6g　制半夏 6g　茯苓 12g　石决明 20g(先煎)　青皮 6g　炒枳壳 10g　六一散 15g(包煎)　竹茹 5g　两剂

三诊：6 月 27 日。热退，脉数和，大便行，腹痛除，咽干亦减，心中尚感懊侬、夜寐梦多。前方去六一散加益元散 15g(包煎)，白芍 10g，3 剂。

四诊：6 月 30 日。热退已净，纳食渐增，仍感头昏耳鸣，心时悸荡，夜寐未熟，苔化已薄，舌质尚红。邪去而阴伤未复，虚火因旺，心神失宁。再拟滋阴降火，和胃宁神。

处方：滋肾丸 15g(包煎)　穞豆衣 10g　玄参 15g　生甘草 3g　白芍 10g　制半夏 6g　茯神 12g　酸枣仁 10g　龙齿 12g(先煎)　3 剂

【按语】本案初诊是湿郁热蒸之象，故用苦辛法配合淡渗以分解湿热之邪。药后热挫苔化，病邪有外达之机，而反见咽内干燥、心中懊侬、脉数较甚等阴伤阳亢见症。询知经行方净，此乃经后阴血暗伤而变从虚生，非辛温之药助热耗津之弊。正如叶氏《温热论》所谓："或其人肾水素亏，虽未及下焦，先自彷徨矣"。因此，"务在先安未受邪之地"。于前方中减少辛开之品，增入玄精石、石决明咸寒滋肾平阳。尤以玄精石滋肾而不腻，清热兼能降火，为湿热兼阴虚阳亢者颇为适宜，为余所习用。

六、清营撤邪法治愈"伤寒"热入血室证一例

周某，女，26 岁。

初诊：1980 年 8 月 25 日。

主诉及病史：发热 5 天。1 个月前发高烧，住院治疗，诊断为"伤寒"。二十多天后热退出院，间五六日复发热，适值经行，5 天来热不解。

诊查：发热，上午轻，晚间则甚(39℃左右)，微有形寒，热退时汗出；经水淋漓未净，其色紫黯；腹不作痛，头昏，心烦失寐，舌红苔黄根厚，脉数而涩滞。

辨证：湿热伏邪，陷入血室。

治法：清营泄热，宣气达邪。

处方：细生地黄 15g　桂枝 2g　白薇 10g　黄芩 6g　丹皮 6g　赤芍 10g　蒲黄炭 5g　茜草炭 10g　橘皮 6g　茯苓 10g　珍珠母 20g(先煎)　3 剂

二诊：8 月 29 日。热退未起，经行已净，惟带下较多，头昏，苔黄根厚较化，脉来已调，数象未和。余热留恋下焦，治以清化湿热。

处方：黄柏 6g　知母 10g　桂枝 2g　玄参 12g　珍珠母 20g(先煎)　革薢 10g　橘皮 6g　茯苓 10g　3 剂

【按语】本例发热夜甚，适逢经行，经水淋漓，心烦失寐，此乃邪热乘虚陷入血室。其脉数按之涩滞，苔黄根厚，气分亦为湿阻也。热入血室，前人多选柴胡，然柴胡虽长于升提透邪，惜无通营宣气化浊之力。故取生地配桂枝，以凉血清热，宣气达邪，凉而不滞，温而不燥。黄芩、白薇、丹皮清泄阴分蕴热，茜草、蒲黄化瘀止血，珍珠母、茯苓平阳安神。药后热解经净而带下较多，改用知、柏配桂枝等苦辛相合，以清湿热，而收全功。

七、和解清泄法治愈“伤寒”发热但头汗出证一例

瞿某，女，38岁。

初诊：1991年2月14日。

主诉及病史：发热但头汗出已一月有余。患者去冬12月间因持续发热，去当地医院住院治疗。肥达试验阳性，确诊为“伤寒”。1周后热稍衰出院，出院后复发热，经中西医继续治疗，病不解。

诊查：先形体作寒，继而发热，入夜热更重，且脘腹内有灼热感；热重时但头汗出，身无汗，齐颈而还，至天明热衰，头汗亦收；胸闷呕恶，口渴，舌苔薄黄，脉沉细涩滞。

辨证：邪留少阳，兼入阳明。

治法：和解少阳，清泄阳明。

处方：柴胡5g　枳壳10g　黄连2g　吴茱萸0.5g　六一散15g(包煎)　制半夏10g　茯苓10g　青蒿10g　两剂

二诊：2月16日。呕恶已平，寒热头汗及脘腹灼热未见减轻，口渴频饮，苔薄黄欠润，脉来涩滞较扬。邪郁尚未外达，热灼胃津耗伤。原方去黄连、吴茱萸、制半夏，加鲜石斛20g，黄芩10g，白薇10g，知母10g。3剂。

三诊：2月19日。寒热未作，头汗收，脘腹内灼热减轻，口尚渴，脉来畅利，苔薄黄已润。方中再增天花粉10g，3剂。

药后脘腹内灼热消失，口渴减，继以生津养胃清热法善其后。

【按语】本例抓住发热但头汗出这一特点，确认为邪热留于少阳兼入阳明之候。正如《伤寒绪论》云：“大抵头汗虽主少阳，然属阳明湿热不得发越者最多。”治以和解与清泄并进，继因热灼津耗，再增甘寒生津之品，病即告愈。

八、安下宁肺法治愈外感咳嗽证一例

徐某，男，28岁。

初诊：1981年3月10日。

主诉及病史：咳嗽旬余。遗泄后，患感冒，形寒发热，3日即解，但频咳不已，已有十多天。经用化痰镇咳之药乏效。

诊查：频咳，咯痰不爽，易汗出，不发热，咽红不痛，头部昏晕，心中懊侬，夜寐梦多，腹中动气筑筑，苔黄舌尖红，脉浮数无力。

辨证：下虚阳越，邪干于肺。

治法：轻撤上焦，潜阳安下。

处方：白芍10g　桂枝3g　黄柏6g　知母10g　杏仁10g　连翘10g　牡蛎20g(先煎)　龙齿12g(先煎)　贝母10g　茯神10g　橘红6g　两剂

二诊：3月12日。药后诸恙向安。原方加玄参15g，3剂。

【按语】《寓意草》云：“伤风亦有戴阳证。”本例肾精骤伤于下，风热感袭于上，肺肾相关，下虚失守，其频咳伴有头晕汗出、寐梦、腹中动气者，是其特征可据。故用桂枝救逆合知、柏协调肾中阴阳，略佐杏、翘、贝母以轻撤上焦。一剂知，二剂已。

九、清润平降法治愈痰火咳喘证一例

黄某，女，48岁。

初诊：1980年1月5日。

主诉及病史：咳喘再发10天。咳喘痼疾，已有二十多年。近年来病情加重，发作频繁。今于10天前因感冒而复发。经注射氨茶碱、肾上腺素及青霉素、链霉素等，效果不显。

诊查：咽痒频咳，气逆而喘，喉有痰鸣，痰多色白黏稠味咸，胸脘胀闷，时或呕恶痰沫，心中烦热，头部昏痛，耳内作痒，舌红苔薄黄，脉弦滑大。

辨证：痰火壅盛，肺失清降。

治法：清润肺肾，降火化痰。

处方：鲜石斛20g　黄连3g　杏仁10g　黛蛤散15g(包煎)　沉香3g　玄精石15g(先煎)　丹皮6g　橘红6g　知母10g　贝母10g　石决明20g(先煎)　4剂

二诊：1月10日。咳喘大减，呕恶亦止，脉仍弦大，舌红苔黄，并见腰酸带下稠黏。前方去丹皮，加黄柏6g，炙苏子10g，茯苓12g，5剂。

三诊：1月16日。咳喘平而未作，带下亦少，脉弦大较柔较敛。原方去苏子、沉香，5剂。

【按语】本例为痰火咳喘，其辨证关键在痰稠、脉弦盛大。盖痰火蒸灼，肺津易耗，进而病必累肾，肾阴亏损，肝乏涵养，最易引起肝阳之动变。其脉弦大者，为痰火鸱盛，阴液已伤。治疗应以育阴泻火为前提。故重用苦寒直折，配合甘寒润上，咸寒滋下，使肺肾得以清润，而阳气之动变得制，气火得降。其佐入沉香者，旨在下气降逆而平喘。

十、柔润酸苦调肝法治愈妇女更年期水肿证一例

陆某，女，46岁。

初诊：1980年3月12日。

主诉及病史：全身浮肿半年，伴经行量多如崩，齿鼻出血如注。肝肾功能及心电图检查均无异常。

诊查：遍体浮肿明亮，身肤红疹作痒，头昏痛，胸肋胀痛右侧为甚，口渴，小便赤少，大便如常，纳食尚可，舌红赤光剥。脉弦大搏指。

辨证：阴虚血热，肝旺气盛。

治法：养阴凉血，泻肝行水。

处方：生地黄15g　玄参15g　石斛15g　南沙参15g　石决明30g(先煎)　杏仁10g　白芍10g　黄连3g　丹皮6g　连皮茯苓10g　桑皮10g　川楝子10g　白蒺藜10g　车前子10g　5剂

二诊：3月18日。服药后，小溲较多，遍体浮肿减退，胸胁胀痛亦松，口鼻出血已止，舌仍光红。脉弦大，前方加黄柏6g，5剂。

三诊：5月24日。浮肿基本消失，口干已润，舌红赤光剥已淡，呈现薄白苔，脉弦大已敛，适值经行量多。治以养血凉血固冲。

处方：潼沙苑10g　生地黄15g　阿胶珠10g　茜草10g　炙海螵蛸10g　大白芍10g　生牡蛎20g(先煎)　丹皮6g　白蒺藜10g　黄连2g　石斛15g　川楝子10g　旱莲草10g

女贞子 10g　3 剂

按此调治半年，经事如常，浮肿未起。

【按语】妇女更年期水肿，常由内分泌失调所引起。中医认为与肝之体用有关。本例所见，乃一系列阴伤血热、肝旺气盛之候。治以柔润酸苦，以养肝体而泻肝用，切忌刚燥伤阴、益气助热。方取生地与丹皮相配，养阴凉血以柔肝体；白芍与黄连相合，酸苦泻肝以制暴逆；金铃子、白蒺藜疏肝行气，以遂肝性。复入沙参、杏仁、连皮茯苓、车前子等清泄肺气，以行水退肿。此法为余临床水肿治肝时所习用。

十一、清利凉肝法治愈水肿证一例

夏某，男，45 岁。

初诊：1990 年 8 月 12 日。

主诉及病史：全身浮肿一月余。素性嗜酒，近因情绪抑郁，于 7 月中旬突然全身浮肿，下肢为甚。西医诊为突发性水肿。

诊查：全身浮肿，下肢较甚，小溲黄涸澄脚，右胁下隐痛，大便如常，纳食尚可，舌苔黄浊边尖红赤，脉弦数有力。各项理化检查结果排除心、肝、肾等器质性疾患。

辨证：湿热壅盛，三焦不利。

治法：清利湿热，分消三焦。

处方：杏仁 10g　黄连 2g　黄柏 10g　苍术 10g　陈皮 10g　枳壳 10g　萆薢 10g　生苡仁 10g　晚蚕砂 10g　防己 10g　茯苓 10g　猪苓 12g　厚朴 5g　5 剂

二诊：8 月 20 日。药后全身浮肿较退；辍药 3 日，其肿如前，小溲黄涸澄脚，头晕，心中惊惕，寐梦纷纭，肌肤以指压之出现红缕，舌苔黄浊未化，脉仍弦数。治以泻肝清络，分利湿热。

处方：石决明 30g(先煎)　黄连 2g　黄柏 10g　忍冬藤 15g　萆薢 10g　枳壳 10g　防己 10g　赤芍 10g　郁金 10g　连皮茯苓 10g　车前子 10g　晚蚕砂 10g　地肤子 10g　白蒺藜 10g　冬瓜皮 10g　5 剂

三诊：8 月 28 日。全身浮肿基本消退，小溲量多黄涸较清，头晕惊惕均平，咽干，舌苔黄浊已化，脉弦数。再以清润凉肝，分利湿热。

处方：南沙参 15g　石决明 30g(先煎)　杏仁 10g　黄连 2g　忍冬藤 15g　晚蚕砂 10g　茯苓 10g　车前子 10g　萆薢 10g　生苡仁 10g　陈皮 6g　丹皮 6g　5 剂

【按语】本例初诊舌苔黄浊，小溲黄涸，方取苦寒泄热、辛燥化湿、淡渗利水，从事三焦分消。药后肿退又起，并出现肝风内动之象，与脉相参，乃知本证病机根源，却系肝火鸱张、湿热资助为患。其舌苔浊腻，为肝火蒸浊上泛，非中焦湿壅气滞；肌肤压之起红缕者，亦为肝火湿热郁蒸入络。因此，二诊处方，去辛燥动肝耗阴之品，专事苦泄淡渗，配以凉肝清络之药。三诊肿退，咽干，脉弦数未和，再入沙参一味，既能生津，又能清金制木。以后患者因他病就诊，询问其浮肿尔后一直未发。

十二、上下分消法治愈热淋证一例

陆某，男，49 岁。

初诊：1991 年 2 月 11 日。

主诉及病史：尿急尿痛一月余。平素嗜酒，1个月来尿道痒痛窘迫欲溺，淋涩不利，尿色淡黄，少腹无拘急感。经口服呋喃坦丁及中药八正散、导赤散等，收效不显。

诊查：小溲淋涩，鼻塞流黏涕，咽内充血，胸闷，干恶，口苦且干，舌苔微黄中厚，脉弦。尿常规：白血球(++)。

辨证：上焦不宣，湿热蕴郁。

治法：上下分消，清利湿热。

处方：黄柏10g　晚蚕砂10g　忍冬藤15g　杏仁10g　蔻仁2g　桔梗10g　生草梢3g　茯苓10g　车前子10g(包煎)　萆薢10g　白鲜皮10g　竹叶5g　6剂。

二诊：2月18日。尿道痒痛明显减轻，排尿亦爽，鼻窍尚塞，咽红较淡，口干苦轻减，舌苔微黄中厚已化，脉弦。尿检白细胞少许。原方去生草梢，加白芷5g，碧玉散15g(包煎)，6剂。

【按语】淋证属下焦湿热，清热利湿，为其正治。而本例鼻塞咽红，胸闷干恶，苔微黄中厚，上焦宣发不利也。盖肺主一身之气，通调水道，故治疗重在开上展气，则有利于清解郁热，通利水道，所谓“源清而流自洁”。

十三、安肾镇肝法治愈呕吐证一例

陈某，女，54岁。

初诊：1986年8月18日。

主诉及病史：呕吐半月。平素常头晕、耳鸣，脘痛时作。今因呕吐入院，半月来经输液、镇呕及服和胃降逆之中药等，未见好转，汤水难进。钡餐透视：“胃炎伴幽门梗阻”。

诊查：头晕，颧红，口干，脘中嘈杂，心中悸荡，腹中动气筑筑；舌红少苔；脉弦，轻按搏指，重按少力。

辨证：阴液亏虚，肝阳冲胃。

治法：滋柔养阴，镇潜安胃。

处方：玄精石15g(先煎)　乌梅肉6g　龙骨12g(先煎)　煅磁石15g(先煎)　干石斛15g　生牡蛎20g(先煎)　石决明20g(先煎)　丹皮6g　炙橘皮6g　咸秋石1g　竹茹5g　两剂

嘱药汁分次少量频服。

二诊：8月20日。呕止，能纳少量稀粥，心腹动悸均宁，头晕较平，颧红亦淡，舌红已淡而未布苔，脉弦较柔。再以滋肾填中之法。

处方：生地黄15g　玄参15g　干石斛15g　炙橘皮6g　丹皮6g　山药10g　生牡蛎20g(先煎)　石决明20g(先煎)　竹茹5g　煨红枣10g　3剂

【按语】本例由阴气先虚、肝气冲逆于胃、胃失和降所致。正如《临证指南医案·胃脘痛》邵新甫注云：“营气两虚者，不离乎膻辣动悸”，“肝阳克者，定然烦渴而呕逆”。呕则胃津复伤，而冲逆愈甚，渐至汤水不能下咽。由此可知，本例呕吐虽属胃病，但根源在肾，动变于肝。因而治法取咸寒酸甘以安胃养胃，金石介类以镇冲潜阳，稍佐和胃降逆之品。药服两剂，呕吐即止，后增入益肾养阴之品而康复。若早进滋补，则与呕家不宜。

十四、滋肾镇逆化痰法治愈呃逆证一例

邵某，男，54岁。

初诊:1991 年 4 月 1 日。

主诉及病史:素无胃疾,呃逆频作五个月不已。诸方医治乏效。

诊查:呃逆频作,寐而惊惕,当脐筑动,而饮食不减,二便如常,舌苔微黄罩灰,脉弦左手较细。

辨证:肾虚气逆,痰阻于胃。

治法:滋肾镇冲,和胃止呃。

处方:玄精石 15g(先煎) 石决明 20g(先煎) 沉香 2g 煅赭石 15g(先煎) 制半夏 10g 大白芍 10g 茯苓 10g 陈皮 6g 刀豆子 10g 咸秋石 1g 3 剂

二诊:2 月 4 日。脘中气逆已平,呃逆大减,脐跃告缓,寐而惊惕亦宁,舌苔灰黄腻已化,脉细弦。原方去咸秋石。继服 3 剂,呃止病愈。

【按语】本例呃逆 5 月不止,舌苔灰黄而腻,饮食二便如常者,胃中虽有痰阻,但无有形之邪滞。其脐跃、寐则惊惕、脉弦左手较细者,乃肾虚冲肝偏旺、气逆上升之象。病虽在胃而关乎肾,治当滋肾镇冲,以平气逆。奈胃有浊阻,滋药难进,故用玄精石合咸秋石,咸寒滋肾降逆,而无助浊碍气之弊。

十五、散风行气法治愈慢性泻利证(慢性肠炎)一例

夏某,男,41 岁。

初诊:1991 年 12 月 20 日。

主诉及病史:腹痛腹泻一年余。1990 年 10 月间发生腹中痛胀鸣响,继而泄泻稀水,日二三次,经过治疗,时而泻止,但便行如栗带冻垢,时而便泄。经纤维肠镜检查,诊断为慢性结肠炎。

诊查:脐腹时痛,便行溏薄不畅,间夹冻垢,粪色青;右少腹自觉有块攻撑,按之似有似无,夜间腹中灼热;饮食不减,食后肋下觉胀。呃逆,口干渴饮,以清晨为甚;舌苔灰黄,脉细弦。

辨证:外风内侵,浊阻气滞。

治法:散风行气,升清降浊。

处方:防风 6g 羌活 5g 白芷 6g 砂仁 2g 蔻仁 2g 天花粉 10g 枳壳 10g 白术 10g 广木香 6g 陈皮 6g 苏梗 6g 厚朴 5g 焦山楂 15g 焦神 10g 广藿梗 10g 大腹皮 10g 刀豆子 10g 6 剂

二诊:1992 年 7 月 6 日。药后大便较畅,粪带青色未除,脐腹部疼痛已止。呃逆亦平,左少腹攻撑依然,口渴欲饮,舌苔灰垢消失而呈微黄,脉弦。原方去刀豆子、蔻仁,加黄芩 10g、乌药 10g、青皮 10g,6 剂。

三诊:1993 年 1 月 22 日。排便畅利,间日行;腹不作痛,左少腹气撑引及睾丸;胃纳佳,口渴除,舌苔薄黄,脉弦。原方增减,制成丸剂,缓调而善其后。

处方:防风 6g 白芷 5g 乌药 6g 广木香 6g 小茴香 5g 金铃子 10g 苍术 10g 白术 10g 天花粉 10g 广藿梗 10g 槟榔 6g 枳壳 10g 焦神 10g 炙黄芪 15g 羌活 5g 砂仁 2g 陈皮 6g 吴茱萸 2g 青皮 10g 白芍 10g 茯苓 10g 枸橘李 10g 荔枝核 10g

上方配 10 剂,研细末,水泛为丸,每日早晚各以开水送服 10g。

【按语】本例病经 16 个月,而精神不衰,饮食不减,脾胃之气未伤,此其一;泄利不畅,粪带

青色，腹中痛鸣，气聚成瘕，浊阻气滞，此其二；再与舌苔灰黄、脉弦三者相参，此证非虚非寒非热明矣。治用消风散加减，乃取风药能鼓舞脾胃之气而升清，气药能流通腑滞而降浊，清升浊降，则诸症除而病自愈。

十六、顺气行血法治愈手足麻木证（末梢神经麻痹）一例

刘某，女，32岁。

初诊：1988年6月1日。

主诉及病史：手足麻木半月余。患者于5月中旬发生手足麻木，不能握笔写字，甚而手冷肤黯，两下肢麻木较轻。饮食二便正常，经讯亦按期而行。经针灸与西药治疗，未获疗效。

诊查：面容神情正常，惟腹中有长胀气感，口甜，舌苔薄微黄，脉细弦有力。

辨证：气郁浊阻，血行失常。

治法：理气开浊，行血通络。

处方：川芎 5g　生苍术 10g　制香附 10g　沉香 2g　当归 10g　红花 5g　降香 5g　陈皮 10g　郁金 10g　3剂

二诊：6月5日。药后两手麻木渐而消失，腹中胀气亦松。原方加枳壳 10g、干地龙 6g，5剂。

【按语】人以气为本，气和则上下不失其常，运行不停其机，病从何生？本例病见手足麻木，甚而手冷肤黯，又伴口甜、腹中胀气等，确为气郁浊阻、血行不畅而四末道远、营卫滞涩使然。方取越鞠丸加重顺气行血之品而获效。

【编者评注】江苏江阴乃名医辈出之地，受历代医学渊源之影响，目前仍不乏医林高手。观夏老先生诸案，思路、辨证和用药风格别出机窍，极富功力。尤其治疗温病、伏暑、湿温，每宗吴鞠通、叶天士之法而变通之，善用辛开苦泄，夹湿每重用淡渗分利，灵活变通三仁汤、二陈汤宣化中焦，流畅气机，从而使气开湿化，孤热自降，且脾胃得醒，取效往往在两三服之间，非苦寒直折败胃之庸庸可比。药量悬殊大，温病、湿温见寒象，其用桂枝、吴萸、川椒、干姜每在一二克之间，而淡渗之六一散、碧玉散等则重用十余克，清泄和中之剂适中，可谓匠心独具，这也是取效神速的关键所在。此外，从上方观之无论时病、杂病，每重肝胃，而调肝清肝和胃之品又与常规习用方药判然有别，其经验之独创可知。

由昆医案

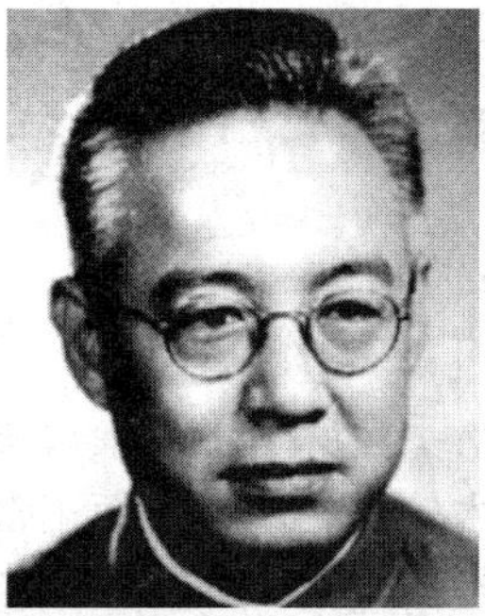

【生平传略】

由昆，原名由树勋，山东掖县人。1916年出生于中医世家，1931年开始从父学医。1937年旧山东省政府举行中医考试，应试合格，获中医证书。

从1938年5月至上海解放前，一直在中国共产党领导的抗日队伍和解放军中从事医务工作，并曾受到军一级的表扬。

上海解放后，在上海军医大学医科进修班学习，毕业后调南京第五军医大学做党政工作。1954年以后，转入地方工作，先后任江苏省中医进修学校副校长、江苏省中医学校校长、南京中医学院副院长等职。由于在中医教育工作中成绩卓著，被誉为著名的中医教育家。

在三十多年的中医教育工作中，由昆的主要成就在于：第一，大胆改革中医传统教学方法，培养了一大批全国第一流的高级中医人才。第二，重视中医教材编写工作。在他的主持下，南京中医学院从1957年到1959年，先后正式出版了近30种教材和有关参考书籍。其中，1957年组织编写的《中医学概论》和《中药学概论》，是当时全国高等医药学院惟一的中医药教材；《针灸学》不仅设计绘制出一整套新颖准确的经穴图表，而且总结出针灸治疗各种疾病的处方规律。而后，他还为编写《中药》和《中医方剂》两部一千万字以上的大辞典做了奠基工作，为整理中医学作出了贡献。

由昆离职休养后，却壮心不已，曾担任中华全国中医学会内科学会顾问、中华全国中医学会江苏分会顾问、《中国医学百科全书》编委会委员、《汉、英、法、德、日、阿医药学词汇》编委会委员等职，继续为发展祖国医药学贡献力量。

一、清热、利湿、通淋法治愈热淋一例

王某，女，24岁。

初诊：1965年10月4日。

主诉及病史：尿频尿痛、赤涩不畅1周。患者1周前出现尿频、尿急，解而不畅，尿赤涩，少腹胀急，伴腰酸、口干、轻度发热。曾就诊于附近医院，服西药5天，症状改善不明显。时值我带领医疗队下乡巡回医疗，遂邀余诊病。

诊查：舌尖红绛，苔黄腻根尤明显，脉濡数，腰痛不支。体温38.2℃。

辨证：湿热下注膀胱，膀胱气化失司，湿热伤络之象。

治法：清热利湿，凉血解毒通淋。

处方：银花15g　连翘10g　车前子15g(包煎)　木通3g　瞿麦12g　萹蓄15g　泽泻10g　滑石15g　甘草6g　山栀10g　生军5g　灯心3g　4剂

二诊：1965年10月7日。服药4剂，尿涩痛已明显减轻，尿频尿急亦明显缓解。体温36.8℃，仍感腰酸口干，尿色仍偏红，苔黄腻已化薄。原方既效，再宗前意。

处方：生地黄30g　白茅根30g　牛膝15g　知母10g　黄柏10g　赤芍10g　车前子15g(包煎)　山栀10g　生军5g　7剂

药后自觉症状已控制。尿畅无不适，腰酸不显。继以知柏地黄丸巩固之。

【按语】本例属热淋，利湿清热通淋是常法。生军为必用之品，有利于解除淋证解尿不畅症，通过通利大便，使小便畅行。如体虚便溏可改为制军。二诊主要症状解除后，应适当参用护阴益肾之品。病人自觉症状完全控制后，宜继续治疗10天至半个月，以防日后复发。

二、滋阴补肾、清化湿热治愈糖尿病一例

包某，男，45岁。

初诊：1957年3月10日。

主诉及病史：患糖尿病多年，多饮多尿，进食频多，全身倦怠，消瘦近1年，经人介绍求治。

诊查：形瘦体倦，舌质红，苔腻白，脉濡滑数。尿糖(＋＋＋＋)。

辨证：阴虚肾亏，中焦湿热不清。

治法：滋阴补肾，清化湿热。

处方：苍术9g　党参9g　茯苓9g　川黄连1.5g　黄芩6g　知母9g　葛根6g　天花粉12g　天冬12g　杜仲9g　潼蒺藜9g　狗脊9g　鸡内金6g　佩兰叶9g　六味丸12g(包煎)　10剂

嘱停用西药。

二诊：1957年3月21日。尿频数、多饮减轻较明显，进食每天减少二两(约70g)。尿糖(＋＋)。

上方去潼蒺藜加白术9g、龟版9g、石斛9g、菟丝子9g。

上方药连服40剂。自觉症状消失，一般状况明显改善。尿糖(－)～(±)。随访20年未见复发。后有同村老中医也患该疾，服用上方药60余剂痊愈。

【按语】糖尿病的治法多种多样，医家见仁见智。余治疗这两例之所以成功，主要在辨证准确，施药合理。除用滋阴药以解决其阴虚频饮后，还要兼顾其肾虚、气虚。夹湿者要佐以苦辛芳化之物。重要的是掌握好滋阴和化湿的比例，原则上应以滋阴为主，化湿为辅。滋阴不碍湿，化湿不伤阴。杜仲、狗脊等补肾之品，有助于气化，当利于化湿。

三、补肾化痰、降气定喘法治愈顽固哮喘一例

赵某，男，65岁。

初诊：1965年11月7日。

主诉：患哮喘病多年，感冒后辄发，发则突然哮鸣如吼，肩耸胸满憋气，不能平卧，喉间痰鸣。新中国成立前吃鸦片有时可减轻症状。现在无鸦片可吃，服过许多中西药物，均难控制。医疗队曾反复给予治疗均不见好转，因此情绪不好，有时发牢骚，延余诊治。

诊查：急性重病容，喘促汗出，唇绀，情绪不安有恐惧感，精神委顿，端坐呼吸。苔腻，舌质淡紫暗，脉细滑数。

辨证：肺肾两亏，痰气交阻气道，宣降失司。

治法：先当降气化痰，解痉清热平喘。

处方：苏子10g　莱菔子15g　白芥子10g　天麻10g　钩藤15g　夏枯草10g　枳壳10g　生龙牡各30g　陈皮10g　法半夏10g　远志6g　5剂

二诊：11月12日。喘促略平，喉间痰鸣气吼已减轻，稍能仰卧。原方加紫石英30g、黄芩10g、桑白皮12g，5剂。

三诊：药后咳喘渐平，痰已少，已能平卧。原方药服十余剂后哮喘获控制。

【按语】宿痰胶结、气道不畅是哮喘反复发作和发作时的主要标邪，而久喘肺不能主气、肾不能纳气则是主要病本。当发作时，急则缓解其急，降气平喘、化痰解痉为当务之急。故用三子化痰，二陈、远志、枳壳化痰降气，以天麻、钩藤、生龙牡解痉，以夏枯草清热。后加紫石英降气纳肾，黄芩、桑白皮清降肺气，终于使顽固哮喘获得近期缓解。

【编者评注】由昆先生是我国著名中医教育家。在三十多年的中医教育工作中，他大胆改革中医传统教学方法，培养了一大批全国一流的高级中医人才。由昆先生在中医学术上也颇有建树，为编写《中药》和《中医方剂》两部一千万字以上的大型辞典，做了奠基工作，为整理中医学作出了贡献。由先生在临证中辨证准确、用药精当，如运用滋阴补肾、清化湿热法治疗糖尿病，除用滋阴药物外，还兼顾其肾虚、气虚，同时处理好滋阴益气与清化湿热的关系，取得了较好的疗效。

王近仁医案

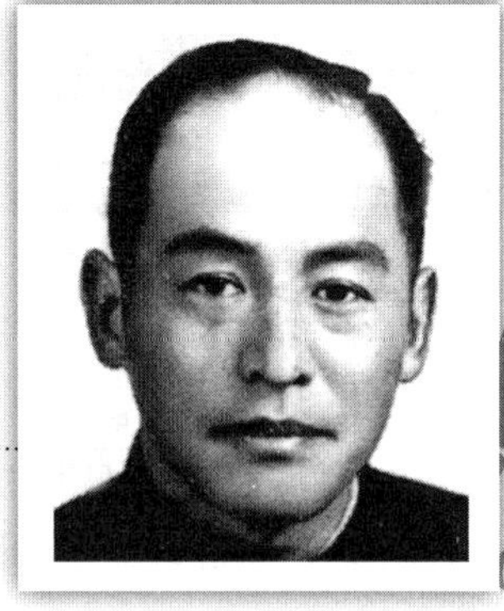

【生平传略】

王近仁(1917—1963),江苏常熟人。1924年入私塾攻读诸子百家之学,1934年随名中医章成器先生学习中医内外科,矢志岐黄之术,并得其真传。3年后悬壶常熟乡里,开业行医,因其质性颖悟,博学前贤诸家,勤于实践,很快誉满遐迩,深受患者欢迎。1951年成立联合诊所,后任妙桥医院院长。1955年考入江苏省中医进修学校,毕业后返乡,继续其仁术,开展中医内、外、妇、儿各科诊务,尤其对伤寒、温病、疑难杂证和妇科病有深入研究,对疡科疔疽痈疡治疗亦得心应手。惜1963年误服河豚后出诊,抢救不及亡故。王近仁先生是常熟名医之一,一生忙于诊务27年,虽行医时间不算很长,但活人甚多。

一、平肝熄风、清热化痰、和瘀通络治愈偏瘫一例

周某,女,65岁。

初诊:1961年10月14日。

主诉及病史:原有肝阳头痛十余年,近因劳累突致头昏、头痛,骤然昏仆。

诊查:神志尚清,口眼㖞斜,言语謇涩,右侧手足麻木失去知觉,而不能活动,口角流涎,舌苔满布黄腻,脉息弦滑而数。

辨证:素体肥腴,肾阴下亏,肝阳上扰,肝风夹痰热上窜经络,络脉痹阻。

治法:平肝熄风,清化痰热,化瘀通络。

处方:礞石滚痰丸12g(包煎) 天竺黄10g 陈胆南星5g 白僵蚕10g 全蝎3g 明天麻10g 钩藤10g 石决明30g 红花2g 姜竹茹5g 羚羊角粉5g(分3天6次磨冲) 6剂

二诊:10月2日。上药服后痰涎已除,右侧肢体能够屈伸,言语渐清,舌苔黄腻已化,舌质嫩红,脉息转为细弦。前方既效,再踵前意,稍增填补。法拟养阴化痰,平肝熄风,化瘀通络。

处方:细生地黄10g 制首乌12g 陈胆南星5g 白僵蚕10g 全蝎3g 明天麻10g 钩藤10g 石决明30g 红花2g 姜竹茹5g 羚羊角粉5g(分3天6次磨冲)

上方药共服36剂,手臂举握自如,步履正常,语言流利,口眼牵正,并能参加各种体力

劳动。

【按语】高年肥腴之体，本有肝阳宿疾，此因下元亏虚，风阳易张，久病阳亢火旺，下涸肾水所致。复因劳力，突致卒中，初病风阳夹痰入窜经络，故治疗以平肝熄风、豁痰开窍为首要。风熄痰除后，转手填阴，但平肝豁痰通络仍不可缺，如此方能竟其全功。

二、平肝熄风、滋养阴液、搜风化痰治愈偏瘫一例

邓某，女，52岁。

初诊：1962年3月7日。

主诉及病史：卒中后后遗半身不遂两月余。

诊查：头昏，右侧半身不能动弹，口眼㖞斜，口唇颤动，口渴不欲饮，舌光如镜，舌心裂纹，扪之无液，脉息细弦而数。

辨证：五液亏损，肝风夹痰火横窜经络。

治则：滋养阴液，平肝熄风化痰。

处方：细生地黄18g　枫石斛12g　石菖蒲12g　女贞子15g　桃仁10g　明天麻12g　石决明30g　钩藤12g　白僵蚕10g　全蝎去翅足3g　红花2g　6剂

二诊：3月14日。药后口唇颤动减少，头昏、口渴减轻，舌仍光净如镜，扪之乏津。风阳稍平而肾阴未充，脉络失和，拟加强滋肾。

处方：生地黄30g　石斛30g　元参15g　女贞子15g　白芍15g　生石决30g　天麻10g　钩藤12g　白僵蚕10g　全蝎3g　丹参15g　牡蛎30g　桃仁10g　14剂

三诊：4月5日。药后唇颤已瘥，舌津已转润，并生出薄苔少许；头昏基本控制。再予原方续服45剂。药后舌苔渐生薄白，舌转嫩红，手能伸举握物，两足步履自如，生活自理。

【按语】该患者舌光如镜，头昏，口唇颤动，舌有裂纹，扪之无液，显系阴亏极甚、虚风内动。治疗之初重用息风平肝之品，仅得少效，改以滋填为主，兼用白芍疏肝，牡蛎、石决明、僵蚕、全蝎息风，虚风方能平息，兼用天麻、桃仁、丹参通络，使中风后遗症获得治愈。

三、平肝熄风、化痰开窍、搜风通络治愈中风一例

顾某，男，70岁。

初诊：1962年9月18日。

主诉及病史：有头昏头痛宿疾，今晨上市回家，忽感头昏头痛，少间骤然昏仆，不省人事，喉间痰涌，口眼㖞斜。

诊查：形肥昏仆，舌苔满布白腻，脉息弦滑。

辨证：素体痰盛，肝阳化风，夹痰湿上蒙清窍，窍络闭阻，心神被蒙。

治法：平肝熄风，化痰开窍，搜风通络。

处方：苏合香丸1粒温开水灌服。

陈胆南星5g　石菖蒲10g　法半夏5g　炙甘草2g　云茯苓10g　枳实5g　钩藤12g　明天麻12g　白附子5g　白僵蚕10g　全蝎3g　姜竹茹5g　真猴枣1.8g(3次分服)　3剂　日1剂，煎水频频灌服。

二诊：9月20日。服药3剂，口中痰涎已化，神志渐清，能开口表达，惟言语謇涩，左手足

依然不遂，舌歪，苔白腻，脉弦滑。再从前法。

处方：明天麻 12g　钩藤 12g　白菊花 6g　白附子 5g　白僵蚕 10g　全蝎 3g　炙甘草 2g　陈胆南星 5g　石菖蒲 10g　红花 2g　桃仁泥 10g　法半夏 5g　云茯苓 10g　枳实 5g　竹茹 5g　苏合香丸 1 粒(温开水化)　3 剂

日 1 剂，浓煎灌服。

三诊：9 月 23 日。神识已清，能简单诉述症状，喉间未作痰声，左侧肢体稍能动弹。在原方基础上加用鸡血藤、远志等，共服药 41 剂，左手足基本恢复功能，能慢慢步履，言语已能表达。嘱服白金丸，每次 3g，日 2 次，以石菖蒲 10g、广郁金 10g、胆南星 10g 煎水送服，续用 1 个半月余停药，获临床治愈。

【按语】此例属中风入中脏腑，肝风夹痰湿为患，心窍脏腑被蒙，治当豁痰开窍，兼以息风通络。由于痰湿素重，仍是再中之渊薮，故化痰醒神之剂在卒中平息入夷后仍需坚持，非此不能清除病源。

四、益气养血、健脾温肾、祛风活血化瘀以丸散治愈广泛性硬皮病一例

赵某，女，40 岁。

初诊：1961 年 7 月 11 日。

主诉及病史：患者于产后半月下水田劳动，3 天后遂感四肢关节酸痛，低烧 37.5～37.8℃，渐渐两下肢皮肤变肿变硬，两手指关节僵直不能伸屈，并逐渐浸润至躯干背部、两肩胛及两侧乳房。皮肤变硬少弹性，如皮革样改变，蜡样光泽，毫毛脱落，汗出不畅，四肢无力，胃呆纳少，面色㿠白。就诊于上海某医院皮肤科，确诊广泛性硬皮病，经中西药综合治疗效果不显，自动出院而来就诊。

诊查：舌胖边有齿痕，质淡，苔白腻，脉沉细涩。

辨证：素体脾肾阳虚，产后气血两亏，风寒湿三气袭于肌腠，营卫闭阻。

治则：益气养血，健脾温肾，祛风活血化瘀。取散剂，缓缓图治。

处方：上绵芪 100g　大熟地黄 100g　东白芍 100g　西潞党参 100g　生山药 100g　鹿角霜 60g　淡苁蓉 60g　川桂枝 30g　炮姜 20g　乌梢蛇 100　羌独活各 60g　防风已各 60g　寻骨风 100g　参三七 80g　京三棱 50g　莪术 50g　地鳖虫 100g　炙全蝎 30g　广地龙 60g　怀牛膝 100g　淮红花 20g　炙甲片 150g　白芥子 40g　炙乳没 50g　麝香 3g

上药共研细末，以无声为度，干燥处保存，每服 10g，1 日两次，开水调服。共服 2 剂，十个半月后病获痊愈。

【按语】素体脾肾阳虚，加之产后气血两亏，卫外不固，腠理不密，风寒湿之邪乘隙外袭，阻于皮肤肌肉，以致经络阻滞，气血凝滞，营卫不畅，壅滞为患，此谓皮痹病也。故治疗以健脾温肾助阳，养血祛风、益气、温经、和瘀通络，少佐搜风化痰为法。本例考虑一是不易速效，二是农村病人无力长期汤药治疗，三是加大散剂剂量，故缓图之计，终亦获愈。

五、清热镇痉、豁痰开窍治愈大脑炎一例

俞某，男，28 岁。

初诊:1960 年 7 月 12 日。

代诉:高热神昏两天。

诊查:体温 40℃,颈项强直,神识昏糊,谵语,时有抽搐。脉濡滑数,苔白腻,舌红。病属危急。

治法:清热、镇痉、豁痰,开窍为先。

处方:生石膏 30g(先煎) 川黄连 2.4g 淡黄芩 5g 连翘 12g 全虫 1.2g 广郁金 6g 石菖蒲 6g 鲜生地黄 24g 制半夏 9g 陈胆南星 5g 鲜石菖蒲(打烂绞汁分 2 次和服) 紫雪丹 1.5g 2 剂

二诊:7 月 13 日。药后神清,颈项不强,抽搐未作,体温降至 38.9℃,舌脉如前。再守原意。

处方:生石膏 15g(先煎) 川黄连 1.8g 淡黄芩 5g 连翘 12g 广郁金 6g 石菖蒲 6g 鲜生地黄 15g 制半夏 9g 陈胆南星 5g 2 剂

三诊:7 月 15 日。至宝丹 1 粒,分 2 次化服。体温降至 38.2℃,已能进食,精神明显好转;仍感神倦,口干饮水不多;苔白腻,脉濡滑。以清暑化湿、清撤余邪步其后。

处方:鲜藿佩各 10g 香青蒿 15g 潞黄芩 10g 碧玉散 15g(包煎) 赤茯苓 15g 竹茹 10g 广郁金 10g 茵陈 10g 淡竹叶 10g 3 剂

四诊:7 月 18 日。服药 2 剂后热退,苔白腻已化薄,神慧,纳眠可。原方去竹叶,加谷芽 15g、白扁豆 12g,6 剂以善后。

【按语】本例脑炎,属中医暑温范畴。暑必夹湿,故苔腻脉濡。病初惊搐神昏。故清泄阳阴,镇痉息风为首务,以紫雪丹清热定惊,鲜石菖蒲汁醒神开窍。余药亦为清热醒神而设。当神清惊止后,仅留苔腻低热,予蒿芩清胆汤芳化淡渗、清化湿热,使暑温余邪尽撤,病渐向愈。

(王丽华　顾升宝整理)

【编者评注】王近仁先生以聪慧之资,学医名门。弱冠悬壶,福祐一方。学而不厌,于 1955 年入省进修,以彰其术,遂致内外妇儿皆能得心应手。惜误食河豚,天年不永。所选五例医案(三例中风、一例脑炎、一例硬皮病)皆能中彀,亦可见其医术之一斑。

朱良春医案

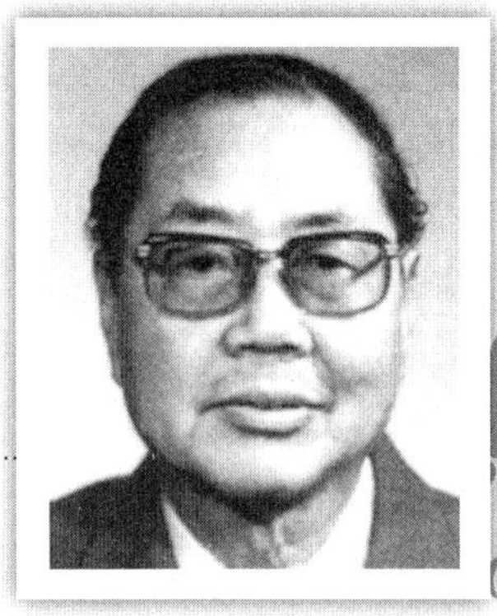

【生平传略】

朱良春，1917年生人，江苏丹徒人。中医主任医师、名誉教授，全国名老中医。早年拜孟河御医世家马惠卿先生为师，继随章次公先生实习，并于1938年毕业于上海中国医学院，从医已逾六十余载。1956～1983年任南通市中医院院长，现任该院技术顾问、中华全国中医学会理事暨江苏省分会名誉会长、《中国医学百科全书·祖国医学》编委会委员、海南中国医药大学专家委员会主任委员、中国农工民主党中央委员暨南通市委会主委、江苏省政协常委暨南通市委会副主席等职。朱氏治学严谨，医术精湛；助人为乐，医德高尚。曾提出“辨证与辨病相结合”以及治疗急性病当“先发制病”和慢性久病“从肾论治”的观点。对内科杂病有丰富的治疗经验，尤其对治疗痹症、脾胃病、肝病、肾病等有独到之见解，疗效卓著。在选药组方方面，多喜取“一药多能”之品，每获协同加强之功，而明显提高疗效；在剂量上或轻或重，恒出奇制胜。著述讲学，也颇多创见。1982年卫生部聘为《实用中医内科学》专家审稿组成员。先后研制了益肾蠲痹丸、复肝丸、益气化瘀补肾汤等经验方。主要著作有《传染性肝炎的综合疗法》、《虫类药的应用》、《章次公医案》、《朱良春用药经验》及日文版的《现代中医临床新选》(合著)等六部，论文130余篇。1987年12月被国务院批准为杰出高级专家，暂缓退休；同年，卫生部授予全国卫生文明建设先进工作者称号。他研制的“益肾蠲痹丸”获首届北京国际博览会银牌奖及1990年国家科技成果三等奖，并列入国家中医药管理局“八五金桥计划”。并对糖尿病进行研究，探索其价廉效高之方药，颇有突破。

一、通腑熄风法治愈暑痉(流行性乙型脑炎)二例

例一 王某，男，6岁。

初诊：1977年7月15日。

主诉(代诉)及病史:高热4日,痉厥谵妄,有时昏睡。患儿体质素健,5日前发热,头痛,以为系感冒,作一般对症处理。翌日热势升高至39.6℃,头痛,泛呕,并有嗜睡之症;经理化检查,确诊为流行性乙型脑炎,即行住院治疗。高热稽留,入暮更甚;项强痉厥,谵妄搐搦,日益加剧。5日未更衣,迭为之降温、镇静仍乏效,乃邀请紧急会诊。

诊查:神志不清,朦胧声鼾,谵妄,烦躁抽搐;少腹胀满,按之坚硬灼热;白细胞数16×10^9/L,中性粒细胞0.85,脑脊液细胞数0.3×10^9/L,巴彬斯基征阳性,四肢肌张力增高。苔黄腻而糙,脉数疾搏指。

辨证:暑邪夹湿滞互结,蕴蒸阳明,熏灼心胞之暑痉(乙脑)。

治法:通腑泻热,熄风定痉。

处方:生锦纹10g　芒硝6g(分冲)　板蓝根20g　广地龙10g　炙僵蚕8g　炙全蝎1.5g(研末,分2次冲)　蚤休15g　甘草3g　2剂

急煎,分4次鼻饲之。

二诊:7月16日。药后6小时,排便3次,宿垢积热由肠道而泻,高热下挫,神智渐清,烦躁谵妄渐解而趋安。苔仍黄腻,脉数。前法损益,以靖余氛。

上方硝黄减量,续进2剂,每日1剂。

三诊:7月18日。症情平稳,患儿知饥索食。苔黄腻渐化,脉小数。再为善后调理之。

例二　徐某,女,5岁。

初诊:1977年7月21日。

主诉及病史:乙脑第6日,高热神昏,搐搦痰壅,时有窒息之虞。起病已6日,高热烦躁,神识昏糊,痰涎壅盛,吸痰时每引起气管痉挛而窒息,而痰浊壅阻气道,亦易导致窒息,甚感棘手。家属要求中医会诊。

诊查:面色晦滞,高热39.9℃,神糊,谵妄抽搐,痰涎壅盛,呼吸急促,两肺满布痰鸣音。苔垢腻,脉滑数。理化检查结果符合乙脑病变。

辨证:温邪内传,邪扰神明,痰热互结,壅阻气道之暑痉(乙脑极期)。

治法:清热慧神,涤痰定痉。

处方:

(1)汤方:生石膏30g　大青叶20g　广地龙12g　天竺黄6g　鲜竹沥一小匙　炙僵蚕8g　石菖蒲6g　葶苈子6g　炙全蝎1g(研分冲)　1剂

煎汁鼻饲,1日2次。

(2)散剂:夺痰定痉散,每次0.7g,温开水调化鼻饲,每日1～2次,得畅便即停用。

附"夺痰定痉散"组成:

炙全蝎30只　巴豆霜0.45g　犀黄0.6g　硼砂1.5g　雄精2.1g　胆南星6g　川贝母、天竺黄各3g　元寸0.3g(后入),共研极细末,密贮备用。

二诊:7月22日。药后5小时,得畅便,杂有黄白黏液,即痰消神苏,高热顿挫,气促已平,神志渐清。苔微腻,脉细数。再予清化善后。

处方:黛蛤散6g　化橘红4g　麦冬6g　地龙8g　僵蚕6g　甘草2g　2剂

三诊:7月24日。诸象均平,嘱善加调理,以利恢复。

【按语】流行性乙型脑炎类似于暑痉、暑温、暑厥,发病一般在7～9月份,有明显的季节性。由于起病急骤,传变迅速,卫分症状阶段殊难判明,确诊时已呈气营相兼或气血两燔之候。治疗本病,贵在审证明确、用药果断,切忌轻描淡写而贻误病机。我认为只要没有明显的表证,

而温邪已渐入里，出现高热神昏、躁狂风动，或有腹满便结者，均宜通利，“急下存阴”，使邪有出路；秽滞既去，邪热可以迅速挫降，这是直接关系到预后的关键时刻，例一就是具体的明证。该患儿原已服大剂量白虎汤及注射抗痉厥、解热等药，为何无效，而且病情日剧？就是没有通利。因为暑邪夹湿与食滞互结，蕴蒸阳明胃腑；熏灼心胞而神昏窍闭，此时急当泻胃腑有形之滞，清阳明无形之热，佐以平肝熄风，则脏通滞泄，热挫窍开，此乃通利排毒使邪有出路之捷效也。关于热病通下问题，《内经》、《伤寒论》早有垂训；吴又可氏更明确指出“温邪以袪邪为急，逐邪不拘结粪”。所谓“温病下不嫌早”之说，是很有见地的。温邪在气分不从外解，必致里结阳明、邪热蕴蒸，最易化燥伤阴，所以及早应用下法，最是上策。柳宝诒对此作了中肯的评述，他说：“胃为五脏六腑之海，位居中上，最善容纳，邪热入胃，则不复它传，故温热病热结胃腑，得攻下而解者，十居六七。”充分说明“通利疗法”在温热病之治疗中占有重要位置。但有两点必须注意：一是如温病初起，纯属卫分表证，恶寒较著，而热势不甚，或病人年老体弱，或为孕妇和妇女经期，则宜慎用；二是邪已深入气营，或气血两燔，在采用通利疗法时又应复入清气、凉血、解毒之品，才能相辅相成、事半功倍。

例二则系乙脑极期，温邪内传，灼热扰神，痰热互结，壅塞气道，呼吸不利，时有窒息之虞，而吸痰时又易引起气管痉挛，导致窒息，治颇棘手。我曾应用“夺痰定痉散”鼻饲，收效殊佳，服后约四小时许，即泻出黑色粪便，杂有黄白黏液甚多，旋即痰消神苏，热挫痉解，调理而安。此散化痰、泄热、定痉之功甚著，4 岁以上者用 0.7g，1～3 岁者只用 0.3～0.5g 即可。得效即勿再服。此散还可用于肺炎、流脑、中毒性菌痢、百日咳、脑病等疾患之痰热交阻而痰涎壅盛如曳锯者，收效亦佳。西医同道观此疗效，甚感惊异，询问“肺部之痰，何以得泻而排出”？余据中医理论，以“肺与大肠相表里”一语以释之，彼等莞尔颔首，认为中医理论真是奇妙之至！

对高热、神昏、惊厥者，既可用紫雪、至宝、安宫牛黄等成药鼻饲，亦可用“醒脑静”注射液（安宫牛黄丸制剂）静滴之，其清热、开窍、慧神、定痉之功，殊为显著。但此辈之品均属“凉开”，如患儿系痰浊内闭、面色晦滞、深昏并无躁动，舌苔白腻、脉沉伏之“阴闭”，又宜采用苏合香丸以“温开”之。

至于热灼阴伤、烦躁抽搐、苔焦黄质红绛、脉细数者，需用大剂养阴生津之药，佐以平肝熄风之品，如鲜生地黄、鲜石斛、知母、元参、地龙、全蝎等均可选用。

乙脑极期变幻丛生，有因脑水肿、脑疝而深度昏迷者，除审证施治外，应加镇降利水之品如代赭石、姜半夏、车前子等，能改善症状，提高疗效。如观察患儿球结膜有水肿，或眼球轻度突出者，即宜及早应用，颇有防患于未然之功。有因阴阳双脱而致之循环衰竭、呼吸衰竭而大汗如雨、肢冷、脉细微欲绝、呼吸短促者，必须应用大剂量参附合桂枝龙牡、生脉等，必要时配合针剂急救，始可扶危固脱。有因热灼津血、经脉失养、四肢转戾挛屈者，则又宜大剂养阴生津，熄风舒筋之品，如生地黄、白芍、阿胶、僵蚕、全蝎、蜈蚣之属。至于后遗症之失聪、失明、偏瘫、痴呆者，需中西医综合治疗，始可收效。

（朱胜华整理）

二、化痰软坚法治愈痰核（结节病）二例

例一 李某，女，46 岁。

初诊：1978 年 2 月 25 日。

主诉及病史：周身皮下结节已年余。近半载以来周身出现皮下结节，曾在某医院检查，诊

断为“结节病”，迭服中、西药物治疗，其效不显。

诊查：周身皮下结节约百余枚，部分呈对称、串珠状，推之可移，按之坚硬，皮色不变，无压痛。病理切片检查结果证实，属肉芽肿性质。舌苔薄，脉象缓。

辨证：痰核（结节病），证属痰凝为核。

治法：化痰软坚。

处方：白芥子 10g　生半夏 6g　炙僵蚕 12g　夏枯草 12g　紫背天葵 12g　海藻 12g　昆布 12g　生牡蛎 30g　生姜片 2 片　红枣 5 枚

二诊：3 月 1 日。服上方 6 剂，药后尚可，口干少津，肢倦乏力，舌苔薄，脉细数。证属气阴已伤，于上方加入炙黄芪 12g，党参、麦冬各 10g，以益气养阴。

三诊：3 月 11 日。上方服 10 剂，痰核已稍见缩小，症状仍见虚象。效不更方，再加蜂房、地鳖虫、川石斛各 10g，续服 3 剂。

四诊：3 月 14 日。腿部结节明显缩小，质亦转软，未再增多，只左肩关节酸痛，抬举欠利。舌质带紫，脉象细弦滑。仍守原法，续服汤药 20 剂，并辅以丸剂（白芥子、紫背天葵、僵蚕、蜂房、地鳖虫各 120g，生黄芪、炮甲片、仙灵脾、当归、川石斛各 100g，陈皮、生半夏、三棱各 60g，甘草 30g，共研极细末，另用海藻、昆布各 240g，煎取浓汁，加蜂蜜为丸，如桐子大，每早、晚食后各服 8g）。丸药连服 4 个月，全身结节消失。

例二　余某，男，46 岁。

初诊：1973 年 2 月 5 日。

主诉及病史：周身淋巴结肿大已月余。近月余来因工作劳累，自觉疲惫乏力，体重下降，时有低热，盗汗，胸痛干咳，周身淋巴结肿大。

诊查：周身淋巴结肿大，且出现皮下结节达七十多枚，边缘清晰，无触痛，结核菌试验（—），血沉 25mmol/h，X 线透视：两侧肺门淋巴结肿大，苔薄白，脉缓。

辨证：痰核（结节病），证属痰凝为核，气阴耗伤。

治法：化痰消核，兼益气阴。

处方：太子参 12g　川百合 12g　功劳叶 12g　紫背天葵 12g　生牡蛎 20g　葎草 20g　生半夏 10g　白芥子 10g　炙僵蚕 10g　生姜 2 片　甘草 5g

先后共服药 30 剂，痰核基本消失，仅数枚可触及，惟气阴虚尚未全复，乃于方中加制黄精 15g，续服 20 剂。7 年后随访，云药后痊愈，未再复发。

【按语】以上两例，临床表现虽有夹瘀或气阳两亏之兼证，但其共同点都有“痰”证，而见周身皮下结节累累，辨证属于“痰核”范畴。百病多由痰作祟。患者皮下坚核，推之可移，按之质硬，皮色不变，又无疼痛。除海藻、昆布、夏枯草、生牡蛎消核软坚外，白芥子能祛有形之痰；半夏长于燥湿化痰、降逆散结，其生者用治痰核尤效。我曾应用生半夏，其量达 18g，未见任何毒性反应，为减少副作用，常加生姜以解毒；僵蚕善于化痰散结；紫背天葵消肿、解毒、利水，对瘰疬、结核有显效。此外，根据辨证，随证选用了养正祛瘀诸品，从而获得较好疗效。

（张肖敏　朱琬华整理）

三、清疫毒、化瘀热法治愈黄疸（黄疸型肝炎）一例

徐某，女，43 岁。

初诊：1973 年 3 月 16 日。

主诉及病史：黄疸，纳少，胁痛已 7 日。素有慢性肝炎已久，肝功能反复不正常；右胁胀痛，口干而苦，纳谷不振，迭进疏肝理气、健脾培中或滋养肝阴、清化湿热之剂，症情时剧时缓，迁延不愈。7 日前发热，身目黄染，经治热退，惟黄疸未减，乃邀余前往会诊。

诊查：肌肤及巩膜黄染；肝于肋下触及 2cm，质中，稍有压痛；脾于肋下未触及。肝功能化验：黄疸指数 51U，胆红素 94.0μmol/L，硫酸锌浊度试验 18U，麝香草酚浊度试验 18U，谷-丙转氨酶 284U。苔薄，舌质红、边衬紫，脉象弦细。

辨证：疫毒、瘀热郁结肝胆之黄疸（黄疸型肝炎）。

治法：清化疫毒，疏肝健脾，活血化瘀。

处方：豨莶草 45g　田基黄 30g　紫丹参 18g　芒硝 3g（分冲）　石见穿 30g　生麦芽 30g　麸炒枳壳 8g　糯稻根 30g　生甘草 4.5g

药服 10 剂后，黄疸消退，症状缓解，食欲增加；又服药 10 剂，症情明显好转。肝功能复查：黄疸指数 10U，硫酸锌浊度试验 12U，麝香草酚浊度试验 10.7U，谷-丙转氨酶 72U。继续调理巩固。随访，已恢复工作。

【按语】中医学认为，本病多由湿热疫毒蕴结肝胆，肝郁气滞、脾胃运化失健而致。治疗一般采用清热利湿和疏肝运脾的方法。我认为，凡迭治不愈者，多与血瘀有关，故有"久病多瘀"之说。我常于临床辨证用药的基础上，重用豨莶草等，恒获比较满意的效果。

根据临床观察，豨莶草用于急性黄疸型肝炎与慢性肝炎活动期，对改善患者临床症状，降低黄疸指数、转氨酶及各项絮状试验，有显著而稳定的效果。

石见穿化瘀消肿，配合养胃健脾之糯稻根，是治疗急慢性肝炎的单方。田基黄原名地耳草，具有清热利湿、活血破瘀、消肿解毒之功，是一味治疗急慢性肝炎、早期肝硬化的著名草药。麦芽、枳壳善于疏肝行气，健胃宽中；芒硝利胆退黄。以上诸药，冶为一炉，故奏效较显。

湿热蕴遏较甚而又体质不太虚弱者，可加生大黄以泻利和瘀，则收效更速。

以上是慢性黄疸型肝炎的治疗大法。如为急性者，则应侧重清利湿热，以茵陈蒿汤加蒲公英、甘露消毒丹等为主。倘为暴发型的急性的或亚急性的肝细胞坏死型肝炎，古称"瘟黄"或"急黄"者，多由热毒炽盛，伤及营血，内陷心包所致，传变极速，必须中西医结合，积极抢救，或可挽回。这些均属阳黄的范畴。如病久体虚，脾阳衰微，湿从寒化，中焦郁滞，胆汁不循常道外泄而致者，则属于"阴黄"，治疗应着重健脾运中、温化寒湿，可选用茵陈附子干姜汤或茵陈理中汤，与阳黄的疗法，迥然有异，不可混淆。

（陈淑范整理）

四、平肝、化痰、和络法治愈类中风（脑出血）后遗症一例

潘某，女，49 岁。

初诊：1977 年 2 月 26 日。

主诉及病史：右侧肢体偏瘫已 2 个月。2 个月前突然神志不清，言语謇涩，右半侧肢体瘫痪，经某医院检查，诊断为"脑出血"，抢救治疗后，神志已清，但言语仍不利，情绪急躁，右侧肢体瘫痪如故，手指拘挛颤抖而来诊。

诊查：右侧肢体不能活动，手指拘挛，舌苔黄腻，舌质红，脉弦劲。血压 160/96mmHg。

辨证：阴虚阳亢，痰瘀阻络之类中风（脑出血）后遗症。

治法：平肝阳，化痰热，慧灵窍，和经脉。

处方:嫩钩藤 20g(后下) 广地龙 15g 石菖蒲 8g 远志肉 6g 生山楂 30g 怀牛膝 10g 豨莶草 30g 珍珠母 30g 川石斛 10g 生地黄 15g 黛蛤散(包)10g 炙全蝎 2g(研分吞) 炙僵蚕 10g

二诊:3 月 2 日。药后语謇较爽,拘挛之手指已趋舒展,颤抖减而未已。苔薄黄,舌质红,脉弦稍柔。药既合拍,不事更张。血压 150/94mmHg。

上方加黄芪 20g,10 剂。

三诊:3 月 22 日。言语渐清,拘挛缓解,颤抖趋定,瘫痪的右侧手足亦逐渐恢复活动,能持杖行走,苔腻已化,舌质淡红,脉象微弦。再为善后,血压 140/86mmHg。

处方:生白芍 12g 川石斛 10g 生地黄 15g 甘杞子 10g 生牡蛎 20g 豨莶草 15g 桑寄生 20g 怀牛膝 10g 甘草 5g 10 剂

四诊:4 月 15 日。已能活动自如,改予杞菊地黄丸,每早晚各服 8g,以巩固之。

1978 年 2 月 1 日,其爱人来告,已于 3 月前上班,做轻体力工作。

【按语】中风之名:首见于《黄帝内经》,但唐、宋以前均以外风为主要因素。金元时代,始重视内因。元·王履在其《医经溯洄集》中指出:"殊不知因于风者,真中风。因于火,因于气,因于湿者,类中风,而非中风火。"将外风引起者名为"真中风",内因引起者名为"类中风",临床所见,均为后者。类中风因为症状表现不同,而有卒中、大厥、偏枯、半身不遂等病名,与西医学的脑血管意外相似。

本病的成因比较复杂,但不外虚实两大类。精血衰耗、肝肾阴虚者为虚证;肝阳偏亢,化火动风,夹有痰瘀者为实证。它又有中经络、中脏腑之分。其轻者多为中经络,重者则多属中脏腑。而中脏腑者又有内闭、分脱两种趋势。闭证又有阴闭、阳闭之别。这在辨证施治上都有较大的参考价值。

在治疗上,开窍、固脱是重要的急救措施,豁痰通络、化瘀和络是治标的常规大法;滋养肝肾、调燮阴阳才是治本的根本法则。因为患者形体多较丰腴,而又常与高血压及动脉硬化有关,所以治疗和预防本病,还要强调体育活动的配合,才能取得比较满意的效果。

本例类中风已 2 月,经中西药结合抢救,神志虽清,但言语不利,肢体瘫痪,是痰瘀交阻、滞塞廉泉及脉络之征。苔黄腻、舌质红、脉弦劲,乃肝肾阴亏、阳亢未减、痰热阻滞的表现,故治疗时应滋益肾阴、平肝熄风、开窍化痰、活血祛瘀、通络行滞并进。钩藤、地龙、珍珠母平肝潜阳;全蝎、僵蚕熄风定痉,又能开瘀通络,对语涩、偏瘫、肢颤均有助益;生地黄、石斛养阴生津,滋养肝肾;石菖蒲有开窍、豁痰、理气、活血之功,对语謇有效;远志伍菖蒲,更能增强利九窍、益智慧、聪明耳目之功;豨莶草除对心烦、失眠、健忘者有镇静安神、清热平肝之功外,用治偏瘫尤具卓效;黛蛤散是清化痰热的常用药;怀牛膝不仅能引血下行,降上炎之火,还能活血祛瘀,强壮筋骨,舒利关节;汇集诸药于一方,有协同加强之功,故奏效显著。

二诊由于气火较减,为促其痿废之体迅速恢复功能,故加补气之黄芪,以后症情逐渐稳定,随症调治,而巩固其效。

对本病在辨证立法时,脉象和舌苔是重要的依据。如舌红、苔黄、脉弦劲有力者,是肝阳亢旺、肝火炽盛;舌体胖嫩,舌质衬紫,或边有瘀斑,脉虚大或细涩者,是气虚血瘀;倘舌苔厚腻,脉弦滑者,则为风痰阻滞。

对脑出血恢复期之半身不遂的偏瘫患者,除应侧重活血祛瘀、疏通经脉之外,又须参用益气之品,才能达到血活气行、经脉通畅、阴阳燮理的目的。王清任的补阳还五汤对此最为合拍。

(陈淑媛整理)

五、温化痰湿法治愈眩晕（美尼尔综合征）一例

管某，女，57岁。

初诊：1973年4月5日。

主诉及病史：头晕、泛恶2个月，近日来加剧。曾服中西药治疗，其效不显。近日来症情加剧，头眩且重，若坐舟车之中，泛恶欲吐，终日嗜睡，胸闷纳呆，困惫委顿而来诊。

诊查：体形丰腴，苔白腻，舌质淡，脉象濡细。血压130/80mmHg。

辨证：痰湿上蒙，清阳不升之眩晕（美尼尔综合征——现名梅尼埃病）。

治法：温化痰湿，升清降浊。

处方：姜半夏9g　炒白术12g　明天麻3g　化橘红6g　陈京胆4.5g　茯苓12g　白附子1.5g　鸡内金9g　莱菔子9g　甘草3g　5剂

二诊：4月10日。药后诸象均见瘥解。药既奏效，毋庸更张，药方续服4剂。

数月后随访已愈，迄未再作。

【按语】体秉素丰，阳气偏虚，乃多痰多湿之体。湿痰壅遏，蒙蔽清阳，浊阴不降，故头眩而重；湿困中州，清阳不升，则终日昏昏欲睡；胸阳失旷，气不宣展，则胸闷气短；脾不健运，则纳呆不饥。苔白腻为痰湿盛，舌质淡为阳虚；脉濡细主湿、主虚。一派痰湿中阻，清阳不升，浊阴不降之征。故方选《医学心悟》半夏白术天麻汤以健脾燥湿，化痰息风，则眩晕、嗜睡自已。半夏、天麻二药，乃治风痰头眩之要药；白附子辛甘而温，既祛风痰，又逐寒湿，对阳虚痰湿之候，颇有助益。因痰湿蕴遏已久，虑其夹有痰热，故稍佐京胆；鸡内金助白术；以运脾消食；莱菔子伍于茯苓、半夏、白术、橘红之燥湿健脾剂中，则善化痰湿而不伤正。选药精专，配合得当，是以药未尽剂，诸象悉释，而告痊愈。

倘症见头目眩胀，口苦难寐，心烦而悸，小溲赤，舌苔黄腻，脉弦带滑者，乃痰浊蕴遏既久，有化火生热之象，此当清热化痰，和胃降逆，改用黄连温胆汤出入。临床之际，必须审证明确，药随证转，方能收到预期之疗效。

（朱又春整理）

六、清降胃热法治愈口疮（口腔溃疡）二例

例一　颜某，男，27岁。

初诊：1977年4月14日。

主诉及病史：口疮反复发作已2年，迭治未愈。近2日来口疮又行举发，进食或言语时即感痛甚；口干欲饮，口中有热秽之气味。

诊查：颊黏膜及舌面有糜蚀之痦疮四枚，舌苔薄黄，质红，脉象弦滑。

辨证：胃阴亏耗，胃火上熏之口疮（口腔溃疡）。

治法：清降胃热。

处方：生石膏24g　大生地黄15g　决明子12g　肥知母9g　怀牛膝9g　淡竹叶20片　生大黄6g　甘草4g　5剂

另以吴茱萸20g研细末，每取4g醋调如糊状，每晚以纱布涂贴两足心涌泉穴，次晨取去，入睡时再贴，连用3日。

二诊：6月27日。上次药后，口疮即逐渐愈合；近日因连续劳累，又致发作，但其势较前为轻，左侧臼齿附近仅见疳点1枚。苔薄，脉细弦。虚火上炎，治宜滋降。

处方：生地黄12g 京玄参12g 甘杞子12g 决明子12g 怀牛膝12g 人中白5g 甘草5g 4剂

例二 刘某，男，40岁。

初诊：1975年5月21日。

主诉及病史：口疮反复发作十余年。此起彼伏，曾用多种维生素、丙种球蛋白、胎盘组织浆、免疫疗法（接种牛痘）、激素、抗生素、碘甘油等内服、外用及注射剂，均鲜效验。口疮疼痛，头微痛，口干烦躁，失眠多梦，便难溲黄，精神颇感痛苦而来求诊。

诊查：口颊黏膜及舌面有疳5枚。苔薄，舌质红，脉象弦细。

辨证：胃经积热化火，熏灼上蒸之口疮（口腔溃疡）。

治法：清降心胃之火。

处方：决明子18g 生地黄18g 川黄连15g 潼木通15g 麦冬12g 淡竹叶30片 青麟丸3克（分2次吞） 3剂

另：吴茱萸20g研细末，每晚用5g，以醋调敷两足心涌泉穴，次晨取去，连用3日。

1975年底，患者返通探亲，谓服用上药后即告痊愈，迄今未见复发。

【按语】口疮即口腔溃疡，多生于舌、唇、颊、上颚等处，呈现黏膜溃烂、红肿疼痛，经常发作，辛劳、冒寒、受热均易引发，其病因多责之心火上炎，或胃火上熏，少数则为脾胃郁热化火而致。

例一系胃阴亏耗、胃火上熏发为口疮，故治疗以清胃热、养胃阴，引热下行。方中以石膏清热泻火，除烦止渴；生地黄滋阴、清热、凉血；生大黄泻火凉血，并有消炎解毒作用；知母、竹叶配石膏清胃热，除烦润燥，利小便；决明子清肝明目，润肠通便，与大黄同用，有引火下行之功，可以加速溃疡之愈合；怀牛膝性善下走，引诸药下行，以降上炎之火；甘草配清热药能泻火解毒，调和诸药，故药后即愈。嗣以劳累后举发，但其势较前为轻，乃阴虚火炎、胃阴不足、虚火上炎，故以滋阴降火为主，应手而愈。

例二乃一派心、胃经积热化火、熏灼上蒸之征，治予泻心火、清胃热，以导赤散加味，泻心胃两经之火，使之从小便而出；加黄连、青麟丸以加强清心除烦、泻火解毒之功；麦冬配生地黄，使养阴清热之力益显，故一药而愈，迄今未见复发。

吴茱萸粉外敷涌泉穴，是治疗口腔溃疡有效的外治经验方，有引火下降、促使口腔溃疡愈合之效。

此外，唇形科植物雪见草（《本草纲目》名为荔枝草），俗称过冬青、虾蟆草，治疗口腔溃疡具有卓效。我在农村巡回医疗时，屡用应手。该草野生，到处皆有，具凉血解毒、退肿利水、消痈止血之功，善治各种出血、乳痈瘰疬、跌打损伤、痔疮肿毒、疥疮湿痒，尤擅治咽喉口舌之肿痛、溃蚀，对口腔溃疡更具卓效，这是值得推广应用的一味草药，每日用15～30g煎服，一般1～3日痊愈。

（朱建平整理）

七、调脾清胃法治愈胃脘痛（胃溃疡）一例

冯某，男，39岁。

初诊：1974 年 5 月 31 日。

主诉及病史：胃痛数年，近年来发作较剧。1972 年患肺结核，经治后病灶已稳定。近数年来经常胃痛，以食后 2 小时许为甚，得食则痛缓；消谷善饥，近年来较剧。1974 年 5 月 27 日在某医院作钡餐透视检查，提示为“胃小弯溃疡”。

诊查：苔薄舌质红，脉象细弦。

辨证：脾虚气滞，阴虚胃热之胃脘痛（胃溃疡）。

治法：调脾补中，养阴清胃。

处方：潞党参 15g　怀山药 15g　炙黄芪 15g　玉竹 15g　黄精 15g　川石斛 10g　炒元胡 12g　煅瓦楞 30g　甘草 6g　6 剂

二诊：6 月 6 日。药后痛缓，自觉颇适。苔薄，舌质微红，脉象细弦。药已中病，毋庸更张，前法续进之。上方加生白芍 12g，6 剂。

三诊：6 月 13 日。脘痛已除，惟善饥未已。苔薄，舌质微红，脉象细弦。脾虚气滞之象已获渐解，但阴损胃热之征尚未悉除，续当汤丸并进，以期根治。

（1）汤剂方：上方药续服 10 剂。

（2）丸药方：党参 75g　黄芪 75g　当归 75g　杞子 75g　延胡 75g　山药 120g　石斛 90g　黄精 90g　玉竹 90g　煅瓦楞 90g　煅乌贼 90g　白芍 90g　甘草 45g

共研极细末，蜜丸如绿豆大，每日早、午、晚食前半小时服 6g。

四诊：8 月 20 日，药后症情平稳，惟尚有轻度善饥感。苔薄，舌质微红，脉小弦。丸方续服 1 料以巩固之。

五诊：12 月 28 日。服丸剂 2 个月，善饥已痊。近 2 个月来形体较丰，精神亦振。又去某院钡餐复查：胃外形完整，蠕动良好，原胃小弯之龛影已消失，黏膜及充盈等均未见异常，球部正常。印象：胃小弯溃疡已愈。1976～1977 年连续复查，均正常。

【按语】溃疡病概括在胃脘痛、心胃气痛、肝胃不和、呕吐反胃等门中，其临床表现的证候是多种多样的。因此，各地辨证分型的意见也不一致，有按脏腑的，有按八纲的，有按病机结合脏腑的，有按病机结合八纲的；一般以虚寒、郁热、肝胃不和、血瘀等分型施治者为较多，这是抓住病机来分型的。因其发病的机制与肝、脾、胃有关，主要多由于肝郁气滞，失于条达，横逆犯胃；或郁久化热伤阴；或气滞既久，导致血瘀；或因饮食失节，或由长期劳倦而伤脾，脾虚不运，胃失和降而致。本例患者系单位负责人，长期工作劳累，“劳倦伤脾”，脾之气阴俱伤，乃病之根源。脾气既虚，则易中运失健、气机郁滞而疼痛作。阴虚既久，又易生热，胃热盛则消谷善饥。故本例在辨证上属于脾虚气滞、阴虚胃热之候，既不同于单纯性脾胃虚寒的黄芪建中汤证，又不同于阴虚胃热的一贯煎证，是两者兼而有之的综合型者，相似于巢元方《诸病源候论》之“饥疝候”。所以我在治疗时既用参、芪来补气健中，又用玉竹、黄精、石斛以养阴缓中；再伍以行气活血的延胡，因其不仅能入肺脾走气分而行气，又能入肝经走血分而活血，气行血活，通则不痛，故善止痛。同时，延胡与瓦楞、甘草并用，又能制酸护膜，促进溃疡之愈合。故一剂即痛缓，再剂而痛定；但脾虚气滞之象虽解，而阴虚胃热之征未复，是以善饥减而未已，乃续守原意加味以丸剂徐调之。药进两料，历时三个月而痊。嗣后曾多次作钡餐复查，均属正常，远期疗效比较巩固。故临证时必须严守辨证原则，综合分析，机动灵活。同时，辨证与辨病相结合，灵活用药，始能提高疗效。

（姚祖培整理）

八、补脾肾、益气阴法治愈肾虚气陷(慢性肾盂肾炎)一例

万某,女,34岁。

初诊:1974年3月24日。

主诉:小便坠迫,腰酸腿软。宿有肝炎,体气虚弱。先罹患膀胱炎之疾,又续染肾盂肾炎,住院三个月,症情稍平方出院,惟小溲坠迫,腰酸腿软,头眩健忘,形瘦神疲,纳呆腹胀而来就诊。

诊查:尿培养大肠杆菌多于10万,12小时小便中白细胞计数达22 950 000,红细胞计数为2 954 000,苔薄白,中后微腻,脉弦细而数,两尺殊弱,几难按及。

辨证:肝肾之阴亏损,脾肾之阳不振之肾虚气陷(慢性肾盂肾炎)。

治法:培益肝肾,兼运脾胃,气阴并顾,燮理阴阳。

处方:太子参12g　仙灵脾10g　怀山药12g　川百合12g　肥玉竹12g　甘杞子各12g　生麦芽15g　乌贼骨12g　茜草炭10g　白槿花12g　血余炭6g　甘草梢5g　4剂

二诊:3月29日。药后精神较振,颇感舒适,小便检查:小便中白细胞计数已降为1 350 000/12h,红细胞计数为555 000,基本接近正常,此佳象也。苔脉如前,原方续服4剂。

三诊:4月2日。精神爽适,小便检查,续见好转,白细胞960 000/12h,红细胞在正常值以内。惟胃纳欠香;苔薄白,中后微腻;脉细,尺弱较振。侧重健脾运中。

处方:太子参15g　炒白术10g　怀山药12g　广木香5g　仙灵脾10g　仙茅5g　乌贼骨12g　茜草炭10g　甘草梢5g　4剂

四诊:4月7日。症情渐趋稳定,惟以体气亏虚,不易骤复,续当培调,以期巩固。

上方加炙黄芪10g,紫河车6g,川续断10g,10剂。

五诊:4月20日。近日诸象均平,精神渐复,已于前日试行上班,仅午后稍感疲乏。苔薄白,脉细较振,续予丸剂以善后。

处方:红人参15g　炒白术45g　炙黄芪45g　怀山药60g　川百合60g　炙龟版各60g　仙灵脾30g　血余炭24g　煅乌贼骨45g　茜草炭18g　紫河车18g　陈皮18g　白槿花45g

共研极细末,以熟地、鸡血藤各120g煎取浓汁,泛丸如绿豆大,每服6g,日2次。

【按语】患者肝肾之阴既亏损,脾肾之阳又不足,是以证属气阴两亏,阴阳俱虚之候,恙势缠绵,久而不复,治疗只有抓住这一关键,气阴两顾,阴阳并调,始能生效。所以既用太子参、仙灵脾益气助阳;又用杞子、山药、百合、玉竹滋养补阴,庶可达到益气顾阴、燮理阴阳的目的。乌贼、茜草并用,乃《黄帝内经》的乌贼骨——芦茹丸之遗意;该丸本治血枯及伤肝之疾,时时前后血之症,后世移治妇女冲任亏虚,而现月经不调、带下、溲频、二阴出血等证有一定效果。张锡纯氏盛赞其功,谓"二药大解固涩下焦,为治崩之主药;海螵蛸(即乌贼骨)能补益肾经而助其闭藏之用,并能消瘀;芦茹(即茜草)性善收涩,又能活血。天下妙药,大抵令人难测"。白槿花、血余炭,我常用之于下焦湿热不甚而体气偏虚之泌尿系疾患如肾炎、肾盂肾炎、膀胱炎等;凡小便混浊、尿检有红、白细胞及蛋白质者,颇有助益。白槿花性滑而利,解除热导滞,善治赤白痢,但下焦蕴有湿热之泌尿系疾患,用之亦恒奏效,既能渗利湿浊,又能泄化热毒,凡小便涩痛不利、尿检有蛋白质、红白细胞、脓细胞者,均可重用之。血余炭长于止血,善治一切血证,固为众所周知,但《别录》谓其治"五淋、大小便不通";《本草备要》称其"补阴消瘀……利二便",则为后世

所忽视。其实，仲景滑石白鱼散治小便不利即用之。我于慢性肾炎及肝硬化腹水而小便欠利者，数数用之，确有补阴消瘀、善利二便之功。参以麦芽，借其助胃气而资健运，以复生化之源。至于甘草梢，不仅有补益、协和诸药之功，且有引经之意，裨药力直达病所。

上方药乃为慢性体虚者而设，倘湿热甚者，方去二仙、参、芪等温补之品，加用知母、黄柏、地榆、槐角以清泄湿热；阴虚营热者加生地黄、女贞子、赤白芍、粉丹皮等；出血甚者加大小蓟各30～60g、苎麻根90g；有脓细胞者加土茯苓30g；刺痛甚者加象皮屑、琥珀末各1g，分2次吞服，甚效。下元亏损者，又应填补。总之，应辨证与辨病相结合，抓住主要矛盾，奏效始佳。

（朱建华整理）

九、利湿热、益肾阴、化结石法治愈石淋（泌尿系结石）三例

例一 张某，男，40岁。

初诊：1975年8月27日。

主诉及病史：尿血，小便欠畅，面浮，腰疼已月余。宿有腰痛、尿血史，已经4载。上月27日尿血，小便欠畅，面浮，腰酸且痛，在某医院作静脉肾盂造影摄片、尿三杯试验等检查，提示：两侧肾盂及输尿管积水（结石引起可能性为大）。曾服中西药治疗，效不显而来求诊。

诊查：静脉肾盂造影8s、25s、60s；摄片：肾盂、输尿管显影不满意，但见双侧输尿管及肾盂有积水现象。尿检：红细胞（＋＋＋＋）；尿三杯试验：蛋白（＋），红细胞（＋＋＋），白细胞（少许），三杯结果均同。苔薄微腻，脉象弦细。

辨证：湿热蕴阻下焦，结而为石。石淋（泌尿系结石）。

治法：清热化石，利水通淋。

处方：通淋化石汤去两头尖，加小蓟15g、琥珀末3g（分吞）。

二诊：9月6日。服上方第七剂后，排出结石3枚（0.7cm×0.5cm，0.35cm×0.2cm各1枚，另1枚落入厕所内，未能检出）。面浮、腰痛均见减轻，苔薄腻，边有齿痕，脉细弦。效不更方，续进之。上方加黄芪15g，地龙12g，8剂。

三诊：9月16日。面浮腰痛尚未悉除，是积水未尽，肾虚未复之征。苔薄腻，脉象细。前法继进之。上方去地龙，加楮实子15g，8剂。

四诊：9月24日。面浮已消，腰部微酸，原方药续服8剂。

五诊：10月9日。诸象趋平，小溲甚畅，自觉精神颇爽，苔薄，舌质淡红，脉细软。再为善后。

(1) 上方药续服8剂。

(2) 六味地黄丸500g，早晚各服9g，以巩固之。

12月15日在某院复查肾功能正常，恢复工作，迄今未发。

例二 杨某，男，52岁。

初诊：1974年7月24日。

主诉及病史：腰腹部绞痛，尿血2天。2日前突然腰腹部绞痛，呕吐，自疑为急性胃肠炎去某医院急诊，注射阿托品并输液，略见好转，即带药返家。旋又剧痛，并见血尿，又去某院急诊，诊为“肾结石”引起的肾绞痛，观察1日后，仍阵发性剧痛，因不愿手术，自动出院，要求服用中药而来诊。

诊查：体温38℃，小便常规，红细胞（＋＋＋）。苔黄腻，脉细弦而数。

辨证：湿热下注，结而为石，气滞络损之石淋（泌尿系结石）。

治法：渗化湿热，理气止血，利水通淋。

处方：金钱草 60g　蛇舌草 30g　小蓟 30g　苎麻根 60g　海金沙 12g　冬葵子 12g　生地榆 15g　广地龙 15g　延胡索 12g　琥珀末 3g(分吞)　六一散 15g　2 剂

二诊：7 月 26 日。药后腰腹绞痛逐渐趋缓，已能耐受。尿赤渐淡。苔薄腻，脉细弦。前法续进之。上方去苎麻根，3 剂。

1976 年 4 月。随访，迄今未见发作，一切正常。

例三　邹某，男，56 岁。

初诊：1973 年 12 月 15 日。

主诉及病史：经常腰腹酸痛已两月余。其势阵作，在某院作腹部平片提示：右肾及膀胱区结石，要求服中药排石而来诊。

诊查：腹部平片可见右侧肾区（1.0cm × 1.2cm）及膀胱（1.0cm × 0.7cm 2 枚）有阳性结石影；印象：右肾及膀胱区结石。苔薄白，舌质微红，脉象弦细。

辨证：湿热蕴阻，结而为石，肾阴亏耗之石淋（泌尿系结石）。

治法：泄化湿热，养阴益肾，通淋化石。

处方：生地黄 24g　生鳖甲 30g　金钱草 60g　海金沙 15g　赤芍 15g　冬葵子 10g　鱼脑石 5g　芒硝 5g　甘草 5g

连续服 20 剂

二诊：1974 年 3 月 23 日。在地区精神病院摄 X 线腹部平片：两肾阴影边缘及输尿管、膀胱均能清楚见到，右肾见一透光结石（1.2cm×0.8cm），位于第二腰椎横突下干，结石呈长尖形，膀胱阳性结石未明显发现，印象：右肾结石。服上方近 60 剂，腰腹痛已趋消失，无特殊不适。根据 X 线摄片结果，膀胱结石已消失，右肾结石亦略缩小。苔脉无著变，可续进之。

（1）上方加石见穿 30g，鸡内金 9g，20 剂。

（2）知柏地黄丸 500g，每服 6g，日 2 次。

1975 年 2 月随访，未摄片检查，但一切正常。

【按语】泌尿系结石（以下简称尿石）是泌尿系统疾病中常见病之一，以膀胱结石占多数，肾、输尿管结石略少。其发病原因较为复杂，目前尚未完全阐明，它与环境因素、全身性疾病、泌尿系疾患均有密切关系。

从尿石病的主症来看，它与中医学中的石淋、砂淋和血淋相似。其病因病机历代均有论述，总的认为由于湿热郁结下焦、尿液受热煎熬而成砂石。

尿石的治疗方法虽多，但总不能离开整体治疗的原则，“治病必求于本”。因此，既要看到石淋为下焦湿热、气滞瘀阻，又要注意湿热久留每致耗损肾阴或肾阳，故新病均应清利湿热，通淋化石；久病则需侧重补肾或攻补兼施。我在临床上将其分为两型进行施治，有利于掌握处理。

（1）湿热型：突发性肾绞痛发作，伴有明显的血尿或发热，小腹痛以及尿频、尿急、涩痛，或尿中断等急性泌尿系刺激征。苔黄或厚腻，舌质红，边有瘀斑，脉象弦数或滑数，治予自拟之“通淋化石汤”：

金钱草 60g　鸡内金 9g　海金沙 15g　石见穿 30g　石韦 15g　冬葵子 12g　两头尖 9g　芒硝 5g(分冲)　六一散 15g

加减法：尿血去两头尖，加琥珀末 3g（分吞）、小蓟 18g、苎麻根 60g。腰腹剧痛加延胡索、地龙各15g。发热加柴胡、黄芩各12g。尿检中有脓球者加败酱草18g、土茯苓30g。

(2)肾虚型：多为尿石症病程已久而致肾阴虚或肾阳虚者，均应调补扶正，俟正复再予上方药。肾阴虚者可选六味地黄或知柏八味；肾阳虚者可选济生肾气丸。如兼见脾虚者，则又宜健脾运中为先。肾积水者，选五苓散及金匮肾气丸。

为了提高疗效，根据症情采用中西医结合综合疗法，如配合解痉镇痛剂、针灸、冲激疗法、长跑跳跃运动等。总之，临证时要辨证与辨病相结合，因证制宜。倘结石嵌顿，致尿流梗阻而发生肾或输尿管积水或尿潴留、尿闭，甚至肾萎缩，保守治疗无效时，则必须及时手术，以免贻误。

在尿石病多发地区，可经常用柳树叶或大麦秆、玉米须、金钱草等煎汤代茶饮用，有预防和治疗之功。

（朱琬华整理）

十、清热毒、益气血法缓解虚劳（慢性粒细胞白血病）一例

章某，男，42岁。

初诊：1976年10月14日。

主诉及病史：消瘦乏力已三个月余。1976年6月开始感到头昏乏力，继之体重逐步减轻，未加重视，至9月上旬，始行就医。经血常规检查，血色素下降，白细胞数升高，并见到幼稚细胞，拟诊为“白血病”，即赴某医院诊治。经复查血常规、骨髓穿刺等检查，提示“慢粒”，嘱服马利蓝2mg，1日3次，回原籍服药治疗。因服马利蓝后反应较大，头眩、脱发而来就诊。

诊查：髓象分析：原始粒细胞0.015，早幼粒细胞0.01，嗜中性中幼粒细胞0.065，嗜中性分叶核粒细胞0.27，淋巴细胞0.01，单核细胞0.02，网状细胞0.005，嗜酸性粒细胞0.09，嗜碱性粒细胞0.045，中幼红细胞0.005，晚幼红细胞0.005。粒细胞增生极活跃，以晚杆及分叶核细胞为主，易见到嗜酸和嗜碱粒细胞，单核和网状细胞可见，淋巴细胞和红细胞受抑，红细胞易见。血常规：血红蛋白60g/L，白细胞计数24万，血小板55×10^9/L，肝肋下两指，脾脐下两指。苔薄舌质淡，脉象弦细，重按无力。

辨证：邪实正虚，气血津液结聚，形成癥积之虚劳（慢性粒细胞白血病）。

治法：清热解毒，培益气血。

处方：生地黄30g　党参30g　丹皮9g　元参15g　蚤休15g　天冬15g　黄芪15g　甘中黄6g

另用板蓝根、蛇舌草、龙葵、生鳖甲各30g，煎汤代水煎药。7剂。

二诊：10月22日。药后白细胞下降至55×10^9/L，惟仍感头晕目眩，时有脱发，苔薄舌质偏淡，脉象弦细。续予原方损益，以扶正为主，辅以攻邪。

三诊：11月30日。药后头晕大减，脱发已止，精神渐振，纳谷佳良，体重较前增加6kg，复查血象，白细胞7.1×10^9/L，脾于肋下可触及，苔薄，舌质淡红，脉象虚弦，重按无力，再予原方出入，继续服用。

四诊：1977年2月23日。面色已稍见红润，精神较振，步行数里亦无疲乏之感，纳谷佳良，无特殊不适。苔薄白，舌质淡红，脉象虚弦，重按无力，乃邪毒挫而未靖、正气偏虚之征。续予培益气血，佐以清解余毒之品。

处方：炙黄芪30g　党参30g　生熟地黄各15g　天麦冬15g　蛇舌草30g　龙葵30g

炙鳖甲 30g　炙甘草 6g　每日 1 剂

3 月 12 日来信云：一切正常，上方仍在间日服 1 剂以巩固之。

嗣后，患者因自觉精神颇佳，体无不适，即自行停药，并上班约年余，至 1978 年底突然“急变”，经抢救无效而死亡。

【按语】“慢性粒细胞白血病”与中医之癥积、虚损相似。关于其病因病机的认识，迄今尚有分歧，其焦点在于对该病的本质是虚证还是实证，是因病致虚，还是因虚致病，尚未取得统一的意见。通过临床实践，我认为白血病既非单纯的虚证，也不是一个绝对的实证；它的发生和发展，始终存在着正邪互争、虚实偏胜的现象，是虚实夹杂、正虚邪实的证候，其病“本”是邪毒内蕴。基于以上之认识，所以在治疗上我把清热解毒、杀灭白血病细胞作为矛盾的主要方面，采取清热解毒为主，扶正固本为辅。辨证的处理其标、本、虚、实、缓、急、先、后的复杂关系，初步取得一定的疗效。

我所拟订的诱导缓解方，是以攻邪为主，扶正为辅，可以久服，虚人亦宜。本例即是在服马利蓝产生副作用后而应用本方的，服后病情逐趋稳定，脾脏缩小，红细胞数、血小板数上升，白细胞数下降至正常值，体重增加 6.5kg，缓解两年余。

（朱建华　朱又春整理）

【编者评注】朱老强调辨证与辨病相结合，以因证制宜为主，专病专药为辅，提高了疗效，便于重复、总结。他的医案有些是以辨证论治贯彻始终，取得了很好的疗效，如乙脑、泌尿系结石、胃溃疡等，达到了治愈。有些则在辨证基础上加入专用药，疗效高而且稳定。如用生半夏、紫背天葵治疗瘰核；吴茱萸外敷涌泉穴、雪见草治疗口疮；白桂花治疗泌尿系感染；柳树叶、大麦秆、玉米须、金钱草等治疗泌尿结石等，临床应用均有很好的疗效。

曹颂昭医案

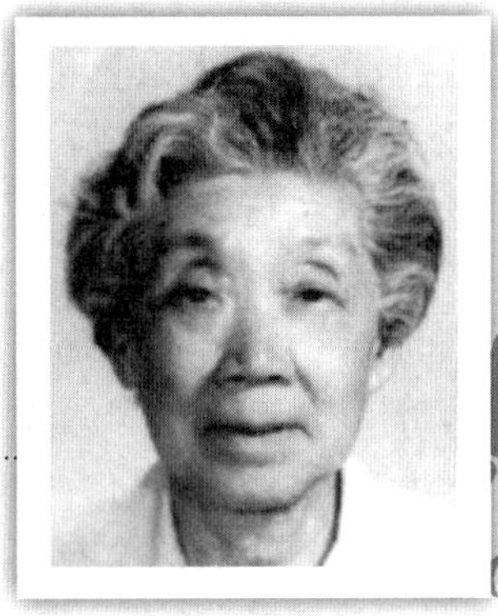

【生平传略】

曹颂昭，女，1917年4月生。江苏省无锡市人。南京中医学院附属医院儿科主任医师。

1938～1944年随父学医；1944～1955年在家开业行医；1951～1952年，在无锡市中医进修班毕业。1955～1956年，在江苏省中医进修学校毕业。1956年3月～1962年3月任江苏省中医院儿科医师；1962年为主治医师；1982年为副主任医师；1987年为主任医师。

曹家世居无锡盛巷，历代以中医为业，专幼科，尤长痧、痘、时病。自上祖相延迄今已20世。其祖父仲容公、其父钟英公，皆鸣于时，代有著述。曹老幼聆庭训，继承祖业，并蒙国家培育，从事中医儿科临床及带教工作，并不断总结临床经验，以理论联系实践，以实践经验充实理论，医术不断提高。临诊时宗古而不泥古，施方用药，喜因人因时因地而异，灵活施治。

发表论文有《小儿泄泻》、《小儿咳喘的经验》、《小儿汗证辨治》等。著作有《小儿营养不良》。曾参加编写《中医护理学》、《中医儿科诊疗学》、《中医儿科临床手册》等。

一、补肾温督法治愈小儿脊痿一例

顾某，男，13岁。

初诊：1981年9月12日。

主诉及病史：脊梁酸软，不耐久坐10年。

诊查：患儿自3岁时即不耐久坐，经常伸腰转侧。近年来症情加重，每端坐半小时即感脊梁酸软，难以直立。查脊椎排列整齐、活动正常，无侧弯及后凸畸形，局部无红肿。形体消瘦，面色少华。舌苔薄白、舌质偏淡，脉细弱。曾多次查血沉、抗“O”，报告均正常。脊椎左侧斜位摄片检查未见异常。经多种中、西药治疗，症情如故。

辨证：先天肾气不足，督脉气血虚弱。病乃“脊痿”之属。

治法：补肾温督。

处方:杜仲 10g　川续断 10g　金狗脊 10g(去毛炙)　益智仁 10g　补骨脂 10g　桑寄生 10g　桑枝 10g　全当归 10g　鸡血藤 12g　红花 6g　宣木瓜 10g　焦白术 10g　炙甘草 5g

上药连进 10 剂,自觉脊梁得舒,能耐久坐,但觉脊梁稍有冷感。继用上方去红花、宣木瓜、桑枝、桑寄生,易入党参、肉苁蓉、牛膝。连进 5 剂,冷感渐除。后转予健身全鹿丸、香砂六君丸交替服用,经治 3 个月,诸症尽除,随访 7 年未见复发。

【按语】该病极为少见,古今医籍未见记载。根据主诉症状,脊梁痿软、不耐久坐,故名为"脊痿"。曹老治愈十年痼疾的经验是:①补肾温阳,柔和以治:先天不足、元阳欠充、督脉空虚乃本病之病机,选用温补,毋庸置疑。曹老认为本病病程较长,非朝夕能愈,不可刚烈强夺;再者小儿稚阴稚阳,燥烈之品易助热化火,耗劫阴液,故选择温补,避用桂、附等辛热壮阳之品,而取狗脊、益智仁、补骨脂、肉苁蓉、全鹿丸等柔和的温补之品,缓缓图功。②舒筋活络,疏通任督:叶天士有"久病宜通任督"之说。痿症日久,脉道络隧必然欠通,故在上述温补的基础上,佐入当归、鸡血藤、红花、桑枝、宣木瓜以养血通脉,疏利任督,冀气血流畅、任督疏通而脊痿自除。③调补脾胃,不离阳明:"治痿独取阳明"是历代医家惯用的治痿原则。本案一开始即投白术、甘草,症状改善后又加党参,辅以香砂六君子丸,补后天以壮先天,从而达到充实督脉、肾元之目的。

二、宣降镇咳汤治愈小儿顿咳三例

例一　王某,男,6 岁。

主诉及病史:咳嗽二旬。

诊查:咳嗽日轻夜重,咳呈阵作,每次阵咳连续十余声,咳甚则面红引吐食物、痰涎。眼睑浮肿,不发热。舌苔浊腻,舌质不红,脉滑。听诊:两肺呼吸音清晰,查白细胞计数 $11.2\times10^9/L$,中性粒细胞 0.4、淋巴细胞 0.6。

辨证:外感时行之邪,兼夹痰浊深蕴肺络,肺气失于宣降。

治法:宣肺降气,化痰镇咳。

处方:保金丸 10g(包煎)　光杏仁 10g　甘草 5g　天竺子 10g　炙白前 10g　炙百部 10g　代赭石 20g(先煎)　法半夏 5g　陈皮 5g　钩藤 10g

上药连服 5 剂后,夜间咳次减少、引吐亦减,目浮消退,苔脉如前。继服原方 5 剂后咳减大半,已非阵咳,引吐亦止。苔腻已化薄,脉滑。后以肃肺化痰善后而愈。

例二　蔡某,女,1 岁半。

初诊:1978 年 7 月。

主诉及病史:咳嗽半个月。

诊查:咳呈阵作,日轻夜重,咳则面红,连续十余声,鼻流脓涕,渴喜饮水。舌苔薄白、舌质红。听诊:两肺呼吸音清晰。查血细胞分类:白细胞计数 $15.6\times10^9/L$、中性粒细胞 0.21、淋巴细胞 0.78、嗜酸粒细胞 0.01。

辨证:暑月当令,暑风夹痰深蕴肺脏,肺失宣降。

治法:清暑宣肺,化痰镇咳。

处方:保金丸 10g(包煎)　光杏仁 10g　玉泉散 18g(包煎)　炙百部 10g　炙白前 10g　枇杷叶 10g　红花 5g　代赭石 15g(先煎)

上药连投5剂，咳次显著减少，晚间咳嗽引吐痰涎，鼻流脓涕，口干喜饮，咽红汗多，舌苔薄白，舌质偏红。再拟原方去枇杷叶，加钩藤10g，又连进药5剂，咳嗽痊愈。

例三 黄某，女，6个月。

主诉(代诉)及病史：咳嗽一个半月。

诊查：咳频阵作，咳则面红唇紫，涕泪俱下，引吐痰涎及食物，咳毕有回声。舌苔薄白、舌质正红。听诊：两肺呼吸音清晰。查血白总分：白细胞计数11.6×10^9/L，中性粒细胞0.27、淋巴细胞0.73。曾服用百日咳糖浆，肌注链霉素治疗半月余，未能见效。

辨证：外感时邪深蕴肺络，肺气郁滞，血行不畅。

治法：宣肺降气，化痰镇咳，佐以活血。

处方：保金丸6g(包煎) 桃杏仁各6g 天竺子10g 炙百部10g 白前胡各5g 代赭石12g 钩藤10g 鱼腥草10g 生甘草3g

上药共进10剂，药后咳减大半，流涕亦止。舌苔薄净、舌质转红。乃久咳肺阴暗伤，肺气失肃。治转养阴润肺法，药用南沙参、黄精、炙百部、炙紫菀、款冬花等而获痊愈。

【按语】 顿咳，相类于"百日咳"，古称"鸡咳"、"鹭鸶咳"、"疫咳"等。本病多流行于冬春季节，以5岁以下小儿多见。年龄愈小，病情愈重，且易出现并发症。临床以阵发性痉挛性咳嗽，并伴有深长的鸡鸣样吸气声为特征。顿咳不同于一般咳嗽，治之非易速痊。曹老自拟"宣肺镇咳汤"，由保金丸(系江苏省中医院自制成药，由麻黄等药组成)10g(包煎)、光杏仁10g、生甘草5g、天竺子10g、炙百部10g、代赭石15g(先煎)组成，并根据风寒、痰火、肺虚之偏进行加减。痰多偏寒者加半夏、陈皮(见病例一)；热重者加葶苈子、玉泉散(见病例二)；咳剧者加钩藤；有紫绀者加红花(见病例三)；阴伤者加南沙参、黄精(见病例三)。应用本方治疗顿咳，奏效明显，其经验是：①掌握顿咳的病机特点：其病变部位虽在肺，但与一般咳嗽不同，系由感受时行疫疠之邪与痰气交阻，深蕴肺络，愤郁不宣，肃降失司。肺气不宣则阵咳不扬；肺气失降则咳逆上气、引吐痰涎；痰气交阻，蕴伏较深则不易速痊。②宣肺、降气、镇逆复方图治：曹老认为，治疗顿咳，非宣肺气不得开，非肃降气不得平。肺气宣则邪有外泄之机，肺气得降则咳逆引吐可平。所以选用宣肺、泻肺、降逆、化痰、镇咳等诸法复方图治。同时还习惯加用解痉镇咳之品，如钩藤、蜈蚣、甘草等，镇咳效果颇佳；并提倡加用活血化瘀药，特别是小婴儿，在阵咳时易出现口唇紫绀、憋气等气滞不畅、血行受阻的症状，故在基本方中酌加活血之品是必要的。

三、辨证施方治疗小儿先天巨结肠三例

例一 应某，女，6月龄。

初诊：1978年4月12日。

主诉及病史：大便难解六个月。

诊查：患儿自出生后大便一直难解，每天需用开塞露后方能排出。腹软作胀，肠鸣矢气，胃纳不香，未见呕吐。舌苔薄白、舌质正常。查：精神尚可，腹软，肝脾未及，未扪包块。在某医院作钡剂X线检查，拟诊为：先天巨结肠。嘱1周岁后作手术治疗。

辨证：此乃积滞内蕴，腑气不通。

治法：行气通腑。

处方：木香5g 槟榔10g 青陈皮各5g 枳实壳各5g 瓜蒌仁10g 莱菔子10g 当归10g 鸡内金5g

上药仅服1剂，翌日大便自解而质软，腹软不胀，时有矢气，胃纳有增。原方又进3剂，大便均能畅行。惟停药后又见便秘，遂于原方中加醋柴胡5g，继进5剂，便行正常，再用原方略行加减继进，以巩固疗效。

例二 李某，女，40日龄。

初诊：1980年3月16日。

主诉及病史：肚腹膨胀40天。

诊查：患儿自出生后即发现肚腹胀大，青筋显露，肠鸣啼哭，矢气或大便后腹部稍软。大便日行三四次，夹有乳片及黏液，色黄有热腥气。吮乳尚可。舌苔薄白、舌质红。查：腹胀而硬，未扪包块。腹壁静脉显露。曾在南京市某医院透视检查，见结肠胀气明显，结肠增宽，无积液。曾服某院自制青陈合剂及用肛管排气，腹胀不见改善，而请曹老诊治。

辨证：肝失疏泄，脾失健运，气滞中州。

治法：调和肝脾。

处方：醋柴胡3g　白芍5g　枳壳3g　生甘草3g　砂仁1g(后下)　金铃子5g　青陈皮各3g　木香3g　乌药3g

上药连进13剂，患儿矢气频作，腹胀显减，腹壁青筋已不显露。大便日行1～4次，质溏色褐，仍夹黏液奶块。舌苔乳白。此乃肝气得和，脾运渐复，继用原方加炒麦芽，嘱其间日1剂以巩固之(在治疗期间，曾去某医院作钡剂灌肠X线拍片检查，见乙状结肠稍粗，直肠痉挛不平整，过1小时复查，钡剂能自排，拟为先天巨结肠)。

例三 燕某，男，3岁半。

初诊：1981年4月18日。

主诉及病史：先天巨结肠术后便秘两年余。

诊查：患儿因患先天巨结肠，于1周岁时在某院接受手术治疗。术后大便依然艰行，每天需灌肠通之。腹软不胀，面色萎黄，精神一般，舌苔中心薄腻，脉平。

辨证：脾气虚弱，健运乏力，传导失司。

治法：理气助运。

处方：木香5g　大腹皮10g　青陈皮各5g　枳壳5g　焦白术10g　乌药5g　白芍10g　炙草5g

二诊：1981年4月。上药仅服1剂，大便已能自解，日行3～4次，质软量少，无腹痛，矢气多。原方又进7剂，大便通畅，日行2次，色黄质软，惟胃纳不多，舌苔中心微腻。谅由恙久脾运乏力所致，故治宗原法增入益气健脾之品。

处方：太子参10g　白术10g　茯苓10g　炙甘草5g　法半夏5g　木香5g　砂仁1.5g(后下)　苡仁10g　焦楂曲各10g

连进10剂，患儿大便日行2次，胃纳转香。仍用原法继续巩固调治。

【按语】小儿先天巨结肠，是由于远端结肠壁肌间神经丛的神经节细胞减少或阙如，以致结肠远端运动功能紊乱，经常处于痉挛状态，粪便郁滞于近段结肠而造成肠管扩张、肥厚。临床表现为顽固性腹胀、便秘，或见腹泻，甚至出现部分的或完全性的肠梗阻症状。它是小儿常见的消化道畸形之一。西医学认为，轻者可定时用等渗盐水灌肠，促使排便；严重者需经手术根治。中医学文献中虽无此病名记载，但根据其症状表现，可散见于腹胀、便秘、腹泻门中。以上三例小儿先天巨结肠，表现症状不同，曹颂昭老中医辨证选方各异。例一便秘属实，以行气通腑为主，取木香槟榔丸加减；例二便溏腹胀气滞明显，以疏肝理气调脾法，取四逆散加味；例三久病术后体虚，运化乏力，以益气健脾、理气助运法，取香砂六君子丸加味。经治三例均收到了同样的效果。此乃“同病异治”。但曹老认为，其异中尚有相同之处，即不离理气助运。她说：“气行则运，脾运则健”。在辨证的基础上加入理气行滞法，是曹老用以治疗本病的特点。

四、清肝活血汤治愈小儿头痛一例

唐某，女，9岁。

初诊：1984年10月。

主诉及病史：头痛近月。

诊查：患儿于2旬前始起低热（体温38℃左右），同时伴剧烈头痛（当时血压135/110mmHg）呕吐3天。1周后低热净退，血压降至正常，惟头痛仍剧，影响睡眠。形体肥胖，面红，性情急躁，大便干结，舌苔黄腻、舌质偏红，脉弦滑。查：神志清楚，血压正常，体重47 kg，曾在某医院检查脑电图，见到异常波形。眼科查两眼视力均为1.5，眼底视网膜静脉怒张，印象为：视乳头水肿。又查空腹血糖6.49mmol/L、血清胆固醇4.7mmol/L。在某部队总医院先后作头颅摄片检查，片示：蝶鞍发育较小，蝶窦腔发育稍差，骨质结构尚可，未见明显病灶。头颅CT扫描未见异常。拟诊为：①肥胖高颅压症；②单纯性肥胖头痛。

辨证：体胖痰湿素盛，湿火内炽，肝阳上亢，络脉失畅。

治法：清肝潜阳、活血通络，佐以化湿。

处方：龙胆草10g　黑山栀10g　黄芩6g　赤芍10g　桃仁10g　红花6g　当归6g　钩藤12g　全虫10g　天麻10g　泽泻10g　石决明12g(先煎)

另服羚羊角粉0.5g，1日1次，温水调服。

二诊：1984年10月。上药服5剂后，头痛显减，夜间已能安眠；日间尚有轻微头痛，呈阵发性，有跳动感，片刻自止；性情急躁渐安，面红减轻，食欲改善，精神好转。苔脉如前，再拟原法继进。

处方：原方去黄芩、赤芍。加白蒺藜10g，夏枯草10g，灵磁石20g(先煎)。另服鲜竹沥水15ml，1日2次，温水送下。

上药又进10剂，每天上午头痛消失，已能坚持上课，下午4～6时尚有轻度头痛，夜能安寐。舌苔黄腻已化薄，舌尖偏红。原方再进5剂后，头痛消失，精神食欲均佳。计服药30剂，眼科复查眼底，双眼底视盘境转清，静脉充盈，视网膜上无出血及渗出发现。于半年后患儿母亲携女来道谢，知患儿头痛愈后一切正常，未再复发。

【按语】清肝活血镇痛方，为曹颂昭老中医临床自拟经验方。此方由龙胆草、黑山栀、黄芩、桃仁、红花、钩藤、全虫、天麻、当归、赤芍、石决明、灵磁石、泽泻组成。主要适用于湿火内盛、肝阳上亢之头痛证，头痛以两侧太阳穴为甚，痛时有跳动感，形体壮实，面红烦躁，唇干口苦，大便干结，苔黄腻、舌质红等症。

五、清热解毒法治愈小儿病毒性感冒三例

例一　吴某，女，4岁。

初诊：1986年3月20日。

主诉及病史：发热1周。

诊查：身热朝减暮起测体温39.4℃(肛)，恶寒少汗，咽红不咳无涕，鼻血量少，口微渴，大便正常，舌苔薄黄、舌质红，脉小数。查：神志清楚，精神尚可，急性热病容，咽充血，皮肤(一)，心肺听诊(一)。查白细胞计数5×10^9/L、中性粒细胞0.62、淋巴细胞0.38。诊为：病毒感染。

辨证：外感温毒，郁表未解，已传入里，阳络受损，致血上溢。

治法：疏风散邪，和解清里。

处方：荆芥6g　板蓝根15g　马鞭草15g　贯众10g　柴胡10g　黄芩6g　青蒿10g　茅花6g(包)

二诊：1986年3月22日。服药2剂，汗出较多，高热渐降未净，尚有低热，咽红未除，乳蛾红肿，唇碎，仍有少量鼻衄，舌苔黄、舌质红，脉欠静。颈部淋巴结肿大如黄豆，按之活动。治宗原方加夏枯草10g、藕节炭10g，又投药3剂，热退血止而愈。

例二　吴某，男，2岁。

初诊：1987年5月13日。

主诉及病史：发热半月。

诊查：发热日轻夜重，白天体温38.8℃(肛)，有汗不多，肢端欠温，咽红乳蛾肿大，口干喜饮，不咳无涕，舌苔薄白、舌质红，脉数。查：心肺(一)。白细胞计数6.4×10^9/L，中性粒细胞0.48、淋巴细胞0.46、嗜酸粒细胞0.04。

辨证：外感温邪，郁表犯肺，上蒸于咽。

治法：辛凉解表，清热解毒利咽。

处方：荆芥6g　板蓝根15g　马鞭草15g　贯众10g　银花10g　朱连翘10g　薄荷5g(后下)　蚤休10g

上药仅服1剂，汗出较多，当晚身热尚高，至翌晨渐退，夜间热未起，肢冷转暖，咽喉红肿减轻，口渴亦减，舌苔薄白、舌质红，脉数转静。乃温邪渐解之象。再拟原方去薄荷，加芦根30g，服两剂而愈。

例三　童某，男，12岁。

初诊：1987年6月7日。

主诉及病史：发热8天。

诊查：身热朝轻暮重，昨晚壮热，热前微恶寒、微汗；头痛目赤，咽红口渴，不咳无涕；便溏，日行2次，舌苔黄腻、舌质红，脉数。查：神清，精神委顿，两结膜充血。心肺听诊(一)。白细胞计数65.9×10^9/L，中性粒细胞0.64，淋巴细胞0.36。

辨证：外感时行温邪，郁表犯里。

治法：辛凉解表，疏和清里。

处方：荆芥6g　板蓝根15g　马鞭草15g　贯众10g　柴胡10g　黄芩6g　青蒿10g　银花10g

二诊：1987年6月8日。上药1日连服2剂，身有汗出，夜间热势渐衰(体温38℃)，热前仍微有恶寒，头痛，咽仍红，口干欲饮；大便日行3次、质溏；舌苔黄腻、舌质红，脉滑数。再拟原法继进。

处方：原方加羌活6g，鸡苏散10g，焦楂曲各10g。

上药又1日连进2剂，药后身热净退，头痛恶寒全解，大便转干，精神转振。惟咽仍红，口干喜饮，苔腻全化、舌质红。此乃温邪渐撤，津液暗伤之象。治转清热护阴之法。

处方：淡竹叶 10g　芦根 20g　玉竹 10g　黄芩 6g　青蒿 10g　谷芽 10g

善后而愈。

【按语】小儿病毒性感冒病程较长，身热较甚、持续不退或朝轻暮重，热前微有恶寒或不恶寒，无汗或少汗，或伴头痛，咽红目赤，精神较萎，偶有咳嗽或不咳，无明显鼻塞流涕，舌苔薄黄、舌质红等，多表现一派热毒证候。曹颂昭老中医，拟用清热解毒之中草药，自制"水药病感方"，由荆芥、板蓝根、马鞭草、贯众组成。结合辨证，可选加疏表清热法（银花、连翘等）、和解清热（柴胡、黄芩等）、利咽清热（蚤休、山豆根等），临床治之，疗效满意。药仅以现存 30 例病案小结如下：

药后退热时间总结表

退热天数	药后当晚	1 天	2 天	3 天	4 天	5 天	合计
例数	4	5	9	8	2	2	30
百分比(%)	13.3	16.6	30	26.7	6.7	6.7	100%

本组病例均有发热，最高体温 39.8℃（肛），最低体温 38℃（肛）。其中以 38～39℃较多。药后退热时间，最短于服药当晚即退，最长于药后 5 天退净。其中以服药两三天热退者较多。30 例病感小儿药后转获痊愈。该方适用于具有热毒证候的病感小儿。

六、引火归原法治愈小儿顽固性口腔炎一例

罗某，女，7 岁。

初诊：1978 年 4 月 2 日。

主诉及病史：口腔反复溃疡已年余。

诊查：患儿口腔黏膜反复出现溃疡，曾在南京市某医院作口腔溃疡面分泌物培养，结果为"卡他球菌"。作"OT"（1∶1000）试验，结果（＋＋），曾拟为"结核性溃疡"。一直服异烟肼治疗。因效果不明显，特请曹颂昭老中医会诊。初诊时，患儿上唇右侧黏膜有一黄豆大溃疡，疮面微陷，色淡红，不觉疼痛；口腔黏膜苍白，口唇及牙龈色淡，面色皖白。

辨证：素体脾肾元气不足，心肾不交，虚火上炎。

治法：引火归原，交通心肾。

处方：

（1）炒川黄连 1g　肉桂 1.5g　枸杞子 10g　生地黄 10g　丹皮 10g　赤白芍各 10g　生龙牡各 15g　生甘草 5g。

（2）养阴生肌散少许，搽口腔溃疡处，1 日三四次。

二诊：1978 年 4 月 5 日。上方药连进 3 剂，口腔溃疡明显缩小，继用原方连进 3 剂而愈。

后据家长述，自服上药治疗后，口腔溃疡半年未发，之后曾复发 1 次，自给服上方 5 剂而愈。

【按语】口疮（包括口糜），常是某些疾病的并发症，在儿科临床较为多见。临床以口腔黏膜出现溃疡或糜烂面，或伴口臭、流涎为主要症状。西医学称此为"口腔炎"，系由口腔黏膜感染所致。口疮的发生，多由热毒内聚心脾，循经上炎所致；也有因病后阴伤，或元气不足、虚火上泛而生。曹老治疗口疮，主以清火泻火，配合通腑泻热；夹湿者加苦泄，阴虚者滋阴降火，阳

虚者引火归原，取方用药辨证灵活。她认为，引火归原法为常法中之变法。在儿科属此证型的口疮并不多见，临床应掌握辨证要领，如溃疡面呈淡红色、疼痛不著、口腔黏膜苍白、面色皖白等，采用交通心肾、引火归原之法，往往奏效。她取交泰丸加味。其中川黄连引心火下降于肾，使肾水不寒；配肉桂温肾化水、上济于心，不使心阳偏亢。两药一寒一温，升降阴阳，使水火互济，浮火自敛而得愈。

七、肺肾同治控制哮喘发作一例

马某，男，3岁。

初诊：1984年3月20日。

主诉及病史：咳喘发作2天。

诊查：患儿素有咳喘史，反复发作已2年。近作2天，以喘为主，喘息痰鸣，小咳流涕，汗多口渴，面色少华。今晨解稀便1次，夹有泡沫。舌苔少，舌质正红。听诊：两肺满布哮鸣音。

辨证：久喘之体，肺肾两虚，复感外邪夹痰蕴肺，肺失宣降，气道失利。

治法：肺肾同治，标本兼顾。

处方：炙麻黄5g　炒熟地黄10g　五味子5g　苏子10g　炙白前10g　淡射干5g　生甘草3g　桑白皮10g

二诊：1984年3月27日。上药连服1周，哮喘已平3天，咳亦渐止，胃纳增多，便稀转干。唯舌苔仍光少，舌质偏红。听诊：两肺哮鸣音消失。外邪尽解，肺肾两虚未复。转拟补肺益肾，从本图治。

处方：北沙参10g　黄精10g　炒熟地黄10g　陈皮5g　法半夏5g　五味子5g　补骨脂10g

【按语】小儿与成人哮喘发作虽有共性，但又有其特性。一是小儿肺脏娇嫩，藩篱疏松，兼之哮喘反复发作，肺气更为受损，所以形成小儿哮喘多由外感诱发的特点，表现先咳后喘，或咳多于喘等外邪闭肺之证。因此，曹老主张在哮喘发作之初，根据受邪的性质，处方多加开宣肺气、疏散外邪之品，以防肺气闭郁加重气喘。二是小儿童体，无劳欲所伤，纯属肾虚者少见，屡发、久发者多半虚中夹实，表现肺实肾虚。这是小儿哮喘发作时的又一特点。遇此种病例，曹老主张肺肾同治，选麻黄与熟地黄配伍加味，一面宣肺之实，一面益肾之虚。临床屡用，平喘颇捷。惟采用本方宜掌握舌苔薄少，食欲尚可及动则喘甚的主证。

八、疏泄清化汤治愈小儿神经性尿频四例

例一　卢某，女，8岁。

初诊：1974年9月13日。

主诉及病史：尿频1周。

诊查：患儿1年前曾患尿频，经治已愈。近1周来尿频又作，无尿急尿痛，白天尿频，量少色黄，入睡后尿次正常；胃纳不香，容易汗出；舌苔淡黄腻。尿常规检查，未见异常。

辨证：湿热内蕴中下二焦，膀胱气化失司。

治法：清化湿热，疏泄膀胱。

处方：柴胡梢5g　生草梢5g　荔枝草15g　车前草15g　茯苓10g　台乌药5g　糯稻

根 15g　女贞子 10g　旱莲草 10g

二诊:1974 年 9 月 18 日。上药连服 5 剂,尿频次数显减,汗出减少,惟苔腻未化、舌质红。湿热渐化而未净。拟原法加强清化药力。

处方:原方继进,增服二妙丸。

上方药又连进 5 剂而愈。

例二　黄某,男,6 岁。

初诊:1974 年 12 月 1 日。

主诉及病史:尿频遗尿 2 年。

诊查:2 年来尿频,白天尿次多达十余次,无尿痛,稍有尿急感;夜间汗多,尿床 4 次;纳差;大便干,两三日一行。舌苔薄黄腻、舌质偏红,脉细。尿常规检查:(一)。

辨证:恙久肾虚,湿热留恋,膀胱气化失司。

治法:清化湿热,疏泄膀胱,佐以益肾。

处方:柴胡梢 5g　生草梢 5g　茯苓 10g　知母 5g　怀山药 10g　覆盆子 10g　菟丝子 10g　五味子 5g　女贞子 10g　旱莲草 10g

二诊:1974 年 12 月 6 日。上药连投 5 剂,尿频显减,夜间能自己起床小便,未见遗尿。药证相符,效不更法。又拟原方去茯苓,加枸杞子 10g,继进 10 剂,以冀巩固。

例三　刘某,女,7 岁。

初诊:1978 年 7 月 11 日。

主诉及病史:尿频尿急已两旬余。

诊查:过去曾有尿频史,近两旬来尿频又作,伴有尿急,无尿痛,每日约尿二三十次,短则每 10 分钟 1 次,长则 1 小时左右 1 次,夜间不尿。注意力分散后,尿次减少。尿色如常。平素胃纳不多,舌苔薄黄。屡查尿常规,均在正常范畴。曾投中药益肾养阴、清化湿热之剂,效均不著。

辨证:素体脾肾不足,兼夹湿热内蕴,膀胱疏泄失常。

治法:健脾补肾,清化疏利并进。

处方:柴胡梢 6g　生草梢 5g　车前草 15g　茯苓 10g　泽泻 10g　焦白术 10g　缩泉丸 10g(包煎)

上药仅服 4 剂,尿频即消失。

例四　王某,女,10 岁。

初诊:1976 年 12 月 2 日。

主诉及病史:尿频尿急年余。

诊查:患儿昼夜尿频,白天有尿急,无尿痛,夜间小便四五次。易汗口干,舌苔薄白、舌质红。曾作中段尿培养,结果未见细菌生长。在某院试服呋喃咀啶治疗,未效,而来求治于中医。

辨证:肾阴不足,膀胱收摄少权。

治法:益肾升提固摄,疏泄膀胱之气。

处方:柴胡梢 5g　生草梢 5g　炙升麻 5g　女贞子 10g　旱莲草 10g　五味子 5g　金樱子 10g　覆盆子 10g　桑螵蛸 10g

二诊:1976 年 12 月 7 日。上药连服 5 剂,尿频显减,夜间尿次减少一半。药证相符,嘱继服原方,共服药 20 剂而愈。

【按语】神经性尿频,指非器质性疾病引起的尿频,或伴尿急。多由小儿情绪紧张,素体脾肾不足，或是湿热内蕴，导致膀胱疏泄气化失常所致。曹颂昭老中医根据多年治疗本病的经验，自拟疏泄清化汤。本方由柴胡梢、生草梢、荔枝草、车前草、茯苓、泽泻、炙升麻、台乌药组成，既能疏泄膀胱，又能清化湿热，且有益气升提的作用。同时还根据不同的病情进行增减。如尿色黄，或伴尿痛，为湿热偏甚，宜加知母、黄柏，或用二妙丸包煎（见病例一）；若病久肾气不足者，宜加缩泉丸、益智仁等（见病例三）；若苔少、质红肾阴不足者，宜加女贞子、旱莲草、枸杞子等（见病例四）。吾随师学习数年，据其经验用之，每每收效。

九、清化疏利兼通瘀治愈婴儿黄疸三例

例一 钱某，男，3个半月。

初诊：1982年6月20日。

主诉及病史：全身黄染两月余。

诊查：患儿于出生后第三天曾发现皮肤发黄，1周后自行消退。四十余天后，又发现全身黄染，日渐加深，面目肌肤黄如橘皮，溲黄如橘子水；大便成形，色灰白，日行两三次；性情急躁，夜寐易醒，思食易汗，舌苔薄黄。体查：腹胀，脐突如核桃大，肝大肋下平脐。先后检查黄疸指数35U，麝浊、锌浊度均正常，总胆红素88.23μmol/L，凡登白速性反应，谷丙转氨酶68U，γ-谷氨酰转肽酶204，尿胆红素（+），粪胆红素（−）。凝血酶原时间15 s、对照14.1s。B型超声波检查：肝区光点分布均匀，未见肿块光团，胆囊未见液性暗区。又在全麻下作P·T·C穿刺，未见胆管。疑诊为：先天胆道畸形。

辨证：禀赋湿火炽盛，内蕴肝胆，肝火疏泄，胆汁外溢，气滞血瘀。

治法：清热化湿、疏利肝胆，参以攻坚通瘀。

处方：茵陈12g　金钱草15g　焦山栀6g　丹皮6g　醋柴胡5g　广郁金6g　赤白芍各6g　紫丹参5g　蓬莪术3g　石打穿10g

另：用蜂蜜调服琥珀粉0.03g，1日3次。

药后患儿全身黄疸日渐消退，肝脏逐渐缩小。效不更法，继服原方。经治2个月，全身黄疸尽退，面有华色，尿色转清，大便色转淡黄，精神胃纳均佳，形体渐胖，腹胀全消，脐突已平，肝脾未及。复查：γ-谷氨酰转肽酶正常，乙型肝炎表面抗原（−）。症情痊愈。随访年余，复查肝功能，各项指标均正常。

例二 颜某，男，68日龄。

初诊：1979年4月9日。

主诉及病史：全身黄疸两月余。

诊查：患儿系第一胎，足月顺产，其母孕期身体健康。出生后人工喂养，第三天出现全身黄疸，嗣后逐渐减轻而未退净。近两旬来黄色较前明显，巩膜皮肤均有黄染，小便黄赤，大便灰白。先后经南京、上海等地医院作各种理化检查：黄疸指数28U，总胆红素58.14μmol/L，直接胆红质41.04μmol/L，间接胆红质14.36μmol/L，麝香草酚浊度、硫酸锌浊度、脑磷脂絮状均正常，谷丙转氨酶52U。甲胎蛋白110g/L。高铁血红蛋白试验还原率86%。尿三胆阳性。在尿液中找到一个胞浆内包涵体，两个可疑核包涵体。超声波检查：肝肋下2cm、剑突下1cm，肝区见较密微波，胆囊内径2～2.5cm。初期未予确诊，后拟诊为“新生儿肝炎综合征”。一直用保肝法治疗，黄疸不见减退，故请中医会诊。

初诊时，患儿巩膜及全身肌肤轻度黄染，小便量多色黄，尿臭明显；大便成形，色淡黄；胃纳

一般，腹胀脐突，矢气，汗多，面部湿疹色红、作痒，舌苔乳白。查：精神正常，肝在肋下 2.5cm。

辨证：湿热内蕴，肝失疏泄，胆汁外泄，气滞血瘀。

治法：清热化湿，疏利肝胆，佐以通瘀。

处方：茵陈 10g　猪茯苓各 5g　金钱草 12g　醋柴胡 3g　广郁金 5g　陈皮 3g　金铃子 5g　谷麦芽各 10g　石打穿 10g

上药仅服 2 剂，全身黄疸稍见减退，腹胀亦减，夜寐稍安。效守前方加入白术，又进药 10 剂。药后症情改善，溲多时黄时清，尿臭亦减，大便由淡黄转为黄色。继服原方，同时每天以山药粉佐食。先后共治月余，黄疸完全消退，颜面皮肤白里透红，形体渐胖，精神活泼，眠食均好，二便如常，肝缩小至仅于肋下触及，复查肝功能均属正常范围，恙告痊愈。

例三　蒙某，男，67 日龄。

初诊：1980 年 10 月 23 日。

主诉及病史：全身黄染月余。

诊查：患儿系第一胎，足月顺产，自出生后大便即为陶土色，于生后第三天曾出现黄疸，持续四五天，自行消退。近月来，再次出现全身黄疸。检查：总胆红质 61.56μmol/L，直接胆红质 30.78μmol/L，麝香草酚浊度、硫酸锌浊度、脑磷脂絮状试验、谷丙转氨酶均正常。甲胎蛋白测定(－)，尿三胆查三次均(－)。B 型超声波检查：肝区光点分布均匀，胆道未见明显梗阻和闭锁现象。曾一度拟诊为“肝炎综合征”。给服维生素 C 及肝太乐，黄疸始终未见消退。

初诊时：全身、眼珠黄疸虽不严重，但黄色仍明显；溲黄；大便干结呈灰白色，稍带淡黄色，日行两次；胃纳不香，偶有呕吐，好哭闹；面部湿疹色红，瘙痒；舌苔薄黄。查：腹软微胀，肝大肋下 2cm。

辨证：湿热内蕴，肝失疏泄，胆汁外溢，气滞瘀阻。

治法：清热化湿，疏利肝胆。

处方：茵陈 10g　苍术 6g　黄柏 5g　猪茯苓各 6g　金钱草 12g　醋柴胡 2g　广郁金 5g　青陈皮各 3g　鸡内金 3g

药后虽然吮乳有增、吵闹稍安，但全身黄疸消退不明显，大便仍灰白带微黄。患儿肝大、腹胀，仍湿热兼瘀滞郁阻之象，故在原方中参入行气通瘀之莪术 2g。药进 3 剂，眼珠、皮肤黄染遂退，大便色转正常，溲色转淡黄，精神胃纳均佳；惟面部仍有红色湿疹，擦痒。查：肝在肋下 1cm、质软。此乃肝胆湿热渐化，瘀滞得通，其病若失。后以培土调治 1 月，病即痊愈。

【按语】上述介绍的婴儿黄疸，均系新生儿黄疸逾期不退之“病理性黄疸”。病理性黄疸包括新生儿期的溶血性黄疸、阻塞性黄疸和肝细胞性黄疸。曹老治疗本病，仍从辨证入手，以“阴阳”为纲。她认为婴儿黄疸不论由何种疾病引起，中医辨证仍首当分清阴、阳属性。阳黄者，黄色鲜明，病程较短；阴黄者，黄色晦暗，病程较长，精神委顿。其治疗经验是，①主以清化湿热：“小儿三岁以下，呼为纯阳”。婴儿黄疸，临床以阳黄多见，黄色越鲜，湿热越重。曹老治之主张以清热化湿为主，常选《伤寒论》之茵陈蒿汤化裁，并重用清热化湿之品(见病例一)。②兼以疏泄肝胆：黄疸的形成，虽由湿热蕴结引起，但其黄色仍是肝失疏泄、胆汁外溢所致，故曹老还主张在清热化湿的同时，兼以疏泄肝胆。肝胆疏泄正常，脾胃升降方可得和，湿热才能得化(见病例二)。③常配活血通瘀之品：曹老认为，婴儿黄疸的形成，还与瘀积有关。由于小儿脏腑娇嫩，湿热内阻，气机不畅，常常导致气血郁滞、脉络瘀积而出现腹胀、肋下积聚痞块肿硬(即肝大)的症状。所以曹老治疗婴儿黄疸，常参入莪术、石打穿、紫丹参等行气活血通瘀之品。这样，使络脉瘀结疏通，更有利于黄疸的消退(见病例三)。

十、二至汤治疗小儿血尿二例

例一 吕某，男，9岁。

初诊：1974年10月23日。

主诉及病史：尿血九月余。

诊查：患儿于10个月前曾患猩红热，当时高热，全身透发细小红疹，经治热退，疹点3天即隐没。两三天后，突然右腹疼痛，痛时腰不能伸直，约1小时后缓解，次晨排尿色如咖啡。检查尿常规，红血球（＋＋＋＋）。1天后尿色转清。嗣后每月皆有肉眼血尿1次，3个月来，常有镜检血尿，红血球时多时少，自觉于活动后明显。初诊时，患儿尿色深黄，无尿频尿急尿痛，无浮肿，食欲一般，形体消瘦，面色无华，舌苔薄黄腻、舌质偏红，脉细。曾在某医院查血沉7mm/h。抗"O"625U。"OT"（1∶2000）试验（－）。尿浓缩找抗酸杆菌未找到。中段尿培养（－）。查两侧肾图曲线正常。静脉肾盂造影无特殊发现。尿常规：红血球（＋＋＋＋）～（＋），尿蛋白（±）～（－）。体查：体温正常，精神一般，肾区无叩击痛。拟诊为"局灶性肾炎"。因久治不愈，而请曹老诊治。

辨证：此系湿热下注，恙久肾阴不足。

治法：清化湿热，佐以益肾。

处方：女贞子10g 旱莲草10g 荔枝草15g 金钱草15g 茅根15g 益母草10g 小蓟炭10g 细生地黄10g 丹皮10g

上药仅服2剂，镜检尿中红细胞明显减少（至0～10/高）。连服药5剂后，尿常规检查转阴。尿色转淡、不混浊。继拟原方去金钱草、丹皮，加知母6g、瞿麦10g，连投10剂，尿血未作，尿检正常，体重在旬日内增加500g之多。因考虑患儿恙久肾阴亏损，故后转健脾补肾为主，略参清化。

处方：女贞子10g 旱莲草10g 生熟地黄各10g 怀山药10g 太子参10g 白茅根15g 益母草10g 知母6g 瞿麦10g

上药间日1剂，前后经治1个月，2旬来每天复查尿常规，均为阴性。数月后患儿父亲特来感谢曹老，云该儿精神食欲均好，形体渐胖，面色转华。

例二 孙某，男，12岁。

初诊：1977年4月25日。

主诉及病史：经常尿血八九年。

诊查：患儿于八九年前就发现尿血，反复不已。曾在某医院作中段尿培养4次，仅1次培养到变形杆菌，其余3次均为阴性。作"OT"1∶1000试验，结果：（＋＋＋）。静脉肾盂造影：①两侧肾功能较差；②左肾下盏充盈欠佳，轮廓似不规则，其他肾盏细而短，考虑为左肾较小（发育不良的可能性较大，亦有可疑病变）；③左肾的肾盂肾盏扩张，肾盏数较多，下盏的外侧不充盈。考虑为肾下段病变，不能排除结核，并有先天发育畸形。据此诊断为：①先天性肾畸形。②肾盂积水。③肾结核。因住某西医院用药治疗尿血不见改善，故转请中医治疗。

初诊时，患儿小便黄混，次多量少，无尿急尿痛；低热绵绵，手心灼热，口唇干红，腰酸乏力，面色萎黄，舌苔薄黄，舌质红，脉细。查：患儿精神尚可，慢性病容，全身无浮肿，肾区轻度叩击痛。尿常规：蛋白微量，红血球（＋＋），上皮细胞少。

辨证：恙久肾阴不足，湿热留恋下焦。

治法：益肾清化湿热。

处方：女贞子10g　旱莲草10g　细生地黄10g　白茅根15g　益母草10g　黄柏6g　地榆15g　瞿麦10g　太子参10g

上方连进10剂，症情好转，尿频已减，尿混转清、色转淡黄，低热渐平。尿常规：蛋白微量，红血球0～9。药证相符，故治拟原方随症损益调治。

【按语】二至汤系曹颂昭老中医宗《证治准绳》二至丸加味自制方。本方由女贞子、旱莲草、荔枝草、金钱草、白茅根、益母草、细生地黄、小蓟炭八味药组成。小儿血尿是一种症状，可见于多种疾病。中医治之，不论见于何病，只要证候相同，即可选用同一处方。本方仅适用于肾阴不足，兼夹下焦湿热者。曹老认为，小儿脾常不足，补益肾阴不可滋腻，以免有碍脾运，故取二至丸加味，补而不腻，且能清化，两相兼顾，凡药证相符者，用之皆有效，不少病例获得痊愈。在实际应用时，仍可根据病情加味，如肺肾阴虚明显者，可选加北沙参、枸杞子等；下焦湿热偏盛者，可选加知母、黄柏、丹皮、地榆、瞿麦等；伴见脾虚症状者，可选加太子参、怀山药、芡实等，而不可拘泥。

十一、清上温下汤治愈小儿尿崩症三例

例一　季某，女，3岁。

初诊：1987年4月14日。

主诉及病史：多饮多尿2年。

诊查：患儿系第一胎、第一产，足月，产钳助产。出生后即人工喂养。1周岁后发现多饮多尿。曾在南京某医院多次查尿糖，均为阴性。尿常规：蛋白(－)、尿比重1.004。血常规：血红蛋白99g/L、红细胞计数3.25×10^{12}/L，白细胞计数12.8×10^{9}/L、中性粒细胞0.40、淋巴细胞0.60。因久治未效，而来江苏省中医院门诊，并收住院治疗。

入院时，患儿多饮多尿，每天饮水约两热水瓶，饮时急不可待，且喜凉饮，尿频量多，白天尿次多达15次以上，夜间五六次，尿清如水；纳差腹胀，形瘦发稀，且无光泽，容易汗出，舌苔薄白，舌质淡红，脉细。体查：慢性病容，营养差，方颅。心肺未发现异常。腹胀，按之尚软，肝脾未及。查：血沉正常，尿糖弱阳性。CO_2结合力21.1mmol/L，血生化各项指标均在正常范围。中医拟诊为：消渴病。西医拟诊为：尿崩症。

辨证：欠乳之体，喂养失调，脾胃虚弱，生化乏源，不克充形。恙久脾虚肝旺，积热内蕴肺胃；又脾虚及肾，肾家气阳不足，不能蒸化水液。此乃上盛下虚、上热下寒之候。

治法：清上温下。

处方：北沙参10g　天花粉10g　知母6g　五味子5g　女贞子10g　桑螵蛸10g　煅龙牡各15g(先煎)　怀山药10g　山茱萸肉10g　生熟地黄各10g　金匮肾气丸10g(包煎)

上药连服3剂，渴饮多尿明显减少。药进5剂后，饮水量减至每日500ml，每日尿量650ml左右，食欲好转。继拟原方巩固，共投9剂，患儿每日饮水量减至200ml左右，仅偶欲饮水，精神转活泼。复查尿比重，升至1.012。不日痊愈出院。

例二　吴某，男，11岁。

初诊：1982年5月20日。

主诉及病史：低热多饮多尿10个月。

诊查：病历10个月，经常低热，肌肤无汗，自觉内热，喜以冷水洗浴，渴喜凉饮，每天饮水一

热水瓶多；尿频量多，日夜有十余次，尿量在2000ml以上，色清如水，尿时无痛感；胃纳不香，大便成形，舌苔微黄、舌质微干偏红，脉弦小数。曾查尿糖：阴性，尿常规正常。尿比重1.000。空腹血糖4.78mmol/L。血常规：红细胞计数3.8×10^{12}/L，白细胞计数6.4×10^{9}/L、中性粒细胞0.58、淋巴细胞0.34、酸球0.08。颅骨摄片，未发现异常。诊断为尿崩症。因经治未效，而请中医治疗。

辨证：肺胃蕴热炽盛，津液被灼，素体肾气不足，膀胱收摄少权，属上盛下虚之候。

治法：清上温下。

处方：北沙参12g　天花粉12g　石斛10g　生石膏30g（先煎）　桑螵蛸10g　芡实10g　菟丝子10g　益智仁10g　肉苁蓉10g　生龙牡各15g

上药连服5剂，饮水量稍减，每天饮水不足一热水瓶；仍自觉内热，喜凉饮，溲量如前；舌苔薄白、舌质偏红，脉细。病机如前，再拟原方加金樱子10g，五味子5g，又进药15剂，诸症悉平，复查尿比重，升至1.012而愈。

例三　颜某，女，2岁半。

初诊：1986年10月5日。

主诉及病史：多饮多尿1年。

诊查：患儿系第一胎，7月早产。出生时体重2550g。母乳喂养，1岁断奶。于1年前患麻疹，病后2旬出现多饮多尿，每次饮水约120ml，每天计饮水三热水瓶，尿频约半小时1次，色清如水；形体瘦小，智力正常，食欲尚好，大便正常；舌苔薄白，脉细。曾在某院查尿糖（一），尿比重1.004。空腹血糖4.44mmol/L，血沉4mm/1h。血清尿素氮2.86mmol/L，肌酐35.36μmol/L。“OT”（1∶2000）试验（一）。头颅蝶鞍摄片，未见异常改变。腕骨片骨化中心两个。诊断为“肾性尿崩症”。体查：生长发育欠佳，营养差。前囟0.5cm×0.5cm。全身浅表淋巴结轻度肿大。心肺听诊未闻异常。腹软，肝在肋下1cm可及，质软。因屡服西药治疗无效，而来中医院门诊，并收住院治疗。

辨证：先天禀赋不足，恙后肺热津伤，肾虚气不化水，属上热下寒证。

治法：清上温下。

处方：北沙参12g　天花粉10g　石斛10g　生石膏30g（先煎）　知母6g　鲜芦根30g　怀山药10g　煅龙牡各15g（先煎）　益智仁10g　肉苁蓉10g

上药连服7剂（停服西药），多饮多尿显减，夜间仅喝水1次，每日饮水量减少至1000ml，尿量亦减。继服原方5剂后，白天已不思饮水，入晚尚渴，总饮水量约400～500ml，尿量亦显减至每日500ml，尿色转淡黄，精神胃纳转佳，舌苔薄白，脉细。仍拟原方略加损益又进药10剂。前后共服中药22剂，诸症全除，尿比重升至1.012，痊愈出院。

【按语】清上温下汤系曹颂昭老中医宗已故名中医徐小圃先生之清上温下汤意，临床加减自拟而成。本方由北沙参、天花粉、生石膏、知母、石斛、桑螵蛸、益智仁、煅龙牡、鲜芦根、山茱萸肉、金匮肾气丸十一味药组成。治愈的三例尿崩症，皆为非破坏性病变引起，若因颅内或其他器质性疾病引起者，应查明原因，不可误用此方，以免延误病情。

十二、泄热化湿法治愈小儿汗症三例

例一　吴某，男，5岁。

初诊：1979年6月4日。

主诉及病史：头部汗多3年。

诊查：患儿病起3年，入睡后头部汗出如洗，齐颈而还。曾多方求医，作“OT”试验及全胸摄片，已排除结核感染。给服用黄芪、红枣、糯稻根、碧桃干、鸽肉煮红枣等，屡投补益无效，形体较前消瘦，面色少华，而来江苏省中医医院儿科门诊。初诊时，患儿形体不甚消瘦，精神如常，舌苔中心微黄腻，脉细有力。

辨证：湿热内郁，迫液外泄，是属实证。

治法：芳香化湿泄热。

处方：藿香10g　佩兰10g　黄芩5g　糯稻根10g　生牡蛎15g　浮小麦10g

二诊：1979年6月14日。上药连服10剂，头部汗出减而未已，昨日复又头汗如珠，口干饮水不多，胃纳一般，舌苔薄黄、舌质红，脉细弦。拟原法加入清肝泄热之品。原方去黄芩，加苡仁10g，龙胆草5g。

三诊：1979年6月19日。上药又进5剂，药后头部汗出减少一半。家长又以原方连进药10剂，汗出显减，舌苔薄黄、舌根部微腻。脾为湿热所困已久，久汗之体营卫空虚，两者失和。转拟健脾化湿和营法，善后而愈。

例二　江某，女，7岁。

初诊：1977年5月24日。

主诉及病史：平素易汗，夜汗亦多。

诊查：患儿一贯易汗，以头面为著，夜寐亦有盗汗；形体消瘦，面色少华，口干喜饮，夜间流涎，臭气明显，性情急躁，胃纳一般，尿黄或有尿痛，舌苔薄黄根部微腻、舌质红，脉滑。前医诊为阴虚汗出，以养阴敛汗法，迭投地黄丸之类，药后反见汗出增多，头部汗出如雨淋，而转请曹老诊治。

辨证：脾虚肝旺，湿热内蕴，迫液外泄。

治法：拟先清肝泄热化湿。

处方：龙胆泻肝丸3g，日服3次。

服上方药1周，汗出明显减少，口涎臭气亦轻。后拟健脾清肝调营法收功。

例三　吴某，女，6岁。

初诊：1974年8月20日。

主诉及病史：汗多半年余。

诊查：患儿近半年多来易汗，尤以头身及手足心为著，汗性黏，染衣色黄，有汗臭气；溲少而黄，食欲不振，精神尚可；舌苔黄腻而厚、舌质红，脉濡。曾服益气养阴敛汗之剂，汗出反见增多，乃请曹老诊治。

辨证：脾胃健运失振，湿热内聚中州，郁蒸外泄所致。

治法：芳香泄浊，清化湿热，少佐健运。

处方：藿香10g　佩兰10g　茵陈10g　糯稻根15g　泽兰10g　苡仁12g　蔻仁1.5g（后下）　猪苓、茯苓各10g　苍术10g　香谷芽12g

上药连服5剂后，汗出有减，尿量增多，胃纳有增；舌苔黄腻较前化薄、舌质正红。效守原方略加损益，又进10剂，苔腻尽化，汗出亦止，食欲转振，乃告痊愈。

【按语】小儿汗出，有生理性的与病理性的区别。小儿体禀纯阳，正值生长发育、新陈代谢旺盛之期，故一般较成人易于汗出。头为诸阳之会，头汗乃是清阳发越之象。如若小儿生长发育良好，眠食正常，精神活泼，头身有汗出者，乃属常态，可不必治疗。若在安静状态下，全身或一些部位汗出甚多，湿透衣衫或如水洗，或伴见其他不适者，应视为病态，予以适当的治疗。一般汗证，医者多从虚论治，阳虚自汗者，以益气固表法；阴虚盗汗者，以养阴敛汗法；营卫不和者，以调和营卫法。殊不知尚有不少汗证患儿并无虚候，而由脾胃或肝经湿热阻遏中州，郁蒸而迫液外泄所致。经曰“阳之汗以天地之雨名之”。天气闷热必蒸发水气而变为阵雨。人体亦是如此，湿热内蕴，亦可外蒸发而为汗。临床表现，汗出以头颈及手足心尤多，汗沾染衣色黄，有汗臭气，溲少色黄，舌苔黄腻、舌质红。曹老在金匮黄汗发病机制的思想指导下，添立了湿热一证，采用芳香泄浊、清肝化湿法，选茵陈四苓散，或用龙胆泻肝丸治之而获效，可见茵陈、龙胆草亦是治汗良药。茵陈性苦寒，苦燥湿，寒胜热，能泄脾胃之湿热。龙胆草性苦寒，入肝、胆、胃经，能泻肝经实火，清肝胆湿热，兼入肾与膀胱，清下焦湿热。查《婴童百问》有名“通神丸”者，仅龙胆草一味，用以治疗小儿白昼精神欢快、夜间通身汗出者。其意类同。茵陈、龙胆草与补益敛汗之品相比，是从另一个方面泄热祛邪以治汗。

此外，曹老认为，汗证愈后尚须调理脾胃，脾健胃强，水谷运化，精液输布，内荣五脏，可巩固疗效，杜绝再病之源。

十三、健脾、抑木、杀虫法治愈小儿干疳兼黑疸一例

潘某，男，3岁。

初诊：1977年9月2日。

主诉及病史：消瘦，痴呆，瘫痪2个月，皮肤发黑、失明20天。

诊查：患儿系第一胎、第一产，父母为表亲结婚。其母孕期无特殊情况。生后母乳喂养，一岁多断奶，生长发育尚好，会讲话，能走路，活动灵活。既往身体健康，仅偶有感冒，曾患过一次肺炎。否认有家族遗传病及结核接触史。

患儿病起于二个月前，始起发热、咳嗽伴腹泻，热型不规则，腹泻日行五六次，呈稀糊状，无黏冻，偶有呕吐。给服土霉素等药治疗，因身热不退，腹泻不止，纳少伴吐，形体日渐消瘦，而住某县医院治疗。入院诊断为：①肺部感染。②中毒性心肌炎。③小儿肠炎。④营养不良。入院后给予补液、抗感染治疗，曾用过四环素、红霉素、TMP等。据家长述，患儿于第一次输液后，出现神志不清，肢体瘫痪，大小便失禁，喂食稀饭能吞咽，但不主动要吃。连续静脉给药治疗十余天，热退，泻止，惟仍瘫痪、痴呆、失语，尚有咳嗽，喉有痰声，近20天来全身皮肤发黑，且日渐加深，双目失明，精神烦躁，极度消瘦。发病二个月后转至南京市某医院收住院查治。

入院时体查：体温37℃（肛），脉搏120次/分，呼吸24次/分，体重8kg。神志不清，痴呆外貌，呼吸平，营养极差，无浮肿，听力、视力丧失。胸廓对称，两肺听诊：呼吸音低，闻有鼻鼾声，两肺底部可闻及中湿啰音。心率120次/分，律齐，心音偏低。腹诊：腹软胀大，腹壁皮肤弹性差，皮下脂肪菲薄，肝在肋下1cm，质软，脾肋下未及。神经系统未引出病理反射，膝反射正常。查：血常规：红细胞计数3.2×10^{12}/L、血红蛋白77g/L，白细胞计数8.5×10^{9}/L，中性粒细胞0.69、淋巴细胞0.30、酸球0.01。血钠22.19mmol/L，血钙1.50～1.625mmol/L，“OT”1∶1000试验（－）。全胸摄片：符合两侧支气管肺炎。入院诊断：①肺炎。②中毒性心肌炎。③中毒性脑病。④营养不良Ⅱ～Ⅲ度。⑤皮肤发黑原因待查：a烟酰胺缺乏症？b阿狄森病？c感染、脱水致肾上腺皮质功能减退症？

入院后继续抗感染（红霉素、链霉素）及对症治疗（咳嗽糖浆），同时补给各种维生素。因治疗效果不显，而请曹老会诊。会诊时，患儿咳嗽已止，抗生素已停用；形瘦神疲，头面肢体皮肤

呈墨黑色，弹性差；神情痴呆，失语，时或烦躁；嗜食异物，不停咬动手指或衣衫、纽扣；肢软不能行走，项软不能竖直；两目失明，对光有反应；腹胀便溏，日行一两次；苔少、舌质光红，脉细。

辨证：恙久之体，气阴两亏，脾肾俱虚，络脉失养，心神不慧，心肝火旺，且虫踞肠腑。此乃干疳之候。

治法：健脾养胃，清心抑木，少佐杀虫。

处方：炒党参 10g　焦白术 10g　朱茯苓 10g　川石斛 10g　炒白芍 10g　乌梅 5g　川黄连 1.5g　贯众 10g　鹤虱 3g　山药 10g

二诊：1977 年 9 月 5 日。

诊查：服上药 3 剂，嗜食异物之象已消失，夜寐已安宁，面颊黑色稍有减退，面部稍现华色，遍体皮肤干黑稍转润，两目较前有神，胃纳有增，但仍痴呆不讲话，腹部微胀，苔少，脉细。查：17-羟、17-酮，结果正常。

辨证：心肝之火稍平，虫扰得安，脾肾两虚未复，脉络仍失充。

治法：原法加减，增入养血开窍之品。

处方：炒党参 10g　焦白术 10g　朱茯苓 10g　川石斛 10g　炒白芍 10g　当归 10g　九节菖 3g　贯众 10g　鹤虱 3g　山药 10g

同时加服维生素 A、维生素 D、胃蛋白酶、叶酸。

三诊：服上药 5 剂后，面颊、额部、脑后部皮肤黑色渐淡，面色稍华，肤干较润，下肢皮肤黑色亦见转淡，有时能讲一两个字的单词，给按腹检查时会叫“不要”。两目稍能视物，听觉不敏，腹仍胀大，汗多，苔布薄白，脉细。再拟原方加肉苁蓉、炒熟地黄等，又进 5 剂。患儿面颊明显长胖；全身皮肤墨黑均转淡，尤以面颊部改善显著，基本已接近正常肤色，四肢皮肤黑色亦较淡；神志转清，会叫“妈妈”；两目已能视物，指甲由苍白转华，食欲好；惟背部颈部肤色仍墨黑，尚不能行走；舌苔薄白，脉细。再投原方损益调治，共服药 25 剂，皮肤黑色消退，形体渐胖，已能扶行，两耳能闻，目亦能视，智慧稍聪；已能言语，但不流利；腹仍胀大，矢气多，大便溏，苔脉如前。症情日趋向愈，终拟健脾补肾养血壮筋之剂，出院回家缓缓调理。

【按语】该例患儿形体极度消瘦，体重下降明显，营养不良已达Ⅱ～Ⅲ度，属中医“疳证”中之干疳证，但并非单纯性营养不良症，除了伴有肺部感染外，且伴痴呆、失语、瘫痪、全身黑染（黑疸）。古曰“诸疳皆脾胃病”，严重者可累及其他四脏。曹老综合辨证，投方健脾抑木、清心补肾，兼以杀虫，主以调节脏腑，使之协调平衡而获痊愈。足见其临床辨证之正确，用药能把握脾病涉及心、肝、肾之脏的病理机转。

（殷明整理）

【编者评注】曹老汲取前人经验，加上长期临床实践的总结提高，在治疗小儿疑难病证方面取得显著成绩。如小儿先天巨结肠症、神经性尿频、尿崩症、干疳兼黑疸等病证均为难治性疾病，曹老以精确的辨证，精炼的方药，获得良好效果。以泄热化湿法治愈小儿汗证、清上温下法治愈尿崩症更属创见。

丁光迪医案

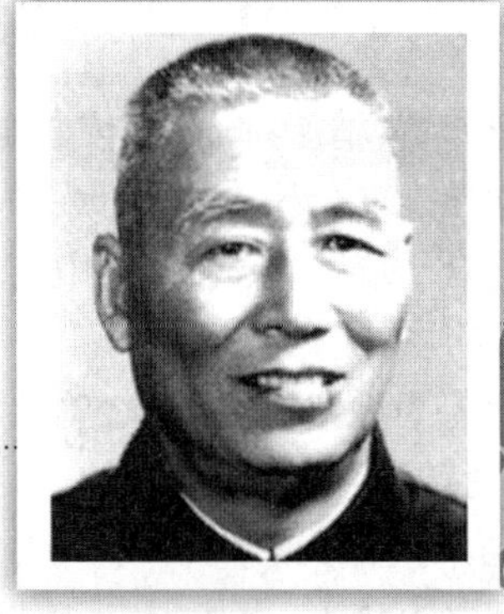

【生平传略】

丁光迪,(1918—2002)江苏省武进县人,1918 年生于中医世家。1935～1937 年从父丁谏吾学医,继承祖业。1937—1938 年间,瘟疫大流行,即在家乡开业,诊治天花、霍乱、湿温病等取得疗效而享誉一方。1956 年春,任教于江苏省中医学校,1958 年转入南京中医学院,曾为南京中医学院教授。历任中医诊断、方剂、金匮、中药等教研组组长、中医各家学说教研室主任等职。主讲上述各门课程和内科学等课程,并主编各科教材,均经出版发行。专著有《中药的配伍运用》、《东垣学说论文集》、《金元医学》等,并主编《诸病源候论校注》。曾任中华全国中医学会中医理论整理研究会委员、江苏省中医学会理事、南京市中医学会副秘书长、高等医学院校中医专业教材编审委员会委员,并为中医各家学说博士生导师、光明中医函授大学顾问。

在临床方面,中年研究时病较多,到南京后着重研究脾胃病、妇科病,尤其对于升降补泻学说心得颇多。

一、升阳泄浊法治愈胃脘久痛一例

王某,男,41 岁。

初诊:1990 年 12 月 2 日。

主诉及病史:胃痛多年,时发时止。近五六天来发作频繁,卧床不起。平时形寒怯冷,少气乏力,食少化迟,尤其不能吃粥,吃粥则泛清水。亦不能多食油腻,否则嗳腐作胀。大便溏结无常,以溏便时多,甚时并见肛门下坠。病发脘胀作痛,引及两胁,自感有气攻冲走窜,但又不得作嗳;气坠则欲大便,但大便又不爽。若得温运按摩,摩至肠鸣矢气,则快然如衰;如得小便畅利,亦感适意。不能多站,站久则脘腹重坠。痛甚气胀,又不能按,亦不能高声言语。恶动喜静,动则头晕目黑。

病经多种检查,曾拟诊慢性肥厚性胃炎、轻度胃下垂、贫血等。这次复发,良由受寒引起,痛势较剧,诸药欠效,怀疑恶变,顾虑甚多。

诊查:病人气色晦黄虚浮,唇淡微肿,满面愁容,应对少神。舌苔厚腻微黄,质稍胖暗淡,两手脉濡。

辨证:湿浊中阻,升降失常,气机痞塞,阳不能展,不通则痛。从其体质而论,多年之病,是为内伤中虚;而从目前症状言,则湿浊有余,痛属邪实。故本案为虚实错见、本虚标实之候。

治法:遵《黄帝内经》之旨,急则治其标,先标后本,分步骤施治。姑以升阳泄浊斡旋气机。见痛止痛,诚非上策。从升阳除湿五苓出入,以观效机。

处方:柴胡 7g　升麻 5g　川芎 7g　藁本 10g　制苍白术各 10g　陈皮 5g　桂枝 15g　茯苓 15g　泽泻 10g　上肉桂 5g(后下)　炒白芍 10g　草蔻仁 10g(杵后入)　3 剂

二诊:前方升阳生发引胃气,化气通阳泄湿浊,从上下内外分消,恢复中焦升降功能,药病相当,服后甚适。服至第二剂时,自感药入如有一股暖流,脘腹雷鸣,频频得嗳与矢气,小水畅行,一身轻松,脘痛随之几无。但尚感疲乏,欲得安寐。舌苔根腻已松,前半化薄微黄,脉转有力。方药见效,无大更张,邪有去路,略参顾本。

原方去藁本,减草蔻仁为 5g,加炒党参 10g　5 剂。

三诊:正喜胃痛迅能见效之时,讵料冷空气突然南下,连日阴雨,病情又起变化,此属天人相应。脘痛又起,痛无以前之甚,气胀亦轻,但脘腹阴冷,四肢微厥,泛溢清水,食又化迟,小溲亦少。形寒畏冷,懒不肯动。舌苔转为滑腻,脉见弦象。此属寒水为患,遏抑中阳,与湿胜气滞病情有间。再复入温中散水之品,兼御外寒。

处方:柴胡 7g　升麻 5g　藁本 10g　制苍白术各 10g　陈皮 5g　桂枝 15g　茯苓 15g　泽泻 10g　草蔻仁 10g(杵后入)　淡吴茱萸 7g　炒党参 10g　干姜 10g　生姜 5 片　5 剂

四诊:脘腹温和,胃痛又平,小溲见长,泛水亦止,这是阳和气化之佳象。舌苔转为薄白腻,脉濡尚少力。邪气日退,转为扶正,补中益气,培其根本。

处方:柴胡 5g　升麻 5g　白术 10g　陈皮 5g　桂枝 10g　茯苓 10g　干姜 5g　炒党参 10g　黄芪 10g　炙甘草 3g　川芎 7g　砂仁末 4g(后下)　生姜 2 片　大枣 5 个　5 剂

五诊:小试甘药补中,未见碍运,纳谷亦可。惟大便尚未结实,间且腹滞肛坠,天阴即感畏寒。从此分析,虽为中焦胃病,实多中下气虚,荣卫亏损已久,中气亦难以一时恢复。腑宜通,脏欲守,再从通补中调理。

处方:前方去砂仁末,加炒防风 10g、煨木香 7g、焦神曲 10g,升麻、党参、黄芪各加 5g,10 剂。

六诊:病情又见好转,脘腹温和,全无痛感,气力亦较前为壮。饮食恢复正常,吃粥亦不泛水。大便成形,间日一解,亦无肛坠之象。面色略见光泽,舌苔薄白,惟质尚稍胖略暗;脉虽尚细,但耐按有神。时届新春,生阳之气来复,可以借此东风,乘胜康复。拟丸方调理,巩固疗效。从补中益气桂苓理中加味。

处方:柴胡 35g　升麻 35g　炒白术 80g　炒党参 120g　陈皮 35g　炙黄芪 120g　炙甘草 25g　炒当归 80g　川芎 80g　红花 80g　桂枝 100g　茯苓 100g　干姜 80g　炒白芍 120g　防　风 80g　焦神曲 80g　新开河人参 30g

上药共为细末,用生姜、大枣各 50g 煎浓汤泛丸梧子大,每早晚各 10g,温开水送服。丸方吃了两料,随访至今,胃痛未复发。

【按语】痛则不通,气滞血涩,湿食相阻,多为实证。此病湿盛饮逆,湿阻而气滞,为痛为胀;饮盛则中寒,阳气不化,水反上逆,亦为实邪。但见食少便溏,并兼肛坠,中气已经下陷,是病不仅在于胃,兼夹脾虚,已为虚实错杂之证;尤其小水畅行,其痛即减,是太阳膀胱的气化情况左右着此病的臧否。如此则不仅病在中焦,且已涉及下焦,成为中下两焦俱病。此等病情,决非一般的行气止痛、见痛治痛所能解决，必须升引清阳，降其浊阴，使升降复常，才能气行而湿化，气化而痛止。所以，处方以升阳除湿与五苓相合，从上下内外分消，着意斡旋气机为法。

再论此病之湿，属于内湿，是由脾胃气弱、水谷不化精微而生湿浊，徒治其湿，尚属治标，必使脾胃健运、谷消水化，才是治湿之本，亦是治痛的根本。何况前人尝说："治湿不利小便，非其治也。"只有网开一面，使邪有出路，才是良法。所以于五苓散中重用桂苓，化气通阳，亦即泄浊。甚时水从上溢，外寒与内寒交迫，复加干姜、吴茱萸、生姜温中祛寒，并以散水，亦是更加增强桂苓化气通阳之势。药后均能见效，证明辨证立法是符合病情实际的，确能逆转病情。

由于病因的重点在湿在饮，又兼脾虚，所以始终未以行气止痛为法，即苦温燥湿、辛香理气之品亦未敢多用，恐其仅能耗气。因为气虚而湿胜，所见脉细、舌质稍胖暗淡，有中虚宜补、血涩宜消之处，但在初中期不敢用甘药，亦不敢用血药，即对补中益气方的当归，亦宁可改用川芎，这是提防甘药的满中、血药的阴柔会反助其湿，多生枝节。最后在阳升胃醒、调理善后之时，加而用之，一举成功，深感"治病求本"、"审因论治"是临床的法宝，亦是治疗任何疾病能取得成功的诀窍。

二、通阳泄浊法治愈经久腹胀一例

仇某，男，42岁。

初诊：1990年4月7日。

主诉及病史：腹部胀满时轻时重两年余。腹胀阴天为甚，受寒饮冷亦加重。须得肠鸣矢气，才觉宽快。小便快利，亦感轻松。腹胀欲得宽带，否则闷塞不舒，短气不得平卧，引及腰痛。腹胀甚时，伴见腹痛，但痛不甚剧。测量腹围略大，腹部欠柔和，按之无明显包块，亦无喜按拒按的差异。饮食不多，多则胀加，大便始终不爽。据述病从一次食后，劳动过度、脱衣受寒引起。迭进中西药，偶见效，但胀终不愈。近因连日春寒，其证加重，腹胀且痛。

诊查：面色晦滞，语声重浊，口有臭气，按尺肤凉湿。舌苔浊腻罩灰，质淡稍胖，脉弦按之微涩。

经过多方检查，肝脏、胃肠均未发现明显病变，无血吸虫病病史。亦曾怀疑腹膜结核，但未确诊。B超检查无腹水。

辨证：湿浊中阻，阳气痹窒，气不流行，为胀为痛，此属湿胀、寒胀。

治法：通阳泄浊，参以解秽，取大半夏汤出入。

处方：姜半夏10g　姜川朴10g　炒枳实10g　炒川椒5g　干姜7g　桂枝15g　茯苓15g　石菖蒲10g　大腹皮10g　生姜5片　3剂

二诊：药后仅得矢气数次，余无动静。自感形寒身困，坐卧不安。盖能得矢气数次者，说明药病尚相当；而余无动静者，此乃天气阴雨不解、寒湿外困所致。加重通阳化湿之剂，希望获得转机。

处方：原方去大腹皮，加净麻黄4g(先煎)，制附块10g，苍术10g，3剂。

三诊：分析病情符合实际，用药亦有力，服药至第二剂时，一阵烦躁，周身发热，汗出蒸蒸，湿透被褥，汗黏且有腐臭，约及二时，神困入睡，竟然连睡六七小时。口渴欲得温饮，晨起进稀粥一碗，又服第三剂药，腹中自感有气转动，渐即肠鸣如雷，嗳与矢气俱至，并得大小便畅行，脘腹顿时宽泰。神疲欲睡，又睡四五小时，才觉神情清醒，腹胀若失。真是《金匮·水气篇》所云，"阴阳相得，其气乃行，大气一转，其气乃散"，而通阳泄浊的功效，于此亦反映得最为具体而灵验了。

刻诊脉弦已去，转为濡弱，灰腻浊苔全化，布薄白露边。神气尚见困乏，而身体自感轻适。阳气通，邪已退，再参扶正，以事廓清。

处方：前方去麻黄、苍术、石菖蒲，余药减量三分之一。加炒党参 10g，炒当归 10g，5 剂。

四诊：饮食、二便正常，脘腹宽泰，但尚感神困欲睡，喜得温暖。两年多的腹胀，从此获得转机。再为调补荣卫，兼顾脾肾。桂枝理中加味。

处方：桂枝 10g　炒白芍 10g　当归 10g　炙甘草 4g　炒党参 15g　白术 10g　干姜 7g　制附块 7g　益智仁 7g(杵)　茯苓 10g　生姜 3 片　大枣 5 个　5 剂

五诊：药后甚适，自己连服药 10 剂。天气阳和，精神明爽，并应亲戚之约，至无锡小游 2 日，亦不感甚累。饮食生活起居正常，面色转亮，脘腹宽和，惟动易汗出，午后欲得小睡。舌苔薄白，质嫩稍胖，脉小浮弱。荣卫之气未全恢复，中气亦未壮，还当扶元培本，巩固疗效。仍从脾肾着手。

处方：前方去制附块，加炙黄芪 15g，菟丝子 15g(研)，10 剂。

此后病人即上班，因其畏药，便即停服。

【按语】此病例脏腑并无实质性改变，而腹胀竟达两年有余，其中机理很值得研究。观其或轻或重，久久不已，可知其病在气分，郁久痹塞，始终不得开化。再究以前用药，香砂枳术、胃苓、中满分消等，亦不为大谬，然不能愈。盖是徒治其标，理气化湿，亦属较轻一等，未能触及根本。此病湿浊凝聚，是由于太阳膀胱气化不行，邪无出路，而阴霾之气为胀，亦是离照不能当空，阳不胜阴，以致重阴无阳，聚而不散，为胀为痛，缠绵不已。执其要领，用通阳泄浊方法，开其痹塞，疏其下流，使阳能破阴，气化流通，所以一举而病得转机。

此病本为气实，但一得效机，反见气虚，探其原因，可能与辛香理气耗气等有关。长时间表面的为胀为痛，实已隐藏着正气日虚的真情。另有一点，病情转机后，较多地出现荣卫不和症状，这与久久腹胀的气道痹涩、阴阳两阻、经络荣卫、脏腑内外瘀浊较多有关。虽然气化来复，而荣卫之行尚涩，所以选用桂枝理中方法，温中阳以达于表，化太阳以和于里，推动荣卫之气宣行，最后获得成功。于此可知，久病恢复，廓清调理工作亦很重要。

三、升降汤治愈郁怒伤肝一例

陈某，男，31 岁。

初诊：1991 年 2 月 22 日。

主诉及病史：因工作劳累，情绪怫逆，自感腹里拘急，两肋作胀作痛，欲得太息，但气至胸脘，又欲嗳不得；纳谷无味，二便不爽。神识默然，间又躁怒，寐多惊惕，常欲独卧。已经两三个月，治疗尚无好转。

据家属讲，病人个性本较开朗，工作亦很积极，因人际关系复杂，不善处理，蒙受委屈，不能解脱，遂见精神抑郁，又无从发泄，而致此病。

诊查：气色尚属正常，惟神情抑郁，不欲多言。舌苔薄白，质红尖赤，两脉弦而带涩。

开始疑为肝胆道疾病，检查无明显异常。又经精神神经病院检查，亦无明确诊断。

辨证：郁怒伤肝，气脉失和。所见症状，既有疏泄失常，又有伤阴化火趋势。

治法：升降气机，清肝和络，升降汤加味。

处方：柴胡 5g　炒枳壳 7g　炙甘草 7g　广郁金 10g　佛手花 10g　橘叶络各 10g　黑

山栀 10g　丹皮 10g　泽泻 10g　全瓜蒌 10g(杵)　川黄连 3g　鲜枇杷叶 10g(去毛包煎)　7 剂

动员家属多做劝解工作。

二诊:药后胸腹略舒,并得转气,大小便亦见爽利。小能见效,无事更张,前方去瓜蒌、川黄连,继进 7 剂。

三诊:得嗳与矢气,快然如衰,胁肋拘急胀痛均减,神疲欲寐。此为肝气条达,阴阳升降复常的佳兆。舌转嫩红,脉弦细略数,阴伤之象又著,盖气和而络脉尚欠润调所致。再为顾阴和络。

处方:柴胡 5g　炒白芍 15g　炙甘草 5g　广郁金 10g　橘叶络各 10g　旋覆花 10g(包煎)　黑山栀 10g　丹皮 10g　柏子仁 10g　炒麦冬 15g　桃仁泥 10g　谷麦芽各 10g　7 剂

四诊:胸腹胁肋宽舒,胀痛全除,纳香寐安。脉细舌嫩,调理善后。

处方:柴胡 3g　炒白芍 15g　炙甘草 5g　炒麦冬 15g　柏子仁 10g　丹皮 10g　黑栀仁 10g　橘叶 10g　玫瑰花 2g　5 剂

【按语】升降汤是自拟方,专治胁痛病,原方只柴胡、炒枳壳、炙甘草、广郁金、丹皮、黑山栀、枇杷叶七味,着意调和肝胆肺胃气机,可以随着各种病因加味为治,曾已总结报道。

此证乃郁怒伤肝、气失条达,为拘急,为胀痛,病情本较易认,问题是情怀失畅、拘执不化,药石无情,每难见功。处理时注意动之以情,辅之以药,双管齐下。而用药又应力求清灵,升降气机,清肝解郁。因为郁怒伤肝,不得发泄,最易化火伤阴,所以在理气之时,少犯香燥,恐其反而耗气伤津;清肝之时,亦避苦泄,因苦味亦能化火。谨从病情发展,先和气,以疏解郁结,亦制其火;再调营,以柔制刚,亦安其络,最后气调络和,获得满意疗效。

四、益气宁心、养血复脉法治愈重症心悸一例

金某,男,61 岁。

初诊:1990 年 12 月 10 日。

主诉及病史:心悸,有恐惧感,间且胸闷隐痛,气短懒言,面色憔悴。不能多动,多动或起立,头晕飘浮,两脚无力,不能自主,欲得扶持而行,迟缓稍适。下午脚肿。饮食尚可,但睡眠不实。

病人高血压已多年,血脂均高,心动过速呈阵发性,诊为"冠心病",未加重视。1990 年 9 月初,突然发生心肌梗死,确诊为心脏后壁、下壁心肌梗死。经抢救好转,住院治疗,病势稍定,但左心室功能不全Ⅱ度,血压偏低。房性、室性早搏频繁,并见短阵非阵发性交界性心动过速。缺血缺氧症状较明显。

诊查:脉细而迟(45～50 次/分),结代并见,舌淡质嫩,有紫斑,苔薄罩浮黄。

辨证:证为心悸,病由心脏损伤、神不守舍所致。而从其根本言,是肝肾先伤,风阳上逆,凌心犯肺。但从目前见症论,又为心肺俱损,气虚血滞,标本虚实错杂。尤在元气大伤之际,预后如何,须密切观察动静再商。

治法:拟分两步:急者先治,以益气宁心,养血复脉为法;得效之后,再图治本。主用生脉散合当归补血汤加味。

处方:西洋参 10g(先煎浓汁频饮,参渣再入药同煎)　麦冬 30g　五味子 5g(杵)　炙黄芪 30g　当归 10g　炙甘草 7g　川芎 7g　赤芍 10g　降香 10g　茯苓 10g　炙远志 10g　九节菖蒲 10g　独活 10g　大枣 7 个　5 剂

每日早晚各吸氧1次，每次半小时至1小时。

二诊：药后自感甚适，连续服药两周，心悸减轻，心慌恐惧感几平，早搏亦明显减少。胸痛减轻，但在天气阴晦时尚见胸闷气短，睡眠亦好。药已见效，无事更张，原方出入，再参顾本。

处方：原方去降香，减西洋参3g，加太子参15g，熟地黄10g，继服药两周。

三诊：心悸又有减轻，并得熟寐。气力亦见增强，情绪舒畅，已能独自活动；上下午在院中散步，天气虽寒冷，对病证尚无影响，亦未感冒，是顺利恢复的佳景。脉尚细，但已见滑象，按之有力有神（脉搏增至63次/分，歇止更少）。舌色稍红润，面有光华。惟大便艰解，无力不爽。嘱其切禁努挣，当俟元气来复。

处方：原方去川芎、赤芍，西洋参减至5g，加丹参15g、红花10g、麻子仁10g，继服药两周。

此后症状更见改善，春节能够小有应酬，处方逐渐减轻麦冬、黄芪用量，去独活、麻子仁，加甘杞子。间用党参代西洋参或太子参。丹参、红花有时与川芎、赤芍交替用。如此调理二个半月，自觉症状全部平复，为处清膏调理巩固，至今平善，行动自如，仅在登高时偶感气短。

【按语】这种心悸病证，目前临床较为多见，处理时须注意以下几个问题：①要明辨病情的邪正虚实：在此心悸是由心脏损伤、神不守舍而致，属于脏病，元气大伤，是为虚证。它不同于气火潜逆，或痰火上凌，有实邪为患，因此不能重用镇摄药。重镇无实邪，则心气反被遏抑，心动亦将更缓，病情亦更为险逆。②要分析药物与病情的相互关系：如阴柔养血药，辛香温通药，是临床常用的，但对此证，心肺俱不足，阳微气虚，阴柔药呆滞，不利于阳运；辛香药走窜，亦易伤正气，用时不可大意，应谨慎选择。③筛选最佳治疗方案：分两步走，先治心肺，再固肝肾。因为心病与肺、肾关系最为密切。心与肺同居上焦，心主营，肺主气，而且肺朝百脉，共司气血营卫的运行。未有心病而肺不病的。这里以益气为主，方取生脉散合当归补血汤，兼顾心肺，辛甘与酸甘相参，和润平稳，目的就是改善心肺功能，疗效亦是肯定的。但益气养血亦要顾及心痹络瘀，虚中有实，所以又参理气通络，如此则补泄通涩兼顾，更符合实际。曾见有些病例，兼患支气管病变，则邪正虚实更为复杂，而心肺同治亦更为紧要。得效以后，进一步再治肝肾，如此则心肺相协，肺肾相生，心肾相济，水能涵木，对于冠心病、心肌梗死的平病治疗以及善后，均能得其要领。如此多方考虑，对于心悸和类同证候，屡屡获效。

五、清咽桔甘汤治愈慢性咽喉炎急性复发重症一例

张某，女，32岁。

初诊：1991年10月15日。

主诉及病史：患慢性咽喉炎多年，总感颈咽部不适，反复急性发作，症状加重。每作需一二十天，影响生活和工作。近4天来又急剧复发，咽喉肿塞，气息不利，局部干灼作痒哽痛，自感咽喉壁如撕破，不能吃干硬食物，饮食过热过冷均不适。周身不舒，形寒背冷，发热，体温38.5℃，无汗。夜分呛咳频作，妨碍睡眠。语言微有嘶音。情绪急躁。中西药欠效。

诊查：咽喉部红肿较甚，延及上腭绯红，表皮有破损。面色赤，颧红唇赤。舌苔薄白，质淡尖赤，脉浮数有弦意。

辨证：病属喉痹。证由风邪上犯、郁热化毒、壅塞关隘所致。但虽为新感，引动宿疾，兼夹相火，而肺肾阴伤，阴虚阳亢，脉见弦数，未许小视。

治法：清咽解毒，先解其表，以清咽桔甘汤加味。

处方：苦桔梗7g　生甘草7g　升麻7g　炒牛蒡子10g（杵）　淡豆豉10g　薄荷5g（上二

味同打）　炙僵蚕10g　蝉衣7g　马勃7g(包煎)　板蓝根15g　蚤休15g　玄参15g　地骨皮15g　鲜枇杷叶10g(去毛包煎)　3剂

另元明粉每日5g,水溶,频频含漱,不要咽下。

二诊:药后得微汗,恶寒已解,发热亦减,体温37.5℃,身困见舒,呛咳亦少。但咽喉肿痛尚存。是风邪初解、热毒逗留。原议增损,侧重清咽。

处方:原方去牛蒡子、豆豉、薄荷,加射干10g、黄芩10g、赤芍15g。3剂。

元明粉水液含咽,少少咽下。

三诊:咽喉肿痛大减,呛咳几平,饮食亦已顺利,大便通行,并得安眠。惟咽喉尚似干灼,声音未全清爽,视之咽壁红晕尚留残迹。苔薄质嫩红,脉弦已和。热毒得泄,阴未尽复,气化亦欠宣利,转为清润养阴,廓清余邪。

处方:南北沙参各15g　麦冬15g　鲜芦根30g　苦桔梗7g　生甘草5g　升麻5g　炙僵蚕10g　蝉衣7g　马勃7g(包煎)　玄参15g　地骨皮15g　赤芍15g　络石藤10g　3剂

四诊:诸症全平,咽喉爽利,精神亦振。据述这次是急性发作见效最爽快的。爰为清润善后。

处方:苦桔梗5g　甘草4g　枇杷叶10g(去毛包煎)　芦根15g

煎汤代茶,3剂

【按语】慢性咽喉炎患者常感咽喉不利,干灼痒痛,易于感冒。感邪则急性发作,症状加重,成为喉痹的类证,缠绵不已,并无特效药。据临床经验,拟用清咽桔甘汤一方,屡能奏效。前人对此,早有很多议论,有的重视肺胃两经,因为喉主天气,内通于肺;咽主地气,下通于胃。有的强调少阴少阳,如《黄帝内经》云:"一阴一阳结,谓之喉痹"。有的又言十二经中有十一经与咽喉关联。其因有寒有热,有外感,有内伤,而张子和强调一个"火"字,如此等等,各有所指,均具参考价值。多年临床所见,涉及肺胃与少阴少阳的病情,实为多数;而六淫中,风与火热亦为主因。因此,所拟方中原是桔梗、甘草、僵蚕、蝉衣、北沙参、麦冬、玄参、地骨皮、鲜枇杷叶九味,专治慢性咽炎的,并根据临床变化,加减出入;如急性发作,即以桔梗、甘草、升麻为主药,利咽解毒,伍以僵蚕、蝉衣,增强清咽散结的作用;证由外感而起,必须先解其表,如为风热上犯,以牛蒡子、豆豉、薄荷散风解表;或为风寒外束,则改用羌活、防风、荆芥,发汗散风寒,表解则病势亦缓。邪郁必然化热,热蕴又易成毒,肿痛必剧,重用清热解毒之品,以蚤休、板蓝根佐升麻,共成清热解毒之功。对兼夹少阳胆火的,再增黑山栀、黄芩、赤芍,苦以泄热;赤芍可重用,能够开泄营分,以解瘀热。咽喉肿痛为甚,扁桃体亦肿者,加用射干、马勃、络石藤、金果榄、青果等一两味,甚时再加芒硝(一般多用元明粉,水溶含咽,有表证时,不要咽下),清热消肿。咽喉红肿见腐点腐斑,或生疮白头赤根,有化脓趋势的,则加用皂角刺、银花、连翘、大贝母、马勃、煅石膏等两三味,化腐消疮。有的病人兼患鼻窦炎,有脓涕脓痰的,应用白芷、苍耳子、辛夷、藿香、猪胆汁拌等一二三味。如仅咽痒为甚,则用橘红(即橘皮去白存红)、荆芥、马勃、枇杷叶一两味,散风清咽。如咽喉肿痛而痰多的,则加用法半夏、大贝母、黛蛤散、天竺黄、鲜荸荠,生莱菔片一两味,清气化痰。如情绪躁急,多疑少寐的,则加用川百合、合欢花、夜交藤一两味,养阴安神。兼见肺胃阴津受伤,咽喉干燥者,则用北沙参、麦冬、天花粉、鲜芦根一两味,生津清润。如为肺肾阴伤,虚火上炎,则用玄参、地骨皮、生地黄养阴清热;甚时可用知母、黄柏,坚阴清火。如果咽喉痒痛,局部色泛暗红,或泛晦黄,舌质暗淡,脉见弦细或浮大,大便又时溏薄,形寒肢冷,则病情大异,为阴寒之证,虚阳上浮,不能再用上述药物,宜改为温阳祛寒、引火归原方法。如炮姜、制半夏等分,为细末,醋调涂敷局部,或用盐豉捣和丸如杏仁大,含咽;或用上肉桂末、杏仁泥或甘草调和，炼蜜为丸含咽；或用蜜附片含咽均可；再以肉桂末或吴茱萸末敷贴足心，则效更佳。

总之，此病每为慢性炎症与急性发作反复进行，用药时，对前者应侧重清咽养阴，对后者侧重清热解毒。病情轻重亦大有等差，轻的可药味少而用量亦轻；重的则反是。同时，慢性者病程较长，急性者病变急重，亦应根据病情，突出重点，不要面面俱到，即在同类诸药中亦应精选品种，或交替使用，如清热解毒，可先取蚤休、板蓝根，再用银花、连翘，或射干、金果榄等，灵活变通，不要一成不变，始可提高疗效。

六、升阳除湿法治愈崩漏一例

陈某，女，40岁。

初诊：1990年10月7日。

主诉及病史：一年多来，月经不调，或前或后，每来则腰酸腹坠、血下如崩，而且愈来愈甚。出血四、五、六天不等，血色先暗后淡，或先鲜红后暗淡，继又淋漓不净七八日甚至十余日才止。来时卧床不起，白带亦多，甚时赤白俱下。腹不痛，但喜温按。小溲不多，大便易溏。面似虚浮，下午足肿。形寒畏冷，心悸少寐。多方治疗，尚欠效果。诊时刚得经净。

诊查：面色萎黄，精神疲乏。两手脉濡，按之弦细无力。舌淡稍胖，苔白腻，罩微黄。

妇科多次检查，除中度宫颈糜烂外，余无发现。拟诊子宫功能性出血。

辨证：从形证而论，显属中虚湿胜、气不摄血、水血同病之证。

治法：升阳除湿，益气摄血。升阳除湿汤主之。

处方：炙升麻6g　柴胡6g　苍白术各10g　白芷10g　藁本10g　防风10g　羌独活各10g　桂枝10g　炙甘草6g　炙黄芪10g　当归10g　茯苓10g　7剂

二诊：药后周身暖和，形寒已除。上方续服7剂，月经才至。经前无甚反应，经来已见改善，血量减少，经色转红，今日第四天，量已很少，并能照常活动。药病相当，原方增损继进。

处方：原方去羌独活，加炒党参15g。14剂。

三诊：月经准期来潮，第一二天经量甚多，当时甚恐，虑其再崩，但第三天即减少，至第五天即净。已无淋漓漏下之症。白带亦减少。二便顺调，面色好转，足肿亦除。舌苔薄白，脉见滑象。病情大有好转，再参顾本，期早康复。

处方：柴胡6g　炙升麻6g　白术10g　陈皮5g　白芷10g　藁本10g　炙甘草6g　炙黄芪20g　炒党参15g　茯苓10g　熟地黄10g　炒白芍10g　炒当归10g　砂仁末4g（后入）　14剂

四诊：纳香寐熟，气色转润；这次经潮，色正量中等，4日即净。白带亦显著减少。脉见细滑，舌泛红色，苔薄白。年余崩漏，3月痊愈，甚感欣慰。为处丸方，两调气血，巩固疗效。

处方：炙黄芪150g　炒党参150g　炙甘草40g　白术100g　茯苓100g　陈皮40g　柴胡40g　炙升麻40g　白芷100g　藁本100g　炒当归80g　炒白芍100g　川芎40g　炒熟地黄100g　木香40g　砂仁40g　生山药150g　枸杞子100g　炒神曲100g

上药共为细末，生姜、大枣各150g，煎浓汤泛丸，梧子大。每日2次，每次7g，开水送服。1料。

【按语】崩漏治血，人皆知之。若从湿治，惟李东垣独知其详。用血药治血病，亦是人皆知之，用阳药治血病，惟李东垣卓擅其长。本例崩漏，血色先暗后淡，或先鲜红后暗淡，而且量多，腹并不痛，是血病，亦是湿病。再观白带甚多，溲少便溏，面似虚浮，下午足肿，湿胜之象，更为显然。李氏尝说：泄泻是湿多，崩漏带下，虽为血病，亦是湿类，证异源同，称之为“二湿”。并云：“胃中湿胜而成泄泻，助甲胆风胜以克之，又是升阳助清气上行也；经漏亦然。”（《东垣试效方·妇人门》）可谓一语道破天机。何况此病既无火热迫血之症，亦无寒伤经脉现象，不为湿胜，还有谁属？因此诊断为中虚湿胜，气不摄血，水血同病，是符合病情的。

升阳除湿，既是随证施治，亦是救急方法。东垣亦云：“此药乃从权之法，用风药胜湿，为胃气下陷，而气迫于下，以救其血之暴崩也。”即是说重点在“下者举之”，鼓舞阳气上行，亦以胜湿。得效以后，“必须黄芪人参炙甘草当归之类数服以补之，于补气升阳汤中加以和血药便是也”。治本病之用药思路即从此而来。

至于升阳除湿的用药，主要是升麻、柴胡、防风、荆芥、白芷、藁本，以及羌活、独活、蔓荆子等。这些是升发阳气、风以胜湿之药，亦人所共知，但据《神农本草经》记载，升麻能升阳气、解表证、辟邪气、解时毒、补脾胃，但又“为疮家圣药”（王好古），即能治血病。李时珍并谓其“消斑疹，行瘀血”，而且以治“久泄下痢”与“带下崩中”同举。柴胡“在经主气，在脏主血”，即它既是气分药，又是血分药，随着调经之药而用，同样能治血病。防风祛风，通利周身骨节，又能“补中益神，匀气脉”（大明），“主上部见血”（张元素）。《经验后方》并用治妇人崩中，称为“独圣散”，极力崇尚其治血病的功用。荆芥发汗散风邪，作为解表药，亦是“肝经气分药”（王好古），但能“通利血脉，传送五脏不足气，助脾胃”（甄权），治“吐血衄血，下血血痢，崩中痔漏”（李时珍）。藁本除风头痛、头面身体皮肤风湿，但亦治“妇人疝瘕”（《神农本草经》），“通血”（甄权），“治痈疽，排脓内塞”（时珍），同样能够理血。白芷疗风，发汗通窍，治头面诸风，但《神农本草经》列其首功却是“女人漏下赤白”；大明亦谓疗“肠风痔漏，止痛排脓”，甄权更谓治“女人沥血腰痛，血崩”。至于羌活、独活，疗诸贼风，升阳除湿，张元素又谓能“散痈疽败血”。蔓荆子治贼风，散上部风邪，但亦能“凉诸经血”（元素）。如此等等，诸味都是风药、升阳药，但又是治血药。李东垣彻悟了《药类法象》，对风、升、生意义和风药与肝和血之间相互关系的机理，集合用之，成为升阳止血药，并形成为别出于阴柔血药治血病的另一类治血方法，弥足重视。

升阳止血，还有一层精义。《灵枢经·营卫生会》云：“血之与气，异名同类。故夺血者无汗，夺汗者无血。”升阳药大都是上行发散药，宣行卫气的，而升阳药的见效标志，又多是周身暖和、蒸蒸汗出，表明卫气已经向上向外，这就是阳气上升。它能升举下陷之气，更能摄血随气而行，恢复经脉气血的正常循行，则其为崩为漏的病证，自亦随之而愈。这正是“夺汗无血”的机制，亦是“下者举之”的具体所指。所以，升阳除湿法的治崩漏带下，用得其当，疗效可佳，而且见效亦较快，这是屡试屡验的。总之，崩漏是血证，但其病理变化并不仅在血分，亦涉及气分，“血之与气，异名同类”，临床应该全面对待。

七、升阳举经法治愈月经不调漏下一例

范某，女，20岁。

初诊：1989年4月24日。

主诉及病史：月经不调，漏下不止。14岁初潮，月经周期即欠正常，大都超前而至。经行不畅，经色紫暗，血块多，四五天后血量减少，但随之即淋漓不净，一般十余日才止，甚时上月经水未净，下月经潮又至，漏血连绵不断。五六年来多方治疗欠效，痛苦不堪。但月经来前，无大不适，腹亦不痛；或在受凉疲劳以后小有腹痛，腰腹重坠酸胀，但得温按即舒。饮食不香，形体

消瘦，时易头昏心悸，手足心热，甚时肌肤亦灼热。

诊查：两手脉细，按之微涩、无力。舌尖红，但不似火气、苔薄腻，根稍厚，并不垢浊。

辨证：少妇月经不调，大多由于本元不足。而漏下不止，亦属气不摄血之证，从其脉细形瘦，可想而知。但经行不畅，经色紫暗，并多血块，似乎血有瘀阻，其实不然。观其腹不痛，不耐受凉疲劳，还属阳气不张、胞宫欠暖、气不率血、经失温煦使然。头昏心悸，手足心热，阴阳不调，有虚阳外浮之象。归纳病情，属于内伤，先天不足，后天失调，胞宫欠温，气虚下陷，成为漏下。

治法：损者温之，下者举之。以升阳举经为法，仿东垣升阳举经汤合《金匮》妇人陷经胶姜汤为治。

处方：炙升麻 6g　柴胡 6g　白术 10g　藁本 10g　防风 10g　羌独活各 10g　炙甘草 6g　当归 10g　茯苓 10g　炮姜 10g　阿胶珠 10g　炙艾叶炭 10g　7 剂

二诊：药后自感周身舒适，腹中温暖，微微得汗；服至 5 剂，经水淋漓即止。因其效佳，自己又续服 5 剂，汛期即至，月经畅行，经色转正，5 日而止，已无淋漓漏下之象。药效喜出望外，精神亦振。脉尚细，舌软嫩，薄黄苔全除。再参益气和营，巩固疗效。

处方：前方去羌独活、藁本，加炙黄芪 15g、炒党参 15g、炒白芍 10g，10 剂

三诊：上方连续服用 15 剂，月经又按期而至，经色正常，量尚较少，亦 5 日而净。纳谷见香，头昏心悸亦有减轻。惟形体尚瘦，不耐烦劳，但虚热已平。舌嫩少苔，脉细已无涩象。尚得善后调理，再为补中升阳，兼调心肾，培本杜根。方从补中益气、黑归脾丸合参。

处方：炙黄芪 15g　炒党参 15g　炙甘草 5g　炙升麻 5g　柴胡 5g　陈皮 5g　白术 10g　当归 10g　炒白芍 10g　熟地黄 10g　炙远志 10g　茯苓 10g　木香 5g　桂圆肉 15 粒　生姜 2 片　大枣 7 个

嘱每月经前服 10 剂，连服 2 个月，此后即停药。

【按语】月经不调，漏下不止，调理肝脾，乃为常法，自从南宋陈自明在《妇人大全良方》提出这个方法以后，几已成为妇科临床的常规。此证月经来前无异常，来时亦无腹痛，而漏下竟延五年有余。脉细无力，舌嫩苔薄，显然属于内伤，发育较差，胞宫欠温，加之中气下陷，阳气不能统摄阴血使然。李东垣提出升阳举经方法，以风药升阳，甘药益胃，益气摄血，是颇有见地的。而《金匮要略·妇人杂病篇》妇人陷经，漏下黑不解，主用胶姜汤暖宫温经，更指出了此证的病本大法。合而用之，迅得转机，是抓住了根本而取效。当然，与患者属青壮年龄，生机正盛，稍为拨乱反正，即能迅速取效亦很有关系。至如全面调理，《诸病源候论·妇人门》对月经病的论述，责之冲任脉虚，手太阳少阴之经受损，此论大可取法。因此，治本病先予调理肝脾暖宫，着重升阳益气，温运经脉；继之调补心肾，固其根本，见效即很好很快。类此病情，常援以为法，亦能获得良效。

八、消瘀化癥法治愈妇女癥块不育一例

尤某，女，27 岁。

初诊：1987 年 4 月 15 日。

主诉及病史：右少腹有包块，如鸭蛋大，婚后不育两年余。回忆病情，是从 24 岁结婚后半年余，突然右少腹痛，几至休克，送当地医疗站急救，诊为急性阑尾炎，行保守治疗，二十余日病退，但右少腹不仁，觉有冷气，按之感痛，有包块，日渐增大，体积已如鸭蛋大。月经从此不调，

经前后腹痛，因而不育。

经妇产科医院数次检查，诊断为宫外孕，残留瘀血凝固，与周围器官粘连。

诊查：形体较瘦，自感身重，但尚能勉强参加农活。面色晦暗，有如蒙尘，情绪较差。唇舌有紫气，舌有紫斑，苔薄腻而润，脉细弦，按之微涩。

辨证：瘀阻少腹。冲任受损，病情比较明白，但延经两年余，阴邪痼结，正气受伤，已非朝夕可以消除，当为邪正兼顾，逐步图治。

治法：消瘀化癥，兼调冲任。先与逍遥散合桂枝茯苓丸，观效再商。

处方：柴胡 10g　赤白芍各 15g　当归 10g　白术 10g　茯苓 10g　肉桂 5g(后入)　桂枝 10g　丹皮 15g　桃仁泥 10g　陈青皮各 5g　姜川朴 7g　焦楂曲各 10g　7 剂

二诊：药后得肠鸣矢气，纳谷较香，余尚平平。这是胃和气行之象，应视为佳兆。拟进一步为治，用《千金》朴硝荡胞汤，变汤为丸，急剂缓投，逐渐消化。

处方：柴胡 70g　桂枝 100g　肉桂 70g　细辛 40g　制附块 70g　炮姜 70g　淡吴萸 40g　制大黄 70g　芒硝 70g　赤芍 100g　当归 100g　桃仁 100g　丹皮 100g　川牛膝 100g　制虻虫 70g　生水蛭 70g　姜川朴 70g　陈皮 50g　茯苓 100g　泽泻 100g　生苡仁 120g　炙甘草 40g　炒党参 120g　焦楂曲各 100g

上药除芒硝、桃仁外，共为细末，桃仁另研为泥，临丸与芒硝和入药末，淡醋姜汤泛丸，梧子大，每日 2 次，每次 10g，姜醋汤送下。

三诊：丸药连服近 80 天，在服至二十余日后，少腹觉温，连下黑色大便数次；月经来潮，污黑经血亦多。至第二次月经转时，仍有污黑经血，但量已很少，并不腹痛。右少腹包块已摸不清楚，亦没有注意在何时消失。情绪很好，治疗亦有信心。诊时面色转亮，泛红，舌上瘀斑亦淡，脉转细滑。按腹柔和，包块已无，仅重按时右侧有如小儿手指一节，无痛感。近两次月经潮期正常。再为调理肝脾，巩固疗效，期早康复。

处方：逍遥散合黑归脾丸加炙地鳖虫、制乳香、川芎、苡仁，仍为丸，连服药两个月。

此后一切正常，即停药。

【按语】妇女宫外孕治疗不当，以致盆腔出现包块，临床并不少见。此例影响月经，甚至不育，病经两年余，阴邪痼结，正气受伤，一路采取缓消方法，邪正兼顾，亦很符合病情。用药分为三步走：先调理肝脾，兼以化瘀，用逍遥散合桂枝茯苓丸加味，是先开其路。继用《千金》朴硝荡胞汤峻剂（原方去桔梗，加柴胡、桂枝、炮姜、吴茱萸、泽泻、楂曲），破三阴之寒，攻凝痼之瘀，但亦不取其汤以荡胞之急，而峻药轻投，改为丸剂，仍取缓消方法。最后调理肝脾，养血和络，取逍遥散合黑归脾加味，以善其后。如此不急而缓，重点突出，竟收全功。在此始终注意两个问题：一个是“缓”，尽管明知有癥积，不漫用攻伐；即使逐瘀，亦用缓法，刻刻提防不要再伤正气。其实有年之疾，亦决不是一药可愈，何况周围器官有粘连，岂能一朝松解？应该实事求是。另一个是保护“胃气”，从初、中、末用药，步步保护胃气，帮助消化，因为中焦是气血生化之源，后天之本，护好胃气，则用药有凭借，康复有保障。事实证明，这种考虑是恰当的。次年秋后，该妇即怀孕，喜生一男，至今母子健康。

九、荆防败毒散治愈发背一例

王某，女，34 岁。

初诊：1989 年 2 月 15 日。

主诉及病史：病从1月20日发觉在左肩胛骨中部发生两个疮疖，如二分钱币大，用抗生素治疗稍好转，但10天之后右肩胛骨中下端又起疮疡，中西药并进，疗效不佳，且两处均化脓，疮面肿起，像拳头那么大，但不发热。查血：白细胞计数 $11\times10^9/L$，中性粒细胞0.92，淋巴细胞0.08。改用红霉素静滴，而疮口仍在发展，周围肿起，瘙痒，并见许多小疖肿，疮口更深，愈合差，脓液多，引流不畅。大小疮里，互相贯通，形像蜂窠。疮色日见晦暗，并且心烦少寐，胃纳日差，大便不顺，并感形寒背冷、背痛。此时疮口亦更肿起，脓汁亦更多。病势日增，转就诊治。

诊查：两手脉弦并不数，舌不赤，苔薄腻。

辨证：病经两周余，而表证尚在，化热未盛。证为上中发背，属于初中期阶段。但延日已多，当为外寒束缚使然，亦是冬令外证的特色。

治法：清散为主，兼以托毒，荆防败毒散主治。

处方：荆芥10g　防风10g　白芷10g　苍术10g　白术10g　柴胡6g　连翘15g　金银花20g　蒲公英20g　川黄连4g　赤芍15g　生甘草4g　紫花地丁草30g　5剂

每服煎成，入黄酒30ml，再沸服，以取微汗，日两次。

二诊：4月1日。据述服第一剂二煎后，即熏熏似有醉意（原本是滴酒不沾的），即和衣而卧，汗出蒸蒸，酣卧竟达十余小时（原本心烦少寐已经半月），醒来感到全身轻松。晨起清洗疮口，换引流药线，发现疮肿几消一半，而且疮口红活，流脓亦畅，并已无腥臭气。连服药5剂，背上疮疡即告痊愈。精神爽快，食物亦香。为了吸取前次教训，防止复发，又自服原方两剂，巩固疗效，平安至今，特来致谢。观其疮疤，已全平复，脉舌亦很正常，确属痊愈。

【按语】外科理论与内科的理论是一致的，严格地讲，内科更是外科的基础。论病用药，两者每有共通之处。而内治方法，确亦能治愈外科病证。汪石山氏所谓“内外一理论”。这是中医外科的一大特色，兹举一例，以示概略。本案证发于背，病在阳位，又属初期阶段；不过几经反复，已有蔓延入里的征兆。如心烦少寐、纳差便艰，未许忽视。按照外科治疗大法，消、托、补的步骤，还是消散的关键时刻，消散则能使邪从外出，病有出路，最为上策。因其延经多日，邪郁转而向里，适当佐以托毒之物，更为全面。此时不能过用寒凉药，专事清火解毒。因为一方面本病还不属于火毒之证，无此必要；另一方面，重用清火寒凉之品，亦能遏抑阳气，使邪气冰伏，更难解散。那种见到疮疡不问病情阶段，便用清火解毒之法，是不妥当的。观其曾用清火解毒之药，亦不能获效，就是很好的说明，而副作用却日渐出现，如疮口日深，疮色暗晦，脓多而引流不畅等，实即由此而来。只有辨证施治，步法井然，如上方法，根据病情，消散兼以托毒，才得显著疗效，应该汲取这种教训。

（鲍正飞　丁国华整理）

【编者评注】丁老出生于近代名医辈出的江苏孟河，加之家学传授，一生勤奋不辍，临床教学研究，颇多成就，是我国知名中医教授。由于晚年攻研各家学说，撷取诸家之长，尤其对李东垣升阳除湿之说颇有研究，深得其机奥，灵活施用于临床，其效更彰。如末案发背患例，疮肿多发，互相贯流，脓多不畅，在西医用抗生素治疗无效之际，丁老不惟一派清解泄毒，而以风药荆、防、柴、白芷消散，配以银、翘、公英、地丁解毒，佐二术除湿，更以黄酒入煎，药后竟获奇效，5剂后疮肿消半，流脓亦畅，再服5剂痊愈。若非慧眼识证，学有根底，岂能臻此。能不令人感叹！

周贤良医案

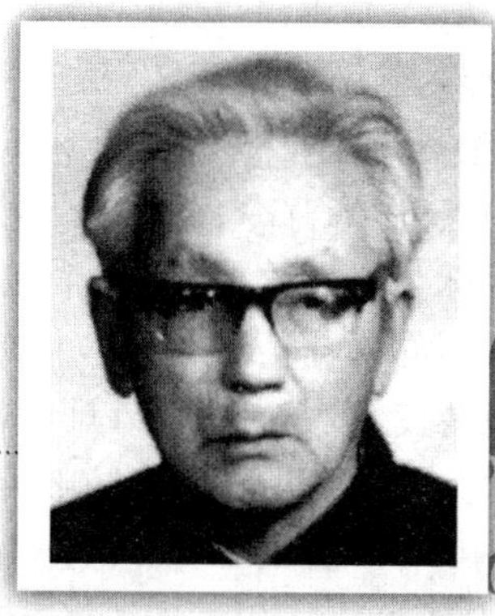

【生平传略】

周贤良，男，1918年出生，江苏省南通市海门县人。南通市海门县中医院中医内科专家。周老从医六十余年，曾于23岁跟随当地老中医学习，并在乡下行医。解放后又到南通专区进修班学习中医。继考入江苏省中医进修学校（南京中医学院前身）。毕业后回南通市海门县中医院工作。周老学宗经典，兼取众长，有丰富的临床经验，对于内科疑难病证颇有研究，闻名于省内外。

一、涤痰开窍、化瘀安神法治愈更年期综合征一例

黄某，女，53岁。

初诊：1989年4月3日。

主诉及病史：心悸胸闷、惊骇不宁半年。患者形体丰腴，心悸怵惕，胸宇郁闷已达半年。心电图反复检查无异常。时或惊骇不宁，烦躁欲哭，状若痫证。夜来不寐，梦事纷纭，咽中梗似炙脔，中脘痛或左或右，走注不定。

诊查：B超检查：肝、胆、脾正常。脉细苔腻，舌质瘀紫隐约。绝经于1988年11月。

辨证：肥人多痰多湿，肝气怫郁，气滞血瘀。痰瘀交阻，蒙蔽心神。

治法：涤痰开窍，化瘀安神。

处方：石菖蒲10g　丹参30g　青龙齿15g　朱衣茯苓、茯神各15g　磁石30g（先煎）　炙远志6g　胆南星10g　清炙草5g　红枣10枚　柏子仁、枣仁各12g　赤芍、白芍各10g　陈皮10g　淮小麦30g　制香附6g　8剂

二诊：4月12日。药后诸恙俱减，原方再进8剂。

三诊：4月21日。诸恙减而未平，效不更张，守方以竣全功。原方8剂。尽剂诸恙告瘳。

【按语】周老用药，往往在初诊时经深思熟虑，拟订一方，眼光到处，丝丝入扣，药后如熨帖无忒，复诊则守服不辍，以平为期。清·曹仁伯在《琉球百问》中尝云："凡看病须要格分寸，谅病之分寸而定药之分寸，格成一方，看去增减一味不得。"本案可窥老中医的守治工夫。

二、补益肝肾法治愈眉毛脱落一例

毛某，女，18岁。

初诊：1991年2月18日。

主诉：左眉毛脱落3个月。患者未婚，年已及笄，天癸未潮。体无病态。近3月，卒然发现左侧眉毛脱去三分有二，无其他症状，惟有损美观。中西药，内服外搽均不见效。皮防所检查否定麻风病。

辨证：眉亦发之类。发为血之余，均属肝肾所司。肾藏精，其华在发。肝肾精血亏损，不能濡养毛发，故致脱落。

治法：补益肝肾，濡养毛发。

处方：当归10g　熟地黄10g　川芎6g　甘杞、菊花各10g　羌活10g　豨莶草10g　墨旱莲15g　制女贞15g　首乌10g　山萸肉10g　黑芝麻10g　白蒺藜20g　6剂

并嘱患者毋忧虑急躁，静以待之。

上方继进20剂，眉毛脱落处渐见萌生。1个月后，患者欣然来告，月经已潮，眉毛亦见浓黑。

【按语】本例患者，及笄而月汛未潮，显系肝肾精血不足，以致冲脉未盛、任脉未通，而天癸未至。血燥生风，复见眉毛脱落。周老从本议治，一以补益肝肾为方，少佐羌活、豨莶，展清阳而窜高巅则药性更具灵动，守方调服，果然水到渠成。既来月汛，又眉落复生。一箭双雕，立方平中见奇。中医向重整体观念，确是经验积累而成。

三、清养金水法治愈消渴一例

顾某，女，52岁。

初诊：1987年11月5日。

主诉：口渴多饮多尿数年。患有糖尿病15年，常服西药降糖药无效。口干目涩，舌燥，烦渴多饮，尿频量多，大便秘结，疲乏无力。

诊查：尿糖(＋＋＋＋)，空腹血糖10.5mmol/L。舌质偏红，苔薄糙，脉细。

辨证：阴虚燥热，肺肾俱亏。

治法：清养金水法。

处方：北沙参30g　肥知母15g　山萸肉10g　天花粉20g　泽泻10g　干地黄20g　葛根10g　天冬、麦冬各15g　淮山药30g

二诊：1987年11月18日。药后口舌不燥，口渴亦较前减轻，尿量基本正常。舌质红苔薄。原方加太子参继进10剂。

三诊：1987年12月2日。药后症状基本消失，体力渐增，舌质略偏红，苔薄白，脉细。仍以清养金水法续治，以巩固疗效。

处方：北沙参30g　天冬、麦冬各15g　粉葛根10g　川石斛15g　泽泻10g　干地黄20g　山萸肉10g　太子参10g　10剂间日服

1988年元旦随访，症状消失，精神健旺，复查空腹血糖为5.55mmol/L，尿糖阴性。

【按语】患者糖尿多年，阴津内耗，燥热偏盛，烦渴多饮，多尿。肾阴为一身阴液之本，肺津

为五脏灌溉之源，阴津一体、金水相生。周老治用生地黄、山药、山萸肉滋肾养阴，沙参二冬润肺生津，知母花粉清燥止渴，葛根升津上奉，泽泻泄浊下行。立方抓住肺肾二脏清纯不杂。药后高原津充、至阴水足，则枯涸之田自然嘉禾重青。

四、北瓜膏治愈咳喘一例

杨某，男，86岁。

初诊：1990年11月17日。

主诉及病史：多年咳喘。患者逢冬咳嗽气急数10年，咳痰黏白。每病须服数服中药即可控制，惟不能根治。近年宿恙发作频繁，咳喘不能平卧，痰黏白难咯。

诊查：舌苔白腻，脉濡滑。X线摄片报告：慢性支气管炎、肺气肿。

辨证：脾肾两虚为其本，痰湿内搏为其标。

治法：仿姑苏北瓜膏方意。

处方：北瓜一大只　云茯苓100g　姜半夏100g　杏仁100g　化橘红80g　炙甘草50g　炙苏子100g　莱菔子100g　白芥子100g　焦白术100g　陈皮60g　白前80g　桔梗60g　仙灵脾150g　补骨脂150g　胡桃肉150g　炒党参150g　钟乳石200g　蜂蜜1000g　冰糖1000g

煎法：将上药浸1天后，煎3次过滤澄清去渣，药汁浓缩后加入蜂蜜、冰糖收膏。

1990年冬季随访，咳喘基本痊愈，偶有小发，遂嘱原方再配枣料，熬汁收膏。1991年冬季未再发作。

【按语】周老对高年体虚之辈，喜用膏方调治。本例高年痰嗽，本虚标实，周老以三子养亲合二陈化痰定喘以治其标，六君子合八参胡桃汤健脾益肾以固其本，更以消痰定喘见长的北瓜为主，收膏长服，而获良效，介绍多人，均有卓验。

五、培土生金、清肺化痰、弥络化瘀法治愈支气管扩张咯血一例

朱某，男，29岁。

初诊：1989年4月28日。

主诉及病史：咳喘、咯血4年。患者4年来长期咳嗽，痰中带血或咳吐鲜血。X线片报告："支气管扩张。"西药服用至今，症状有增无减。近来纳少面白，神惫懒言，咳嗽痰多，痰色黄，痰中带血，大便溏薄。

诊查：舌体胖舌质红，苔微黄腻，脉濡带数。

辨证：长期咳喘、咯血，迁延不愈，脾土受伤。土不生金，脾肺俱虚，以致气虚不摄，血溢肺络。脾虚生痰，上贮于肺，蕴久化热，痰热相结，阻塞气道，以致咳嗽加剧，气急胸闷。久病入络，一旦出血，离经之血不行，罅漏之隙难弥。证情复杂，治宜兼顾。

治法：培土生金，清肺化痰，弥络化瘀。

处方：炒党参30g　阿胶10g(烊化)　南北沙参各15g　参三七粉3g(冲服)　炒白术20g　仙鹤草30g　枇杷叶10g　花蕊石15g　云茯苓15g　白及粉6g(分冲)　川贝母6g　甘草3g　枯芩炭10g

守前方略作增损进服 50 剂，咯血渐止，咳喘亦平，食欲旺，面色华，精神佳。随访年余，旧恙未再发作。

【按语】清·汪昂谓“治实火之血，顺气为先；治虚火之血，养正为要”。唐容川也云：“凡治血者，必先以祛瘀为要。”前贤之论，均有奥义。本例患者年虽少壮，但咳血多年，脾肺气虚，痰、热、瘀胶结为患，虚实互见，证情错杂。故周老将补虚消痰清肺化瘀止血诸法融于一方，而补养取其冲和，无壅腻之弊；清化取其平正，无克削之嫌；组方周致，药性轻灵，抓住斡旋中宫这一关键，使生气复苏，土旺生金，沉疴宿恙，竟获痊愈。

六、补肾养肺、益气生津法治疗上腭窦癌术后放疗、化疗后消渴证一例

张某，男，68 岁。

初诊：1990 年 10 月 11 日。

主诉及病史：乏力口渴多尿 1 个月。患者因上腭窦癌，于 3 月前手术，术后继续放疗、化疗，始则尚能维持，近来则神疲懒言，少气乏力，口渴难耐，饮一溲二，腰膝酸软。

诊查：舌红少津，苔薄，脉濡细。空腹血糖正常，尿糖（＋＋）。血常规：血红蛋白 100g/L，白细胞 2.9×10^{9}/L。

辨证：上腭窦属肺经所系。手术大伤元气，继之放疗、化疗耗津伤液，是谓重虚。肾司二便，肾虚开阖失职则饮一溲二，水谷精微随溲而出。

治法：补肾养肺，益气生津，扶元抗癌。

处方：北沙参 30g　天冬、麦冬各 15g　生苡仁 30g　元参 30g　地黄 20g　山萸肉 15g　黄精 30g　云茯苓 15g　石斛 20g　太子参 30g　蛇舌草 30g　白术 15g　白芍 15g　仙鹤草 30g　丹参 20g　橘络 6g　10 剂

进服 10 剂，诸症均见减轻，以后守上方，间断服用至今，虽化疗、放疗，但无口渴溲多、少气乏力之苦。

【按语】本例患者，迭经手术、放疗、化疗，克伐交加，气阴告匮。近贤岳美中先生曰：“体实气壮，要治病留人，体衰气虚，须留人治病。”周老审证度势，急投大剂补益肺肾气阴以拯枯涸，少佐解毒之品以杜余邪复萌，用方三阴并补，邪正兼顾，平正可法。

七、养正消积法治疗肝癌一例

张某，女，42 岁。

初诊：1991 年 1 月 2 日。

主诉及病史：消瘦，右肋胀痛一月余。患者久罹慢性肝炎，已延 12 年，证情时轻时重，近来消瘦殊甚，神疲乏力，纳呆脘胀，右胁际刺痛不辍，且两胁自觉日益胀满。

诊查：舌质淡暗衬紫苔薄微腻，脉细涩无力。经某医院 B 超确诊为肝右叶占位（4.6cm×6.8cm）；甲胎火简定量：1000mg；血常规：红细胞 3×10^{12}/L，血红蛋白 70g/L，白细胞 9×10^{9}/L。

辨证：夫积之成也，必因正气先虚，而后邪毒踞偕之。肝脏占位，元气已匮，无非邪实正虚。

治法：大补气血，佐之消癥解毒。

处方：仙鹤草 60g　党参 30g　生甘草、炙甘草各 15g　土炒白术 12g　云茯苓 15g　全

当归 15g　丹参 15g　赤芍、白芍各 10g　川芎 10g　莪术 12g　八月札 12g　生熟苡仁各 15g　半枝莲 30g　炙鳖甲 15g　生牡蛎 30g(先煎)　炙甘草 6g

药后精神见振，纳谷有加，脘胁亦感舒适。方既应手，仍步原意为法。嗣后复诊凡 18 次，或从标出入，或从本图治，如纳呆腹胀加陈腹皮、焦二芽；头晕目眩加女贞、杞菊；夜寐欠安加柏枣仁、煅龙齿；胸闷太息加旋覆花、郁金；经事不调腹痛夹下瘀块加花蕊石、五灵脂，如是反复更改，病情日趋安坦，体重有加，纳谷见振，神气爽慧，两胁胀痛已除，月前 B 超检查，肝右叶占位已缩小至 2.2cm×3.1cm。

【按语】清·沈金鳌在《杂病源流犀烛》中曾谓："若积之既成，又当调养营卫，扶胃健脾，使元气旺，而间进以去病之剂，从容调理，俾其自化，然后病去而人不伤"。周老调治肿瘤患者，很赞同沈氏的观点。本例肝癌病人，就是成功地运用了养正消积法的见证。患者癥积已成，而神瘘形削，自非纯补纯攻能取效，故周老以归芍六君子汤为基础，气血双补加仙鹤草、黄芪以扶正抗癌，八月札、丹参、莪术以疏肝活血，鳖甲、牡蛎软坚消积，苡仁、半枝莲化浊解毒，组方平正周致，王霸结合，坚持服之则正气日复，邪积递消而渐入坦途。

八、清肺解毒法治疗化脓性胸膜炎一例

周某，女，57 岁。

初诊：1987 年 4 月 3 日。

主诉及病史：寒战发热，胸痛咳唾黄脓痰 7 天。患者自述恙起于 1 周前，形寒发热，体温 40.5℃，咳喘胸痛，唾痰黄稠，继见脓血，气味腥臭，胸部胀痛日见加剧，并见汗出心烦，口燥咽干，小便黄赤。

诊查：舌深红，苔黄腻，脉滑数有力。查胸水呈脓性，胸水白细胞 30×10^9/L，X 线检查见大量胸腔积液。

辨证：外感温邪，内蕴于肺，热毒炽盛，灼伤胸膜，以致络瘀热壅，蒸腐成脓。

治法：清肺排脓，行血散瘀。

处方：杏桃仁各 12g　生苡仁 60g　冬瓜子 30g　鱼腥草 30g　金荞麦 30g　水牛角 30g(先煎)　赤芍 15g　丹皮 12g　皂刺 15g　败酱草 30g　桔梗 12g　生甘草 10g　橘络 12g　鲜芦根 150g(先煎代水)　3 剂

二诊：药后热势递挫，寒战已平，咳喘渐宁，痰臭亦减。苔腻化，脉转缓。方既中鹄，原法再进。

上方去败酱草、鱼腥草、水牛角、赤芍，加南北沙参各 15g，5 剂。

三诊：热退咳平，胸次舒畅，惟口燥纳减。舌红少津，脉细略数。邪毒虽清，气阴未复，仿薛氏法调理之。

处方：南北沙参各 12g　百合 15g　知母 12g　生熟苡仁各 10g　川石斛 15g　麦冬 15g　炒扁豆衣 12g　生谷芽 30g　生甘草 6g　鲜芦根 100g(先煎代水)　7 剂

剂尽，诸恙告瘳。

【按语】本例患者由于风热之邪未及清解，内蕴于肺，蒸腐成痈，邪势鸱张，自非轻浅之剂可以奏绩。所以周老毅然用大方重剂以进之，方以千金苇茎汤清肺排脓，水牛角、赤芍、丹皮即犀角地黄之意，凉血散瘀，其余诸品均具清肺排毒之功，佐加橘络行气疏络，方证合拍，所以药下病挫；二诊乃小其制继续清肺化腐，参合南北沙参以匡扶气阴；三诊邪去正虚，中洲未苏，乃

转手清养肺胃收功，前后接方处，环环扣紧，弛张有致，既有治急证大证的胆识，又有调瘥后虚损的良策，允属名医手笔。

（汤叔良　程建英整理）

【编者评注】周贤良老先生是江苏省南通市著名老中医，他从事医疗工作六十余年，积累了丰富的临床经验，尤其在内科、妇科方面有独到之处。如运用清肺排脓、化瘀解毒法治疗化脓性胸膜炎，取得较好疗效。又如应用补益气血、消癥解毒法治疗肝癌，重用仙鹤草、党参扶正抗癌，配合莪术、丹参、鳖甲、牡蛎等药物软坚消积，获得了可喜的效果。

汪履秋医案

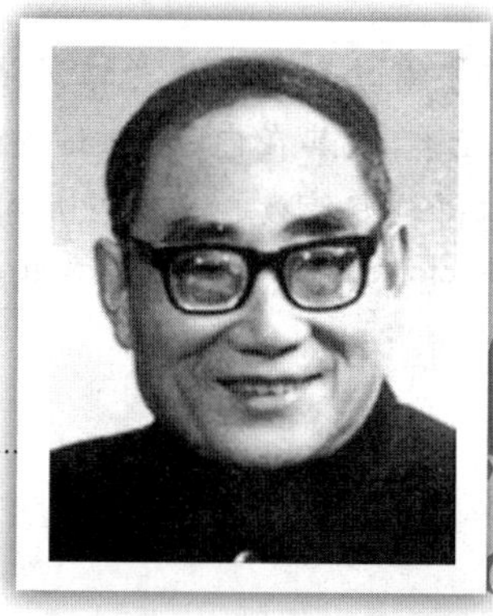

【生平传略】

汪履秋，1919年生。江苏省兴化市人。中医教授，主任中医师。1936年从师于当地名医陈一如，学成后悬壶桑梓与沪上。1955年入江苏省中医进修学校学习，毕业后至江苏省中医院工作。

汪氏擅长内科杂病的治疗，特别是对类风湿性关节炎、红斑性狼疮、糖尿病、重症肌无力、慢性肝炎、肝硬化等病的治疗经验丰富；对肺炎、细菌性痢疾的治疗亦颇具特色。临床喜用经方，但师古而不泥古，主张辨证与辨病相结合。曾公开发表《中风证治体会》、《谈高热的辨证治疗》、《类风湿关节炎证治浅见》等论文三十余篇。

南京中医学院教授，附属医院主任医师，江苏省卫生厅科学技术委员，药品审评委员，江苏省中医学会急症研究会副主任委员等职。

一、加减痛风汤治愈顽痹一例

陈某，女，51岁。

初诊：1982年5月12日。

主诉及病史：肢体关节肿痛年余。病初以手指、腕关节为主，继而肘、膝、踝、跖趾、颞颌等关节亦逐渐受累，手指关节明显肿胀疼痛，晨僵，局部有灼热感，活动受限，阴雨天疼痛加剧，形寒喜暖。

诊查：手指关节肿胀，扪之灼手，活动不利；步履艰难；舌苔薄白，脉象沉细。查血沉65mm/1h，类风湿因子阳性，C反应蛋白阳性。

辨证：风寒湿邪，痹阻经脉，久郁化热，痰瘀凝滞。

治法：清热化湿，祛痰消瘀，通络止痛为先。

处方：麻黄10g　桂枝10g　苍术10g　黄柏10g　防风己各10g　制胆南星10g　桃仁10g　红花10g　雷公藤10g(先煎)　生地黄15g　全蝎3g　生甘草5g

二诊：上方进服7剂，关节肿痛减轻，灼热感消失。原方去黄柏、生地黄，加地鳖虫10g，制川乌10g。

三诊：上方连进30剂，关节肿痛全部消失，活动自如。复查血沉正常，类风湿因子阴性，C反应蛋白阴性，病情向愈。

【按语】本例西医诊断为类风湿关节炎，中医诊断属顽痹之证。其病因主要是感受风寒湿邪，病久邪阻络脉，气血津液运行受阻，而形成痰瘀痹阻。病理性质主要属实。治疗必须以祛邪通络为原则，以朱丹溪上中下通用痛风方为基础。该方既能散风邪于上，又能泻湿热于下，还可化痰活血、消滞和中。然后再根据寒热虚实的变化随证加减。本病例病初邪从热化，加生地清热凉血，兼制它药之温燥；雷公藤祛风解毒，并可作为辨病用药。痛剧再加全蝎搜风剔络。随后，热邪渐退，但痰湿、瘀血难除，加制川乌温经通络，地鳖虫活血消瘀。药力较宏，病情很快消除。

二、春泽汤加味治愈臌胀一例

马某，男，43岁。

初诊：1987年10月19日。

主诉及病史：慢性肝炎病史三年余，腹部胀大三个月，在某医院检查确诊为"肝炎后肝硬化"。刻下腹部胀满，朝宽暮急，小便量少，神疲乏力，胃纳不佳，大便溏薄。

诊查：腹部膨隆，按之如囊裹水，腹壁青筋暴露；面色苍黄，舌质偏淡，边有齿印。脉沉而细弦。肝功能：黄疸指数38U，胆红素90.63μmol/L，谷丙转氨酶132U，硫酸锌浊度20U，麝香草酚浊度18U，白蛋白23g/L，球蛋白32g/L。B超探查示："肝硬化，中等量腹水，脾大。"

辨证：脾虚不运，水湿内停。

治法：健脾利水，行气消胀。

处方：党参12g　白术10g　茯苓12g　泽泻15g　猪苓10g　川朴6g　枳壳10g　商陆10g　陈葫芦瓢15g　红花10g　泽兰10g　路路通10g

二诊：上方连进7剂，腹胀明显减轻，小便量增多。原方去商陆继进。

三诊：上方连服2月，腹胀消失，精神转振，大便转实。查B超腹水消失，肝功能亦明显改善。

【按语】臌胀主要是肝脾肾损伤所致，其中尤以脾气受损为要。因为腹中乃肝脾肾三阴聚集之地，而脾又为三阴之长，乃阴中之至阴，惟脾气虚衰，水邪方能窃踞腹中。正如《素问·至真要大论》所云："诸湿肿满，皆属于脾"。故治疗臌胀必须首先注重健脾补气，脾气得复，水湿渐化，则胀满自除。而春泽汤以党参、白术补气健脾为君，伍以茯苓、泽泻、猪苓利水渗湿；桂枝性偏温，一般以不用为宜。气行则水行，气滞则水停，故再加川朴、枳壳理气消胀。又"血不利则为水"，活血化瘀亦有利于腹水的消除，故红花、泽兰活血之品一般亦不可少。为加强利水之功，还须加商陆、陈葫芦瓢、路路通等味，但商陆毕竟攻逐之辈，宜中病即止，故二诊时即去之，以免戕伐正气，加重病情。

三、麻黄连轺赤小豆汤治愈结节性红斑一例

王某，女，32岁。

初诊：1988年9月27日。

主诉及病史：双小腿反复出现暗红色结节年余。经他院检查诊断为"结节性红斑"。近1周

来结节红斑再度出现，有轻度疼痛，并伴有形寒低热(体温37.8℃)，全身关节酸痛，小溲色黄。

诊查：双侧小腿伸侧散在性结节，黄豆至蚕豆大小不等，触之质硬而痛，与周围组织不粘连，局部皮色暗红。舌质淡红，苔薄黄，脉细弦。

辨证：风湿外侵，营热内蕴，痰瘀互结。

治法：祛风湿，清营热为主，辅以化痰消瘀。

处方：麻黄5g　连翘15g　赤小豆15g　荆芥6g　苍术10g　川牛膝10g　黄柏10g　生薏仁15g　紫草10g　赤芍10g　制胆南星10g　虎杖30g　生甘草3g

二诊：10月4日。上方连进7剂后，小腿处红斑消退，结节缩小，寒热等症亦除。外邪已解，小溲仍黄，湿热留连，痰瘀未化，治疗加强化痰祛瘀。

处方：麻黄10g　连翘15g　赤小豆15g　苍术10g　川牛膝10g　黄柏10g　生苡仁15g　紫草10g　赤芍10g　制胆南星10g　当归10g　昆布10g　生甘草3g

上方续服14剂，小腿部红斑、结节均消退，小溲色清，精神爽慧，各恙均除。随访年余，结节红斑未起。

【按语】结节性红斑是生于两小腿伸侧红色的或紫红色的结节性皮肤病，多见于青年女性。病初常伴有畏寒、发热、咽痛、骨关节酸痛等症。汪老认为本病主要系风湿热毒外侵，营热内蕴，痰瘀互凝肤下所致。治疗时每喜用仲景麻黄连轺赤小豆汤加减。该方药既能宣散表邪，又能泄热渗湿，颇合本病病机，临床运用每获效机。临证时，常合入四妙丸以增强清泄湿热之功。结节鲜红者，可增入紫草、赤芍、生地黄等凉血之味；结节久久不消者，还可配入昆布、海藻、白芥子等软坚化痰之品。

四、辨证论治治疗阴阳毒二例

例一　王某，女，47岁。

初诊：1983年4月6日。

主诉及病史：系统性红斑狼疮病史2年，全身浮肿二个月。近日又见小便困难，经皮质激素、利尿剂治疗收效不著而入院。刻诊：一身悉肿，下肢尤甚；腹大如瓮，胀满不适；颜面黧黑，神疲乏力；小便困难，点滴而下，日量400ml。

诊查：面颧部有蝶形褐色斑，右鼻腔、口腔及下唇可见散在性溃疡；腹部膨隆，腹围100cm，腹部叩诊有移动性浊音；两下肢高度浮肿。舌质偏红，苔薄腻微黄，脉细滑而数。查血色素69.5g/L，尿蛋白(++)，脓细胞(++)，尿素氮22.3mmol/L，肌酐411.0 μmol/L。

辨证：肾气亏虚，湿热下注，膀胱气化不利。

治法：滋肾通关，清利湿热，急则治标。

处方：知母10g　黄柏10g　猪苓、茯苓各10g　白术10g　泽泻10g　防己10g　肉桂1.5g　石菖蒲5g　小茴香3g　桃仁10g　车前草15g　葫芦壳15g

二诊：4月12日。小便日渐通利，日量1500ml，腹部松软，腹围82cm。四肢浮肿亦显著减轻，惟呕吐频繁，饮食不下。此乃尿毒上犯，胃失和降。治疗转从降逆和胃为主。

处方：制半夏10g　黄连3g　黄芩10g　干姜3g　党参10g　代赭石15g(先煎)　茯苓12g　泽泻10g　苡仁15g　苏梗6g　石斛10g

三诊：4月23日。呕吐已止，但饮食量仍少，肠鸣漉漉，大便稀溏，下肢轻度浮肿，脉象细缓。脾虚之象显露。治拟健脾利水，仿春泽汤化裁。

处方:党参 12g　苍白术各 10g　泽泻 10g　赤猪苓各 10g　炒苡仁 15g　山药 12g　肉豆蔻 3g　炙鸡内金 6g　乌梅炭 5g　炮姜炭 3g　车前草 10g　白芍 10g

四诊:6 月 8 日。浮肿全退,呕吐未作,大便正常,腹部移动性浊音(−),蛋白尿(+),尿素氮 8.9mmol/L,肌酐 176.8μmol/L。病情显著好转,治疗转从养肝益肾、益气健脾以图本。

处方:首乌 12g　熟地黄 12g　山药 12g　党参 10g　白术 10g　炙黄芪 12g　茯苓 12g　枸杞子 10g　补骨脂 10g　防己 10g　泽泻 12g　泽兰 15g

出院后继续服上方,药进百余剂,诸证消失,蛋白尿阴性,肾功能正常,已恢复上班。

例二　王某,女,36 岁。

初诊:1982 年 2 月 9 日。

主诉及病史:身热,面部红斑 5 年,肢体浮肿年余。他院检查确诊为系统性红斑狼疮,经中西医结合治疗病情稳定。今年 1 月病情又复加重,高热不退,咳嗽气急,咯痰稠黄偶或夹血,胸胁隐痛,腹胀肢肿。

诊查:体温 39.6℃,面部红斑呈蝶状,手背可见褐色沉着斑,两肺呼吸音粗,肺底可闻及湿啰音,腹膨大,肝肋下 3cm,腹部叩诊有移动性浊音,两下肢轻度浮肿。查白细胞总数 10.4×10^9/L,中性粒细胞 0.85;尿蛋白(+ +),颗粒管型 (+);血沉 50mm/1h。胸片示狼疮肺合并感染。舌质红,苔薄黄,脉细数。

辨证:风热毒邪侵淫于肺,肺失清肃。

治法:清热宣肺为先。

处方:炙麻黄 5g　杏仁泥 10g　生石膏 30g(先煎)　生地黄 15g　赤芍 15g　金银花 15g　连翘 15g　连皮苓 15g　桑白皮 15g　地骨皮 15g　海蛤粉 15g　鲜芦根 30g　生苡仁 12g　黄芩 10g　雷公藤 10g

二诊:2 月 16 日。身热已退,面部红赤减轻,咯痰减少;而纳差神疲、腹胀肢肿依然。查体两肺啰音消失。治疗转从健脾益气为先。

处方:党参 15g　黄芪 15g　白术 10g　连皮苓 10g　淮山药 15g　大腹皮 15g　桑白皮 15g　黄芩 10g　杏仁泥 10g　冬瓜子 15g　苡仁 15g　旋覆花 6g(包煎)　赤芍 10g　雷公藤 10g

三诊:3 月 19 日。咳嗽、咯痰消失,腹胀肢肿渐退,腹部移动性浊音消失;惟头昏较著,口干,舌红苔少,脉细数。血压 160/100mmHg。转从养肝健脾着手。

处方:生地黄 15g　首乌 12g　枸杞子 10g　女贞子 10g　大麦冬 10g　白蒺藜 10g　太子参 12g　淮山药 12g　茯苓 12g　苡仁 12g　冬瓜子 12g　炙甘草 3g

四诊:4 月 26 日。上方略增损调治月余,头昏等症消失,血压 140/90mmHg,血沉 29mm/h。病情稳定,出院继续巩固治疗。

【按语】系统性红斑狼疮往往是多脏器损害,临床表现比较繁杂,可隶属中医学“阴阳毒”、“痹证”、“虚劳”等范畴。因其病机变化多端,临证必须随证变法。例一以肾脏损害为主,初则尿闭不通,急投滋肾通关之药,通利小便;继则尿毒上冲犯胃,改投半夏泻心汤以降逆和胃;再则转用春泽汤健脾利湿,最终以养肝益肾、补气健脾而收功。例二患者病初主要是风热毒邪侵淫于肺,治疗先从清肺凉营着手,急则治其标;继则健脾益气以除水湿,最后以养肝运脾以固其本。根据标本虚实的轻重缓急循序渐进地施治,前后两月余即取得满意效果。

五、桂枝汤加味治愈多寐一例

许某，男，39岁。

初诊：1988年4月10日。

主诉及病史：患者嗜睡年余，近来加重，终日呵欠频频，昏昏欲睡，以致影响正常工作。平素精神委顿，易于出汗，形寒怕冷。

诊查：舌苔薄白，脉象细缓。

辨证：阴阳失调，营卫失和。

治法：调营卫，和阴阳。

处方：桂枝4g　白芍10g　炙甘草3g　生枣仁10g　白术10g　茯苓10g　大枣5枚　生姜3片　石菖蒲5g

上药进服7剂，瞌睡、呵欠明显减少，精神振作。续服上方20剂，瞌睡现象基本消失，呵欠偶作，形寒、出汗等症亦除，恢复正常工作。

【按语】多寐即嗜睡，是指不分昼夜，时时欲睡的病证。一般多从阳虚阴盛、痰湿困扰立论，而汪氏认为多寐除阴盛阳虚外，营卫不和也是重要的因素。卫属阳，营属阴，营卫不和，则卫气久留于阴而不行于阳以致多寐。桂枝汤滋阴助阳，调和营卫。《长沙方歌括》云："桂枝辛温阳也，芍药苦平阴也，桂枝又得生姜之辛，同气相求，可恃之以调周身之阳气；芍药得大枣、甘草之甘，苦甘合化，可恃之以滋周身之阴液。"因此，本方药亦可用于营卫不和、阴阳失调之多寐。

六、薏苡附子败酱散治愈腹痛一例

王某，女，37岁。

初诊：1987年11月5日。

主诉及病史：腹部疼痛迁延7载。疼痛时轻时重，以右侧少腹为甚，余无明显不适。曾做有关检查亦无异常发现。他医曾用理气活血、温经散寒等法治疗不效。

诊查：右侧少腹轻度触痛，舌苔薄白，脉象细弦。

辨证：此证类肠痈而非肠痈，异病同治。

治法：仿肠痈之薏苡附子败酱散治之。

处方：薏苡仁15g　熟附子5g　败酱草15g　红藤15g　赤白芍各10g　当归10g　乌药10g　延胡索10g　甘草3g

药进5剂，腹痛大减，再进5剂，腹痛全除，病人高兴地说："7年腹痛一朝除。"数月后腹痛再度发作，进原方7剂即收效痛除。

【按语】薏苡附子败酱散方出于《金匮要略》，具有消肿排脓、振奋阳气的功效，主治肠痈脓已成者，现临床多用于慢性阑尾炎吸收期肿块形成阶段。汪氏则将此方的运用范围扩大，治疗一般的慢性腹痛，包括西医学中慢性肠炎、手术后肠粘连、肠痉挛等多种原因引起的腹痛，尤其以痛位在右下腹者为宜。汪氏认为，凡腹痛多由经络之气阻滞不通所致，而薏苡附子败酱散中薏苡仁，据《名医别录》记载有"利肠胃"之功；附子辛温通阳，散结止痛；败酱草能行瘀止痛；全方具有理气活血通络之功，因而对一般的气血壅滞引起的腹痛亦有较好的疗效。

七、辨证施治治愈消渴病三例

例一 吴某，女，44岁。

初诊：1989年5月10日。

主诉及病史：患者病起年余，口渴欲饮，饮不解渴，日饮量达3000ml以上；消谷善饥，日主食量近1kg；小溲频数量多，形体日渐消瘦。

诊查：形体消瘦，舌苔黄燥，脉象弦数。查尿糖（＋＋＋）～（＋＋＋＋），空腹血糖为15.5mmol/L。

辨证：肺肾阴伤，胃火内炽。

治法：清胃润肺，养阴增液，参以验方降糖之品。

处方：石膏30g（先煎） 黄连3g 天花粉20g 芦根20g 生地黄15g 地骨皮15g 地锦草15g 苦参10g 泽泻15g 青黛6g（冲服） 僵蚕10g 知母10g 麦冬10g 玄参10g

二诊：6月12日。药进30剂，诸症有减。日饮量降为1000ml，进主食量控制在300～350g，小便量亦明显减少。疲乏无力，舌苔花剥。血糖降为10.8mmol/L，尿糖（＋）～（＋＋）。转以养肺益肾为主，原方去石膏、黄连，加玉竹10g、枸杞子10g、怀山药15g。

三诊：8月10日。上方再进五十余剂，“三消”症状基本消失，尿糖转阴，空腹血糖控制在7.2mmol/L左右。原方再进，以资巩固。

1年后随访，患者停药已半年余，病情稳定，未见反复。

例二 刘某，男，58岁。

初诊：1989年9月13日。

主诉及病史：患消渴病3载，“三消”症状虽不显著，但血糖高达17.2mmol/L，尿糖（＋＋＋＋），西医用胰岛素每日20U。刻诊：口渴欲饮，小溲频多，消谷不著，形体疲倦，大便溏薄。

诊查：舌质淡胖，边有齿印，脉象细缓。

辨证：中焦脾伤，脾精不摄。

治法：健脾益气，摄气生津，方选参苓白术散化裁。

处方：太子参15g 白术10g 怀山药12g 天花粉15g 炒苡仁15g 炒扁豆12g 地骨皮12g 石斛10g 麦冬10g 乌梅6g 僵蚕10g

药进三十余剂，体倦乏力显著减轻，大便转实，血糖降为6.38mmol/L，尿糖转阴，停用胰岛素。上方药续进，加用消渴丸15粒，每日3次。再进2月，诸症渐消，血糖正常，尿糖转阴。停用消渴丸，原方略增强，继续巩固治疗。

例三 姜某，女，52岁。

初诊：1981年12月12日。

主诉及病史：小便频频数年，未予重视，近日体格检查发现血糖增高，空腹血糖高达16.1mmol/L，西医给用降糖灵治疗，每日75mg，血糖降至10.5mmol/L，但临床症状改善不著，小溲依然频数，混浊如膏，同时伴见神疲乏力、形寒怕冷、腰膝酸软。

诊查：面色黧黑，舌质淡，苔白滑，脉沉细无力。

辨证：肾气亏虚，阳不化气，水不蒸腾。

治疗：温补肾阳，引火归原。八味肾气丸加减。

处方：熟附子5g　肉桂心3g　怀山药15g　生熟地黄各15g　泽泻20g　云茯苓12g　仙灵脾10g　菟丝子10g　补骨脂10g　五味子5g　炙僵蚕10g

二诊：12月26日。药进14剂，小便频数有所减轻，稍有口干，脉象较前有力，肾阳似有来复之渐，治守原意。原方熟附子减为3g，肉桂心减为1.5g，另加山萸肉10g，以期阴中求阳，同时可监制它药温燥之性。

三诊：1982年1月23日。上药又进服二十余剂，小便基本正常，余症亦明显减轻。复查空腹血糖7.1mmol/L，尿糖阴性。后改用丸剂续服年余，病情一直稳定。

【按语】消渴病主要与西医学中的糖尿病相类似，基本病理变化以阴虚为本、燥热为标，治疗以养阴增液、润燥清热为大法。养阴增液以滋养肺肾为主，润燥清热主要是润肺清胃。故例一案以麦冬、玄参、生地黄等滋阴增液治其本，以石膏、黄连、知母、天花粉、芦根、地骨皮等清肺泻胃治其标。胃火减轻，诸症好转，去石膏、黄连等寒凉之品，加玉竹、枸杞子等加强滋阴养液。另外，参以验方降糖，药如地锦草、苦参、青黛、泽泻等，据药理与临床观察，这类药物均有一定的降血糖作用。脾主运化，为气血津液生化之源，若脾胃虚弱，脾气不能散精上输于肺，肺津无以输布，亦可致口渴欲饮；而水谷精微下输膀胱，又可引起小便频多而味甘；同时，脾虚不能为胃行其津液，可致燥热内盛，消杀水谷，而见消谷善饥。就临床所见，本病病程中每见气短、乏力、便溏等脾虚见症。因此，健脾益气也是临床常用治法。故例二病案用参苓白术散加减治疗，取得满意的疗效。又消渴病以阴虚者为多见，而阳虚者也不乏其例，尤其是肾阳不足、命门火衰，不能蒸腾水气所致。故例三案采用金匮肾气丸为主温补肾阳。当然，消渴阴虚十居八九，阳虚者仅十之一二，并且大多是阴损及阳，须慎用温补法。总之，消渴病机较为复杂，临证必须详加诊察，随证变法，不可拘泥于一方一法，始能收效卓著。

八、千金犀角散治愈急黄一例

缪某，男，43岁。

初诊：1982年4月13日。

主诉及病史：病起旬余，面目肌肤黄疸逐渐加深，呈金黄色，伴有身热、心烦、口渴欲饮、齿鼻衄血、腹胀、大便干结。

诊查：面目肌肤黄染，腹部稍有膨隆，舌质红绛，苔黄而燥，脉弦滑数。查黄疸指数128U，胆红素191.5μmol/L，谷丙转氨酶83U，白蛋白23g/L，球蛋白34g/L。B超腹部探查有少量腹水。

辨证：湿热邪毒，深入营血。

治法：清利湿热，凉营解毒。

处方：犀角(现已禁用，可用水牛角代之)0.2g(水磨另冲)　茵陈30g　黄连5g　山栀10g　升麻10g　黄芩10g　丹皮10g　生地黄15g　郁金10g　生大黄10g　泽泻15g　猪茯苓各10g　生大麦苗60g　5剂

二诊：4月18日。身热已退，腑气亦通，黄疸略有减轻。治守原法，原方去生大黄继进，10剂。

三诊：4月28日。黄疸明显减轻，齿鼻衄血已止。湿热邪毒已挫，减苦寒清解之品。

处方：茵陈15g　黄连3g　黄芩10g　郁金10g　生地黄15g　水牛角30g(先煎)　泽泻12g　猪茯苓各10g　苡仁12g　白术10g　枳壳10g　15剂

四诊:5 月 13 日。黄疸基本消退,余症亦显著减轻。复查肝功能黄疸指数 10U,胆红素 20.5μmol/L,谷丙转氨酶 56U,白蛋白 30g/L,球蛋白 28g/L。病情基本向愈,以健脾利湿之剂以善其后。

【按语】急黄是临床危重证之一,死亡率颇高。是案采用《千金要方》之犀角散为主方,清热解毒凉血,加大黄通腑泻热,泽泻、猪苓、茯苓利水渗湿,使邪有出路,再加生地黄、丹皮、郁金等加强凉血止血之功。另外,生大麦苗有利湿退黄之功,张锡纯谓"麦苗善治黄疸",临床用之确验。后期病邪有减,当及时减去苦寒之品,同时加用健脾利湿之药,以防脾胃受损,病体难复。

九、甘草泻心汤治愈狐惑一例

张某,女,35 岁。

初诊:1989 年 10 月 17 日。

主诉及病史:患者口腔、外阴溃疡反复发作两年余,时轻时重,间歇高热,在他院检查确诊为白塞病。刻诊:口腔有黄豆大小的溃疡数个,大阴唇处亦有一溃疡面,溃疡处灼热疼痛,口中干苦,小溲短赤。

辨证:湿热不化,上蒸下蚀。

治法:清热解毒化湿,仲景甘草泻心汤化裁。

处方:生甘草 10g　黄芩 10g　黄连 3g　法半夏 10g　干姜 2g　苦参 15g　土茯苓 15g　知母 10g　芦根 20g　泽泻 15g　木通 5g　7 剂

二诊:10 月 24 日。药后溃疡面有所缩小,灼热疼痛感亦明显减轻。药合病机,原方继进,7 剂。

三诊:10 月 31 日。药进 14 剂,口腔、阴唇处溃疡已全部愈合,口苦,溲赤等症亦除。原方去芩、连苦寒之品再进,以资巩固。

【按语】《金匮要略》云:"狐惑之为病……蚀于喉为惑,蚀于阴为狐……甘草泻心汤主之。"据此,狐惑病与西医学之白塞病(口、眼、生殖器三联综合征)颇有相似。其病机主要是湿毒浸淫,治疗以清热解毒利湿为主,宗仲景甘草泻心汤用之每能收功,同时再加苦参、土茯苓等解毒去湿之品,则效果更佳。

十、辨证治疗痿症一例

田某,女,39 岁。

初诊:1980 年 10 月 19 日。

主诉及病史:肢体软弱无力年余,尤以下肢为主,逐渐加重,伴有视物模糊。近半月来病情急剧加重,腿软不能行走,手软不能持物,复视,吞咽不利,呼吸困难,在某院诊为重症肌无力。

诊查:眼睑下垂,舌苔薄白,脉象细滑。

治法:养肺阴以滋生化之源,化痰浊以通隧道不利。

处方:南沙参 12g　麦冬 10g　五味子 3g　川贝母 10g　橘红 5g　桔梗 3g　远志 6g　郁金 10g　菖蒲 5g　桃仁 10g　红花 10g　7 剂

二诊:10 月 26 日。上药服后,吞咽困难有所减轻,余症无明显变化。药已中病,原方继进。

处方：原方加法半夏10g，7剂。

三诊：11月3日。药进十余剂，吞咽不利、呼吸困难等症基本消失，肢软无力亦有减轻，痰浊渐化，隧道渐利，治以补肝肾、益气血、强筋骨、活络脉。

处方：首乌12g　枸杞子10g　生熟地黄各12g　怀山药12g　黄芪15g　党参12g　白术10g　当归10g　狗脊10g　巴戟天10g　桃仁10g　红花10g

上方略增损服药三个月余，肢软无力显著减轻，复视消失。再进药半年，恢复正常工作。

【按语】重症肌无力乃神经肌肉间传递功能障碍引起的疾病，与中医学之痿症相似。《素问·痿论篇》云："肺热叶焦，则皮毛虚弱急薄，著则生痿躄也"。肺燥津伤，肺津失布，四肢筋脉失养而痿弱不用。因此，治疗必须以养肺阴，清肺热为主。又脾胃为气血生化之源，肝主筋藏血，肾主髓生精，脾胃虚弱，肝肾不足，亦可致肌痿不用。故养肝肾、补脾胃、益气血亦是必用之法。是案病初吞咽困难，呼吸急促，乃痰浊瘀血阻滞机窍所致。故在沙参、麦冬养肺阴同时，以贝母、橘红、远志、郁金、菖蒲、桃仁、红花等化痰浊、和络脉。后期以肢软无力为主时，从养肝肾、补脾胃论治，药用参、芪、术及首乌、熟地黄等，并用巴戟天、狗脊强筋壮骨，前后治疗不足1年，病变向愈。

十一、辨证论治治疗肾劳一例

项某，男，56岁。

初诊：1976年12月19日。

主诉及病史：全身浮肿月余，尤以身半以下为甚，按之凹陷不易恢复；小便量少，神疲乏力。近1周来，又见头昏目眩，恶心呕吐，不思纳谷，大便溏泄。

诊查：全身浮肿，下肢为著；舌质偏红，苔薄黄，脉弦数。查血压180/100mmHg，尿素氮23.2mmol/L，肌酐475.6μmol/L，尿蛋白(＋＋＋)，红细胞(＋＋＋)。

辨证：脾肾衰于下，肝阳旺于上，两歧分化，中宫不固，胃气失和。

治法：温运脾肾，清肝潜阳，和胃降逆，清肠利湿。

处方：黄芪12g　防己10g　桂枝3g　白术10g　钩藤12g　枸杞子12g　姜半夏10g　熟附子5g　黄连2g　赤猪苓各10g　代赭石15g(先煎)　姜炒竹茹5g

二诊：1977年1月3日。上方进服14剂，病情好转，病状改善，浮肿减轻，恶心呕吐消失，血压下降至140/90mmHg，尿素氮降至12.5mmol/L。病情稳定，从补气健脾，兼顾肾气。

处方：党参12g　黄芪12g　熟附子5g　熟地12g　山萸肉12g　怀山药12g　茯苓10g　陈皮5g　牛膝10g　六月雪15g

三诊：1月28日。上方连服二十余剂，病情虽稳定，但尿素氮又增至16.8mmol/L，尿蛋白始终(＋＋＋)，治疗转从温肾着手。

处方：党参12g　黄芪12g　鹿角片12g　仙茅15g　仙灵脾15g　芡实10g　砂仁3g(后下)　熟地黄12g　怀山药12g　桂枝3g

四诊：2月13日。上方再进15剂，症情进一步好转，浮肿便溏等症亦除，尿素氮降为6.57mmol/L，肌酐135.2μmol/L，尿蛋白(＋)，红细胞(＋)。病情稳定，出院进一步调治。

【按语】慢性肾炎、肾功能不全与中医学"肾劳"颇为相似，病机多虚实夹杂，既有脾肾亏虚的一面，又有肝阳、湿浊的一面，治疗必须予以兼顾，对稳定期症状不显著者，尤应注意温补脾肾，该法对改善肾功能、降低尿蛋白亦有一定作用。

十二、顺风匀气汤治愈中风一例

王某，男，52岁。

初诊：1973年4月21日。

主诉及病史：患者于1972年10月因蛛网膜下腔出血而致右侧偏瘫，经治疗年余，基本恢复健康。本月8日因与家人争吵后致病情复发加重，神识模糊，不能言语，吞咽困难，右侧肢体完全瘫痪。他医曾用补阳还五、地黄饮子等方治疗无效。

诊查：右侧肢体瘫痪，苔薄白，脉细弦。

辨证：肝气上逆，痰阻经络。

治法：调理气机，化痰通络。

处方：乌药10g　沉香3g　木瓜10g　青皮5g　苏梗10g　天麻10g　橘红5g　胆南星10g　枣仁10g　太子参12g

煎汤鼻饲，每日1剂。

上方共进三十余剂，神志转清，吞咽困难消失，右侧肢体瘫痪亦有所减轻。原方略增损继进半年余，右侧肢体活动亦基本恢复。

【按语】中风临床上大多从风阳痰火论治，然气机不畅、气逆上冲亦是重要因素之一。经云："大怒则形气绝，而血菀于上，使人薄厥。"风阳痰火上扰，多与气逆上冲有关，特别是因情志刺激而病者。通过调气降气，既可调畅气机，同时也有利风阳痰火的下泄。《苏沈良方》之顺风匀气汤以沉香、乌药、青皮等理气降气药为主，同时佐以白芷、紫苏、木瓜、天麻等祛风通络，临证若加用胆南星、菖蒲等化痰开窍之品则更宜。

十三、益气清利法治愈休息痢一例

沈某，女，47岁。

初诊：1987年1月21日。

主诉及病史：患者病罹慢性溃疡性结肠炎长达15载。痢下脓血，时作时止，时轻时重。此次发作3日，痢下赤白，夹有黏液，日行五六次，腹部隐痛。

诊查：舌苔薄白而腻，脉象细而滞缓。乙状结肠镜检查：进入23cm处，肠黏膜充血，水肿，有数处大小不等的溃疡面，表面附有黏液。

辨证：脾虚不运，湿热下注，久滞肠道，络脉受损。

治法：益气健脾，清肠化湿，标本兼顾。

处方：党参10g　白术10g　泽泻10g　赤猪苓各10g　淮山药12g　地榆炭12g　当归10g　赤芍10g　乌梅炭5g　白芍10g　侧柏炭10g　黄柏10g　黄连3g　枳壳6g

另黄柏10g、乌梅5g、乌贼骨15g浓煎150ml，加枯矾3g，养阴生肌散3g，保留灌肠，每晚1次。

药后5日，下痢减少，日二三次，腹痛基本消失，两周后停止灌肠，休息1周，再灌肠两周，内服药续服2月，大便基本正常，日1次，无黏液脓血，腹痛消失。乙状结肠镜复查：除黏膜仍有轻度充血外，溃疡面全部愈合，1年后随访未再复发。

【按语】本例痢疾，乃属西医之溃疡性结肠炎。该病往往病程较长，虚实夹杂。虚一般以脾虚不运为主，实多见湿热不化。故治疗应一面用党参、白术、山药、茯苓以益气健脾治其本；一面用泽泻、猪苓、黄连、黄柏清利湿热治其标。同时再用枳壳、赤白芍、当归调气活血，乌梅炭、侧柏炭、乌贼骨、地榆炭收敛固涩。临证要注意活血不可太过，收敛不宜过早，以免加重或延缓病情。

十四、熄风泻火、降气化痰治愈头痛一例

邹某，男，58岁。

初诊：1991年11月23日。

主诉及病史：素有高血压病史。近1月来，病情加重，头部剧痛，有抽掣、跳动感，伴有头目昏晕，面赤烘热，性情急躁，夜寐梦多。测血压220/150mmHg，自服复方降压片收效不著。

诊查：苔薄黄，质暗红，脉弦数。

辨证：风火上扰，痰瘀阻滞。

治法：平肝熄风，苦寒泻火，化痰祛瘀，降气利尿。

处方：夏枯草10g　钩藤12g　豨莶草15g　小蓟10g　黄芩10g　桃仁10g　胆南星10g　代赭石30g(先煎)　牡蛎30g(先煎)　车前子15g(包煎)　槐花10g　5剂

二诊：11月28日。药进5剂，头痛大减，余症亦明显减轻。血压降压180/120mmHg。药已中病，效不更方，原方继进。

三诊：12月13日。上方又进15剂，头痛、眩晕诸症基本消失，余症亦不显。血压150/90mmHg，黄苔已退，舌红较著。风火之势已遏，肝肾阴伤渐显，当佐滋养之品。

处方：钩藤10g　豨莶草15g　牡蛎30g(先煎)　槐花10g　黄芩6g　胆南星6g　车前子12g(包煎)　桃仁10g　白芍10g　熟地黄12g　女贞子10g

上方连服月余，头痛、眩晕诸症未作，血压维持在150/90mmHg左右。

【按语】高血压病临床多以头痛、眩晕为主苦，以阴虚阳亢型为常见，治疗每采用养肝潜阳之法。对于血压居高不下，同时目赤、口苦等火象较著者，每将平肝熄风、苦寒泻火、化痰祛瘀、降气利尿等法综合投施，其中祛瘀利尿是结合辨病用药，降气是取“气有余，便是火”之意，气降则火自宁。一般数剂药后，血压即可明显下降，同时症状亦显著好转。不过该法只是血压甚高、标实之象较著时的权宜之法，不可久服，以免过剂伤正，当中病即止，并注意扶正固本。

十五、银翘散合麻杏石甘汤治愈风温一例

丁某，男，34岁。

初诊：1986年3月31日。

主诉及病史：发热、咳嗽、胸痛、咯铁锈色痰3日。症见高热不退，微恶寒，咳嗽气急，咯吐铁锈色痰，胸痛。

诊查：苔薄黄腻，脉象滑数。体温40℃，两肺呼吸音粗糙，右肺可闻及中等水泡音。查白细胞总数$18.4\times10^9/L$，中性粒细胞0.85，淋巴细胞0.15。胸透提示右下肺大叶性肺炎。

辨证：风温犯肺，肺失肃降。

治法：辛凉解表，清热宣肺。

处方：银花 15g　连翘 15g　薄荷 3g　麻黄 5g　杏仁 10g　石膏 60g(先煎)　黄芩 10g　金荞麦 30g　冬瓜仁 12g　桑白皮 12g　郁金 10g

上方日服两剂，翌日体温稍降(39℃)，恶寒消失。以清热宣肺为主，原方去薄荷、麻黄加知母 10g、虎杖 15g。仍日进 2 剂，4 月 2 日体温降至正常，咳吐铁锈色痰基本消失。守上方继进五剂，诸症消失。复查白细胞总数 8.03×10^9/L，中性粒细胞 0.56，淋巴细胞 0.44，胸透示肺部炎性病灶基本吸收，病情告愈。

【按语】大叶性肺炎与中医学的风温颇为相似。主要病因是感受温热之邪。初起邪侵肺卫，继而邪热入里，深入气分，表现热壅肺气之证。病初必以凉散为原则，所谓“在卫汗之可也”。邪热入里，则以清宣为要。凉散每用银翘散、桑菊饮为主方，药如荆芥、薄荷、银花、连翘、豆豉、桔梗、芦根等。清宣以麻杏石甘汤或薄杏石甘汤为主方，其中石膏必须重用，一般可用 60～120g，同时配以知母，方能提高清肺退热之能，还可适当参入清热解毒之品，诸如金荞麦、鱼腥草、虎杖等，疗效更佳。

（汪悦整理）

【编者评注】汪履秋教授学验俱丰，对内科杂病的辨证论治颇多建树。尤其对类风湿关节炎、重症肌无力、红斑性狼疮、糖尿病、肝硬化等病的治疗有丰富的经验。擅用经方，且能做到师古而不泥古、辨证与辨病相结合，是汪老治病的一大特色。

姚寓晨医案

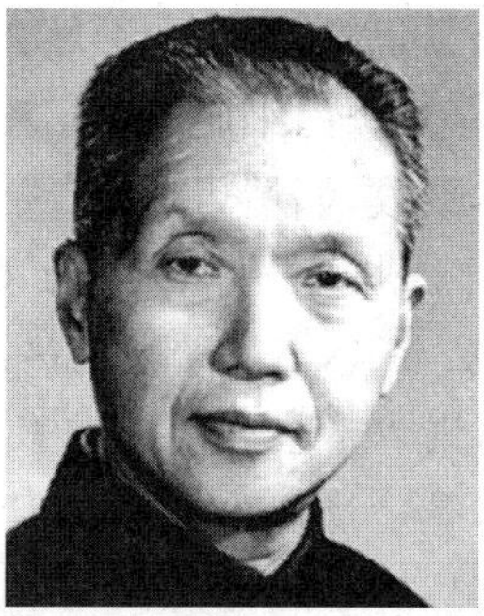

【生平传略】

姚寓晨，男，1920年生于南通市，1942年毕业于上海国医学院。后师从上海内、妇科名家方公溥先生并参加方师诊所应诊。新中国成立后，任职于南通市卫生局医药管理科。自1956年起即在南通市中医院工作，从事中医内、妇科临床四十余年。曾任江苏省中医内科学会委员、南通市中医学会常务理事、秘书长，农工民主党南通市委会常委、秘书长，南通市政协委员、区人大常委。江苏省中医学会妇科专业委员会副主任委员、南通市中医研究所顾问、南通市中医院主任医师。

在妇科理论上，源《内经》，探求先后天生理观；宗仲景，细察虚、冷、气病理观；法景岳，擅长脾肾并调治疗观；效傅山，谨守经带病变虚损观。在治疗上着重从奇经、心肾、痰瘀论治。在用药上擅取花类药的清疏升达以调冲任，动物药的血肉有情以填补奇经，重镇药的摄敛温中以镇固下焦，外治药的熏纳熨敷以达祛邪毒。对经带胎产及不孕等妇科疾病，均有独特的治疗经验，深得病员的信任和爱戴。曾承担省级科研课题《妇友冲剂治疗慢性盆腔炎临床和实验研究》工作。

为了总结临床经验，已完成《姚寓晨女科选粹》一书，发表《谈女科从心论治的经验》、《中医药治愈闭经泌乳综合征》等医学论文四十余篇，多次获科技优秀论文奖，并为《中国当代名医验方大全》、《当代名医证治荟萃》、《全国名医妇科验方集锦》、《长江医话》等书所录用。学生整理撰写的《姚寓晨诊治老年妇科病的经验》、《姚寓晨治疗女科血证的经验》等十余篇论文也在全国及省级医学杂志上发表。其生平传略被《中国当代中医名人志》、《中国当代医界精英辞典》所收载。

一、养心化痰、和胃降逆法治愈吞咽后阵发性房性心动过速二例

例一 陆某，男，37岁。

初诊:1975年3月14日。

主诉及病史:平素身体尚健,近两周来发现食物或饮水后,心悸摇荡不宁,胸闷难以舒展;每至餐时,欲食而不敢食,食则心悸,不食则饥,殊为痛苦。经西医诊治,给予心得宁30mg,利眠宁10mg,每日3次,服后效果不显。

诊查:血压140/80mmHg,心界不大;不在吞咽食物时,心率82次/分,心律齐。食管吞钡X线检查未发现异常。吞咽前心电图示:窦性心律;吞咽后心率164次/分,心电图诊断:阵发性房性心动过速。苔薄白而润,脉细滑。

辨证:证属心血不足,痰居心位,胃气上逆之候。

治法:养心化痰,和胃降逆。

处方:旋覆花10g(包) 代赭石30g(先煎) 姜半夏10g 太子参18g 香甘松6g 川厚朴6g 生姜片3g 炙甘草6g 8剂

二诊:1975年3月25日。吞咽后心悸渐缓,胸闷渐减。再予前方去厚朴,加焦白术10g,云茯苓12g,5剂。

三诊:1975年4月2日。服上药后,诸症消失。吞咽时心电图示:窦性心律。嘱继服柏子养心丸,以巩固疗效。2年后随访,吞咽时无任何不适,心电图正常。

例二 沈某,女,50岁。

初诊:1978年8月8日。

主诉及病史:吞咽后心悸不安,胸闷不舒已月余,曾予中药炙甘草汤、酸枣仁汤加减治疗效不显。

诊查:检查血压164/96mmHg,心率:不吞咽食物时,88次/分,心律齐,$A_2>P_2$。眼底检查:动脉细而痉挛,血管壁反光基本正常。X线食管吞钡及胸部透视心肺均未有异常发现。吞咽前心电图示:窦性心律不齐,吞咽后心率173次/分。心电图诊断:阵发性房性心动过速,阵发性心房扑动。苔黄糙质红,脉细弦数。

辨证:证属痰热上扰,心神失养,上实下虚之候。

治法:化痰热,潜虚阳,宁心神。

处方:代赭石45g(先煎) 旋覆花10g(包) 太子参12g 竹沥半夏10g 川黄连3g 炒竹茹12g 生牡蛎30g(先煎) 上肉桂2g(后下) 5剂

二诊:1978年8月13日。药后诸症减轻,吞咽后心悸明显减轻,惟仍感两足怯冷。苔薄微黄,脉细弦不数。再予养血宁心、引火归原法。上方去川黄连,加全当归、紫石英各15g。5剂。

三诊:1978年8月20日。诸症均平,血压150/90mmHg,吞咽时心电图示:窦性心律。嘱服补心丹巩固疗效。1年后随访未复发。

【按语】吞咽后阵发性房性心动过速一症,临床罕见。表现为病人吞咽时心悸怔忡,头晕胸闷。当属中医学"心悸"范畴。兹根据《证治汇补》"心血一虚,神气失守,神去则舍空,舍空则郁而停痰,痰居心位,此惊悸之所以肇端也"的理论,两例均以旋覆代赭汤为主加减治疗而获显效。旋覆代赭汤系临床常用方剂,具有降逆化痰、益胃补虚、辛开散痞的功效。李东垣在《脾胃论》的"安养心神调治脾胃论"篇中说:"善治斯疾者,惟在调和脾胃"。该方乃治胃之剂,今治心悸获效,益"胃为心之大主也"。病例一心悸泛涎,胸中满闷,苔白润,脉细滑,证属寒痰停居心位,《伤寒明理论·悸》篇说:"水既内停,心不自安,则为悸也",故以该方出入治疗,方中加入川朴、甘松以通阳化痰,宽中理气。病例二心悸呕恶、胸中烦闷、苔黄糙、脉弦数,证属痰热乘居心位,《丹溪心法·惊悸怔忡》篇说:"时作时止者,痰因火动"。故仍以该方出入治疗,方中加入川连、竹茹、牡蛎以清心涤痰，潜阳宁神。

综观以上两例均为本虚标实之候，故施治原则先使痰浊凝结得化以治其标，然后再予养心补虚，分别以养心丸、补心丸缓调以治其本，邪去正安，乃奏全功。

二、调冲化瘀法治愈周期性精神病二例

例一 吴某，女，19岁。

初诊：1979年10月5日。

主诉及病史：14岁月经初潮，两年前因气恼而致月经后期，量少，色淡夹有血块，且每次经前10天即感头昏少寐，腰脊酸楚，约在经前7天左右则出现情绪低沉，喃喃自语，偶尔语无伦次，有时哭泣，思维迟钝，动作缓慢，行为退缩，惊悸胆怯，一般持续至经净后症状始告消失。经后如常人。在某医院诊为“周期性精神病”，服抗精神病药、谷维素及中药，疗效不显。

诊查：苔薄微腻，舌质淡，脉细涩。

辨证：责之冲任虚亏，气滞瘀凝为患。

治法：温补奇经，通脉开窍。

处方：紫石英24g（先煎） 巴戟天15g 肉苁蓉15g 紫丹参15g 肉桂5g（后下） 鹿角片12g 京三棱12g 莪术片12g 制香附12g 白芷5g 陈皮6g 4剂

二诊：1979年10月11日。上方服后，精神较振，余症明显减轻。惟情绪淡漠，心慌胆怯等症减而未平，舌脉如前。此乃奇经不足，肝胆虚寒，冲任瘀阻。治仿张锡纯理冲汤意，药用生黄芪、潞党参、焦白术、生山药、京三棱、莪术片、鸡内金、淡吴萸、鹿角片、巴戟天、白果等出入调治，于经后服用10剂。

嗣后在发病前两天服一方药5剂。上述两方如法连服3个月后，症状基本消失，后以紫河车丸、益母八珍丸调治2个月，乃告痊愈。随访2年，未再复发。

例二 高某，女，20岁。

初诊：1981年6月20日。

主诉及病史：14岁月经初潮，周期准，量少。17岁时遇事不遂，逐渐出现每次月经来潮前10日即表现为情志兴奋，烦躁易动，时有哭笑，心悸不宁，神志恍惚，心怀疑窦。并多次无目的外出，无人格缺损，上述情况每月出现，症状基本相同，经后神志如常。西医诊为“周期性精神病”。曾用防风通圣散、失笑散、礞石滚痰丸治疗均无佳效。刻诊病起两天，近3个月来，月经淋漓不净夹有血块，腹胀刺痛，腰脊酸软，每届经前10日左右即感颜面潮红，周身烘热，口干咽燥，健忘恍惚，心神不宁，惊悸难寐，躁动不安，甚则呓语神糊，不能自持。

诊查：苔薄微黄，舌质暗红，脉弦小数。

辨证：责之肝肾不足，冲任失守，瘀浊夹肝风上扰清窍为患。

治法：镇固奇经，化瘀宁心而潜虚阳。

处方：生牡蛎30g 龟版30g 炙鳖甲30g（先煎） 丹参15g 麦冬15g 山萸肉15g 钩藤20g（后下） 莪术12g 郁金12g 京三棱12g 石菖蒲6g 4剂

二诊：1981年6月26日。上方服后，神清寐安。1周后月经来潮，量少，色紫暗，有血块；腰脊酸软，少腹胀痛兼见心惕肉瞤，舌质偏红苔薄，脉细弦。刻下奇经宜养，血脉宜通，拟予育阴和营，参用理气调冲之品。药用山萸肉、炙龟版、生熟地黄、当归、赤白芍、川芎、枸杞子、柏子仁、制香附、怀牛膝等出入调治，于经后连服药10剂。

嗣后在发病前服第一方5剂，两方如法连服3个月，经前精神症状业已控制，月经如常。惟每次经行仍感头昏口干，经量较少。嘱以杞菊地黄丸、当归丸交替服用1月而愈。随访1年，未再复发。

【按语】周期性精神病，呈周期性发作，每次发作症状相同而间歇期完全正常。本病多发于女性且与月经周期关系密切。中医学认为本病属于“癫狂”范畴。我们在临床实践中认识到该病实为奇经不足、气滞瘀阻所引起，系本虚标实证，治用通补奇经、活血化瘀、攻补兼施，可以取得较好的疗效。在临床实践中提示，通补奇经与活血化瘀有相辅相成的作用，尤其对精神症状表现淡漠、抑制呆滞、思维迟缓者，比单纯运用活血化瘀似有较好的疗效。由于八脉皆属于肾，因此本病调益奇经与青春期治肾似较吻合。同时实践表明，调益冲任，佐以化瘀，建立正常的月经周期，对于控制症状及预防复发具有重要意义。在调冲中，对胆怯、脆弱、孤僻者，以升冲脉之气佐以化瘀，常选肉桂、鹿角、巴戟天、紫石英之品；对兴奋、好动、急躁者，以降冲脉之逆佐以活血，常用山萸肉、生牡蛎、败龟版、怀牛膝等。在治疗上注意经前以调冲与化瘀并举，经后则重在调冲佐以和营。

三、益气清营固冲汤治愈妇科血证四例

例一 汪某，女，38岁。

初诊：1989年1月10日。

主诉及病史：月经量多5个月，每潮色红夹块，量多如冲，历时十一二日方净，周期尚正常。

诊查：子宫体正常大小，诊刮后病理报告：子宫内膜剥脱不全。舌红，苔薄，脉细弦。

辨证：时值经事适临，头昏腰楚，胸闷乳胀，小腹隐痛，倦怠乏力，口干，舌红，苔薄，脉细弦。责之气虚营热，肝郁夹瘀为患。

治法：益气清营，疏肝化瘀。

处方：炙黄芪30g　太子参15g　大生地黄15g　炒黄芩12g　贯众炭15g　乌贼骨15g　重楼30g　炒柴胡6g　炒白芍10g　炒当归10g　制香附12g　煅花蕊石12g

药进5剂，经量骤减，块下亦少，经水7天净。宗法调治2个月，经行正常。

例二 王某，女，38岁。

初诊：1989年5月19日。

主诉及病史：漏下或多或少，迄今二十余日未净，色红质稠。刻下面色少华，头昏乏力，胸闷气短，腰脊酸软，心烦口干，小便黄少。

诊查：舌偏红，苔薄中剥，脉细数。

辨证：责之气虚营热，肝肾亏损为患。

治法：益气清营，滋养肝肾。

处方：炙黄芪30g　太子参15g　大生地黄15g　炒黄芩12g　贯众炭15g　乌贼骨15g　重楼30g　熟女贞12g　墨旱莲30g　炒川续断12g　煅牡蛎(先煎)30g

服药5剂，血止收功。随访3个月，经事正常，非经期再未出血。

例三 王某，女，28岁。

初诊：1989年5月9日。

主诉及病史：妊娠三月余，阴道流血10天，色红量少无块。头昏乏力，胸闷气短，腰脊酸楚，小腹坠痛隐隐，心烦口干。

诊查：舌红苔薄，脉细滑数。

辨证：责之脾肾虚亏，气阴不足，血热伤胎。

治法：益气清营，滋肾安胎。

处方：炙黄芪 30g　太子参 24g　生熟地黄各 12g　炒黄芩 12g　贯众炭 15g　乌贼骨 15g　苎麻根 30g　熟女贞 12g　墨旱莲 30g　陈阿胶(烊冲)12g　菟丝子 15g　杜仲 15g　桑寄生 15g

药进 5 剂，漏红即止，腰楚腹痛亦缓。继服 5 剂，乃奏全功。

例四　周某，女，24 岁。

初诊：1989 年 6 月 10 日。

主诉及病史：产后 40 天恶露淋漓不断。西医拟诊为子宫复旧不全，投宫缩剂及抗炎止血药不瘥。阴道下血色紫红夹小块，量不多；小腹隐痛，精神委顿，头昏腰楚。

诊查：舌质衬紫，苔薄白，脉细涩。

辨证：责之气血两亏，瘀热阻胞为患。

治法：益气清营，化瘀止血。

处方：炙黄芪 30g　太子参 15g　焦白术 12g　炒黄芩 10g　生熟地黄各 12g　全当归 10g　贯众炭 15g　乌贼骨 15g　重楼 30g　煅花蕊石 12g　三七末 5g(另包分冲)　炒川续断 12g

服药 6 剂，恶露得净。转拟健脾益肾，调补奇经。

【按语】益气清营固冲汤系自拟经验方，由炙黄芪、太子参、大生地黄、炒黄芩、贯众炭、乌贼骨、重楼等药味组成，主要治疗气阴两虚、营热扰冲的有关妇科血证，根据病情加减应用，每获良效。例一月经过多，《证治准绳》认为属“劳伤气血，冲任虚损”；万全谓“不问肥瘦，皆属热也”。结合临床经验，纯虚或纯热者少，虚热兼夹者多。在治法上宜益气不忘清营，若兼瘀浊，则当降浊行瘀。例二崩漏，在病因学上最早见于《素问·阴阳别论》，其曰：“阴虚阳搏谓之崩”。宋·陈自明在《妇人大全良方》中云：“外邪客于胞内，滞于血海故也”。元·朱丹溪又云：“崩下由脏腑损伤，冲任二脉气血俱虚故也。”本病成因不外乎虚、热、瘀，该例由虚、热兼夹，治宜“虚者补之，热者清之”，澄源塞流而复旧。例三胎漏，多因孕妇平素体虚，脾肾不足，气血虚亏，不能固养胎元；或肝肾不足，阴虚火旺，损伤胎元所致。该例治拟健益肝肾、培补气血，佐以清热养血以安胎元，使肝肾健、气血充，热清而胎安。例四产后恶露，吴谦云：“因冲任损伤，血不收摄，或因瘀行不尽，停留腹内，随化随行”，斯症责之虚与瘀，临证时应细心体察，针对病情，“不拘于产后，亦不忘于产后”，辨治宜通补兼施，不犯“虚虚实实”之戒。

四、调心泄热法治愈妇科经闭带下二例

例一　张某，女，36 岁。

初诊：1975 年 9 月 12 日。

主诉及病史：因壮年丧子，情志不遂，闭经已 2 年，后因盼子心切，常有假孕感，以往月经正常，曾用中西药治疗及做人工周期，效果均不明显。诊时心悸气怯，失眠多梦，头额易汗，心前区隐痛，口干欲饮。

诊查：舌苔薄、质暗红。

辨证：此乃七情怫郁，心气停结，营阴暗耗，心火偏亢。

治法：养心阴，通心气，清心火，和血脉。

处方：柏子仁 20g　生熟地黄各 15g　卷柏 10g　泽兰叶 10g　朱连翘 12g　青莲心 6g　合欢花 10g　寸麦冬 12g　紫丹参 15g

连续服用上方 20 剂后，心悸、失眠、多梦等症状减轻，但月经仍未来潮。前方加全当归、藏红花、肥玉竹，天王补心丹等出入为方，连服药 2 个月后月经渐行，惟量较少。嘱继续服上方 10 剂后，用柏子仁丸与天王补心丹交替服用 3 个月。随访两年，月经正常。

例二　曹某，女，45 岁。

初诊：1976 年 7 月 5 日。

主诉及病史：近 1 年半来白带明显增多，并伴有外阴瘙痒、灼痛，甚至坐卧不安，痛苦不堪。

诊查：白带呈豆渣样混有大量血丝，多次检查均未发现肿瘤迹象，确诊为霉菌性阴道炎。用制霉菌素治疗虽能使症状减轻，但始终未能根治。刻诊赤带绵注，阴蚀奇痒，面赤尿黄，苔少舌红。

辨证：此心经热盛，灼伤带脉。

治法：清心凉血，泄热束带。

处方：人中白 10g　细川黄连 3g（后下）　细木通 6g　淡竹叶 10g　大生地黄 15g　生甘草 6g　生山栀 10g　苦参片 10g　粉丹皮 12g　黛衣灯心 2g

上方煎剂凉服，连服 10 剂，心烦、赤带明显减轻。为了继续治疗并防止复发，嘱将上方汤剂以 10 倍量加天花粉、淮山药、寸麦冬、全当归、血竭炼蜜为丸，连服两月后，赤带完全消失，经多次涂片检查，未发现异常。

【按语】妇女以血为本，经水为血所化，而血来源于脏腑。《素问·五脏生成》指出："诸血者，皆属于心"。胞宫与心借胞脉取得直接联系，正如《素问·评热病论》云："月事不来者，胞脉闭也，胞脉者，属心而络于胞中……"明确阐述了胞脉与"心"的关系。

心主血，藏神，为五脏六腑之大主。《女科经纶》引虞天民云："妇人百病皆自心生"。因此，女科诸疾从心论治，在临床上具有现实意义。例一闭经，治仿李东垣"安心补血泻火则经自行"之旨，拟以甘润养心，心得养则心气通；清轻泄火，火能静则血脉和。后以丸剂缓调，使经闭通而月水调。例二赤白带下，以赤带阴蚀反复发作，瘙痒难忍，殊堪痛苦。按《素问·至真要大论》"诸痛痒疮，皆属于心"之旨，故治以黄连导赤散为主，少佐凉血散瘀之品，使心清血凉，热泄带平，从心论治，下病上取，乃获显效。

【编者评注】姚老是著名的妇科专家，理论素养和临床经验均堪称宏富。从上述几则医案，足见其辨析病机十分精当，处方用药别具一格，使人耳目一新。例如末案赤带体外阴瘙痒灼痛，根据舌红面赤尿红和阴部症状表现，辨为心经热盛，灼伤带脉，治疗则据此以导赤散清心火，另用人中白、川黄连、山栀、丹皮、灯心加强清心之功，再用苦参清热渗湿止痒，组方重点突出，甚为精炼，故取效也显。

任达然医案

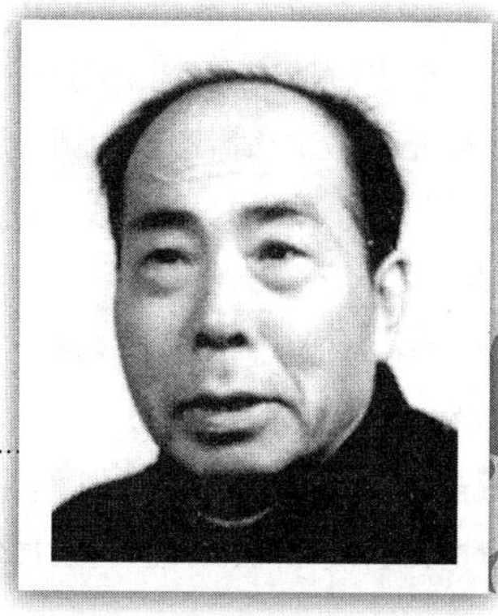

【生平传略】

任达然，字宝德，生于1921年6月，江苏省扬州市人，扬州市苏北人民医院主任医师。任老出身于名中医世家，幼承庭训，刻苦钻研，并得到祖、父之熏陶。业医五十余年，治学严谨，学验俱丰，名闻遐迩。

任老擅治温热病及脾胃病，亦治其他杂证。在温热病方面，他除遵循叶天士、吴鞠通的卫气营血、三焦论治的学说外，常从热、痰、虚象去推敲琢磨，进行辨治。对于脾胃病的治疗，灵活调节升与降、寒与热、虚与实、润与燥之间的关系。对于杂证的治疗，也多从辨证施治入手，探其本源，立法处方。

用药风格以轻、灵见长，组方平稳。他认为轻可祛实，灵可应变，切中病情。曾发表《中西医治疗乙型脑炎的体会》、《脾胃学说在临床的应用》等二十余篇论文。

一、清热和中利尿法治愈温疫一例

赵某，女，56岁。

初诊：1980年11月30日。

主诉及病史：头痛身困，恶心呕吐，继之尿少。在门诊治疗3天，症状未减，收治入院。入院后，西医诊断为流行性出血热(少尿期)。经用西药处理，其效不著，特邀任老诊治。

诊查：患者面色萎黄微浮；皮肤有出血点，大小如针尖，压之不褪色；胸闷，呕吐，懊侬不安，尿少。苔黄，脉滑。

辨证：痰热蕴中，胃失和降，邪热深入下焦，膀胱气化不利。

治法：清热和中，佐以利尿。

处方：山栀10g　丹皮10g　赤芍12g　橘皮10g　竹茹10g　法半夏10g　茯苓10g　泽泻10g　车前子10g(布包)　2剂

二诊：呕吐已止，胸闷、懊侬亦减，小溲渐行，佳兆也。原方去丹皮、泽泻、车前子，加郁金10g、香谷芽10g、甘草5g。2剂。

三诊：药后尿量增多，未出现新的出血点。惟精神较萎，苔薄黄而干，脉细无力，此乃气阴不足之象。拟固敛气阴，佐以清热和中治之。

处方：太子参 10g　麦冬 10g　五味子 6g　白芍 10g　丹皮 10g　干地黄 10g　竹茹 10g　橘皮 6g　甘草 3g

3 剂。此后以此方加减调治，于 12 月 17 日康复出院。

【按语】流行性出血热，在中医学中属于“温疫”范畴。患者入院时皮肤有出血点，胸闷、呕吐、尿少，是热邪入营动血之征已露，痰与热遏伏于里，胃失和降，膀胱气化失司，加之年迈、体弱，热、痰、虚三象互见，病势重笃。故初诊时即投清热凉血之山栀、丹皮、赤芍，旨在“入血犹恐耗血动血，直须凉血散血”，并用竹茹、橘皮、法半夏、茯苓，寓和中化痰于利尿之剂中，复诊时即获效机。三诊时，热、痰渐化，呕吐停止，尿量增多，未出现新的出血点，但虚象又突出，患者神疲、舌干、脉细无力，气阴不足之征显露，旋即转用生脉散益气养阴，终使恙入坦途。

二、清化痰热为主治愈暑温一例

周某，女，3 岁。

初诊：1981 年 7 月 16 日。

主诉（代诉）及病史：患儿发热 4 日，时有呕吐、抽搐、神志不清。

诊查：高热（肛温 40℃）神昏，抽搐频作，喉间痰声漉漉，气息喘促，舌苔垢腻而黄，脉来滑数。

辨证：暑温鸱张，灼液成痰，痰热内盛，鼓动肝风，神明被蒙。

治法：清热化痰，佐以平肝熄风。

处方：生石膏 60g（打碎先煎）　知母 15g　炒山栀 10g　川黄连 2.4g　黄芩 12g　石决明 30g（先煎）　灵磁石 24g（先煎）　生牡蛎 60g（先煎）　双钩 15g　生甘草 6g　礞石滚痰丸 15g（研末入煎）　安宫牛黄丸 1 粒（研化和服）　1 剂

二诊：药后喉间痰声消失，气息渐平，抽搐亦止，今晨体温 37.5℃。但仍处于嗜睡状态。盖热痰蕴毒尚留，心窍未朗，故原方减黄芩、牡蛎，加石菖蒲 15g、远志 15g、牛黄清心丸 1 粒（研化和服），旨在清心、豁痰、开窍，1 剂。

三诊：迭进清热化痰之品，夜间排黏黑色大便 1 次，继之病情显著好转，晨起患儿已能啼哭，四肢活动自如。惟体温波动于 37～38℃。是其邪热未清，原方去礞石滚痰丸，继服药 2 剂。

四诊：诸症悉减，余热亦清，惟垢苔未净，病去十之八九，而热痰未彻底清化。拟以轻剂调理，以善其后。

处方：山栀 10g　连翘 10g　川黄连 1.2g　远志 10g　贝母 10g　甘草 3g　鲜荷叶边 15g　3 剂

五诊：药后患儿垢苔退净，神态如常，其病即瘳。

【按语】患儿起病于炎夏之际，发病急骤，实属暑温热痰并重之险证。任老遵循“夏暑发自阳明”、“入营犹可透热转气”的理论，初诊亟投大剂石膏、知母、山栀、芩、连之品，佐以平木息风之剂，杀其势，折其热；并用礞石滚痰丸研末入煎，安宫牛黄丸研化和服，清心豁痰开窍。从热、痰治疗，果然得心应手，一剂后身热大减，痰声消失，气息平和，抽搐停止。三诊时排出黏黑色大便，热、痰之邪有路出焉。暑为阳邪，最易耗阴伤津，或灼液成痰，故后期旋即转用清热化痰养阴之轻剂，调理善后，免除贻患。于此可见，对于热、痰并重之暑温，若专从清热入手，则痰浊胶固不化、邪伏困遏；若专事涤痰化滞，则邪热鸱张不解。因而惟须热、痰并治，方使热、痰廓清，而获效机。

三、益气健脾法治愈久泄一例

马某，男，43岁。

初诊：1989年11月5日。

主诉及病史：患慢性结肠炎一载余，大便常溏薄，曾服黄连素、复方新诺明等药，近期疗效尚可，但停药痼疾易于复发。

诊查：患者面色萎黄，消瘦，乏力，食少纳呆，食后脘腹胀满，大便溏薄，感觉肛门时有下坠。舌淡苔白，脉沉弱。

辨证：脾胃虚弱，纳运失调。

治法：益气健脾。

处方：党参10g 白术10g 茯苓10g 陈皮10g 怀山药10g 扁豆皮10g 广木香3g 砂仁5g(后下) 炙甘草6g 5剂

二诊：药后精神较振，腹胀减轻，大便略干，惟食纳不多。上方加建曲10g，5剂。

三诊：大便基本成形，肛门下坠感减轻。仍从前议，原方续服五剂。

四诊：诸症明显好转。为防病情反复，任老拟一丸方图治：

处方：红参30g 炙黄芪50g 白术60g 茯苓50g 陈皮30g 怀山药50g 扁豆皮30g 炒枳壳30g 炒白芍30g 炙桂枝30g 广木香15g 砂仁15g 建曲50g 谷麦芽各30g 炙甘草30g

上药共研细末，以蜜水为丸，如梧桐子大，每次服5g，1日2次，温开水送服。

二年来，大便正常，痼疾未萌，经检查慢性结肠炎已愈。

【按语】“脾胃有伤，非藉甘温之剂乌能补哉？”（汪机《石山医案》）故方中首用味甘性温的党参，为益气健脾主药；辅以白术健脾燥湿；茯苓、山药、陈皮、扁豆皮健脾渗湿；木香、砂仁理气助运；炙甘草甘缓和中。合以健脾养胃，益气补中。盖病久尚需缓图，任老又拟丸药一料调治，功在健脾益胃。

四、温中补虚法治愈虚寒胃痛证一例

赵某，男，40岁。

初诊：1982年11月6日。

主诉及病史：胃脘隐隐疼痛，历时3载，每至秋冬尤甚。但进热食后，胃痛减轻。

诊查：面色㿠白，疲倦无力，四肢欠温，泛吐清水，胃脘部按之稍舒，大便溏薄，舌质淡红，苔薄白，脉细弱。

辨证：脾胃虚寒，中阳不振。

治法：温运中阳，健脾和中。

处方：炙黄芪15g 党参10g 炒白术10g 茯苓10g 炙桂枝10g 干姜5g 炒白芍10g 乌贼骨12g 炙甘草6g 5剂

二诊：胃痛减轻，四肢转温。后以上方增损调治1月，多年来胃痛未发。

【按语】任老认为，胃痛若兼肢冷，且多喜按，口虽渴必喜热饮，或得食痛减，舌苔淡白，中虚，内无热邪几点，便可使用建中甘温之剂，令脾胃清阳自立，中原砥定，无事更迁。

五、培土抑木法治愈肝郁泄泻证一例

朱某，女，45岁。

初诊：1979年4月3日。

主诉及病史：3年来每于情志抑郁时泄泻发作，曾服氯霉素、痢特灵等药，只能取效一时。

诊查：迩来心境欠佳，旧疾又作，肠鸣腹痛，泻后痛缓，舌苔薄白，脉弦缓。

辨证：肝郁脾虚。

治法：疏肝补脾。

处方：白术15g　白芍12g　陈皮10g　茯苓10g　防风6g　合欢花6g　广木香5g　炙甘草3g　3剂

药后患者腹泻即止。

【按语】吴鹤皋云："泻责之脾，痛责之肝，肝责之实，脾责之虚，脾虚肝实，故令痛泻"。任老认为治疗痛泻的着眼处是补脾与疏肝并治，不宜漫投分利，否则伤阴；补虚不可纯用甘温，过甘生湿。只有泻肝补脾，补中寓疏，调和气机，则痛泻可止。

六、滋养胃阴法治疗噎膈术后胃阴不足证一例

严某，女，68岁。

初诊：1980年5月13日。

主诉及病史：因患胃贲门癌，曾在某医院手术治疗，尔后又进行放疗。

诊查：患者心烦口干，大便状如羊屎，小便黄少，皮肤干燥，舌质红、少津，脉细数。

辨证：胃阴耗损，虚火上炎。

治法：滋养胃阴，润燥生津。

处方：北沙参10g　麦冬10g　玉竹10g　生地黄10g　石斛10g　乌梅5g　全瓜蒌10g　白蜜15g(冲服)　甘草6g　3剂

二诊：药后心烦口干减轻，大便易解。上方去瓜蒌，续服3剂，并以此增损调治月余，诸症减轻，病情处于稳定阶段。

【按语】噎膈极期多见阴虚之证，尤其手术与放疗之后，胃阴暗耗，故用甘凉甘平之剂滋养胃阴，这与"胃喜柔润"的机制是一致的。

七、燥湿培土法治愈多寐证一例

赵某，男，63岁。

初诊：1983年6月24日。

主诉及病史：多寐欲卧三月余，日趋严重。

诊查：患者形体肥胖，胸闷、纳差、痰多、泛恶，舌苔白腻，脉象濡缓。查脑电图未见异常。

辨证：痰湿困脾，脾阳不振。

治法：燥湿培土，以化痰湿。

处方：藿香 10g　佩兰 10g　苍术 10g　川朴 10g　陈皮 6g　法半夏 10g　茯苓 10g　石菖蒲 10g　3 剂

二诊：药后患者多寐明显减轻，白腻苔渐化，脉象缓而有力，惟仍感痰多、胸闷。原方加广郁金 10g、制胆南星 6g，5 剂。服药后，诸症悉平，随访半年，未再复发。

【按语】本病为痰湿困脾，脾阳不振之内湿证。多见于肥胖之人，因体丰于外，气痹于内，气弱则脾土少运，生湿生痰。而长夏主湿，故逢雨湿季节病情更甚。治疗本病用药宜温燥行之。

八、益气扶脾法治愈多寐证一例

徐某，男，62 岁。

初诊：1979 年 9 月 15 日。

主诉及病史：1 周来多寐欲卧。

诊查：精神不佳，纳谷欠香，头昏乏力，面色皖白，大便不实，舌淡苔白，脉象虚软无力。

辨证：脾气虚弱，清气不升。

治法：益气扶脾，升清降浊。

处方：党参 15g　炒白术 10g　茯苓 10g　陈皮 10g　炙甘草 6g　麻黄 2g　生姜 2 片　大枣 5 枚　3 剂

二诊：药后多寐减轻，惟感纳谷不香。上方去麻黄，加香谷芽 15g，再服药 7 剂而愈。

【按语】脾气虚所引起的多寐，一般多见于病后或高龄之人，以面色皖白、纳谷欠香、舌淡苔白、脉虚软无力为其辨证要点。如患者无高血压、心脏病等疾患，可在益气扶脾之方剂中酌加少量麻黄，取其兴奋大脑之功，但应中病即止。

九、潜阳镇肝法治疗脑出血继发呃逆一例

王某，男，58 岁。

初诊：1986 年 2 月 16 日。

主诉（代诉）及病史：有高血压、脑动脉硬化病史已十余年。5 天前，因饮酒过量后突然半身不遂，口眼㖞斜，不省人事，急诊住入内科病房，诊断为脑溢血。入院后，经输液、降压、止血等处理，病情略稳定。但昨晚继发呃逆，至今晨仍未止，邀请任老会诊。

诊查：呃逆频作，声音响亮，神志稍清楚，口眼㖞斜，语言謇涩，半身不遂，手足时有拘挛，舌苔黄，脉弦有力，血压：210/160mmHg。

辨证：肝阳亢盛，横逆犯中，胃气上逆。

治法：潜阳镇肝，降逆止呃。

处方：羚羊角粉 5g（冲服）　钩藤 10g　石决明 30g（先煎）　代赭石 30g（先煎）　天麻 10g　茯苓 10g　橘皮 10g　竹茹 10g　柿蒂 10g　川郁金 10g　炒枳实 10g　上沉香片 2g（研细末和服）　3 剂

二诊：药后呃逆控制，面赤、手足拘挛亦减轻，血压：150/100mmHg。后经中西药物治疗 3 周，恙入坦途，好转出院。

【按语】方中羚羊角、钩藤、石决明平熄肝风；代赭石质体重坠，能镇逆气上冲，与天麻相伍，加强镇肝之力；橘皮散逆气；茯苓、郁金、竹茹、柿蒂、枳实、沉香等行气和中降逆。全方药共奏镇肝降逆之功，俾肝阳平静，气不上逆。

十、泻白化血汤治疗支气管扩张咯血一例

鲍某，男，58岁。

初诊：1982年3月12日。

主诉及病史：剧烈咳嗽、反复咯血已旬日余。持续血量为100ml。经胸片检查，诊断为支气管扩张咯血。

诊查：患者易于烦躁，胸胁引痛；咳吐黄痰，痰中带血，其色鲜红；大便秘结，面赤唇红，舌红苔黄，脉象弦数。

辨证：肝火犯肺，热伤血络，肺失清润。

治法：清肝泻肺，佐以祛瘀止血。予泻白化血汤化裁。

处方：桑白皮10g　地骨皮10g　炒山栀10g　黛蛤散20g(布包)　鱼腥草15g　生大黄10g(后下)　花蕊石15g　三七粉3g(吞服)　血余炭10g　紫煅草10g　3剂

二诊：咯血减少，咳嗽减轻，大便通畅。惟感口干、咽燥，此乃热损肺阴之象。上方去大黄、黛蛤散、炒山栀，加沙参、麦冬、天花粉各10g，3剂。

三诊：咯血停止，咳嗽已除。但患者时有口舌干燥，终以沙参麦冬汤善后。

【按语】任老自拟的泻白化血汤是由宋代医家钱仲阳的泻白散(桑白皮、甘草、地骨皮、粳米)和近代名医张锡纯的化血丹(花蕊石、三七粉、血余炭)综合而成。本方具有清肺泻火、止血生新之功。多年来，师其方义治疗支气管扩张咯血，收到较好的效果。季楚重曾云："白者肺之色，泻白(散)泻肺气之有余也。"(《删补名医方论》)张锡纯谓："世医多谓三七为强止吐衄之药，不可轻用，非也。盖三七与花蕊石，同为止血之圣药，又同为化血之圣药，且又化瘀血而不伤新血……血余，其化瘀之力不如花蕊石、三七，而补血之功则过之，以其原为人身之血所生，而能自还原化，且煅之为炭，而又有止血之力也"(《医学衷中参西录》)。

(张恩树　任光霞整理)

【编者评注】任老医师出身中医世家，又有多年临床经验。临证处方以药物少、量较小，组方严密见长。如本案支扩咯血，据证辨为肝火犯肺、热伤血络、肺失清润，肝火偏亢，而体虚老年肾水已亏，木火易旺，刑金灼肺，伤络动血所致。但当出血重之时，首当止血，勿使留瘀。当血止后即可酌去大黄、黛蛤散、山栀，加入沙参、麦冬、天花粉等以滋水涵木，勿使木旺刑金，待病情稳定后，则纯以养阴润肺之沙参麦冬汤善其后，意在润养宁络，勿使再发，此先后步骤有序，井然不紊。

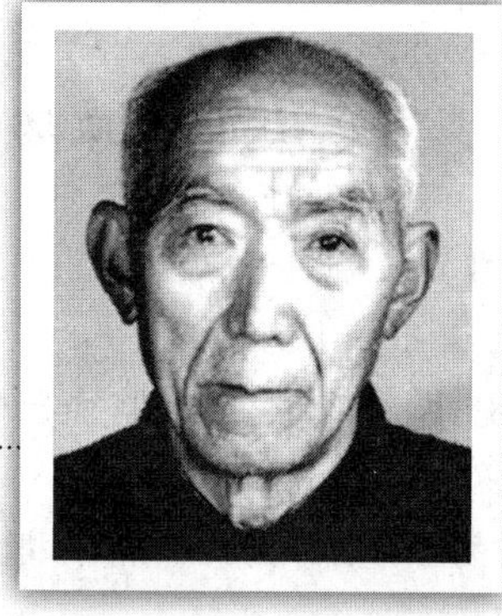

张谷才医案

【生平传略】

张谷才，号济民，男，生于1921年2月，江苏省如皋县人。1939年随如皋县名老中医刘朗甫学习中医内科，3年后毕业在如皋开业行医。1955年考取江苏省中医进修学校，学习1年。1956年始在南京中医学院工作。先后任助教、讲师、教授及教研室主任等职，曾讲授针灸、诊断、药物、《金匮》等中医课程。

在教学工作中，以金匮教学科研工作为重点，曾编写《金匮教学参考资料》、《金匮题解》、《金匮方解》等书，并参加全国《金匮》教材、参考资料等书的编写工作。对于仲景学说颇有研究，认为《伤寒》、《金匮》原为一书，不应分开，并在两书原文的基础上，增补条文，编写成《仲景内科学》，将《伤寒》与《金匮》合为一书。并著有《中医治法大全》、《新方妙用》、《药物妙用》、《医案医话选集》等书。

一、泻心导赤汤治愈出血热无尿症一例

丁某，男，30岁。

初诊：1974年9月27日。

主诉及病史：出血热8天。

诊查：面红目赤，口渴不饮，神识似有模糊，呼吸气粗，烦躁不安；呃逆频频，时止时甚；大便昨日1次，小便12小时未解。脉象微数，舌质红绛，舌苔色黄。

辨证：温邪迅速传变，由气入血传营，热结膀胱，血热妄行，有邪犯心包趋势。

治法：宜大剂苦寒泄热解毒，通腑利尿。

处方：黄连3g　黄芩10g　生地黄30g　木通4g　茅根30g　紫草10g　银花30g　知母10g　竹茹6g　竹叶20片　大青叶30g　大黄20g

二诊：昨服泻心导赤散1剂，小便未通，大便未行，呃逆未已，有时鼻衄，有时咳血，神志清醒，舌更红绛，苔纯变黄，脉象滑数。病极险恶，邪更鸱张，在营血之邪未减，热结二阳更甚；结于阳明则便秘，结于太阳则无尿；腑气不通、浊气上冲，则呃逆不已；血热妄行则衄血咳血。当前治法应以清热通腑利尿为主。病变关键在于小便通畅，能得小便则可治，继续无尿则不治。

仍用原方加半边莲15g解毒利尿。

三诊：病者无尿已近48h。化验检查：非蛋白氮72.8mmol/L，肌酸183.1μmol/L，二氧化碳结合力12.6mmol/L。尿中毒症状明显，肾功能衰竭，病已临危。药用大黄、竹叶、半边莲等通腑利尿，毫无效果。根据古人二便不通当先通大便的治法，应该积极通大便，能得大便通畅，小便亦可能通利。遂于原方加玄明粉15g（冲服）。药后约半小时，先大便通畅，后小便通行。病人即由险境转入坦途，后用清热凉血、滋阴生津之法调治，病转入多尿期，渐渐恢复，病愈出院。

【按语】本病例由少尿进入无尿期，根据西医诊断属尿中毒、肾功能衰竭的范围。病证主要由于热结阳明、膀胱与热伤津液而致。如热伤津液者偏轻，只须清热生津，热退津生则小便自通。如热结膀胱、阳明者，则病重多险，非大剂清热解毒、通腑利尿不可。尤其是通腑泻热是治疗的重要方法。对本病患者在少尿期，始终重用大黄泻热通腑，而二便依然不解，后加玄明粉咸寒软坚通便，终于获得大小便通畅。这说明出血热、热结二阳，单用大黄泻热通腑效果较差，必须配以芒硝，才能获得大小便通利。但热结的原因还是热邪，单解决结而不清热是不行的。所以在通泄的同时，必须配大剂苦寒清热解毒药，如黄芩、黄连、大青叶、银花等药量都很重，因而获得满意的疗效。

二、化痰祛瘀法治愈硬皮病一例

彭某，女，47岁。

初诊：1987年2月10日。

主诉及病史：1984年因发热、肢冷，反复不愈，经某医院检查，确诊为硬皮病。

诊查：面色灰黑，腰以上皮肤黯黑，两耳下颌肿硬，张口咀嚼食物困难，周身关节酸痛，手指皮肤蜡黄、屈伸不利。发热，体温38℃。舌苔灰黑，脉象微数。

辨证：病属瘀热，痰湿痹阻，经脉不通。

治法：清热化瘀，祛痰除湿。

处方：青蒿20g　鳖甲15g（先煎）　海藻10g　夏枯草15g　防己10g　赤芍10g　丹皮10g　牡蛎20g（先煎）　制乳没各10g　生地黄15g　露蜂房10g　守宫8g

二诊：上方加减连服药15剂。药后发热基本控制，耳下腺肿硬减轻，张口咀嚼食物自如；但从腰以上直至头顶，依然黯黑不退。舌苔虽黑，而舌质转红。邪热虽有减退，而痰滞瘀阻犹在，治疗重点当从痰瘀论治。

处方：桂枝8g　土茯苓15g　丹皮10g　桃仁10g　海藻10g　防己8g　当归10g　黄芪15g　夏枯草15g　露蜂房12g　守宫10g　地鳖虫12g

三诊：上方加减连服药20剂，发热未曾出现，腰以上皮肤黯黑逐渐消退。舌苔灰黑完全剥脱，质转鲜红；耳下肿硬消失；精神转佳，食欲好转；惟手指足趾逆冷，蜡黄未退。痰瘀渐衰，血虚阴寒未复，改用当归四逆汤加味，养血温阳，活血化瘀。

处方：当归10g　桂枝10g　赤芍10g　细辛10g　木通3g　黄芪20g　露蜂房10g　地鳖虫10g　土茯苓15g　川牛膝10g　红花8g

上方加减连服药20剂，手指、足趾逆冷有所减轻，活动比前顺利；皮色蜡黄渐退，面色转为红润，精神亦佳。诸症缓解，病情稳定，继用原方加减调治，防止病情变化。

【按语】本病的病理机制为久病瘀热侵袭皮肤，痰湿痹阻经脉。治疗宜清热化瘀，祛痰除湿。方选青蒿鳖甲汤加减。药用青蒿、鳖甲清热滋阴，赤芍、生地、丹皮清热凉血，海藻、夏枯草、牡蛎、防己化痰除湿，乳香、没药、守宫活血化瘀，露蜂房活血解毒。药后发热基本控制，余症均减，惟从腰以上至头顶，依然黯黑不退，邪热虽有减退，惟瘀滞痰阻犹在，治疗重点当从痰瘀论治。方选桂枝茯苓丸加减。用桂枝通行血脉，桃仁、丹皮、守宫活血化瘀，海藻、防己、夏枯草化痰软坚，土茯苓、露蜂房解毒利湿，当归、黄芪益气生血。

大剂化瘀除痰，药后发热未曾出现，腰以上皮肤黯黑逐渐消退，舌苔灰黑完全剥脱而质转鲜红，耳下肿硬消失，惟手指、足趾逆冷，蜡黄未退。瘀痰渐衰，血虚阴寒未复，改用当归四逆汤加味，重点在于养血温阳、活血化瘀。加减服药后手指、足趾逆冷有所减轻，皮肤蜡黄渐退，面色转为红润，精神亦佳，诸症缓解，病情稳定，继用原方加减调治，防止病情反复。

三、温补脾肾法治愈重症肌无力一例

李某，女，50岁。

初诊：1988年3月12日。

主诉及病史：1986年开始，精神疲倦，肢体无力，1987年起两眼眼泡下垂，下肢腿软。经医院确诊为重症肌无力。

诊查：肢体无力，精神疲倦，头昏心悸；两眼泡下垂，睁开无力；腰酸腿软，活动少劲，行走艰难；饮食不振，思卧难眠；脉象细弱，舌淡苔白。

辨证：脾肾阳虚。

治法：温补脾肾。方选金匮肾气丸加减。

处方：附子 10g　熟地黄 10g　山药 10g　肉桂 2g（后下）　山茱萸肉 10g　黄芪 15g　当归 10g　仙灵脾 10g　巴戟天 10g

二诊：上方加减连服药20剂，眼泡下垂似有好转，肢体似比前有力。疗效不显，进步极慢。病乃脾肾阳虚、精血亏损，非一般药物所能改善症状，当改用大剂血肉有情之品，温补脾肾之阳，取阳生阴长之理。

处方：紫河车 15g（先煎）　鹿角片 15g（先煎）　龟版 15g（先煎）　附片 10g　黄芪 20g　当归 10g　熟地黄 10g　阿胶 15g（水化和服）　仙灵脾 18g　猪脊髓 50g（先煎水，后煎药）

另健步虎潜丸，每服9g，日服2次。

三诊：上方加减，汤丸交替内服，连服药40剂，形体渐壮，精神渐振，眼泡已不再下垂、睁开正常，行走均已恢复正常。原方再服20剂，症状全部消失，正常上班工作。继服虎潜丸调治，以防止反复。

【按语】重症肌无力，属于中医“虚劳”、“痿证”范畴，治疗难愈。过去多从补气养血治疗，疗效均不满意。本病例从脾肾阳虚治疗，用大剂温补肾阳药，如附子、仙灵脾，最重量用至18g；另用血肉有情之品，如紫河车、鹿角片、龟版、阿胶、猪脊髓等，持续服药一年多，症状基本控制，体力逐渐恢复，能上班工作，其疗效实属少见。

四、参便饮治愈急性血小板减少性大出血一例

马某，女，12岁。

初诊：1974年4月5日。

主诉及病史：大出血不止 3 日。

诊查：血出不止，盈碗倾盆，血染衣被。面色惨白，精神萎靡，闭目无声，呼之不应，呼吸气急。但有时烦躁不宁，口干欲饮。脉象数疾而细，舌红苔白无津。血液检查：血红蛋白 20g/L，红细胞计数 95 万，血小板 30×10^9/L。

辨证：病由血热妄行实证转为出血不止脱证。

治法：纯用补气固脱，则热不解，血不止；纯用清热凉血，则热可退，而脱证随至，治疗十分棘手。应当虚实同治，寒热并用。

处方：红参 10g(浓煎)、童便 90g(和参汤频服)、云南白药 1 瓶，分 5 次服完。

二诊：昨服参便饮、云南白药 1 剂，大出血已止，烦躁暂静，精神更加萎靡，呼吸气微。邪火告退，但虚脱可以立至。病人虽已气息奄奄，好在血止，身凉脉静，脉证尚顺，犹可救治。急拟生脉散两救气阴。

处方：红参 10g(另煎和服)　麦冬 30g　五味子 10g

上下午各服 1 剂。

三诊：服生脉散 2 剂后，出血已止，虚脱已回，呼之能应，问之能答，语言无力，精神虚极。但心微烦，身微热，口微渴，脉微数。病因血后阴虚气衰，当继用补气救阴，然阴虚防止生内热，热可再引起出血，因此稍加清热凉血之品。病人虽由险入夷，仍当注意再度出血。

处方：红参 6g(另煎和服)　五味子 6g　麦冬 15g　生地黄 15g　白芍 10g　丹皮 6g

服药 4 剂，4 天来未见出血，病人由危转安。但因过度出血，面色惨白，头昏心悸，精疲力衰，语言无力，呼吸气弱。舌淡红，苔薄白，脉象细弱无力，乃气血两虚现象。治疗改用调补心脾，病人渐次恢复痊愈。

【按语】本病例大出血不止 3 日，急用红参甘温补气，以固其脱。童便咸寒凉血，以泄其热而止其血。云南白药不但用它止血，而且有化瘀之功。服药 1 剂，出血渐止，烦躁渐平，呼吸气微，精神更弱，邪火告退，虚脱恐即来临，改予生脉散补气救阴，日服 2 剂。出血危症，获得血止生存，实在来之不易。

五、四衣汤治愈肾炎型红斑狼疮一例

沐某，女，32 岁。

初诊：1974 年 5 月 10 日。

主诉及病史：去年春天先发现下肢浮肿，后面部见红斑，经泰州皮肤病研究所检查，发现狼疮细胞。

诊查：尿蛋白 (+++)，非蛋白氮 42.8mmol/L，血沉 90mm/1h，血压 150/110mmHg，胆固醇 6.5mmol/L。面部红斑成蝶形，旧斑色素黯褐，新斑颜色鲜红，周身有散在性红斑，面目、下肢浮肿，肢体关节酸楚，腹痛溺少，精神疲倦，卧床难起。舌淡苔白，舌体胖嫩，脉象沉弦。

辨证：病因湿热内蕴，热邪化火，侵入血分，外出则为红斑；热邪伤肾，肾虚不能化气利水，则为水肿。

治法：病属危重，治极困难。热毒宜清，肾虚宜温，祛邪碍正，扶正助邪，勉拟解毒利湿、温肾行水。方选四衣汤加味。

处方：露蜂房 6g　蝉衣 6g　凤凰衣 6g　蛇蜕 6g　甘草 10g　土茯苓 30g　忍冬藤 15g　生地黄 12g　怀牛膝 10g　车前子 10g(包)

二诊:上方加减连服药90剂。药后肢体浮肿完全消退,红斑新的未见;面颊红斑渐次消退,色素灰黯;精神渐旺,饮食增多,能下床活动,料理家务。病因湿热内蕴,肾气内虚,治疗矛盾,难得疗效。但久服四衣汤治疗,幸得良效,实出意料。然治病有效难,巩固更难。治疗仍用原方改为丸剂缓调,以防病复发。

处方:露蜂房90g　蝉衣45g　凤凰衣36g　蛇蜕36g　甘草90g　土茯苓150g　生地黄150g　鸡血藤150g　忍冬藤150g

上药共研为细末,炼蜜为丸,每次服6～12g,日服2～4次,并配服金匮肾气丸。

1975年5月14日往访。患者浮肿消失,红斑退尽,面目色素正常,精力充沛,饮食起居正常,各项化验、检查结果均正常,治疗仍用原方缓调。

【按语】中药治疗红斑狼疮,过去都用清热解毒、滋阴补肾等方法,但治疗效果似欠满意。后来改用四衣汤治疗,某些病人获得较好的疗效。四衣汤是由蝉衣6g、蛇蜕5g、凤凰衣6g、露蜂房10g、甘草10g、土茯苓30g组成。功能解毒消斑。方中某些药物有类激素作用。如发热不解者,加石膏、知母、银花清热解毒;如红斑不消者,加赤芍、紫草、丹皮凉血消斑;如低热不清者,加青蒿、鳖甲、白薇养阴清热;如关节痛者,加忍冬藤、鸡血藤、威灵仙祛风解痛;如肢体浮肿者,加防己、茯苓、车前子健脾消肿。

四衣汤治疗红斑狼疮,不论局限性的还是系统性,均有一定的疗效。系统性的可以配合激素治疗,局限性的可以不配激素治疗。但在临床中必须根据症状进行加减变通。一般的先服汤剂,待症状缓解后再改丸剂治疗。服药时间宜长,本病例服汤剂九十多剂,服丸剂五个多月,方使症状缓解,病情稳定。

六、导赤泻心汤治愈狐惑病一例

王某,女,32岁。

初诊:1964年9月3日。

主诉及病史:1962年开始,出现口唇溃疡和前阴溃烂,中西药治疗均无显著效果。

诊查:口唇溃烂,大如黄豆,小如绿豆;口苦咽干;前阴溃烂,小如黄豆,大如蚕豆;大便常秘,小便色黄;脉弦细而数,舌苔薄黄。

辨证:病为心火上炎,下移于小肠。

治法:清热解毒,泻心火而利小肠。

处方:生地黄24g　黄连2g　大黄4g　甘草6g　黄芩6g　竹叶10片　木通5g　土茯苓30g　银花10g

连服5剂,服1剂隔1日再服。

土茯苓3g,银花3g。开水冲服,日服3次当茶饮。

冰硼散2分,搽上下溃烂处。

二诊:药后口唇溃烂部位缩小,但前阴部溃烂、痛痒未解。治用原方,加苦参30g、蛇床子30g,煎汤熏洗前阴。

再服药10剂,所有溃疡基本收敛,偶有极轻破溃,近于痊愈。将汤剂改为丸剂控制发作。

处方:生地黄120g　大黄60g　甘草90g　玄参90g　竹叶90g　木通90g　土茯苓200g

上药共研为细末,水泛为丸,每服6g,日服2次。

1年后，病者复诊，病状基本控制，有时虽偶有小发，但溃疡极小，时间极短。久病顽症，非久治缓调难愈，防病反复，嘱仍服原丸方药调治。

【按语】引起狐惑病的原因，一般认为湿热内蕴于心经，心与小肠相表里，心火上炎则口舌咽破溃，心移热于小肠，则前阴溃烂。治狐惑病，仲景用甘草泻心汤，方中的甘草、黄连、黄芩有清热解毒的作用，为治狐惑的主要药物。但是方中的干姜、半夏辛温，人参、大枣甘温，均有助湿生热作用，难以入选。本病例用甘草泻心汤与导赤散加减，用甘草、黄连、黄芩清心泻火于上，用竹叶、生地黄、木通清热利湿于下，银花、土茯苓解毒消疮；大黄泻火通便，所以将方名改为导赤泻心汤。

狐惑的外治疗法，仲景用苦参汤熏洗，有一定的解毒消疮止痒等作用。本病例外用苦参蛇床子散方，熏洗阴部溃烂，用蛇床子助苦参解毒消疮止痒，比单用苦参效果好。另外，用冰硼散或锡类散外吹口唇咽，或外搽阴部溃烂，有解痛防腐敛疮的作用。

狐惑是一个慢性久病，容易反复发作。因此，在治疗中必须根据急则治标、缓乃治本的原则，在病邪不发作时期，拟定狐惑丸，调补正气而清余毒，久服以防病邪反复；发时嘱服汤剂，以清热解毒法控制症状。通过一年多的观察，病情稳定，仍继续服药观察。

七、桂枝黄芪汤加味治愈黄汗证一例

赵某，女，56岁。

初诊：1979年10月20日。

主诉及病史：两个月来多汗色黄，周身酸楚疼重。

诊查：面色灰黯，周身酸楚痛重，形寒怕冷，汗多不畅；汗色黄，染衣，甚如柏汁；口渴不饮，心中懊侬而烦，小便色黄；脉象濡数，舌苔灰浊而腻。

辨证：病因湿热内蕴，湿郁热蒸，营卫失和。

治法：调和营卫，化湿解热。

处方：桂枝5g　黄芪10g　甘草4g　白芍10g　生姜3片　大枣2枚　山栀10g　豆豉10g　茵陈10g　藿香10g

上方加减先服药7剂而汗减少，肢体酸重渐解，但恶寒懊侬依然。再服药7剂，汗出色黄已退，肢体酸重减轻，惟脊背依然恶寒。方中桂枝加至15g，黄芪增加至30g。再服药14剂，黄汗尽除，病证基本消失而痊愈。

【按语】黄汗首见于《金匮要略》，是临床比较少见的疾病，西医学没有记载。其致病因素仲景认为“以汗出入水中浴，水从汗孔入得之”。但本病例无汗出入水中浴的病史。根据本病例的症状来分析病机，为邪在体表，卫气不足，营卫失和，湿热内蕴，气机不利。表虚宜固摄，湿热宜宣化，然固摄则湿热更盛，宣化则汗出更多，治疗极其困难。因此，采用固摄与宣化同用，重用桂枝汤加黄芪调和营卫，发汗解肌，使邪从外解；豆豉、山栀涌泄湿热，茵陈、山栀清利湿热，藿香芳化湿邪，从而达到表虚固、湿热化、黄汗止、懊侬除、病痊愈之目的。

八、补中缩泉治疗漏乳一例

张某，女，23岁。

初诊：1974年4月15日。

主诉及病史：去年2月间妊娠，8月出现乳漏，今年1月分娩，产后生儿不吮乳，乳漏更多。

诊查：面色皖白，语言无力，精神疲倦，头眩耳鸣，脘闷心悸，食少便溏，小便频数，腰酸膝软，白带绵绵，舌淡苔白，脉象细弱。终日滴乳不止，产前用尼龙袋盛乳，皮肤起疱，破烂流血水，现在用灰袋盛乳，但衣襟仍然湿透，痛苦难观。

辨证：病乃中气不足，脾虚失运，肾气亏损，固摄失职。

治法：补中益气，补肾固摄。

处方：黄芪10g　党参10g　当归10g　白术10g　炙甘草4g　陈皮5g　升麻6g　柴胡4g　益智仁12g　山药15g　乌药6g　生麦芽18g

外用海皮硝90g，和面粉调敷，外用布带约束乳房。

二诊：服补中益气与益肾固摄药3剂，加外治法，左乳外漏渐少，右乳外流依然，胸前盛乳灰袋已经除去。原方既效，当乘胜再进。原方加减继服药11剂，外用布带约束乳房。

三诊：药后漏乳基本控制，布带慢慢解除，面转红润，精神已振，饮食增多，二便正常，诸症消失，病即痊愈。

【按语】由于本病病机为中气不足、脾虚失运、肾气衰弱、收摄失职，故方用补中益气汤补脾益气，麦芽理气回乳，益智仁、山药、乌药补肾缩泉。中气健旺，肾气强壮，气化恢复，自能摄水缩泉，则水液下行而不上溢，乳漏自止。

缩泉丸原为治疗肾虚膀胱不固、遗尿尿频的常用方。本病例重用缩泉丸配合补中益气汤治疗，获得乳止病愈的效果，实出人意料。说明缩泉丸不但能缩下焦膀胱之泉水，并且能缩上焦乳汁之外溢。为治疗乳漏开辟了新的治疗方法。

九、凉血解毒、清热燥湿法治愈毒蕈中毒症一例

左某，男，18岁。

初诊：1975年7月1日。

主诉及病史：6月29日下午误食毒蕈，当天无明显症状，次日自觉头昏恶心，呕吐腹痛，泄泻稀水，一日十余次。

诊查：精神疲倦，终日嗜睡，神志朦胧，面色红赤，巩膜轻度黄染，脘闷气塞，时而恶心欲吐，口渴不饮，腹痛腹胀；大便色黑，一日五六次；小便黄赤，脉象滑数，舌苔黄腻。肝功能检查，谷丙转氨酶136U。

辨证：病乃蕈毒内蕴肠胃，侵入营血，内陷心包。

治法：清营凉血，解毒开窍。

处方：犀角粉（现已禁用，可用水牛角代之）1g（分两次服）　鲜生地黄30g　丹皮10g　茵陈15g　赤芍10g　银花30g　甘草6g　绿豆60g（先煎）　抗热牛黄散1支（分3次服）

二诊：服上药1剂，神志渐渐清醒，但腹痛腹满、大便色黑依然。在营之热渐解，病人由危转安，然血分之毒犹重。改用加味白头翁汤，以清热凉血解毒。

处方：白头翁10g　秦皮10g　黄柏10g　赤芍10g　黄连3g　银花30g　绿豆60g（先煎）　甘草4g

三诊：服药2剂，腹痛腹满解除；大便由黑转黄，1日1次。血分之邪已去，病转恢复期。治疗改用清热解毒、滋阴养胃，病告痊愈。

【按语】毒蕈中毒，首先侵犯肠胃，甚者可由肠胃内传入营血，侵犯心肝；症见神昏谵妄、出

血抽风、嗜卧、黄疸等险症。故治疗用犀角地黄汤、抗热牛黄散清营凉血，解毒开窍。药后神志渐清，但腹痛便血未解，后改用加味白头翁汤，清热凉血解毒，腹痛便血停止，再用滋阴养胃调养至愈。

十、清热熄风、化痰开窍法治愈大仑丁中毒症一例

张某，女，25岁。

初诊：1973年5月10日。

主诉及病史：因服大量大仑丁及苯巴比妥，导致神昏不醒11天。

诊查：高热持续不降，手足舞动，按之不住，烦躁不安，脉象弦数，舌苔焦黄而燥。

辨证：病属药毒之邪入于心包，痰蒙心窍，热极生风。

治法：清热开窍，熄风化痰。

处方：钩藤12g　连翘10g　瓜蒌15g　石膏60g　胆南星6g　石菖蒲5g　知母12g　竹茹10g　黄连3g

至宝丹1粒，分2次服。羚羊角粉1g，分2次服。

二诊：服药3剂，热度逐渐下降，头摇稍轻；手动未停，有时敲壁；手肿亦不自觉疼痛；大便秘结，口角流涎，舌苔秽浊而黄。病为热盛生风，灼津为痰，风痰相持为病。然热虽暂退，而风痰犹盛，治当涤痰开窍熄风，以观变化。

处方：胆南星6g　郁金6g　黄连3g　陈皮5g　菖蒲5g　僵蚕10g　竹茹6g　山栀10g　天竺黄10g

礞石滚痰丸9g分2次服，3剂。另用羚羊角粉9g，每日服3g。

高热神昏痉厥19天，经用大剂清热开窍、化痰息风等药治疗，神志完全清醒，能知大小便，知饥欲食。热、风、痰三邪俱衰，病人由危转安。继用原方去礞石滚痰丸，加茯苓神10g，安神宁心，调治病愈。

【按语】本病例的主要症状为高热、神昏、舞动三证。但在这三证中，发热是本病的主要矛盾；因为热邪内传、邪入心包则神昏，热极生风则舞动，因此，清热是其极为重要的治疗措施。所以用白虎汤清热泻火，配以黄连、连翘、至宝丹清营开窍，羚羊角、钩藤清热熄风。服清热泻火、清营开窍熄风药后，高热虽逐步下降，但病人右侧上下肢舞动不止，右手敲壁，肿痛无知。神昏未醒，此为风痰相持为病，所以治疗重点当转移为涤痰开窍熄风。故药用胆南星、陈皮、竹茹、天竺黄清热化痰，用礞石滚痰丸涤痰通腑，菖蒲、郁金芳香开窍，黄连、山栀清心凉营，羚羊角、僵蚕清热熄风。热、风、痰三邪去除，故神志清醒，高热退尽，诸风平静。药物中毒险症，高热神昏动风19日，终获得救，临床实不多见。

十一、羌虎汤治愈恶性淋巴腺瘤一例

陈某，男，52岁。

初诊：1987年3月17日。

主诉及病史：右侧腹股沟处生一肿块，大如鸡卵，后逐渐肿痛，经某医院切开排脓，术后1月不敛，病理切片检查，确诊为恶性淋巴腺瘤。

诊查：右侧腹股沟处生一溃疡，流稀薄脓液，不红不肿，微痛不舒，行走不爽，脉象微弦，舌

苔薄白。

辨证:病乃痰湿下注,瘀结不散。

治法:泻下痰湿,活血化瘀。

处方:芫花 3g　虎杖 5g　大枣 3 枚

水煎服。

二诊:上方空腹服 7 剂。药后溃疡、微痛渐除,脓液渐少。原方既效,加重再进。

处方:芫花 6g　虎杖 10g　大枣 6 枚

三诊:上方服 7 剂,疮口渐愈合,疼痛消失,行走活动自如。原方加重继服。

处方:芫花 12g　虎杖 15g　大枣 10 枚

上方继服 10 剂,溃疡完全愈合,症状消失,病即暂愈。

【按语】淋巴瘤属于恶性肿瘤,治疗不易痊愈。它属于中医瘰疬串痰范畴,破溃后多不能愈合。从病机来说是湿痰下注、瘀结不散,治疗宜泻下痰湿,活血化瘀。方用芫花攻下痰湿水饮,虎杖活血化瘀解毒,少佐大枣健脾益气,并防芫花过于攻下而伤脾胃,方药剂量由轻剂渐至重剂,共服药 24 剂,溃疡完全愈合,症状消失。两年后再来门诊,淋巴腺瘤未再出现,溃疡愈合后未见反复。

本方除具有攻下痰饮、活血化瘀、健脾益气之功,是否具有抗癌作用,有待进一步探讨。

【编者评注】张谷才先生多年从事经方研究,用药精简,量大、力宏,故取效也显。如末例恶性淋巴瘤,药仅三味,却深寓其意。首用芫花,涤痰除湿,《本草纲目》谓能治痰澼,并治积毒痈瘤。作为主攻药物;以虎杖解毒利湿,化瘀活血利水。大枣为佐使,且逐渐增加芫花、虎杖剂量,一是患者已逐渐适应,无须虑其过量中毒;二是穷追猛打,攻击恶疮,不断增强效果,终使毒瘤散,溃疡愈,短期内获得显效。

孟澍江医案

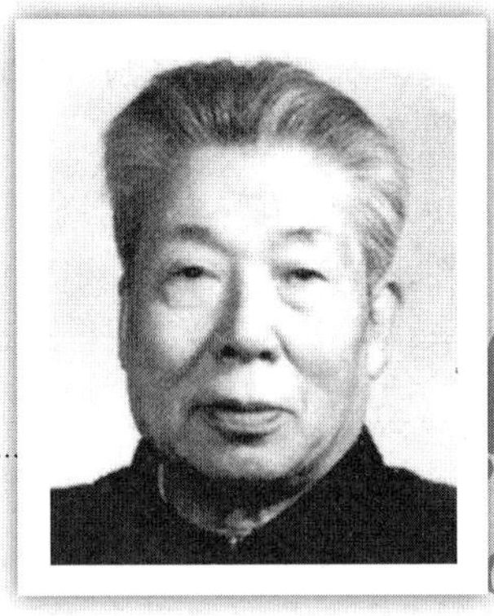

【生平传略】

孟澍江，1921 年 7 月生。江苏高邮市人。早年拜名医王少江为师，尽得真传，学医 3 载，业成归乡里行医，医名渐播，求诊者日众，先后投门习医者十余人。1955 年考入江苏省中医学校（南京中医学院前身）进修学习，修业期满留校执教。曾任南京中医学院伤寒及温病教研组组长、诊断学教研组组长、温病学教研室主任、院图书馆馆长、国务院学位委员会学科评议组成员及中医专家组成员、全国高等医学院校中医专业教材编审委员会副主任委员。1987 年被聘任为中国中医研究院研究生部客籍教授。江苏省卫生技术高级职称评审委员会中医专业评议组成员。1988 年被聘任为光明中医函授大学顾问。现任南京中医学院教授、中医温病学专业博士研究生导师。

临床擅治温热病及内、妇、儿科病证，特别是对疑难杂病的诊治有独到之处。其学术思想，强调天人相应整体观，燮理阴阳。治病以养胃气为本，把握邪正消长、权衡祛邪扶正，一般不崇尚用补。遵循“气血贵流不贵滞”、“去病便是补”之说。主要著作有《温病学新编》、《中医学》、《温病学》、《温病学概要》、《温病学理论与临床》、《温病学教学参考资料》、《温病学全国函授教材》等。

一、上焦宣痹汤加贝母治愈肺气闭郁咳逆证一例

韩某，男，30 岁。

初诊：1984 年 4 月 13 日。

主诉及病史：感冒 3 天，见有头痛、咳嗽等症，旋即至医务室就诊，印象为上呼吸道感染，给予感冒冲剂及咳嗽糖浆等药。药后症状未见减轻，乃听信别人介绍偏方，用冰糖煨梨水频饮，饮后咳嗽非但不减，反见加重。

诊查：咳嗽频作，咳而微促，咳如顿嗽状，咳时面色胀红，稍咯出一些痰始稍定，继而复咳。身微热而不显，舌苔白腻，脉浮。

辨证：风邪本在肺卫，理应辛散疏解，而在治疗中，不仅未曾及时辛以散之，反而饮用甘凉，

致使风邪郁闭，不能宣透。

治法：邪在手太阴肺，肺气痹郁，宜宣通肺气，用上焦宣痹汤加川贝。

处方：豆豉 9g　射干 6g　广郁金 6g　通草 4g　川贝母 5g　枇杷叶 15g(布包)　3 剂

二诊：服前方药，肺气得以宣畅，咳嗽明显减轻，咳时亦不似以前气胀面红，但咳犹未止，痰仍不多。再从前方加味。

处方：豆豉 8g　射干 5g　广郁金 5g　通草 4g　川贝母 5g　杏仁 9g　杷叶 10g(布包)

上方继服 7 剂，咳逆基本平定，稍事调理，体亦渐复而愈。

【按语】吴鞠通云："温邪上受，首先犯肺，在手太阴"。肺受邪侵，虽所受之邪有风寒、风热之别，但所治之法，均宜开肺透达。而本案例，未能及时疏解，固不相宜，更何况早用甘凉濡润之剂，致使风邪内遏，咳反加剧。由此可见早用凉遏之害。本案所用之方，原载《临证指南医案·呃门某案》，吴鞠通收入《温病条辨》去川贝名为宣痹汤（上焦），用治气分痹郁而哕者，证诸临床实际，只要是病机为气分痹郁，不论为哕为咳，均可采用同一治法，此亦异病同治之意。

二、清肺泄腑法治愈肺热肠结证一例

马某，女，42 岁。

初诊：1987 年 9 月 24 日。

主诉及病史：病已五六日，初起时头痛、恶寒、身热、咽痒、咳嗽，有痰咯出不爽。在某医院诊断为上呼吸道感染，服 APC 片，症情稍减。因饮食未节，旋又复热，热势增高，测温 38.8℃，咳逆喘促，又至医院治疗，医用青霉素，由于对该药过敏，乃来我院门诊。

诊查：恶寒已罢，潮热、面赤，体温 40℃，咳逆气喘，痰涎壅盛，胸闷腹胀，便秘，舌红苔黄而燥，脉右寸实大。血象：白细胞计数 $13.6\times10^9/L$，中性粒细胞亦偏高。

辨证：此为手太阴肺与手阳明大肠同病，两者互为因果。痰热阻肺，肺失宣肃，则痰壅喘促；阳明热结，则潮热便秘。肺与大肠为表里，肺气不降，则腑气亦不易下行。肠腑不通，则肺气愈不能降，且邪无外泄之机。此为肺热肠结证。

治法：用清肺泄腑法宣肺化痰，泄热下行。方用宣白承气汤加味。

处方：生石膏 24g　生大黄 6g　杏仁 9g　瓜蒌皮 8g　桑叶 10g　葶苈子 6g　桑白皮 6g

二诊：服药后，微得汗，身热少退；得便 1 次，粪有热腥味；腹部胀满亦少减，喘咳略平，惟邪热尚未尽化。法当守原制化裁继进。

处方：前方加黄芩 6g、甘草 3g。

三诊：前用清肺泄热法，身热渐退，喘咳亦平，但感口干舌红，渴而喜饮，显系津液已伤，当宜佐以养阴之品。

处方：北沙参 15g　瓜蒌皮 8g　杏仁 9g　生石膏 15g　麦冬 10g　甘草 4g

服用上方后，热渐退，阴渐复，诸症悉减，稍事调养而愈。

【按语】肺热肠结证，为临床所常见，尤多见为风温及冬温病中某一证型，肺肠同病，在病位上互为表里，在病理上尤多联系。肺热不清易于传肠，而致腹满便秘；肠热内阻，阻碍肺气下降，而致咳逆喘促。肺热肠结，亟宜同治，方用大黄者旨在以泻实热，俾肠热清而肺气下降，则喘咳腹胀自平。临床亦常见肺热盛而肠不结者，常见有鼻煽或鼻孔生有煤烟者，亦可少佐清肠之品，目的不在攻下而在导热下行，此亦治上泄下之法。本方是从宣白承气汤合己椒苈黄丸化裁而来。此亦肺肠同治之法。

三、辨证治愈低热二例

例一 施某，女，43 岁。

初诊：1981 年 9 月 10 日。

主诉及病史：低热三月余，每至下午辄作，至后半夜热始渐退，晨起稍安，发作有一定规律。形体渐瘦，体力日弱。就医于多处医院，做过各种检查，未得出正确结论，采取各种疗法，低热始终未退。

诊查：日晡辄作低热，测温每在 38℃左右，或有微寒，面容清癯，一似阴虚之象。查其舌苔，色白黄厚而腻，舌边色红。

辨证：微寒作热，发作有时，其邪不在卫表，寒微而热甚，又非往来寒热，其邪又不在少阳。以其寒热晡作、舌红苔腻，其邪伏于募原可知；有时胸闷泛恶，甚或欲吐，是湿热阻遏气机之象。

治法：湿热留伏募原，遏阻气机，治疗不可偏凉偏燥，当用疏利透达法。方用雷氏宣透募原法。处方时，考虑患者体质脆弱，恐其不任克伐，乃未径投草果，俟药后再议。

处方：藿香 6g　佩兰 9g　川朴 3g　槟榔 6g　半夏 8g　黄芩 6g　甘草 3g

二诊：服药后，患者并无不适之感，自觉胸中宽松；身热虽仍发作，但热势不高，且持续时间缩短；舌苔亦有松化之势。乃于前方中加入草果 5g。

三诊：服前方 5 剂，身热基本控制，精神转振，舌苔渐化，惟胃纳尚差，此因邪未尽化，且胃气未复也。再投和中健胃之剂，以善其后。

处方：藿梗 6g　佩兰 8g　厚朴花 5g　生苡仁 15g　谷麦芽各 15g

前方连服 7 剂，邪去正复，终而收愈。

例二 顾某，女，15 岁。

初诊：1974 年 8 月 15 日。

主诉及病史：病起两月余，初起恶寒发热，阑尾部有压痛。当时查血象，白细胞计数 $18\times10^9/L$，注射青霉素后，阑尾部疼痛未见消失，但亦未增剧，仍持续隐隐作痛，高热亦渐趋下降，可是每至下午辄作低热，五心烦热，形体消瘦，日益不支。

诊查：形消肉脱，肌肤甲错，气息无力，憔悴不堪。日晡低热，肤燥无泽。阑尾部压之作痛，血象仍偏高，终日卧床，站立时需人扶持，食纳不多；大便偏干，便色黑；溲少色深；舌质红而苔少，脉细而数。

辨证：热邪久羁，瘀热在里，津液暗耗，津液无以濡养百骸，形体日衰，气阴大虚。瘀不去，则热邪稽留不退；热不退，则阴愈伤，无怪而至肉脱形消地步。

治法：瘀热互结，邪实正虚，补则碍邪，攻则伤正。按有故无殒、祛瘀即所以生新之理，治宜清热养阴，活血化瘀，方选复原活血汤合犀角地黄汤。

处方：柴胡 6g　天花粉 10g　当归须 9g　炮山甲 6g　大黄炭 6g　丹皮 10g　赤芍 10g　生地黄 15g　桃仁 10g　红花 8g　甘草 4g

二诊：低热有所下降，阑尾部疼痛明显减轻，按之亦少拒按，右足屈伸自如。舌质仍红，口微干。再从原方加味。

处方：前方加白茅根 15g。

三诊：服药十余剂，证情好转，低热渐退；每天能得便，便色不黑；小溲量增多，色转淡黄；右下腹阑尾部痛已消失，站立较稳，亦能移步小走。乃从前方略加增减。

处方：前方去山甲、当归须，大黄炭改为 4g，再加麦冬 10g。

此方又连续服用 10 剂，历 1 月后，形体渐丰，肌肉渐长，逐渐恢复而愈。

【按语】低热一证，临床较为多见，但其原因不一，而治法当各不相同。然而，大抵以阴虚论治者为多。殊不知低热一证，岂止是阴虚而已。如例一，邪在募原，邪阻气机，营卫欠和而作低热，舌苔多厚腻，必须开别透邪，若是滥用滋阴之品，其邪非但不去，而反固结不解。再如例二，其低热是由于瘀热互结所致，若是徒事清热而不祛瘀，其瘀不去，热何能退，此是治低热之又一法。可见治病不能囿于一说。

四、辨证治愈便秘三例

例一 张某，男，56 岁。

初诊：1988 年 10 月 11 日。

主诉及病史：大便秘结五年余。几年来，经常大便秘结，三五日一行，便燥如栗，解时困难，甚至有 1 周而不更衣者。曾诊断为习惯性便秘，采用麻仁丸、果导等治疗，初起效果尚好，但近年来上述药物已无效果，便时必用开塞露才得一解，有时甚至须借助人力，苦不堪言。

诊查：患者形体偏瘦，面色欠华，食饮如常，大便虽秘，但腹部并无胀满感。舌红口干，不欲多饮，脉象细数。

辨证：呈现一派阴虚之象，如颧红、舌红、手心热等。虽不大便，但无所苦，此阴液不足，肠中失于濡润，无水舟停，阴亏肠燥之便秘也。

治法：肠中津枯而致便秘，只宜濡养，切忌攻伐。方用增液汤加味。

处方：生地黄 15g　玄参 12g　麦冬 10g　柴胡 6g　枳壳 12g　桃仁 10g　杏仁 10g

二诊：连服上方 20 剂，病情好转，已能自动大便，多则隔 1 日即能一解，但大便仍偏干。治疗仍守原法，原方适当加重药量，再加黑芝麻 30g、柏子仁 15g、生首乌等，以增强增液润肠之力。令再服药 30 剂，每隔 1 日服 1 剂。

2 月后，大便自调，不须再服通便之品。再嘱上方每隔 2 日服 1 剂，以巩固疗效。并嘱平时多进粗纤维食品，忌食辛辣。其后，大便正常，病乃收愈。

例二 张某，女，38 岁。

初诊：1987 年 4 月 6 日。

主诉及病史：原病月经量多，其后日渐虚弱，心常悸动不安，继而大便困难，数日才一解。医药已多，多以补虚兼以攻导为法，但大便始终未能自调。稍一攻导，则大便溏滑，数日后依然便秘，如是病已历时两年左右。

诊查：面色萎黄无泽，微浮，贫血貌，头目空痛，稍劳即感胸闷气短，口唇无血色。大便难，常数日一解。查血红细胞、血红蛋白、血小板计数均低，脉象虚大。

辨证：面黄微浮，其为血虚可知。面部有时微红，口干，血虚生热之象。大便秘而难解，腹部却不胀满，此便秘当非阳明内结可比，实系肠中失于血液濡润，是为血虚便秘。

治法：肠失血养，肠壁血少欠润。虽然便秘，但肠中多无燥屎，治疗不宜苦寒攻逐。当养血润肠以通便。

处方：当归 15g　生熟地黄各 15g　生黄芪 30g　丹皮 10g　生首乌 20g

二诊：前方实属补气生血法，虽黄芪量多于当归，但其意义仍重在补血；因有形之血不能自生，而生于无形之气，此亦阳生阴长之意。药后大便虽间一二日才得一解，但解时已无艰涩之苦。时有心悸，此属心血不足之故。乃于前方中加入润养之品。

处方：前方加柏子仁 15g，酸枣仁 15g。

上方连续服用三十余剂，面色已转红润，每日大便能自解，解亦能畅。其他如心悸口干等象，亦逐渐改善而愈。

例三　马某，女，32 岁。

初诊：1979 年 11 月 11 日。

主诉及病史：1 年前，大便每每溏而不实，曾用中西药调治，大便反转溏为秘，又用消导法，大便暂可转软，但终仍复秘，如是者已有一年余。

诊查：面色淡黄，精神尚可，饮食起居如常。惟大便常三四日一解，解时无力，不能推送大便直下，终因不能得解而罢。腹部有时胀满，食后较为明显，得嗳则舒坦如故。余无不适感，舌苔微腻，脉象弦滑。

辨证：自觉症状不显，但感便秘腹胀。此为脾胃运化失常，食滞停中，传导功能较差。

治法：此种便秘，非大实大满者可比，只宜助运消导，不可妄事涤荡。用枳术丸合保和丸加减。

处方：枳实 6g　白术 10g　山楂 15g　神曲 10g　半夏 8g　茯苓 10g　连翘 12g　萝卜子 6g

二诊：投健脾化湿兼消导食滞之剂，脘腹较前宽松，但大便仍未得解，或解而未畅，是传导功能仍未健旺，拟在前方中化裁再进。

处方：前方加枳壳 10g、川朴 4g。

上方连续服用 20 剂，大便自调，脘腹胀满亦除。后用枳术丸合保和丸成品药调治一两个月，病乃告愈。

【按语】上举三例，均为便秘，然原因各不相同，是以治疗方药亦各有异。例一为阴虚便秘，患者便秘五年余，且腹不满、不大便无所苦，显为阴液亏虚、肠液不足所致。此种便秘，不可妄用苦寒之剂以取快一时，只宜滋养阴液。方以增液汤为主，达“以补药之体，作泻药之用”的目的，此乃常法。但在用药配伍上着眼于两点：一是在滋阴生津基础上配伍枳壳和柴胡行气之品，因阴液亏损，无水舟停，燥屎内积不行，而增液汤毕竟不能直接通便，且滋腻之品又易呆滞，滞则难运，因而加用枳壳宽肠，柴胡输布津液，以助鼓动肠道气机，推动停滞的燥屎，既加强了润肠通便的作用，又无香燥伤阴之弊。二是运用杏仁。肺与大肠相表里，大肠气机不畅必然影响及肺，而肺气的宣降又有利于大肠的通畅，杏仁既可宣降肺气，又富含油脂，可润燥滑肠，可以说一药而有双重作用。例二为血虚便秘。血与阴似较相近，但两者毕竟有别，若用滋阴法以治血虚便秘，即使无碍，但收效也不会显著。血虚者，当以滋养气血为主，故用当归、熟地黄等药味，配用黄芪，亦取补气生血之理，血足则便秘自除。至于脾虚，本多产生泄泻，但亦有因脾失健运、食滞内停、传导功能不足、排便困难而致便秘者。此种便秘，又与阴虚与血虚者不同，绝非滋阴养血所能见功，当以健脾助运为主，此实为消补兼施之法，脾虚而有食滞者宜之。但毕竟以脾虚为主，故白术量大于枳实，脾运滞消，则可望大便自调。此三例便秘，性质不同，当分别论治。在治疗中，尽管近期疗效不显，但决不能以攻逐为能事。若个别病例，积滞较重而大便秘结甚者，可酌加小量川军，以加强导滞通便之力。

五、逍遥散合小柴胡汤治愈不明原因高热一例

袁某，女，16岁。

初诊：1990年5月15日。

主诉及病史（家长代诉）：1年前曾经有过不定期发热，每次发热体温稽留在40℃左右。查血未找到疟原虫，血百分计数正常，发热常持续十多日，有时不服药亦能自解。或1月发作1次，或数月一发。最近发热已有3日。

诊查：面色无华，精神萎靡，每至下午辄发热，热前自觉微有恶寒，测温40℃，口干且渴，心中烦懑。发病每每月经先至，性格内向，多愁善感，对待事物一如成人。情绪波动，亦常为诱发因素之一。热势虽高，但仍自持行动。舌苔微腻，脉象带弦。

辨证：综观证情，营卫欠和，邪在少阳而波及阳明之候。

治法：邪在卫气之间，当予调和营卫，疏理少阳兼以清泄阳明；方用柴桂各半汤合白虎汤加减。

处方：柴胡6g　桂枝5g　法半夏9g　黄芩6g　赤芍10g　生石膏24g　知母10g　甘草4g

二诊：药后，身热未退，体温仍稽留在40℃左右。考虑其发作虽无定时，仍有一定规律可循，时而发作，时而休止，是否久病入络，邪留阴分？乃仿三甲散意以观动静。

处方：鳖甲15g　龟甲15g　穿山甲10g　蝉衣9g　白僵蚕10g　当归8g　白芍10g　甘草3g

三诊：服药仍不应，身热仍持续未退，精神较差，饮食无多。月经亦超前而至，色泽较暗而不鲜。患者祖父谓其孙女性格内向，平素寡言笑，多思善感，观察事物一如成人。此病得非与情绪有关？肝失条达，功能紊乱，乃从疏泄肝木，调畅气机入手，遂用逍遥散合小柴胡汤以调和之。

处方：柴胡8g　法半夏9g　黄芩8g　当归9g　赤白芍各10g　薄荷6g　甘草4g

四诊：服前方3剂后，身热明显递减，而渐趋正常；精神逐步振作，饮食倍增，霍然而愈。观察数月，未见发作。

【按语】邪在卫气营血分，无不有发热见证，且有明显界限可分。然而本案例发热，从辨证角度看，似在卫气之间，少阳与阳明同病，用调和营卫、清泄阳明法未尝不合规矩，且热势之高，似不用白虎不足以挫炎炎热势。可是药后未见效验。继而考虑邪热稽留阴分，仿三甲散意，入阴搜邪，似亦在情理之中，然而均不应。后由其祖父提供线索，得知患者年虽幼而多郁，肝失疏泄，功能紊乱，营卫失和，而致寒热无规则，频频发作。用疏泄肝木、调达情志法，其效应如桴鼓，可见准确辨证至为重要。

六、辨证治愈伏暑一例

李某，男，7岁。

初诊：1984年9月27日。

主诉及病史：寒热起伏不定已两年。发作时发热恶寒，热呈弛张型，体温波动在37.5～40℃，急性病容，精神萎靡，烦躁不安，咳嗽少痰，腹痛而泻；时有皮疹，初起似荨麻疹，以后为斑

丘疹样改变；两下肢关节疼痛，无游走，不红肿。经某医院确诊为变应性亚急性败血症，并服用小剂量激素维持。

此次发作已 10 天，畏寒发热，寒热往来，两下肢关节疼痛，曾用抗生素及激素等疗效不显，遂求治于中医。

诊查：体温 40℃，时高时低；面色淡黄，时有汗出，精神萎靡；口干不欲多饮，食欲不振，脘痞不舒；两腿关节疼痛，时作时休；苔黄白而腻，脉弦数。实验室检查：白细胞计数 1.46×10^9/L，中性粒细胞 0.90，淋巴细胞 0.10；血小板＞100×10^9/L，血红蛋白 75g/L；血培养两次阴性；肥达反应两次阴性；大小便常规检查正常；肝功能正常；黏蛋白 160mg/L；抗“O”＜500U；类风湿试验阴性；血沉 90mm/1h，CSFR 十三物定量正常。

辨证：湿热阻于少阳，滞着于经络，枢机不利。

治法：清泄少阳，化湿通络。

处方：青蒿 6g　酒炒黄芩 6g　清竹茹 9g　炒枳壳 6g　赤苓 9g　藿香梗、佩兰梗各 6g　威灵仙 9g　桑枝 9g　大麦芽 9g　生甘草 3g

二诊：服上药 10 剂后，热势渐退，体温 38.2℃，腿膝疼痛亦有轻减；惟大便溏而不爽，色黄赤如酱，其气秽臭；苔黄而腻，时时泛恶，纳谷不香。证属湿热积滞胶结胃肠。治拟清化湿热，导滞通下。

处方：制大黄 3g　炒枳实 6g　川朴 3g　川黄连 2g　焦山楂 10g　炒玄曲 10g　赤茯苓 9g　白通草 6g　生甘草 3g

三诊：服上方 15 剂后，体温日趋正常；大便成形，日行 1 次；关节疼痛亦消失；惟面色无华，神倦乏力；唇甲淡于常儿，口干不多饮，知饥不食，苔薄腻。证属湿热余邪未净，中阳受伤，脾运未复。治拟益气健脾助运，轻清芳化涤邪。

处方：炒党参 10g　炒白术 10g　云茯苓 10g　淮山药 10g　炒苡仁 10g　藿香叶、佩兰叶各 6g　枇杷叶 6g　大麦芽 10g　炙甘草 3g

四诊：服上方二十余剂后，证情近愈，体温正常，精神好转，面色红润，关节疼痛未作。血检：白细胞计数 6.2×10^9/L，中性粒细胞 0.65，淋巴细胞 0.35，血沉 30mm/1h。拟方益气健中，调营和卫缓图之，以防复发。

处方：太子参 10g　炙黄芪 15g　炒白术 10g　云茯苓 10g　川桂枝 5g　白芍 10g　淮山药 10g　生姜 2 片　大枣 3 枚　炙甘草 3g

【按语】变应性亚急性败血症，是一种少见的变态反应性综合征，多发生于儿童，目前病因尚不明了，治疗亦无特效药物。本例患儿寒热起伏不定两年余，此次发作十余天，伴精神萎靡、食欲不振、脘痞不舒、苔黄白而腻等，与温病学中“伏暑”之邪在少阳证颇为相似，拟方以蒿芩清胆汤加减清泄少阳、化湿通络。二诊时，少阳之邪已去，湿热下传肠通，与积滞胶结内阻，遂转手轻清频下，以枳实导滞汤加减。正如叶天士所说：“再论三焦不得以外解，必致成里结，里结于何，在阳明胃与肠也。亦须用下法，不可以气血之分，就不可下也……湿邪内搏，下之宜轻。”随着肠中湿热积滞的外泄，患者体温日趋正常，大便成形，但由于湿热久蕴，中阳受伤，脾运难复，故三诊时改进益气健脾助运之药，轻清芳化涤邪以善后。病情缓解后，嘱长期服用益气健中、调营和卫之剂，以巩固疗效，并逐渐停用激素。随访一年余未见病情反复。

七、大剂泻热解毒法治愈疫毒蔓延脏腑证一例

秦某，女，24 岁。

初诊：1984年7月13日。

主诉及病史(代诉)：初起形似感冒，恶寒发热，未引起重视，自取治感冒一类药物服用，未解。数日后，热势转壮，旋即神昏。查白细胞计数 $12\times10^{9}/L$。注射青霉素，高热神昏未退。

诊查：大热大渴，面赤气粗，头痛；口秽喷人，浑身有臭气，令人难近；昏愦不识人，异常烦躁，转侧不宁；舌干红裂，脉洪滑有力。

辨证：热毒蔓延脏腑，淫热火毒充斥于内。此为实热已达高峰之危候。

治法：用大剂泻热解毒法，方用白虎合黄连解毒汤加减。

处方：生石膏60g　知母15g　水牛角20g　黄柏10g　黄连5g　黄芩15g　甘草5g

二诊：服前方药，肤热少减，不似炎炎高热，但神志仍未清醒，腹部受压则皱眉，已有数日不大便，苔黑起瓣，显然腑已成实，乃投十全苦寒救补汤。

处方：前方加生大黄6g、玄明粉9g、厚朴3g、枳实6g。

三诊：前方服用2剂，大便得解，粪色如酱，秽臭难闻；身热大减，神志亦渐清醒。后以增液承气汤清彻余邪，继进清养胃阴之剂调和之。身体逐渐平复而愈。

【按语】本病来势汹涌，传变极快，邪热鸱张，已成燎原之势。此时，不可犹豫，必须投以重剂，十全苦寒救补汤是集白虎、黄连解毒、承气数方组合为一方，有夺关斩将之力。若是因循迟疑不定，或是以小剂应付搪塞，必然杯水车薪，无济于事。

八、白虎汤加味治愈盗汗一例

赵某，男，20岁。

初诊：1986年4月13日。

主诉及病史：10日来每夜盗汗，寐则汗出量多，湿透衣被，觉来反肌肤灼热无津；身热不恶寒，体温最高达39.5℃。经青霉素注射治疗1周不效，盗汗、发热依旧。

诊查：面目红赤，烦渴喜饮，口有秽气，唇口皮起，舌红苔薄黄而干，脉洪数。体温37.9℃。血象：白细胞计数 $4.2\times10^{9}/L$，中性粒细胞0.70，淋巴细胞0.30，结核菌素试验为阴性，胸部X线透视、摄片，均未见异常。

辨证：阳明郁热，逼津耗液。

治法：清宣阳明郁热，佐以生津。

处方：生石膏30g　知母12g　淮山药12g　薄荷5g(后下)　连翘10g　寒水石15g　芦根15g　糯稻根须20g　浮小麦15g　每日2剂

二诊：服药4剂后，汗出热退，盗汗渐止。又以原方出入，10剂而痊。

【按语】本例患者盗汗骤作，且伴壮热，显非阴虚盗汗。阳明热盛多见自汗，而本例却见盗汗，似乎难以理解。其实当阳明邪热散漫，蒸迫津液外泄则见自汗，若阳明邪热不能蒸腾透达于外，而郁遏蕴闭于内，寐则卫气行于里，两阳相搏，逼液外泄，故盗汗出。正如吴又可所说："凡人目张，则卫气行于阳；目瞑，则卫气行于阴；行阳谓升发于表，行阴谓敛降于内。今内有伏热，而又遇卫气，两阳相搏，热蒸于外则腠理开而盗汗出矣。"该患者夜虽盗汗，觉来反肌肤灼热无津，与郁热病机正相吻合。治疗郁热之证，须清气药与宣散药配伍运用，盖因"大队寒凉之品，与轻清宣散之品相并，自能排逐内蕴之热，息息自腠理达于皮毛以透出也"(《医学衷中参西录》)。方中生石膏、寒水石、知母清泄阳明热毒，薄荷、连翘轻清宣透郁热，淮山药、芦根甘润生津，糯稻根须、浮小麦敛汗保津，共奏清宣郁热、生津止汗之功，故药后汗出热减，盗汗自止。

九、滋养肺胃、行气和中法治愈胃脘痛一例

周某，女，43岁。

初诊：1981年4月30日。

主诉及病史：胃脘疼痛隐隐，时作胀满，嘈杂不适，每于劳累时尤甚，已历5年。曾经胃镜检查确诊为萎缩性胃炎，治以补中益气、疏肝理气等法，服药后口干益甚，胃痛不减。

诊查：形体消瘦，口干唇燥，大便干结，倦怠无力，舌红苔薄，脉弦细。胃镜检查可见正常黏膜的橘红色泽变淡，黏膜层变薄，皱襞变细，胃体部可见局限性红白相间的斑块。

辨证：胃阴匮乏，气机失畅。

治法：滋养胃阴，疏通气机。

处方：北沙参 10g　大麦冬 9g　玉竹 9g　白芍 9g　炒川楝子 9g　天花粉 10g　炒元胡 8g　川朴花 4g　生麦芽 15g　生甘草 3g　姜汁少许

服药5剂后，胃痛即明显缓解，大便畅快，口干亦减。后继以此法调理3月，自觉症状均消失，5月后作胃镜检查无异常发现。

【按语】本例因有胃脘胀满、倦怠乏力表现，故易误按气滞、气虚证治之。药后胃痛不减，乃因理气、益气多属温燥、香窜之品而更伤其阴。本证以胃阴不足为主，但尚有气机失畅之象，故一味投用阴柔之品亦非所宜。本方主以沙参麦冬汤，取其清养不滞之特长，又佐以多种通利气机药物，故有养阴不滞气、理气不伤阴之妙。

十、疏肝理气、祛痰化湿法治愈胁痛一例

陈某，男，34岁。

初诊：1972年4月6日。

主诉及病史：胁肋胀痛，引及胸部，不能转侧，咳时尤剧。病起两月余，屡服逍遥丸、丹栀逍遥丸及血府逐瘀汤、三仁汤等罔效。

诊查：胸闷脘痞，嗳气，口淡不渴，脉细弦，苔薄白而滑。

辨证：肝胆气机失调，痰湿阻于经络。

治法：疏理肝胆气机，兼以祛痰化湿。

处方：旋覆花 8g(包)　制香附 8g　全瓜蒌 10g　苏子 8g　陈皮 6g　法半夏 9g　茯苓 10g　苡仁 15g　炒元胡 8g　白芥子 8g　姜汁少许

2剂后疼痛大减，5剂后疼痛消失，后未再发作。

【按语】胁痛证型颇多，本例曾用疏肝理气、清化湿热、通络化瘀等法而取效不著。孟老诊后认为，该例确属肝胆气机失调，但非郁滞而是升发太过，故用四逆、逍遥之类不能奏效，其兼夹有形之邪，但非瘀血而是痰湿，故用血府逐瘀汤亦罔效。本例无有化热之象，故用清化之品亦能对证，治疗主以香附旋覆花汤，疏中有降，疏利肝胆而抑其过度升发，并祛湿化痰，加白芥子为增强化痰通络之功，加姜汁以宣通气机。

十一、生发煎治愈脱发一例

马某，男，22岁。

初诊:1988年5月20日。

主诉及病史:一年多来头发脱落较多,稍一梳理,头发辄有下落,因而头发日渐稀疏,以头额前部尤为明显。近来竟整头头发脱光而成光秃。曾用多种生发水及服滋养精血之药如桑麻丸、何首乌丸、养血膏等,均未见有明显效果。

诊查:头皮光亮,毛囊口清楚可见,局部无异样感觉,身体亦无其他不适。舌色暗红,脉微细。

辨证:络窍瘀阻,发失荣养。

治法:活血化瘀,调和气血,透络通窍。

处方:桃仁10g　红花8g　赤芍9g　当归须10g　生姜2片　红枣7枚　葱5根

每日1剂,一二煎内服,三煎外洗。

二诊:2月后,脱发部位开始长出细而软黄白色毛发。另述稍感头昏目眩,间有耳鸣。以耳目属肝肾,当责之肝肾之阴不足,乃于原方中加入生熟地黄各15g、何首乌20g,继服50剂。

2个月后,细软毛发已渐粗硬。再守原方续服药一月余,头发生长完好如常,观察至今未见反复。

【按语】"发为血之余",脱发多责之阴精气血不足,治疗多从补益入手。但阴血不足有全身性者,亦有局部性者。如本例患者乃因瘀血阻络,发根失于营养所致,此种脱发,徒恃补益,不能望其生效。生发煎即是针对此病机而设,方中赤芍、川芎、桃仁、红花、当归须均能活血行瘀,扩张血管,姜、枣调和营卫,老葱通阳入络,络通瘀散,诸药相伍,共奏活血化瘀、调气和血、改善发根营养之效,对血瘀而致脱发之证起到促进头发生长的作用。若方中加入麝香少许,开通诸窍,并加强活血通络之力,则收效更显;若其人阴虚血少者,可加生熟地黄各15g;肝肾阴亏者可加甘枸杞10g、潼白蒺藜各15g、黑芝麻20g等养阴生血之品,寓补于活血通络之中,通中有补,其效果更为理想。

十二、温补脾肾法治愈男性不育一例

陈某,男,31岁。

初诊:1978年12月3日。

主诉及病史:结婚6年未育,曾长期服用中西药物治疗未效。爱人身体健康,检查均无异常。

诊查:头晕,腰酸膝软,四肢欠温,冬季下肢彻夜不暖;食后腹胀,便溏。舌质淡,脉沉细,作精液常规检查,精液量少清稀,精子含量$15\times10^9/L$,活动力差。

辨证:脾肾阳衰,脾虚则不运,肾虚则不能生精。

治法:温补脾肾,生精充液。

处方:潞党参10g　淮山药10g　茯苓16g　补骨脂8g　山萸肉8g　巴戟天8g　菟丝子10g　肉苁蓉10g　五味子5g(杵)

服上方10剂后,四肢不再清冷,便溏、腹胀均除。继用5个月后,爱人已怀孕,遂停药。嘱复查精液,精子含量$1.1\times10^{12}/L$,活动良好。

【按语】本例曾经长期治疗,究其用药多属滋填之品。孟老从其肢冷、便溏、舌淡、脉沉细,诊为脾肾阳衰,转从温补入手,但用药温而不燥,且又佐以益阴之品,使先后天得充则无精少之虞,故有较满意的效果。

十三、五花金铃子散治愈胃脘痛一例

郑某，女，46 岁。

初诊：1989 年 3 月 25 日。

主诉及病史：胃脘痛已 3 年。钡透印象慢性浅表性胃炎。频繁发作，发时就医服药。常服三九胃泰、胃必治、快胃片等也能缓解。但一遇有诱发因素，特别是情绪波动、肝气横逆时，发作较频，疼痛较前加剧。

诊查：形体不丰，胃痛频繁发作，时时作嗳，嗳则少舒，胃酸少，食纳差，咽干口燥，舌红少津，脉象细弦。纤维胃镜检查并活体组织病检确诊为慢性浅表萎缩性胃炎。

辨证：胃痛多年，医者多用行气香燥之品，日而久之，胃阴渐伤而胃痛不止。此为阴伤胃痛可知。舌红少苔，是辨证关键。

治法：养阴止痛，以养阴而不呆滞，止痛而不伤阴为当。用五花金铃子散。

处方：川朴花 5g　白蔻花 4g　佛手花 4g　香橼花 4g　绿萼梅花 5g　金铃子 10g　延胡索 6g

二诊：用疏理气机合止痛法，服药近月，胃痛减轻，嗳气亦渐平，但感口干，舌质偏红，苔薄少，脉弦而滑。显然胃阴未复，按前方再佐养阴之品。

处方：前方加南北沙参各 15g，麦冬 10g。

其后，又复诊数次，均以前方为主，稍事加减。如大便偏干加火麻仁、生首乌，食纳差加麦芽等。间断服药近半年，证情一直稳定，即使偶因情绪波动或饮食不慎，胃痛小有发作，却稍之即逝。胃镜复查显示好转。再以清养胃阴和胃止痛之剂间断服用，以资巩固。

【按语】肝为刚脏，性喜条达。若失于疏泄，易于犯胃。胃为阳土，性喜濡润。然而治胃痛作嗳者，多投用香燥之品。香燥之药，无疑是可止痛，但久用香燥，过度行气，势必损伤胃阴。无怪本患者出现舌红少苔等象。此时用药至为棘手，若过于滋腻，则有碍气机，过于行气，则又易伤阴。故以五种花类，疏理气机，配合金铃子之苦泄，延胡索之止痛；二诊时又加沙参、麦冬以养阴。轻清疏理，药味看似平淡，实寓有"轻可去实"之意。若是妄投苦重之品，则与本病不相侔矣。

十四、甘草干姜汤加味治愈胃阳伤不能食一例

马某，男，36 岁。

初诊：1984 年 10 月 6 日。

主诉及病史：原病咳血，就医已多，所用之药，不外凉血止血之剂。虽然咳血渐止，但胃纳大减，不思饮食，纳亦欠甘。于是继续进行调胃，有从健脾论治者，多用参术苓草；有从消食健胃论治者，多用谷麦芽、山楂、神曲；也有从清养胃阴入手者，常用药如沙参、麦冬、石斛等，进药不少，胃气仍然不振，不思饮食。正因纳食渐少而使形体日惫。

诊查：面色淡黄，精神疲惫，微有咳嗽，未见瘀血，食欲不振，不思饮食，舌淡红边有齿痕，脉象虚细。

辨证：咳血时，由于过服寒凉，劫夺胃阳，胃气亦相继衰败，终而导致不能食。

治法：胃阳受伤，胃气不振，当予温养，用甘草干姜汤加味。

处方：甘草 5g 干姜 3g 白术 8g 茯苓 10g 上潞党 10g 茜草 8g 小红枣 5 枚

二诊：前用温养胃阳法，患者虽未饮食骤增，但觉胸中舒适，口中知有味觉，乃于前方加味继进。

处方：前方加炒麦芽 15g、枳壳 5g

三诊：前方连续服 20 剂左右，食欲明显增加，进食后亦无不适感。此后，又加醒胃之品如藿香、佩兰、冬瓜子、苡米等，食欲逐步恢复如常。

【按语】不能食证，临床颇为多见，治疗必须究其不能食之原因，然后用药方能中的，决不可执一方而统治一切不能食之证。若是伤食而不能食者，宜用清化之法；脾虚不运而不能食者，当予健脾；胃阴伤而不能食者宜用清养；胃阳不振而不能食者宜用温养。病因不同，治疗法也应有异。本案例所用之甘草干姜汤，本是金匮方，用治肺痿肺中冷吐涎沫证者，今移用于因胃阳伤而不能食者，同样获得良效，此亦可作为“异病同治”之佐证。

十五、益肝肾调冲任法治愈月经淋漓不断证一例

冯某，女，36 岁。

初诊：1989 年 3 月 16 日。

主诉及病史：自 1987 年生产后，每次经潮量多，常淋漓多日而不净，甚至月经 1 月两至，身体日弱，就医诊断为功能性子宫出血病。服药已多，所投无非补血止血之剂，但终未能愈。

诊查：月经十多日而未净尽。面色无华，头昏目眩，口干唇白，稍劳即感心慌，一派血虚之象已现。查血红细胞、血色素、血小板计数均偏低。舌质淡红，脉象沉细。

辨证：肝肾久亏，冲任督带奇经不能固摄，致经漏不止。

治法：以补益肝肾、调理冲任为法，用四物汤合金锁固精丸加减。

处方：熟地黄 15g 白芍 10g 莲须 8g 芡实 15g 煅龙牡各 15g 沙苑子 15g 当归炭 10g

二诊：服前方药 5 剂后，经下虽较减少，但仍未净尽；口颇干，不欲多饮。血虚生热之象也，当再加补益冲任之品。

处方：前方加龟版 15g(先煎)、菟丝子 10g、川续断 10g、黄柏 4g。

三诊：前方服用 7 剂，经漏已止，且精神转佳，眠食均可。其后嘱于经潮期间停服，经至 5 日后再调服几剂，如是数月，再未出现经漏不止之象。

【按语】《医宗金鉴》所说：“妇人经行之后，淋漓不止，名曰经漏，经血忽然大下不止，名曰经崩”。此病例则属于经漏范围。崩漏的发生，可归纳为血热、血虚、血瘀三种类型，而本病例侧重于脾肾。脾为后天之本，为生化之源；肾为先天之本，为元气之根。故对本病治疗，单纯补血难以为功，于补血之外还必须补肾，因二诊中加用菟丝子、续断、龟版等，使补血、益肾与固涩结合运用，其效较为明显。方中参用小量黄柏者，因血虚生热，用黄柏以泄热和阴也。

十六、温经散寒、和血化瘀法治愈掌指瘀紫一例

陈某，女，22 岁。

初诊：1990 年 11 月 25 日。

主诉及病史：两年前冬季发现手指发绀，局部疼痛，遇热即可缓解。发作呈间歇性，夏季肢

端可完全正常。起病虽较缓慢，但近两年来病势较重于前，除两掌背手指外，两足趾亦受累，并呈对称性。冬季寒冷时发作明显加重。曾在医院检查，印象：肢端动脉痉挛症，旧名雷诺病。

诊查：两手掌背及手指瘀紫发绀，四肢厥冷，遇寒则证情加剧；情绪易波动，眠食尚可；舌淡苔白，脉象沉细。

辨证：寒邪侵入经脉，阳气不振，四末失于温养，血脉运行不利；寒则凝、瘀则滞，此寒凝血瘀证也。

治法：当用温经散寒、和血化瘀法，方用当归四逆汤合阳和汤加减。

处方：当归 10g　细辛 3g　桂枝 5g　甘草 4g　木通 4g　熟地黄 12g　麻黄 4g　白芥子 6g　炮姜 5g　鹿角霜 15g　大枣 5 枚

二诊：前方服 15 剂后，肢厥程度减轻，手指紫绀未见明显减退。仍守原方出入。

处方：前方加葱 3 根、赤芍 10g。

三诊：上列方药，又服二十余剂，手足转温，手指紫绀色亦逐渐转淡。再守原方继服药 20 剂，证情渐趋正常。其后，入冬天寒，证候未见有反复。

【按语】方以“四逆”命名者，实有四逆汤、四逆散及当归四逆汤之别，其主治、功用和组方配伍也各不相同。正如周扬俊所说：“四逆汤全从回阳起见，四逆散全从和解表里起见，当归四逆汤全从养血通脉起见。”本证原为寒凝经络，理应用本法治疗。为了加强温经散寒之力，故配以阳和汤。寒邪凝滞，本身就会使血行不畅，而温经散寒却又有散瘀作用，方中加用红花更有利于血脉运行，如此寒邪除、阳气振，经脉得通，则手足自温，诸症自除。

十七、头痛舒煎治愈血管神经性头痛一例

袁某，女，25 岁。

初诊：1987 年 4 月 10 日。

主诉及病史：头痛历时 5 年左右，时有发作，痛在前额或后脑或巅顶不定。痛时呈搏动性跳痛，甚则恶心、呕吐。月经期间发作较多，且痛势又较平时为重。痛时每用止痛片，稍能缓解。继而复痛如故。经 CT、脑电图、脑血流图等检查，均未发现异常改变。

诊查：头痛以左侧为甚，痛甚时两目发胀。夜间不能安眠，白天不能安于工作，心中烦躁。舌红苔黄，脉弦滑。神经系统检查，无特殊可记。

辨证：头为诸阳之会，肝阳偏亢，风痰上扰，血脉瘀阻而致头痛。

治法：清热化痰，平肝潜阳，活络止痛。

处方：细辛 4g　生石膏 24g　全蝎 3g　僵蚕 9g　白附子 6g　天麻 8g　法半夏 9g　红花 8g　石决明 15g

二诊：前用祛风、清热、化痰、和络之剂，头痛有轻减之势，但仍不时泛恶欲吐。再从前方加味继进。

处方：前方加吴茱萸 2g、黄连 3g。

三诊：前方续服 10 剂，头痛已除，其他症状亦相继消失，但感头昏，有时作眩，乃从前方化裁继进，以善其后。

处方：天麻 8g　泽泻 9g　法半夏 9g　细辛 3g　白蒺藜 15g　夏枯草 9g　石决明 15g

上列方药，继服 15 剂，头痛头昏均愈，即使遇有烦劳，头痛虽小有发作，但痛势轻微，且短时即可平复。

【按语】血管神经性头痛，为临床常见病、多发病。每遇劳累过度或情绪激动而诱发，发时，一侧或双侧头部剧烈搏动跳痛、胀痛或刺痛，或痛如鸡啄；常伴有恶心、呕吐、失眠、烦躁等，其特点为呈间歇性反复发作。发病原因多为痰热壅阻、风阳上逆、血络不和。“高巅之上，惟风可到”。前贤亦多认为“久病多瘀”、“不通则痛”。由此可见其病理可归纳为风、痰、热、瘀，故治疗宜用祛风清热、化痰和络之法，以达到止痛的目的。头痛舒煎，用石膏配白附子清化痰热，石决明、天麻平肝熄风以潜阳，全蝎、僵蚕虫类之品以搜风镇痉，红花活血通络以止痛，更用细辛上走以助止痛之力。若呕逆甚者，可加黄连3g、半夏9g苦辛开降以平逆；风阳妄动者，可加夏枯草9g；若兼眩晕者，可加白蒺藜15g、珍珠母30g(先煎)；如前额痛甚者，加白芷5g；后头脑痛甚者，加羌活5g；眉棱骨痛者，加藁本6～9g。

十八、肺肾咳喘方治愈慢性支气管炎肺气肿一例

陈某，男，62岁。

初诊：1985年12月12日。

主诉及病史：咳逆喘促，入冬发作较多，常为感寒或饮冷而诱发。多次透视诊断为慢性支气管炎伴肺气肿，已有十余年。以往历用止咳平喘化痰之剂，如小青龙汤、定喘汤、三子养亲汤等，有时亦能取得一时之效，但终不能根除。近1月来，由于天气骤冷，咳喘又作。

诊查：咳喘交作，喉中有痰鸣音，咯出白色泡沫黏痰，痰或有咸味，动则喘甚，夜眠不能平卧，形寒，精神欠振，胸脘痞闷，食纳无味，苔白而腻，舌质淡红、边有齿痕，脉弦而清。

辨证：证系肺肾不足，而痰湿内盛，近因新邪外加而引发咳喘。

治法：燥湿化痰，补肾纳气，止咳平喘。拟虚实兼顾、肺肾合治之法。

处方：麻黄4g　杏仁10g　甘草4g　法半夏9g　陈皮6g　茯苓10g　当归9g　熟地黄12g

二诊：服用前方，喘咳渐平，苔亦疏化，然仍不能过于活动，稍劳即感气短，是肺肾之气未复也。原方加味再进。

处方：前方加川朴花5g。

三诊：前方又服10剂，咳喘之势大减，痰量亦明显减少。精神转佳，饮食渐增，其后间断服用本方一两个月，咳喘一直未有大作，较以前历年来的咳喘之势显著减弱，以后每入冬令，辄取此方服药二三十剂，咳喘虽间时仍有小作，但病情极为轻微，持续时间亦短，至今已四五年，疗效较稳定。

【按语】慢性支气管炎、肺气肿，属中医咳喘病范围。本病多为肺肾不足而痰湿内盛所引起。经云：“形寒饮冷则伤肺”。故亦多为感受新邪而诱发，呈表里并病虚实夹杂之证。治疗本病，前人亦有平时治肾、急时治肺或肺肾同治之说，但验诸临床，有无外邪，本方均可使用。

本证患者舌苔每多厚腻或水滑，显系内有痰湿，医者据此每认为归、地不合使用，恐其滋腻碍湿。其实，归、地与二陈汤配合，并无阻滞气机之嫌；二陈得归地，则又无过燥劫津之弊。

本方为金水六君煎与三拗汤组合而成，是虚实兼顾、肺肾同治之法。临床还可据出现不同证情而变化使用。如喘咳喉中有痰鸣音似水鸡声者，可加射干6g；如痰稀而黏、饮邪盛者，加干姜、五味子各2g(同杵)；如新感之邪渐从热化咽部干痒不利者，加鱼腥草15g，甚者可加生石膏15～20g。

十九、清心泄胃法治愈口糜一例

马某，男，45 岁。

初诊：1986 年 8 月 12 日。

主诉及病史：患口糜(复发性口腔溃疡)三年余，反复发作，每发经月方稍缓解，但时隔半月或一月又再度发作。发时口腔黏膜、舌、唇糜烂，甚则破溃形成点块状溃疡，疼痛剧烈，进食及饮冷饮热时尤甚。西医诊断为复发性口腔溃疡，曾用强的松等激素、维生素 B_2、维生素 C 等治疗，用药后病情暂时好转，但停药后即复发。后因胃痛频发，诊断为消化性溃疡，故不宜再用激素，改用中药治疗。经服用滋阴降火、引火归原等中药，共计四十余剂，仍不能控制复发。

诊查：舌红少苔，舌尖及两侧、颊和唇内黏膜上有大小溃疡八枚，大者如黄豆，小者如芝麻。伴见心烦、口苦、口渴；夜难入寐，梦多易醒，小便短赤。近来胃痛频作，时时泛恶吞酸，心中嘈杂。脉细弦数。

辨证：证属心火夹肝胃之热上炎。

治法：治宜导心火下行，佐以清泄肝胃。拟导赤散合左金丸加减。

处方：生地黄 12g　木通 5g　甘草梢 11g　大竹叶 15g　飞滑石 15g(包)　吴茱萸 1.5g　川黄连 3g　炒延胡 6g　盐水炒黄柏 5g　5 剂

二诊：10 月 24 日。患者称服前方后，口中糜烂及溃疡面基本愈合，胃痛亦明显减轻。因工作较忙，又自行按上方取药服 5 剂，自谓无所病痛，故未继续来诊服药。讵料过两个月后，口中糜点又现，旋即颊、舌、唇处破溃，其势尤甚于前。现已 3 天。所好胃中尚适，无嘈杂吞酸感。仍步前法，前方中去吴茱萸、甘草梢、炒延胡，加肉桂 2g，人中黄、朱灯心各 4g，仍服 5 剂。

三诊：1986 年 11 月 1 日。服前方药，口腔溃疡愈合，但舌仍光红，舌尖部破碎有疼痛感，进热食物时尤甚。伴见口微干，心烦不寐，小便黄赤，脉细弦。该证显然属火热伤阴，当转予育阴清热、仿黄连阿胶汤意。

处方：生地黄 15g　川黄连 3g　阿胶 10g(烊化分冲)　赤白芍各 9g　玄参 10g　麦冬 9g　莲子心 4g　人中黄 4g　鸡子黄 1 枚(包煎)

上方连续用 15 剂，口糜、舌尖破碎均愈，心烦亦去，夜寐转安。继以上方减其制，间日 1 剂，用 10 剂后停药。迄今一年余口糜未有复发。

【按语】口糜一病，有轻有重，有易治者，亦有难愈者。本例口糜患者自得病后，多方求治，但效果均不理想。曾投治滋阴降火、引火归原而收效不佳，原因是当时患者心火上亢，肝胃热盛，以实火为主，故按虚火治疗尚不切病机。对心火的治疗，因心与小肠相表里，故用导赤散引热下行，使心火从小便而出，再加滑石、黄柏以增强泄热之功。对肝胃之热的治疗，主以左金丸，辛开苦降以泄肝和胃，加入延胡索以活血理气而止胃痛。方中木通、川连、黄柏虽皆为泻火泄热之主药，但用量较小，多年临床经验，治此类病证苦寒之品不可不用而又不可多用，以其易化燥伤阴反不利于病情。二诊中去吴茱萸加肉桂，是与黄连配伍为交泰丸，用以清心、引火归原。经治后实火渐衰，但仍有口、舌破碎、心烦不寐、舌质光红，是阴液亏于下、心火炎于上之象。故转用黄连阿胶汤，清滋并用，泻南补北，终获全效。此法前医曾投用数十剂，其效却不佳，因当时属实火之证，用药未尽贴切。可见对口糜的治疗不可拘于定法，必须区分邪正虚实而施治，方能取得较好的效果。

二十、瓜蒌薤白辛芎二黄汤治愈冠心病心绞痛一例

张某,女,55 岁。

初诊:1987 年 11 月 11 日。

主诉及病史:患冠心病已五年余,常因受寒或情绪激动而引发;发时,每含硝酸甘油片即在数分钟内而缓解。此次因受寒而发,已有 3 日。

诊查:心绞痛呈缩窄痛,或呈明显的压痛,位在胸骨后或左前胸,可反射到左肩左臂;形寒肢冷,脉沉迟,苔白微腻。

辨证:气滞血瘀兼痰浊阻于经脉,经络不通,胸阳不振,引起心痛。

治法:温经散寒,通阳活血,祛瘀理气。

处方:全瓜蒌 12g　薤白 6g　细辛 3g　川芎 8g　生蒲黄 15g　姜黄 6g

二诊:服前方药 5 剂,胸痛即获缓解,但自觉胸中有冷气。此胸阳不振也。仍守原方加味。

处方:前方加高良姜 3g。

三诊:前方又服 10 剂,痛势基本趋于平定,但胃纳仍差,不思饮食,仍属胃阳未复。于是在前方中加山楂 12g,大枣 5 枚。再服药 5 剂,痛势全消。其后,即使有诱发因素而小有发作,痛势亦较轻微。再嘱其按前方间日服药 1 剂,服 10 剂后,病告痊愈。

【按语】冠心病心绞痛是临床常见病之一,属中医“胸痛”、“胸痹”、“心痛”等范围,多由胸阳不振、气血瘀滞所致,证候的特点为胸痛。《灵枢经·厥病》篇说:“痛如以锥针刺其心”。《金匮要略·胸痹心痛》篇所记载的病因,症状与冠心病颇多相似处,故治疗以温经散寒、活血止痛为原则。方中用栝蒌、薤白以辛通胸阳、开痹散结;以细辛、川芎疏风散寒、走窜和络;蒲黄、姜黄行气滞、活血脉,共奏止痛之效。若气滞甚者,可加沉香、檀香,痰浊盛者可加半夏。如配合苏合香丸或配服参三七粉,则止痛之力更强。

(马健整理)

【编者评注】孟澍江教授博学多闻,医教兼优。擅治内、妇、儿科疑难杂病,尤精温病之学,诊病用药强调整体观念,在燮理阴阳、顾护胃气的基础上把握邪正消长,堪称王道之治。本集所收孟氏温热病医案多例,其辨证准确,用药轻灵,颇见功力。

孟景春医案

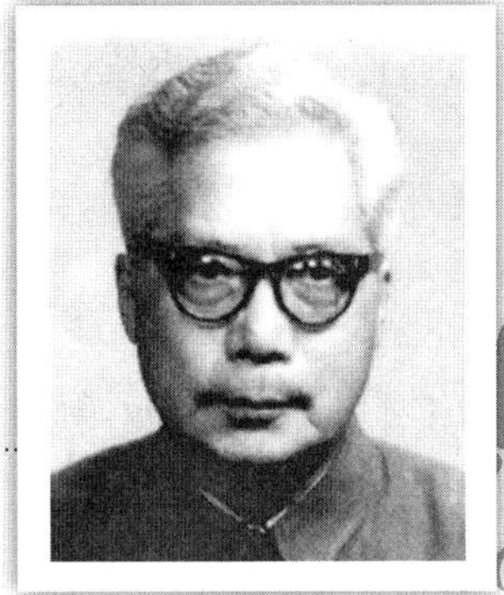

【生平传略】

孟景春，1922年生，男，教授，江苏省张家港市人。18岁随丁甘仁先生门人汤礼门学习中医内外科。4载期满，回乡里行医。1955年在江苏省中医进修学校进修，结业后留校任教。历任医经教研室副主任，中医系副主任、主任，基础部主任；曾任江苏省及南京市中医学会副会长、常务理事；江苏省《内经》研究会主任；《江苏中医》杂志编辑委员会编辑委员（常委）；全国高等医药院校中医专业教材编审委员会委员，南京中医学院无锡市同学会名誉会长等职。

临床以"有胃则生，无胃则死"的论点为指导，善治疑难杂证，对于脾胃范畴的疾病有较深的研究。主要著作有：《〈内经〉辑要》、《〈内经〉讲义》、《〈黄帝内经·素问〉译释》、《〈黄帝内经·灵枢〉译释》、《〈难经〉译释》、《中医学概论》（三版修订）、《疑难病案百例选》、《中医学导论》、《中医养生康复学概论》等。其中《素问》、《灵枢》、《难经》译释本，均被日本东洋学术出版社翻译出版，《中医学概论》被台湾医学界列为高等中医研究系列丛书之一，由知音出版社出版。此外，还点校了医籍名著《慎斋遗书》、《杂病源》、《慎疾刍言》。1989年南京中医学院增建中医养生康复专业，任该专业顾问后，又从事养生理论、方法的研究，近年来除编著《中医养生康复概论》外，还主编《中医养生丛书》，全书分为十个分册，约一百万字。先后于国内期刊（医药杂志）发表论文60余篇。

一、温阳通络法治骨结核、关节炎一例

董某，男，33岁。

初诊：1979年12月18日。

主诉及病史：在20岁时患多种结核病（结核性脑膜炎、结核性胸膜炎、尾椎骨结核）都经治而愈。于今年9月又觉腰部疼痛，不利转侧，至11月更加严重，艰于步履。起病后在某医院曾诊断为骨结核，但治疗两月余未见效果。

诊查:腰椎仍疼痛而至佝偻,步履不便,检视第12胸椎、第1腰椎明显高凸,按之疼痛;两腿膝踝关节亦疼痛,但不红肿,遇寒则痛剧。食欲不振,食后作胀,胸痞口腻,口不渴,二便尚属正常,惟夜不安寐,寐则多梦。舌苔薄白而腻,脉濡软。

辨证:证属肝肾两虚,寒湿内侵,气血凝滞,不通则痛;又兼湿阻中焦,脾胃运化失司,胃不和则卧不安。

治法:先用芳香化湿,调和脾胃,佐以安神,俟湿化脾胃运化恢复后,再行温补肝肾。

处方:广藿香9g 川朴花5g 法半夏9g 陈皮6g 炒麦芽9g 生鸡内金9g 炒竹茹9g 南沙参9g

另酸枣仁丸(附院协定方)50g,每服10g,临睡前服。5剂。

二诊:药后白腻苔已化,脉转有神。食欲已增,夜能安寐。湿邪已化,脾胃运化功能已复。再以补益肝肾、温经通络。阳和汤加减。

处方:大熟地黄15g 炒白芍9g 川桂枝4.5g 怀牛膝9g 金狗脊9g 净麻黄4.5g 白芥子6g 鹿角胶9g(酒烊化冲服) 陈皮6g 炒麦芽12g

另用生鸡内金粉1.5g,食前1小时服,每日中午1次。5剂。

三诊:腰膝痛均见轻,惟膝部遇寒仍痛剧,两足较常人寒冷,显系肾阳不足、气血两虚。于原方加附子6g、黄芪12g、当归10g。另以艾绒置纱布内缝好,护腰膝部,扎紧。

此方法连用15天,腰膝疼痛已止,胸腰椎凸出部分亦渐平,行走亦渐恢复正常。为巩固疗效,再以汤剂改为丸剂,每服10g,1日2次。服药2个月后,疼痛消失,行动自如。

【按语】本例患者素体不足,肝肾两虚,导致寒湿之邪乘虚侵袭,理应补益肝肾以治本,祛寒逐湿以治标;但以兼有湿阻中焦,致脾胃运化失司,湿不化胃气不振,若骤进补肝肾之剂,则有助湿呆胃之弊,故先用化湿和中,俟湿化胃气来复后,再进补益肝肾、温经通络之剂,方能奏效。历来多数医家均认为治疗本证重视脾胃是重要的一环。如徐春圃、吴昆就明确提出,“治病先顾脾胃”,“治杂病者宜以脾胃为主”。李中梓对此更作了形象的比喻,“胃气犹兵家之饷道也,饷道一绝,万众立散;胃气一败,百药难施”。徐、吴二氏说明治病重脾胃之当然,李氏则更说明治病重脾胃之所以然。愿临床者毋忽视。

二、健脾渗湿法治疗阳痿一例

谢某,男,36岁。

初诊:1973年8月20日。

主诉及病史:阳痿两年,遍服补阳温肾药如补肾丸、三肾丸(狗、羊、牛睾丸粉为丸)以及其他壮阳药,均无效果。精神不振,忧虑重重。平时食欲不旺,时或腹胀便溏。

诊查:舌质淡,边有齿印;苔薄腻,脉濡细。

辨证:症脉合参,证属脾胃不足,气虚生湿,阳气阻遏不宣而致痿。

治法:健脾和胃,化湿渗利。

处方:潞党参10g 焦白术10g 淮山药12g 生熟苡仁各12g 泽泻10g 赤白苓各10g 炒车前子15g(包) 煨木香3g 陈皮5g 干荷叶1角 5剂

二诊:食欲增强,腹胀便溏亦止,苔腻已化,脉转有神,惟阳痿依然。脾胃气虚有来复之机,湿邪渐化,久遏之阳气未宣。再以原方加仙灵脾、补骨脂各10g。5剂。

三诊:阳痿略有好转,但举而不坚,亦不持久。既见效机,原方继进。另以红参30g,研细末，每服3g，夜晚服1次，10剂，并嘱平时增加营养。

四诊：阳痿已愈。再以原方5剂。另以该方制为丸剂（方中去木香、荷叶加枸杞子200g、芡实150g、莲须100g）两月量以资巩固。服丸剂同时仍继服红参粉，日服3g。

【按语】阳痿，一般都认为肾阳虚衰所致。揆诸临床实际，殊不尽然，有因肝郁者，有因瘀阻者，亦有阴虚阳亢者（阳气上越致阳虚于下），亦有因湿阻而阳气不宣者。本例即属湿阻阳气不宣证。其辨证要点为：食欲不旺，腹胀便溏，乃脾胃两虚；舌淡，边有齿印为气虚之征；舌苔薄腻为湿邪之象。但本证之湿，乃脾虚气不化湿之湿；故探本穷源，肾阳之不足由于湿阻，非肾阳之本虚，湿之生又因脾气虚衰所致，故治以健脾和胃为主，化湿渗利为辅，实为治本之计。脾健湿化后，稍加温肾之品，其效立见。

三、柔肝缓急法治便秘二例

例一 张某，男，48岁。

初诊：1989年12月10日。

主诉及病史：大便干结已有12年，三五日一次，均呈栗子状，艰涩难下。曾服麻仁丸、果导等，初服尚效，久则无效。便后肛门不适，仍有便意。近1年非用开塞露则大便不下。食辛辣则更甚，常见肛裂出血。

诊查：舌质偏红，少苔，脉象弦细。

辨证：证属肝阴不足、肝气郁滞，导致大肠传导失司。

治法：治以柔肝养阴，调理气机。以柔肝缓急汤加味。

处方：生白芍15g　炙甘草10g　生麦芽15g　柏子仁12g　郁李仁10g　玄参10g　5剂

并嘱忌食辛辣、肥腻、炙煿之物。

二诊：栗状便已转为条形，便时较爽，但仍干燥，两日一行。再以原方加焦山栀10g。宗养阴必须清火之意。7剂。

三诊：大便已通畅如常。效不更章，再以原方加南沙参、炙紫菀各12g，5剂。同时再以汤剂方10倍量，炼蜜为丸，每服10g，1日2次，空腹以淡盐汤送服，以巩固疗效。

例二 高某，男，50岁。

初诊：1990年7月5日。

主诉及病史：大便秘结已有两年。始服果导或用麻仁丸、番泻叶等，均初服有效，继则便秘更甚。现在大便仍五六日一行，非用开塞露不能行。便形初如栗状，继则软细如面条，但仍不能下，便时有腹痛。纳谷尚可，脘腹时有胀满。

诊查：舌质淡胖，脉细软。

辨证：证属肝脾不和，肝失疏泄，脾虚失运。

治法：治宜柔肝理气、健脾助运，以柔肝缓急汤、枳术丸加味。

处方：炒白芍12g　炙甘草6g　生麦芽12g　玫瑰花6g　焦白术15g　炙紫菀10g　7剂

二诊：栗状便已无，能两三日自行大便一次，但硬便后仍有形细软便，努责难下，便后仍有便意。小腹胀，足冷。肝气虽和，脾肾阳虚未复。治以健脾补气，温补肾阳。

处方：焦白术30g　枳壳10g　太子参15g　炙升麻6g　炙紫菀10g　肉苁蓉10g　大

熟地黄 10g　肉桂 5g　谷麦芽各 12g　7 剂

三诊：大便形转粗，小腹胀、足冷亦减，便时亦较通畅，但停药后大便又复艰涩。再以原方加味进治。

处方：焦白术 60g　黄芪 15g　陈皮 5g　太子参 15g　炙升麻 6g　炙紫菀 10g　肉苁蓉 10g　大熟地黄 10g　肉桂 5g　谷麦芽各 12g　7 剂

四诊：大便形粗如常，小腹胀与足冷均除。停药 1 周后，大便仍能通畅。脾肾之阳已复，健运功能如常。嘱服补中益气丸 1 个月，以资巩固。

【按语】以上两例均属顽固性便秘，其便干如栗状相同。但例一之便秘只有形如栗状，甚则肛裂出血，证属肝阴不足，肝气郁滞；而例二之便秘，除形如栗状外，又兼便细如面条，努责不下，其病机除肝气郁滞外，又兼脾肾阳虚，故在治法中亦同中有异。

便形如栗，西医学认为系直肠痉挛所致。痉挛则与肝郁有关，故治此种便秘，当以解痉为要，仅通便泻下无益，柔肝缓急当为正治，应宗《黄帝内经》“肝苦急，急食甘以缓之”之意。所用柔肝缓急汤（自拟方），即取《伤寒论》善于缓急之芍药甘草汤加柏子仁、生麦芽而成。临床凡遇便秘其形如栗状者，皆可以此方治之，若有兼症，必须随症加味，常能取得较好的疗效。如例二之便秘，除肝气郁滞外，更兼脾气不足、肾阳虚衰。脾虚不运，故加白术，轻者 30g，重者 60g，甚至更多，方能取得满意疗效。用白术时常配枳壳（枳术丸），现代药理实验证实，它有兴奋胃肠功能的作用，并能使其蠕动增强而有节律。方中又加黄芪，旨在助白术健脾补气；又因兼有肾阳虚，故加肉苁蓉、大熟地黄、肉桂等，温阳通便，且温补肾阳，亦有“补火生土”的作用。

凡便形细软、努责不下之便秘，服药必须至便形粗、便时不须努责、便后无便意，方可停药。

四、温补督脉治背脊寒冷症

秦某，男，25 岁。

初诊：1985 年 6 月 12 日。

主诉及病史：背脊寒冷特甚，即在暑天，虽遍体汗出，而背部丝毫不能吹风。病已半载，医治无效，深以为苦。现刻除背寒外，兼咽干疼痛，龈肿齿痛，晨起口苦。

诊查：舌质偏红，舌苔灰黑而润，脉细涩。

辨证：肾气不足，阴阳两虚。阴虚则虚火上炎，系咽干疼痛、龈肿齿痛之所由；阳虚则不能温养督脉，故见背脊寒冷、舌苔灰黑湿润。

治法：阴阳并补，温补督脉。

处方：玄参 12g　生地黄 12g　黄柏 6g　菟丝子 10g　川续断肉 10g　鹿角片 10g　丹参 12g　陈皮 5g　炒谷芽 12g　7 剂

另以绿袍散外掺咽喉、牙龈部，每 2 小时 1 次。

二诊：咽干、齿龈肿痛均愈，背脊寒冷亦轻。舌红转淡，灰黑苔亦轻，阴虚之火已减，阳虚未能全复。再以原方加减。

处方：生熟地黄各 12g　菟丝子 10g　川续断肉 10g　丹参 12g　陈皮 5g　炒谷芽 12g　鹿角胶 10g

以酒烊化分 2 次冲服，7 剂。

三诊：背脊冷感递减，胃纳倍增，舌苔灰黑前半已化，根部微黑。肾阳已复，已能温煦督脉。仍宗原意，略予加减。调治两月后背寒已止，黑苔全化。

【按语】背脊寒冷属督脉经气亏虚，而其亏虚又与肾阳不足有关。以督脉经的循行是贯脊属肾，且与足太阳经并行，挟脊抵腰中，入循膂，络肾。太阳主表，故督脉不足，太阳经气亦因之而虚，故背脊寒冷，舌苔灰黑湿润。

本例初诊时兼有虚火上炎，故用玄参、生地黄、黄柏以滋阴泻火，外用绿袍散，菟丝子、川续断、鹿角片补肾阳，温通督脉；丹参、陈皮、谷芽，取其活血和胃。俟二诊时，虚火已平，则专事补肾，温养督脉。其中鹿角片改用鹿角胶，以增强温养督脉之功；虚火平而仍用生地黄，取“阴中求阳”之义。

五、化痰通络、祛瘀活血法治右臂不能屈伸、拇指不用症一例

司马某，男，40岁。

初诊：1967年6月10日。

主诉及病史：原有空洞型肺结核，于1周前咯血，量多，经某医院急诊治疗，注射仙鹤草素、安络血等，血止。两日后胸膺疼痛，右手臂内侧麻木，且不利屈伸，拇指不能动弹。现不时仍有咳嗽，咯痰不爽，饮食较佳，二便尚调。

诊查：苔薄，舌下色紫，尖边有瘀斑，脉细涩。

辨证：血止后，痰瘀交阻于肺和手太阴经脉所致。

治法：治以化痰通络，祛瘀活血。

处方：南沙参12g　炙百部12g　甜杏仁10g　冬瓜仁12g　法半夏10g　川贝母6g　陈皮6g　丹参15g　参三七6g　丝瓜络10g　5剂

二诊：手指麻木与拇指不用均有减轻，惟咯痰仍不爽利，胸膺仍有隐痛。舌下色紫已淡，舌边瘀斑已少。瘀血渐化，阻于肺络之痰未消。再以原方加栝蒌皮10g、桃仁6g，5剂。

三诊：咯痰爽利，胸膺疼痛与手臂麻木已止，拇指已能活动自如。

【按语】本症为肺与手太阴经脉俱病。言其病肺者，以往有肺结核空洞，现有咳嗽咯血；言其手太阴经脉病变者，以其有胸膺疼痛、臂内侧麻木不利屈伸、拇指不用，完全与手太阴经循行吻合。良由血止留瘀与痰涎互阻，使肺失清肃，气道不利，经络痹阻，气血运行受阻。故治法应以化痰与祛瘀活血并用，实为治病求因之计。

六、气血双补治牙龈久痛症一例

秦某，女，33岁。

初诊：1986年5月12日。

主诉及病史：牙龈疼痛已历半载，时重时轻。初起时曾经口腔科诊治，检查牙龈并无炎症，作神经性疼痛治，给予镇静止痛药片，服后暂时痛止，逾时疼痛依然。后延中医治疗，服药十数剂，亦无效果。

诊查：面色萎黄，精神不振，视牙龈并不红肿。舌质淡胖，脉细，重按则微。

辨证：证由气血两虚、不能营于齿龈，乃属虚痛。

治法：气血双补。

处方：党参10g　黄芪15g　炙甘草5g　当归10g　白芍10g　制首乌12g　大枣6枚　葛根10g　白芷5g　7剂

二诊：疼痛极微，精神转佳，惟有胸闷。谅系补剂呆胃所致。再以原方加陈皮 6g、炒谷芽 15g。7 剂。

三诊：疼痛止，胸闷除，面色亦转红润。再以原方继服药 10 剂。

【按语】本症所以诊其为气血两虚之虚痛，依据是病延半载，久病多虚，此其一；面色少华，牙龈并不红肿，此其二；舌质淡胖，脉细重按则微，此其三；疼痛甚于劳累，休息则轻，此其四；服清热泻火与滋阴清火剂，痛势不减，甚或加剧，此其五；故治以气血双补。又以上下牙龈均属手足阳明经，故加葛根、白芷引经，且白芷亦有良好的止痛作用。

七、气血双补治乳房萎缩症一例

赵某，女，28 岁。

初诊：1986 年 12 月 7 日。

主诉及病史：两月前流产，因出血不止而住院，经治 1 周血止而出院。回家后丈夫不予关怀，反怨其不慎而流产，故而心怀抑郁，饮食不嗜，精神萎靡，并发现乳房渐形萎缩，两月来已小如男子乳房，心情恐惧而来就诊。

诊查：面色少华，舌质淡，脉细。

辨证：肝郁气滞，犯及阳明，饮食不嗜，气血乏生化之源，乳房失养而萎缩。

治法：先行疏肝解郁，理气和胃。方用四逆散加味。

处方：细柴胡 6g　炒白芍 10g　炙甘草 5g　炒枳壳 6g　玫瑰花 5g　炒谷麦芽各 12g　苏梗 10g　制香附 10g　橘络 5g　5 剂

并嘱其必须怡情悦志，以助药力之不逮。

二诊：食欲转佳，精神亦振。肝郁已舒，胃气渐复。再予气血双补之剂。

处方：生黄芪 15g　太子参 10g　炙甘草 5g　云茯苓 12g　当归身 12g　炒白芍 10g　大熟地黄 12g　陈皮 6g　葛根 10g　7 剂

三诊：面色已转红润，精神渐振，饮食已如常，乳房已渐隆起。舌淡转红，脉亦有神。再以原方加阿胶 10g，以黄酒烊化，分 2 次冲服。服 10 剂，以资巩固。

后两月又以感冒来诊，诉说乳房已恢复如常。

【按语】女子乳房属胃，乳头属肝，胃之经脉为足阳明，为多气多血之经。流产时出血多，血气虚于前，血止后又因肝郁犯胃，胃气不和而饮食不嗜，气血又乏生化之源，致阳明多气多血之经变为气血两虚，致乳房失养而萎缩。理宜气血双补，但以肝气未疏、胃气未和，补剂难以骤进，故先以疏肝解郁、和胃理气；胃气来复后，再进气血双补之品，得成全功。

治疗本症，怡情悦志亦是重要的一环。

八、柔肝缓急法治遗尿失控症一例

王某，女，30 岁。

初诊：1986 年 7 月 15 日。

主诉及病史：3 个月前得遗尿证，非仅在睡中，即在白昼欲尿时亦不能控制，在情绪激动时立即思尿。

诊查：舌、脉无异常。

辨证：证属肾虚，膀胱失约。《素问・宣明五气》云：膀胱不利为癃，不约为遗溺。肾与膀胱相合，肾虚则膀胱失约。

治法：补肾固涩。

处方：大熟地黄 10g　制首乌 10g　淮山药 12g　芡实 10g　金樱子 10g　净萸肉 10g　桑螵蛸 10g　5 剂

二诊：遗尿失控，依然不减。后思在情绪激动时立即思尿的特征，且在足厥阴经脉的病候中又是主肝所生病者……遗尿、癃闭。证属肝气疏泄太过，致膀胱失约。治宜柔肝缓急，佐以固涩。

处方：生白芍 15g　炙甘草 6g　淮山药 12g　金樱子 10g　芡实 10g　桑螵蛸 10g　5 剂

三诊：药后遗尿已经控制。再以原方进治继服药 5 剂。

【按语】遗尿症的病机，一般责之肾与膀胱。但初诊用补肾固涩之剂并无效果。二诊时着眼于情绪激动时立刻思尿的特征，转用柔肝缓急加固涩剂，果见效机。可见治病不可以一个观点印定眼目，必须从客观表现细加分析，方能丝丝入扣。

九、柔肝清火清化痰涎治巅顶痛一例

朱某，女，17 岁。

初诊：1980 年 3 月 5 日。

主诉及病史：巅顶头痛一年余。始在某医院诊治，经脑电图、脑血流图检查，均无异常发现，遍服中西药，终鲜良效。刻巅顶头痛阵发，除疼痛外，更有胀重感，不痛时亦胀。痛剧泛吐清水、黏痰，吐出后，胀痛之势均缓。平时性躁易怒。

诊查：舌质两边红，苔白滑，根部腻，脉弦滑。

辨证：证属肝火内郁，肝气上逆挟痰饮上扰。

治法：柔肝清火，兼化痰饮。

处方：生杭芍 12g　炙甘草 5g　粉丹皮 10g　白蒺藜 12g　甘菊花 12g　双钩藤 12g　赤白苓各 12g　泽泻 15g　法半夏 10g　藁本 10g　5 剂

二诊：药后巅顶痛仅发 2 次，每次约半小时，痛势亦缓。药已中病，原方加减继进。

原方去钩藤，加制首乌 10g、穞豆衣 10g，取滋水涵木之意，以加强柔肝作用。

三诊：头胀痛均止。舌边红已转淡，性躁易怒亦平。为杜饮邪之复生，于原方中去甘草，加生白术 10g、生苡仁 12g。再以处方 10 倍量制为丸，以巩固疗效。

【按语】本证主要病机在肝。以巅顶乃肝足厥阴经脉与督脉会合之处；加之性躁易怒，则为肝气有余，《灵枢经・本神》说："肝气实则怒"；舌两边红，两边为肝胆所属，而肝火之生常与阴虚有关，故用白芍、甘草、首乌、穞豆衣、刺蒺藜、甘菊、钩藤、丹皮等以养肝阴、清肝火。谓其挟饮邪上扰者，以其痛剧常呕吐清水痰涎，吐出清水痰涎后则胀痛均缓；舌苔白滑，根部腻等等，均为痰饮为患之明征。用赤白苓、法半夏、泽泻以化痰饮；用藁本者，为治巅顶痛之引经药。

十、清火泄热祛瘀活血治偏头痛一例

陆某，女，48 岁。

初诊：1977年7月17日。

主诉及病史：偏头痛已有十年余，经常发作，屡治不愈。痛作时服优散痛或索密痛以止痛。疼痛部位在太阳穴，绕耳前后，额及眉棱骨亦胀痛，痛剧时连及目珠。头痛在一年中于夏季为甚，在一日中好发于午后至黄昏，午后最剧，至晚上7时后痛势渐缓；在阳光下工作痛势更剧，冷敷可稍稍缓解。二便尚正常。

诊查：舌有紫气，舌下经脉青紫怒张。脉弦细而涩。

辨证：火热内郁，挟瘀阻于少阳、阳明经脉，不通则痛。

治法：清火泄热，化瘀活血。

处方：双钩藤15g　甘菊花10g　白蒺藜10g　大川芎12g　桃仁10g　延胡索10g　生甘草3g　龙胆草3g　葛根10g　生石膏20g　5剂

并嘱停服止痛药片。

二诊：服上方1剂后痛势见轻，5剂后已基本控制，惟在阳光下仍有微痛。继予原方。方中生石膏增至30g。

三诊：头痛未作，舌下络紫已消。瘀血已化。原方去桃仁、延胡索，加白芍、石斛、天花粉各10g以滋养阴液。

【按语】本证系火、热之邪郁于少阳、阳明，瘀血阻其经络，故久痛不已。头痛在两侧属少阳，额部及眉棱骨属阳明；舌有紫气、舌下络脉青紫怒张，为瘀阻之明证。痛发在一年中甚于夏季，一日中甚于午后，盖春夏为阳，白昼亦为阳，午间乃一日中阳旺之时；午后至黄昏，其间历未、申、酉、戌，与阳明经有密切关系，如《伤寒论》曰："阳明病欲解时，从申至戌上"可证。火、热之邪属阳，阳邪逢阳季、阳时及经气旺盛之刻，故痛必加剧。在阳光下工作加剧，以冷敷则缓解，更证明其属火、热无疑。故治疗应以清火热之邪为主。方中甘菊、钩藤、白蒺藜、龙胆草清肝胆火，清肝亦即清胆，以肝胆为相合脏器。葛根、生石膏清阳明之热，川芎、桃仁、玄胡祛瘀活血，并有止痛作用。

从本例之辨证看，可见辨证不能单纯着眼于症状表现，更需结合季节、时间、环境及喜恶等，进行综合分析，庶可无误。

十一、宣肺通腑法治哮喘证一例

王某，男，50岁。

初诊：1968年8月6日。

主诉及病史：哮喘已有二十余年，经常发作。前医治疗两次（均用三拗汤合射干麻黄汤加减），证势不减。刻哮喘咯痰不爽，气逆不能平卧，咯出黏痰，则气逆略平；大便干结，两三日一次。据云大便通下后，咯痰气逆均减。

诊查：苔腻，根部较厚，脉弦滑。

辨证：痰阻气道，肺失宣肃；大便干结，阳明火气，上逆犯肺，肺气上逆。

治法：宣肃肺气，通腑泄下。

处方：炙麻黄5g　光杏仁10g　清炙草5g　炙款冬花10g　炙紫菀10g　南沙参12g　瓜蒌仁12g　玄明粉10g（冲服）　蜜炙枇杷叶10g（包煎）　3剂

二诊：大便通畅，每日一两次，气喘平；痰涎少，咯之易出；已能平卧，微有喘息逾时即平。续予前方加减。

处方:光杏仁 10g　清炙甘草 4g　款冬花 10g　炙紫菀 10g　炙苏子 10g　全瓜蒌 10g　法半夏 10g　化橘红 6g　云茯苓 12g　南沙参 12g　3 剂

三诊:托人持病历要求抄方。诉说服药后痰少,大便通畅,每日 1 次,呼吸爽利。续予二陈汤加淮山药 12g,全瓜蒌、光杏仁各 10g。5 剂。

【按语】本病辨证,从问诊中悉其大便干结,大便后气喘得以轻减,认为此气喘与大便秘结有关。在理论上大肠与肺是相合的脏器,在经脉上手太阴经与手阳明大肠经为表里,在内脏有络属关系,其生理功能相互配合,其病理变化亦必然相互影响。故在治疗中一方面宣肃肺气、润燥化痰以利气道,另一方面通利大便,腑气一通则更利于肺气的肃降,所以取得了较为理想的效果。

十二、活血祛瘀法治鼻中气冷症一例

王某,女,54 岁。

初诊:1984 年 12 月 1 日。

主诉及病史:前 1 个月鼻出血颇多,经治血止,其后即觉右鼻孔微痛,吸气觉冷气直贯胸中。如是已有半月。现鼻吸气寒冷,故不论居室、外出,常不离口罩。余尚正常。舌质有紫气。

辨证:证属血止留瘀,瘀阻则痛,痹于肺络,阳气不能敷布则气寒。

治法:活血祛瘀,宣通肺络。

处方:当归尾 10g　杜红花 6g　赤芍药 10g　杏仁 10g　桃仁 10g　陈皮 6g　广木香 5g　炙紫菀 10g　青葱管 10 支　5 剂

另用参三七粉 15g,分 5 次冲服。

后另有一鼻寒患者来诊,告以王某服药 5 剂后鼻寒即愈。故介绍其来诊。

【按语】清代名医曹仁伯治瘀血内阻、化火刑金的咳嗽,常用自拟验方瘀热汤(旋覆花、猩绛、葱管、枇杷叶、芦根),曰不去其瘀,病终不愈。本证亦属瘀血内阻,但不在肺而在肺窍,未化火而痹阻阳气之敷布。故用其意而不用其全方。方中桃、红、归、芍、三七类似瘀热汤中之猩绛;加陈皮、木香以气行则血行;杏仁、紫菀入肺调肺气;青葱能通上下阳气。

十三、培土抑木治口甜症一例

陈某,男,24 岁。

初诊:1984 年 3 月 2 日。

主诉及病史:患泄泻兼有冻腻物三个月,经服附子理中汤合香连丸 7 剂后,泄泻愈而又复口甜。刻口甜,口涎多,尤其在情绪紧张或激动时,口甜更甚,口水汩汩而溢,不能控制。舌苔微腻,右脉濡,重按有弦象。

辨证:此脾气虚衰、肝木顺乘,脾虚则不能摄液,故口甜而液泛。

治法:培土抑木,佐以化湿渗利。

处方:焦白术 10g　焦苡仁 12g　宣木瓜 10g　生杭芍 10g　炙乌梅 6g　佩兰叶 12g　黄芩 10g　云茯苓 12g　车前子 10g(包煎)

二诊:据述服药 5 剂后,口甜、口水多都已控制。愈半月因饮冷较多,口甜复作。再以原方进治。

【按语】口甜，在《素问·奇病论》名曰脾瘅。并阐述其病机曰："夫五味入口，藏于胃，脾为之行其精气。津液在脾，故令人口甘也。"后世医家论口甜，亦都不离乎脾。如清·叶香岩《外感温热论》："乃湿热气聚，与谷气相搏，土有余也，盈满则上泛，当用省头草，芳草辛散以逐之则退。"由此可见，口甜症病位不离乎脾，但本证属脾虚不能摄液，而脾虚又与肝旺有关，现其每在情绪紧张或激动时加甚可知。故方中用白术、苡仁以补脾之虚，木瓜、芍药以抑肝之盛。佩兰、黄芩、乌梅为治口甜之要药，如《广温热论》说："治口甘乌梅更妙，酸能胜甘，盖五行克制，自然之理也"。方中之云苓、车前子，以其口水甚多，用之渗湿下行，使水湿从下焦而出则口水上泛可制。

【编者评注】孟景春教授善治疑难杂病，尤其对脾胃病的治疗具有丰富的临床经验。其用药精炼，少则3g，多则15g。在治疗杂病时，重视后天之本，常以调和脾胃为先，再进补益气血、滋补肝肾之品，始终以保胃气为要。此外，治病求本、认证准确，为孟老治病的又一特色。如以柔肝缓急法治疗遗尿、便秘、巅顶痛等病变中，均以芍药甘草汤加减治疗，异病同治，疗效显著。说明孟老谨守病机，选方准确，很值得临床医生学习和借鉴。

汪达成医案

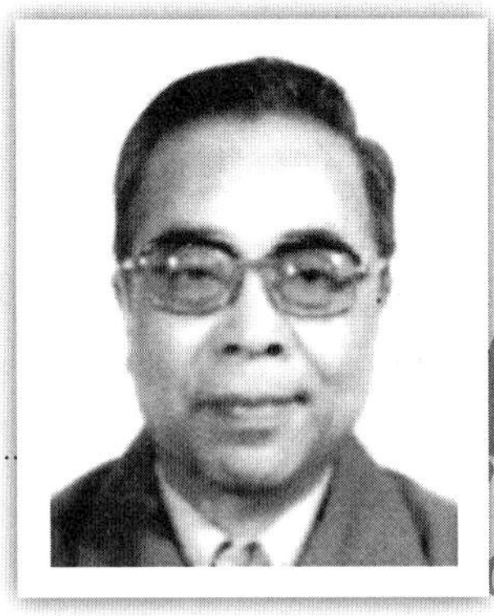

【生平传略】

汪达成，1923年生。江苏苏州市人，主任医师。历任苏州市中医院内科主任，医院学术委员会主任委员；苏州中医学会理事长；《江苏中医杂志》及《苏州医学杂志》编委会委员；全国脾胃病专业学组顾问等职。

汪老早年受业于季爱人、于慎伯医师，专攻中医内科。行医六十余年，一直致力于内科杂病的临床研究。在学术上师古而不泥古，衷中而能参西，主张"古为今用，洋为中用"；治病注重溯本求源，辨证与辨病相结合；处方用药不拘一格，冶经方、时方、验方于一炉；对慢性疾病的治疗，重视情志因素，常结合应用心理疗法，故常能事半功倍，收到奇效。

曾发表《肺心病从痰饮论治探讨》等论文数十余篇。

一、滋肾养阴、清热润燥法治愈消渴并发暴盲一例

顾某，男，46岁。

初诊：1991年11月30日。

主诉及病史：2旬前曾发热，之后口干渴饮，24小时喝水5瓶，伴腰膝酸软、消瘦、乏力、视力差减。

诊查：空腹血糖14.4mmol/L。尿糖(++++)。舌苔薄糙质红，脉细弦。

辨证：证属肾阴亏损，燥热内伤。

治法：滋肾育阴，润燥清热。

处方：桑根白皮30g　细生地黄30g　北沙参15g　川石斛15g　玄参12g　生葛根15g　知母12g　天花粉15g　淮山药15g

二诊：12月7日。服上方2剂后，口干渴饮症状大减，进水量减少为1瓶；腰酸减轻，后背微胀，大便日通，惟视力仍差。查空腹血糖9.65mmol/L。尿糖(—)。眼科会诊：视力左右均为0.1。舌苔白中央黄，脉细弦。再进滋水益肾润燥之剂。

处方：桑根白皮30g　细生地黄15g　北沙参15g　川石斛15g　玄参10g　生葛根15g　知母12g　天花粉15g　淮山药15g　决明子15g　沙苑子12g

三诊：12月14日。消渴症状已趋缓解，但两目视物模糊，舌苔薄微白，脉弦。再拟育阴补

肾为法。

处方：生熟地黄各 15g　天麦冬 10g　北沙参 15g　川石斛 15g　玄参 12g　天花粉 15g　淮山药 15g　潼蒺藜 12g　草决明 12g　青葙子 12g　桑根白皮 30g

四诊：12 月 21 日。经投上方 7 剂，消渴症状显减，视力下降未再发展。舌苔薄微黄，脉细弦，空腹血糖 7.32mmol/L，前方已效，毋用更张，再进原方。

五诊：1992 年 2 月 19 日。连服上方 28 剂，消渴诸症已失，视力恢复正常，大便日通，舌苔薄微黄，脉细弦转软。复查空腹血糖 5.67mmol/L，眼科会诊视力左右均为 1.2。再以益肾固本、滋阴润燥之剂巩固。

【按语】消渴病患者，常伴发目盲等症，临床所见，三消症状往往同时并见。故治疗不必拘泥于三消之症，当以养阴生津、清热润燥为大法，兼以滋肾、润肺、清胃。本例系发热病后津液耗伤，肾阴亏损，水不涵木，精血不能上承于目而致消渴目盲，用桑根白皮泻肺中伏火(《外台秘要》早有用桑根白皮用于治疗消渴的记述)；生地、沙参清热生津、补肾中之真阴，上潮以润肺；石斛生津滋肾明目；知母、花粉清肺胃之燥热而滋阴生津止渴，配生葛根清热生津而能升肾中元气，阳升则阴应；山药健脾胃而补肺气，脾胃健运则清升浊降、津液化生有源；玄参滋阴清热而泻无根之火。上药 2 剂后，口渴多饮即有显减，惟视力连续下降，故二诊、三诊加用青葙子、决明子、潼蒺藜滋肾清肝明目，连服 28 剂而效。根据近代药理研究资料，以上大多数药物均有降低血糖之作用。

二、健脾补肾、益气养阴法治愈虚劳一例

孙某，男，27 岁。

初诊：1984 年 6 月 16 日。

主诉及病史：近月来神疲乏力，鼻衄时作，形体消瘦，纳谷不香，周身四肢散在出血点。追溯病史，曾于四旬前因发热而服用安乃近。

诊查：舌苔薄黄，质淡红，脉细软。血白细胞计数 2.2×10^9/L，中性粒细胞 0.11。骨髓检查：粒系增生低下，有明显成熟障碍现象，早幼粒比例增高，杆状细胞及分叶核粒细胞减少，部分粒细胞有退行性变，淋巴细胞相对增多，巨核细胞 45 个，提示急性粒细胞缺乏症。脾脏肿大，肋下 3.5cm。

辨证：外感风温之邪及药毒伤正，脾肾亏损，气阴两虚，气不摄血。

治法：健脾补肾，益气养阴。

处方：太子参 15g　黄精 10g　白术 15g　陈皮 5g　当归 10g　赤白芍各 10g　阿胶珠 10g　女贞子 30g　旱莲草 20g　生牡蛎 30g　炙龟甲 30g　香谷芽 15g

二诊：6 月 23 日。服药 7 剂，鼻衄得止，皮肤出血点减少，饮食有增；血象：白细胞计数 4.6×10^9/L，中性粒细胞 0.67，淋巴细胞 0.32，嗜酸性细胞 0.01，舌苔薄腻，脉细软。前方已效，毋庸更张，再宗原方续进以图巩固。

服药两个月后，诸症俱瘥，精神亦振，鼻衄未作，四肢出血点亦消失，脾脏缩至肋下 1.5cm。复查骨髓象：粒系增生活跃，除原粒外各系均见，形态、比例无异常，淋巴细胞正常低水平。患者已基本恢复正常，随访半年未见复发。

【按语】本例为西医学之急性粒细胞缺乏症，属中医“虚劳”范畴，多为温邪药毒损伤脾肾、气阴两虚、气不摄血而致，用调补脾肾、补益气阴而收功。

三、辨证治愈痹证四例

例一 戴某,女,37岁。

初诊:1988年2月。

主诉及病史:3个月前因咳嗽发热,全身关节肿痛,面、颧、背部出现结节、红斑,肝脏肿大而住某医院,经查诊为自身免疫反应性重叠综合征,予激素及免疫抑制剂治疗5旬而好转,出院时强的松维持服用。近日来四肢关节肿痛又见,肌肉窜痛难忍,伴发热高达40℃,面色潮红,剧咳而痰中带血,头昏目眩如坐舟车,口燥咽干,不思饮食。

诊查:舌质红,苔淡黄厚腻,脉左细弦右软数。免疫球蛋白G20.5g/L,免疫球蛋白A340.3g/L,免疫球蛋白M1.02g/L,补体C_3 320g/L,循环免疫复合体阳性。尿检:蛋白(+),红细胞(±),尿酸278mg/24h。

辨证:风邪郁于营分,湿热阻遏经络,日久化燥化火,上刑肺金,窜扰清空。

治法:凉血清营,疏风泄热,清肃肺气,通利关节。

处方:细生地黄30g 地骨皮30g 桑叶皮各10g 牡丹皮15g 赤芍15g 紫草茸12g 防风、防已各10g 紫菀6g 白前10g 广地龙10g 乌梢蛇15g 徐长卿15g 生牡蛎30g

并嘱将强的松逐步减量以至停服,改予昆明山海棠片替代。

二诊:2月13日。药后身热衰减,体温37.5℃,关节肿痛得减,面红略退,咳呛仍剧,舌质较红,苔薄黄腻。证情略见改善,再守原方加减。

处方:细生地黄30g 地骨皮30g 丹皮15g 赤芍15g 防已、防风各10g 紫草茸12g 青风藤30g 苦参10g 白薇10g 白前10g 乌梢蛇12g 徐长卿15g 银花藤30g

三诊:4月6日。连服凉血清营、泄热解毒之剂1个月后,关节肿痛、头眩、口干诸症渐减,面部潮红、结节红斑转为褐斑沉着,痰血消失而尚有干咳。于上方去苦参、紫草加桑白皮30g、蛇舌草30g。

四诊:8月13日。上方连服3个月,关节肿痛、肌肉窜痛均已瘥,头昏眩晕显减,干咳消失,体温正常,面部褐斑消退,舌苔化薄,质红转淡。强的松已停服3个月,诸症未复。再按上方间断服药以资巩固。

半年后追访,诸症消失,精神食欲如常;复查血循环免疫复合体阴性,血清免疫球蛋白G16.7g/L,补体C_3 860g/L,证实告愈。

例二 赵某,女,57岁。

初诊:1988年8月6日。

主诉及病史:四肢关节疼痛,尤以颈椎及右腕膝关节为甚,行走困难,面浮头昏,纳差乏力。以往有苯中毒史,血白细胞减少已持续3年,两下肢见结节性红斑。

诊查:舌苔白腻质淡红尖有紫气,脉软弱。血白细胞2.8×10^9/L,中性粒细胞0.50,淋巴细胞0.50,血沉28mm/1h,抗核抗体阳性,循环免疫复合体弱阳性。

辨证:气血两亏,风湿郁久留阻关节而为痹。

治法:养阴祛风,活血通络。

处方:大生地黄10g 制首乌10g 归尾10g 赤白芍各10g 女贞子30g 补骨脂12g 防已、防风各10g 制川乌6g 鸡血藤30g 青风藤30g 徐长卿15g 川桂枝10g

二诊:8月27日。上方连服两旬,肢节疼痛大减,但下肢结节红斑微痒,头昏纳呆如前,舌苔薄白根腻。症情好转,仍按原方加生熟蒲黄各10g以活血止血。

三诊:9月10日。关节酸痛渐失,下肢结节红斑消退,头昏减轻,纳谷渐香,面浮亦轻,惟感畏寒怕风;舌苔白腻化薄,紫气已退,续宗前法,加温阳补益之品。

处方:生熟地黄各10g　全当归12g　制首乌15g　苍白术各10g　女贞子30g　补骨脂12g　仙茅15g　仙灵脾15g　川桂枝10g　猪茯苓各12g　徐长卿15g

上方连服1个月,骨节酸痛未发,行走如常,纳谷亦香,面色红润。复查抗核抗体阴性。循环免疫复合体(一),补体$C_3$1480g/L,补体$C_4$434.8g/L。病情告愈,未再复发。

例三　汪某,男,58岁。

主诉及病史:患类风湿关节炎已8年之久,腰背四肢及指趾关节僵痛肿胀,活动欠利,反复发作遍治无效。曾服激素,痛势得减,但因胃痛复发而停服。

诊查:舌苔薄微黄,质偏红,脉细弦。

辨证:风湿久痹,郁而化燥,耗伤肝肾阴血。

治法:益肝肾补气血,祛风湿止痹痛。

处方:独活10g　桑寄生12g　秦艽10g　防风10g　当归10g　熟地黄12g　川芎6g　杜仲12g　牛膝10g　茯苓12g　甘草5g　桂枝6g　党参15g　蕲蛇6g　干地龙10g

二诊:上药连服7剂,疼痛依然不减,关节肿痛移行不定,脉细弦转软。证属血虚阴虚痹痛,再拟原方重用当归、熟地黄,加鸡血藤、川草乌。上方连服7剂,痛势显减,肢节活动好转。经治半年,已能步行来院门诊,独立处理生活。

例四　陈某,女,38岁。

主诉及病史:右肩酸痛抬举不能已逾2个月,每遇阴雨天气则酸痛尤甚,局部微肿,压痛明显。

诊查:舌苔薄白腻,脉细濡。

辨证:寒湿凝滞关节,痹阻经络。

治法:温经散寒,活血通络。

处方:乌头汤合身痛逐瘀汤加减,配合局部拔火罐。

连服药2周,疼痛已除,肩关节活动好转。

【按语】以上四例均属痹证,然有禀赋之不同及风寒湿热偏胜之差异,故症候、治法也各不相同。例一、例二都以骨骼疼痛、肌肤红斑结节为主症,据西医学免疫检测结果,诊断为自身免疫反应性疾病,属顽固难治之证,两者病因虽同,病机则异,前者属血燥化火之热痹,后者乃血虚并发之风湿痹。汪老治此种免疫性疾病,常辨证结合辨病,在辨证论治基础上,加用具有抑制免疫反应作用的中药,如青风藤、鸡血藤、徐长卿等,多能获得满意疗效。例三则是风气偏胜之风痹,且久病阴血亏虚,先投益肝肾、补气血、祛风湿、通经络之独活寄生汤加味,7剂而不效,汪老自认辨证准确而不再更方,考虑阴血亏虚较甚而加重当归、熟地黄之用量,再加鸡血藤、川草乌而收功。例四则为寒气偏胜之痛痹,寒主收引,以致抬举不能,治以温经散寒、活血通络之剂,并配合局部拔火罐,使寒气从腠理外泄,表里结合,奏效迅速。

四、疏肝理气通降、化瘀消积法治愈黄疸一例

王某,男,72岁。

初诊：1984 年 9 月 29 日。

主诉及病史：上腹疼痛伴发热，一身尽黄两月余，且周身瘙痒不已，腹膨，纳呆，恶心。曾在市某院予抗感染、解热止痛治疗无效，而住院检查，诊断为胰头癌、胆囊癌，总胆管转移，家属拒绝手术探查而出院。出院后依赖杜冷丁止痛。因病情日趋严重而来求治。

诊查：舌苔白腻略黄，脉软带数。血碱性磷酸酶 0.48μmol·s^{-1}/L，胆红素 58.1μmol/L。

辨证：此乃湿热内蕴，瘀浊交阻、胆汁外溢之证。

治法：疏肝理气通降，化瘀消积。

处方：北柴胡 9g　制香附 10g　炒枳壳 10g　石见穿 30g　查炭 12g　京三棱 10g　蓬莪术 10g　龙芽草 30g　绵茵陈 15g　单桃仁 10g　沉香化气丸 12g(包煎)

平消片每日 3 次，每次 6 片吞服。

二诊：上方连服 1 个月，症情不减，加重化瘀通降之力。

处方：软柴胡 10g　青陈皮各 5g　绵茵陈 15g　广郁金 15g　炒枳壳 12g　生麦芽 15g　皂角刺 10g　石见穿 30g　王不留行 15g　制军 10g　沉香化气丸 12g(包煎)

7 剂后，黄染渐退，皮肤瘙痒略失。再服药 30 剂后，诸症全消。继以理气化湿、活血养血之剂善后。随访 3 年未见复发。

【按语】本例为严重阻塞性黄疸，属中医阳黄实证。先进疏肝理气、活血化瘀之品不应。不应之故，恐在病重药轻，中焦气机被湿浊瘀血所阻，一时难以疏解，故而加重通降、理气、化瘀、消积之力，加用皂角刺、王不留行、制军之属，以助中焦气机之升降而一举成功。

五、行气镇逆、通腑导滞法治愈关格一例

范某，男，55 岁。

主诉及病史：病前 1 日，午餐进纳逾量，食后即感脘腹饱胀。至夜发生呕吐，反复多次，胀满之感依然不减。翌晨又起呃逆，口渴恣饮，得一吐二，先为食物残渣，后吐大量褐色液体。二便不通，精神倦怠，肌肤干燥，面色晦滞，辗转不能平卧，时时欲起。舌苔前半薄腻，根黄浊，脉弦数。

诊查：血白细胞计数 13.3×10^9/L，中性粒细胞数 0.83，淋巴细胞 0.14，单核细胞 0.03。

辨证：饮食自倍，食滞中焦，气机壅塞，升降失司，清浊相干而成关格之证。

治法：理气化湿，降逆镇吐。拟四磨饮合旋覆代赭汤加减。

处方：乌药 5g　槟榔 1 只　沉香 1.5g　生枳实 1 只(水磨冲服)　玉枢丹 0.6g(吞)　旋覆花 15g(包煎)　代赭石 60g　淡姜渣 5g　制川朴 3g　姜半夏 9g　炙鸡内金 6g　砂仁 3g(后下)　川牛膝 9g

二诊：药入即吐，呃逆不止，脘膨腹胀趋向下移，按之疼痛。神倦不纳，四肢欠温，小溲极少，腑滞未通。舌苔薄黄而腻，脉弦带数。食滞蕴积中焦，气机升降失调，呕吐格塞之证已在险途。宗承气法加减。

处方：生锦纹 15g　生枳实 9g　制川朴 5g　生代赭 60g　尖槟榔 9g　炙鸡内金 5g　路路通 9g　生姜 3g　乌梅 3g

三诊：昨夜二便得解二通，极少。脘次膨满稍减，夜间略得安寐。但今晨呕逆依然未止，目眶陷缩，肌肤干燥，苔布薄黄，脉象软弦。食滞胶结中宫凝积不化，胃肠通降之道壅塞。再拟通腑降逆、升降气机。

处方：沉香末 2g　玉枢丹 1.2g(用姜汁 1 匙分 2 次调服)　生锦纹 9g　川朴 6g　生枳实 12g　元明粉 20g　全瓜蒌 15g　郁李仁 12g　尖槟榔 9g　南山楂 9g　炙鸡内金 6g　青陈皮各 6g　广木香 5g　生紫菀 5g　桔梗 5g

四诊：大便欲解不得，小溲虽利不多，呃逆已止而渴饮不下。今起呕吐褐液较多，浊臭难闻，脘腹膨满略松而胀感未除。苔薄黄，脉弦数。胃肠积食内伤，水滞互阻不化，气血瘀浊相结，已有蕴热陈腐渗血之变。病情险恶，姑且随症权宜应变。

处方：参三七末 6g(分 2 次调服)　川石斛 12g　淮山药 9g　白扁豆 9g　炙鸡内金 9g　炒枳壳 12g　生麦芽 12g　沉香屑 3g　大腹皮、槟榔各 9g　生香附 15g　干藕节 15g

五诊：前投止血养胃和中健运之品 2 剂，颇合病机。今起呕吐渐止，呃逆转稀，腹膨形减，矢气先行，小溲量多，寐安思纳，口渴已解，饮水得进。舌苔薄，脉弦软。气血瘀浊得有和化之机，食滞积饮渐有出路。再拟前法参以因势利导，以冀邪滞畅达，飞越危关。

处方：川石斛 12g　淮山药 9g　炙鸡内金 6g　生香附 9g　大腹皮、槟榔各 9g　沉香屑 3g　炒麦芽 30g　干藕节 12g　枳实导滞丸 60g(包煎)

六诊：上方连进 2 剂，呕吐呃逆告止，矢气频下，大便量多，腹膨全消，知饥索食。舌苔薄白，脉象软弦。胃气已得来复，再拟健胃扶中，以资养和。

处方：淮山药 9g　台白术 6g　白扁豆 9g　薏苡仁 9g　砂仁 1.5g(后下)　桔梗 3g　炒枳壳 6g　炙鸡内金 6g　建神曲 12g　车前子 15g(包煎)

【按语】《内经》曰："饮食自倍，肠胃乃伤。"本例患者饱食太过，致中宫积滞壅塞，中焦气机通降失司，遂使清阳不升、浊阴不降，干扰于中而致关格重证。初起应用理气化湿、降逆镇化之剂，未能应桴。实乃积滞壅结格阻中焦，从上不能越，从下不能降，非经疏濬，舟楫不行。在二诊三诊之时，投以大小承气参以升降运化之剂，果然大便通下两次，其量虽少，但中焦气滞已有下行传导之机。然尚未尽入肠道，而仓廪壅积为患，气血瘀滞蕴郁化热，加之胃火薰扰，脾胃之阴耗伤，中宫腐化渗血之象并见。故于四诊采取应急权宜之计，改以止血养胃，理气助运之剂，标本兼顾。药后吐逆渐止、矢气得通，即以因势利导、顺水推舟之法，终使胃肠蠕动恢复，传导枢机复通，气滞结积得以运化，从而促使宿垢畅利而愈。

（赵子敏整理）

【编者评注】汪达成先生业医六十余年，兼编杂志，衷中参西，学验俱丰。治病注重求本究因，主张辨证与辨病相结合。遣方用药，不拘成法。因此疗效极佳。对于内科疑难杂病有较深研究。本集所收治关格一案，在大承气荡涤腑气未收显效之际，能及时辅以养胃健运之剂，终于化险为夷，显示出汪老胆大心细而权变多方。

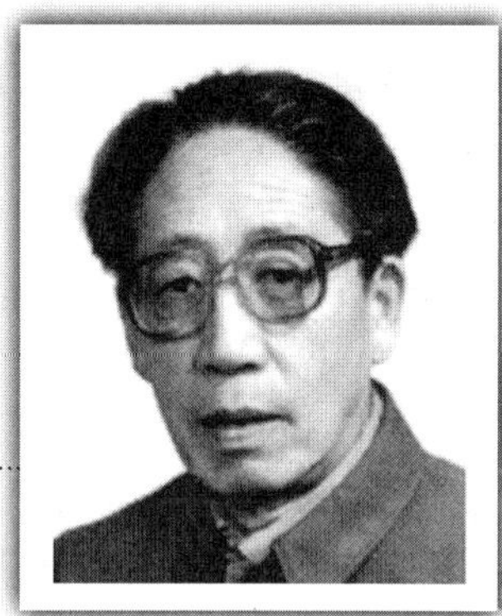

钱育寿医案

【生平传略】

钱育寿,1923年生,江苏省常州市中医医院主任医师,南京中医学院兼职教授,江苏省中医学会理事,江苏省儿科学会副主任委员。

钱氏世居常州,祖上自明末起即以医为业,代有名家,相传迄今,已十一世。早年就读于上海新中国医学院,继而侍学其父同高公。1943年起行医,已五十余载。钱氏秉承庭训,治学谨严,博采古今学说,深究诸家方药,师古而不泥古,擅长儿科、内科,主张辨病和辨证结合,立法处方,紧抓病机;注重小儿特点,对小儿发疹病之鉴别、诊治有独到见解;对小儿肺系疾患,重视气机升降,善用宣、清、化三法;对小儿脾胃病证,强调虚实夹杂,巧使攻补兼施之法;对治疗紫癜、癫痫、肾病等疑难重病,亦积累丰富经验。近年来受卫生部委托,已连续主办全国中医儿科进修班七期,亲自授课带教,学生遍布二十个省市。先后总结经验,撰写、发表论文十余篇。

一、宣达清化法治愈麻疹肺炎一例

朱某,男,16个月。

初诊:1987年4月15日。

主诉及病史:患儿高热咳喘已经7日,曾住某医院诊治,经X线胸片、验血等检查,诊断为支气管肺炎。用过青霉素、先锋、氢考和中药等,未见改善,遂来门诊。

诊查:体温39.2℃(肛)。扁桃体红肿,目赤眵多,咳嗽作呛频频,痰鸣气急,或烦懊,或嗜卧,苔薄黄,舌鲜红,脉细滑数。诊为麻疹并发肺炎。

辨证:痰热时邪郁闭肺气,难以外达,势有毒陷入营之险。

治法:宣表透达,清化痰热。

处方:炙麻黄5g　苦杏仁10g　玉泉散30g(包煎)　葛根5g　蝉衣5g　薄荷5g(后下)　连翘15g　葶苈子10g(包煎)　大青叶30g　鲜茅根皮30g　西河柳10g　2剂

另:紫雪散2瓶,每日1瓶分3次化服;猴枣散2瓶,每日1瓶分2次化服。

外治:芫荽菜1把　荆芥10g　防风10g　浮萍草10g

煎汤熏洗。

二诊：4 月 17 日。麻疹布透，颜面背部较密，四肢稀疏，色欠红活；高热稍挫，测温 38.1℃（肛）；目红眵封，口渴唇赤，咳呛略减，气急似平，或烦躁，或嗜卧；苔薄黄舌质红，脉滑数。原方去麻黄、杏仁，加豆黄卷 15g，黑栀皮 6g，鱼腥草 30g，2 剂。

外治：继续使用原方。

三诊：4 月 19 日。麻疹布齐，高热已和，测温 37.2℃（肛），咽红，口渴，咳呛减而未已，烦懊亦宁，精神好转，苔微黄，舌质红。麻毒解而未清，痰火化而未靖，再拟清化。

处方：南元参各 10g　炙桑皮 10g　炒黄芩 10g　象贝母 10g　黛蛤散 15g（包煎）　射干 10g　瓜蒌皮 10g　生甘草 3g　炒竹茹 10g　鱼腥草 30g　3 剂

四诊：4 月 22 日。麻疹已回，尚有手心微热，测温 36.8℃（肛），偶有咳呛，咽红，口渴，食欲较启而未香。舌红乏津，痰热渐化，阴分灼伤，治拟养阴清化。

处方：南元参各 10g　麦冬 10g　川石斛 10g　炙桑皮 10g　川贝母 6g　生甘草 3g　生谷芽 10g　炙鸡内金 5g　炒竹茹 10g　枇杷叶 10g（蜜炙）　5 剂

【按语】麻疹初热阶段，倘诊断不明，失于宣发，必致毒陷而产生逆证。本例初起，由于未能透表，疹难外达，致并发肺炎喘嗽，并有毒陷营分之势。经识病辨证，及时应用麻杏石甘汤合葛根、蝉衣、西河柳、茅根皮等宣表；连翘、大青叶、鱼腥草、紫雪等清解；葶苈子、猴枣散等化痰，配伍施治，麻透毒解，痰热渐化；当三、四诊时，痰火未靖，肺阴灼伤，故以沙参、麦冬、石斛等养阴生津，炙桑皮、黛蛤、贝母、元参、栝蒌皮等清化痰火，并佐以谷芽、鸡内金增进胃气，从而痊愈。

二、凉营透邪、清肺开窍法治愈败血症一例

王某，男，4 岁。

初诊：1974 年 11 月 19 日。

主诉及病史：患儿发热已经 6 日，据称起病第二天即住入某医院病房，惟病情日趋严重，渐见神志不清，经检查血液、脑脊液、X 线胸片等，并请外院儿科医生会诊，均诊为败血症，先后更换过多种抗生素，配合激素、冬眠疗法，静滴甘露醇、补液、输血、输氧等积极措施，证情依然恶化，遂邀请中医治疗。

诊查：体温 39.6℃（肛），神志或昏糊或烦躁，咳逆气喘，鼻翼煽动，扬手掷足，时有呓语，胸现斑疹，肚腹饱胀，大便干结，小溲黄赤，苔黄腻罩灰黑，舌质红绛，脉细滑数，指纹殷红，已过命关。

辨证：温毒由气入营，熏蒸心包，逼血外溢；火热炼液成痰，郁闭于肺，蒙蔽清窍。

治法：凉营透邪，解毒开窍，佐以泻肺清化。

处方：鲜生地黄 30g　淡豆豉 10g　丹皮 10g　赤芍 10g　忍冬花 15g　连心翘 15g　玉泉散 30g（包煎）　知母、贝母各 10g　葶苈子 10g（包煎）　全瓜蒌 30g　广郁金 5g　鲜菖蒲根 6g

上药煎汁徐徐鼻饲。1 剂。

另：安宫牛黄丸 1 粒，研末分 4 次水化鼻饲。

二诊：11 月 20 日。据述服上药后，汗出溱溱，肤渐和润，高热转轻，测温 37.8℃（肛），神志渐清而现萎靡，气喘略平，鼻煽已除，时有咳逆，烦懊宁，呓语休，唇色紫绀转为淡红，已能饮食，不用鼻饲，斑疹亦消，大便转畅，溲赤略淡量亦稍增，苔灰黄薄腻，舌红绛乏津。再拟扶正养

阴，清化湿热。

处方：南沙参 20g　麦冬 10g　玉竹 10g　川石斛 15g　鲜生地黄 30g　丹皮 10g　炙桑皮 10g　炒黄芩 10g　玉泉散 30g(包煎)　鲜芦根 30g　竹茹叶各 10g　大贝母 10g　3 剂

西洋参 5g 煎汤代茶徐徐服。

三诊：11 月 24 日。发热已和，测温 36.5℃(肛)，神志清楚，体弱萎软，手足心微热，略有咳嗽，纳谷较启仍不香；大便溏薄，日行二三次；苔腻化，薄黄，舌质淡红。肺阴灼伤，脾失健运，姑再清肺运脾。

处方：太子参 15g　麦冬 10g　川贝母 10g　炒黄芩 10g　炒淮药 10g　陈皮 5g　炒扁豆 10g　生甘草 3g　炙鸡内金 5g　生熟谷芽各 10g　红枣 10g　5 剂

【按语】从叶氏“温邪上受，首先犯肺，逆传心包”之理论，分析本例病机，是邪热由气直入营血，熏蒸心包，神明被蒙。宗“入营犹可透热转气”之意，以黑膏、白虎、丹皮、赤芍等凉营透邪，银花、连翘、郁金、菖蒲、安宫牛黄解毒开窍，合桑皮、葶苈、栝蒌泻肺通腑平喘。2 剂后，汗出热挫，斑疹渐消，神志清，气喘平，惟口渴、神萎，此乃温毒虽解而气阴大伤，犹似贼去城空之势，遂以洋参、麦冬、玉竹、石斛益气养阴以扶正，鲜地黄、黄芩、玉泉、桑皮、贝母、芦根等清化痰热以靖余氛。三诊时，气喘虽平但稍有咳嗽，伴有手足心热，体弱萎软，纳少，便溏，系肺阴灼伤未复，脾胃受损失运，故以麦冬、黄芩、川贝、生草养肺阴、清痰热，太子参、炒淮山药、炒扁豆、陈皮、鸡内金、红枣等健脾胃、助运化，而获痊愈。根据此案，病虽危重，由于处理恰当，恢复较快。正如《景岳全书・小儿则》云：“其脏气清灵，随拨随应，但能恰得其本而撮之，则一药可愈。”

三、清肺泻肝法治愈顿咳衄血一例

何某，女，9 岁。

初诊：1985 年 10 月 12 日。

主诉及病史：咳嗽月余，曾在某医院多次诊治，经验血、X 线胸片等反复检查，最后确诊为百日咳，用过青霉素、先锋霉素、红霉素、非那根、鲁米那等西药及中药、单方治疗，咳势日益加重，近又口鼻出血，遂来就诊。

诊查：顿咳月余，不咳如常，咳则连声不绝，头面发红，颈脉怒张，弯腰曲背，捶胸顿足，涕泪俱出。吸气时有鸡鸣吼声，追吼音止，咳又如前。近来咳更剧，剧则口鼻俱衄，眼白有溢血斑，眼周青紫，舌下系带有溃疡，苔薄黄，舌红绛。

诊断：百日咳(顿咳)。

辨证：肺蕴痰热，肝火上刑，木叩金鸣，血络损伤。

治法：清肺以化痰热，泻肝以降气火。

处方：地骨皮 10g　炙桑皮 10g　南天烛 10g　炙兜铃 6g　丹皮 10g　白芍 10g　黑山栀 10g　黛蛤散 15g(包煎)　炙百部 10g　侧柏叶 15g　生甘草 3g　金沸草 10g　3 剂

二诊：10 月 15 日。顿咳之势稍轻，次数亦减，咳时口鼻衄减而未止，眼白血斑退而未消，眼周青紫已淡，苔薄黄，舌红绛。

原方去白芍，加葶苈子 10g、大贝母 10g，3 剂。

三诊：10 月 19 日。顿咳明显减轻，咳时已无面目发红、弯腰曲背、捶胸顿足之象。口鼻衄止，眼白血斑亦消。苔微黄，舌质红，脉细滑数。宗效意追求。

处方：炙桑皮 10g　南天烛 10g　炙兜铃 6g　射干 10g　葶苈子 10g(包煎)　炙百部 10g

黛蛤散 15g(包煎)　大贝母 10g　生甘草 3g　鱼腥草 30g　金沸草 10g　3 剂

四诊:10 月 23 日。顿咳渐止,偶有数声,时觉口渴,大便干燥。苔微黄,舌质红。痰火化,肺阴伤,再拟养阴清化。

处方:南元参各 10g　麦冬 10g　炙桑皮 10g　大贝母 10g　全瓜蒌 30g　南天烛 10g　黛蛤散 15g(包煎)　生甘草 3g　炙百部 10g　鲜芦根 30g　冬瓜子 10g　鲜梨 1 只(切块)　5 剂

【按语】本例诊断明确,阅前医病历,先后所用中药皆华盖及小青龙等古方,药性温燥,作用在宣,适宜百日咳初期应用。钱氏认为,痉咳阶段,系肺蕴痰热,肝火上刑,木叩金鸣,病理着重在"火",倘用宣法,气火益旺,温燥更助火势。因此改用丹栀泻白合化肝煎加减,以泻肝火清痰热,痉咳减轻,衄血止,病情迅速控制。其后因痰火灼伤肺阴,在清降的同时增以养阴之品,咳止病愈。从而说明临床在识病基础上还应辨析症状,明确病机,然后施治,故收效较捷。

四、凉血清热、化瘀摄血法治愈血小板减少性紫癜大出血一例

吴某,男,11 岁。

初诊:1973 年 4 月 18 日。

主诉及病史:患儿七八天来,初起发热,接着口鼻出血,量多,病后第二天即住入某医院病房诊治。当时检查,四肢有对称性出血紫癜,全血常规:血红蛋白 68g/L,白细胞计数 6.1×10^9/L,中性粒细胞 0.78,淋巴细胞 0.22,血小板 30×10^9/L,出血时间 3min,凝血时间 5min,血块(24h)无收缩现象,血型"A"。骨髓检查:取材染色良好,骨髓增生活跃,粒系增生正常,有轻度左移,见到中毒性颗粒;红系各期均见,但相对性减少,呈消耗性;淋巴系正常;浆细胞约占 2%,网状细胞占 1%,无明显异常;巨核细胞明显增多,一个视野有时可见 3 个,一张片子见到 46 个,产生血小板者不见,多为颗粒性巨核细胞,幼巨核细胞约占巨核细胞总数的 1.5%。诊为血小板减少性紫癜,合并感染。以抗生素、激素等静脉滴注,安络血等肌肉注射,输血及强的松、维生素等口服未见改善,遂转来中医治疗。

诊查:发热七八天,入暮盛,测温 38.7℃(口)。口鼻俱衄,量多如涌,牙龈渗血;口舌紫色血泡数个;四肢斑疹较密,有呈片状,有呈疹点,大小不等,或青紫或殷红,压之不退;精神萎疲,面色皖白,食欲不启,便溏色黑,薄黄苔,舌淡红。

辨证:温热内侵,迫血妄行,溢于脉外。

治法:凉血清热,化瘀摄血。

处方:鲜生地黄 30g　黑栀皮 6g　赤芍 10g　丹皮 10g　玉泉散 30g(包煎)　连翘 15g　侧柏叶 15g　茜草根 10g　仙鹤草 15g　茅芦根各 30g　紫珠草 15g　3 剂

广角粉 2g、参三七 3g,共研末分 3 次化服。

二诊:4 月 21 日。发热稍挫,测温 38.3℃(口);鼻衄减,量亦少;口内血泡消,龈舌渗血渐止;斑疹上肢收,下肢稍敛未退;食欲仍不启,精神萎疲;便溏转实,色深黄夹黑;苔薄黄,舌淡红。

原方去黑栀皮、茜草根,加炒黄芩 10g、墨旱莲 15g。3 剂。

三诊:4 月 24 日。发热已和,测温 36.8℃(口),口鼻出血渐止,四肢斑疹趋收,精神好转,食欲较启,形体消瘦,面少华色,苔薄黄腻渐化。血检:血红蛋白 68g/L,血小板 70×10^9/L。

处方：南沙参 15g　生地黄 15g　麦冬 10g　丹皮 10g　赤芍 10g　侧柏叶 15g　仙鹤草 15g　紫珠草 15g　白茅花 6g(包煎)　墨旱莲 15g　5 剂

广角粉 2g、参三七 3g，共研末分 3 次化服。

四诊：4 月 30 日。口舌渗血已止；前日有少量鼻衄，昨今又无；四肢斑疹消失，精神渐振，纳谷已香，便已成形色黄，苔薄微黄，舌质偏红。血检：血小板 $120\times10^{9}/L$。

原方去南沙参、赤芍、麦冬、墨旱莲，加太子参 10g、淮山药 15g、炙鸡内金 5g、红枣 10g。5 剂。

【按语】根据辨证求因，分析病机，此案乃外邪入侵，从阳热化，蕴伏营血，迫血妄行。以犀角地黄合清瘟败毒饮化裁，方中广角、鲜地黄、丹皮、赤芍凉血解毒；山栀、连翘、玉泉、芦根、黄芩清热泻火；佐仙鹤、侧柏、茜草、紫珠草、参三七止血散瘀。二三诊时，热毒得祛，口鼻出血渐止，斑疹消退。四诊时，诸窍出血除，四肢斑疹消，脾胃尚未健复，故增太子参、淮山药、鸡内金、红枣以健脾运而痊愈出院。

五、凉血清化、疏和散瘀法治愈过敏性紫癜一例

谈某，女，7 岁。

初诊：1973 年 3 月 13 日。

主诉及病史：患孩旬余来，先下肢出现紫斑，在乡卫生院诊治，紫斑反日益增多。6 天前又起发热，周身关节酸痛，眼胞虚肿，不思饮食，脐腹阵痛并下黑便，遂去本市某医院住院诊疗，经化验室血液、二便等检查，诊为过敏性紫癜。用过促肾上腺皮质激素、地塞米松、抗生素、维生素及多种止血西药未见改善，转来中医诊治。

诊查：发热或起或伏已经旬余，测温 37.5℃(口)。紫癜遍布颜面、四肢、臀部，颇为密集，或片状，或疹点，有的殷红，有的青紫，压之不退。眼睑、四肢虚肿。时有呕恶，腹痛阵作，痛势殊剧。大便色黑，犹似稀浆，次数较多。关节酸痛。苔薄腻，舌偏红。

辨证：湿热壅盛，气滞不畅，肝脾不和，血络损伤。

治法：凉血清化，疏和散瘀。

处方：炙生地黄 20g　炒丹皮 10g　赤白芍各 10g　砂仁 3g(后下)　金铃子 10g　延胡索 10g　炒川黄连 3g　乌梅 10g　炒地榆 15g　炒桑枝 10g　怀牛膝 10g　仙鹤草 30g　紫珠草 30g　5 剂

广角粉 2g、参三七 3g，共研末分 3 次化服。

二诊：3 月 21 日。发热和，呕吐止，关节酸痛减，紫斑稍退，证情渐有好转。昨夜突又脐腹剧痛，接着便血，色殷有块，迄今十余次；精神萎疲，苔薄黄腻，舌质偏红。湿热瘀滞，络脉损伤。再拟清化湿热，调气散瘀，敛肠摄血。

处方：焦术炭 10g　炒川黄连 5g　广木香 5g　生地炭 15g　赤白芍各 10g　乌梅 10g　地榆炭 15g　炒槐花 10g　紫珠草 30g　仙鹤草 30g　3 剂

广角粉 3g、参三七 3g，共研末分 3 次化服。

三诊：3 月 25 日。腹痛已缓，或感隐隐未已；便血止，质稀转溏渐实，色为深黄，偶有夹黑甚少，日行一二次；上肢紫斑已消，臀及下肢紫斑渐退；面虚瘪，肢略肿，精神好转，食欲较启；苔薄腻，舌偏红。原方再服 5 剂。

四诊：4 月 8 日。紫斑已消，食物香，腹痛止，形瘦萎黄，或有肢酸，易于疲乏，苔薄，舌淡

红。尿常规:阴性。

原方去川黄连、木香、地榆、槐花,加太子参10g、茯苓10g、淮山药10g、红枣10g。5剂。

后痊愈出院。

【按语】本例系时毒、湿热内外相搏,气滞瘀阻,损伤络脉所致,采用凉血清热解毒、调气散瘀止血法,初诊处方以广角、生地黄、丹皮、赤芍、黄连凉血清解;白芍、金铃、延胡、砂仁调气行滞;三七、地榆、仙鹤草、紫珠草、乌梅散瘀止血;佐桑枝、牛膝利关节。药后诸症改善,尚获效机;后又突发脐腹剧痛,便血颇多,此乃气血瘀滞未散,肠络损伤,血溢而下,即在方中去金铃、延胡、砂仁行气之品,加木香调气;焦术、槐花以增运脾摄血之力。四诊时,紫斑消,腹痛止,便血除,惟形瘦萎黄,肢软乏力,是脾虚失运之象,故用太子参、淮山药、茯苓、红枣以健脾;白芍以柔肝;生地、仙鹤草、紫珠草巩固摄血,从而气行瘀散,血循正常,肝脾得和,健运恢复,而获痊愈。

六、透邪清化法治愈伤寒一例

王某,男,11岁。

初诊:1982年11月19日。

主诉及病史:患孩发热两旬余,曾住本市某医院诊治,经血培养、X线胸片、肥达反应、抽脊液、大便培养等检查,最后确诊为伤寒。经抗生素、输血、输液及多种西药施治,疗效未显,转来中医治疗。

诊查:发热持续两旬余,测温39.5℃(口);表情淡漠,听觉失聪,渴不多饮,胸中懊闷,不思饮食;大便溏泄,日行两三次;寐则呓语;左肋下扪及痞块;苔白腻,脉濡数。肥达反应:"H" 1∶160;"O" 1∶160。血培养:有伤寒杆菌生长。诊断为伤寒(湿温)。

辨证:湿热相搏,弥漫气分。

治法:透邪清化。

处方:炒香豉10g　黑栀皮6g　葛根5g　连心翘15g　藿佩梗各10g　炒黄芩10g　炒川黄连5g　玉泉散30g(包煎)　茯苓神各10g　九节菖蒲5g　2剂

牛黄清心丸1粒,分3次服。

二诊:11月21日。发热稍挫,仍有起落,测温38.6℃(口);有汗不解,颈胸白痦显露,懊闷似舒,时有太息,纳谷略启,便泄转溏未成形,苔腻稍薄,脉数。湿热虽有外达之势,仍属鸱张,再从前法。

处方:清豆卷15g　藿佩梗各10g　连心翘15g　炒黄芩10g　炒川黄连5g　益元散10g(包煎)　黑栀皮6g　陈皮5g　茯苓10g　竹茹叶各10g　甘露消毒丹15g(包煎)　2剂

三诊:11月23日。高热渐轻未解,测温37.5℃(口),颈胸白痦较多,神倦乏力,纳食稍启不香;大便成形或夹赤黏,日行一次;苔根薄腻,脉象濡数。湿热渐化,原意出入。

原方去黑栀、竹茹叶,加炙藕节10g。2剂。

四诊:11月25日。发热已和,测温35.8℃(口),白痦渐收,食欲较启,精神好转,听觉似聪,大便赤黏亦除,苔根腻渐化,舌质偏红。湿热化而未清,气阴灼伤未复。

处方:南沙参15g　蔻仁3g(后下)　炒黄芩10g　陈皮5g　川朴花5g　炒川黄连5g　六一散15g(包煎)　茯苓10g　苡仁10g　炒竹茹10g　甘露清毒丹15g(包煎)　3剂

五诊:12月5日。病后体虚,形瘦萎黄,精神稍振,食欲渐香;左肋下痞块似小,仅能触及;

二便正常，舌淡苔薄，脉象濡数。肥达反应：阴性。湿热已化，脾胃未复，再拟健运。

处方：太子参 10g　砂仁 2g(后下)　白术 6g　陈皮 5g　木香 3g　茯苓 10g　炒苡仁 10g　炙鸡内金 5g　生熟谷芽各 10g　红枣 10g　5 剂

【按语】伤寒属于中医湿温病范畴。本例初诊时，系湿遏热伏，蒸腾气营，熏及心包，神明被蒙，遂以豆豉、山栀透邪；葛根、玉泉散解肌；连翘、芩、连清热；菖蒲、牛黄清心丸清心开窍；茯神、竹叶除烦；藿香、佩兰芳香化浊；茯苓淡渗利湿，配伍施治。二三诊时，热势挫，白痦透，是湿热有外达之势，解除了内陷之险，乃原方出入，再加甘露消毒丹以增清化。四诊时，热已和，湿化未尽，去豆卷、连翘、竹叶，加蔻仁、川朴花、苡仁增强化湿之力。五诊，湿化热除，脾胃未复，故用香砂六君汤化裁，培本健运。钱氏诊治湿温病，始终强调"清热不碍湿，除湿不伤阴"。

七、分利湿热、运脾养胃法治愈中毒性消化不良一例

谢某，男，3 岁。

初诊：1987 年 8 月 3 日。

主诉及病史：患儿便泻 4 个月，在某医院经血液、大便反复化验及培养，血生化、X 线摄片等检查，最后诊为中毒性消化不良，先后用过多种抗生素，补液，输过多次血浆，内服次碳酸铋、鞣酸蛋白，最近又用制霉菌素，还配合推拿、针灸、敷脐、中药，未见好转，遂转来中医诊治。

诊查：恙已四月余，身热起落，测温 37.4℃(肛)，精神萎弱，目陷泪少，渴饮唇红，形瘦，皮肤无弹性，口颊满布白垢，胸闷太息，泛恶、纳呆、腹饱鸣响；大便泄泻或呈水样，或似蛋花样，挟有黏液，日行五六次，或八九次不等，肛门红碎；溲少色赤，苔微黄，舌红无津，脉濡而数。

辨证：湿热恋肠，清浊混淆，脾不运，胃阴伤。

治法：分利湿热，运脾养胃。

处方：苏藿梗各 10g　煨葛根 5g　炒黄芩 10g　炒川黄连 5g　煨木香 10g　炒淮山药 10g　制茅术 5g　川石斛 15g　猪茯苓各 10g　车前子 10g　姜竹茹 10g　元米一撮(用鲜荷叶包刺孔)　2 剂

另：每天以柴胡 10g、升麻 10g、青葱一把煎汤，熏炘肛门，并用松花粉外拍。

二诊：8 月 6 日。肤热渐和，测温 37.2℃(肛)，哭已有泪，泛恶止，知饥能食欠香，精神稍有好转，口内白垢减而未消，腹饱软，仍肠鸣；便泻转溏，仍夹黏液，次数已疏，日行两三次；肛门红碎稍敛；溲量增，色似淡；苔薄舌红。

原方去苏藿、茅术、黄芩、猪茯苓、车前子、竹茹，加焦白术 10g、炒白芍 6g、煨诃子 10g、炒扁豆 10g、炮姜 2g。3 剂。

三诊：8 月 13 日，精神渐振，食欲启，口颊白垢消；大便渐趋成形，日行一两次；惟形瘦萎黄，苔薄舌红略淡，脉象濡软。

处方：太子参 10g　焦白术 10g　炒淮山药 10g　煨葛根 5g　陈皮 5g　煨木香 10g　煨诃子 10g　炒扁豆 10g　茯苓 10g　炙鸡内金 5g　炙藕节 10g　5 剂

【按语】本例系湿热恋肠，清不升，浊不降，久泻导致脾气损、胃阴伤。方中葛根芩连清化湿热；茅术、淮山药运脾气；石斛、竹茹护胃阴；苏藿、木香调畅气机；猪茯苓、车前子利尿实便；元米厚肠益气；荷叶清化暑湿；并以柴胡、升麻、青葱煎汤熏炘，升提清气。二诊时，便泻转溏，

湿热渐化，故去黄芩、苏藿、茅术等，加焦术、扁豆运脾，白芍调气，炮姜涩肠。三诊时，泻止，体弱，又增太子参、炙藕节以补虚涩肠。此例方药，既以清化湿热、利尿涩肠治标，又以健脾气、养胃阴治本，虚实并治，标本兼顾。

八、健脾、滋肾、分利法治愈肾病综合征一例

陆某，男，7岁。

初诊：1988年7月8日。

主诉及病史：患孩四旬余来，初起头昏乏力，小便短少，继而面部、全身水肿，遂住某医院病房，经各种检查，诊为肾病综合征，一直应用强的松、地塞米松等激素，配合青霉素及速尿、双克等西药施治，反复检查，或轻或重而不愈，转来中医诊治。

诊查：肾病水肿四旬余，目前脸有激素貌，下肢仍有凹陷性水肿，腹饱，溲少色黄而有泡沫，苔薄白，舌质红，脉象濡数。血检：血红蛋白84g/L，白细胞计数5.4×10^9/L，中性粒细胞0.76，淋巴细胞0.23，嗜酸细胞0.01，总胆固醇12.0mmol/L，总蛋白36g/L，白蛋白20g/L，球蛋白16g/L，尿检：蛋白(＋＋＋)，白细胞少许，颗粒管型少许。

辨证：脾肾两亏，阴虚精泄，夹有湿热，渗化失职。

治法：健脾益气，滋肾分利。

处方：绵黄芪15g　生白术10g　山萸肉10g　菟丝子10g　生草梢5g　玉米须30g　荠菜花15g　生地黄15g　知母10g　黄柏10g　茯苓、泽泻各30g　冬瓜皮30g　葫芦壳30g(煎汁煮药)

二诊：7月13日。全身水肿渐趋消退，溲量明显增多。尿检：蛋白(＋＋＋)，余阴性。苔脉如前。

原方去黄柏，加金樱子10g。5剂。

三诊：7月18日。水肿消退，小便量多色淡，稍有泡沫。尿检：蛋白(＋)，余阴性。

原方再去甘草梢、冬瓜皮、葫芦壳，加芡实15g、生甘草5g，五剂。

四诊：7月23日。肾病经治，水肿已瘪；小溲色清，偶有泡沫；苔薄舌红。尿检：蛋白少许。再拟健脾益肾，滋阴敛精。

处方：绵黄芪15g　淮山药15g　山萸肉10g　生地黄15g　知母10g　生甘草5g　茯苓、泽泻各10g　菟丝子15g　杜芡实20g　金樱子10g　玉米须30g　五剂

五诊：7月28日。水肿退后，精神活泼，面黄转润，食欲已趋正常；溲色清，泡沫除；苔脉如前。尿检：阴性。原方再服五剂。

六诊：8月4日。肾病已趋痊愈，纳食香，二便正常，苔薄，舌偏红，脉濡。血检：总胆固醇3.9mmol/L。总蛋白65g/L，白蛋白42g/L，球蛋白23g/L。尿检阴性。原方继服10剂。

3个月后随访，患孩已上学读书，多次复查小便均为阴性。

【按语】肾病综合征，以水肿、蛋白尿、高胆固醇、低蛋白血症为主要特征；水肿是形之于外的标志，而蛋白尿、高胆固醇、低蛋白血症，须借检测，此是对中医辨证之必要补充。本例系脾虚失运，水湿潴留，郁而化热，蕴结下焦，耗伤肾阴，精微下泄。由于脾气不足，肾阴耗伤为本虚，水湿潴留、分利失职为标实。故治宜虚实兼顾，标本并及。初、二诊时，用黄芪、白术健脾补气；生地、萸肉、菟丝子益肾滋阴以治本虚；茯苓、泽泻、冬瓜皮、葫芦壳、甘草梢分利水湿；知母、黄柏、玉米须、荠菜花清化湿热，以治标实。三、五诊时，水肿消，水湿化，标实已减，惟本虚未

复，故去冬瓜皮、葫芦壳、甘草梢、黄柏、荠菜花等利水消肿、清化湿热之品，以防过利劫阴、苦寒伤阳，加金樱子、芡实固约精微下泄，增强培补本元。最后，标实除，本虚复，而获痊愈。

九、清化湿热、通瘀利胆法治愈先天性胆道闭锁不全一例

焦某，女，2个多月。

初诊：1982年4月13日。

主诉及病史：患儿出生半月后，眼白、皮肤发黄并逐渐加深，大便由淡黄转为石灰样，遂至某医院住院检查，肝功能：黄疸指数45U，凡登白试验直接阳性，总胆红素102.6μmol/L，碱酶46U。并请外科会诊，最后确诊：先天性胆道闭锁不全引起的阻塞性黄疸。决定手术治疗，因家长不同意，遂来中医诊治。

诊查：患儿甫生七旬余，自出生半月后，面目、全身黄疸且逐渐加深，精神萎疲，吮乳不贪，时有恶奶，肚腹饱胀，肝右肋下2cm，脾未扪及；大便色呈灰白，质溏薄，夹有不消化渣滓，日行两三次；小溲黄赤，苔薄黄腻。

辨证：湿热瘀结，胆失疏利，清汁郁滞，浸渍肌肤。

治法：清化湿热，通瘀利胆。

处方：绵茵陈15g(后下)　制大黄3g　苏梗、藿香梗各10g　炒枳壳6g　广木香5g　青皮、陈皮各5g　制半夏5g　茯苓、泽泻各10g　炙鸡内金5g　虎杖根15g　大叶金钱草30g　3剂

二诊：4月16日。面目、全身黄疸渐退，恶乳稍减，大便已转淡黄，溲赤略淡。原方再服3剂。

三诊：4月19日。黄疸退而未尽，恶奶已止，肚腹饱胀略松，矢气频频，大便已为黄色。原方继服3剂。

四诊：4月24日。黄疸已消，吮乳渐贪，腹已软；便虽黄，质仍溏，夹有不消化残渣，日行一二次。原方去青皮、制大黄、木香，加焦白术10g、煨木香10g、地锦草15g、炙藕节10g，5剂。

五诊：4月30日。黄疸后，面少华色，精神好转，吮乳已香，大便亦趋正常，小溲已清，苔薄，舌淡红。

处方：太子参10g　香砂仁2g(后下)　茵陈10g(后下)　枳壳5g　陈皮5g　炒白术10g　茯苓10g　炙鸡内金5g　虎杖10g　大叶金钱草15g　红枣10g　5剂

【按语】婴幼儿之病理性黄疸，古人称为胎黄。由于母体蕴有湿热，传于胎儿，出生后脾胃失运，日益积聚，相互交结，由浊为瘀，郁滞胆道，影响疏泄，导致胆汁瘀积、不循常道，泛溢面目肌肤而成黄疸。本例以茵陈利胆退黄为主，制大黄意在通瘀，不在通便；在上配苏梗、藿香、制半夏芳香化浊；在下配茯苓、泽泻淡渗利湿；在气配枳壳、木香行气消胀；在血配虎杖通经活血，更佐鸡内金、金钱草利胆道、化湿热。四五诊时，黄疸消，便色黄而仍是溏薄，此乃胆道瘀滞已通、脾失运化未复，故以太子参、炒白术、砂仁、木香等醒脾健运，从而获愈。

十、豁痰、开窍、熄风法治愈癫痫一例

薛某，男，8岁。

初诊：1972年8月15日。

主诉及病史：患病 8 个月。由于惊厥频发，先后在多家医院诊治，经脑电图、验血、抽脊液等反复检查，均诊为癫痫，坚持使用鲁米那、苯妥英钠、安定等西药；此外，单方、草药、针灸亦用过一段时间，均未控制。

诊查：癫痫频发已经 8 个月，发则突起昏倒，目瞪，口吐涎沫，四肢抽搐，甚则小便失禁，重则数十分钟渐醒，轻则霎时即苏，一般日有三四次，剧则十余次。平素常感头昏，面少华色，表情迟钝，舌苔白腻。

辨证：脏气失调，阴阳紊乱，痰涌风动，蒙蔽清窍。

治法：豁痰开窍，熄风镇痫。

处方：杭甘菊 10g　钩藤 15g　白　芍 10g　天竺黄 10g　胆南星 10g　紫贝齿 30g(先煎)　朱茯神 10g　炙全蝎 5g、　青龙齿 30g(先煎)　青礞石 15g　九节菖蒲 5g　白金丸 15g(包煎)　10 剂

二诊：8 月 28 日。癫痫发作逐渐减轻，次数亦疏，现已一周余未发。原方再服 10 剂。

三诊：9 月 15 日。癫痫，经治以来将及 1 月未发，时感头昏，记忆减退，面少华色，易于疲乏，经常咯痰，苔薄腻，本虚标实，再拟原意出入。

处方：党丹参各 15g　胆南星 10g　法半夏 10g　陈皮 6g　朱拌远志 5g　白芍 10g　朱茯神 10g　紫贝齿 30g(先煎)　青龙齿 30g(先煎)　炙全蝎 5g　九节菖蒲 5g　白金丸 15g(包煎)　10 剂

四诊：10 月 10 日。癫痫，施治后一直未发作，面色渐见转润，精神亦趋振作，咯痰已少，寝能安寐。原方再服 20 剂

五诊：11 月 5 日。癫痫已 2 个多月未发，外形已似常人，精神亦振作，偶有咯痰，睡眠较甜。以丸图之，以冀杜根。

香砂六君丸、白金丸、每日各服 2 次，每次各服 5g，交替以淡盐汤送下。

3 年后，患孩同乡小儿亦患癫痫，因中西药施治未效，闻薛孩病愈，遂来请治。据称薛某癫痫已好，上学读书，成绩优秀。

【按语】《素问·至真要大论》谓："诸风掉眩，皆属于肝"。故有风气通于肝之说，风动则目瞪直视，手足抽搐。明·方贤《奇效良方》云："痰痫为病……一日数发，一身惊搐。"从而说明，癫痫之发是风动痰涌。本例方药，以菊花、钩藤、白芍、全蝎平肝熄风；竺黄、胆星、礞石、白金丸豁痰开窍；朱茯神、龙齿、贝齿镇惊安神，组合施治，得以止痫，待癫痫止稳定后，又以香砂六君丸健运脾胃治本虚，白金丸豁痰治标实，虚实兼顾，以绝生痰之源，而获痊愈。

（钱大欢　钱大宇整理）

【编者评注】钱老为著名儿科专家，医名在江苏无锡、常州一带极著；家传十一世，加上他长期在实践中广泛探索，积累了极丰富的儿科医疗经验。其析理明确，理法方药一以贯之。用药得当而有力，因此，其疗效得到医患广泛称誉。如治肾病综合征一例，辨其为本虚标实，本在脾虚精微下泄，肾阴亏虚，固涩无权，标在下焦湿热。精微下泄本当固，而下焦湿热则当利。在矛盾之际，前者则用补脾滋肾以摄其精微，对后者则重用清利之品，虽 7 岁孩童，清利之品皆用至 30g，而补益之品则相对量小。标本处理上极为得当，因此能使顽固难愈之疾在短期内步入坦途，足见其临床功底之深厚。

陈亦人医案

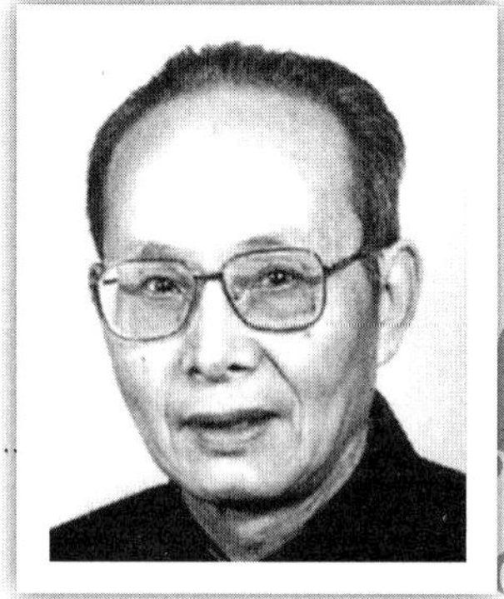

【生平传略】

陈亦人，1924年生，江苏沭阳县人。幼承家学，继拜同闾儒医戴笠耕为师，研习经典医籍，并临证襄诊，医道渐长。1945年悬壶沭城，适值瘟疫流行，即普为救治，活人甚众，自此名噪乡里。1953年参加广仁联合诊所，并担任区卫生工作者协会主任。1955年3月入江苏省中医进修学校深造。1956年3月毕业，留校执教。1979年任硕士研究生导师，1987年任博士研究生导师，开设了《伤寒论求是》课程，填补了研究生《伤寒论》教材的空白(该书已出版)。主编出版了《伤寒论译释》、《伤寒论教学参考资料》等专著，先后发表论文六十多篇。力倡“六经钤百病”，“伤寒论非外感专著，而是伤寒杂病合论”，在本学科研究领域中处于领先地位。曾获南京中医学院优秀教学质量一等奖、优秀教材奖、先进工作者和江苏省教委优秀教学质量奖等多项奖励。曾任全国高等医药院校教材编审委员会委员、南京中医学院教授以及江苏省仲景学说研究会主任委员、张仲景国医大学名誉教授等。陈氏多年来致力于《伤寒论》研究，能冶经方、时方于一炉。临证崇尚求实，用药不拘一格，擅治疑难杂证，屡起沉疴痼疾，疗效显著。

一、健脾益阴法治愈久泻一例

朱某，男，64岁。

初诊：1982年11月5日。

主诉及病史：1年前行胃次全切除术，术后大便溏泻，小便不通(曾导尿6次)。经中西医多法治疗，小便渐趋正常，但大便溏泻未愈，并经常感到口干舌燥。曾进清热滋阴药，大便溏泻益甚；改用温阳健脾药，口干心烦更著；又投苦寒降泻药，反增胃中嘈杂不舒。刻下胸满心烦，大便溏薄。

诊查：形体消瘦，舌如猪肝色，无苔，脉沉细无力。

辨证：三阴俱伤，滋清不受，固摄无权。

治法：健脾益阴。

处方:太子参 12g 淮山药 15g 炒扁豆 10g 炒苡仁 10g 北沙参 12g 乌梅肉 6g 芡实 10g 甘草 3g 5 剂

另用猪肤 100g,熬汤,加入米粉 200g、白蜜 100g,搅和。每次服 2 汤匙,日 3 服。

二诊:11 月 12 日。药后大便成形,心烦未已,寐差,苔脉同前。原方加百合 15g,5 剂。

三诊:11 月 19 日。大便已转正常,舌上布苔,乃中气建立、气阴来复之象,惟小便较多。原法参固肾摄纳,加金樱子 10g、覆盆子 10g。服药 5 剂,病情稳定,溏泻未作,余症也随之消失,遂停药。

【按语】术后脾胃失健,固摄无权,诸药不受,三阴俱损,舌质舌苔更能反映病情深痼。脾胃为后天之本,当求之于中气,以太子参、山药、扁豆、苡仁、芡实健脾厚肠,沙参、乌梅益阴,甘草养胃。诸药虽有补益之功,却无滋腻之弊,使脾胃能够承受药力。又以猪肤、米粉、白蜜合服,以健脾育阴,系《伤寒论》猪肤汤治疗适应证的扩大运用。药后得效,守法继进,中气复苏。又于原方中加入固摄之品,诸症消失,溏泻未作,经年宿疾,得获痊愈。

二、升补法治愈脱肛一例

许某,男,37 岁。

初诊:1980 年 7 月 26 日。

主诉及病史:原有慢性腹泻,经用健脾益气药后,泻利控制,但正虚未复,形体消瘦,气短乏力,纳呆食少,便时脱肛,苦楚难言。

诊查:舌质淡,苔滑。脉濡。

辨证:中虚气陷,清阳不升。

治法:补中益气,升举清阳。

处方:生黄芪 15g 春柴胡 6g 炙升麻 6g 佩兰叶 10g 炒苡仁 10g 飞滑石 10g 五味子 3g 太子参 12g 焦楂曲各 6g 5 剂

二诊:8 月 2 日。药后脱肛控制,饮食增加,精神亦振。守法以巩固疗效,原方 5 剂。

嗣后,体质渐壮,脱肛未作。

【按语】此例脱肛,缘于久泻,中气下陷,清阳不升。经云陷者举之,故拟升补法,亦"脾宜升则健"之意也。方中佩兰叶芳香苏脾,化浊除湿,苡仁、滑石渗湿健脾,楂曲消食和胃,五味子收敛气阴,相辅相成,共奏补中益气、升阳举陷之效。

三、清化痰热法治愈失眠一例

许某,女,48 岁。

初诊:1981 年 12 月 6 日。

主诉及病史:失眠月余,服安眠药不效,近 3 天来彻夜不眠,口苦而干,不欲饮水,头脑昏愦。

诊查:舌红苔黄,脉弦滑。

辨证:痰热内蕴,胆胃不和。

治法:清化痰热。

处方:黄连 3g 黄芩 6g 制半夏 10g 广橘皮 6g 淡竹茹 10g 合欢皮 15g 云茯苓 10g 干姜 6g 党参 10g 甘草 6g 5 剂

二诊:12 月 13 日。自觉证情略有改善,仍心烦难寐。守法递进,原方加珍珠母 20g,5 剂。

三诊:12 月 20 日。精神略振,饮食较佳,已能熟寐,但有时梦多烦扰,头昏,苔薄白微腻,脉弦。参以和解安神,合柴胡加龙牡汤化裁,服药 12 剂,失眠消除,得获痊愈。

【按语】本例失眠月余,脉诊符合痰热病机,故拟清化痰热法,取温胆、泻心之意组方。临床体会,失眠因于痰热者并不少见,痰热扰胃,胃气不和,胃不和则卧不安,烦躁不眠,治以清化,使痰热除而胃气和,则夜能安卧,失眠可愈。柴胡加龙牡汤的和解安神效果较好,合用之则更有裨益。

四、凉营、活血、和络法治愈热痹一例

陈某,女,42 岁。

初诊:1980 年 8 月 30 日。

主诉及病史:膝关节疼痛数年,近月来证情加剧,右膝痛著,不能行走。自觉膝部如火燎锥刺,夜晚尤甚,时常于睡梦中痛醒,不能再寐,服止痛药也无效。曾去西医院检查,诊断为半月瓣损伤,非手术莫治。患者不愿手术,寄望中医药保守治疗。

诊查:右膝关节红肿,屈伸不利。舌红苔薄,脉沉。

辨证:营热内郁,络痹不行。

治法:凉营清热,活血和络。

处方:紫丹参 15g　细生地黄 15g　虎杖 15g　桃仁泥 10g　杭白芍 15g　制乳香 6g　当归 10g　自然铜 10g　生甘草 3g　5 剂

二诊:9 月 6 日。药后疼痛明显减轻,已能行走。惟夜间膝关节仍有疼痛,但能忍受。治从原法,守方观察。

上方续服 7 剂,疼痛消失,诸症悉除,遂停药。后未再复发。

【按语】本案膝关节疼痛,势如火燎锥刺,局部红肿,舌红,显系营热痹络,不通则痛。治从凉营清热、活血和络。所用方药为活络效灵丹、芍药甘草汤加桃仁、自然铜、生地黄、虎杖,以增强其凉营清解、化瘀通络之功。

五、清化、和血、通阳法治愈肢端麻木一例

刘某,男,37 岁。

初诊:1979 年 9 月 27 日。

主诉及病史:肢端麻木不仁数月,曾在西医院诊断为末梢神经炎,并经多方治疗,迭服中西药无效,甚为苦恼。

诊查:舌红,苔薄腻罩黄。脉沉细。

辨证:湿热阻络,血行失畅。

治法:清化湿热,和血通络,佐以辛温通阳,以利血脉。

处方:炒川柏 6g　炒苡仁 15g　炒苍术 6g　桃仁泥 10g　原红花 6g　赤白芍各 15g　炙甘草 6g　刺蒺藜 12g　细生地黄 12g　嫩桂枝 6g　5 剂

二诊:10 月 3 日。药后肢端麻木症状减轻,似有感觉;舌苔脉象如前。继用前法治疗,原方续服 20 剂,麻木症状消除,病获痊愈。

【按语】肢端麻木不仁，多系血络痹阻、肌肤失养所致。本案湿热内蕴，阻遏脉络，气血津液不能如常敷布于四末，肢端失却气血津液之濡养，以致麻木不仁。故选用清化湿热的治法，结合和血通络，并佐以辛温通阳，流通气血。数月顽疾，一诊得功。

六、引火归原法治愈上热下寒证一例

高某，男，28岁。

初诊：1981年10月15日。

主诉及病史：口腔溃疡，两颊糜烂，牙龈肿痛，舌红唇赤，咽燥口苦，而自觉下肢寒冷，足趾尤甚。进清热药则腹泻，足冷益甚；服温阳药则口糜更著，牙龈出血。

诊查：舌体与两颊有溃疡，周围色红，上覆白膜。两下肢触之不温。

辨证：上热下寒，虚实夹杂。

治法：温补肾命，引火归原，稍佐苦寒坚阴。

处方：鹿角胶6g　仙灵脾10g　上桂心3g(后下)　熟附片6g　大熟地黄15g　甘杞子10g　怀牛膝10g　建泽泻10g　川黄柏3g　5剂

二诊：10月26日。药后口腔溃疡渐次消失，口唇干燥等症也有明显减轻，守法继进。原方加巴戟天10g。5剂。

1月后追访，口腔溃疡未复发，也无其他明显不适。

【按语】患者口腔溃破糜烂，唇赤舌红，显系上热之证。而又见两下肢不温，自诉终日如冰，虽多加裤袜也不济，下寒无疑。清热则伤阳，温阳易助火，两相妨碍，惟有引火归原法最为适用。方中鹿角胶、仙灵脾温补肾命，桂心、熟附片、牛膝引火下行，使龙雷下潜于水火之宅。大熟地黄、甘杞子补阴以配阳，并防温药太过；川黄柏、建泽泻苦寒坚阴，以为反佐，使寒热虚实错杂之证，各得其宜。证虽复杂，而辨证有据，治法用药合机，效果也较为显著。

（王兴华整理）

七、化瘀升清法治眩晕一例

吴某，女，47岁。

初诊：1982年3月20日。

主诉及病史：眩晕发作2周。

诊查：有眩晕病史五六年，屡发屡作。此次发作已2周，经用平肝、化痰、补益诸法乏效。其特点是睡卧时晕作，房屋等外物旋转不已，站立、活动时晕稍减。舌暗红苔薄，脉涩。

辨证：瘀血阻络，清气不升，脑失所养。

治法：化瘀升清。

处方：当归10g　川芎6g　白芍10g　桃仁10g　白薇10g　丹参15g　葛根15g　柴胡6g　牡蛎15g(先煎)　3剂

二诊：3月24日。药入晕眩有减，然卧床时仍不能过猛。前法既效，则效不更方，原方踵进。5剂。

4月10日随访，眩晕已止，起卧如常。

【按语】眩晕一证，历代总结的论治方法虽多，然无非肝阳、痰火、气血不足、肾气亏虚诸端，而言及血瘀几无。本例眩晕经久，以“睡卧时晕作”且“活动时晕稍减”为特征，并沿用一切常规治法乏效。其舌暗与脉涩应当是本例病机的重要线索，反映了本例眩晕病机的本质，如果再结合眩晕卧甚动减等特征，血瘀眩晕的诊断是不难作出的。

八、宣肺疏肝法治低热一例

刘某，女，54岁。

初诊：1986年8月30日。

主诉及病史：下午低热匝月。

诊查：月来每至午后发热，体温38℃左右；右胁疼痛，有时痛甚；咳吐黄黏稠痰，乏味食少；舌红苔薄，脉沉，二便尚调。

辨证：肺肝蕴热，气机不畅。

治法：宣肺疏肝。

处方：青蒿10g　柴胡6g　黄芩10g　葛根12g　花粉10g　桑叶10g　杏仁10g　炙杷叶10g(包)　象贝10g　赤芍10g　六一散10g(包)　5剂

二诊：9月8日。药后热已除，胁痛亦轻，惟口干欲饮，咳嗽，痰黏不爽。苔薄黄微腻，脉细弦。原意化裁续进。

原方柴胡增至10g，去六一散加蒲公英15g，5剂。

9月20日欣告，匝月之疾已愈。

【按语】低热之治，古法多从阴血不足论治，然考之临床，低热之因又并非只此一端。本例低热午后则作，所见全是一派邪实内阻之候，辨证为肺肝郁热，气机不畅，故治疗径从疏肝宣肺着手。此举虽有“离经”之嫌，然由于药证相符，故能取效快捷。

九、温肾益气法治齿衄一例

黄某，男，65岁。

初诊：1979年12月23日。

主诉及病史：齿衄已8个月。患者近8个月反复齿衄，且满嘴牙齿松浮。观前医之治多从收涩、补脾、滋肾降火入手，然细询病者，告知其左半身、头部、鼻准冷甚，晚间尤著。

诊查：面色萎黄，舌淡嫩胖，脉沉细，尺部尤甚。

辨证：肾阳大虚，鼓动无力，血失所摄。

治法：温肾纳气，益气摄敛。

处方：熟地黄30g　骨碎补10g　上桂心3g(后下)　五味子6g　怀牛膝10g　甘杞子10g　生黄芪15g　潞党参10g　地骨皮10g　炙甘草6g　5剂

二诊：12月29日。药入齿衄减轻，恶寒告缓，守方续服。原方续服5剂而安。

【按语】虚证之衄，古人多从脾气虚而失摄及阴虚火盛伤络论治，单纯从肾阳虚论治者甚少。本例齿衄而齿根松浮，且寒象明显，显属肾阳虚无疑。盖肾主骨，而齿为骨之余，肾虚则齿失所养，故齿根松浮；血虽为脾所统，但又必赖肾中阳气为之鼓舞而脾气始旺，肾气不足则脾气必虚，血失所摄故齿衄。考其标在脾失统摄，而其本尤在肾气之虚，故治当温肾气以治其本，否则根本动摇，光治其标忽弃其本则病难痊矣。方中熟地、杞子、骨碎补、官桂心、牛膝以温补肾气;参、芪以助脾气;佐入地骨皮一味,泻虚火以护血络,诸药相合则于肾阳虚之齿衄有补矣。

此外,阳虚致衄的选药亦至为重要。阳虚固当温补,然忌大辛大热,配伍多宜温润之品。

十、清化痰热法治汗多恶风一例

高某,女,48岁。

初诊:1981年4月25日。

主诉及病史:汗多恶风月余。患者汗多恶风已月余,曾服用滋阴清火、调和营卫药而乏效。刻诊:除汗多恶风外,自觉时时烦热,喉间亦有热辣感。

诊查:苔腻微黄,舌尖红点,脉沉。

辨证:痰热内蕴,肺气郁阻,卫气开合失宜。

治法:清化痰热,宣和肺卫。

处方:瓜蒌皮10g　射干10g　光杏仁10g　炒黄芩6g　干芦根20g　研牛蒡子10g　春柴胡6g　蒲公英10g　淡竹茹10g　制半夏6g　5剂

二诊:5月3日。夜汗已止,恶风有减,烦热亦轻,苔脉如前。药既获效,增损再进。

一诊方去射干加连翘10g,栝蒌皮改为全栝蒌10g,5剂。

药后汗止烦除,恶风消失,病遂告愈。

【按语】本案汗多恶风每令人想及营卫不和桂枝汤证;夜中汗出容易联想及阴虚证,然遍尝滋阴、调和营卫法乏效。此证之辨关键在于喉间不适及苔腻微黄,盖喉咽相连,主肺气出入,痰热内阻故有喉间热辣之感;结合苔腻微黄则痰热内阻之诊断不难作出。考其汗出恶风,似为痰热阻肺,肺气失利,肌表失和所致。清化痰热后则肺卫之开合得利,故不治汗出恶风而其症自止。

(周春祥整理)

十一、益气养阴、和解枢机法治频发室性期前收缩一例

杨某,男,57岁。

初诊:1979年2月21日。

主诉及病史:心悸胸闷气短年余。1年来心悸、气短经常发作,曾在某医院诊断为频发性室性期前收缩。服用西药奎尼丁和中草药等罔效。经人介绍前来就诊。心悸,胸闷,气短,头晕,体倦乏力,纳差;大便稍结,二日一行;小便正常。

诊查:舌红少苔,脉结代。心脏听诊:心率89次/分,三联律,早搏每分钟8次。心电图示:①提早出现的QRST波(无提前P波);②QRS波>0.12秒;③ST段压低。

辨证:气虚阴亏,心络痹阻。

治法:益气养阴,活络通痹。

处方:炙甘草10g　麦冬15g　生地黄24g　火麻仁10g　桂枝6g　甘松6g　白薇10g　党参10g　莪术10g　京菖蒲6g　仙灵脾15g　7剂

二诊:1979年3月5日。上方药服后,心悸轻减,其他诸症均有好转。然胸闷气短如前。药证合拍,稍事加减,拟上方去甘松加川楝子6g,10剂。

三诊:1979年3月25日。药后诸恙悉除,停药4天。然因上周感冒,心悸等见症复发。

心悸，胸闷，以黎明和夜晚为甚。口苦而干，夜难入寐。舌红，苔薄白，脉结代。证情改变，方随证转。气阴之虚，复加枢机不利。当拟益气养阴、和解枢机之法治之。

处方：炙甘草 10g　麦冬 15g　生地黄 30g　柴胡 6g　黄芩 6g　玉竹 15g　桂枝 6g　莪术 10g　石菖蒲 6g　合欢皮 10g　10 剂

四诊：1979 年 4 月 8 日。上方服后，诸症若失。惟活动后稍感气短，特来索方。为巩固计，上方 10 剂照服。

以后随访，述服上方后，再未复发。

【按语】治疗心悸，一般以益气活血、滋阴养血、温通心阳等为常法，未见从少阳枢机入手者。思少阳为枢，手少阳经别又历属三焦而散于胸中，足少阳胆经行胸过膈。且三焦为元气之通道，贵通恶滞。滞则胸络痹阻，元气不畅。殃及宗气，心可为之动悸，脉也因之结代。而胆枢不利，胸闷也因之生焉。故和解枢机之法，在治心悸时切不可忽略。如上案，按辨证属气虚阴亏、心络痹阻。相应施药，悸虽去而胸闷未除。于是加川楝子以畅三焦气机，效果昭然。后又因感冒诱发诸症，遂在原方基础上仿小柴胡汤意复加柴、芩以和解枢机，果效如竿影。《伤寒论》言："少阳之为病，口苦，咽干，目眩也"；又言："胸胁苦满，嘿嘿不欲饮食，心烦喜呕……或心下悸……小柴胡汤主之。"对比是案，这里心悸胸闷、口苦而干，就成了运用和解枢机法的辨证眼目。该案高妙之处，正在于能灵活运用《伤寒论》之理，于纷繁症状中求疾病之本质。

十二、畅肝生津、利湿明目法治黄斑水肿一例

周某，女，19 岁。

初诊：1968 年 2 月 20 日。

主诉及病史：左目视物不清年余。左目视物不清，看物有黑色圆影，历经年余。因某医言目前尚无治疗良法，预后不好，有失明之虞，该女终日哭泣，不得已前来求治。刻诊上症之外，复加眼睛酸楚，头顶正中一线贯穿前后作痛，寐中咽干，月经前后无定期（病前较正常）。

诊查：舌红少津，苔花剥根稍腻，脉弦细而数。查眼底见黄斑区水肿。

辨证：肝失条畅，津液不升。

治法：畅肝生津，利湿明目。

处方：当归 9g　生地黄 12g　细辛 3g　柴胡 15g　车前子 9g（包）　石菖蒲 6g　远志 6g　党参 9g　云苓 9g　枳壳 9g　5 剂

二诊：1968 年 2 月 25 日。药后目酸、巅痛、咽干均有减轻，视物似感稍清，舌脉如前。药既中的，守方续进。原方加制香附 9g、夜明砂 9g。10 剂。

三诊：1968 年 3 月 8 日。上方服完，效果颇著。视物已渐明了，目酸大减，巅痛、咽干已无。为驱流寇，当以散药缓图之。照二诊方比例增量研粉，每服 3g，食后米汤调下，日 3 次。

连服散剂 2 剂，已无所苦。到眼科复查，黄斑区正常。

【按语】该证所见之视渺、目酸、咽干、舌红津少、脉细而数等，极易误认肝阴不足，然考其目虽不了了而无干涩之象，舌虽少津而苔剥根腻，月经前后无定期，显属肝失疏畅之征。可见阴之不足并非疾病之本，肝失疏泄才是病之由。肝气不疏，一则津液不升，目窍经脉失润；一则津液不布，凝聚而成水肿。故在治疗上，大胆突破治目多养肝阴的拘囿，径用上法。以归地养肝之体，柴枳畅肝之用，车前、茯苓利水渗湿，加党参以增补中消肿之效；更入菖蒲、远志化湿祛痰，利窍明目，细辛能破痰化饮，利九窍而通厥阴之血分。

十三、养肝柔络、辛通活血法治视神经萎缩一例

谢某,男,38岁。

初诊:1978年9月12日。

主诉及病史:右目视力下降4年,加重20天。右目视力模糊已达4年之久,并逐渐加重。曾在南京某医院诊为视神经萎缩。迭进中西药品,效果不佳。近20天来上症加剧,几近失明,特来就诊。右目视物模糊,伴右侧头部闷痛。目干生眵,手心烦热,小便短赤。

诊查:舌质紫黯,苔薄白,脉细而涩。查视力:右眼0.8,左眼1.5。眼底镜示:视神经乳头淡白,右>左。视网膜血管细窄,黄斑色素紊乱,右中心反光未见。

辨证:肝阴不足,血涩不畅,脉络失养。

治法:养肝柔络,辛通活血。

处方:枸杞子9g　北沙参10g　杭麦冬12g　全当归10g　细生地黄12g　制首乌12g　川楝子6g　草红花6g　五灵脂6g　北细辛3g

二诊:1978年10月20日。因路途较远,故上方一直服用至今,感觉良好。视物已清,头已不痛。其他诸症均有不同程度改善。眼底检查未见明显异常。嘱上方续进,以冀巩固。

【按语】是案之目干生眵,手心烦热,尿赤脉细,不难诊为肝阴不足。然除此之外,舌黯、脉涩、瘀血也为该证的关键所在。本案熔滋阴活血于一炉,寓活血祛瘀于补益之中,俾虚得补而滞得通,红花、五灵脂、细辛实画龙点睛之药,但量不易过大。

十四、益肾、活血、利水法治愈脑积水一例

范某,男,6月龄。

初诊:1973年3月20日。

主(代)诉及病史:生后2个月头部异常增大至今。出生两个月后,发现患儿头部增长较快。曾在南京某医院诊为脑积水。

诊查:头大异常,形体消瘦,两足软弱,头不能抬,目不能举呈落日征;前囟8cm×6cm,较饱满,边缘软化,骨缝裂开;后囟未闭。饮食二便正常,舌淡苔薄,指纹紫。

辨证:肾虚脑海不充,血涩水停。

治法:温补肾元,活血利水。

处方:大熟地黄8g　山萸肉9g　淮山药9g　云茯苓9g　泽泻6g　鹿角片2g　马鞭草6g　赤芍9g　白芍9g　车前子9g　炙甘草6g

另:天南星50g,以姜汁炒研细末,加少量米粉,醋调涂于绢帛上,烘热贴于囟门。

二诊:1973年10月20日。因地处外埠,来往不便,故上方一直坚持服用至今,效果较好。患儿头颅发育已正常,后囟闭合,骨缝已不明显。前囟2cm×3cm,已不饱满,两目下吊已无,并能站立。基本痊愈。为求巩固,照上方比例为丸使服。

【按语】脑积水属于中医学"解颅"范畴,多因先天禀赋不足、肾元虚乏使然。肾气亏损,髓海不充则颅裂囟开;主水失职,津精不运,聚之于脑则为积水;水蓄津停,阻碍血运则血涩不行。反之,津液旁渗则加重水停。故治以益肾活血利水之法。益肾填精用熟地黄、山萸肉、山药、鹿角之属;活血利水用马鞭草、茺蔚子、桃仁、车前子、泽泻、赤芍之辈;又以山药、茯苓培土成堤,

防水之再溢。马鞭草、茺蔚子为治脑积水必用之药。

十五、温阳散水、祛痰化饮法治震颤麻痹一例

张某，女，52岁。

初诊：1967年6月26日。

主诉及病史：右上肢震颤年余。去年5月份见右上肢震颤，且有逐渐加重之势。曾在某医院神经科诊为帕金森综合征。迭服中西药物，未见明显效果。

诊查：右上肢震颤，且右手足浮肿，时出冷汗，面色㿠白，夜寐不安，心中不宁。大便干结，七八日一行。能食不渴，苔白腻，脉沉细。

辨证：心阳不振，痰饮浸渍。

治法：温阳安神，祛痰化饮。

处方：桂枝9g　白芍9g　炙甘草6g　橘红6g　白薇9g　茯苓9g　胆南星6g　生龙骨、生牡蛎各9g　大枣5枚　5剂

另礞石滚痰丸6g，日2次。

二诊：1967年6月30日。抽搦未止，右侧肢体肿胀仍甚。心悸头晕，脉仍如前，但白腻苔渐化。痰湿有欲化之机。续进温阳散水，真武汤加减。

处方：制附片9g　云茯苓9g　白术9g　杭白芍9g　生姜9g　桂枝9g　生龙牡各9g　五加皮9g　白芥子6g　大枣5g　7剂

三诊：1967年7月8日。肢体震颤完全停止，浮肿亦减，但自述腰脊酸胀，弄舌。苔薄白而不腻，脉细稍沉。温阳散水已效，仍宗原意加减。

处方：制附片9g　云茯苓9g　白术9g　生姜9g　桂枝9g　生龙骨9g　白芥子6g　石菖蒲9g　独活6g　薏苡仁15g　大枣5枚　7剂

以后该病人未再来诊。年关时见到她，言身体基本如常，病体竟获痊愈。

【按语】震颤麻痹为疑难病证，治疗很难短期奏效。该案在初诊时，一派阳虚饮停之象，但因有心中不宁之症，于是用温阳安神、祛痰化饮之法。投药以后，苔虽化而他症改变不甚明显，说明虽有痰湿为患但病本不在于心，治疗应当另辟他途。仲景有“心下悸，头眩，身瞤动，振振欲擗地者，真武汤主之”之训，该案有肢体震颤、心悸、头晕、肢体肿胀而又脉沉细之证，乃肾虚水泛无疑。《黄帝内经》言：“阳气者，精则养神，柔则养筋”。肾阳虚衰，不但不能充养肌体，反而令水蓄不制，泛滥经隧，致使筋肉跳动、震颤不已。故用温阳散水之真武汤，加桂枝通经脉而散水气，白芥子逐顽痰以利隧道，参合诸药加减，竟收意外之效。中医辨证灵活之妙，经方变通运用之神，良可叹也。

（王振亮整理）

【编者评注】陈亦人教授为当代《伤寒论》研究大家。幼承家学，精通经典，治学严谨，医教双优。宗长沙之法屡起沉疴，习众家之长每解疑难。本集所收陈氏医案从不同角度反映出他的独到见解和丰富经验。

徐迪华医案

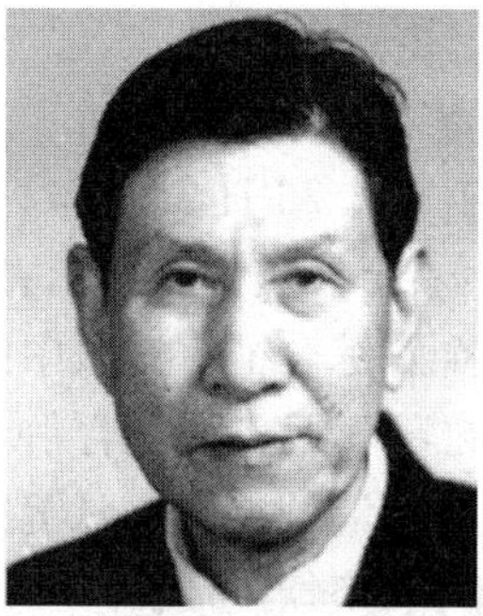

【生平传略】

徐迪华，1924年生，江苏武进县人。主任中医师，1991年6月被审定为全国五百名名中医之一。曾历任南京中医学院教学医院教授、常州市中医研究所所长、常州市中西医结合学会副理事长、《江苏中医》编委等职。

著有《中医辨证方法研究》、《证候临界与动态诊断》等书。发表学术论文三十余篇。徐氏临证四十六年，学术思想衷中参西、博采众长，治温热病宗鞠通，擅用宣白承气、牛黄承气等法；创宣痼泄浊汤治散发性脑炎；创新方大柴胡汤治疗寒热往来反复发作之胆道感染。论治内科杂病，亦多创造，擅用温通逐瘀法治疗冠心病心绞痛；自拟温肺、清肺、截风三断吼汤治疗寒哮、热哮、风哮；自拟清胃散治疗糜烂性胃炎和胆汁返流性胃炎；发明“肥儿消化散”治疗婴幼儿迁延性腹泻，均有卓效。治疗癫痫和血管性头痛亦有独特经验，求治者络绎不绝。科研成果颇丰，“麻疹险证病例证治”、“中医电脑证治慢性支气管炎”、“肥儿消化散”、“小儿止泻冲剂”、“健脾八珍糕”等项目，分获省市级科技进步奖。徐氏又在“运用量级值概念、临界理论提高中青年医师辨证水平研究”科研项目的研究之中，发表“量级值概念在四诊从舍中的应用”、“论中医证的临界状态”、“诊家的奥秘”等有创造性学术见解的论文，创制一套测试辨证水平的方法，已通过省级鉴定，开始在江苏省和全国推广，并已引起国内外中医界的瞩目。

一、宣痼化浊治脑炎一例

王某，男，46岁。

初诊：1984年12月8日。

主诉及病史：时寒时热、头痛5天，脘痞恶心，神倦欲寐，微咳有痰，渴不欲饮。已用抗生素、激素等药治疗5天，病情日益加剧。

诊查：面色晦红，两目无神，颈项略强，苔色白腻，脉濡数，体温39℃。查三大常规、血培养，均无特殊发现，脑电图脑脊液支持临床散发性脑炎诊断。

辨证：时邪温疫，蕴于肺胃，酿热生痰，蒙蔽心包。

治法：宣痼化浊，清化痰热，用自拟宣痼化浊汤。

处方：藿香15g　佩兰15g　白芷10g　羌活10g　防风10g　胆南星10g　川黄连5g　茯苓10g　广陈皮6g　5剂

二诊：头痛显减，发热亦退（体温37℃），神志转清，苔腻趋化。前方既效，原意更进，加焦白术10g，续服5剂。

三诊：热退未发，头痛已平，神识大畅，食欲见开，苔腻化去大半。邪退中虚，余湿未尽，以六君子汤出入，并予饮食调养。

【按语】本病属中医温疫范畴，始恶寒，后身热不扬，头痛胸痞，食少恶心，神识迷糊，苔腻脉濡，显为瘟疫之气自口鼻而入，弥留肺胃，酿生痰热，上蒙心包所致，然太阳之邪未尽。方用藿香为君，旨在芳香辟秽、宣化湿浊；用佩兰、白芷为臣，旨在芳香上达，助君药辟秽化浊；佐羌活、防风，旨在宣化太阳余邪；佐胆星、川连，旨在辛开苦降，清泄心包之痰热；使以茯苓、广皮，旨在健运脾胃，化中州之湿邪。全方着眼于宣化瘟疫之气，开泄心包痰热，药下数剂，除热湿退，痰消浊化，清气自扬，神机乃复，奏效颇速。

二、从痰热化风立论治脑炎后头痛一例

赵某，女，46岁。

初诊：1984年4月22日。

主诉及病史：1个月前患寒热头痛、呕吐、神昏等症，住某院诊治，确诊“散发性脑炎”，予多种西药治疗，历3周缓解出院，带回强的松等药续服，半月后停药。3天后头病又发，日益加剧，转辗不安，神识发呆，四肢有时拘急。

诊查：病者由人扶持而来，面有热色，两目乏神，动作呆滞，神志尚清。舌赤绛，苔浊腻，脉濡缓，头项稍强。

辨证：温邪余蕴，窜犯脑络，化生痰浊，酿热生风。

治法：平肝熄风，泄化痰热，天麻钩藤饮合黄连温胆汤化裁。

处方：天麻15g　钩藤20g　川连5g　胆南星10g　炒僵蚕10g　石菖蒲10g　炒枳实10g　广陈皮6g　炙全蝎末4g　5剂

二诊：头痛大减，精神亦振，食欲已开，夜能入寐。面露笑容，两目有神，头项舒利，苔腻化半。原方加活血药丹参15g，又服10剂，竟告全功。

【按语】脑炎一病，系时邪氤氲之气侵入口鼻而发，病始邪在肺卫，故早期之头痛属邪在太阳经络。表证解后，邪毒循经窜犯脑府，酿痰生热，化风上扰，可见头痛重著不移、神识如蒙等症，此时进入极期。若正胜邪却，痰热渐化，热退神清，自可进入坦途；若余蕴不清，痰热久恋，头痛亦缠绵不愈。徐老每遇此证，辄选天麻钩藤饮合黄连温胆汤化裁，屡有良效。本方旨在平肝熄风，化痰泄热；加全蝎末内服，意在搜风剔络，除尽风痰。前后二诊，药到病除，出人意料。

（徐剑秋整理）

三、温阳泻肺法治高血压性心病心衰、水气上凌证一例

童某，男，65岁。

初诊：1982年8月9日。

主诉及病史：患原发性高血压十余年，间断服药，血压未能控制。刻下咳嗽气喘，全身浮肿，心慌乏力，四肢不温，尿少，行动需人扶持。

诊查：面色浮白，语声短促，舌暗红胖，舌苔腻浊，脉弦涩短略伴结代。血压180/110mmHg，三大常规检查无异常，听诊主动脉第二音亢进，肺底有湿啰音。

辨证：心肾阳衰，水气上凌。

治法：温阳泻肺。

处方：红参10g　制附片10g　黄芪50g　桂枝7g　炒白术6g　葶苈子12g　茯苓、泽泻各15g　五茄皮15g　广皮6g　6剂

二诊：咳喘大减，浮肿亦退，精神食欲好转，尿量增多，浊苔趋化，血压降为160/96mmHg。前法合拍，原方加桑寄生15g再服6剂。

三诊：咳喘平定，浮肿退尽，食欲已振，二便自调，肢体转暖，面有红色。原方去葶苈、加五味子9g再服6剂。患者前后共诊12次，服药六十余剂，观察1年，病情稳定、能室外活动，自理生活。

【按语】高血压患者之早期多见头晕脑涨、面热口干、心烦易怒、舌赤脉弦等阴虚阳亢证候，自当滋阴潜阳，方克有济；若误用温热，犹火上加油，病演愈烈。不过临床阴虚阳亢既久，亦可阴损及阳，出现阳虚证候；此时再用滋阴潜阳已非宜事，用温热之剂却在所不辞，此即中医辨证论治之精奥。本证病情久延，喘肿甚剧，心慌胸闷，面色浮白，四肢不温，血压虽高，但却是心肾阳衰，水气上凌之证，选用温阳泻肺自为当务之急。本方参附二药为君，益心气而助肾阳；以黄芪、桂枝为臣，补肺气而通达腠理，温通十二络脉；再拟以葶苈、苓泻，以泻肺实而引水下行，奏急则治标之功；佐白术、广皮健脾而化中州之湿，助后天生化之力；生姜行水消肿为使药。全方配伍得当，标本兼顾，故奏效颇神。本证血压本高，投药之后，血压渐平，说明高血压有阳虚证者，酌情使用参芪、附、桂，反有裨益。

四、温通逐瘀法治疗老年闭塞性动脉硬化症寒痰痹阻证一例

蒋某，男，68岁。

初诊：1985年6月6日。

主诉及病史：患原发性高血压19年。刻下头痛乏力，步履不稳，四肢麻冷、尤以右下肢为剧，入夜腿痛难寐。形体渐瘦，多夜尿，自汗。

诊查：神情倦怠，面色不华，舌体淡胖而紫，苔腻微黄，脉细弦而涩，血压160/110mmHg，右下肢足背动脉搏动浅弱。

辨证：老年阳虚，寒痰凝结，脉络痹阻。

治法：温阳通脉，化痰逐瘀。

处方：黄芪50g　附片9g　桂枝7g　熟地黄15g　天麻15g　半夏10g　当归12g

川芎 12g　赤芍 12g　桑寄生 15g　蒲黄 12g　红花 5g　川牛膝 10g

嘱服 10 剂，另以当归 30g、苏木 100g、红花 10g，文火煎汤，每日浸浴下肢 2 次。

二诊：服药后四肢稍暖，下肢麻痛渐轻，步履较稳，头痛亦减，血压降为 140/80mmHg，惟夜寐未熟。原方加仙灵脾 20g、远志 9g，再服 8 剂。

本病前后共诊 12 次，方意不变、用药略有加减，治疗三个月，最后四肢转温，麻痛消失，步履转健，足背动脉搏动恢复正常。

【按语】本病属中医"脉痹"范畴，由老年阳虚、寒痰凝阻脉道、气血不得下行而致。根据"气为血帅，气行血亦行"，"血得热则行，得寒则凝"之理，施以温阳通脉、化痰逐瘀之法。以芪附二药为君，旨在峻补阳气，温通经脉；臣以桂枝、川芎，协助君药温通气血，佐当归、赤芍、红花、蒲黄、半夏，旨在逐瘀消痰；再佐熟地、天麻、桑寄生益肾柔肝，缓解头痛；牛膝化瘀，又能引诸药下行为使药。又用苏木屑等温浴局部，内外合治，理药并进，故奏效颇速。

（徐剑秋整理）

五、温阳益肾法治愈阳虚型高血压一例

张某，女，56 岁。

初诊：1989 年 3 月 25 日。

主诉及病史：有高血压头胀史十余年，经常因情志不畅发作，服降压片和中药，症状减轻；近月来证情加剧，多次治疗，未获良效。刻下头脑昏胀，耳鸣如蝉，腰酸痛，形寒肢冷，心悸气短，动则尤甚，寐不熟。

诊查：面色㿠白，面睑浮肿，舌体淡胖，舌苔薄滑，脉沉细弦。血压 170/110mmHg。

辨证：老年肾虚，肝风上扰，阴损及阳，命门火衰。

治则：温壮心肾，平肝熄风。

处方：制附片 8g　厚肉桂 3g　黄芪 30g　大熟地黄 15g　山茱萸肉 10g　淮山药 10g　明天麻 10g　朱茯苓 10g　泽泻 10g　怀牛膝 12g

二诊：服上方 5 剂，头胀转轻，心悸气短亦减，浮肿显退，肢体转暖，血压降为 150/95mmHg，原方进治。

三诊：服上方 7 剂，头胀消失，浮肿退净，余症续减，血压降至 140/85mmHg。效不更方，再投药 10 剂，巩固疗效。

【按语】高血压症的中医辨证，临床有多种类型，病之本为阴阳失调，病之标为内生之风、痰。患者早期的临床表现多为阴虚阳亢或肝风上扰，病延日久，阴损及阳，又可出现心肾虚损、命门火衰、阴阳两损症状。本病主要病理为心肾俱虚，阴阳两损，肝风犹张。心阳虚则不能鼓舞气血运行；肾阳衰则不能温煦十二经脉，水饮不能蒸化。故本治法的主要特点是一面用附子、肉桂等温热之品，温补命门，强壮心肾，使气血流畅，水湿蒸化；一面用熟地、萸肉、山药、天麻、牛膝等药滋阴息风，使肾水壮而风木敛。近代研究资料表明，Ⅲ期高血压患者，多有心肾功能损害及下丘脑-垂体-肾上腺皮质功能活力降低，用附子、肉桂复方治疗肾上腺皮质功能活力偏低的高血压动物模型，能使降低了的下丘脑-垂体-肾上腺皮质的功能趋向正常而起到降压作用。附子的药理研究报告指出，它的去甲基乌药碱成分能增强心肌收缩力而降低外周阻力，有改善外周动脉供血、促使舒张压降低的作用。针对本证合拍，投之奏效。

（申春悌整理）

六、温阳导痰法治愈肺胀寒痰伏肺案一例

王某,男,62岁。

初诊:1989年12月26日。

主诉及病史:咳嗽三十余年,加剧半年。刻见咳嗽阵作,日轻夜重;胸闷、动则气喘;痰稀白挟黏,量多难咯;食欲不佳,二便尚调,形寒。

诊查:面癯体瘦,四肢清冷,胸形如桶,膈下肿满,舌淡胖而紫,苔白滑带腻,脉沉细数。心音低远,呼吸音低粗,两肺底满布湿啰音。X片示横膈明显下降,肺透亮度增加,肺纹理明显增粗。

辨证:脾肾阳虚,寒痰伏肺,气脉闭塞,吐纳无权。

治法:温阳导痰,通降肺气,自拟温阳导痰汤出入。

处方:制附片7g　干姜3g　桂枝6g　胆南星10g　制半夏10g　枳实10g　炒白术6g　茯苓10g　川贝末6g(2次另冲)　炙苏子10g　降香10g　广皮6g　炙甘草6g　6剂

二诊:药后咳喘见轻,痰减咯出轻爽,形寒肢冷减轻。前方有效,再服6剂。

三诊:患者能独自来诊,诉咳喘大减;痰量十去其七,咯出亦爽;食欲大开,精神好转,苔腻已化,舌紫亦退,脉象较起。脾肾之阳已苏,寒痰分消有期。原方去干姜、降香,加炒党参10g、炙黄芪30g,再服8剂。

三诊后患者咳止喘平,诸恙续有好转,守方共进药四十余剂,食欲大开,体重增加,能出外活动。改服金匮肾气丸、半贝丸调理,追访2年,病情稳定。

【按语】 本证之病机,脾肾阳虚是本,寒痰聚肺是标;不治其本,则无以绝痰饮之源;不治其标,则不能开气脉之闭。是以治之上策,当标本兼顾,一面温补脾肾,一面导痰顺气,用温阳导痰法治之。方用附子、干姜二药为君,一补肾阳,一补脾阳,此益火之源以消阴翳之意。臣以桂枝、白术及胆星、枳实、茯苓、广皮等药,前者助君药温补脾肾,奏健脾运中之功;后者理气开泄,起消痰导痰之力。佐苏子、川贝、降香降氧平喘,使有形之痰易于咯出,使甘草协同诸药。本方组方较严,选药颇精,故用后奏效颇速。病缓之后,又用固本之法投补肾药调理以巩固之。按本证与小青龙汤证有所不同,后者为风寒引起伏饮之寒饮相搏证,临床有喘息痰鸣、痰稀薄而多等症;本证则纯属内伤,以脾肾虚寒及寒痰聚肺证候为主,临床无喘息而以动则气喘为主,有难咯之黏痰,故不用小青龙而以温阳导痰法治之。

七、宣降肺气、涤痰逐瘀法治愈肺胀病咳喘一例

郦某,男,68岁。

初诊:1991年11月25日。

主诉及病史:咳喘二十余年,加剧3年,3天前又因感冒诱发。刻下咳喘夜重,痰黏稠,咯吐不爽,咽燥口干。已往发病冬重夏轻,曾被诊为慢性喘息性支气管炎、肺气肿。

诊查:息急气短,动则喘甚,面暗,胸形如桶,膈下肿满,舌质暗红,苔黄,脉弦滑数。肺音低粗,两肺底有细湿啰音。X片肺透亮明显增加,横膈明显下降,肺纹理明显增粗。

辨证:外感引动伏痰,痰热瘀血,互阻肺络,肺失宣降。

治法:宣降肺气,涤痰逐瘀。

处方：炙麻黄 9g　炙苏子 15g　杏仁 10g　川贝末 6g(2 次另冲)　白前胡各 10g　炒黄芩 10g　炙紫菀 15g　赤芍 20g　川芎 15g　生甘草 5g

二诊：服药 5 剂，喘咳减轻，咯痰转爽，舌苔薄黄而滑，脉弦滑。前方有效，加胆南星 10g、全栝蒌 20g，再服 6 剂。

三诊：咳喘十去六七，痰减且易咯出，气短亦松，面色转红，苔薄。邪热已去，肺气已顺，予原方去白前胡、黄芩，加熟地黄 15g、紫石英(先煎)20g、黄芪 20g、肉桂 3g、降香 10g，再服药 10 剂，巩固疗效。

三诊后患者连服上方 30 剂停药。追访半年，患者咳喘未发，精神食欲颇佳，·直从事轻便劳动。

【按语】患者素有伏痰，感受风寒而发，风痰互搏，肺失宣肃，邪郁化热，故见咳喘骤发、痰黏咯艰、咽燥口渴等症。方中麻黄、杏仁疏外邪宣降肺气；前胡、黄芩、紫菀清化痰热，使痰热不壅而肺气得肃；加川贝、苏子起降气化痰之功。《丹溪心法·咳嗽》谓："肺胀而咳，或左或右，不得眠，此痰挟瘀血碍气而病，宜养血以流动乎气……"病人咳喘夜间为甚，面暗舌质暗红，说明肺胀病不仅与肺、脾、肾有关，也和瘀血相关，故用赤芍、川芎行血化瘀。本病发作时重在治标，缓解时重在治本，故在病情稳定后加用补肾纳气药熟地、肉桂、紫石英及补肺药黄芪，根本既固，则"邪不可干"矣。

（申春悌整理）

八、合用活血化瘀法速止慢性活动性肝炎、肝硬化顽固性衄血一例

王某，男，53 岁。

初诊：1985 年 7 月。

主诉及病史：患慢性活动性肝炎、肝硬化 8 载。近三个月齿龈顽固衄血，日夜不止，经多方治疗无效。

诊查：面色晦暗，神情萎倦，头颊赤痣红缕甚多，齿龈渗血盈口而出。舌暗赤，苔黄腻，脉细涩弦。肝脾均肿大质硬。肝功谷丙转氨酶 86U，硫酸锌麝浊度均大于 20U。乙型肝炎表面抗原阳性。

辨证：温热邪毒，久蕴肝脾，瘀血内停，血不循经。

治法：清化湿热，祛瘀止血。

处方：茵陈 15g　黄芩 10g　苦参 10g　生地黄 15g　桃仁 10g　红花 3g　赤芍 15g　茜草根 20g　生甘草 6g　5 剂

二诊：衄血已停，诸恙好转，诊其面晦有减，龈衄确已停止。原方加大小蓟各 20g，嘱再服。

此后患者守方进药 25 剂，衄血不再重现。五诊之后，去黄芩、苦参、桃仁、红花，加南沙参、鳖甲、白术、黄芪等育阴、益气、和血、软坚，共诊 15 次。观察 2 年，病情稳定，肝功基本正常，照常工作。

【按语】昔鲧治水，用堵流之法而水益泛滥，禹反其道而行之，用疏导之法而泛滥止。本例衄血 6 年不愈，既非血热妄行，又非单纯脾不统血，故前医用清热凉血、固脾摄血等法无效。"治病必求于本"。按本证缠绵不愈，关键在于湿热邪毒久羁，邪与瘀血互结，阴伤络阻，血不循经所致。故欲止其血，非清利与祛瘀同用不可，所谓瘀血不去，好血不能归经也。本方药简意

赅,效如桴鼓,尽中医祛瘀止血法之妙。

九、益气育阴、凉血止血、速止疟疾、血吸虫病肝硬化顽固性衄血一例

唐某,男,58岁。

初诊:1984年3月10日。

主诉及病史:青壮年时先后患过疟疾及血吸虫病,遂致出现肝大、巨脾,于1973年1月行脾切除术。术后11年来,常有右胁痛、头昏乏力、食少口干、齿鼻衄血等症,近2个月衄量剧增,常盈口而出,睡醒时枕巾常湿。

诊查:面黄肌瘦,形寒神萎,舌赤碎,苔微黄,脉细弦,肝脏可及质较硬。肝功:谷丙转氨酶、硫酸锌浊度高于正常,白、球蛋白比例倒置,凝血酶原时间明显延长。

辨证:虫毒久延,肝脾两伤,气阴亏损,统藏失司。

治法:益气育阴,凉血止血。

处方:太子参10g　生黄芪20g　茜草根20g　炒槐米12g　冬术10g　生熟地黄各12g　杞子10g　女贞子10g　5剂

二诊:精神转爽,齿鼻衄血大减。原方加大小蓟各15g,嘱服20剂。

三诊:衄血已止半月,食欲大振,肝痛也减,舌赤转轻。前方加当归10g、鳖甲15g、炒谷麦芽各15g,再服。

患者前后共诊7次,服药百余剂,肝功谷丙转氨酶正常,硫酸锌、麝香草酚浊度,凝血酶原时间,球、白蛋白比例均明显改善。追访两年,体力转佳,照常工作。

【按语】本病虽无湿热蕴结、瘀血内阻见证,但有气阴两亏、阴伤血热之象,活血化瘀法在所不宜,故用养育清热之剂,以太子参、黄芪为君,旨在益气,培补根本;以生地、茜草、槐米为臣,旨在凉血止血,遏血热妄行;冬术、熟地、杞子、女贞均为佐药,旨在滋补肝肾,醒运脾气,使肝脾统藏有职;甘草为使协和诸药。标本兼顾,配伍得当,故奏效亦佳。

十、从湿热瘀血互结论治治愈郁胆型肝炎黄疸一例

马某,女,26岁。

初诊:1983年7月16日。

主诉及病史:患黄疸7个月不愈,全身瘙痒,曾住省市医院3次,经各种检查,属阻塞性黄疸;诊为郁胆型肝炎,经多种中西药物治疗无效。刻诉脘痞恶心,食少乏力,小溲如茶,大便灰溏,全身瘙痒仍剧,有时微有寒热。

诊查:面色晦黄,两目黄绿,舌紫暗,苔黄腻,脉濡细,肌肤发黄而糙;肝肋下一指,质中,脾可及。总胆红素95.8μmol/L,谷丙转氨酶88U,硫酸锌、麝香草酚浊度试验正常。

辨证:湿热邪毒,久蕴肝脾,邪瘀互结,络脉瘀阻。

治法:化湿清热,活血化瘀,五苓散合桃红四物汤加减。

处方:炒苍术12g　猪苓15g　泽泻15g　桃仁10g　红花3g　赤芍15g　当归10g　苦参10g　黄芩10g　生地黄15g　草梢5g　6剂

二诊:面目黄疸稍退,身痒亦减。效不更方,再进8剂。

三诊：面目黄疸十去其七，肌肤瘙痒亦止，食欲见开，小溲转淡，腻苔化去大半。原方苦参、黄芩减半，加广木香10g、炒谷麦芽10g，理气醒胃，再进10剂。

四诊：面目黄疸退净，诸症消失，精神已振，食欲大开。复查谷丙转氨酶、总胆红素均正常。乃以香砂六君子汤调理善后。

【按语】黄疸一证，多由湿热蕴蒸脾胃、肝胆失疏、胆汁泛溢肌肤而起，用疏利肝胆、化湿清热之剂多有效果。然而湿热久蕴，黄疸不退，邪阻络脉，久而与瘀血互结，此时单用疏泄清化之品，自难奏效。本方以苍术为君，旨在苦温燥湿，宣气行滞；以猪苓、泽泻、黄芩、苦参为臣，旨在淡渗苦泄，分利胆胃湿热，佐以桃仁、红花、赤芍、当归，旨在活血化瘀，消除胶结；再佐生地凉血，草梢为使，走通脉络。全方配伍严谨，药专方精，二诊之后病势向愈甚速，出人意料。

（张川大整理）

十一、用新方大柴胡汤治重症胆道感染反复发热案二例

例一 韩某，女，56岁。

初诊：1986年8月15日。

主诉及病史：1975年前，因右上腹痛反复发作，诊为慢性胆囊炎、胆囊结石，行手术治疗，术时发现胰腺亦有炎症。术后9年，常有上腹隐痛、低热，稍加治疗即可缓解。今年4月中旬，痛势转重，寒热反复发作，高达39.5℃，屡有呕吐，曾3次住院，诊为总胆管炎伴慢性胰腺炎，予输液、抗感染、解症止痛治疗，病情暂时缓解。刻下出院甫及半月，恙又复发，寒热每周发作1次，延二三天自退，脘胁疼痛，口苦作恶，大便干结，小溲黄赤。

诊查：神萎，有失水貌，舌赤，苔黄，脉细弦数，体温39℃。血象：白细胞总数8.8×10^9/L，中性粒细胞0.82；尿检：胰淀粉酶396U。B超示总胆管扩张。

辨证：肝胆失疏，温热蕴结，化毒化火，薰燔少阳。

治法：疏泄肝胆、清热解毒，用新方大柴胡汤化裁。

处方：柴胡10g　炒枳实10g　大黄6g　黄芩10g　川黄连4g　蒲公英30g　桃仁9g　全瓜蒌20g　海金沙15g　5剂

二诊：前后便解2次、腹痛得减，寒热仍有发作（38.5℃），舌脉与前仿佛。方似对证，但药轻病重，邪势未得大挫。原方柴胡加为15g，大黄加为12g，黄连加为10g，再进5剂。

三诊：寒热未发，腹痛亦平；大便畅通，日行一两次；精神食欲好转，脉亦缓和。原方加白术10g、广皮6g，再进5剂。

本病前后共诊5次，服药25剂；四诊后转入调理，追访半年，病情稳定。

【按语】本病病程颇长，患者住院3次，迭用中西药物治疗乏效。余抓住肝胆失疏、湿热蕴结、化毒化火的病机，运用新方大柴胡汤，以柴胡为君，开少阳之郁；以枳实、大黄为臣，通胆胃之闭；佐黄连、蒲公英清热解毒，佐桃仁、瓜蒌化瘀散结。首诊药力较轻，恙未大挫，再诊加重主药，病势迅即向愈。由此可见，用药诚如用兵，知己知彼，方能克敌制胜；病重药轻，徒使病邪留栈，足以为戒。

例二 金某，男，67岁。

初诊：1990年4月8日。

主诉及病史：3年前患胆囊结石，手术治疗。刻下寒热往来，六七天一发、历3月不解；右胁隐痛，胸痞作恶，食少口干，便坚溲赤。曾住院2次，经B超、CT等检查，诊为总胆管扩张、

感染伴泥砂结石。用过西药氨下、先锋霉素、胆通，中药大柴胡汤等均未获效。

诊查：神倦，面目轻度黄疸，舌赤胖，苔浊黄，脉濡数、重按弦。右上腹压痛，血检总胆红素30.8μmol/L，谷丙转氨酶正常。

辨证：肝胆失疏，湿热蕴结，化毒化火，邪燔少阳阳明。

治法：疏利肝胆，通腑泄热，佐以解毒。新方大柴胡汤化裁。

处方：柴胡 10g　炒枳实 10g　茵陈 15g　黑栀 9g　黄连 10g　黄芩 10g　蒲公英 30g　生大黄 12g　厚朴 10g　海金沙 20(包)　竹茹 10g　5 剂

二诊：药后大便畅下，胸腹较舒，黄疸趋退，寒热小发 1 次。枢机初开，腑气得通，湿热邪毒有趋化之势。原方大黄减为 8g，加炒白术 10g，再进 5 剂。

三诊：热未再发，黄疸退净，诸症均有减轻。去大黄再服药 6 剂。1 周后再去芩、连等苦寒药进入调理，共服 30 剂而愈，追访 1 年，病未再发。

【按语】本证总为肝胆失疏、湿热蕴结、木郁土壅、邪结少阳阳明而发，临证黄疸既著，痞满亦甚，且见反复寒热，故在运用新方大柴胡汤同时，参茵陈蒿汤及小承气汤方意，用柴胡开少阳之郁，用枳实、厚朴、大黄等泻阳明之结，用茵陈、黑栀等利湿退黄，用黄连、黄芩、蒲公英等清热解毒，药后痊愈。

（徐剑秋整理）

【编者评注】徐老临床精于辨证，虽医理宗于仲景、鞠通，但择药不拘泥于成方，常在古方基础上有所增损，新方大柴胡汤即是其中之一。以此治疗胆道感染屡验，其关键在于在大柴胡汤中加入黄连、银花、蒲公英等味，使柴胡、大黄两解少阳、阳明之际，更增其清热解毒之力。新方大柴胡汤之组合，既有小柴胡之疏理肝胆之力，又有大黄、枳实的攻里通下，再添清热解毒之功，使清热、通下、疏肝、利胆具于一体，与胆道感染之热毒、肝郁、胆瘀之病机更相合拍，故治之奏效。然徐老也不囿于固定成方，常随症情之异而变更药味、用量，诸如"十一"中例一之增大柴胡、大黄、黄连之用量，例二再参茵陈、承气之意，有的放矢，针锋相对，促病早愈；由此既可深悟辨证论治的灵活性，又可明察缜密辨证之重要性。附子与半夏本为十八反之一，徐老却多次合用。不唯经验可凭，更具匠心胆识。

谢兆丰医案

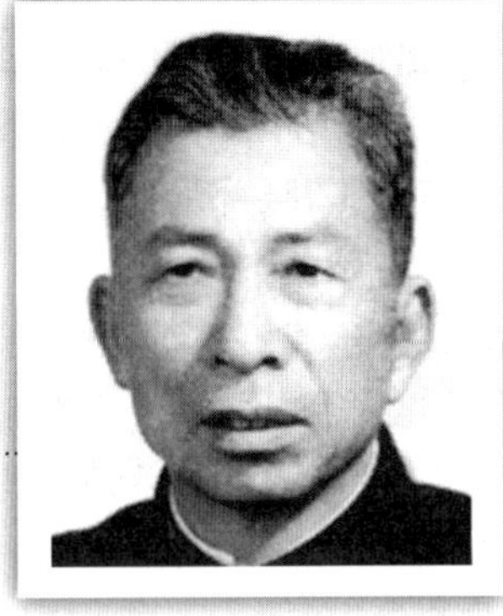

【生平传略】

谢兆丰，1924年12月生，江苏泰县人。泰县中医院内科主任医师，兼任泰县中医学会名誉理事长、泰县科学技术协会副主席、江苏省及扬州市卫生职务评审委员会专业评议组成员。

7岁至18岁就读于私塾，20岁拜邻乡名医于溯辕先生习医，刻苦攻读经典医籍，3年满师，回乡开始杏林生涯，精于诊而审于剂，愈疴起痼，医名渐播四方。1954年考取扬州专区中医进修班学习西医，1957年考入江苏省中医学校医科班进修学习，毕业后分配北京中医学院任教，1973年调回原籍工作，门墙桃李，遍及南北。

从事中医临床与教学工作四十余年，先后在全国各中医药杂志及报刊上发表过医学论文六十余篇，并参与编写《中医基础》及《经络学说简编》等书。

对《伤寒》、《内经》等古典医籍颇有研究。长于中医内科、妇科，对疑难杂病颇有独到建树。对肝胆系统疾病深有研究，尤其对胆囊炎、胆结石以及慢性肝炎、肝硬化、肝脾肿大等疾病的治疗有独到之处，并将治疗胆囊炎、胆结石的有效验方，研制成“胆石冲剂”，验于临床，效果良好，于1987年荣获县科技成果奖。

一、通里攻下法治愈流行性出血热少尿期一例

陈某，女，47岁。

初诊：1981年12月8日。

主诉及病史：高热头痛5天。患者因持续高热，全身不适，头痛、腰疼、眼眶痛，在当地医疗站注射青霉素，并予补液，症状未减。近2日又出现呕吐；尿少，24小时仅排尿1次，尿量约150ml，色深似浓茶。于1981年12月7日晨急诊入院。

诊查：体温38.5℃，心率108次/分，呼吸24次/分，血压150/90mmHg。神清，精神萎靡，呈急性重病容，面、颈、胸部皮肤潮红，球结膜轻度水肿，上腭黏膜见有出血点四处，两腋下见线条状抓痕样出血点，颈软，肺呼吸音粗糙；心律齐，无杂音；腹部稍膨隆而软；肝肋下1cm、质中，

脾未及；肾区有叩击痛。实验室检查：尿蛋白(++)，红血球3～5，颗粒管型1～3，血红蛋白量79g/L，白细胞计数$13.2\times10^9/L$，中性粒细胞0.86，血小板$108\times10^9/L$，大便隐血试验(++)，X光检查：心肺未见异常。

诊断：流行性出血热(少尿期)。经抗感染，纠正水和电解质紊乱等处理，按急性肾功能衰竭治疗，1日后，尿量未增，病情日趋加重。12月8日邀中医会诊。患者发热、头痛、面红，目赤痛，泛恶欲吐，脘腹膨胀，腰部酸痛，便结，溲少，上腭黏膜及腋下皮肤见有瘀点，饮食不进，口渴神萎，舌红苔黄无津，脉象细数。

辨证：为邪毒内陷，津液被灼，热结膀胱，气化不利。

治法：病情危笃，急投通里攻下之加减承气汤，冀其通利转机为佳。

处方：生大黄15g　玄明粉15g　厚朴10g　连翘12g　麦　冬10g　生甘草6g

二诊：12月9日。服药1剂后，便泻稀薄3饮，溲2次，尿量约320ml。惟口渴欲饮，食未思。守原方加北沙参10g。

三诊：12月10日。药后便泻大量稀薄水4次，溲亦4次，尿量增加到1000ml左右。腹胀减轻，神情转佳，惟胃脘不适，饮食少思，舌红口干。乃邪毒渐退，阴液未复，改用养阴益胃法。

处方：北沙参10g　麦冬10g　玉竹10g　石斛10g　陈皮10g　连翘10g　炒白术10g　白芍10g　当归10g　生地黄15g　玄明粉9g

服药3剂，瘀点消失，腰痛明显减轻，精神渐振，小便增多，苔黄已退，思进饮食。后以益气养阴加减调治，共服中药16剂，化验结果正常，诸症消失，于12月24日病愈出院。

【按语】流行性出血热以少尿期最为凶险，变证多端。本例病者进入少尿期已2天，腹胀如膨，溲少，便结。邪势鸱张，证情险恶。笔者根据溲少、便结的危重证情，按“大便行、小便立解”的机制，采用通里攻下的方法，而使病者转危为安。

二、通腑法治愈急性胰腺炎一例

凌某，女，32岁。

初诊：1980年9月27日。

主诉及病史：左上腹疼痛1天。昨晚10点钟左右突感左上腹刀割样疼痛，并阵发性加剧，痛时放射至左肩，伴呕吐。

诊查：体温38.6℃，血压120/80mmHg，急性病容，表情痛苦，腹肌稍紧张；左上腹压痛，无反跳痛；巩膜无黄染；白细胞计数$18.1\times10^9/L$，中性粒细胞0.82，尿淀粉酶256U，血淀粉酶256U(温氏法)。西医诊断为急性胰腺炎(水肿型)，给予青霉素、链霉素、阿托品等治疗。

邀中医会诊，见其左侧胁肋阵阵绞痛，痛引胸肩，呕吐三四次，不思饮食，发热不恶寒，口苦，小便短赤，大便干，苔厚腻而黄，脉弦数。

辨证：湿热郁蒸，脾胃气滞。

治法：泻热通便，理气止痛。

处方：柴胡10g　黄芩10g　黄连2g　制半夏10g　大黄10g　番泻叶15g　木香6g　郁金10g　炒枳壳10g　延胡索10g

二诊：9月30日。服3剂药后，大便连泻四五次，疼痛减轻，呕吐止，测体温37.8℃，进食少量，舌苔白腻，脉弦稍数。宗原方去黄连、番泻叶。2剂。

三诊：10月2日。服药后体温正常，左胁疼痛消失，食纳日增，精神转佳，惟脘部稍有胀感,时嗳气,苔白,脉弦。拟理气健脾调治。

处方:柴胡 5g　黄芩 5g　炒枳壳 6g　木香 6g　佛手 6g　炒白术 9g　茯苓 9g　青陈皮各 9g

服药 2 剂,诸症消失。复查尿淀粉酶 16U,血淀粉酶 32U。于 1980 年 10 月 4 日痊愈出院。

【按语】急性胰腺炎,临床主要表现为剧烈的上腹痛及放射性痛,伴有呕恶、腹胀、便秘等。在中医学文献中,早有类似的症状记载,如《金匮要略》云:"按心下满痛者,此为实,当下之,宜大柴胡汤"。《伤寒论》说:"结胸热实,脉沉而紧,心下痛,按之石鞭者,大陷胸汤主之"。本例按照中医"不通则痛,通则不痛"。"痛随利减"的治法,仿大柴胡汤意,取得满意的疗效。

三、活血化瘀法治愈顽固性遗尿症一例

朱某,女,21 岁。

初诊:1978 年 12 月 18 日。

主诉及病史(其母代):女儿自幼遗尿至今 20 年不愈。每夜遗尿两三次,冬天尤甚,劳累后则夜间遗尿增多,经针灸、中药屡治无效,至今月经尚未来潮,平日常诉头昏、腰酸。

诊查:患者精神淡漠,食少神倦,面色无华,精神不振,舌苔白,舌质稍紫,脉沉细而迟。

辨证:肾气虚弱,膀胱失约,加之久病情志不遂,肝气郁滞,耗伤心脾。气血不足,导致瘀血内阻、地道不通。

治法:益气补肾,活血通经。

处方:桑螵蛸 15g　益智仁 15g　黄芪 9g　杜仲 9g　当归 12g　川芎 9g　赤芍 9g　红花 9g　牛膝 9g　菟丝子 9g　制香附 9g　3 剂水煎服

二诊:12 月 21 日。自服药后,每夜遗尿 1 次,量减少。原方续进 3 剂。服后遗尿已止。又守原方服 2 剂,巩固疗效。共服药 8 剂,遗尿痊愈。后嘱患者服猪腰子 10 天,调理善后。于 12 月 27 日,月经初次来潮。1 年后随访,遗尿未发,月事按时来潮。

【按语】笔者根据前人"久病必有瘀"的论述,和天癸未至以及舌质发紫等症,诊为肾气虚弱、膀胱失约、瘀血内阻,用血府逐瘀汤合桑螵蛸散加减,仅服药 8 剂,使 20 年的遗尿痼疾竟获痊愈,且月事亦以时下。通过此例进一步说明,临证时必须以中医理论为指导,进行辨证论治,才能收到佳效。

四、辨证治愈黑苔二例

例一　杨某,男,40 岁。

初诊:1982 年 8 月 3 日。

主诉及病史:患左肾囊肿,1 年前已手术切除,术后体质良好;惟舌苔发黑,黑如淡墨,拭之不退,历经数医,均用清热、化湿、祛痰等剂,未见寸效,反见黑苔加重;口渴不欲饮,伴有腰部酸痛,两腿发凉,食纳欠香。

诊查:苔黑如墨,拭之不退,脉象沉细。

辨证:左肾切除年久,肾阳不足,肾主水,属少阴,阴寒过盛,真阳不能蒸腾津液,以致舌黑而干。

治法：温补肾阳。

处方：制附片 6g　肉桂 3g　茯苓 10g　淮山药 10g　山萸肉 10g　生熟地黄各 15g

服药 3 剂，黑苔退至一半，又服药 3 剂，黑苔退净。

例二　王某，女，39 岁。

初诊：1984 年 11 月 3 日。

主诉及病史：患左上肺结核数年，经治疗基本已愈。胸透：结核病灶已钙化，惟低热不清，舌苔发黑，转中医治疗。诊见形体较瘦，手足心热，腰膝酸软，头昏无力，口燥咽干，胃纳欠香，大便干结。

诊查：形体瘦弱，舌红苔黑，脉细稍数。

辨证：乃肺阴不足，久则肾阴亏虚、津液耗伤。

治法：滋阴益肾。

处方：山药 10g　生熟地黄各 15g　山萸肉 10g　丹皮 10g　泽泻 10g　茯苓 10g　枸杞子 10g　知母 10g　麦冬 10g　怀牛膝 10g

服药 4 剂，黑苔渐化，头昏腰酸减轻，又服药 3 剂，黑苔退净，诸症悉除。

【按语】以上介绍二例，同是黑苔，均用补肾法而愈。例一为肾阳不足，而前医从痰饮、火热、湿浊施治，致使肾中真阳极虚，出现阴寒过盛之状，用温补肾阳法获愈。例二为肾阴不足、精血亏虚而致的黑苔，用滋阴补肾法收效。说明黑苔不单纯属痰、属热、属湿等，临床属肾虚者亦不少见。但治疗时，肾阴、肾阳必须辨证精确，才能收效。

五、《金匮》芪芍桂酒汤治愈黄汗一例

李某，女，15 岁。

初诊：1982 年 7 月 16 日。

主诉及病史：身出黄汗半年余。去年夏季，因天气炎热，在田间劳动汗出较多，午后突受暑雨所浸，周身潮湿如水浴，至晚身酸不适，稍有畏寒。10 天后，身肤出现汗色发黄，初起两腋窝黄汗较显，渐至全身汗黄，汗出沾衣染如柏汁，洗之不去，但身目不黄。伴有头昏腰酸，胸闷体倦，口内时而渗水。食欲不振，大便 2 日一行，小便少。

诊查：身肤见有黄汗，以两腋窝为多，汗出沾衣染如柏汁，舌苔白腻微黄，脉沉细。

辨证：病由劳累汗出、暴雨浸湿所致。水湿之邪，郁于肌表，阳气不得宣泄，营卫运行受阻，湿热熏蒸，溢于肤外而为黄汗。

治法：解肌固表，健脾除湿。

处方：党参 10g　黄芪 15g　白芍 15g　桂枝 8g　苡仁 20g　茯苓 10g　炒苍术 10g　泽泻 10g　淮山药 16g　煅牡蛎 30g　车前草 2 棵

服药 3 剂，身出黄汗减少，头昏腰酸亦转轻，原方又进 6 剂，黄汗已除，汗色如常，余症亦瘥。继服药 2 剂以巩固之。随访黄汗再未复作。

【按语】黄汗是临床较为罕见之证。本病见于《金匮·水气篇》，其原文为："胸中窒，不能食，反聚痛，暮躁不得眠，此为黄汗"。又云："黄汗之为病，身体肿，发热汗出而渴……汗沾衣，色正黄如柏汁，脉自沉……以汗出入水中浴，其水从汗孔入得之。宜芪芍桂酒汤主之"。本病临床特征是：汗出沾衣，黄汗如柏汁，同时尚有发热、骨节疼痛、胸中窒、脉沉迟等症。本例患者，根据汗出色黄沾衣，洗之不去，以及胸闷体倦，口中渗水等，故诊断为黄汗。何氏《医碥》说：

"寒水遏郁汗液于肌肉，为热所蒸而成黄汗"。故治疗以固表和营、健脾除湿之法，用《金匮要略》方加减，共服药 11 剂，黄汗即除。方中以参、芪、桂枝解肌固表，配芍药调和营卫，山药、苓、术、苡仁健脾祛湿，牡蛎固涩止汗，诸药合用，固表和营，祛逐水湿。

六、知柏地黄汤治愈耳衄一例

鲍某，男，55 岁。

初诊：1984 年 2 月 14 日。

主诉及病史：左耳内出血一月余。患者近 1 月来，左侧耳内出血，点滴渗出，血色鲜红不紫，耳内不痛不痒，伴有头晕、腰酸、手心灼热。曾在医疗站服过消炎药未效。既往患过甲状腺功能亢进，已手术两年余。

诊查：左耳内点滴出血，血色鲜红；舌色淡红少苔，两尺脉数有力。五官科检查：未见异常血肿等症。

辨证：此属肾阴不足、虚火上冲所致。肾主水，开窍于耳，若肾水亏虚，相火旺盛，血为热迫，而见耳中出血。

治法：滋阴降火，凉血止血。

处方：知母 10g　黄柏 10g　龟版 20g　生熟地黄各 20g　怀牛膝 10g　丹皮 10g　仙鹤草 10g　女贞子 10g　旱莲草 10g　侧柏炭 10g　泽泻 10g

二诊：服药 3 剂后，耳内出血减少，每日仅出血两三次。又宗原方续服药 3 剂，尽剂后耳中出血已止，头晕、腰酸亦轻。停药观察 1 周，未见出血。半年后随访，耳衄未发。

【按语】耳衄为临床罕见之证。此病乃属肝肾阴亏，龙雷之火升腾，血随火动之耳衄。采用滋阴、凉血之法、获得良效。唐容川云："血从耳出者……相火旺，挟肝气上逆，及小肠相火内动，因得挟血妄行"。《类证治裁》谓："血出耳窍，属肝肾二经……若常有滴血，不肿痛，尺中沉数，多肾经阴虚火升，用六味加味"。

七、宣痹汤治愈急性黄疸型肝炎一例

顾某，女，28 岁。

初诊：1978 年 7 月 13 日。

主诉及病史：身酸乏力伴恶心 1 周。患者 1 周来自觉全身酸楚，四肢乏力，胸闷恶心，恶寒发热。初按感冒治疗 3 天，寒热不解，饮食减少，右胁疼痛，腹胀厌油腻，溲赤便干。

诊查：体温 37℃，舌苔白腻根微黄，脉弦稍数。尿化验：血胆红素（+++）。肝功能检查：黄疸指数 12U，谷丙转氨酶 160U，麝香草酚浊度试验 16U，脑絮（+）。

辨证：外有寒邪，里有湿热，证属黄疸病中的"阳黄"。

治法：以利湿消黄，兼解表邪，投宣痹汤加减。

处方：杏仁 10g　滑石 10g　连翘 10g　防己 10g　茵陈 15g　车前子 15g　山栀 10g　制半夏 10g　晚蚕砂 10g　苡仁 15g　麻黄 5g　赤小豆 20g

水煎服，每日 1 剂。另用肝炎冲剂、板蓝根冲剂各 1 包，日服 2 次，交替服用。服药 5 剂，黄疸渐退。宗原方去麻黄，连服 25 剂，黄疸消除，诸症若失，肝功能正常。

【按语】本例黄疸初起、寒热身酸，形似感冒，为外有表寒、里有湿热之证，故予清热利湿药中加入麻黄以解表邪，使湿热之邪从内外而解。

八、新加香薷饮治愈暑呕一例

肖某，女，49 岁。

初诊：1985 年 8 月 3 日。

主诉及病史：昨晚突然胸脘痞闷，恶心呕吐，吐出食物及黄水，饮食不进，恶寒发热，心烦口渴，大便稀，小便短赤。

诊查：体温 39℃，血常规：正常。舌苔白腻微黄，脉象濡数。

辨证：暑邪犯胃，湿滞中焦，浊气上逆所致。

治法：清暑解表，化浊和胃。投新加香薷饮加味。

处方：香薷 10g　厚朴 5g　炒扁豆 10g　银花 15g　连翘 15g　藿香 10g　制半夏 10g　姜竹茹 10g

连服药 3 剂，呕吐已平，身热亦除，惟胸脘痞闷，按原方再进药 2 剂，药尽病除。

【按语】此例病发于暑令，骤起脘痞恶心呕吐，发热恶寒，证属暑热呕吐无疑。盛夏暑气当令，暑必挟湿，暑湿交困于中，扰动胃腑，胃失和降，浊气上逆而致呕吐。投新加香薷饮祛暑清热，加入芳香化浊的藿香、制半夏、姜竹茹以和胃止呕，共服药 5 剂，热退呕止。

九、柴胡清肝汤治愈肝脓疡二例

例一　肖某，女，39 岁。

初诊：1989 年 12 月 28 日。

主诉及病史：3 周来，胃脘及右胁肋胀痛，恶寒发热，饮食减少。前医当感冒、胃病治疗 1 周，疼痛有增无减，胁肋膨满，局部手不可按，按之痛剧，动则更甚；胸闷气短，口干少饮，食纳极差，小便黄，大便不畅。

诊查：患者形体较瘦，面色晦滞，精神萎靡，测体温 38.7℃，舌苔黄腻，脉象弦数。血检：白细胞计数 $13\times10^9/L$，中性粒细胞 0.71，淋巴细胞 0.29，B 超发现肝左叶的腹侧探及一 6.1cm×3.1cm 的低回声区，边界清楚，后壁回声稍增强，确诊为肝左叶脓疡，建议手术，因患者畏惧，要求中医治疗。

辨证：湿热壅结肝络，气血瘀阻成痈。

治法：清肝泻热，散瘀消痈排脓。

处方：柴胡 8g　银花 20g　蒲公英 20g　连翘 15g　黄芩 10g　天花粉 10g　桃仁 10g　当归 10g　川楝子 10g　生军 8g　苡仁 30g

另用小金丹，每日 3 次，每次服 4 片。

服药 3 剂，大便已畅，腹胀好转，体温下降至 37.5℃，胃纳稍增，胁痛依然。治以原方去生军，服药 5 剂后，身热已除，疼痛未平。仍守上方服至 17 剂，胁痛隐约，纳谷增香，精神转爽，黄腻苔渐退，脉弦不数。B 超复查：肝左叶的浅层探及一 2.7cm×1.2cm 的低回声区，肝脓疡恢复期。为巩固疗效，上方药续投 5 剂，后以益胃汤加减善后。未服任何西药，一切症状消失，肝区已无压痛，B 超复查：肝脓疡消失。

例二　唐某，男，44 岁。

初诊：1990 年 11 月 27 日。

主诉及病史：右上腹部疼痛 2 周。10 天前患者因劳累受凉，突然畏冷发热，肝区疼痛，在当地医院治疗 2 周，疼痛未减，身热不退，病情加剧，来我科就诊。症见胸膺及右胁肋部胀痛，胁下触有包块，拒按，畏寒发热，饮食极少，溲赤，便干。

诊查：精神萎靡，面呈痛容，舌苔腻黄，脉象弦数。测体温 38.4℃。血检：白细胞计数 23×10^9/L，中性粒细胞 0.89，淋巴细胞 0.10，B 超：肝左叶探及一 4.3cm×5.4cm 的液性暗区，后壁效应增强，内见粗大的漂浮光点，肝右叶的后上方探及一 8.2cm×6.0cm 低回声光团，后壁效应增强，并探及一 2.7cm×3.0cm 的液性暗区，胆囊壁欠光，提示：肝内占位（肝脓肿性质待定）。

辨证：患者素嗜烟酒，情志不畅，木失条达，肝火内生，湿热壅结肝络，气血瘀阻成痈。

治法：清肝泻热，散瘀消痈排脓。

处方：柴胡 8g　黄芩 10g　连翘 20g　蒲公英 20g　金钱草 30g　炒玄胡 10g　赤芍 15g　生军 10g　山栀 10g　苡仁 20g　丹参 20g　制乳没各 10g

另用小金丹，每次服 4 片，每日 3 次。

服药 3 剂后，大便溏泻数次，右胁胀痛减轻，精神转佳。原方续进 6 剂后，疼痛日减，食纳增加，体温正常。B 超复查：肝左前叶探及 2.5cm×4.1cm 低回声光斑，肝右后叶探及 6.4cm×6.1cm 的低回声光团，后壁效应增强，提示：肝脓肿。治宗原方去大黄，又进药 10 剂。血检：白细胞数正常，B 超复查：肝右后叶探及 4.2cm×4.7cm 的低回声光团，边界清楚，后壁回声增强，提示：肝脓肿恢复期。为巩固疗效，上方又投 10 剂，诸症消除，肝区已无压痛。B 超复查：肝脓肿消失痊愈。共服中药 29 剂，未服任何西药。

【按语】肝脓疡，中医称“痈”，多由肝火内生，或因湿热壅结肝胆，或因闪挫跌扑，致气血瘀阻聚而成痈。从临证所见，因肝火、湿热所致者居多。

本案所治二例均为肝火、湿热而成。故选用《医宗金鉴》柴胡清肝汤加减，本方不但有清肝泻火、理气解郁之功，且有清除湿热之效。案中加入乳香、没药、桃仁、大黄活血散瘀，通腑攻下；复加大剂银花、蒲公英、苡仁以清热解毒，散瘀消痈排脓。服后应手转机，顺利收功。

十、散瘀消痞汤治愈肝大一例

刘某，男，36 岁。

初诊：1988 年 5 月 7 日。

主诉及病史：右上腹部疼痛半年，加重 2 月。患者既往有慢性肝炎病史，半年来常感右胁下隐隐疼痛，脘腹胀闷，嗳气，纳呆，疲倦乏力，头昏。近 2 个月病情加重，肝区轻度压痛。

诊查：肝肋下一指半，脾肋下未及；舌苔白腻，边有紫色；脉象弦细。肝功能化验：转氨酶 53U，表面抗原：阳性。B 超检查：肝上界 6 肋，肝肋下 3.6cm。诊断：肝大。

辨证：肝气郁久，气滞血瘀，瘀血停聚而成肝肿。

治法：行气散瘀，消癥化积。

处方：柴胡 8g　郁金 10g　佛手 10g　玄胡 10g　桃仁 10g　三棱 10g　赤芍 10g　炙鳖甲 30g　牡蛎 30g　丹参 20g　黄芪 20g

另用大黄䗪虫丸、逍遥丸，早晚分服。前后共服中药 65 剂，治疗 3 个半月，肝功能复查：转氨酶 30U，表面抗原阴性。B 超复查肝大消失而愈。

【按语】《灵枢·五脏》云：“邪在肝，则两胠中疼”。慢性肝炎的病理基础是肝郁气滞、疏泄失职。本案肝郁日久，瘀血内阻，运用散瘀消痞之剂，配合逍遥丸、大黄䗪虫丸以增强疏气活血、散结之力，治疗3个月，使瘀血消去，新血流行，痞块消失而愈。

十一、易黄汤治愈蛋白尿一例

张某，女，39岁。

初诊：1980年7月31日。

主诉及病史：1年来经常面目浮肿，腰痛，小便短少。经服西药及中医补肾药后，浮肿渐消，尿蛋白不减，劳累加重，肢困乏力，纳谷不香，月经正常，大便调。

诊查：面色少华，除目泡晨起浮肿外，并无明显浮肿；舌苔腻微黄，脉弦缓。尿检：尿蛋白(+++)。

辨证：脾肾两虚，湿热内蕴，精微下渗。

治法：健脾补肾，利湿清热。

处方：山药10g　黄柏10g　芡实20g　车前子20g　山萸肉10g　茯苓10g　白果10个(去壳)

服药12剂，查尿蛋白(+)，腰痛减，饮食增加。又按原方继服10剂，复查尿蛋白阴性。后以六味地黄丸调理巩固。

【按语】本案患者，浮肿，蛋白尿已1年，反复不愈，且见腰痛，肢倦，面色少华、纳呆等脾肾两虚、湿热内蕴之征，故用易黄汤健脾除湿，清下焦之热，配山萸肉补肾填精固摄，茯苓淡渗利湿，服药三十余剂，疗效满意。

十二、六味异功煎治愈更年期乳溢一例

刘某，女，49岁。

初诊：1985年11月6日。

主诉及病史：3个月来自觉两乳发胀，见有乳汁自出，质稀薄；伴有带下，头昏，神倦气短，四肢欠温。食欲佳，二便正常。

诊查：乳房平软，稀白乳汁外出，面黄少华，舌苔薄白，脉象细弱。

辨证：脾虚气血不足，阳明胃气不固所致。

治法：益气健脾，养血回乳。

处方：党参10g　炒白术10g　茯苓10g　甘草6g　陈皮10g　干姜6g　当归10g　黄芪20g　红枣10枚

共服药20剂告愈。

【按语】乳房属足阳明胃经。脾胃为后天之本，气血生化之源，乳汁又为气血所化。此例因更年期脾胃虚弱、气血两伤、气机失固而成。用六味异功煎加当归、黄芪补脾胃，益气血，固摄回乳，其病乃愈。

十三、大补阴丸治愈老年性阳强一例

张某，男，62岁。

初诊：1984年3月25日。

主诉及病史：患肾结石病半年，经中药治疗，结石已排出。后出现面部潮红，口唇干燥；阴茎终日坚举不衰，夜眠亦坚举如故；失眠多梦，两膝酸痛，小溲短赤，大便秘结。

诊查：舌红苔薄黄，脉象细数。

辨证：此系肾病伤阴、相火妄动所致。

治法：治以滋阴降火。

处方：生地黄20g　熟地黄20g　花龙骨20g　知母10g　黄柏10g　怀牛膝10g　生大黄8g　炙龟版30g

连服药5剂，面部潮红已减轻，阴茎不再坚举。再以原方3剂，服后诸症均瘥。

【按语】老年阳强，临床较为罕见，其病因多起于情欲不节、交会无制、阴精亏耗，因而相火易动。此例阳强，为结石伤阴、肾阴不足、相火偏亢所致。故用大补阴丸（改为汤剂）泻亢盛之阳，滋不足之阴。方中以黄柏苦寒泻肾火以坚肾阴，知母滋阴，清热生津而保真阴，地黄滋肾阴，龟版育阴潜阳，全方共奏滋阴降火之功，并辅以安神通便之品，药证相合，故获效迅速。

十四、疏肝健脾、行气利水消癥法治愈肝硬化腹水一例

李某，男，49岁。

初诊：1988年5月9日。

主诉及病史：患慢性肝炎病三年余，1年前因慢性肝炎转为肝硬化腹水，住泰州市某医院治疗半年余好转出院。1个月前又因劳动、生气而旧病复发，两胁疼痛，纳呆，神疲，小便短少，不久出现腹水，日益增多，转侧不便。

诊查：面色萎黄晦暗，腹部肿胀有水，腹围106cm，下肢及足背无明显浮肿，颈部有蜘蛛痣1枚，手掌发红，巩膜无黄染，舌苔白腻边有紫色，脉细弦。肝功能检查：麝香草酚浊度试验8U，麝香草酚絮状试验（＋），硫酸锌浊度试验19U，谷-丙转氨酶60U，表面抗原阳性。B型超声检查肝波密切微小波，肝肋下2.5cm，质硬Ⅱ度，脾肋下3.7cm，腹水征（＋），诊断：肝硬化腹水。

辨证：素有肝胃宿疾，此因气郁劳累而发病。气郁血瘀而致脾肾功能失调，膀胱气化不利，形成肝硬化腹水。

治法：疏肝健脾，行气利水，散瘀消癥。

处方：木香8g　砂仁3g　猪苓15g　茯苓皮15g　泽泻10g　大腹皮10g　槟榔10g　陈皮10g　冬瓜子10g　冬瓜皮15g　炒白术10g　三棱10g　党参10g　鳖甲30g

另用鳖甲煎丸、大黄䗪虫丸、逍遥丸，早中晚分服。

服药6剂，尿量增多，肿渐消，精神爽，纳谷香。治守原方加减，服药127剂，治疗4个多月，症状基本消失。肝功能复查：均在正常范围。B超复查：肝脾较治疗前缩小三分之二以上，已无腹水平段出现。后以香砂六君子汤加郁金、丹参、苡仁、石斛等调理善后。患者至今康复如常，能骑自行车。

【按语】本例乃肝脾俱病，继而伤肾。肝病则气滞血瘀，脉道瘀阻；脾病则水湿不能运行。肾虚既不能温运脾阳，又不能气化膀胱，造成水湿停滞而致此病。证属虚实夹杂，攻之不耐，补之不受，攻补兼顾，施以复方，可使正气不伤，腹水消退，是治疗本病最稳妥之法，配合行气药，能加强利水疗效。

【编者评注】谢先生从事中医临床、教学工作四十余载，熟读中医经典著作及前贤验方，运用于临床取得了显著的疗效。所列举的医案如流行性出血热、急性胰腺炎、黄疸性肝炎、肝脓疡及肝硬化腹水等危急重证，如果处理不好往往会严重危及患者生命，而谢老驾驭轻重，处理得当，使病者转危为安，使我们不能不为其精湛的医术而赞叹！还有一些诸如黑苔、黄汗、阳强、耳衄、更年期溢乳等奇病。怪病也有论述，并取得了很好的疗效，这对开拓我们的视野，将大有裨益。

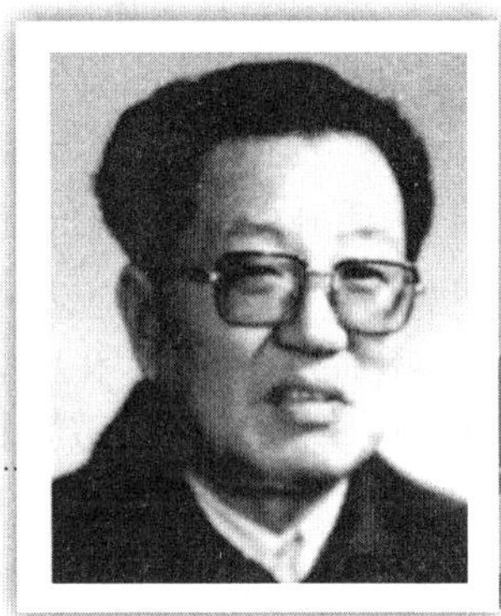

沈凤阁医案

【生平传略】

沈凤阁，字鸣喈，1925年5月生，上海市崇明县人，南京中医学院教授。少时从邑名中医范春如先生习医，1946年始悬壶乡里，深受群众称誉。1957年从江苏省中医学校医科师资班毕业，留南京中医学院从事教学和临床工作。曾任温病学教研室主任、《南京中医学院学报》编辑室副主任、淮海制药厂技术顾问、江苏省高等学校教师高级职务评审委员会中医学科评审组成员。主编《叶天士外感温热篇薛生白湿热病篇阐释》、《温病的理论与临床》、《中医诊法学》并编审、参与编写《中医学概论》、《中医学》、《温病学》统编教材等十余部著作，在全国性的和省级中医刊物上先后发表论文五十余篇。对《伤寒论》和温病学研究较深，认为外感病的病因，应承认病原生物对人体致病的客观实际。对传统的六淫病因说，认为虽有病因学的含义，但其真正富有临床意义的是属于发病学概念，它是对病原微生物作用于人体后，根据发病初起正邪斗争反映所提出的理论概括。因此，它对外感病初起的辨治，具有普遍的指导意义。在辨证学方面，主张取六经、卫气营气和三焦辨证三者之长，融三者为一，提出了以脏腑为纲、以八纲为用、以气血为界的新构想。在治疗学方面，主张辨证施治应包括三方面的内容：一、病因学治疗，即寻找针对病原生物学的原因疗法；二、发病学治疗，即六淫病因说的审因论治；三、病机学治疗，即根据病变过程中不同病机所致证候变化的随证施治。这些新观点在中医药刊物上发表后，曾引起国内外学者的强烈反响。

一、犀角地黄汤加味治疗原发性血小板减少性紫癜一例

尹某，女，35岁。

初诊：1990年10月23日。

主诉及病史：因周身皮肤紫癜10天，而于1990年8月20日住某医院，同年9月11日出院，诊为原发性血小板减少性紫癜。入院时血小板20×10^9/L，进行激素治疗及对症处理，出院时

紫癜渐趋消失，血小板 68×10^{9}/L。10 月 18 日紫癜又起，复查血小板又下降至 24×10^{9}/L。

诊查：上下肢有散在紫癜，色深，压之不退色，胸前有少量出血点；头晕头重，心悸、胸闷。月经上月 30 日来潮，持续半月余始净，大小便及饮食如常。心烦口渴，舌质红，瘀斑隐隐，脉细数。

辨证：营分郁热，络损血溢，肝肾亏损，心阴不足。

治法：清营泄热，活血止血，滋补肝肾，益养心阴。

处方：水牛角片 30g(先煎)　细生地黄 12g　粉丹皮 10g　炒白芍 12g　南北沙参各 12g　天麦冬各 10g　五味子 6g　阿胶珠 12g　仙鹤草 12g　旱莲草 12g　女贞子 12g　7 剂

二诊：1990 年 10 月 30 日。紫癜渐趋消退，但仍感心悸、胸闷，有时两目疼痛，引及头角痛；腰酸，口渴，舌质略红，脉细数。血小板 28×10^{9}/L。紫癜虽退，营热未清，心阴未复，肝肾阴虚，风阳上逆之证。当拟清泄营热，益养心阴，滋补肝肾，平熄风阳。

处方：水牛角片 20g(先煎)　细生地黄 12g　粉丹皮 10g　炒白芍 12g　阿胶珠 12g　南北沙参各 12g　天麦冬各 10g　五味子 6g　旱莲草 12g　女贞子 12g　滁菊花 10g　7 剂

三诊：1990 年 11 月 6 日。紫癜基本消失，月经 31 日来潮，5 天即净，稍感腰酸，胸闷心悸，头目痛均明显轻减，纳后脘部作胀，舌、脉如前。营热未清，心阴未复，风阳未靖，胃气未和。前法参以和胃理气。

处方：上方去粉丹皮，加青陈皮各 6g、炒谷麦芽各 12g，7 剂。

四诊：1990 年 11 月 13 日。诸症消失，血小板 80×10^{9}/L，后以健脾养胃、滋益肝肾之剂调理而安。

【按语】 原发性血小板减少性紫癜慢性型者，一般以脾虚气弱、脾不统血者较为多见，治用归脾汤加减。然本病例从症状分析，属营分郁热、络损血溢所致，故兼有心阴不足见症，且肾生髓，髓生血，肝藏血，故方用犀角地黄汤加仙鹤草、阿胶珠以清营凉血、活血止血，合生脉饮、二至丸，一以滋养心阴，一以益肝肾而生阴血。

二、培中理气法治疗慢性胰腺炎急性发作一例

徐某，女，61 岁。

初诊：1988 年 9 月 22 日。

主诉及病史：有慢性胃窦炎、胆囊炎病史。9 月 20 日下午感腹痛隐隐，21 日晚因腹痛增剧，赴某医院急诊，查血淀粉酶 1468U，诊为慢性胰腺炎急性发作。因患者要求服中药而就诊。

诊查：脘腹胀痛，按之痛剧，泛恶呕吐，嗳气，矢气较频，大便 2 日未行，神倦乏力，平素纳食不多，舌质偏淡苔薄白，脉细弱。

辨证：年逾花甲，久病体弱，中气素虚，气滞不运，本虚标实。

治法：补益中虚，疏理气滞，标本兼顾。

处方：太子参 12g　炒白术 10g　炒枳实 6g　木香 6g　陈皮 6g　川朴 5g　蒲公英 15g　法半夏 10g　炒竹茹 12g　5 剂

二诊：1988 年 9 月 27 日。脘腹不胀不痛，但左上腹部按之仍有痛感；泛恶呕吐消失；仍神倦无力，纳食不香，大便不畅，血、尿淀粉酶均在正常范围，舌、脉无变化。中虚未复，气滞不运，腑气不降。拟培中理气，通降腑气。

处方：太子参 12g　炒白术 10g　炒枳壳 6g　木香 6g　陈皮 6g　川朴 5g　制川军 8g

炒白芍 10g　炒谷麦芽各 12g　5 剂

三诊：1988 年 10 月 2 日。大便通，纳食略增，脘腹按之亦无痛感，血、尿淀粉酶仍在正常范围。以原法加减调理，身体渐趋康复。

【按语】慢性胰腺炎急性发作，以湿热蕴阻、中焦气滞为多见。本例患者因年老体弱且已久病，表现为中虚气滞，故取香砂六君合枳术汤、小承气汤三方加减，以补益中虚，疏理气机，通降腑气。因考虑患者体弱正衰，乃只取小承气汤之枳、朴以降腑气，从复诊时加用制军而大便得通来看，可知初诊时未用川军，未免失之过慎。

三、和解少阳、清化湿热治疗急性胆囊炎一例

饶某，女，37 岁。

初诊：1990 年 3 月 21 日。

主诉及病史：1989 年 11 月 1 日，因右上腹剧痛 1 天，发热，伴恶心呕吐，入某医院，B 超示急性胆囊炎、肝内胆管结石未排除。经用庆大霉素、舒胆通等治疗，腹痛缓解，于 11 月 17 日出院。之后于 1989 年 12 月 9 日至 1990 年 3 月 6 日，曾 3 次复发住入该院。CT 检查：胆总管、肝内胆管及胆囊扩大，考虑为胆道感染。前日下午开始又高烧 40℃，汗出较多，出汗退热后不久，又恶寒发热，发作无定时；右胁背疼痛，脘部不适，泛恶呕吐。

诊查：舌苔中后部白黄而腻，舌质红，脉弦小而数。

辨证：胆腑失疏，少阳枢机不利，湿热内阻。

治法：和解少阳，清化湿热。

处方：软柴胡 10g　淡黄芩 10g　香青蒿 12g　法半夏 10g　炒枳壳 6g　藿佩各 12g　六一散 12g(包)　炒赤芍 10g　蒲公英 30g　虎杖 15g　3 剂

二诊：1990 年 3 月 24 日。服上药 2 剂后，体温降至正常，脘胁已舒，右背部仍有不适感，纳食不香，头昏，二便正常，舌苔中后部薄白微腻，舌质略红，脉弦而数。胆腑余热未清，湿邪化而未净。原法出入。

处方：软柴胡 6g　淡黄芩 8g　香青蒿 12g　法半夏 10g　炒枳壳 6g　炒赤芍 10g　白蔻衣 5g　藿佩各 12g　六一散 12g(包)　5 剂

三诊：1990 年 3 月 29 日。纳食增加，各种自觉症状均消失，舌苔中后部薄白微腻，舌质略红，脉细弦。再拟疏胆和胃，清化湿热余邪。

处方：软柴胡 6g　淡黄芩 8g　法半夏 10g　炒枳壳 6g　炒白术 10g　茯苓 12g　生薏仁 15g　六一散 12g(包)　炒谷麦芽各 12g　7 剂

数月后，患者因月经不正常来就诊，云上次药后，胆囊炎症状未有发作，一直上班工作。

【按语】本例患者在四个月中曾发作 4 次而住院治疗。就诊时据症属邪在少阳而湿热中阻，故以蒿芩清胆汤合小柴胡汤加减治疗，以和解枢机，清泄胆腑，化湿泄热。治急性胆囊炎，余常以柴胡、黄芩、枳壳、赤芍、生甘草、蒲公英、虎杖为基本方。呕吐加半夏、竹茹；痛剧加川楝子；便秘加大黄；胆结石加金钱草；黄疸加茵陈、山栀等，常能迅速控制症状。

四、白虎合承气法治疗胃脘痛一例

何某，男，68 岁。

初诊：1991年6月12日。

主诉及病史：胃病将近10年，时发时止，发作无规律，医院多次检查，均诊为慢性胃炎。2日前因脘痛、腹胀较剧，赴某医院急诊，服药片（药名不详）疼痛缓解，约半小时左右又痛剧。

诊查：脘部疼痛胀满，按之益甚，发病前数日未暴饮暴食，大便3日未行，腹胀，小便黄赤短少，口渴欲凉饮，舌苔黄厚干燥，舌质红，脉数有力。

辨证：胃热亢盛，腑气不通。

治法：清泄胃热，通降腑气。

处方：生石膏30g（先煎） 知母12g 生甘草5g 生川军8g（后下） 川朴4g 炒枳壳6g 白芍12g 玄参15g 2剂

二诊：1991年6月14日。药后大便5次，有时解而不畅；腹胀消失，脘部痛胀明显减轻，仍拒按，口干渴，仍喜凉饮；苔薄黄而干，脉数有力。胃热未清，腑气失调。仍宗前法，小其制。

处方：生石膏15g（先煎） 知母12g 生甘草5g 制川军8g 炒枳壳6g 全瓜蒌12g 淡黄芩10g 白芍12g 玄参12g 3剂

三诊：1991年6月17日。大便通调，每日1行；脘部偶有隐痛，未感胀满，食稀粥胃中未有不适感，口干，苔薄黄根部略腻，脉数。胃热渐清，胃气失和，胃阴未复。再拟和胃泄热，生津养液。

处方：法半夏10g 川黄连3g 全瓜蒌12g 白芍10g 生甘草4g 南北沙参各12g 川石斛12g 玉竹12g 炒竹茹12g 7剂

循此调理2周，恢复如常人。

【按语】本例脘部胀痛且大便不通，有似食积内停或胰腺炎，而病史和血、尿检查，则予以否定。病人虽无高热，但从见症分析，证属阳明实热且腑气壅滞较甚，故予白虎合小承气，一以清胃热，一以通腑实，并伍用芍药甘草汤，以缓急止痛，且以制枳、朴之燥。本病患者脘痛，胃热是其因，腑实乃其兼证，故腑气通降以后而胃热未清，胃阴未复者，用苦泄合甘寒、酸甘之剂，以泄热和胃养阴为治，用小陷胸汤合益胃汤、芍药甘草汤加减，即为此而设。

五、化湿理气、活血祛瘀治疗急性阑尾炎一例

周某，男，54岁。

初诊：1988年9月15日。

主诉及病史：昨天早上，因突然腹痛、呕吐两次而去医院急诊。血检：白细胞计数$14\times10^9/L$，诊为急性阑尾炎。拒绝手术治疗而来就诊。

诊查：右下腹疼痛呈持续性，麦氏点有压痛，轻度反跳痛，大便两日未通，脘腹胀满，不呕吐，偶有泛恶，口不渴，体温38.2℃。血检：白细胞计数$12\times10^9/L$，中性粒细胞0.85。舌苔白厚而腻，舌质正常，脉濡细。

辨证：湿浊内阻，气滞血瘀。

治法：化湿理气，活血祛瘀，佐以通腑清热解毒。

处方：炒苍术10g 川厚朴5g 陈皮6g 土茯苓30g 生大黄6g（后下） 粉丹皮10g 桃仁10g 红藤30g 木香6g 2剂

二诊：1988年9月17日。服药1剂，大便得通，腹胀宽舒，腹痛缓和；服药2剂后，腹痛明显减轻，麦氏点仍有压痛，体温降至正常，白细胞计数$8\times10^9/L$，中性粒细胞0.75。舌苔前半

薄白根部仍白腻。瘀滞渐通，湿邪未净。循前法出入。

处方：炒苍术 6g　川厚朴 4g　陈皮 6g　土茯苓 30g　生薏仁 15g　桃仁 12g　赤芍 10g　红藤 20g　3 剂

药后症状消失，白细胞计数 5×10^9/L，二便、饮食均正常。

【按语】急性阑尾炎以湿热瘀滞者较为多见。本例患者从辨病角度看，属热毒瘀滞，而从辨证分析，则系湿阻气滞。辨证结合辨病，故取平胃散意重在化湿理气；取大黄牡丹汤加减，所以清热解毒、祛瘀活血。重用土茯苓、红藤，旨在解毒，且以祛湿、活血。

六、桂枝汤加味治疗夏日感冒一例

赵某，女，38 岁。

初诊：1989 年 7 月 4 日。

主诉及病史：5 天前发热、头痛，自服扑热息痛，汗出热退，头痛止。第二天症状如故，去医院检查，胸透及血象均正常，诊为“流感”，经输液、抗菌治疗，症状略有减轻，后又加重。

诊查：发热已 5 天，现体温 39.6℃，头胀痛，周身酸痛，汗出较多，阵阵恶寒，一受风吹即寒战，虽时已盛夏，身穿毛线背心、春秋衫，犹有寒冷感。咳嗽气逆，唾白色泡沫痰，无胸闷胸痛，口干不欲饮，大小便正常，舌苔薄白，舌质正常，脉浮。

辨证：暑月感寒，营卫不和，肺失宣降，痰浊内阻。

治法：调和营卫，宣肺化痰。

处方：桂枝 10g　炒白芍 10g　炙甘草 4g　光杏仁 12g　川厚朴 4g　法半夏 10g　生姜 3 片　大枣 4 枚　2 剂

二诊：1989 年 7 月 6 日。体温下降至 37.4℃，头痛消失，汗出减少，周身酸痛明显减轻，恶风寒感觉不明显。早晨起床时稍有咳嗽，痰沫很少；神倦乏力，纳食不香，纳后脘部如堵；苔、脉如前。属外邪已解，营卫未和，胃气不苏，脾运不健。再当调和营卫，佐以运脾醒胃。

处方：川桂枝 10g　炒白芍 10g　炙甘草 4g　生姜 3 片　大枣 4 枚　光杏仁 12g　炒谷麦芽各 12g　3 剂

上方药服 2 剂后，一切症状消失，休息数日，即恢复如常。

【按语】前人曾有“桂枝汤自西北二方居人四时用之，无不应验，而江淮间惟冬及春初可行”之说。据此，时值炎夏，且又高热，桂枝汤似不可用。但患者发热虽高而舌苔薄白，且舌质正常，口虽干而并不渴饮，再结合症状分析，确系外感风寒而致营卫不和，故用桂枝加厚朴杏子汤法，此舍时从证也。

七、葛根汤加味治疗颈椎病一例

陆某，男，56 岁。

初诊：1990 年 11 月 18 日。

主诉及病史：近 2 年来头晕头痛，时轻时重，时发时止，曾作“眩晕”、“神经性头痛”治，症未减轻，最近颈椎摄片：第三至第七颈椎骨质增生。

诊查：头昏晕，头转动稍快则颈部骨节咯咯作响，且昏晕更甚；头痛无固定部位，痛剧则伴有恶心感；血压正常；肩臂疼痛，尤以右侧为甚，抬举不利，手指发麻；大小便、饮食如常，苔薄白，脉息正常。

辨证：寒客太阳，经脉不利。

治法：驱散外寒，温通经脉。

处方：葛根12g　麻黄8g　桂枝10g　赤白芍各10g　炙甘草5g　川芎10g　鸡血藤12g　片姜黄8g　桑枝12g　7剂

二诊：1990年11月25日。各种症状均减轻，治法、方药悉循原意，服用一个月余，症状消失。

【按语】颈肩为太阳经脉所过之地。《伤寒论》云："太阳病，项背强几几，无汗恶风者，葛根汤主之"。余常借用葛根汤以治颈椎病之属寒客太阳经脉者，取其能驱散太阳经风寒而温通血脉。临床运用时，如头痛者，加川芎以活血止痛；手臂凉冷者，可加细辛或制川、草乌以温经祛寒；肩臂痛剧者，加酒地龙以祛风通络止痛；手指发麻者，加当归、鸡血藤以养血活血。如能避免颈部受寒，并适度活动肩颈，一般两三个疗程都能改善症状，乃至无自觉症状，但有退行性变化的颈椎能否恢复正常，有待进一步观察。

八、温养心肾、清化痰热治疗肺结核咳嗽一例

王某，男，65岁。

初诊：1991年2月19日。

主诉及病史：咳嗽多年，去年秋胸透发现右上肺浸润性肺结核，曾用抗结核西药治疗，证情一度好转，现仍在继续服药。近1月来咳嗽剧烈，严重影响睡眠，精神萎靡。

诊查：咳嗽频频不已，咳声微弱，呼吸不畅，气短而促；痰多色黄质稠，咯唾不易，胸闷心悸；面白形瘦，动则汗多，四末凉冷，口干欲凉饮；舌淡苔薄白，脉微细而数。

辨证：心肾阳虚，痰热蕴肺，本虚标实，寒热错杂。

治法：温养心肾，清化痰热。

处方：淡附片10g　太子参12g　川桂枝6g　炙甘草5g　南北沙参各12g　全瓜蒌12g　淡黄芩10g　法半夏10g　鱼腥草20g　葎草30g　竹沥水（分2次冲入药汤）30ml　7剂

二诊：1991年2月26日。咳嗽白昼明显减少，只前半夜阵咳；痰沫减少，仍色黄质黏；心悸不明显，活动后汗出不多；仍胸闷、呼吸不畅，渴饮减轻，手指转温，两足仍凉冷；纳食不香，大小便正常，舌、脉无变化。阳虚未复，痰热未清之象，再予温补阳气，清化痰热。

处方：淡附片10g　太子参12g　南北沙参各12g　全瓜蒌12g　淡黄芩10g　法半夏10g　葎草30g　蒸百部12g　竹沥水30ml（分2次冲入药汤）　炒谷麦芽各12g　7剂

三诊：1991年3月5日。痰沫已少，夜间阵咳减少，气短息促，四末温暖，大小便正常，纳食仍不香，神疲乏力，舌淡苔薄，脉细弱。阳虚已复，痰热已清，而肺脾两虚。当补脾养肺善后。

处方：炒潞党12g　炒白术10g　茯苓12g　炙甘草4g　淮山药12g　炙鸡内金10g　陈皮6g　炒谷麦芽各12g　南北沙参各12g　蒸百部12g　葎草15g　7剂

后以此方加减，调理2个月左右，咳嗽基本瘥可。

【按语】肺结核咳嗽以肺阴虚者为多。本例证现心肾阳虚而痰热内阻，故初用参附合桂枝甘草汤以温养心肾之阳，用小陷胸汤加味以清化痰热，此乃标急治标之意。迨心肾阳复、痰热已清，则培土生金以治其本。百部、葎草有抗结核功效，故用之。

九、养阴化湿法治疗肺结核并发糖尿病一例

朱某，男，51岁。

初诊：1988年6月18日。

主诉及病史：今年2月份体检，发现右上肺空洞，左上肺也有浸润性病灶，住某医院，治疗过程中发现糖尿病。现仍住院治疗，要求服中药。

诊查：形体清瘦，面色黧黑；无咳嗽，小便较多，夜间起床四五次；口渴欲饮，心悸阵作，原有心动过速，食欲不香，或时嗳气，受凉后泛酸；舌质红，苔中后部薄黄微腻，脉沉细而数。空腹血糖12.2mmol/L，尿糖(＋＋＋)。

辨证：心肾阴虚，胃气不和，湿热蕴阻。

治法：滋养心肾，和降胃气，清利湿热。

处方：南北沙参各12g　天冬、麦冬各10g　玉竹10g　生地黄12g　玄参20g　粉丹皮10g　山萸肉10g　淮山药12g　川石斛12g　陈皮6g　茯苓12g　芦根30g　7剂

二诊：1988年6月25日。偶有心悸，口渴较前减轻，小便仍多，不时嗳气，舌质偏红，苔中后部白黄微腻，脉沉细而数。空腹血糖11.3mmol/L，尿糖(＋＋)。阴液渐复，胃气未和，湿热未清。再遵前法。原方续进7剂。

三诊：1988年7月3日。心悸未作，嗳气消失，口微渴；小便量减少，夜间2次。空腹血糖8.49mmol/L，尿糖(＋～＋＋)。舌质略红，中后部腻苔已化。胃气和，湿邪化，但阴液未复。当滋阴生津续治。

处方：细生地黄12g　山萸肉10g　粉丹皮10g　淮山药12g　玄参15g　天麦冬各10g　南北沙参各12g　玉竹12g　川石斛12g　7剂

上方药服完后，病者又连服药7剂，于7月17日来诊，自觉症状消失，空腹血糖6.66mmol/L，尿糖(－)～(＋)。此后每周服上方5剂，持续两月余，空腹血糖均在正常范围，肺结核病亦明显向愈，继续在医院住院治疗。

【按语】肺结核病与糖尿病，两者每相互影响，糖尿病减轻，有助于肺结核病的痊愈。本例糖尿病以阴虚为主，而兼挟湿邪内阻，本虚标实。如纯予滋阴，则有恋湿之嫌；化湿过多，又有伤阴之弊。因此，立法以滋阴为主，化湿为辅，化湿必须取甘淡之品，以利湿而不致伤阴。滋阴取六味地黄、益胃汤、沙参麦冬汤意加减，以滋益肺肾，且以养胃，使土旺生金，金水相生，则化源不绝。

十、柴胡桂枝汤治疗经行前寒热一例

朱某，女，34岁。

初诊：1988年11月26日。

主诉及病史：1981年秋开始，每次经行前一周左右，晚间9时许开始形寒怕冷，周身酸痛，继而高热，汗出则热退，每晚发作，月经来潮则寒热自已。昨晚已开始发作。平素月经延期7～10天，持续3～4天净，有少量血块，带多色黄质稠，腰酸痛。多次血检，未找到疟原虫，血象正常，胸片无异常。经多家医院治疗，症状未能控制。初起两三年尚积极投医，后听之任之，近半年来证情加重。

诊查:舌苔薄白,根部黄腻;脉浮细而弦。

辨证:少阳枢机不利,营卫不和,湿热蕴阻下焦。

治法:和解枢机,调和营卫,清化湿热。

处方:软柴胡 8g 淡黄芩 10g 法半夏 10g 太子参 12g 炙甘草 4g 川桂枝 10g 炒赤白芍各 10g 当归 10g 大枣 4 枚 生姜 4 片 炒苍术 8g 炒黄柏 6g 3 剂

二诊:1988 年 11 月 29 日。服上方后第一天晚上寒热仍作,之后未有发作,白带明显减少,周身酸痛减轻,晨起眼睑略浮,午后两足轻度浮肿,二便、饮食正常,苔薄白,脉细弦。高热后正气受伤,营卫未和。当调和营卫,补益正气。

处方:川桂枝 10g 炒白芍 10g 炙甘草 4g 大枣 5 枚 生姜 4 片 炒潞党 12g 炙黄芪 12g 当归 10g 茯苓 12g 柴胡 6g 淡黄芩 8g 7 剂

三诊:1988 年 12 月 6 日。寒热未作,月经于 4 天前来潮,现即将干净,无任何不适。后以原法加减调理,服药至下次经行,寒热未有发作。后三四月因胃病来诊,询及月经正常,寒热一直未有发作。

【按语】女子以肝为先天,肝失调达,则经事愆期。而厥阴与少阳相为表里,肝气失疏,经血不调,欲外出少阳,故寒热定时发作。初诊时因证属少阳枢机不利、营卫不和、湿热蕴阻,故以小柴胡汤和解少阳,桂枝汤调和营卫,二妙丸清化下焦湿热;加当归、柴胡、赤白芍,意在疏调肝经气血。治本治标兼顾,故能一药中的。

十一、麻附细辛汤合麻杏薏甘汤加减治疗夏日外感咳嗽一例

周某,男,42 岁。

初诊:1987 年 8 月 12 日。

主诉及病史:暑假中赴黄山旅游,途中淋雨,湿衣未及时更换,当时未有不适,继续在山上游览,3 天后返家,即寒热咳嗽。

诊查:昨晚发热,今体温 38.4℃,恶寒较甚,头重头痛,周身疼痛困重,腰痛尤甚,转侧不利;喉痒咳喘,咳声重浊,咯白色泡沫痰;语音嘶哑,四末凉冷;舌苔白厚而腻,脉沉细。白细胞计数 $4.5\times10^9/L$,中性粒细胞 0.75。

辨证:肾阳虚,外感寒湿,肺气失宣。

处方:净麻黄 5g 淡附片 6g 细辛 3g 光杏仁 12g 生薏苡 15g 法半夏 10g 茯苓 12g 2 剂

二诊:1987 年 8 月 14 日。服上药 1 剂,未有动静;服第二剂药后,得汗热减,现体温 37.3℃,周身舒畅,恶寒消失,肢冷转温,咳嗽明显轻减,痰沫略少,思食稀粥,苔薄白微腻。肾阳已复,寒湿外解,肺失宣降,痰浊未清。拟宣降肺气,化痰止咳。

处方:炙麻黄 5g 光杏仁 12g 生薏苡 12g 炙甘草 4g 法半夏 10g 陈皮 6g 茯苓 12g 3 剂

服药 2 剂后,症状全部瘥可,纳食正常,第三剂药未服。

【按语】夏日因乘凉饮冷,每多寒湿外侵,常用香薷饮之类。本例患者因肾阳虚馁,被雨湿所淋,受寒较甚,是亦太阳与少阴两感,且肺气郁闭,故病初选用麻附细辛汤合麻杏薏甘汤加减,一以助阳散寒化湿,一以解表宣肺止咳。二诊时,寒湿外解,阳气已复,只是肺经余邪未清,

痰湿未净，所以用麻杏薏甘合二陈汤，以宣肺止咳化痰。因时属盛夏，故麻黄、附子用量适当减轻。

十二、温阳化湿、活血通瘀法治疗萎缩性胃炎一例

周某，男，62岁。

初诊：1991年3月5日。

主诉及病史：胃病十余年，前年冬开始增剧，去年10月纤维胃镜及病理检查：慢性萎缩性胃炎伴肠化、十二指肠炎、返流性食道炎，迭经雷尼替丁及中药等治疗，症情未有好转。

诊查：形体丰腴，面色暗滞；脘部隐痛作胀，临睡前泛酸较甚；胃中嘈杂，大便两三日一行，但不干结；腹不胀痛，纳食不香；苔白厚而腻，舌质瘀暗，脉沉缓。查阅前服中药，多系左金、二陈类制酸和胃之品。

辨证：湿阻气滞，血脉瘀阻。

治法：温阳化湿，活血通瘀。

处方：淡附片10g　淡干姜5g　淡吴茱萸4g　炒苍术8g　川厚朴5g　陈皮6g　茯苓12g　紫丹参12g　归尾10g　桃仁12g　炒赤芍10g　7剂

二诊：1991年3月12日。泛酸减少；大便通调，近3日每天一行；舌前三分之一腻苔已化，中后部仍白厚而腻；余症如前述。证属湿阻气滞，血脉瘀阻。再用温阳化湿，活血通瘀。原方药7剂。

三诊：1991年3月19日。脘部隐痛、胀满基本消失，泛酸亦大为减少，苔薄白微腻，舌质瘀暗中略显红活，脉沉细。湿邪未净，血脉瘀滞。仍当温阳化湿，活血通瘀。

处方：淡附片6g　淡干姜4g　淡吴茱萸3g　炒白术10g　陈皮6g　茯苓12g　当归尾10g　紫丹参12g　桃仁12g　炒赤芍10g　7剂

服上药后，偶泛酸，脘痛脘胀均未发作，后以此法，稍有增减，调理4个月左右，胃镜病理复查：慢性浅表性胃炎。

【按语】慢性萎缩性胃炎，以胃阴虚或中虚气滞者多见，一般胃酸减少，常治以一贯煎或六君子汤加减。本例患者形体丰腴，痰湿素盛，阴凝不化，血流不畅，而久痛易于入络，血脉瘀滞势所必然。湿为阴邪，非温不化，故重用附子、干姜、吴茱萸等辛热温燥之品，以温阳化湿；络脉瘀阻，乃用归尾、桃仁、赤芍等，以活血通络。固证情性质未有改变，故立法、用药亦守此不变。

十三、清热化湿、养阴解毒法治疗白塞综合征一例

邱某，男，23岁。

初诊：1991年11月15日。

主诉及病史：2年前夏天，持续低热十余天，原因不明，经对症治疗后热退，未几，下唇内侧及舌边尖溃破，服维生素B_6，口疮痊愈，之后不久口舌又溃破，咽喉干痛，同时龟头上侧亦溃破疼痛，经杭州某医院诊为白塞综合征，用激素治疗，症状迅即控制，但时隔不久又复发。服强的松每天20mg已一年余，仍时愈时发，因来宁就诊。

诊查：咽喉干痛，不肿，左侧口腔黏膜及舌尖舌边两侧有绿豆、米粒大小溃疡，饮食时疼痛；龟头右上方亦有溃疡，如黄豆大，影响走路；会阴部潮湿作痒；左膝关节疼痛，不红不肿，亦无凉

冷感;右手腕关节外侧有环形红斑,比蚕头稍大,不痛;舌苔白黄而腻,舌质红,脉息正常。

辨证:湿热蕴毒,阴液受伤。

治法:清热化湿,解毒养阴。

处方:生甘草 8g 法半夏 10g 淡黄芩 10g 川黄连 4g 玄参 20g 土茯苓 30g 雷公藤 12g 14 剂

二诊:1991 年 12 月 8 日。病者自述,服上药至第九剂时,溃疡症状逐渐消失。服完 14 剂后,又在当地自己购服药 7 剂,并自将强的松改为每日 10mg。仍咽干口渴,左膝疼痛,腕部红斑消退;会阴部仍潮湿作痒,但较前减轻;舌苔根部薄黄而腻,舌质偏红。湿热邪毒未清,阴伤未复。再予清热化湿,解毒养阴。

处方:生甘草 8g 法半夏 10g 淡黄芩 10g 炒川柏 6g 炒苍术 6g 土茯苓 30g 玄参 20g 雷公藤 10g 生薏苡 15g 川牛膝 12g 14 剂

三诊:1991 年 12 月 25 日。口腔及龟头溃疡均未发作,会阴部潮湿作痒及膝关节痛均消除,仍口干,舌苔根部白黄微腻,舌质红。此属湿热未清,余毒未净,阴伤未复。再循原法。

处方:生甘草 6g 法半夏 10g 淡黄芩 8g 川黄连 3g 玄参 12g 土茯苓 20g 生薏苡 12g 20 剂

嘱其先每日服药 1 剂,服 10 剂后如症状未有复发,可间日服 1 剂。后每月函诊 1 次,情况良好,无任何不适。

【按语】白塞综合征,类似于《金匮要略》中所载的狐惑病,本例患者因湿热蕴毒,且阴液不足,故取甘草泻心汤加减,以辛开苦泄湿热,重用生甘草清热解毒,去参、枣、干姜,嫌其辛甘热恋湿助热;加用玄参以养阴利咽;重用土茯苓、雷公藤,意在利湿、化毒。从控制症状看尚属理想,至于远期疗效如何,有待进一步观察。

【编者评注】沈凤阁教授行医执教五十余年,临床经验丰富,科研著作亦较多。对温病学说造诣较深,在温病辨治上颇多新见。治病不囿常法,本集所收用桂枝汤及麻附细辛汤治疗夏日外感的案例,足见其有过人之胆识。

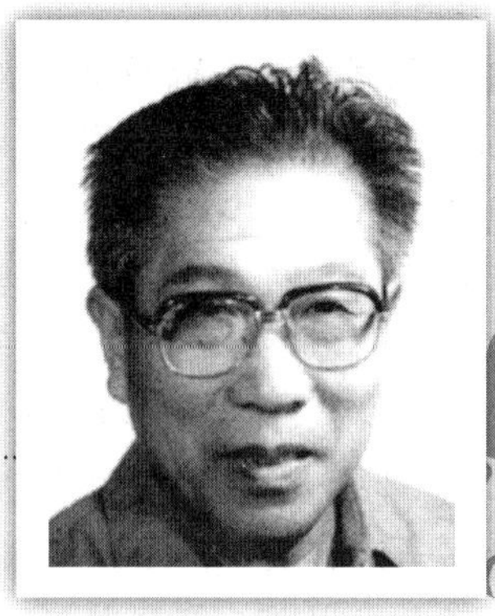

周子芳医案

【生平传略】

周子芳，1927年生，江苏连云港市人。副主任中医师。出身中医世家，幼承庭训，随父学医，深得心传。及至弱冠，悬壶于新浦。新中国成立后参加联合诊所，曾任市中医院副院长等职。

其专著《论瘀》，集毕生瘀血研究之心得，深受同道称赞。

周氏在临床上不仅深谙家传学术真谛，又兼收并蓄诸家学说之精粹，逐渐形成了自己独特的诊疗风格和用药特色。在解决内科临床某些疑难危急重证方面，有着丰富的经验。平素对于动物脏器疗法颇多发挥，将药物疗法和食物疗法紧密结合，药食同治而愈病痊疾，深受群众欢迎。

一、滋阴柔肝熄风法治愈抽搐症（术后低钙低镁血症）一例

黄某，男，31岁。

初诊：1982年3月7日。

主诉及病史：于1981年1月始食量增多，易饥喜饮，尿量不多，形体日见消瘦，乏力，心悸，恶热，易汗，性情急躁，寐差，便溏。同年7月间又觉眠时眼睑闭合不全，颈部有不适感，眼球外凸。曾至某医院就诊，诊为甲亢，给服他巴唑、甲基硫氧嘧啶及心得安等。服药两月后，症状明显好转至基本稳定，惟颈粗压迫感加重，眼球发胀，来我院经检查诊为双侧甲状腺Ⅱ度肿大，甲亢（原发性）。于3月19日行甲状腺次全切除术。下午切口渗血较多，并觉手足麻木，精神萎靡，第六天颈部肿消，切口愈合，拆线后仍诉四肢及面部麻木，伴有抽搐。患者突于3月28日病情加重，呼吸困难，全身出汗，四肢抽搐，活动障碍，给以补钙补镁及镇静、吸氧等治疗，药后病情好转，但仍反复，佛斯特氏征，陶瑟征（+）面神经叩击阳性。邀中医会诊。

诊查：会诊所见，甲状腺术后月余，四肢麻木，活动障碍，不时抽搐，呼吸困难，口吐涎沫；全身出汗，淋漓不止；呻吟不安，脉细弦而滑，苔厚腻。

辨证：术中损伤甲状旁腺，并出血较多，肝血不足，筋失润濡，风阳挟痰，内扰心神，致筋脉拘急而为抽搐；气不敛津而为汗出。

治法：养血柔肝，涤痰熄风，益气敛汗。

处方：当归 15g　生地黄 20g　白芍 20g　生黄芪 20g　石决明 20g　天麻 12g　钩藤 20g　生龙牡各 20g　代赭石 20g　胆南星 10g　全蝎 8g　菖蒲 10g　葛根 20g　蝉衣 10g　枣仁 15g　羚羊角粉 2g(冲)

水煎服，并配合静脉滴注硫酸镁及水合氯醛灌肠。

二诊：服前方，病情明显好转，症状减轻且日趋稳定。继服上方药。

三诊：服前方药 8 剂，症状基本消失，其他未见异常。改益气养血、滋阴养肝法，以资巩固。

处方：生黄芪 20g　白术 10g　党参 15g　当归 10g　白芍 15g　生地黄 15g　炙龟版 15g　炙鳖甲 15g　生龙牡各 20g　山萸肉 10g　麦冬 10g　枣仁 10g

水煎服。

以后服上方二十余剂，未见复发。

【按语】抽搐一证有虚实之分。此例素体肝旺痰热偏重，气阴耗损，又在手术之际，重伤气血，故筋脉失养而拘急抽搐。肝风挟痰，内扰心神，气不敛津而汗出津津。因此，初始以益气养血、养肝荣筋以缓其急，涤痰熄风以制其瘈。俟抽搐平、痰浊清、汗出止，即转入益气养血、滋阴养肝以正本清源，巩固疗效。

二、托里、败毒、排脓法治愈痈毒内陷(脓毒血症)一例

林某，女，16 岁。

初诊：1981 年 2 月 10 日。

主诉及病史：于 2 月 7 日上午开始畏寒发热，伴有右髂及左肩肘关节红肿疼痛，痛处无波动，活动受限，在当地医院用青霉素、链霉素及解热药治疗，身热未退，并出现荨麻疹。于 2 月 10 日前来门诊，诊为败血症而收入住院。入院后经用多种抗生素治疗，数日未效，并有转移性病灶多处，诊为脓毒血症，对左臂部及腰部病灶多次切开引流换药，仍发热不退，于 2 月 21 日邀中医会诊。

诊查：症见形体消瘦，发热持续半月未已，身热灼手，面赤口渴，迁徙脓肿多处已溃，脉数，苔黄腻。

辨证：湿热火毒，壅而成痈，痈毒内陷，脓腐走窜，伤及精血，戕伐正气，而成正虚毒盛之势。

治法：托里排脓，清热败毒。

处方：黄芪 30g　蒲公英 30g　地丁 30g　双花 20g　连翘 20g　归尾 15g　大贝 10g　花粉 15g　丹皮 10g　赤芍 15g　白芷 10g　蜈蚣 3 条　生苡仁 20g　冬瓜子 20g

水煎送服中九丸 5 粒，每日 2 次。

二诊：2 月 25 日。体温渐趋下降，两处病灶脓性渗出物减少。原方去白芷，加野菊花 20g，再进 3 剂。

三诊：2 月 28 日。体温降至正常，创口脓液甚微，续服原方至 3 月 8 日，创面肉芽新鲜部渐趋愈合。于 3 月 16 日出院。

【按语】痈毒之所以内陷，首在真气不足，正不胜邪；亦因其邪，热毒鸱张。故扶正与祛邪，二者缺一不可。选用抗生素而不验，似属祛邪有余而扶正不足。故拟方以大剂黄芪益气扶正，托里排脓，偕归尾养血行血，合用清热败毒排脓之品。标本同治，邪正兼顾，而求热退痈平毒败脓消之效。

三、滋阴和血、清热化湿法治愈脏毒（出血性坏死性肠炎）一例

张某，男，12岁。

初诊：1983年9月10日。

主诉及病史：1周前，午饭后感腹部不适，傍晚即腹痛阵作，呕吐，腹泻3次，小便短少，口不渴，服用藿香正气水后，稍安。次晨见恶寒发热，便稀如水，色如赤豆汤，偶夹腐肉状物，经某县医院治疗，身热退，呕吐止，泄泻减。偷食冷水饺后，病情复发，腹泻缠绵不愈，面色淡白，四肢冷而浮肿，转来我院，经西医诊为出血性坏死性肠炎、低蛋白血症。给血浆及抗生素等治疗数日乏效，请中医会诊。

诊查：面色淡白；四肢浮肿，按之凹陷；阴囊晶莹光亮，呈欲破渗水之状；腹胀膨满，叩之如鼓；手足厥冷，小便尚畅；大便溏稀，如赤豆汁色，偶夹腐败海蜇皮样物，其味腥臭；脉缓，舌嫩少苔。

辨证：饮食失于节制，感受暑季湿热，运化失职，暑湿热毒，郁蒸肠道，灼伤营络，耗气损血，戕脾伐胃，而成虚实夹杂之候。

治法：清热解毒，滋阴和血，益脾化湿。

处方：赤白芍各10g　川黄连6g　阿胶10g　参三七3g　地榆炭15g　白头翁10g　黄芩10g　黄芪20g　青陈皮各10g　炮姜5g　藿香10g

水煎服。

二诊：药进2剂，其证平平，病情同前。度前方攻伐有余而补益不足，故去白头翁、藿香、青陈皮，加红参6g、砂仁5g、乌梅10g。

三诊：服药5剂，腹泻渐止，纳增肿减，诸症好转。改用健脾益气固肠法。

处方：红参6g　山药10g　茯苓10g　莲肉10g　白术10g　补骨脂10g　肉桂3g　炒麦芽15g　砂仁5g　黄芪20g　乌梅15g　煨诃子6g

水煎服。

此方服至二十余剂，浮肿消退，精神转佳，改服参苓白术丸合人参健脾丸，以资巩固。

【按语】出血性坏死性肠炎，属于中医学“脏毒”范畴。《证治要诀》云：“血浊而黯者脏毒”，可见中医对此病早有认识。此例病情反复，迁延日久，暑湿热毒，郁蒸肠道未清，而气血耗损，脾气虚弱已成，故见正虚邪实、虚实夹杂之证候。拟方补益与清肠并用，继之再进调补脾胃以收功。

四、清热解毒、泄火利湿法治愈狐惑病（白塞病）一例

徐某，男，24岁。

初诊：1964年10月18日。

主诉及病史：患者于10月1日咽痛，吞咽不利，并有恶寒发热头痛，相继咽及口腔溃疡，口角流涎，阴囊有黄色脓头及溃破两处，说话含糊，难以进食，视力模糊。在本乡医院治疗十余日未效，故收入住院治疗。入院后西医诊为白塞病，应用多种抗生素及激素治疗乏效，转邀中医会诊。

诊查:全身状况较差,发热,咽痛;双蛾赤肿,表面白膜不易拭去;口腔溃疡,颌下结核为蚕豆大;两鼻翼外侧及上唇散见脓泡,各如豌豆大;下唇糜烂,皮肤潮润,有脓泡疹散在;阴囊前皮肤有如铜钱大溃疡面;脉象弦数,苔薄腻,诊为狐惑病。

辨证:心火亢盛,湿毒内蕴,心火蚀于咽喉,湿毒腐于阴器,变生狐惑。

治法:清热解毒,泄火祛湿。

处方:双花 15g　连翘 15g　花粉 15g　大贝 10g　马勃 10g　桔梗 10g　板蓝根 30g　防风 10g　竹叶 10g　滑石 15g　生地黄 20g　川黄连 10g

水煎服。另用:大黄 20g、苏叶 15g,煎煮取汁浸纱布湿敷患处,继以锡类散、冰硼散混合外扑。

二诊:服方 3 剂,不见起色,湿毒火邪有炽盛之势。仍依前法,加重其剂,以抑其势。前方去板蓝根,加犀角粉 3g、赤芍 15g、丹皮 10g。

三诊:前方进服 10 剂,病势大挫,体温降至正常,咽痛平;口腔及阴部溃疡逐日向愈,脓泡干瘪;惟见舌质微红,口干少津;有毒热耗阴、津液竭伤之象。原方加减,去防风、竹叶、滑石、桔梗,加石斛 15g、元参 20g。

送服珠黄散 1 瓶。

服上方二十余剂后出院,以后追访未见复发。

【按语】白塞病是西医学病名,与中医之狐惑病极为相似。此例病人,上部舌糜及口腔溃疡,下部阴囊溃烂渗水,均因心火亢盛、湿毒内蕴所致。拟以清热解毒、泄火祛湿之法,初服轻剂,药不胜病,以后加重其剂,且内外并举,药证相符,随获佳效而治愈。

五、消风祛湿汤治愈浸淫疮(剥脱性皮炎)一例

王某,男,45 岁。

初诊:1978 年 6 月 2 日。

主诉及病史:患者病前数日在坟墓地区挖掘淤泥,完工之后,觉足部瘙痒,继而面肢浮肿,两臂起鸡皮样泡疹痒甚。经某医院治疗未效,延今二十余日,且病情逐日加重,黄黏水津津外渗,衣被均被浸湿,被褥揭开热气蒸腾;痒疹成片,痒如蚁行,皮肤剥脱;身热,体温 38.5～39.5℃。院诊为剥脱性皮炎。经用苯海拉明、强的松、抗生素等治疗未效,即邀中医会诊。

诊查:会诊所见:身热,心烦口渴;两足肌肤焮红成片,浸淫剥脱,水湿津津外溢,蔓延浸渍皮肤;面部为粟米样湿疹,瘙痒殊甚,抓破即渗黏液,汇集成片;脉象弦数,苔薄腻黄。

辨证:心火血热内盛,风热湿邪外受,交相搏击,郁于肌肤,浸淫蔓延而成。

治法:清热凉血,消风祛湿。

(1) 处方:荆芥 10g　防风 10g　乌蛇 10g　蝉衣 10g　生地黄 20g　赤芍 15g　当归 10g　苦参 15g　地肤子 15g　刺蒺藜 15g　徐长卿 15g　花粉 15g　黄连 8g　黄柏 10g

水煎服。

(2) 洗方:浮萍草 30g　野菊花 20g　苦参 20g　苍术 15g　荆芥 15g　地肤子 15g　蛇床子 15g

水煎滤出外洗。

(3) 散剂:松花粉 20g　滑石 20g　黄连 10g　冰片 2g　青黛 10g

共为粉,纱布包,外扑用。

二诊：药进 3 剂，且内服外洗并用，热势初平，皮肤瘙痒减，渗水渐少。仍依原方，继服 5 剂。

三诊：服用前方，皮肤渗水消失，剥脱之处新皮滋生，干燥脱屑。继服原方 12 剂而愈。

【按语】剥脱性皮炎是西医学的病名，从症状来看，似属中医之“血风疮”或“浸淫疮”之类的病。此例患者风湿血热交相搏结，风胜则瘙痒，湿胜则渗出，热胜则皮肤脱落，故处以消风祛湿、清热凉血之剂，配合洗扑方燥湿于外，达到内外合治之目的。

六、清热败毒、活血通络法治愈脱疽（多发性闭塞性小动脉炎）一例

韩某，女，24 岁。

初诊：1979 年 10 月 13 日。

主诉及病史：患病一月余，初则两下肢出现红疹，瘙痒疼痛，继而出现水肿、紫斑，痛痒日渐加重。经当地乡医院应用抗生素、激素、复方丹参片等治疗，水肿消退，紫斑未减，但出现左足第二趾端青紫干瘪、坏死，拟诊为“干性坏疽”，转来我院内科，仍用前药加扩张血管药，治疗乏效，经再次会诊，确诊为多发性闭塞性小动脉炎，邀中医配合治疗。

诊查：四肢末端、手足背面及耳垂部可见散在紫色瘀斑，以左足背为多，压不退色。两足疼痛，左、右足第一二趾已黑紫干瘪、痛势日见加剧。其余肢端，触之即痛，两足趾肤温尚可，两侧足背趺阳脉搏动正常，不发热。舌红少苔，脉弦数。

辨证：素体阳气不足，气血不充，外感寒湿，久羁不解，郁化毒热，伤及血络，导致气血滞结、经脉阻塞，故气血不濡养四末而生脱疽之变。

治法：清热败毒，凉血化瘀，通络止痛。

处方：忍冬藤 30g　丹皮 10g　赤芍 15g　紫草 15g　红花 10g　桃仁 10g　制川军 10g　秦艽 10g　丹参 20g　地龙 10g　生地黄 15g　水蛭 8g　制乳没各 10g　川牛膝 15g　当归 15g　甘草 6g

水煎服。

二诊：药进 10 剂，病势大减，瘀斑渐退，察舌红少苔、脉细数。原方去乳没，加元参 20g。

三诊：继服药 10 剂，病情逐渐好转，以后守方守法服药三十余剂，疼痛消失，瘀斑消退，诸症已平，切除干枯坏死之二趾，基本治愈而出院。

【按语】脱疽一病，属寒者十居七八，多因阳气不足、气血不充、感受寒湿所致。此例病人则以寒郁化热、毒热伤络、经脉阻塞不通、气血失于荣濡而致病，故须清热解毒、凉血散瘀。方中水蛭、地龙虫类走窜，下行入络，既作引导之用，又有搜剔之功，热散瘀消而险证顿挫。

七、黄芪鳖甲汤加减治愈低热（变态反应性血管炎）一例

林某，女，20 岁。

初诊：1982 年 9 月 3 日。

主诉及病史：两下肢结节性红斑反复发作两年余，不规则低热 2 个月。局部红肿疼痛，持续半月余，可自行消退。2 月前发现低热，体温 37.5℃左右，查血沉 59mm/1h，胸片示右下肺有钙化灶，肺内有点状钙化，曾在外地某医院行多种检查，诊为变态反应性血管炎，就地住院，

经抗痨治疗月余，无明显疗效，故返归故里，邀中医会诊。

诊查：低热缠绵，倦怠乏力；两下肢红斑反复发作，有结节，局部红肿疼痛；食纳稍逊，口干，形体未见消瘦，两颧微红，二便正常。脉细数，舌质稍红嫩，苔薄微腻。

辨证：素体肺阴不足，外感风湿热邪，发于肌肤、结于血脉，气机不畅，瘀血痹阻，而致低热缠绵、红斑结节、红肿热痛。

治法：暂予散风清热，祛湿通络法治标，待机而滋阴清热，治肺求本。

处方：萆薢 15g　连翘 15g　生地黄 20g　忍冬藤 20g　防己 15g　防风 10g　秦艽 10g　地龙 10g　丹皮 10g　紫草 10g　威灵仙 15g　木瓜 10g　蚕砂 15g

水煎服。

二诊：药进 4 剂，体温渐降，红斑结节症状减。仍宗原方，继服药 5 剂。

三诊：服上方期间，低热似又反复，口稍干，乏力，舌红，苔薄腻已退。鉴于其人素体肺虚、阴亏火旺，故改用滋阴清热退蒸法，黄芪鳖甲汤加减。

处方：黄芪 20g　鳖甲 15g　青蒿 15g　白薇 10g　生地黄 20g　白芍 15g　乌梅 15g　当归 10g　知母 10g　黄芩 15g　秦艽 10g　煅牡蛎 20g　北沙参 15g　甘草 6g

水煎服。

自服此方之后，体温降至正常，红斑结节全部消退，血沉 24mm/1h。继服药三十余剂而诸症悉平，追询未见复发。

【按语】西医认为变态反应性血管炎是由结核杆菌感染引起，故施以抗痨治疗。中医根据脉证，对该例患者初投散风清热、祛湿通络剂，红斑结节减少，而后热势又起，盖因素体肺气虚弱，痨瘵内伤，肺阴亏损，阴虚火旺所致，故继用黄芪鳖甲汤化裁，以清虚热。先标后本，层次分明，故收良效。

八、清热解毒、扶正救脱法抢救麻疹危证一例

李某，女，2 岁半。

初诊：1979 年 2 月 18 日。

主诉及病史：发热 3 天。初见头身热而指趾冷，鼻塞流涕，咳嗽，喷嚏，泪水汪汪；继则身热逐渐增高，咳剧，目赤多眵，声嘶。正当疹点渐次透出之际，忽因天气骤变，卒感寒凉，病情突变，呼吸急促，喘息烦躁。西医诊为麻肺心衰，病家要求请中医助治。

诊查：疹点暗紫，发热不解，烦躁不安，咳嗽频作，息粗而喘，气促痰鸣，张口抬肩，鼻煽少涕，颜面时青时白，精神时见萎顿，肢冷唇绀，脉纹青紫，舌苔燥厚。

辨证：麻毒闭肺，毒热内陷，劫阴伤阳而呈内闭外脱之危候。

治法：外以清热解毒宣肺而救闭，内以温阳益气生津而固脱。

处方：银花 15g　连翘 10g　赤芍 10g　红花 6g　麻黄各 6g　生石膏 20g　杏仁 8g　红参 6g　附片 4g　生龙牡各 10g　磁石 10g　甘草 3g　鲜芦根 20g

水煎服。

二诊：药进 2 剂，手足转温，面色渐红，喘促已平，病情稳定，证趋坦途。察仍时发热，龈燥舌红乏津。原方加清热生津之品，去参、附、龙、牡，加南沙参 10g、元参 10g，服上方 3 剂后诸症悉平。

【按语】麻疹顺序透发，毒邪随疹外泄，疹回而热退，是为顺证。该例患者发疹之际，重感风寒，毒热内陷，陷于心则心神蒙扰、烦躁不安、精神委顿，陷于肺则痰壅气闭、咳喘痰鸣、鼻翼

煽动，而成内闭外脱、邪盛正溃之险象。故以参附汤温补心肾急救其脱，合麻杏石甘汤清热宣肺速解其闭，妙在一味磁石，纳残阳入肾，群药共伍，以求正复邪祛之效。

九、假苏饮加减治愈产后癃闭一例

王某，女，28岁。

初诊：1980年4月8日。

主诉及病史：足月初产，宫口开全后，行会阴切开术，胎头吸引助产生一男婴。产时母婴均安，出血不多，胎盘完整，会阴外缝四针。产后血压90/60mmHg。次日小便不能自解，点滴不出，少腹胀满，诊为产后尿潴留。经诱导疗法、热水蒸汽、肥皂水灌肠及注射新斯的明，均无效；又行针刺治疗仍乏效，故只能赖导尿以缓急排尿，并转请中医会诊。

诊查：会诊所见：保留导尿，不时开放，否则少腹不适、膀胱膨胀；尿少，不发热；脉缓，薄苔。

辨证：产后阴血亏虚、肾气受损、膀胱气化不力，州都之职不行，故少腹膨急、排泄困难而致尿闭。

治法：滋肾坚阴，化气通关。

处方：知母10g　黄柏10g　肉桂5g　熟地黄15g　车前子20g　乌药10g　通草10g　当归10g　杜仲15g　茯苓15g　茱萸肉10g　丹皮10g　菟丝子15g

水煎服。

二诊：药进2剂未效。寻思产时努责过度，溺窍受损，气闭不通，水道阻遏。改用提壶揭盖法，以期开上达下，仿假苏散加味。

处方：荆芥10g　陈皮10g　香附10g　麦芽15g　瞿麦15g　茯苓15g　当归10g　杏仁15g　紫菀10g　桔梗10g　车前子15g　木通6g　甘草6g　灯芯3g

水煎服。

三诊：1剂药服后小便即见通利，将导尿管取出，小便仍畅流如故。继服药2剂，以资巩固。

【按语】小便不通是为最急之症。产后癃闭，多由产时损伤肾气、膀胱气化无权所致。初投滋肾坚阴、化气通关剂罔效。寻思与产时努责过度、肺气受损、溺窍闭阻有关。经云“饮入于胃，游溢精气，上输于脾，脾气散精，上归于肺，通调水道，下输膀胱”。肺气不利则膀胱不行，故拟方开上窍以通下窍，用药则不全为分利之味，正合喻嘉言先议病后议药之说也。

十、峻下通腑法治愈小儿腑结证(麻痹性肠梗阻)一例

朱某，女，1岁半。

初诊：1968年2月28日。

主诉及病史(患儿母亲代诉)：阵发性哭闹两天，伴频繁呕吐两昼夜。初因春节期间饮食不当，而致腹泻黄色稀便3天，无脓血黏液便，经当地医院治愈。26日夜晚患儿始频繁呕吐，内容物为乳汁及凝乳块，并长时哭闹烦躁不安，经当地医院治疗观察1天乏效，且呕吐甚，内容物由乳汁变为黄色涎水，有粪臭味，伴腹部膨胀，无矢气，故于夜间急诊入院，经腹透检查确诊为麻痹性肠梗阻，给输液、抗生、消炎及肛管排气，经1天治疗未效。动员作手术治疗，患儿父母暂不同意，要求中医会诊。

诊查(会诊所见):患儿频繁呕吐,辗转床褥,烦躁不安;呕吐物呈黄色,其味腥臭;腹部膨胀,叩之如鼓,拒按拒触;大便闭结数日;指纹微紫,口干苔黄厚而燥。

辨证:小儿脏腑娇嫩,脾胃脆弱,饮食不节,积结不化,壅滞肠腑,气机闭塞,升降乖戾,关格不通,而为腑实闭结之证。

治法:据“腑以通为用”之则,荡涤积滞,通腑降逆为法。

处方:川厚朴 6g 枳实 5g 生军 5g(后下) 元明粉 5g 代赭石 8g 旋覆花 5g 陈皮 6g 法半夏 6g 槟榔 6g 莱菔子 6g 甘草 3g

水煎少量,鼻饲徐徐注入。另用松节油热敷腹部。

二诊:经服药及热敷后,肠鸣出现,当日下午即见大便畅解,呕吐告止,胀势锐减,全腹转软,给以启脾丸连服数日而愈出院。

【按语】下既不通,势必上逆而为呕;中焦堵塞,难免腹胀而便秘。此案乃阳明府实重证。《黄帝内经》云“中满者泻之于内”,又说“其实者散而泻之”。故用大承气加减,1 剂而肠鸣,大便畅行,诸症随之而解。

十一、凉血化瘀法治愈绿风内障(新生血管性青光眼)一例

李某,男,42 岁。

初诊:1980 年 3 月 18 日。

主诉及病史:1979 年 5 月曾患“左眼中央静脉下支血栓”而视物模糊,视力下降。同年 10 月 2 日做抗青光眼手术,至 1980 年 3 月中旬自觉病情加重,乃赴南京某医院检查,认为视网膜血循环障碍,引起眼内出血,组织缺氧,新生血管大量产生,累及房角组织,影响房水排泄和吸收,导致眼压增高而致病。视力:左 0.01,右 1.5;眼压:左 40.18mmHg,右 170.30mmHg,血压 136/90mmHg;胆固醇 189mg%;三酸甘油酯 386mg%。诊为左新生血管性青光眼。西医多采用手术治疗,患者惧于再行手术之苦,要求先服用中药治疗。

诊查:头脑胀痛为著,左目红赤视物不清,目珠微见凸出,风轮色泽暗滞,四周赤脉满布,伴见肢麻、口苦、舌红,脉弦而涩。

辨证:风火上攻,阳热亢盛,热壅血瘀,目络受损。

治法:疏风清热,凉血化瘀,泄肝通络。

处方:当归 15g 生地黄 20g 赤芍 15g 红花 10g 丹参 15g 青皮 10g 杭菊 15g 木贼草 12g 丹皮 10g 黄芩 10g 车前子 15g 白蒺藜 15g 柴胡 10g 石决明 20g

水煎服。

守方守法服用药七十余剂,自觉症状全部消失,惟左目视力仍差。

6 月 9 日眼科复查:左眼球结膜轻度充血,左眼底视乳头色泽苍白,动脉血管细。左眼压 25.8mmHg,右眼压 18.5mmHg。胆固醇 3.22mmol/L,三酸甘油酯 1.85mmol/L。血压 124/90mmHg。

嘱其继服杞菊地黄丸或明目地黄丸,或间断服前方汤剂,以巩固疗效。

【按语】新生血管性青光眼,中医无此病名。就其症状而言,散见于中医医籍中“绿风内障”、“目赤”、“眼痛”等病中。此病多属风火上攻、阳亢肝热、热壅血瘀所致。本例目胀目痛头痛,目内赤脉显见,口苦舌红,一派血瘀肝热之象,故以活血化瘀为主,佐以清肝明目,使火降热清,瘀散血行,目络得养而收效。

十二、扶正祛邪治疗急痨虚损(急性单核细胞型白血病)一例

祁某，女，14岁。

初诊：1976年1月8日。

主诉及病史：低热、乏力、面黄、牙龈出血、颈部淋巴结肿大3个月余。据苏州血液病研究所血象及骨髓象报告，确诊为急性单核细胞型白血病。回本地医院按“COAP”化疗方案等疗法治疗，症状有减，血象略为好转，但形体日见衰弱，请中医配合治疗。

诊查：面色㿠白，形衰神疲，低热缠绵；颈部及腹股沟处淋巴结肿大，状如黄豆及白果大小，质中等，有压痛，触之有活动性；牙龈肿胀，有陈旧血迹；两下肢见有散在出血点及瘀斑；脉迟大无力，舌质微红有薄苔。

辨证：素体正气不足，邪气乘虚而入，内陷脏腑，损于肝肾，气血精髓，化生乏源，致现本虚标实、虚实相兼，并已陷入邪盛正溃之候。

治法：滋补肝肾、填精益髓以扶正，佐以清热解毒以祛邪。

处方：萸肉10g　熟地黄20g　当归10g　白芍15g　枸杞10g　何首乌15g　炙鳖甲15g　女贞子15g　旱莲草15g　紫河车10g　蛇舌草20g　红参10g　阿胶10g(烊)　鹿胶6g(烊)

水煎服，送服六神丸10粒，珠黄散1支。

二诊：药进5剂，精神转佳，余症亦见减轻。守法不更，继服前方。

三诊：汤剂进服五十余剂，血象改善，髓象趋于缓解。患者惧服汤液，改服丸药，以乞缓图。

处方：红参60g　熟地黄80g　黄精60g　阿胶30g　枸杞30g　黄芪60g　当归50g　何首乌50g　白芍40g　萸肉40g　天冬40g　紫河车50g　鹿角胶30g　龟版胶30g　冬虫草30g

共研细末，炼蜜为丸，每重10g，每次1丸，日服3次。并间日服六神丸10丸，珠黄散1支。

上方药续服三年余，长期缓解，现已就业工作，结婚生一男婴，至今16年，未见反复。

【按语】急性白血病，以发热、出血、贫血为主要症状，似属中医血证、虚损、急劳范畴。其起病急骤，病势险恶。该例扶正祛邪并施，获得长期缓解，存活至今。方中龟版胶、鹿角胶、紫河车、鳖甲、阿胶均属血肉有情之品，其功力非草木之味所能比拟，大补真元，功专力宏。且借鉴日医经验，以六神丸、珠黄散祛邪，标本兼顾而收佳效。

十三、金匮肾气丸加减治愈虚损(艾迪生病)一例

孙某，女，42岁。

初诊：1978年10月8日。

主诉及病史：病已两年余，初则月经不调，期至不定，有时头晕，心中难受，神倦乏力；继之四肢轻度浮肿，小便尚畅，额及两颧黑斑沉着，牙龈及舌质有紫蓝色斑点。曾经外地某医院各项检查，认为肾上腺皮质功能潜力不足，诊为艾迪生病，给予激素治疗，但终未得缓解，来中医科就诊。

诊查：既往曾有肺结核病史，病程达2年之久，经治已愈。刻下形体消瘦，头晕时作，稍动即感心慌，身倦神疲，腰膝酸软，食纳乏味，怯寒喜暖，便溏尿清；月水愆期而量寡，色质尚可；额

及两颧黑斑色素沉着，牙龈及舌质有紫蓝色斑点，唇暗少苔，脉沉细无力。

辨证：肺阴亏虚，阴损及阳，肺损及肾，金水交虚，命火式微，阳虚气弱精乏。

治法：温补肾阳，壮火益气。

处方：附片 10g　山萸肉 10g　熟地黄 20g　山药 15g　茯苓 15g　巴戟 15g　枸杞 15g　鹿胶 6g　龟版 15g　桂枝 6g　黄芪 20g　红参 10g(煎后兑入)　甘草 20g

水煎服。

二诊：药进 5 剂，精神转佳，余症小减，但胃纳为呆。原方加砂仁 6g、陈皮 10g、淫羊藿 15g，水煎服。

三诊：服药 10 剂，诸症悉减，食纳转增。原方加泽泻 15g，继服药五十余剂而证平。后以甘草单味熬膏，常年内服，巩固疗效，至今未发。

【按语】艾迪生病，其症状似为劳损之类。此例初因肺阴亏虚，继则损及肾阴肾阳，致阴阳失调、脏腑功能紊乱，故呈现一派阴阳两虚、精血亏损之证候。处方补益肾阳，壮火益气，以调整其偏衰现象。方中除大队填补之品外，尚重用甘草，其后又以单味甘草熬膏内服，取其有类肾上腺皮质激素样作用。甘草一药《日华本草》谓能"补五劳七伤，一切虚损"。此例久服，并无中满、浮肿等症。

十四、完带汤加减治愈乳泣一例

王某，女，45 岁。

初诊：1981 年 3 月 10 日。

主诉及病史：婚后一向月经不调，一直未孕。二十余年来每于经前上怀作胀，胸闷、易怒，腹满作痛。平素白带频下，屡治未效，亦无信心就医。近几月来，忽有乳汁自流，惧为乳癌前期征象，焦虑万分，而来就医。

诊查：乳汁自流，质清稀，有时如带浊，无血性物；乳房丰满时胀，未扪及包块，乳晕肤色如常。平素性情多虑易怒，脉弦缓少苔。

辨证：龄届更年，一直未孕；平素多虑善怒，伤及肝脾，肝失疏泄，脾失健运，津液不循正途，水湿化为浊汁，从乳窍泌出。

治法：疏肝解郁，健脾除湿。

处方：苍白术各 10g　陈皮 10g　茯苓 15g　柴胡 6g　当归 10g　白芍 15g　太子参 15g　黑芥 8g　山药 15g　车前子 15g　炒苡仁 20g

水煎服。

二诊：药进 5 剂，自觉乳房胀满减轻，乳汁逐渐停溢，继服药 5 剂而愈。

【按语】《女科经纶》云："若未产而乳自出者，谓之乳泣"。乳汁为血所化生，赖气以运行及制约。乳房属胃，乳头属肝，肝气条达，胃气健强，则乳汁蓄泄有时。此例患者素体肝旺，气机郁滞，久郁化热，伤及脾胃，致使脾失健运，水不化津，变生浊汁，泌出乳窍。方从完带汤化裁，旨在疏肝郁、健脾运、化湿浊，肝郁解，脾运健，水湿化，则乳泣自平。

十五、活血化瘀法治愈膏淋（乳糜尿）一例

胡某，男，41 岁。

初诊:1983年11月6日。

主诉及病史:小便混浊,或如洗肉水样,劳累及脂餐后加重三月余。经化验尿蛋白(++),红细胞(+++),白细胞(+),乳糜定性(++),诊为乳糜血尿。治疗月余未效,转中医就诊。

诊查:小便混浊,或白如米泔,或凝结如膏,或有碎小血块,偶尔阻塞尿道,排尿困难;少腹作胀,伴见腰脊酸痛,头晕乏力,胃纳欠佳;舌稍暗紫,苔淡黄,脉弦细。

辨证:湿热下注,伤及血络,脉络瘀滞,水道不利。

治法:活血化瘀,清热利湿。

处方:大小蓟各30g 茜草15g 瞿麦15g 石韦20g 莪术10g 三七参6g 刘寄奴12g 当归10g 红花10g 土鳖虫8g 生地黄20g 赤芍15g 桃仁10g 炮甲10g

水煎服。

二诊:药进5剂,血尿凝块消失,少腹作胀减轻,惟小便仍混浊。原方加荠菜花30g、萆薢20g,继服药二十余剂,小便检查转阴而愈。

【按语】乳糜血尿,属中医学之"膏淋"、"血淋"范围。初病在气,久病伤络。湿热下注,热伤血络,脉络瘀阻,溺窍不利,故以化瘀清利法而收功。

十六、二加龙骨牡蛎汤加减治愈阳虚自汗(更年期综合征)一例

王某,女,51岁。

初诊:1986年10月4日。

主诉及病史:月经已绝年余。近年来症见头晕、心慌、乏力、寐差多梦,面时烘热,易于出汗,面肢轻微浮肿,腰膝酸软,烦躁易怒。近周来动即汗出淋漓,继之畏寒,服更年康及谷维素等未效,1日数度发作。

诊查:龄届更年,经水已绝,有时面红如妆,汗出淋漓,汗后怯寒,寐少,乏力,脉细少苔。

辨证:证属肾气不充、阳虚气弱、阴阳乖违、虚阳浮越。

治法:补肾益气,敛阴潜阳,固表止汗。

处方:生龙牡各20g 附片12g 白芍15g 白薇10g 仙茅15g 淫羊藿15g 巴戟10g 生黄芪20g 当归10g 知母10g 大枣5枚 生姜3片

水煎服。

二诊:药进3剂即汗止,诸症悉平。原方不更,继服药5剂,以后改服归脾丸合肾气丸而收功。

【按语】经云"女子七七任脉虚,太冲脉衰少,天癸竭,地道不通"。天癸来源于肾,冲任两脉与肾息息相关。妇女将届经断之年,每每肾气渐虚,冲任脉衰,精血不足,阴阳乖违,濡润温煦失司,脏腑功能紊乱。此例患者以烘热易汗、畏寒为主症,拟方以补肾益气、敛阴潜阳立法,意在阳得阴助、阴得阳升而使化生无穷、泉源不竭,从而达到阴平阳秘、气血调和之目的。

十七、活血化瘀法治愈崩漏癥瘕(宫外孕)一例

林某,女,30岁。

初诊:1979年8月4日。

主诉及病史：停经两月余，阴道不规则出血，伴有腹痛约1周。经尿TT试验及子宫后穹隆穿刺等妇科检查，诊为子宫外孕。住院欲行手术，患者要求先予中药保守治疗，待机再作手术。

诊查：少腹作胀时痛拒按，或痛如针刺；下血淋漓，色黑而紫，有时量多，带有血块，腰酸；脉沉滑而紧，口燥薄苔。

辨证：血脉瘀滞，积于胞宫，瘀血不去，新血不守，故腹痛漏下。

治法：活血祛瘀，止血定痛。

处方：当归10g　丹参15g　制乳没各10g　失笑散20g　阿胶10g　艾炭10g　赤芍15g　川芎10g　三七参6g　陈棕炭15g

水煎服。

二诊：服药3剂，出血渐止，腹痛已平，但感头晕心慌、乏力，易出汗；少腹触有一小包块，状如鸡卵；系体弱气血两虚，残瘀未化。拟滋补气血、化瘀散结并用，寓消于补，标本兼顾。

处方：黄芪20g　白术10g　当归10g　熟地黄15g　白芍15g　莪术10g　三棱10g　青皮10g　香附10g　生山楂15g　三七参6g

水煎服。

三诊：服方二十余剂，体质日渐恢复，包块消失而愈。

【按语】宫外妊娠见有出血者，属崩漏范畴；而伴有包块者，当属癥瘕。见红出血，腹部包块是现象，气血凝滞、瘀阻胞宫是本质。故拟方须以活血化瘀立法，气行血活瘀散则崩漏癥瘕自平。

十八、广角地黄汤加减治虚劳大咯血一例

戴某，男，31岁。

初诊：1973年3月16日。

主诉及病史：患者于1970年秋发现肺结核，经服异烟肼三个月，症状好转，自行停药。1972年12月间，偶有间断小量咯血。经胸部X线检查，发现右上肺有浸润型病变，并有空洞形成，继服异烟肼，注射链霉素。在治疗过程中，仍有低热咳嗽、痰血等症状。1973年3月间，突然发生大口咯血，咯血量约为400ml而收入住院。入院后经用脑垂体后叶素，但效果仍未能持久，西医欲行萎陷疗法，患者畏惧，要求服用中药治疗。

诊查：形体消瘦，低热盗汗，颧红如妆，咳嗽阵作，不时大口咯出鲜血，情绪愈为紧张。脉虚数，舌红少苔乏津。

辨证：肺阴亏损，阴虚火旺，热伤阳络，迫血妄行，而致虚劳咯血。

治法：急则治标。当从清热泻火、凉血止血入治。

处方：广角粉3g　生地黄30g　白芍15g　丹皮10g　山栀12g　藕节30g　茜草15g　桑皮10g　阿胶10g(烊)　黄芩15g　川军炭5g　童便1盅(冲)　三七参5g

水煎服。

二诊：服药2剂，咯血已止，惟存痰血、低热、咳嗽。原方去川军炭、山栀炭、丹皮、童便，加地骨皮15g、炙百部15g、川贝10g、蛇粉15g、知母15g，水煎服。

三诊：药进5剂，痰血止，低热渐平，改方巩固。去藕节、茜草、三七参、广角粉，加北沙参15g、百合15g、天冬15g、煅牡蛎20g，水煎服。

四诊：服药5剂，诸症悉平，拟培脾益肺以固本。

处方：於术10g　北沙参15g　百合15g　阿胶10g　熟地黄15g　砂仁4g　煅牡蛎15g　黄芩12g　炙百部15g　天冬10g　当归10g　川贝10g

水煎服。

此方续服五十余剂，改为丸剂缓图，配合异烟肼、链霉素等而痊愈。

【按语】此例肺痨咯血，乃因瘵虫袭肺，肺阴受损，阴虚火旺，灼伤络脉所致。咯血为急，急则治标，选犀角地黄汤出入，以广角代犀角；方中童便一药，性味感寒，凉血止血，功专效捷，《本草衍义补遗》称其"降火最速"，且不留瘀。故2剂而收效，血平而证缓，即转入求本。处方以培土生金立法，旨在芟草除根，以求损复。

【编者评注】周老治病，思路清晰，病机分析透彻，能抓住病本和重点；用药则紧扣病机，主次丝丝入扣，故取效明显。上述医案，大多属疑难重病，往往也正是中医的用武之地。如本案肺结核、肺空洞大咯血，西医虽有积极措施，但仍不能解其危急。而中医据证辨为阴虚火旺、热灼阳络，重用广角、生地、三七、川军炭、童便，既养阴凉血止血，又止血而不留瘀，瘀去热清血凉，其血自宁，收效甚捷；方药配伍既突出重点，措施有力，又配伍严密。后期血止后的处理，先用养阴宁络清肺润肺，再用培土生金以固基本，步步为营，次序井然。

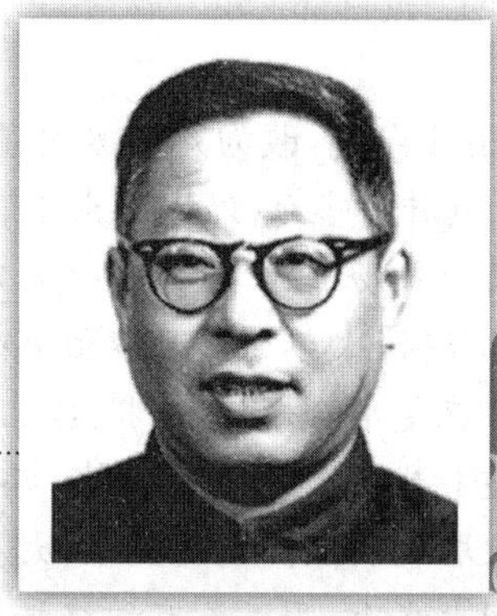

徐景藩医案

【生平传略】

徐景藩,1927年12月生于江苏省吴江县中医世家。江苏省中医院(即南京中医学院附属医院)内科主任中医师、教授。

14岁从父徐省三学医,18岁复从师朱春庐,3载后行医开业于吴江县盛泽镇。1952年考取卫生部中医研究班,在北京医学院学习毕业。1957年迄今一直在江苏省中医院,从事中医内科脾胃病医疗、教学和科研工作。

对脾胃病证既重视调治本脏,又注重疏肝理气。治胃病主张定病位、定病机性质,分证论治。治久泻常从脾、肝、肾三经辨证。改进食管病药物剂型及服药方法。数十年来曾发表脾胃病学术论文九十余篇。主要著作有《脾胃病诊疗经验集》,并曾参编《中医内科学》、《中医护理学》等多种教材。获省卫生厅科技进步甲等奖一项。

一、养胃理气法治愈萎缩性胃炎一例

曹某,女,53岁。

初诊:1989年5月16日。

主诉及病史:一年余来胃脘痞胀隐痛,食后尤甚,得嗳则舒。初起未加重视,因症状逐渐加重,乃求医服药治疗,内服多种中西药物,疗效不著。1989年4月12日行纤维内窥镜检查,诊断为重度慢性萎缩性胃炎,伴肠上皮化生,胃窦大弯上皮轻度异型增生。心情甚为焦虑,因症状显著,乃来诊治。主症胃脘隐痛且胀,痛时有灼热感,口干欲饮,饮食减少,神倦乏力;大便日行一次,但干结难解。

诊查:舌质红,苔薄净,脉细。上腹中脘穴周围部位轻度压痛。肝、脾不大。

辨证:胃阴不足,郁热内生,胃中气滞不畅。

治法:养胃清热理气为主。

处方:麦门冬15g　北沙参10g　川石斛10g　乌梅10g　杭白芍15g　生甘草5g　石见穿15g　白梅花10g　炒枳壳10g　佛手片10g　炙鸡内金8g　丹参12g　木蝴蝶6g

每日1剂,2次煎服。7剂。

二诊：5 月 23 日。自诉服上方 7 剂后，胃脘痞胀隐痛已减轻，大便不若已往干结。惟口干、胃中灼热感未见减轻。舌苔脉象如前，治从原法。

处方：原方加杏仁 10g、白花蛇舌草 15g，7 剂。

服二诊方后，胃中灼热感亦有减轻，口干饮水不多，胃纳正常，已无明显胀痛等症。乃又续服上方，共调治三个月，诸症均不著，精神亦如健壮时。1989 年 9 月 2 日，仍请原来检查的医师作胃镜复查，病理诊断为慢性浅表性胃炎，伴肠上皮化生，胃窦大弯未见上皮异型增生。随访至 1991 年 9 月，病情未见复发。

【按语】本例属胃脘痛。早在《灵枢经・胀论》就记载"胃胀者，腹满、胃脘痛"，说明胃痛与胀的症状常可伴随出现。患者证属胃阴不足，郁热气滞。药用沙参、麦冬、石斛等甘凉养阴生津清热，并与芍药、甘草等甘酸相合，柔养缓急定痛。方中加入枳壳、佛手理气；木蝴蝶理气护膜；白梅花理气泄热；丹参行血，微苦微寒，借助行气之功；鸡内金健胃消积，对胃府之疾常可配用，增强其腐熟水谷之功能；石见穿系唇形科植物紫参的全草，苦辛、平，清胃而无苦寒之弊，且能醒胃助食，理气通降，据个人经验，配用于胃炎，不论浅表性的或萎缩性的炎症，对病损均有改善的作用。

二诊方中曾加用杏仁，意在宣润肺气而利于胃气和降，加白花蛇舌草以增清热之力。

二、疏肝和胃法治愈胃炎一例

孙某，女，46 岁。

初诊：1989 年 6 月 6 日。

主诉及病史：病起 2 年，胃脘痞胀、隐痛，及于右胁下。三个月来加重，嗳气频多，得嗳则舒，稍多食则症状尤著。性情易躁，起病与情志不畅有关。1988 年元月及 1989 年 5 月两次经纤维内镜检查，诊断均为慢性浅表、萎缩性胃炎，肠上皮化生。经多种中西药物治疗，效果不著，症状持续存在。

诊查：舌苔薄白，舌质正常，脉弦。上腹部按之不适，但无固定压痛。肝、脾无肿大。

辨证：肝胃气滞证。

治法：疏肝和胃。

处方：苏梗 10g　炒枳壳 10g　炒白芍 15g　制香附 10g　炒陈皮 6g　佛手片 10g　绿梅花 10g　麦芽 15g　炙鸡内金 6g　石见穿 15g　白蒺藜 10g　7 剂

每日 1 剂，两次煎服。

上方服 7 剂后，诸症均有减轻。续服药 14 剂胃脘痞胀隐痛及嗳气等症状显著减轻，以后隔日服药 1 剂。在盛夏高温时期，汗出、口干，加麦冬 15g、蒲公英 15g。原方略事加减，调治历半年，症状均消失。于 1990 年 1 月 20 日复查胃镜，诊断为慢性浅表性胃炎（轻度）。随访 1 年，症未复发。

【按语】本例属胃脘痛，痛及右胁下，得嗳则舒，性躁，脉弦，证属肝胃气滞。此例病情比较单纯，由于肝气失疏、胃气不和，治当疏肝理气和胃。据个人经验，治胃病疏肝，苏梗优于柴胡，且苏梗色白而其味不辛，药性甚和平，不必因其"温"而虑其耗阴。白蒺藜与麦芽也均有疏肝功用，与香附、苏梗相伍，并有绿梅花（绿萼梅）、白芍等，疏肝而不耗气伤阴。

治病贵在辨证。很多浅表或萎缩性胃炎表现为肝胃气滞证候，运用疏肝和胃方药而取效，勿囿于脾胃气虚或胃阴不足而概用健脾、养胃之法。

三、补气养心法治愈胃溃疡一例

葛某，男，35岁。

初诊：1990年10月18日。

主诉及病史：胃脘痛反复发作已数年，加重、频发四个月。胃痛位于中脘穴附近，有时及于胸胁，时轻时重，空腹尤甚，得食可缓。但饮食不多，神倦乏力，伴有头昏耳鸣。经服多种药物，效果不著、情绪不宁。近经X线钡餐检查，诊为胃角溃疡。

诊查：舌质淡红，少苔，脉象细弦。上腹中脘穴部位轻度压痛，手按稍久即不觉痛。肝脾不大。

辨证：证属脾胃气虚、兼有气滞、气机不畅、升降失调，病久心神失养。

治法：健脾益气，理气养心。

处方：炙黄芪15g　太子参15g　淮山药15g　炙升麻5g　炒枳壳10g　炙柴胡6g　炒白芍15g　川百合30g　麦门冬15g　炙甘草5g　谷麦芽各15g

每日1剂，两次煎服。

上方服7剂，症状逐渐减轻，胃脘疼痛明显减轻。续服药7剂，饮食渐增，精神渐振，情绪亦有改善。守方继续调治40天，症状消失。X线钡餐复查，未见胃角溃疡。以后即恢复正常工作，迄今情况良好。

【按语】本例脘痛空腹尤甚，得食可缓，脾胃气虚，又兼气滞。阅以往病历之处方，前医所用补益脾胃、疏调气机之剂，药证相符。但患者症状不见减轻，况其情绪不宁，头昏，神倦乏力，夜寐亦不佳，以致焦虑不安。壮年之人，体气当壮，考虑其病久兼有心神失养，故于补益脾气与理气药中掺以百合、甘草、麦芽。甘以养心益神，藉升麻、柴胡、枳壳等调升降之法，兼顾脾、胃、心神。百合亦入胃经，据《药性论》所载："除心下急、满、痛"，但必须属于虚证方可用之。

四、通补、温中法治疗胃下垂一例

刘某，女，54岁。

初诊：1990年10月17日。

主诉及病史：胃脘痞胀、隐痛时发已有数年，加重两个月。饮食甚少，近半月来每日主食不足三两。脘痛渐及两胁下。大便少而微溏。夜不安寝，神倦乏力，消瘦，屡经中西药物治疗少效。近查X线上消化道钡餐，谓重度胃下垂，胃小弯在嵴下10cm。胃镜检查诊为慢性浅表性胃炎。

自述曾服补中益气丸及汤剂后，胃脘痞胀疼痛更甚，饮食更少。

诊查：视其神态疲乏无神，舌质偏淡，舌苔薄白。脉象细而微弦。上腹胃脘及两胁下按之微觉胀痛。血沉、肝功能、B超探查，肝、胆、胰、脾均未见异常。

辨证：病属胃脘痛。病久脾胃气虚，运化不力，肝气乘侮，故脘痛及胁、痞胀食少。气血不足，心神失养，故神倦，夜寐不安。

治法：补益脾胃而不使滞气，疏肝和胃，甘缓辛散相合。

处方：太子参12g　淮山药15g　炙甘草5g　炒白芍15g　苏梗10g　制香附10g　川百合20g　麦芽30g　薄荷2g(后下)　红枣7枚

每日1剂，两次煎服。

二诊：10月31日。自述服上方5剂，脘腹颇觉舒服，痞胀隐痛等症均见减轻。食欲好转，日进主食四两。续服药7剂，脘胁之胀痛已基本缓解。但近日自觉脐下跳动、脘腹畏寒怕冷，夜寐多梦，精神略振，仍感无力。舌苔薄白，舌质偏淡，脉细。此为中宫阳气不振，痰饮内留，故心神不宁。治再温阳宁神为主。

处方：茯苓、茯神各12g　川桂枝5g　白术10g　炙甘草5g　益智仁10g　百合20g　酸枣仁10g　夜交藤25g　大枣7枚

每日1剂，两次煎服。

此方服5剂，自觉脘腹渐暖，脐下悸动亦减轻。再服药10剂，安卧如常时，诸症均渐向愈，每天能进主食六两。至11月中旬复查X线钡餐，胃小弯在髂嵴下6cm。

【按语】本例第一方用太子参、山药、甘草、百合等益脾胃而不致滞气，并参用苏梗、香附理气。方中甘草、麦芽、大枣，即甘麦大枣汤意，取麦芽又兼疏肝而助运化，另增薄荷之辛散。全方性味不离甘缓、辛散，调理脾胃，疏达气机。

第二方宗“温药和之”之意，用苓桂术甘汤，加益智仁缓脾胃；另有茯神、枣仁、夜交藤安宁心神。

时下有少数医者有一误解，认为胃下垂均由于中气下陷，一概用补中益气汤、丸，不加辨证，不利于病。

五、填空塞虚法治愈胃疾一例

张某，男，63岁。

初诊：1990年9月12日。

主诉及病史：晚间胸闷、短气、汗出，已二旬。患有多种疾病，经检查确诊的有慢性胃炎、慢性胆囊炎、冠心病等。两月前因胆囊炎发作，上腹及右胁下胀痛不已，大便干结难解，经治疗服中药大柴胡加减，症状渐安。调治月余，胆道感染已获控制，但晚间10点多钟常觉胸闷、短气、汗出，深感痛苦，而且恐惧不安，饮食不多。空腹时胃脘痞胀隐痛，得食可缓。晚间上述症状出现时胃脘亦觉隐痛，继而胸闷、气短、汗出。体温、血压、血糖、血脂等检验均正常。多次查心电图（包括晚间）无异常发现。两旬来症状显著，乃来求治。

诊查：舌质偏淡，舌苔薄净，两脉均细。

辨证：罹有多种疾患，复因脘胁痛发作较甚，肝胆湿热病邪已祛。但食少体虚，晚间胃中空虚，胃气虚馁，阴阳平秘失常，气阴俱亏。

治法：补虚缓急，滋阴养胃为主。

处方：生炙黄芪各15g　杭白芍20g　炙甘草6g　麦门冬15g　延胡索10g　合欢皮15g　生姜2g　大枣7枚

每晚9时，浓煎约150ml，顿服。每晚1剂。

上方服1剂，当晚症状即见减轻。连服药3剂，显著好转，且能安卧。再服药3剂，症状基本消失。越旬余在子夜又出现症状，大致较前为轻，仍按原方配就，晚9点钟煎服，并饮少量米粥。药服2剂，症状即控制，以后仍按原方略事加减，白昼服药计15剂，症未再发。

【按语】此例患者症状发作以晚间为重，曾服西药，头昏恶心，反更不适。参阅病历，生脉饮加味方药曾服多剂，效不著。分析此证为气阴两虚，联系《金匮要略·血痹虚劳病脉证并治》

篇曾载“虚劳里急诸不足，黄芪建中汤主之”，所言是指内脏虚弱所表现的症状较急迫、明显而病机属虚之证，即是胃中气虚，黄芪充虚塞空尤有专长，故用此方。黄芪甘温补气，白芍、麦冬养胃；合欢皮甘平，解郁和血，安定心神；以姜枣和营益卫，平调阴阳；全方药味不多，气阴兼补；因其常在晚间发病，故嘱其于发病前1小时服药；佐少量米粥，能养胃气，俾中气得旺，升降有常，气机调畅，故症状即见减轻。嘱病人自购含服饴糖，未放入煎剂中，故处方中未写。

六、平肝祛饮法治愈胃疾眩晕一例

马某，女，54岁。

初诊：1990年10月17日。

主诉及病史：眩晕、胃脘痞胀不适已历3年，症状时轻时重。眩晕发作时伴有恶心欲吐，平时胃脘痞胀，时时泛酸，食少，口干不欲饮水。大便微溏，每日1次。有时胃脘痞胀兼隐痛，自煎生姜汤，服后脘痛可得缓解。1年来两次纤维胃镜检查谓慢性萎缩性胃炎，伴有肠上皮化生，幽门螺杆菌(+++)。血压正常、脑血流图未见异常，颈椎X线摄片示颈5椎体下缘轻度骨质增生。近1周来眩晕发作甚重，乃来诊治。

诊查：舌质偏淡，舌苔薄白腻，脉细弦。

辨证：肝阳夹痰浊上扰清窍，痰浊之生源于胃，胃气不和，饮停于中。

治法：平肝化痰和胃。半夏天麻白术汤、泽泻汤加减。

处方：明天麻12g　姜半夏10g　炒白术10g　炒陈皮6g　泽泻25g　云茯苓15g　白蒺藜10g　炒枳壳10g　炙鸡内金6g　甘草3g

每日1剂，2次煎服。先嚼生姜片，知辛后吐出姜渣，随即服药，闭目平卧。

上方服2剂，眩晕显著减轻。共服药5剂，眩晕得平。以后从原法出入调治，胃脘痞胀亦渐向愈，饮食渐增。至12月18日复查胃镜，诊断大致如前，幽门螺杆菌阴性。随访至1992年4月，眩晕、脘胀无明显发作。

【按语】中年以上之人，往往兼患多种疾患。本例眩晕，因X线片提示颈椎病变，曾多次行颈椎理疗，但眩晕依然，且更加重。结合胃疾痞胀、泛酸、不渴、舌苔有腻色，分析其病机，实由痰浊上扰，兼有肝阳不清，故方以平肝化痰祛饮为主。泽泻与白术之比例，按《金匮》泽泻汤原方之用量，掌握5∶2为好，泽泻25g、白术10g，比例恰当，才有效验，历试不爽。

自晚近发现幽门螺杆菌(HP)以来，不少医家十分重视抑杀细菌。据我个人经验，还当以辨证为主，从整体着眼。有胃热之证者，可用清热药，有胃寒者当用温药。本例辨证治疗，症状减轻，复查螺杆菌阴性，亦可说明辨证之重要。

七、内服、灌肠治愈久泻一例

邵某，男，45岁。

初诊：1991年1月16日。

主诉：病起于1989年初春，因受凉又兼饮食不当，以致泄泻，每日三四次；下腹两侧隐痛，便后腹痛得缓，畏寒喜暖。迭经治疗，症状反复不已。两个月来食欲不振，脘痞腹胀且痛，口黏且苦，神倦乏力；大便溏泄依旧，每日四五次。经服多种抗菌西药及中药，效果不著。平素嗜烟酒，性情较急躁。

诊查：面色萎黄；舌苔腻，边白中黄。两脉细，关部弦。上腹按之不适，两下腹均有压痛，无症积。大便检查有黏液及脓细胞，培养3次阴性。胃镜检查为慢性浅表性胃炎。纤维肠镜检查，见回盲部充血、水肿、有脓性分泌物，黏膜脆，易出血，诊为慢性结肠炎。

辨证：病属久泻，脾气已虚，湿郁兼化热，而以湿偏盛，肠腑脂膜内损。

治法：化湿健脾为主，佐以清热。

处方：炒苍术10g　制川朴10g　炒陈皮6g　炒白术10g　炒山药20g　茯苓20g　炙甘草5g　炮姜5g　黄连3g　仙鹤草30g　炒白芍20g　焦楂曲各15g

每日1剂，两次分服。

另用地榆30g、石菖蒲15g、白及10g，每日1剂，浓煎成150ml，每晚保留灌肠。灌5日，停2日，再灌5日。

二诊：1月30日。自投上方内服药和灌肠以来，脘痞腹胀减轻，食欲改善，口黏且苦之症已不著。大便1日两三次，溏而量多。自觉腹部抖动，下腹部冷痛连及腰际，乏力。舌苔黄白腻色已化，舌质偏淡，脉象如前。大便常规检查未见黏液及脓细胞。

据证分析：湿热已渐清化，惟久泻脾气甚虚，由脾及肾，肾阳不振，土虚木乘。拟再健脾温肾，佐以抑肝。处方以附子理中汤合痛泻要方加减。

处方：制附子5g　炒党参10g　焦白术15g　炮姜5g　云茯苓20g　炙甘草5g　益智仁10g　补骨脂10g　炒白芍20g　炒防风10g　炒陈皮5g　焦楂曲各15g　黄连2g

每日1剂，分2次煎服。保留灌肠方同前，每周灌肠5日。

三诊：3月13日。经服上方35剂，灌肠药15剂，腹痛显著减轻，亦无冷痛及腰之感；大便成形，每日1次。舌苔薄白微腻，脉象细弦。脾气久虚，不易全复；因脾虚运化不力，易生内湿、肾阳渐振而肝气未得全平。拟方再从健脾化湿与抑肝相合。

处方：炒白术10g　炒山药15g　云茯苓20g　炙甘草5g　制川厚朴10g　藿香10g　炒陈皮6g　炒白芍20g　炒防风10g　白及10g　谷麦芽各15g　焦楂曲各15g

每日1剂，分2次煎服。停用灌肠法。

上方续服15剂，诸症基本消失，饮食增加，大便日行1次，且成形，腹不痛。舌苔薄白不腻。大便多次检查正常。纤维肠镜复查回盲部正常，惟见乙状结肠黏膜轻度充血、水肿。久泻基本治愈，慢性结肠炎显著减轻。随访1年，病未复发。

【按语】此例在初诊时症状较重，腹痛便泄，舌苔腻且黄白相兼，湿热较重。故在健脾抑肝法中加用平胃散苦温化湿，黄连、仙鹤草清其湿热，以化湿为主，清热为辅。药后湿热渐祛，肾阳不振，时值严寒，方以附子理中汤加益智仁、补骨脂，健脾温肾固涩，久泻渐渐好转。

久泻脾虚，常易及肝，肝气不调，气机不畅，有碍升降。此例下腹疼痛，且曾有抖动之感，均属肝邪乘脾之征。方中重用白芍，抑肝舒挛定痛，防风祛风，亦能胜湿，二药同用，刚柔并济，不论脾气虚与脾阴、脾阳虚而症兼腹痛、痛甚欲便者，均可参用。

保留灌肠利于直达病所，个人从20世纪50年代起一直运用上述经验方。菖蒲治泻甚良，地榆清热，白及护膜宁络。注意正确运用灌肠方法，根据病变部位调整体位，可以提高疗效。

八、行气、化瘀、散结治愈胆石嵌顿一例

林某，男，58岁。

初诊：1991年1月23日。

主诉及病史：病起于1990年10月1日。因饮食荤腥肥腻过多，心下疼痛甚剧，当即去某院急诊，经诊断为胆囊炎、胆石症。经抗感染、解痉止痛等多种药物治疗，剧痛得缓，但以后仍不时发作。痛位于心下及偏右胁下，胸脘痞闷且胀，得嗳气则舒，饮食减少，口干不渴，大便通畅。近1月来剧痛时作，持续服中药，并用抗生素，且常用非那根、阿托品、654-2，甚至用杜冷丁等，效果不著。

诊查：两目少神，巩膜不黄，但较混浊；舌苔薄白，舌下络脉微紫。两脉均呈细弦，关部弦象明显。剑突下按之不适，按重则痛。血、尿、粪常规检查结果正常。肝功能、蛋白电泳、血淀粉酶等均在正常范围，乙肝抗原抗体均阴性。B超检查为胆囊炎、胆石症。胆囊长12cm，宽3.3cm；多发性结石，最大一枚2.1cm×1.4cm。CT检查提示胆囊结石、胆囊颈部有结石嵌顿，肝、胰、脾未发现异常。

辨证：病属胃痛、胁痛。病位在肝、胆与胃。病理因素由于食滞、气滞、疏泄失常，络脉瘀阻，胆府湿热蕴久成石。曾用大剂清热祛湿之品，然结石既有嵌顿，因其气血瘀滞不通，疼痛不解。

治法：行气化瘀，散结通络。

处方：苏梗10g　炙柴胡10g　炒白芍30g　香附10g　佛手片10g　炙鸡内金10g　麦芽30g　王不留行10g　蜣螂10g　川牛膝10g　通草3g　生甘草5g

每日1剂，2次煎服。

上方服3剂，心下及右胁下疼痛逐渐减轻，未见剧痛发作。续服药5剂，疼痛控制，饮食渐增，已不再需用阿托品等解痉镇痛药物。

药既对症，原法续治。方中王不留行改为15g，并加入皂角刺10g、炙甲片15g、玉米须30g、芦根30g，去川牛膝。每日1剂。

服上方至4月下旬，疼痛未发作，饮食起居如常，精神亦渐恢复。B超复查，胆囊炎征象改善，胆囊体积长9cm，宽3cm，结石最大一枚仍为1.9cm×1.3cm。

【按语】本例脘胁疼痛甚剧，原来每日均需用解痉止痛剂，而且逐步升级。一则有一定的副反应，患者甚感不适；二则多用而产生耐药性，杜冷丁又易成瘾。自服上述方药后，疼痛逐渐缓解，不再需用注射剂，说明中药内服有良好的作用。

患者已服多剂清热利胆、理气、通腑方药(如金钱草、海金沙、广郁金、大黄、广木香、青皮、陈皮等)均为类似疾患常用有效之品，然病人痛剧不减。结合痛久入络之病机，参考物理仪器检查结果，故改用行气化瘀、散结通络治法。苏梗、柴胡、香附、佛手行气疏肝；王不留行、蜣螂、鸡内金、通草化瘀散结通络；重用白芍以舒挛缓急，牛膝取其通瘀达下；以后复加入玉米须、芦根，取其甘淡、甘凉以助通利经隧之水液；皂角刺、炙甲片散结攻坚。通过治疗，结石虽仍存在，嵌顿已解，胆囊炎症及郁积征象已获改善。

九、清热疏宣法治愈耳鸣一例

许某，男，38岁。

初诊：1984年8月3日。

主诉及病史：半月来两耳鸣响，自声难听。初起咽痛、咳嗽，继即耳鸣、闭气。经服药治疗，咽痛咳嗽等症逐渐向愈，但两耳鸣响终日不已，影响工作。曾求治于五官科医师，多次用通气疗法，当时好转，移时而症状依然。服药、外治未能见效，故来诊治。

诊查:舌苔薄黄,咽部微红,脉象小数。

辨证:风热上干,余邪未尽,耳窍不通,气机痹阻。

治法:疏风清热,宣通耳窍。

处方:柴胡 10g　川芎 6g　香附 10g　薄荷 5g(后下)　银花 15g　生甘草 5g　苍耳子 10g　紫花地丁 30g　半边莲 30g　九节菖蒲 5g　5 剂

每日 1 剂,两次煎服,服药后平卧约 1 小时。第三煎药汁留作漱洗咽、口腔,1 日多次。

二诊:8 月 9 日。自述服上方 3 剂,两耳鸣响即渐减轻,自声难听也相应改善。服完 5 剂药,又有所好转。舌苔微黄,脉数已不显著。咽部尚呈微红充血之状。

处方:原方柴胡改 5g,薄荷改 3g(后下),3 剂。

此方服完,两耳鸣响及自声难听已愈,随访三个月,病愈未发。

【按语】本例病起半月,耳鸣自声难听而闭气。病因由于风热上干,故用疏风清热之品。结合耳窍不通,咽鼓管炎症而致闭塞,故配用王清任《医林改错》通气散原方。该方用柴胡、香附、川芎三味,用量为 2∶2∶1。余在临床上常用此方,效果颇良。若肾虚耳鸣耳聋,在百日以内者,以耳聋左慈丸配通气散,亦可增强疗效;加九节菖蒲,助其通窍之功;紫花地丁、半边莲均属清热解毒之品,与银花、生甘草配用,清热之功尤著;凡上感风热而致咽鼓管炎,耳鸣重听者,用此甚良。内服加漱洗咽腔,既有全身作用,又起到局部治疗作用。服药后平卧,有利于药力上行,达于病所。类似病例甚多,仅举其一,以志其效。

十、清利行气法治愈尿路结石一例

吴某,男,45 岁。

初诊:1980 年 5 月 22 日。

主诉及病史:5 日来右腰及腹部疼痛。5 日前出差外地,步行路多,汗出而少饮水,连续多日,旋觉右侧腰部及腹部疼痛,以腰部为著。回宁后仍感疼痛且持续加重,需俯身弯腰蹲下方得缓解。饮食减少,精神欠佳。大小便尚无明显异常。

诊查:舌苔薄白,脉象稍弦,右侧腰部有叩击痛,右脐旁轻度压痛。尿检:红细胞(++),摄 X 线腹部平片显示右输尿管上端有黄豆大致密阴影,诊断为右输尿管上端结石。

辨证:劳倦汗出,饮水少,津液不足,肾经原有湿热,以致湿热互蕴,津少热盛,凝成结石,气滞不畅,不通则痛。

治法:当以清利下焦湿热,行气排石。

处方:川通草 5g　车前子 12g(包)　金钱草 30g　海金沙 10g(包)　生军 6g(后下)　萹蓄 15g　猪茯苓各 15g　冬葵子 15g　延胡索 10g　乌药 10g　生甘草 5g

当时处方配药 5 剂。以后患者来告,谓服上方 2 剂,即从尿中排出黄豆大结石 2 枚,腰腹疼痛之症顿时消失。余 3 剂药去大黄继续服完,一直工作如常。随访 1 年,恙未发,症状缺如,尿多次检查正常。

【按语】此例中医诊断为腰痛、腹痛,并非淋证。但从 X 线腹部平片及尿检,诊断为右输尿管上端结石,按石淋论治,结石排出,病遂告愈。处方以八正散加减,其中所加乌药行气,冬葵子滑利,金钱草、海金沙清利排石,加强八正散通利之功。尿路结石之病各有不同,结石大小、形态、部位不同,患者体质有异,有易治者,有难治者,此方未必万能,然用之得当,可能有捷效。

【编者评注】徐老幼承家学，复从师深造，又系统学过西医，临证以辨证施治为本，突出病机，灵活选方用药，疗效卓著，不仅对脾胃疾病，即如疑难杂证，亦积累了极丰富的临床经验。其治学之谨严，长期孜孜于实践中探索，力求理论与实践之融洽，发扬中医之学术，堪为人师。

从上述案例可略窥其学术思想之一斑。治胃病重胃气，善调肝胃气机，加之长期医事吴、宁，深谙该地患者体多孱弱，多湿多阴虚，因此醒脾芳开、养阴润胃等法亦每随证参用，总以吴鞠通"治中焦如衡，非平不举"为要旨，法取乎平，平调脾胃阴阳、气血、寒热、升降、润燥、纳运，做到补而不滞，行散不耗，养阴不碍脾，化湿芳化兼醒中，时刻顾护胃气，调动正气和脾胃之气，制胜病患。以上案例对病机之分析和处方用药之机巧匠心，如细加琢磨，自不难窥其堂奥。

周仲瑛医案

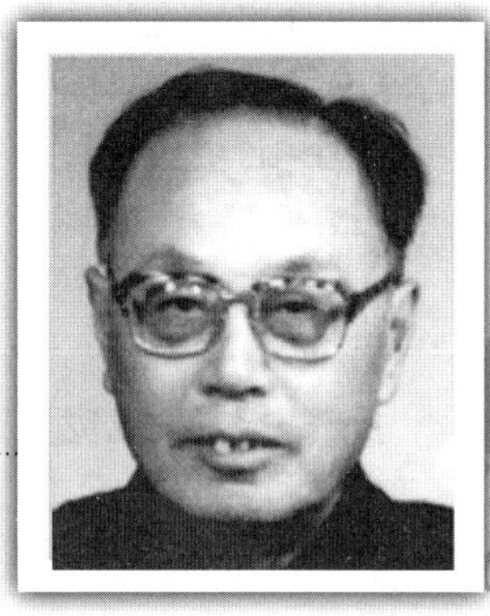

【生平传略】

周仲瑛，男，1928年10月出生，江苏如东县人，教授、主任医师。

1941—1946年随父周筱斋教授学习中医；1947年于上海中国医学院中医师进修班毕业；1948年在父亲诊所襄诊；1949—1955年自己开业行医；1955—1956年于江苏省中医进修学校学习；1956—1983年在南京中医学院附属医院内科工作，历任住院医师、主治医师、讲师、副教授、教授、主任医师、内科教研室主任、副院长等职；曾任南京中医学院院长（曾兼中医系主任）。

临床五十余年，对中医内科专业有特长，善于辨治疑难杂证，对心肺系统疾病，如高血压病、高血脂症、慢性肺原性心脏病、哮喘、厥脱（休克）及急性肾衰、胃病、类风湿关节炎等病证的治疗有独到之处。能熟练应用中医理论指导实践，发挥辨证论治优势，尤其强调病机分析，力倡第二病因（病理因素）说，认为辨证既应规范，又须知常达变；论治既须与证对应，更要从理论上扩大思路，多途径寻求治法。重视复合立法，既讲究虚实补泻，标本缓急，又重视其相互关系。用方灵活变通，精于识辨类方的异同；选药能从同类药的共性中寻求个性，讲究配伍关系。治病特别重视气血，着眼痰、瘀，如对高血压病、厥脱的研究皆强调从气血立论；对出血热、乙型肝炎的治疗常从瘀热着眼；对高血脂症、类风湿性关节炎则从痰瘀痹阻为其论治依据。又认为脾胃疾病每易虚实相兼、寒热错杂，故有时尚须温清消补复合治疗，对传统理论的应用有进一步发展。三十多年来坚持科研工作，以应用研究为主，结合理论研究，近十年来主持各级课题十四项（国家级科研课题九项），已完成八项，获部级科技进步一等奖一项，省级奖两项，其余正在报奖，共研制新药十四种。科研设计以中医理论为指导，临床经验为依据，并在实践中提出新的论点和治法，如倡出血热的"病理中心在气营"、厥脱（休克）的基本病理特点是"气滞血瘀，正虚欲脱"等。据此采用相应治法，使疗效明显提高，降低了病死率，多项成果处于国内领先地位。1957年起承担历届多种类型中医内科教学，自1983年起任博士生导师，在组织和改革教学、编写教材、培养师资方面作出重大贡献，创建了中医内科学总论，确立以脏腑为辨证的核心、内科疾病系统分类的基础，为临床专业化的发展开辟了途径，发挥了先导作用。尤其在开展中医内科急症的临床研究、开设急症教学课程、培养中医人才的临床应急能力、推动中医急症学科的发展等方面，作出了显著成绩。主编、副主编《中医内科学》、《中医学概论》等教材，著作共二十一部，公开发表论文六十余篇。

一、健脾益气、活血利水法治疗臌胀一例

唐某，女，61岁。

初诊：1990年10月30日。

主诉及病史：腹部胀满四个月。

诊查：患者今午6月起纳差、乏力，腹胀逐渐加重，腹部膨满，胀大如鼓，膜胀不适；下肢浮肿至膝，按之凹陷，青紫发黑；面颧暗红；赤丝显露，唇紫；大便尚调，尿少；怕冷，形体消瘦；舌质紫，苔薄黄腻，脉弦滑，B超检查：肝区呈弥漫性细小光点，部分增粗，分布不均，肝前区出现液性暗区。肝功能血清总蛋白64g/L，白蛋白2.8g/L，球蛋白36g/L，硫酸锌浊度试验18U，谷-丙转氨酶80U；血清蛋白电泳：γ球蛋白36%。

辨证：肝脾两伤，气滞血瘀，水湿内停。

治法：健脾益气，活血利水。

处方：生黄芪20g　焦白术10g　猪茯苓各20g　泽兰泻各10g　路路通10g　木防己10g　穞豆衣10g　炙蟾皮5g　川椒目3g　葶苈子10g　马鞭草20g

另：陈葫芦瓢60g，7剂，代水煎药，口服。

二诊：11月8日。药后腹水显著消退，胀急的腹部回软，下肢浮肿及青紫减轻，纳增。前法再进，原方30剂，水煎服。

三诊：12月8日。腹胀、足肿消失，下肢肤色正常；尿量增多，色淡黄；面色暗红；舌质红，苔薄黄，脉细。12月5日B超检查，腹水（一）；肝功能：血清总蛋白68g/L，白蛋白38g/L，球蛋白30g/L，谷-丙转氨酶正常，硫酸锌浊度试验13U；血清蛋白电泳：γ球蛋白23%。原方药30剂，水煎服，以资巩固。

【按语】肝硬化腹水，病属肝脾癥积演为臌胀。本例主要病机在于肝脾两伤、气虚气滞而致血瘀水停；气虚为本，气滞血瘀为标，腹水为标中之标。其病在水而源在气血，由于肝失疏泄条达，脾失运化转输，而致水湿内生。为此当宗治肝实脾之意，健脾补气以行气，气行则瘀化水利。药用黄芪益气补脾；白术、茯苓健脾化湿；穞豆衣、楮实子养肝利水；泽兰、马鞭草化瘀行水；葶苈子下气行水；沉香化气利水；椒目、防己利水祛湿。标本合治而腹水消退。

二、健脾益气、化湿清热法治疗臌胀肝硬化腹水一例

胡某，男，60岁。

初诊：1990年4月12日。

主诉及病史：腹胀、浮肿一月余。

诊查:患者3月初劳累后感腹部胀满不适,两下肢浮肿;纳差,日仅进食三四两,口苦,神疲乏力;小便少,色黄,每天500～600ml;大便日行两次,欠实。住西医院诊治,B超检查:肝区呈弥漫性细小光点,部分增粗,分布不均;肝前区出现液性暗区,诊断为肝硬化、腹水。B超检查:肝波为密集微小波,分隔波,进肝前出现液平段。查肝功能:白蛋白26g/L,球蛋白33g/L,硫酸锌浊度试验14U,谷-丙转氨酶150U;黄疸指数16U,胆红素3mg,血蛋白电泳:γ 32%。经用肝乐、维丙肝、肌苷、双氢克尿塞、安体舒通、人体白蛋白等治疗,症状仍见加重,腹胀难忍,转来本院门诊。刻下精神萎靡,皮肤及目睛黄染,腹部饱满,腹后静脉显露,移动性浊音阳性、下肢膝关节以下呈可陷性浮肿,舌质红,苔薄黄腻,脉濡。

辨证:肝脾两伤,湿热内蕴。

治法:健脾益气,化湿清热。

处方:绵茵陈12g　炙桂枝6g　炒苍白术各10g　生黄芪15g　潞党参12g　楮实子10g　黑料豆10g　猪茯苓各15g　泽兰泻各10g　川厚朴6g　晚蚕砂10g(包)　大腹皮10g

14剂,水煎服。

二诊:5月3日。药后腹胀能减,腹后静脉显露已不明显,移动性浊音阳性,下肢浮肿消退;小便增多,尿黄转淡;食量增加,口苦减轻;大便日行一次,欠实;精神改善;惟皮肤、目睛黄染明显。舌质红,舌苔黄腻,脉濡。肝脾两伤,水湿内郁化热,转以健脾行水,化湿清热。

处方:茵陈12g　炒黄芩10g　炒苍术10g　川厚朴6g　煨草果5g　青陈皮各6g　猪茯苓各10g　大腹皮10g　晚蚕砂10g(包)　泽兰泻各10g　潞党参10g　黑料豆10g

30剂,水煎服。

三诊:6月3日。目睛、皮肤黄染消退,腹胀缓解,腹部移动性浊音消失,食欲振;小便量多,色淡黄;舌质红,苔薄黄,脉濡。5月30日B超复查,诊断:肝硬化,未见腹水。血肝功能:白蛋白36g/L,球蛋白28g/L,黄疸指数5U,胆红素15.4μmol/L,谷-丙转氨酶40U,血蛋白电泳γ球蛋白23%。治守前意,增强调养肝脾。原方去煨草果、炒黄芩,加黄精10g、黄芪12g,30剂,水煎服。以资巩固。

随访10个月,腹水未再出现。

【按语】本例肝病隐伏日久,肝脾两伤,疏泄运化失职,气血郁滞,以致水湿潴留成臌。湿邪与瘀热相互郁蒸,则一身面目俱黄,宗"治肝当先实脾"之意,取健脾益气,化湿清热法。方中茵陈清利湿热;桂枝温阳利水;苍术苦温性燥,除湿运脾;厚朴行气化湿;黄芪、党参补脾益气;茯苓、白术健脾利水;猪苓、泽泻淡渗利水;泽兰化瘀利水;晚蚕砂化湿泄浊;大腹皮行气消胀;楮实子、黑料豆养肝利水。组方着眼于在补气健脾的基础上行气活血、化湿清热,标本合治而使水祛胀消。

三、滋阴利水法治疗阴虚臌胀(肝癌腹水)一例

杨某,男,71岁。

初诊:1990年6月21日。

主诉及病史:胃纳不佳,腹胀,乏力五月余。

诊查:患者今年1月份开始腹胀逐渐加重,纳差,乏力,经治症状未能控制。CT检查,诊断:肝癌,腹水。查血肝功能:硫酸锌浊度试验14U,谷-丙转氨酶120U,γ-谷氨酰转肽酶180U;蛋白电泳:γ球蛋白28%。AFP对流法两次(1990年1月及5月)均为阳性。刻诊:脘

痞胀满，脘膨，腹大如鼓，轻度筋怒，腹水征明显；小便色黄，量少；口干，纳差，乏力；舌质光红少苔，有裂纹；脉细滑，参伍不调。

辨证：肝肾阴虚，热毒瘀结，气滞水停。

治法：滋阴利水，解毒化瘀。

处方：北沙参 12g　大麦冬 10g　大生地黄 10g　猪茯苓各 20g　泽兰泻各 15g　楮实子 10g　穞豆衣 10g　炙蟾皮 3g　炒阿胶珠 10g　半枝莲 20g　白茅根 20g　马鞭草 15g　沉香 3g(后下)

30 剂，水煎服。另犀黄丸 30 支。每服半支，日两次，口服。

二诊：7 月 21 日。药后腹胀口干减轻；小便量增多，色淡黄；腹水明显减少，筋怒消失，食量正常；舌质光红，少苔；脉弦滑。治拟养阴解毒、活血利水。

处方：炙鳖甲 15g(先煎)　牡蛎 30g(先煎)　天麦冬各 10g　天花粉 12g　大生地黄 15g　阿胶 10g(烊冲)　楮实子 10g　路路通 10g　泽兰泻各 10g　石打穿 15g　半枝莲 20g　马鞭草 15g　熟枣仁 12g　乌梅肉 10g

60 剂，水煎服。另犀黄丸 60 支，半支，日 2 次，口服。

三诊：9 月 21 日。患者自无所苦，小便量多，大便尚调。9 月 18 日复查 CT，B 超未见腹水，肝实质性病变待除。查血肝功能谷-丙转氨酶正常，γ-谷氨酰转肽酶 40U，硫酸锌浊度试验 12U，甲胎蛋白对流法阴性，蛋白电泳：γ-球蛋白 22g/L，白蛋白 36g/L，球蛋白 28g/L。舌质红，有裂纹，苔少；脉弦滑。继守原意。原方药 30 剂，水煎服。又犀黄丸 30 支，半支，日 2 饮，口服。

继守上法调治近两年，未再出现腹水，并能外地游玩。

【按语】热毒瘀结乃是本例肝癌的主要病理表现。肝脏疏泄不利，肝郁血瘀，症积日久，势必导致气滞水停成臌；热毒伤阴，肝体受损，必然下累及肾，致使肝肾俱伤，故辨证为肝肾阴虚、热毒瘀结、气滞水停；治予滋阴利水，解毒化瘀，仿一贯煎意。药用生地滋补肝肾；沙参、麦冬、阿胶滋阴柔肝；穞豆衣、楮实子养肝利水；石打穿、半枝莲、炙蟾皮清热解毒；马鞭草、泽兰活血利水；白茅根清热凉血，生津利水；沉香化气行水。全方治本顾标，柔养与清泄并施，缓缓调治，而取效。若滥用峻攻克伐，必致损伤正气。

四、补益肝肾、活血和络法治疗眩晕(高血压病)一例

王某，女，60 岁。

初诊：1987 年 11 月 2 日。

主诉及病史：头昏眩晕，甚则头痛二十余年。

诊查：患高血压病史二十余年，起于妊娠产后，平时血压波动在 170～200/80～110mmHg。近因劳累而致头昏头痛明显，行路有飘浮感，肢端麻木，面色浮黄，目眶水肿，夜尿频多，舌质隐紫，苔淡黄薄腻，脉小弦滑。年前曾患原因不明的心包积液，经治消失。测血压 200/90mmHg。

辨证：肝肾亏虚，血瘀络痹。

治法：补肝养肾，活血和络。

处方：天麻 9g　川芎 9g　罗布麻叶 15g　大生地黄 12g　仙灵脾 10g　泽兰 10g　泽泻 12g　灵磁石 25g(先煎)　炒杜仲 12g　桑寄生 12g　川牛膝 10g　金雀根 15g　潼蒺藜

10g　丹参 10g

5 剂，水煎服。

二诊：11 月 7 日。药后头昏肢麻减轻，面浮稍减，而头痛如故，行路仍苦不实。舌质隐紫，舌苔薄黄微腻，脉小弦滑。血压 180/90mmHg。原方去丹参，加大小蓟各 10g，7 剂，水煎服。

三诊：11 月 15 日。肢麻消失，头痛亦减，小便量多。测血压降至 150/90mmHg。舌脉同前。续用上方，7 剂，水煎服。

四诊：11 月 22 日。诸症渐趋稳定，面目不浮，头痛亦愈，精神转佳。测血压 165/84mmHg。上方去大小蓟，加楮实子 10g，以求巩固。

随访三个月，患者无特殊不适。

【按语】妇女妊娠之后，聚血养胞，肾精不能涵养肝脉，常致肝阳无制，逆冲脑腑，发生眩晕头痛等症。叶天士所谓“厥阴化风鼓动是也”。本例患者高血压病起于妊娠产后，平时血压波动，烦劳则甚，是以病本责之肾亏肝旺，肾亏精不充脑，肝旺气火逆上，而见头昏眩晕、头痛、行路飘浮不稳、夜尿增多。久病血瘀络痹水停，乃为肢体麻木、面目浮肿，故药用仙灵脾、大生地黄、潼蒺藜、杜仲、桑寄生补肾培本，阴阳并调；天麻平肝熄风；泽兰、丹参活血和络，并伍泽泻活血以利水；川芎、牛膝升降气血。《本草正义》云“川芎，其性善散，又走肝经，气中之血药也……”“但能升上而不能下守”（朱丹溪）。而配伍牛膝，则可引气血下注，合磁石降逆气、镇虚阳，更加罗布麻木、金雀根平降血压。全方补肾平肝、调气活血，初诊即获效机；继加大小蓟凉血、活血，平肝降压而症状缓解，复易楮实子补益肝肾利水，病情获得稳定。

五、化痰祛瘀法治疗脂肪瘤一例

冯某，男，52 岁。

初诊：1991 年 1 月 17 日。

主诉及病史：喉结下肿块两年余。

诊查：患者 2 年前发现喉结下（天突处）有一肿块，逐渐增大，咽喉部稍有阻塞不舒，天突处触及 10cm×10cm 大的肿块，质软不活动，局部无触痛、无红肿。舌质紫，苔薄黄，脉细滑。在肿瘤医院检查，病理诊断为脂肪瘤。

辨证：痰瘀互结。

治法：化痰祛瘀，软坚散结。

处方：山慈菇 10g　天花粉 12g　黄药子 10g　猫爪草 15g　炙僵蚕 10g　夏枯草 10g　海藻 10g　牡蛎 25g　炮山甲 10g　桃仁 10g　制胆南星 10g　土鳖虫 10g

21 剂，水煎服。

二诊：2 月 21 日。咽喉部堵塞感消失；天突处肿块基本消失，触之有抵触感，无明显包块；时有口渴。舌质紫，苔薄黄，脉细滑。原方加石斛 10g，14 剂，水煎服。

三诊：3 月 8 日。天突处肿块消失，口渴减轻，胃纳尚可，二便自调，舌质暗红，苔少，脉细滑。前法巩固。

处方：山慈菇 10g　黄药子 10g　猫爪草 15g　炙僵蚕 10g　夏枯草 10g　牡蛎 25g（先煎）　桃仁 10g　制胆南星 10g　土鳖虫 10g　天花粉 12g　石斛 10g　麦冬 10g

14 剂，水煎服。

随访 3 个月未复发。

【按语】痰是体内水津不归正化所形成的病理产物。肝郁气滞，失于疏泄，津液停而成痰。久病入络，血行受阻，痰瘀互结，凝聚成块。故药用山慈菇、天花粉、猫爪草、海藻、夏枯草、黄药子、僵蚕、牡蛎软坚散结化痰；炮山甲、桃仁、土鳖虫活血化瘀；特别是取虫类走窜药炮山甲、土鳖虫更能增强化瘀散结之功，从而使实质性肿块消失。

六、益肾清肺法治愈哮证（支气管哮喘）一例

曹某，女，32岁。

初诊：1988年9月17日。

主诉及病史：哮喘气逆，持续经年。

诊查：素有过敏性鼻炎史，剖腹产后发生哮喘，迁延经年不愈。迩来每日夜晚均作，发时胸闷气塞，气逆作喘，喉中哮鸣，不得安枕，吸气尤难，伴有烦热多汗、口干，痰稠色黄味咸，脉来沉细滑数，苔淡黄腻中灰，舌质黯红。

辨证：肾元下虚，痰热蕴肺，肺气升降失司。

治法：补肾纳气，清肺化痰。

处方：南北沙参各10g　当归10g　生地黄12g　知母10g　天花粉10g　竹沥半夏10g　炙射干6g　炙桑皮10g　炒苏子10g　炙僵蚕10g　诃子肉3g　沉香3g（后下）　坎炁2条

另：海蜇（漂）50g、荸荠7只同煮，代水煎药，7剂。

二诊：1988年9月24日。药后哮喘旋即控制，惟咳频痰稠，汗出量多，苔淡黄灰腻，脉细滑。肺实肾虚，治守前意观察。原方去诃子肉，加五味子3g，山茱萸肉6g，续服7剂，诸症悉平。

【按语】“发时治标，平时治本”，此为治哮之常法。发作之时，虽以邪实为多，但正虚为主者也不少见。盖哮喘之证多有夙根，经久反复，每易耗散肺气、损及肾元。“肾为气之根”，肾之真元亏虚，根本不固，则气失摄纳，上逆于肺。若仍主祛邪治标之说，纵投大剂祛痰降气之品，亦鲜有效验，故不必囿于常法，当慎审肺肾之阴阳偏虚、标本虚实主次，扶正祛邪兼顾，方能切中肯綮。

本例患者素禀不足，剖腹产后体虚，阴血耗伤，复加感邪诱发哮喘。故前投治标之剂少效，痰稠色黄，苔黄腻，脉滑数，纯属痰热之象，但审其痰有咸味，脉兼沉细，显见肾阴已亏，故须扶正祛邪、滋阴清肺，以南北沙参、天花粉清养肺阴；生地、当归、萸肉、坎炁、沉香滋养肾元，纳气归肾；复予射干、知母、苏子、竹沥半夏、桑皮、僵蚕清肺化痰；配伍诃子肉、五味子收敛耗散之气，清补相济；且仿王孟英雪羹汤，取海蜇味咸入肾，荸荠甘寒生津，代水煎药，滋肾润肺化痰。诸药合参，肺得清宁，肾能蛰藏，痰消气降而哮喘自平。临床虽多以麻黄配干姜、细辛治冷哮，配石膏、黄芩治热哮，但周师认为治哮未必皆用麻黄，因本品宣散，邪少虚多者用之不仅鲜效，且反伤正气。

七、清肝健脾、化瘀解毒法治疗肝炎胁痛（病毒性乙型肝炎）一例

董某，男，30岁。

初诊:1987 年 5 月 30 日。

主诉及病史:胁痛四年余。

诊查:患重症肝炎后迁延至今四年余,肝区经常疼痛,有紧缩感,灼热不舒,大便溏,易于疲劳,胸闷口干,苔薄黄,舌质红,脉小弦滑。肝功能检查:谷-丙转氨酶 90U,硫酸锌浊度试验 16U,γ-谷氨酰转肽酶 86U。乙型肝炎表面抗原阳性。

辨证:肝经湿热瘀毒久郁,脾虚健运失司,肝脾两伤。

治法:调养肝脾,化瘀解毒。

处方:柴胡 5g　赤白芍各 10g　炙鳖甲 15g　甘杞子 12g　怀山药 12g　炙黄精 10g　贯众 10g　丹参 10g　姜黄 10g　白花蛇舌草 20g　炮山甲 10g　土鳖虫 5g　砂仁(后入)3g　炙鸡内金 6g

7 剂,水煎服。

二诊:1987 年 6 月 7 日。药后胁痛减轻,紧缩感缓解,惟便溏、疲乏较著。肝脾两伤,原方去炙鸡内金,加焦白术 10g,7 剂,水煎服。

三诊:1987 年 6 月 14 日。劳累后胁痛较显,灼热不舒,口干,大便欠实,苔薄黄,舌质红,脉小弦滑。肝郁脾虚,湿热瘀毒未净。原方继服,7 剂。

此后随症略事增损,服药半年,诸症显减,肝功能复查渐趋正常。继以柔肝健脾、化瘀通络调治,三个月后肝功能检查复常,乙型肝炎表面抗原转阴。随访半年,多次复查,未见异常。

【按语】乙肝急性发病,皆由感受湿热疫毒,或壅滞气机、肝失疏泄,或损及脉络、阻碍血行,或热毒炽盛、消灼营血,久则肝中络脉凝瘀蕴毒,暗耗肝阴,伤及脾运。故祛邪治当清肝解毒,凉血通络。常用虎杖、贯众、土茯苓、白毛藤、土鳖虫、丹参、片姜黄、白花蛇舌草等品。鉴于证情反复迁延,虚实错杂,肝脾两伤,又当辨证选用杞子、鳖甲、黄精、山药、砂仁养肝运脾,使祛邪不伤正,扶正不留邪,瘀毒得去,肝血得养,脾运得健,肝病自愈。

八、益气养阴、化痰祛瘀法治疗心悸（高血压性心脏病）一例

黄某,女,50 岁。

初诊:1988 年 9 月 17 日。

主诉及病史:心悸发作 1 周。

诊查:患高血压病十余载,胸闷心慌,心悸时作。近周遇劳又作,自觉胸闷心慌,心悸,震颤,头痛头昏,肢体浮肿。舌苔白,质黯紫,脉细弦滑。心电图提示:房颤,心肌劳损。

辨证:气阴两虚,心营不畅,痰瘀痹阻。

治法:益气养阴,化痰祛瘀。

处方:太子参 10g　麦冬 10g　酸枣仁 10g　竹沥半夏 10g　茯苓 10g　炙甘草 5g　炙远志 5g　天竺黄 10g　天仙藤 10g　丹参 12g　红花 5g　珍珠母 30g(先煎)

7 剂,水煎服。

二诊:1988 年 9 月 24 日。投益气养阴、化痰活血法,胸闷心慌、心悸震颤未见发作,浮肿消退。而经绝 10 年复潮,5 天告净,此属血脉通畅之兆。守原意去枣仁、珍珠母、天竺黄,加鸡血藤 10g、怀牛膝 10g、炮山甲 5g,继服 7 剂,病情稳定。

【按语】《素问·上古天真论》云“女子七七，任脉虚，太冲脉衰少，天癸竭，地道不通”。肾为先天之本，“五脏之阴非此不能滋，五脏之阳非此不能发”（《景岳全书·传忠录》）。年老体虚，先天渐耗，五脏六腑，失真元之温煦，则脏腑气败，抗邪无力。《医林改错》云“元气既虚，必不能达于血虚，血管无气，必停留而瘀。”且老年沉疴痼疾，多见正虚血瘀。病者年近花甲，阳亢水亏，水火不济，肾之真元暗耗，心之气阴俱损，营血运行不畅，血瘀痰阻，发为怔忡。故方用生脉散补其虚；二陈祛其痰；丹参、红花、鸡血藤、牛膝化瘀通脉；天仙藤活血通络、行气利水，用于气血失调所致浮肿，效尤卓著。

九、平肝降火、滋肾养肝法治疗头痛一例

尤某，女，40岁。

初诊：1989年9月14日。

主诉及病史：反复头痛十余年。

诊查：有头痛病史十余年。呈发作性，发时头额巅顶疼痛怕冷，肢清，恶心呕吐。平时常苦头晕，巅顶不舒，近来证情加重。口干咽痛，大便干结，经潮先期，苔薄黄舌质红边有齿印，脉细。

辨证：肾虚肝旺，风火上扰，本虚标实。

治法：清肝泻火，熄风潜阳，治标为主。

处方：酒制大黄5g　龙胆草3g　细辛3g　川芎10g　天麻10g　怀牛膝10g　炙全蝎3g　炙僵蚕10g　石决明30g（先煎）　苦丁茶10g　玄参10g　7剂

二诊：1989年9月21日。头痛稍缓，便行转软，但纳谷欠香，胸闷，苔脉如前。上方去龙胆草，加焦山栀10g、防风10g，7剂，水煎服。

三诊：1989年9月27日。前从肝经风火上扰治疗，头痛已平，但脘宇不适；有沉坠感，矢气较多，口干，寐差多梦，苔薄黄质偏红。肾虚肝旺，本虚标实，转从标本同治，滋肾养肝，息风清火。

处方：天麻10g　潼白蒺藜各10g　菊花10g　杞子10g　大生地黄10g　防风10g　川芎10g　苦丁茶10g　酒制大黄5g　细辛3g　熟枣仁10g

7剂，水煎服。

此后投杞菊地黄口服液巩固。

【按语】《医碥·头痛》说“头为清阳之会，外而六淫之邪气相侵，内而六府经脉之邪气上逆，皆能乱其清气，相搏击致痛，须分内外虚实。”外感头痛多因感受风寒、湿、热诸邪，而内伤头痛则与肝肾有关，情志所伤，肝失疏泄，郁而化火生风；或火盛伤阴、肝失濡养，或肾水不足、水不涵木、风火上扰清空，皆可发为头痛。患者病历十余年，平素情绪抑郁，肝郁化火，厥阴风火上扰，故见头额巅顶疼痛，恶心呕吐；肝郁化火伤阴，故口干咽痛，大便干结；常苦头晕，经行先期，脉细无力，可知肾水已亏，此即《素问·五脏生成》“头痛巅疾，下虚上实”之谓。巅顶怕冷、肢清乃属肝经火郁、阳不外达。药用大黄清热泻火，细辛辛散郁火，二药相伍，辛散苦降，一温一寒，相反相成；川芎、天麻入肝经，祛风平肝止痛；全蝎、僵蚕、石决明增平肝熄风之功；龙胆草、苦丁茶、怀牛膝、玄参助清泻肝火之力。继投杞菊地黄液治本，巩固疗效。

十、温理中焦、益气养心法治疗心悸（病毒性心肌炎）一例

范某，女，26岁。

初诊：1988年9月17日。

主诉：心悸半月。

诊查：半月前受凉后出现急性腹泻，经治腹泻渐止，继则胸闷心慌、心悸，心前区不适，寐差梦多，胃脘疼痛，食纳不振，便溏不实，苔薄腻，脉细弱。心电图检查提示：低电压，偶见室性早搏，血沉22mm/1h。

辨证：脾阳受损，心气虚弱。

治法：温理中焦，益气养心。

处方：制附片5g　炙甘草5g　淡干姜5g　党参12g　焦白术10g　石菖蒲10g　丹参10g　砂仁3g(后下)　炙远志5g　白檀香2g

7剂，水煎服。

二诊：1988年9月24日。药后胸闷、心悸、心慌若失，大便成形，夜寐亦安，惟稍感脘痞，纳谷欠香。查心电图、血沉均正常。继予原方药去远志，加生楂肉10g，调理脾胃善后。

【按语】心悸一证，虽曰主在心之本脏，但辨证论治应以整体观念为前提。如本案因受寒泄泻，失于调治，损伤脾阳。脾阳虚弱，宗气乏源，心失温养，而致心气不足，心阳不振，心脉失调，心营不畅，因而重在治脾，投附子理中汤温补脾阳，斡旋中州，配丹参、菖蒲、远志等宽胸理气、活血通脉，脾胃阳气振复，宗气贯注心脉，则心悸自愈。

十一、清热解毒、滋阴生津法治疗咽喉溃疡一例

沈某，女，60岁。

初诊：1991年2月21日。

主诉及病史：悬壅垂处溃疡七月余。

诊查：患者咽喉疼痛、干燥，声音嘶哑一年余。悬壅处溃疡七月余，疼痛日益加剧，涉及鼻部，日夜不得安宁。去省肿瘤医院诊治，病理诊断为乳头状肿瘤，经用氟尿嘧啶治疗，溃疡持续不愈。约0.5cm×0.8cm溃疡表面有大量白色黏性分泌物，右下颌触及核桃大小淋巴结，疼痛难忍，影响进食、睡眠；大便干结，脉细弦，苔薄黄质暗红。

辨证：阴虚热毒壅结。

治法：清热解毒，滋阴生津。

处方：南北沙参各10g　天麦冬各10g　大生地黄10g　玄参10g　天花粉10g　山慈菇10g　土牛膝15g　漏芦10g　马勃3g　黛衣灯心1g　甘中黄10g　山豆根6g　金果榄6g

7剂，水煎服。

二诊：2月28日。咽喉疼痛略减，声音仍然嘶哑，口干；悬壅垂处溃疡面左边略见缩小，右边略有扩大，表面有白色分泌物渗出；脉细弦，舌质暗红，苔薄黄。治守前意。原方去马勃、天

花粉，加白花蛇舌草 25g、石斛 10g，21 剂，水煎服。

三诊：3 月 21 日。咽喉疼痛消失，声音嘶哑消失，悬壅垂溃疡面愈合，已无白色物；略有口干；右侧下颌淋巴结缩小约蚕豆大小，无压痛。继用原方 14 剂，求其巩固。

随访 4 个月，未再复发。

【按语】本例始因热毒壅结，病久则火热伤阴，虚火上炎，痰瘀凝结。因此，采用清热解毒、滋阴生津、降火化痰法。药用山慈菇、山豆根、漏芦等清热解毒，化痰散结；生地黄、天麦冬、玄参、南北沙参滋阴降火，生津增液；土牛膝、甘中黄、马勃、金果榄清热解毒利咽；黛衣灯心解毒降火。治咽喉溃疡通过养阴降火与清咽解毒合治而取效。

（金妙文整理）

【编者评注】周老举三例腹水案，二例为肝硬化性腹水，一例为肝癌性腹水，采用辨证施治，标本兼顾，治法用药同中有异。前二例采用健脾益气治本，活血利水与清热化湿治标。在利水药的应用上非常巧妙，大多为一药二用，如泽兰、马鞭草化瘀行水；葶苈子、沉香下气行水；椒目、防己利水祛湿；白术、茯苓健脾化湿；穞豆衣、楮实子养肝利水。因此既有很好的消除腹水的作用，同时针对病机的健脾养肝、化瘀的目的也达到了，所以效果甚佳。

龚丽娟医案

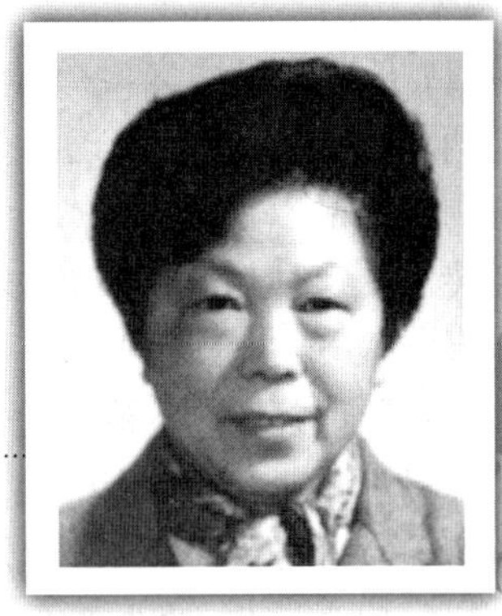

【生平传略】

龚丽娟，1930年11月生，江苏省无锡市人。中医副教授、副主任医师。1945年起从父亲龚士英学习中医，侍诊、襄诊10年。1952年从无锡市中医进修班毕业，1956年从江苏省中医进修学校毕业，分配在江苏省中医医院。曾任南京中医学院内科教研室副主任，于1988年退休。

从事临床医疗四十年，执教三十余年，善治内科杂病，尤长于泌尿系统疾病、老年病，对慢性肾炎蛋白尿、慢性肾功能不全、慢性肾盂肾炎、尿路结石、乳糜尿等病的治疗有独到之处。对于顽固性的蛋白尿疾病，主张在辨证论治的基础上加用雷公藤提高治疗效果。

主要著作有《全国高等中医学校函授教材中医内科学》、《中医临证备要》、《中医护理学》、《吴门曹氏三代医验集》等。

曾任全国中华医学会中医学会老年医学研究会委员、江苏省中医学会老年医学研究会主任。

一、肾炎从肺治愈二例

例一　张某，男，52岁。

初诊：1975年10月6日。

主诉及病史：咳喘十余年，每于冬季易发。最近受凉，咳嗽气喘发有3天，面目浮肿，小便减少。

诊查：咳嗽连续而作，咳甚则喘，痰多色白，呈泡沫状；两目及面部浮肿；腹大，按之有水，下肢凹陷性浮肿；食欲减退。舌苔薄白，脉细。尿常规检查：蛋白(+++)、颗粒管型(少许)。血尿素氮5.96mmol/L，肌酐88.4μmol/L。血胆固醇5.2mmol/L。白蛋白/球蛋白比例：3.2/2。血压正常。

辨证：风寒犯肺，肺失宣肃，风水相搏。

治法：疏风宣肺，利水消肿。

处方：炙麻黄5g　防风己各10g　光杏仁10g　生紫菀10g　白桔梗5g　连皮茯苓30g　川桂枝5g　浮萍10g　泽泻10g　车前子12g(包)

二诊:10月11日。药后尿量增多,两目睑及面部浮肿消退,腹大及下肢浮肿比前减轻,咳嗽气喘已缓,痰转黏白,食欲较振。舌苔薄白腻,脉细。尿蛋白(++)。上方既合,仍守原法。

原方加制苍术10g。

三诊:10月17日。尿量增多,一天达2500ml,水肿基本消退,咳喘已平,食欲转佳。苔腻已化,脉细。但两腰酸痛明显,疲劳乏力。标邪已解,肺脾肾气虚未复,转补肺健脾益肾法以培其本,少佐渗湿利水之品以祛余邪。

处方:生黄芪12g　炒白术10g　炒党参12g　白茯苓12g　怀山药12g　川续断10g　厚杜仲10g　菟丝子10g　玉米须30g　猫爪草15g

上药服用月余,腰酸痛已减,精神好转,尿蛋白(±),管型(—)。续服药3个月,尿蛋白(—),体力恢复并已上班工作。随访2年,病情稳定。

【按语】本案患者咳喘多年,肺、脾、肾三脏亏虚可知。今因感寒,肺失宣肃,引发宿疾,咳而带喘。肺失通调,脾失运化,肾失开合,水液内停,风水相搏,一身悉肿。然其病变尤重在肺,治疗原则当以疏风宣肺、利水消肿治标为急。投麻黄、防风、浮萍、桂枝辛温疏风散寒;杏仁、桔梗、紫菀宣肺化痰止咳,具有助开肺气引小便之力;泽泻、防己、连皮茯苓、车前子淡渗利水以消其肿。待肿退、咳喘平而尿中蛋白持续(++)不减,再转入补肺健脾益肾培本调理。以黄芪、党参、山药、川续断、杜仲、菟丝子补益三脏元气;白术、茯苓、玉米须、猫爪草渗湿健脾,使蛋白尿逐渐转阴而告痊愈。

例二　杨某,女,17岁。

初诊:1978年4月18日。

主诉及病史:1977年夏季,发现下肢浮肿,未曾重视,至11月份浮肿加重,并伴有腹水,腰酸乏力。在某医院诊治,诊断为肾病综合征。先予强的松治疗无效,后加环磷酰胺、消炎痛治疗3个月,浮肿已退,尿蛋白不降,转中医治疗。

诊查:满月脸,面部潮红,痤疮,口干,唇舌色红,心慌易汗,脉细数。尿常规:蛋白(+++)、脓细胞(0～1),颗粒管型(0～2)。血胆固醇7.8mmol/L。肾功能正常。

辨证:气阴两虚,虚火上炎,下蕴于肾。

治法:益气养阴,滋肾清利。

处方:太子参10g　麦冬10g　生地黄10g　芦根30g　怀山药12g　丹皮10g　炒玉竹12g　猫爪草15g　桑寄生12g　知母10g　黄柏10g

二诊:5月12日。上药连服二十余剂,面红已减,满月脸及痤疮仍有,余症如上。尿蛋白(++)。原方去玉竹,加蒲公英15g。

三诊:5月20日。昨起咽痛,喉蛾红肿、小便黄赤,无寒热,舌红,脉细数。气阴亏虚之体,卫外失固,热壅于肺,蕴结咽喉。法转清肺泄热,利咽消肿。

处方:金银花15g　连翘12g　射干10g　板蓝根15g　桔梗5g　土牛膝根20g　黑玄参15g　白茅根30g　蚤休15g　荔枝草15g

四诊:5月25日。药进5剂,咽痛、喉蛾红肿疼痛已退,小便色红转淡,舌红,脉细数,尿蛋白(+),原法加减。

原方去板蓝根、土牛膝根、蚤休,加白花蛇舌草15g、玉米须30g。

五诊:6月2日。无明显自觉症状,尿蛋白(±)。肺热已清,气阴两虚,拟养肺滋肾、益气补阴法。

处方:生黄芪12g　北沙参12g　大麦冬10g　怀山药12g　川百合10g　大生地黄

12g　白茅根30g　玉米须30g　白花蛇舌草15g

上药调治月余，尿蛋白已消失，舌红转淡，脉数已缓。原方去北沙参、白茅根，加太子参12g、山萸肉10g善后调理，巩固成效，3月后停药。相隔3年因感冒就诊，询知病情稳定，并已结婚。

自服中药后，先停环磷酰胺、消炎痛，5月12日起撤减强的松，每10天减1片，减至2片时服药时间延长，到10月底始撤净。满月脸、痤疮，随着强的松的撤减而消除。

【按语】本例经西药治疗半年无效出现了阴虚火旺证，用中药益气养阴、滋肾清利法调治虽取得一定效果，但进度较慢。奇的是因咽痛、喉蛾红肿肺热证候出现，转从清肺泄热、利咽消肿法调治后，不独症状很快控制，蛋白尿由此而迅减。方中用银花、射干、板蓝根、土牛膝根、蚤休重在清热利咽，并能控制热毒损害肾脏；白茅根、荔枝草清肺肾、利小便，使热有下泄之机，病体由此向愈。

二、肾炎从脾治愈二例

例一　季某，男，26岁。

初诊：1978年1月7日。

主诉及病史：1977年6月中旬发现面部及下肢浮肿，在某医院诊断为慢性肾炎，经治水肿消退而未续治。12月初，因疲劳下肢浮肿又起，并上延及腹部，日益增剧，在西医院诊治，服利尿剂后肿减轻，停药又起。

诊查：面浮色黄，腹部胀大，按之如囊裹水，下肢凹陷性水肿，难以起復。小便色清量少；大便溏薄，日行1次；身重乏力。苔薄白腻，舌质淡红，边有齿印。脉细濡。尿常规：蛋白（＋＋＋＋）、红血球（＋＋）、颗粒管型（＋）。肾功能检查：血尿素氮10.6mmol/L、肌酐176.8μmol/L。胆固醇6.29mmol/L。白/球蛋白：3.25/3.45。

辨证：脾阳不振，土不制水，水湿泛滥。

治法：温阳健脾，渗湿利水。

处方：制附片5g　炒党参10g　制苍术10g　泽兰泻各10g　川桂枝5g　川椒目3g　大腹皮10g　生姜皮3g　防己6g　生苡仁15g　赤小豆15g

二诊：1978年1月12日。投实脾饮加减，尿量增多，腹胀较松，下肢浮肿减轻，食欲尚佳，大便溏。原法踵进。原方去防己、赤小豆，加炮姜3g、茯苓皮15g。

三诊：1月21日。上药连服10剂，腹水及下肢浮肿基本消退，精神较振，便溏略稠。苔薄白，边有齿印，脉细。尿蛋白（＋＋）。水邪虽去，脾阳未復，附子理中汤加味。

处方：制附片10g　炒党参12g　炒白术10g　炙黄芪12g　茯苓10g　炮姜10g　怀山药12g　泽泻12g　炒苡仁12g　玉米须30g

四诊：1月30日。大便转实成形，纳佳，无明显不适。苔薄白，脉细。守原法。原方黄芪改为20g、党参15g。

上方续服两个月，面色浮黄消失，略呈红润丰满。尿蛋白逐渐减少，已多次转阴，于5月份恢复半日工作。复查肾功能、胆固醇、白/球蛋白比例均在正常范围。7月份上全班，于10月份停药，病情稳定。

【按语】本例为典型的脾阳不振阴水证，投实脾饮、五苓散加减以温脾阳、运水湿。服药仅10天，水肿基本消退。然便溏及蛋白尿未减轻，此乃脾虚升降未复、精微下泄所致。转附子理中汤加炙黄芪、怀山药补脾以摄精，佐泽泻、苡仁、玉米须渗湿利水。调理数月，脾气得振，精微四布，肌体得充，病体康复。

例二 刘某，男，30岁。

初诊：1977年12月18日。

主诉及病史：1977年10月3日患咽喉疼痛，小便色深黄，不咳嗽，不发热，无浮肿。在某医院诊治，查尿蛋白(＋＋＋)、红血球(＋＋)、脓细胞(＋)，诊断为急性肾炎，用青霉素治疗两月余，咽痛及镜检红血球消失，尿蛋白持续(＋＋)不降。

诊查：咽喉不红，扁桃体不肿大，舌苔白厚而腻，舌质淡紫。口干苦，小便色黄，腰酸，食欲正常，脉濡。尿蛋白(＋＋)，肾功能正常。

辨证：湿浊困脾，运化失常。

治法：化湿运脾，淡渗分利。

处方：苍术10g　制川朴5g　黄柏6g　制半夏10g　陈皮5g　白茯苓10g　泽泻12g　小蓟15g　荠菜花15g　车前草15g

二诊：12月18日。药后口干苦已退，小便色黄转清，腰酸，舌苔仍白厚腻，脉细。湿浊未化，转温燥化湿、益肾渗利法。尿蛋白(＋)。

处方：制苍术10g　制川朴5g　制半夏10g　陈皮10g　淡干姜5g　茯苓10g　煨草果5g　生苡仁12g　杜仲10g　独活10g　玉米须30g

三诊：1978年1月10日。投上方10剂，苔厚已化，续服药10剂，腻苔转为薄白，腰酸已平。脾湿已去，气虚未复，再凝培补脾肾从本调治。

处方：炙黄芪12g　炒党参10g　炒白术10g　白茯苓12g　怀山药12g　杜仲10g　桑寄生12g　川续断10g　当归10g　玉米须30g

上药调治月余，尿蛋白已转阴；继续调理三个月，病情稳定，作扁桃体摘除术，术后情况良好。

【按语】本例以蛋白尿就诊，除偶有腰酸外，无明显不适。察其舌苔白厚而腻，便抓住湿与脾的关系进行辨治。患者湿浊偏盛，困遏于脾，使脾之升降失常，精微下流，故尿中蛋白源源不绝。初诊时因其口苦尿黄，湿遏化热所致，治疗重在祛湿以复脾运，投以平胃合二妙加味；口苦、尿黄减，撤黄柏之苦寒加入温脾燥湿之草果、干姜，厚腻白苔得化，最后以补脾益肾法培本调治，使蛋白尿得以消失。

三、肾炎从肾治愈二例

例一 焦某，男，60岁。

初诊：1988年12月3日。

主诉及病史：20年前患慢性肾炎，经治已愈，平时从事农业劳动，身体健康。今年10月建房，劳累过度，兼以受凉，3天前下肢浮肿，两目睑亦浮肿，小便减少。当地卫生院查小便常规：蛋白(＋＋＋＋)，颗粒管型(＋＋)。未曾服药。

诊查：目睑、面部浮肿；腹胀，按之有水，下肢凹陷性浮肿。少腹寒冷，四肢不温，尿少泡沫多，食欲不振，形寒无热。苔白厚滑腻，舌质暗紫，脉象沉细。尿常规：蛋白(＋＋＋＋)，红血球(0～1)，颗粒管型(＋＋)。血胆固醇8.06mmol/L。白/球蛋白比例：2.3/3.4。肾功能正常。

辨证：肾阳虚衰，水无所主，寒湿内聚。

治法：温肾散寒，通阳利水。

处方：制附片 10g　川桂枝 10g　连皮茯苓 30g　北细辛 5g　麻黄 10g　川椒目 10g　泽泻 12g　车前子 12g(包)　苍术 10g

二诊：12 月 10 日。药后小便增多，面足浮肿已退，腹胀亦松，但仍恶寒怕冷，腰及少腹冷痛，苔脉如上。原方加干姜 10g。

三诊：腹水及腹胀均已消除，饮食转香。近 3 天来少腹冷痛，昨夜尤甚，疼痛难忍，捧腹呻吟，精神萎靡，无腹泻，矢气则舒。舌苔白腻而滑，脉沉紧。少阴寒湿内扰，气机不利。再拟温肾祛寒重剂投治。

处方：制附片 15g　细辛 10g　上肉桂 5g(后下)　沉香 3g(后下)　干姜 10g　台乌药 10g　小茴香 5g　苍术 10g　白芍 10g　炙甘草 5g

四诊：12 月 24 日。投上药后，少腹疼痛缓解，恶寒减，四肢转温；苔厚化，仍白滑腻，脉细。原法加减。上方去白芍、甘草，加玉米须 30g、雷公藤 15g。尿蛋白(＋＋＋)、颗粒管型(＋＋)。

五诊：1989 年 1 月 4 日。服药 10 剂，苔白滑腻已化，怕冷消失，精神转佳。阴寒湿邪已祛，肾阳虚衰未复。再拟温肾益气、渗湿利水。尿蛋白(＋)、颗粒管型(＋)。

处方：生黄芪 12g　炒党参 10g　制附片 10g　上肉桂 3g(后下)　淡干姜 5g　细辛 3g　苍术 10g　茯苓 10g　泽泻 10g　玉米须 30g　雷公藤 15g(先煎 40 分钟)　猫爪草 15g

上药服用 3 周，无明显自觉症状，尿蛋白(－)，颗粒管型(－)。原方去干姜、细辛，黄芪增至 20g，党参增至 15g，雷公藤减为 12g，加杜仲 12g，怀山药 12g；雷公藤每 2 周减 2g，减至 5g 后停服，继续调理半年，病情稳定而停药。

【按语】本例为阴水证，病在肾，脉症所示：肾阳虚衰，阴塞水湿之邪阻滞足少阴。先从麻附细辛汤合五苓散温经散寒、通阳利水以消其肿；再以大剂附、桂、辛、姜温肾逐寒；小茴香、沉香、乌药温肾调气；苍术、茯苓燥湿利水；白芍、甘草缓急止痛，寒湿祛，腹痛止。但尿蛋白持续(＋＋＋＋)，加用雷公藤以控制蛋白尿，一周后就明显减少，1 月后转阴。

例二　徐某，男，20 岁。

初诊：1977 年 10 月 29 日。

主诉及病史：慢性肾炎 2 年，不浮肿；以蛋白尿为主，一般在(＋)～(＋＋＋)。常为腰酸乏力、睡眠不佳。服中药后时轻时重，不能消除。

诊查：夜寐欠佳，有时整夜不寐，口角破碎，两腰酸痛，遗精。苔少、舌红尖赤，脉弦数。尿常规：蛋白(＋＋)。肾功能正常。

辨证：心肾阴虚，相火偏亢，精微下泄。

治法：滋阴降火，交通心肾。

处方：知母 10g　黄柏 10g　川黄连 3g　炒枣仁 12g　生地黄 12g　麦冬 10g　五味子 5g　泽泻 12g　合欢皮 12g　夜交藤 20g

二诊：11 月 11 日。药后睡眠好转，遗精未作，口角破碎减轻，但气短乏力。苔薄白，舌尖红，脉数未静。原方加怀山药 12g。

三诊：11 月 29 日。睡眠已正常，近 3 天来容易兴阳、遗精，口干苦。舌尖红，脉弦数。青春之年，相火亢动。转泻肝清心、降火益阴。

处方：龙胆草 5g　黄柏 10g　川黄连 3g　知母 10g　丹皮 10g　北沙参 12g　麦冬 10g　石斛 10g　泽泻 10g　车前草 12g

四诊：12 月 12 日。进龙胆泻肝以清泻相火，易兴阳及遗精均减，口苦消失。脉数，苔薄舌红，原方去龙胆草，加生地黄12g。

上药服1周后，易兴阳遗精又起，每次遗精后尿蛋白(++)。复入龙胆草调治月余，诸症消除，尿蛋白(—)。后以知柏地黄丸、龙胆泻肝丸调理半年而停药。

【按语】本例慢性肾炎蛋白尿已历2载，临床以失眠、兴阳、遗精为主症。详察病机，属肾阴亏虚、君相火旺、扰动精室所致。故治疗以滋肾阴、清相火、宁心神为法，病情得以缓解。虑其苦寒太过易耗阴液，故撤龙胆草，然1周后兴阳、遗精又起，可能与青年心火妄动引起肝肾相火亢盛有关，复投龙胆草后火降症平，尿中蛋白亦随之消失。

四、益气活血、疏通经隧法治愈阴水一例

康某，女，20岁。

初诊：1960年5月20日。

主诉及病史：于1959年11月5日起面部及两足浮肿，未治，以后腹部作胀，小便减少，足肿加重。在当地某医院就诊。尿常规检查：蛋白(++++)，颗粒管型(++)，红血球(0～3)。血胆固醇12.48mmol/L。白/球蛋白1.6/2.3。肾功能及血压正常。诊断为肾病综合征。用中药治疗，面部浮肿消退，腹部及下肢浮肿依然，未用激素。

诊查：面色暗黄不肿，腹胀有水，下肢凹陷性浮肿，不易恢复。肌肤紫暗，坚硬而厚，重按则痛。患病后月经半年未行，小便量每日1200ml左右。苔薄白，舌质暗红有瘀点。脉象细涩。尿常规：蛋白(+++)，颗粒管型(+)。血胆固醇10.4mmol/L。白/球蛋白：2.0/2.5。

辨证：脾肾气虚，水瘀互结，经隧不利。

治法：益气活血，疏通经隧。

处方：生黄芪12g　川桂枝5g　赤芍10g　当归10g　桃仁10g　红花10g　川芎10g　泽兰泻各10g　马鞭草15g　路路通10g

二诊：5月27日。药后症无改变，小便量保持在1200ml左右。守法续进。原方加刘寄奴10g。

三诊：6月25日。上方调治1月，小便量1100ml左右，腹水已消，下肢尚有轻度浮肿；肌肤色紫瘀未退，但不若初起之坚硬，按之不痛，呈甲错状；苔脉如上。原法已效，效不更章，加强扶正益气以助活血行瘀之力。尿蛋白(++)、红血球(+)、颗粒管型(+)。

处方：炙黄芪15g　炒党参12g　川桂枝5g　当归10g　赤芍10g　桃仁10g　红花10g　川芎10g　刘寄奴12g　泽兰泻各10g　路路通10g

四诊：7月10日。下肢浮肿退清，肌肤脱屑已三四次，按之已柔软，无紫瘀。面色暗黄转红润，舌质紫暗转红，惟月经仍闭。原方续进，并加服大黄䗪虫丸扶正逐瘀通经。

五诊：7月20日。药进7剂，月经来潮，量多色鲜紫夹杂，伴有血块，大者如银元，小者如指甲，五天经净，身轻神爽。苔薄红，脉细。瘀水已去，血脉畅行，转调补气血培本图治。尿蛋白(+)、红血球、颗粒管型(—)。血胆固醇6.5mmol/L。白/球蛋白：3.5/2.0。

处方：炙黄芪15g　炒党参12g　炒白术10g　怀山药12g　茯苓10g　泽泻12g　杜仲10g　当归10g　杞子12g　山萸肉10g　炒熟地黄12g　玉米须30g

上药连服月余，尿蛋白(—)。继服药3个月，病情稳定。月经按月来潮，续服3月停药。随访2年，身体健康，结婚育子。

【按语】本例为阴水症。前医投温阳利水剂治之无效。详察脉症，抓住肌肤与舌质颜色、

小便自利、闭经、脉涩等特征从瘀着手论治。脾肾气虚是其本，水邪、血瘀为其标，且血瘀尤重于水。《金匮要略》中提到“血不利则为水”。瘀不祛，血不和，水难行矣。遂投以黄芪益气为君，助桂枝、赤芍、桃仁、红花、当归、川芎、活血通经；马鞭草、路路通、泽兰泻化瘀行水，调理月余，尿量未见增多而水肿逐渐消退。此乃经隧气血畅通、水自归经，故浮肿得消。以其经闭，配用大黄䗪虫丸补虚通经。经通，再补益气血培其本，蛋白尿消失，病体康复。

治疗肾炎，先治其肿，后治蛋白尿、血尿。肾炎水肿，乃肺脾肾三脏调节水液代谢功能失常所致。既可一脏致肿，亦可二三脏同病。由于肺脾肾在生理、病理上的相关性，一脏有病，往往影响其他二脏合病。故治疗水肿，既可单独从肺、从脾、从肾论治，亦可肺脾、肺肾、脾肾或肺脾肾同治，然应以肾为本。此外，水肿还与气滞、血瘀有关，故调气、活血之品亦常配伍同用，每可协助水邪之通利。

蛋白尿，有虚实之辨。虚者以脾肾气虚为主，因气虚失于固摄，精微下泄所致；实者为湿浊、湿热、血瘀的停留，尤以湿热居多。治疗时当区分虚实的孰多孰少，其原则以益气清利为法。常选用生黄芪、党参、白术、淮山药补益脾肾之气；茯苓、泽泻、生苡仁、玉米须淡渗利湿；丹参、益母草活血行水。若伴见阴虚者，应改党参为太子参，加生地、麦冬；伴阳虚者，加巴戟天、仙灵脾；血虚者，加当归、枸杞子；腰酸痛者，加杜仲、川续断、山萸肉；寒湿盛、苔白腻者，去黄芪加苍术、川朴、半夏、陈皮，甚则用附子、干姜、草果温化；湿热重且在中焦者，加用苍术、黄芩；湿热重在下焦者，配用白花蛇舌草、黄柏、蜀羊泉、墓头回；管型尿者，加猫爪草；血尿者，加大小蓟、茜草炭、白茅根，一般均能取得满意的疗效。对难治性的蛋白尿，可以采用雷公藤制剂治疗，也可获得较好的效果。

五、肾炎合剂为主治愈难治性肾炎蛋白尿三例

例一 董某，男，42 岁。

初诊：1985 年 12 月 25 日。

主诉及病史：患慢性肾炎已半年，无面足浮肿。尿蛋白持续(＋＋＋＋)，使用强的松两个月，每日 40mg，因无效而递减停服。

诊查：舌苔厚腻罩黄，舌质淡红，脉濡。口干黏苦，不喜饮，食欲正常；小便色黄，量尚多；腰不酸。尿常规：蛋白(＋＋＋)。24 小时尿蛋白定量 32g/L。血胆固醇 12.48mmol/L，甘油三酯 2.84mmol/L。白/球蛋白：3.1/2.8。

辨证：湿热蕴脾，升降失常。

治法：清热化湿，淡渗分利。

处方：藿香 10g　茯苓 10g　佩兰 10g　陈皮 10g　制川朴 5g　芦根 30g　苍术 10g　玉米须 30g　黄柏 10g　六月雪 30g

二诊：1986 年 1 月 10 日。药后苔厚腻已化，小便清，无明显症状。湿热已退，脾运未复，拟转益气健脾清利法。尿蛋白(＋＋＋)。

处方：生黄芪 12g　炒党参 10g　制苍术 10g　茯苓 12g　淮山药 12g　生苡仁 15g　泽兰泻各 10g　玉米须 30g　白花蛇舌草 15g

三诊：1 月 28 日。无自觉症状。舌苔薄白，脉细。药治以来，病情好转，尿蛋白持续(＋＋)～(＋＋＋)。原方药续进，加用肾炎合剂辨病治疗。

四诊：2 月 10 日。服药两周，尿蛋白明显减少为(＋)，24 小时尿蛋白定量 1.68g。血胆固

醇 8.32mmol/L，甘油三酯 2.26mmol/L。原方加生山楂 15g，肾炎合剂续进。

上药连续服用 1 个月，尿蛋白(－)；继服药 1 个月，24 小时尿蛋白定量 0.13g，血脂正常。肾炎合剂逐渐减量，至 6 月份停药，仍以中药加杜仲、川续断、桑寄生等脾肾双补巩固调理。随访至今，身体健康，偶有感冒及时控制，尿常规仍为阴性。

【按语】本例经强的松治疗无效转中医治疗。舌苔所示，湿热较盛，先从标治，湿化再转治本，调理月余，蛋白尿未减，投肾炎合剂后两周即获显效，前后治疗半年而告痊愈。

例二 华某，男，17 岁。

初诊：1986 年 2 月 1 日。

主诉及病史：1985 年 11 月 4 日起下肢出现紫癜，在某医院住院治疗，查尿蛋白(＋＋＋)，红血球(＋＋＋)。诊断为紫癜性肾炎。3 天后，口鼻出血，尿血增加，经强的松、地塞米松、环磷酰胺等治疗 3 个月，血止，紫癜消退。强的松日服 40mg，地塞米松 6mg，环磷酰胺已停。尿蛋白(＋＋)、红血球 0～6。

诊查：满月脸，面部痤疮，升火烘热。两大腿满布紫纹，腰部酸痛。舌红，苔薄白，唇燥红，脉滑数。尿常规如上，24 小时尿蛋白定量 2.2g，血胆固醇 10.4mmol/L。肾功能正常。

辨证：血热伤阴，阴虚火旺。

治法：凉血泄热，滋肾清利。

处方：知母 10g　川黄柏 10g　丹皮 10g　赤芍 10g　生地黄 12g　水牛角片 30g　墨旱莲 10g　小蓟 15g　猪苓 10g　白茅根 30g

二诊：2 月 8 日。药后面部烘热已减，余症依然。原方续进。

三诊：2 月 20 日。面赤、舌红、唇燥均已转淡，腰酸已平。自 2 月 16 日起撤减地塞米松 0.75mg，3 天内神情委顿，时时欲睡，现已恢复正常。心慌，脉数，苔薄白。虚火已减，气阴二伤，拟转益气养阴、滋肾宁心。

处方：太子参 12g　麦冬 10g　五味子 5g　生地黄 12g　怀山药 12g　知母 10g　黄柏 10g　白茅根 30g　墨旱莲 10g　白花蛇舌草 15g

四诊：3 月 14 日。进益气养阴、心肾同治药后，虽每周撤减地塞米松已不觉神萎懒言，精神比前好转，心慌减轻。脉细数，苔薄白，质淡红。转从调变阴阳。

处方：生黄芪 15g　太子参 15g　生地黄 20g　怀山药 15g　炒白术 10g　茯苓 10g　墨旱莲 12g　山萸肉 10g　仙灵脾 15g　白花蛇舌草 15g

五诊：4 月 5 日。地塞米松已撤完。今起撤减强的松，每 2 周减 5mg。面部痤疮已少，满月脸依然，舌质暗紫，脉细数。宗意加活血化瘀及肾炎合剂。尿蛋白(＋)、红血球(＋)。

处方：黄芪 30g　太子参 30g　当归 10g　赤芍 10g　泽兰泻各 10g　生地黄 15g　山萸肉 10g　仙灵脾 15g　仙茅 10g　怀山药 12g　益母草 15g

肾炎合剂，每日 1 剂。

六诊：4 月 20 日。服药两周，尿蛋白(＋＋)、红血球(0～1)。无明显不适。原方续进。

上药续服半个月，尿蛋白已转阴。继服药两个月，肾炎合剂逐渐减量，于 9 月底停服。强的松递减至 11 月底撤完。服中药水剂 1 年八个月，基本治愈而停药。随访至今，患者于 1988 年入某职业中专读书，于 1991 年毕业，工作至今，身体健康。

【按语】紫癜，属内伤发斑范畴，多在人体卫外功能失调情况下，外感热毒、饮食鲜美羶腥，引起脾胃健运失常、热蕴营血、血溢脉外而成。若不及时治疗，每可损及肾脏，肾络受损，精微、血液下泄，成为紫癜性肾炎。本案为紫癜性肾炎之重症，已经大量激素、免疫抑制剂治疗，造成体内阴阳紊乱，出现一派阴虚阳亢证。余初投凉血泄热、滋肾清利剂以降其火，随着激素的减量出现气阴两虚，须及时调其阴阳。症状消除后加用肾炎合剂，其目的有二：一是继续降尿蛋白；一是协助撤减激素，避免蛋白尿的反跳，终于取得满意效果。

治疗本病过程中，还应注意嘱患者忌口，应禁食鱼、虾、蟹、笋、菌类、芫荽、羊肉、牛肉、鹅肉等鲜发物以及个体的其他过敏食物。随着病体的康复，脏腑功能的强盛，可以逐渐放宽禁忌。

例三 蒋某，男，16岁。

初诊：1988年3月4日。

主诉及病史：慢性肾炎水肿，尿少，在某医院诊治，服利尿剂后肿消，蛋白尿(＋＋＋＋)不减，给予雷公藤多苷片治疗两个月，尿蛋白(＋＋＋)。

诊查：面色少华，不浮肿，食欲正常，小便泡沫较多。苔薄白，质正常。脉细。尿常规：蛋白(＋＋＋)。肝、肾功能均正常。

辨证：脾肾气虚，湿热内蕴。

治法：益气清利。

处方：生黄芪15g加入肾炎合剂。

二诊：3月18日。服药2周，蛋白尿减为(＋)，小便泡沫已少。继进原方。

上药连续服用一个月，尿蛋白(－)。24小时尿蛋白定量0.2g。继服药一个月，肾炎合剂逐渐减量。服用八个月停服，以六味地黄丸培本巩固。

【按语】雷公藤多苷片，一般肾炎患者服用有效者居多，然本案服用2个月无效。余用肾炎合剂的指导思想是：欲观察、比较雷公藤生药材与雷公藤多苷片的作用。治疗结果出乎意料，仅服煎剂一个月，尿蛋白已转阴。以后又治数例患者，均有满意疗效。由此可知，用雷公藤多苷片或雷公藤片无效者不等于雷公藤生药材无效，这可能是因为生药材中对肾炎的有效成分犹未完全提出。

肾炎合剂是根据西医学对慢性肾炎发病机制的认识而拟定的。西医学研究表明，肾炎系由于细菌、病毒等感染导致机体免疫功能失调而引起的一种免疫性疾病，治疗时应重视和采用抗菌、消炎、免疫抑制与抗凝疗法。肾炎合剂是由雷公藤、鸡血藤、生甘草组成，其中主药是雷公藤。该药味苦性寒，有大毒，具抗炎、免疫抑制等作用，可以治疗各种自身免疫性疾病。对慢性肾炎、原发性肾小球肾炎、肾病综合征、狼疮性肾炎、紫癜性肾炎、类风湿性关节炎均有较好的疗效。其作用是调整免疫功能、抑制异常的免疫反应，故而可降低尿蛋白，并能协助撤减激素，减少反跳，效果稳定。

雷公藤虽有上述优点，但也能引起很多毒性反应，对心、肝、肾、胃均有损害，如它能降低白血球数，抑制精虫，使妇女经闭等。故肝肾心功能不全、白血球总数在4×10^9/L以下者禁用。如在服药过程中出现不良反应，应立即停药，停药后可以自然恢复。为了减少雷公藤的毒副作用，特配用鸡血藤养血活血，提高白血球数；生甘草解药毒，减少其毒性反应，定名为肾炎合剂。经过数百例的临床使用，肾炎合剂一般无明显毒副反应，少数病例有胃痛，若于饭后饮服，可以缓减。

雷公藤的剂量，可根据患者年龄、病情、治疗经过而定，10岁以下小儿，每天5～10g；11～14岁者，每天8～12g；15岁以上者，每天10～15g，以15g为度，不宜再加量。将雷公藤与鸡血藤10～15g、生甘草3～5g入锅，加水600ml，浸泡1小时，煎沸后文火再煮1小时，至250ml左右，可1次服完；加水再煮半小时饮汁。一般见效时间在两周左右。对雷公藤敏感者服药1周尿蛋白即见下降。若连续治疗一个月无效者则应停服，另换其他药物。蛋白尿转阴1个月，应将雷公藤逐渐减量，由15g依次递减为12、10、8、5g，每2周减量1次，减至5g时连服两个月停药。切忌骤停，以避免蛋白反弹。服药时间过久，可能出现类似激素的阴虚阳亢证候，但无满月脸，此时可配用六味地黄丸滋阴降火。服药期间，应每月查肝功能、肾功能1次；每两周查血白分，以观察其有无毒副作用。

使用肾炎合剂时，应根据辨证配用水药，因前者对调整、改善脏腑功能力量不足，故必须辨证论治，或辅以祛邪之品，或加用扶正之物，或佐以标本同治之药。扶正是提高脏腑功能；祛邪是减少或杜绝病邪对内脏，尤其是对肾脏的影响，使两者起到相辅相成的效果，对缓减蛋白尿起到稳定、巩固的效果。

六、凉血解毒、益肾清利法缓解狼疮性肾炎一例

宋某，女，25岁。

初诊：1984年3月28日。

主诉及病史：1981年1月起四肢关节酸痛，面额部出现红斑，继以全身水肿。在某医院住院治疗。尿常规：尿蛋白(+++)，红血球(++)。血液检查：抗核抗体、狼疮细胞、抗DNA抗体均为阳性。肝、肾功能正常。诊断为狼疮性肾炎。用强的松治疗，1天60mg，两周后浮肿消退，关节痛及面部红斑减轻，尿蛋白(+)～(-)。一个月后开始将强的松减量至15mg时，尿蛋白上升至(++)，再将强的松加量至20mg时尿蛋白则稳定，至今已有3年。

诊查：面部红赤烘热，红斑隐隐，口干喜饮，心慌，易出汗，腰酸，小便色黄。苔薄黄、质红。脉细数。尿常规：蛋白(+)，红血球(0～3)。肝肾功能及抗核抗体、狼疮细胞、抗DNA抗体均阴性。

辨证：热毒深蕴营血，波及于肾。

治法：凉血解毒，益肾清利。

处方：水牛角片30g　大生地黄15g　炒丹皮10g　黑玄参15g　龙胆草5g　黄连5g　金银花15g　漏芦10g　乌梢蛇10g　雷公藤15g(先煎1小时)　生甘草5g　白花蛇舌草15g

二诊：4月12日。药后面红烘热已减，口干，心慌，腰酸，尿黄依然。苔黄舌红，脉数。治守原法。尿蛋白(少)，红血球(0～1)。

原方去水牛角片、龙胆草，加知母10g、黄柏10g。

三诊：5月10日。上药连服一个月，诸症减轻，苔黄转薄白，舌红，口干不甚，腰酸溲黄亦减。热毒已缓，心肾阴虚。拟转滋养心肾，兼清余毒。

处方：太子参10g　麦冬10g　五味子5g　丹皮10g　知母10g　黄柏10g　生地黄15g　玄参15g　漏芦10g　凌霄花10g　雷公藤15g(先煎)　白花蛇舌草15g　生甘草5g

上药调治三个月，尿蛋白微量至阴性；强的松减去1.25mg，每两个月减1.25mg，减至5mg时维持三个月，再改为隔日5mg，持续1年而停服。雷公藤剂量在强的松减至3片时减为12g，每月减2g，以5g维持半年而停服，病情稳定，长期服用黄芪口服液、六味地黄丸巩固调治。

【按语】狼疮性肾炎是红斑性狼疮最常见、最严重的内脏损害，治疗较为棘手。因热毒深蕴营血，内攻于肾，耗精伤阴所致。本案已经西药治疗，症去大半，余毒未清，故先以大剂清热、凉血、解毒之药投治，并加用雷公藤清热抗炎，抑制尿蛋白。后以益气养阴之品，心肾同治。取效后逐渐以小剂量缓慢撤减强的松，前后约三年始撤完，病情得以缓解。

七、泄浊降逆法为主延缓肾功能衰竭三例

例一 徐某，女，48岁。

初诊：1988年12月10日。

主诉及病史：患慢性肾炎5年，尿中常有少量蛋白，腰酸乏力，平时服六味地黄丸。12月1日起食欲欠佳，泛泛欲吐，按胃病治疗无效。泛吐加重，头昏，皮肤发痒。在某医院诊治，查血尿素氮29.3mmol/L，肌酐415.5μmol/L。诊断为慢性肾功能不全。

诊查：面色暗黄而浮，胃脘痞胀。恶心，泛吐白色黏痰，食物欠香，口黏口臭，皮肤瘙痒、干枯；大便干结，两三天未解；夜尿频多色清；苔白厚腻，舌质淡白有齿印。脉细。查红细胞 1.5×10^{12}/L，血红蛋白50g/L，血压120/90mmHg。

辨证：脾肾两虚，湿浊中阻，胃失和降。

治法：温中化湿，泄浊降逆。

处方：苏藿梗各10g　制川朴5g　苍术10g　制半夏10g　陈皮10g　茯苓10g　制附片5g　制大黄10g　六月雪30g

二诊：12月13日。服药3剂，大便日行2次，不稀；恶心泛吐减轻，口中臭味已缓；苔白转黄，口黏干苦，脉细。湿郁化热，原方配用苦辛通降之品。上方去川朴，加黄连2g、干姜3g。

三诊：12月24日。上药连服两周，恶心泛吐已消失，纳食已香，皮肤瘙痒减轻，大便每日1次，口干，苔腻已化。湿热已退，脾肾气虚，生化乏源。转以健脾益肾、泄浊通腑并进。

处方：太子参10g　炒白术10g　茯苓10g　制大黄10g　怀山药12g　泽兰泻各10g　丹参15g　杞子12g　当归10g　六月雪30g

四诊：12月30日。投上药后舌苔厚腻覆布，纳食欠香，口黏但无泛恶。虚不受补，仍予化湿泄浊法。

处方：苏藿梗各10g　制半夏10g　陈皮10g　茯苓10g　干姜5g　制附片5g　制大黄12g　泽兰泻各10g　生苡仁12g　六月雪30g

上药服7剂，苔腻已化，大便日行两次，脘腹较舒，食欲增加。仍以原方调治月余，血查尿素氮16.1mmol/L，肌酐353.5μmol/L。血色素56g/L，红血球 2×10^{12}/L。续服药两个月后加党参10g、杞子10g；至灵胶囊1日3次，每次2粒，吞服。药后无不良反应。1989年6月底查尿素氮13.6mmol/L，肌酐309.4μmol/L。患者1月进服10～15剂水药，常服至灵胶囊，随访至今，能从事轻微家务劳动。

【按语】本例脾肾衰败，因虚湿浊内生，上逆犯胃，腑气不通，故表现关格证候。急则治标，以化湿降逆泄浊通腑法进治。药后腑通胃降，湿化纳香。因思其正虚气血难生，乃转用培补脾肾之法，加入淮山药、太子参、枸杞子后1周，舌苔浊腻满布，湿浊又生，显系虚不受补反碍脾运，仍予化湿祛邪法后颇洽，如此调治三四个月，纳佳，精神好转，肾功能亦趋向稳定，可知脾健不在于补而贵于运。

例二 陈某，女，56岁。

初诊：1978年3月24日。

主诉及病史：慢性肾盂肾炎、肾性高血压十余年，平时未重视治疗。最近1月头昏痛，食欲减低，恶心，饮食即吐，皮肤痒。

诊查：精神萎靡不振，头昏痛，面浮色黄，牙龈出血；恶心呕吐，吐出黏痰米粒；胃部胀满，口

干苦，大便四天未行，小便少而色黄。舌苔黄厚腻，舌质淡，脉细弦。血尿素氮 43.9mmol/L，肌酐 742.6μmol/L，血压 170/94mmHg。尿常规：蛋白（++），脓细胞（+++）。

辨证：湿热内蕴，上逆犯胃，腑气失降。

治法：泄浊通腑，和胃降逆。

处方：生大黄 10g（后下） 黄连 3g 干姜 1.5g 炒竹茹 10g 制半夏 10g 陈皮 5g 苍术 10g 黄柏 10g 泽泻 12g 车前草 15g 玉枢丹 0.06g（吞服）

二诊：3 月 28 日。药后呕吐已止，能进少量饮食；大便 1 天两次，前干后溏；尿少色黄混；但舌苔满布白腻，罩淡黄色，脉细弦。原方加制附片 9g，去玉枢丹、黄连、黄柏。

三诊：4 月 5 日。舌苔白腻已退，饮食增加，然肌肤瘙痒又起；大便间日 1 次，质干；脉细弦。湿郁营热，拟转祛风胜湿、凉血止痒法。血尿素氮 30.0mmol/L，肌酐 574.6μmol/L。

处方：生大黄 12g（后下） 炒荆芥 6g 紫草 15g 银花 15g 连翘 12g 蝉衣 10g 地肤子 12g 丹皮 10g 乌梢蛇 10g 当归 10g 生甘草 3g

四诊：4 月 16 日。上药服 6 剂，皮肤瘙痒已减；续投 5 剂，瘙痒消失。小便黄，不混；精神好转，惟腰部酸痛，脉细。原方加减。

处方：制大黄 10g 当归 10g 蝉衣 10g 地肤子 10g 怀山药 10g 茯苓 10g 杜仲 10g 桑寄生 12g 荔枝草 15g 车前草 15g

五诊：4 月 30 日。肤痒未起，小便色清，无明显不适。原方去蝉衣、地肤子，加首乌 12g、枸杞子 12g。血尿素氮 14.6mmol/L，肌酐 353.6μmol/L。血压 140/80mmHg。

【按语】本例为肾衰重症之尿毒症期。初诊时病势较急，湿热阻于中下二焦，经清热化湿、泄浊通腑、和胃降逆，腑气通，胃气降，然舌苔又转白腻，乃去连、柏苦寒之品，加附片温阳化湿；后期又以皮肤瘙痒为苦，此与肾衰之瘙痒不同，乃是血虚生风、湿郁于营所致，转用祛风胜湿，凉血止痒法 10 天，痒止，病势渐趋稳定。患者肾衰延缓 3 年，于 1981 年因受凉高热诱发，不及救治病故。

例三 李某，男，52 岁。

初诊：1987 年 4 月 13 日。

主诉及病史：今年元旦后因下肢乏力、怕冷、腰酸，在某医院诊治。查尿常规：蛋白（+），颗粒管型（少），血尿素氮 21.42mmol/L，肌酐 442μmol/L，血压正常，诊断为慢性肾功能不全。

诊查：面色萎黄，咽干，怕冷，食欲正常，无恶心呕吐，亦无皮肤瘙痒及鼻、龈出血。大便每日 1 次，偏干；小便次多清长，夜尿三四次。苔薄白，质淡胖，边有齿印。脉沉细。血尿素氮 25.00mmol/L，肌酐 574.6μmol/L。

辨证：脾肾阳衰，气血亏虚，邪毒内蕴。

治法：温补脾肾，泄浊解毒。

处方：生黄芪 15g 炒党参 15g 炒白术 10g 茯苓 10g 怀山药 12g 当归 10g 杞子 12g 仙灵脾 15g 巴戟天 10g 鹿角片 10g 炒熟地黄 12g 制大黄 5g 菟丝子 10g 红参 3g 冬虫夏草 2g

另煎代茶。

二诊：4 月 20 日。药后大便日行两次，不稀，夜尿仍多，无明显不适。原方去茯苓，加益智仁 10g。

三诊：5 月 10 日。进温补脾肾、泄浊解毒之剂一个月，怕冷、腰酸已减；夜尿两次，色淡黄。舌体胖大，脉沉细。治守原法。血尿素氮 17.9mmol/L，肌酐 512.7μmol/L。

处方：黄芪 30g　当归 10g　党参 15g　怀山药 12g　炒白术 10g　杞子 12g　巴戟天 10g　仙灵脾 15g　炒熟地黄 12g　菟丝子 12g　益智仁 10g　紫河车 6g　制大黄 3g

四诊：6 月 1 日。无明显自觉症状，精神好转，咽干燥；苔薄舌胖，已无齿印。脾肾之阳渐复，气阴又虚。原方续投，并用西洋参 3g、冬虫夏草 1.5g 同煎饮水。

上方按季节、体质阴阳的偏盛偏衰有所调整，冬季偏温补，夏季偏清补，湿令则以芳香化湿、运脾等法调治已历 4 年，病情稳定。血尿素氮 13.6～16.1mmol/L，肌酐 309.4～424.3μmol/L。

【按语】本例为肾衰之虚证，虚在脾肾阳气衰弱，生血功能失常。所幸食欲正常，无湿浊阻中之候，故治疗从温补脾肾着手，以冀恢复生血之功能。用药时注意"阳中求阴"的原则，温阳应与滋阴药同用，以免温阳过剂反伤肾阴。鹿角、紫河车短暂应用对肾功能无损害，若量大、久用则不利。长期使用冬虫夏草补肾益精，冬季配红参、夏季配西洋参，更于方中加入少量大黄解毒、排毒，为延缓肾衰之进展起到良好作用。

慢性肾功能不全是一个症状复杂多变、脏腑损害较多的疾病。病损主要在肾，常兼脾胃心肝等多脏腑病变，属于"肾劳"范畴。临床症状以脾胃证候最早出现，若不及时控制，极易有化热、生痰、动风、入血之变，也可因正虚易招外邪而剧变。

治疗应权衡标本缓急，虚实兼顾。一般于病情稳定阶段，以治本为主，分别气血阴阳亏虚而补益，并重视调理脾胃；应掌握补勿壅滞，温而不燥，滋而不腻的原则；对伴有水湿、湿浊、湿热、血瘀者应兼治之。病势急迫、呕恶、二便不畅者，祛邪为先，应芳香化湿、泄浊降逆、通腑排毒并进，其中主药是大黄，但应辨证配伍使用。阴虚浊阴凝聚者配附子；气虚者配党参或太子参；苔厚腻、湿盛者配苍术、干姜；夹热者配黄连。很多病人通过上法治疗，腑气通、浊气降，脾胃运纳转机，病情稳定。如出现本虚之象用培本法时也可适当加些制大黄(3～5g)，使大便日行一两次，不求泻下过多，但求标本同治，可延缓肾衰进展。

病程中出现电解质紊乱、酸中毒者，可配用西药纠正；血压过高持续不降者，可配用降压剂；严重贫血者，可小剂量输血，但血液必须新鲜。中西医结合治疗对延缓肾衰进展更为有益。

八、温补脾肾法治愈劳淋一例

刘某，女，48 岁。

初诊：1983 年 11 月 25 日。

主诉及病史：慢性肾盂肾炎反复发作已有 5 年。尿培养大肠杆菌 10 万以上，长期用呋喃咀啶、复方新诺明、庆大霉素等治疗。初起有效，反复使用已无效。服中药清热利水剂胃部不适，大便稀，小便反为涩痛不畅。

诊查：面色晄白，两目微浮，少腹坠胀，尿频量少不畅，日夜二十余次，尿道无灼痛感；畏寒肢冷，腰部空软酸痛，食欲欠佳，大便不实，下肢轻度浮肿。苔薄白、质淡，脉细。小便常规：蛋白微量，脓细胞少许。中段尿培养：大肠杆菌多于 10 万。

辨证：热淋病久，脾肾气阳亏虚，膀胱气化无权。

治法：温肾健脾，益气助阳。

处方：炙黄芪 15g　炒党参 12g　炒白术 10g　茯苓　10g　肉桂 3g(后下)　怀山药 12g　杜仲 12g　川续断肉 10g　山萸肉 10g　菟丝子 12g　台乌药 10g　生苡仁 12g

二诊：12 月 5 日。药后小便已畅，少腹坠胀减轻，目浮、下肢浮肿减退，食物已香。大便不成形,日 1 次,小便仍频。苔脉如上,原方加减。

原方去苡仁、茯苓,加鹿角片 10g、杞子 10g。

三诊:12 月 20 日。小便次数明显减少,日夜十余次;腰部酸痛已缓,精神好转;苔薄白,脉细。投前方颇合,再加重其制。

处方:炙黄芪 30g　炒党参 20g　炒白术 10g　山萸肉 10g　怀山药 12g　杜仲 12g　川续断 10g　菟丝子 10g　益智仁 10g　鹿角片 10g　杞子 10g　紫河车 10g

上药加减调理 3 个月,小便日夜六七次;腰部酸痛不甚,疲劳后尚有不舒;面色已有红气;苔薄白,脉细有力。中段尿培养连续 3 次阴性,改投金匮肾气丸、五子补肾丸巩固调治。

【按语】淋证初起,多属湿热实证,用清热利湿剂即可奏效,但巩固疗效尚需继续治疗,否则极易复发转成劳淋。本案发病后用西药抗生素治疗,未得彻底治愈,迁延 5 年,对多种抗生素均产生耐药性,长期菌尿。临床表现呈一派脾肾阳虚之候,并无湿热兼夹,故治疗从温补脾肾培本着手,不顾致病菌的存在。前后调整四个月,脾肾阳气得复,正气充盛,病菌不治而灭。后按此原则治疗多例慢性肾盂肾炎长期菌尿者,多数有效。此系病者正虚不能胜邪,使病菌乘虚作祟,从温补或滋养脾肾治理,以增强其自身抑菌能力,不用苦寒抑菌药,病菌自除。

九、辨证治愈石淋二例

例一　姜某,男,56 岁。

初诊:1987 年 11 月 3 日。

主诉及病史:前晚突发右腰及腹部剧烈疼痛,血尿,小便频急刺痛不畅。在某医院急诊,打止痛针已有缓解。

诊查:右腰隐隐胀痛,小便色黄,排尿通畅,大便正常。苔薄黄,舌偏红,脉弦数。X 线腹部平片:右侧输尿管上段结石,0.9cm×0.8cm 1 枚。

辨证:湿热蕴肾,炼液成石,石伤肾络,气化不利。

治法:清热利水,行气活血,排石通淋。

处方:金钱草 30g　海金沙 15g(包)　石韦 15g　枳壳 10g　延胡索 10g　炮山甲 10g　皂角刺 10g　王不留行 15g　冬葵子 12g　川牛膝 10g　葎草 15g

二诊:12 月 17 日。腰痛胀已平,苔脉如上,无明显自觉症状。原方加化石、排石剂。

处方:琥珀粉 1.5g　西月石粉 1g　生鸡内金粉 1.5g

三味和匀,用蜂蜜少许,调成黏稠状,开水送下,1 日 2 次。亦可装入空心胶囊吞服。

三诊:12 月 30 日。昨夜右肾绞痛又发,血尿;尿无频急刺痛感,痛点已下移右少腹;痛引睾丸、会阴部。结石有下行之象,急宜因势利导,加强攻逐之剂。

处方:生大黄 10g(后下)　元明粉 10g(冲服)　炒枳壳 10g　台乌药 10g　金钱草 30g　海金沙 15g(包)　延胡索 10g　炮山甲 10g　路路通 12g　葎草 30g

四诊:1988 年 1 月 5 日。药进两剂,大便畅通,1 天五六次;小便有阻塞不畅感,少腹坠胀,痛苦不堪。经多饮水,并忍痛跳跃,尿中排出结石 1 枚,尿即畅通,诸症消失。腹部平片:结石阴影已消失。转补肾清利法调治。

处方:知母 10g　黄柏 10g　生地黄 12g　山药 12g　泽泻 10g　山萸肉 10g　茯苓 10g　金钱草 15g　桑寄生 12g

【按语】湿热蕴肾煎熬尿液是形成石淋的基本病机。结石停留,每可引起气血瘀滞、络脉损伤，使腰腹绞痛，血尿发作。治疗多以清利、行气、活血、排石等综合考虑。常用金钱草、海金沙、石韦、冬葵子、葎草清热利湿、排石通淋；炮山甲、皂角刺、王不留行、川牛膝、路路通活血攻坚、化瘀通络；木香、乌药、枳壳、延胡索行气活血通淋。本例服药后肾绞痛第二次发作，病移下腹，提示结石已下行，此时加生大黄、元明粉以增强肠蠕动，并促进输尿管蠕动，使结石加速排入膀胱，再配合饮水、跳跃，终于排出。至今4年，未曾再生。

例二 钱某，男，58岁。

初诊：1984年3月5日。

主诉及病史：1978年患左肾结石，经服中药后于1979年已排出。此后常服金钱草茶，每年定期检查均无结石。1982年初停服金钱草茶，于1983年12月份左腰胀痛，小便色红，某医院B超检查：左肾盂结石，黄豆大小1枚，左肾集合系统分离，积水1.2cm。

诊查：左腰酸胀隐痛，精神较差，面浮，下肢浮肿，小便色清，怕冷。苔薄白，质淡，脉细软。小便常规：蛋白(少)。血尿素氮、肌酐均正常。

辨证：脾肾阳虚气弱，气不化水，水不行石。

治法：补脾温肾，行水排石。

处方：生黄芪20g　炒党参15g　炒白术10g　茯苓10g　杜仲15g　川续断10g　金钱草30g　炒熟地黄15g　杞子12g　仙灵脾15g　鹿角片10g

琥珀粉1.5g，鸡内金粉1.5g。1日两次，蜂蜜水调服。

二诊：3月20日。药后精神好转，左腰隐痛减轻，犹觉酸胀不舒。下肢浮肿已退，面部尚有浮意，怕冷。苔脉如前。原方黄芪改30g，加制附片8g。

上方连续服用两个月，怕冷已减，面浮退，色转红。5月23日因活动较多，腰痛加剧，痛及小腹、睾丸，小便时有中断现象。自服金钱草茶3杯，配合跳跃运动，待膀胱内尿液充盈胀满时用力排尿以冲击结石，结石排出，小便畅行，诸症缓解。B超检查：左肾结石及积水均已消失。嘱长期用金钱草代茶，吞服金匮肾气丸巩固治疗三个月停药。

【按语】本例为石淋的虚证。5年前排石后停服金钱草茶未及1年复又生成，症状所示脾肾阳虚证候。阳失温煦，气不化水，更不能推动结石，石停水行不畅，蓄积于肾。故治疗以补益脾肾之气，温阳化气以行水，使水能载石下行。在大队补益脾肾阳气药物之中配熟地、杞子滋补肾阴，取其阴中求阳之意，佐金钱草排不行气，琥珀、鸡金化石排石，调治不足3月结石排出。

十、通涩并进治愈尿浊一例

尹某，女，36岁。

初诊：1984年10月30日。

主诉及病史：1980年起患乳糜血尿，经服中药已愈。今从1984年6月份因劳累复发，再次服中药，乳糜血尿时轻时重。

诊查：小便红混，夹有白色絮状物及小血块，排尿欠畅。食欲正常，但吃动植物油及蛋白质类食物症状均可加重。形体消瘦，精神疲倦，腰酸。舌苔薄白，脉细。尿常规：蛋白(＋＋＋＋)、红血球(＋＋＋＋)。乙醚试验阳性。

辨证：脾肾两虚，中气下陷，精微失固。

治法：健脾益肾，补气摄血。

处方：炙黄芪12g　炒党参10g　炒白术10g　柴胡3g　升麻5g　怀山药12g　藕节

炭 12g　阿胶珠 10g　当归 10g　蒲黄炭 10g

二诊:11 月 7 日。药后尿红混稍淡,絮状物及血块均已减少。原方有效,续进。上药加炒熟地黄 12g。

三诊:12 月 5 日。服药 4 周,尿中絮状物已消失,尚有小血块不断排出,尿液暗红而混,精神好转。苔薄白,质淡红,脉细。病久气虚血瘀,络损失和。转从益气摄血、化瘀和络、固涩止血法。

处方:炙黄芪 15g　炒党参 12g　炒白术 10g　当归 10g　丹参 15g　炒熟地黄 15g　阿胶 12g(烊化冲)　仙鹤草 15g　生蒲黄 10g　五灵脂 10g　怀山药 12g　升麻 10g　震灵丹 5g

1 日 2 次,开水吞服。

四诊:12 月 20 日。服药 1 周,血尿止,小血块未见。原方续服。

上药调治两周,乳糜血尿已止,尿常规正常,乳糜脂(乙醚)试验阴性。原方去蒲黄、五灵脂、震灵丹,加杞子 10g、茯苓 10g,善后调理月余,病情稳定,并嘱进食少量脂肪、蛋白质食物,无不良反应,渐增加油脂、瘦肉、鸡蛋等食品,尿常规正常而停药。

【按语】尿浊有赤浊、白浊、赤白浊之分,本病属赤白浊。治疗分虚实,实者以分清泄浊、凉血止血法进治;虚者多在脾肾,区分脾肾主次治疗。本案病经反复,尿浊夹血,量多而无热痛,初投补中升清、益气摄血之剂,虽能取效但相隔十余天又复发,以血块、尿液暗红为主,根据"久病多瘀"及"瘀血不去,新血不得归经"的理论,配用震灵丹通涩兼施,服药仅一周,乳糜血尿逐渐消失。震灵丹原用于妇女崩漏,有固涩化瘀止血功能,通补兼施,今用于乳糜血尿伴有气虚血瘀者每获良效。

十一、黄芪猪脬汤为主治愈老年尿频失禁一例

王某,女,72 岁。

初诊:1988 年 11 月 30 日。

主诉及病史:小便次频,甚则尿失禁已经两个月,尿无热痛,未治疗。

诊查:形体瘦削,行动不便,须人扶持。小便次多,量少,色清,日夜三十余次,有时失禁。内裤常湿。苔薄白,脉细。尿常规检查正常。

辨证:高年脾肾气虚,膀胱失约,固摄无权。

治法:补脾益肾,升阳固摄。

处方:炙黄芪 20g　炒党参 15g　菟丝子 10g　桑螵蛸 15g　益智仁 10g　升麻 5g　猪脬 1 只(洗净)

二诊:12 月 20 日。服药后小便次数明显减少,稍能控制。继守原法。

处方:炙黄芪 30g　炒党参 30g　菟丝子 15g　桑螵蛸 15g　益智仁 12g　升麻 10g　猪脬 1 只(洗净)

上药连服月余,尿频失控续有减轻,内裤已不湿,精神好转。患者老伴一次购买冻猪膀胱 3kg,每天取 1 只,加入黄芪、党参、菟丝子同煮服。半年后老伴诊病时告知情况良好。

【按语】尿频不禁,肾气虚膀胱失约所致,所谓"水泉不止者,是膀胱不藏也"。老年人脏气本衰,脾肾阳虚,固摄无权,尿频不禁较为常见。余每用黄芪、党参、升麻补气升提,菟丝子、桑螵蛸、益智仁益肾固摄,配用猪膀胱以腑补腑,引诸药加强补益膀胱约束之职,调治月余而获初

效,续治数月而愈。

此外,小儿、成人气虚遗尿,用黄芪 30g、猪膀胱 1 只煮汤饮服(膀胱可作菜肴),每天 1 剂,10 天为一疗程,曾治疗二十余例,80%以上有效。

十二、泻肺泄热、引火归原法治愈肛门灼热一例

钱某,女,43 岁。

初诊:1988 年 12 月 9 日。

主诉及病史:肛门灼热,臀部及两大腿外侧热感已 3 月。在某医院神经科检查未发现病理性改变,诊断为更年期综合征。用中药滋阴降火、清肺热、泻肠火等法调治,肛门灼热感时轻时重,不能缓解。子宫切除已 8 年。

诊查:肛门灼热如烙,不时扇风亦不解其热;两大腿外侧热感已不若初起之严重,手足心热,两足怕冷如冰。脉沉细,苔薄白腻,舌质淡紫。

辨证:肾虚阴阳失调,虚火上炎,肺热下移肠道。

治法:泻肺泄热,引火归原。

处方:肉桂 1g(后下)　黄芩 8g　桑白皮 10g　地骨皮 10g　法半夏 10g　炒竹茹 5g　海蛤壳 15g　黄柏 6g　怀牛膝 10g

二诊:12 月 13 日。服上方药 3 剂,肛门如烙及大腿外侧、手足心热均已减轻,两足觉温。药已奏效,原法续进。原方加陈皮 5g。

上药续服 5 剂,肛灼消失,余症悉平而停药。随访至今未发。

【按语】本案前医据肺与大肠相表里的理论,从清肺热以泄肠热进治,其效平平。详察病机,肛门灼热似烙,大便既不秘结又无溏泄,非实热壅结肠道所致。再思患者子宫已切除,年逾 4 旬,肾阴肾阳严重失调,脏腑功能紊乱,两腿及手足心发热如蒸,足冷如冰,脉象沉细,为肾虚浮阳上越,子盗母气,肺热循经下移大肠,故以泻白散加少量肉桂引火归原;配黄柏、牛膝滋清肾火;舌苔白腻,夹有痰湿,加竹茹、半夏、蛤壳清肺化痰。共服药 8 剂,3 个月后顽疾竟告痊愈。

十三、清肠解毒、行气导滞法治愈腹痛、大便形细一例

陆某,女,59 岁。

初诊:1988 年 9 月 26 日。

主诉及病史:腹部胀痛,大便不畅,形细如小指已 10 天。在某医院作钡餐灌肠,诊断为直肠癌。病理切片报告:直肠黏膜慢性炎症,未作治疗。

诊查:形体瘦削,精神萎靡,食欲不振,腹部胀痛;大便不畅,形细,量少,无黏液,肛门坠胀而痛,不能端正而坐。舌苔白腻,脉细。

辨证:湿热蕴结肠腑,传导失司。

治法:清肠解毒,行气导滞。

处方:肉桂 2g(后下)　制大黄 10g　枳实 10g　元明粉 6g(冲服)　黄芩 10g　木香 10g　槟榔 10g　败酱草 15g　蜀羊泉 15g　白花蛇舌草 15g　白芍 10g　炙甘草 3g

二诊:9 月 28 日。药后大便得解但不畅,腹胀痛及肛门坠痛已缓,舌苔由白转黄。再为清

热解毒，导滞通腑。

处方：生大黄 10g(后下) 元明粉 10g(冲服) 蒲公英 15g 蜀羊泉 15g 白花蛇舌草 15g 半枝莲 15g 红藤 15g 败酱草 15g 枳实 12g 木香 10g 槟榔 10g

三诊：10 月 5 日。药后大便畅行，先干后溏，伴有红白黏冻，量多，1 日 3 次，连下 3 天；腹部胀痛及肛坠痛顿消。近 2 天红白黏冻已少，食欲增加，精神好转。苔黄腻已化。原方加减。

处方：制大黄 10g 木香 10g 槟榔 10g 红藤 15g 败酱草 15g 枳实 10g 半枝莲 15g 蜀羊泉 15g 白花蛇舌草 15g

上药连服 40 天，大便已恢复正常，能食，精神已佳，面色红润。患者畏做肠镜未曾复查，随访至今，未曾再发。

【按语】本案湿热浊瘀壅结肠道，使腹痛大便形细不畅。然舌苔白腻，湿重于热。治疗除清热解毒、行气导滞法外，方中用肉桂配合大黄增强温通行血、散瘀通下之功，并能缓减苦寒药助湿伤脾之弊。败酱草、红藤、蜀羊泉、半枝莲、白花蛇舌草等清热解毒、散结祛瘀，使肠道浊瘀由腑而泄。药后大便虽通犹不畅，舌苔由白腻转为黄腻，热又甚于湿，易制军为生军，便下大量红白黏冻后病告痊愈。

【编者评注】龚老治疗各种类型的肾炎并不拘于西医的诊断，而是从中医辨证出发，通过证反映不同患者的病本所在，并非全从脾肾入手。采用从肺治，或凉血解毒、活血通经、泄浊降逆等多种治法，提高了治愈率。在辨证的基础上，也探索了专病专药的规律，在用雷公藤消除蛋白尿方面取得了丰富的经验，使专病专药与辨证论治相结合，提高了疗效。

许济群医案

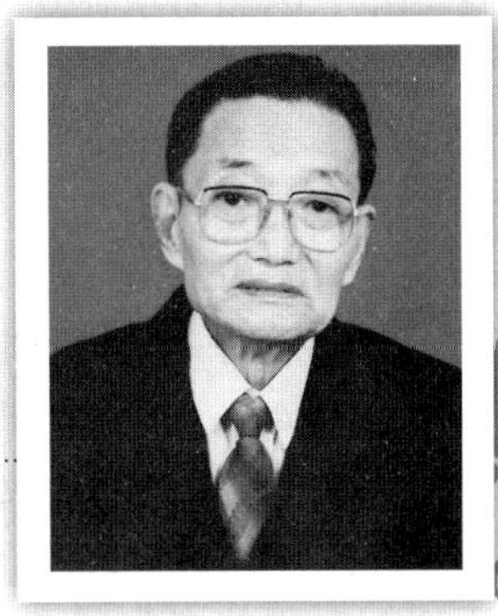

【生平传略】

许济群，1920年生，江苏邗江县人。南京中医学院教授。曾从师贺桐孙先生，1956年毕业于江苏省中医进修学校。历任南京中医学院内经、中药、方剂等教研室主任、中药系主任、中医系副主任、《南京中医学院学报》编委会副主任、编辑室主任、全国高等中医院校统编教材编审委员、《中医百科全书》编委会委员等职。长于中医内科，主持麝香定喘膏外治哮喘的临床研究，主要著作有全国中医高等院校统编教材《方剂学》、《中医百科全书·方剂学》、《贺季衡医案》等，发表论文十万字。

一、缓肝理气、健脾化瘀法治愈慢性结肠炎伴黏膜萎缩一例

李某，男，46岁。

初诊：1986年1月20日。

主诉及病史：反复发作脐周及右下腹阵痛，伴腹泻与便秘交替11年。

患者11年前出现右下腹痛或脐周痛，大便或秘或泻。自1985年8月起发作加剧，腹泻稀便日行三四次，食纳极差，低热盗汗，体重进行性下降，四个月内减少三十多斤，先后2次住院治疗均因无效而自动出院。住院期间纤维结肠镜检及病理检查称：回盲部黏膜组织慢性炎症伴萎缩（上皮细胞退变，固有腺体减少），外、横、降、乙状结肠黏膜组织慢性炎症。诊为“慢性结肠炎伴黏膜组织萎缩”。患者亦曾服中药治疗，迭进健脾、疏肝理气与清化行瘀等剂未效。刻诊少腹气胀隐痛，甚则气逆上冲，得嗳气则舒，饮食不思，大便稀溏，日行三四次。

诊查：形瘦不荣，舌苔淡黄且厚腻；脉左细弦，右滑数微弦。

辨证：病延时久，正气必伤，肝旺脾弱，气血失调。

治法：缓肝理气，健脾化瘀。

处方：白芍15g　甘草5g　川楝子10g　制香附10g　炒枳壳10g　砂仁5g　五灵脂10g　当归8g　炒苍白术各8g　黄芪15g　炒六曲10g　10剂

二诊：服上方后少腹胀痛得减，胃纳渐香；大便成形，日行2次；舌上厚腻苔渐松化，但嗳气

仍频，脉如前。药既中鹄，毋庸更章，再以原方出入继进。上方去六曲，加莪术5g，白芍与黄芪量各加至20g。

此方加减服药两月余，患者纳香便调精神佳，体重增加二十多斤。惟少腹时有隐痛，嗳气仍作，舌根部之苔尚腻而不净。遂去莪术、川楝子，兼用太子参、茯苓，继续治疗至6月下旬，浊腻之苔化净，诸症消失。复查纤维结肠镜称："肠镜插至盲肠，并进入回肠末端，所见黏膜正常，回盲瓣正常，全结肠黏膜血管纹理清楚，未见新生物及溃疡。"镜检诊断："全结肠无异常发现。"

【按语】初诊时虚实并见，肝旺脾虚，气血失调，故以缓肝一法为主，重用白芍、甘草，此乃师法于王旭高《西溪书屋夜话录》之"肝气证治"篇；再配合川楝、枳壳、砂仁之理气，五灵脂、当归、香附之活血，黄芪、苍白术与六曲之益气健脾，共成缓肝健脾、理气活血之功。二诊取效后，即守法进退，加用莪术可促进萎缩组织之再生。病愈大半，复去莪术、川楝子，是恐破气太过与苦寒伤胃，加太子参、茯苓可健脾运湿以扶助正气。综观本案治疗，缓肝一法贯穿始终，主次分明，缓急得当，祛邪扶正，井然有条，先后治疗共五个月，竟收全功。

（华浩明整理）

二、辨证治愈复发性口疮二例

例一 刘某，女，33岁。

初诊：1986年9月18日。

主诉及病史：经前口疮十余年，反复发作。初起每次发作两三天即可自愈，渐次延及十余日，常在经净后数日方可痊愈。迭经清胃泄热、健脾化湿并配合西药治疗罔效。就诊时口疮复发，疼痛较甚。

诊查：左侧颊黏膜有一黄豆大溃疡，上布黄色黏液，红肿不著；舌红苔黄浊，脉细。

辨证：肾阴不足，湿热蕴蒸。

治法：滋肾养阴，清热除湿。

处方：生地黄12g　怀山药10g　天花粉10g　元参10g　知母10g　炒黄柏10g　炒山栀10g　炒苡仁15g　木通5g　木瓜8g　生甘草5g　5剂

二诊：口腔溃疡收敛，黄浊苔亦化，但右侧乳房抽掣疼痛，扪之有2cm×2cm大小包块，压痛明显；脉象细弦，显系肝郁之象，治以疏肝理气。

处方：炒柴胡5g　白芍10g　当归10g　白术10g　郁金10g　佛手5g　川楝子10g　延胡索10g　炒枳壳6g　木瓜8g　生甘草5g　5剂

三诊：痛减，上方略事加减再进药10剂，疼痛若失，包块亦见缩小。患者遂自服成药逍遥丸，10月、11月2次经行口疮未发，但12月月经来潮前，舌前又复腐碎疼痛，旋来就医。诊时苔黄、脉弦。证乃水亏木郁、湿热留恋，拟方肝肾同治，降火利湿。

处方：生地黄12g　怀山药10g　天花粉10g　知母10g　炒黄柏10g　炒苡仁15g　木通5g　川楝子10g　郁金10g　佛手5g　炒白术10g　生甘草5g

药后口疮即愈，继服15剂，改服成药知柏地黄丸合逍遥散巩固疗效。随访1年，口疮未发，乳房包块亦消失。

【按语】经前口疮常伴见乳房疼痛、烦躁失眠等症。许师认为本病与冲经失调密切相关。冲经隶于肝肾，冲经失调多由肝肾病变引起，辨治当重肝肾两脏。一般可用当归、白芍、丹皮、菟丝子、淫羊藿、骨碎补、丹皮、天花粉、侧柏叶等药调治。若水亏火旺者，可用知柏地黄丸；肝气郁结者，可选逍遥散加减。由于经前口疮往往长期反复发作，只有坚持治疗，方不致功亏一篑。本病固为湿热之证，但经久反复，红肿不显，脉细舌红，尤当虑及水亏，正虚不复，邪亦难除，故仿知柏地黄丸意，于清化湿热的同时，增入生地、山药等滋而不腻之品以育阴生津，药后邪热皆退，转以肝郁为主，许师即随之而以逍遥散调治，不仅乳房症状缓解，口疮亦能得以控制。然素体湿热缠绵，真阴不足，虽有肝气郁结，亦当疏肝滋肾、祛邪扶正诸法并行或交替使用，单纯疏肝，实属权宜。病家不明此理，未及时来诊，遂致宿恙再起。其时水亏木郁、火炎湿蕴，故拟方滋水达木，降火利湿兼治，最后以成药巩固之，终获痊愈。

例二 顾某，女，60岁。

主诉及病史：口腔溃疡8年，时发时止。

诊查、辨证、治法、处方：患口腔溃疡8年，时发时止。每次发作8～10天，发作周期相距约20天左右，无固定诱发因素。经中西药治疗未能根治。就诊第一次特点为：溃疡表面鲜红，无腐烂成坑症状，自觉每得饮食则剧痛难忍，全身症状有阴虚胃热之象，投清胃滋阴的玉女煎加减，但复发周期未能改变。改投金匮肾气丸加减，仍未能控制复发。经治月余后，复诊时发现，疮面洁净，色淡红，病如故，脉舌及全身症状均见脾虚证为主，因而改投参苓白术散加减，并加用大剂量黄芪(30g)，以资补气、补脾，促进生机收敛。治程中出现口内唾液倍增，梦寐中流涎也难控制外泄，乃于原方加入大剂量益智仁(20g)，以加强健脾摄津之力。本人随许师门诊时，见该患者前来复诊，据告已一年多未复发，乃开参苓白术片常服以资根治。

【按语】本例是由脾胃气虚所致，故先后经投清胃滋阴、温补肾气之品难有远期疗效。改投补脾并重用之黄芪，是以补气补脾、生肌收敛为目的，方能在较长时间内控制不发。

（瞿融整理）

三、疏肝、解郁、化痰治疗更年期综合征一例

王某，女，47岁。

初诊：1992年3月2日。

主诉及病史：咽中如阻、面部烘热、虚烦数月。

自1991年元月始，形寒咳嗽，咽中如阻，舌苔黄腻。有肺门淋巴结核史。曾经中医治疗，以宣化痰湿为法，服半夏厚朴汤加味七十余剂，咳嗽缓解，但新增烦躁、面部升火、小便转黄、苔黄厚腻，脉细弦。1991年10月行子宫切除术后，除以上症状外，又添口干虚烦、腰痛及白带黏稠。1991年11月查血沉10mm/1h，粪黏蛋白55mg/L，免疫球蛋白G19.56g/L，诊为“更年期综合征”，乃以润燥固肾为法，服中药21剂。其后出现面部阵发性烘热，每日发七八次，头昏心悸，纳差；转以宣化痰湿，予法半夏、厚朴、苍术、藿佩兰等7剂。上方药服1剂后，即感头痛、头昏、牙痛、双目发胀、眼中血丝伴分泌物增多；服第二剂药后症状尤为明显，患者自行停服上药，前来求诊。

诊查：刻下心悸心慌，胸膺气闷，间或会厌阻塞不通，头昏烦躁，失眠，阵发性出汗，面部潮红烘热。舌质胖大苔黄腻，脉弦。

辨证：肝郁夹痰。

治法：疏肝解郁化痰。

处方：当归10g　白芍10g　炒枳壳10g　炒柴胡6g　甘草4g　制半夏10g　炒竹茹8g　陈皮6g　桂枝4g(另包)　煅龙骨15g(先煎)　木瓜10g　降香8g　7剂

二诊:1992 年 3 月 9 日。服上方药后阵发性出汗,本周一次未作,胸闷烦躁乏力等均减轻,会厌梗塞消除。舌质红,苔黄腻渐化。效不更章守方 7 剂。

三诊:1992 年 3 月 16 日。心悸、失眠、出汗等症状消除。有时凌晨感胸闷,上方加香附 10g,7 剂。此后病人来告持续年余之病证未再复作。

【按语】本例之病机在于肝旺兼夹痰湿,前经温化痰湿,多用辛温苦燥之品,湿热未清,肝火上升,故烦躁、面部升火,剧时则头昏头痛;尤以川朴、苍术辛烈之品,更助其肝旺,故见其头痛如裂、双目发胀、视物昏花。《临证指南医案》中谓:"因郁因火者,必用开郁清火为君,以消痰佐之;有因湿因热者,则用燥湿清热,略佐化痰之品"。本案重点在于肝郁,治则以疏肝解郁与化痰兼顾,故以逍遥散疏肝,木瓜柔肝,佐以半夏、竹茹、陈皮清痰热,再以桂枝、煅龙骨镇心安心,全方配伍切中病机,故 10 剂后诸症渐消退,迁延年余之疾得以治愈。

四、益气、利窍、化痰法治疗老年性痴呆一例

章某,男,68 岁。

初诊:1991 年 12 月 24 日。

主(代)诉及病史:反应迟钝,动作迟缓,转弯时需别人帮助,顽固性失眠十余年。每日入夜须服用安定 2 片,语言欠清晰,不能独自长距离行走、上楼等。脑电图、心电图、CT 检查未有异常状况,精神病院检查为老年性病变。刻下烦躁,左手颤抖,表情淡漠,行走有失控感。大便 10 日一行,干燥。

诊查:舌质暗,胖大;苔白腻。

辨证:证属痰阻窍络。

治法:益气利窍化痰,温胆汤加减。

处方:黄连 2g　炒竹茹 10g　炒枳实 10g　太子参 15g　五味子 10g　制半夏 10g　全栝蒌 12g　制胆南星 8g　菖蒲 6g　远志 6g　薤白 10g　丹参 15g　7 剂

二诊:1992 年 1 月 14 日。

前方药进 14 剂,自觉症状减轻,入夜服安定 1 片即能入睡,行路转弯较过去灵敏,仍有失重感,自觉手脚冷,大便由 10 日一行为 3 日一行。舌质仍胖大,但白腻苔渐化。原方加入温肾之品继进。

处方:淡苁蓉 10g　巴戟天 10g　桂枝 4g　太子参 15g　五味子 15g　制半夏 10g　全栝蒌 12g　制胆南星 8g　石菖蒲 6g　远志 6g　丹参 15g　天竺黄 10g　怀牛膝 10g　酸枣仁 10g　7 剂

三诊:1992 年 1 月 21 日。主诉服上方药头晕、夜寐不实。痰湿未去,温肾之品,尚不能受,仍以益气化痰利窍,虑其久病留瘀,掺入活血之品。

处方:黄连 2g　炒枳实 10g　炒竹茹 10g　制半夏 10g　制胆南星 8g　太子参 15g　五味子 10g　远志 6g　菖蒲 6g　夜交藤 20g　酸枣仁 10g　丹参 15g　健步虎潜丸 2 盒

四诊:1992 年 2 月 11 日。1 月 28 日自己继服 21 日方药 7 剂,目前行走明显好转,手已不颤抖,大便 1 日一行,可进行简单体力劳动,睡眠明显改善,家属代为取药。上方药 7 剂,健步虎潜丸 2 盒。

五诊:1992 年 3 月 4 日。行走比较轻松,定向明确,有时头昏,肢体酸痛。转以益肾平肝、活血通络为法以巩固之。

【按语】老年性痴呆发病原因较多。本案为气血不足、肾精亏损、痰瘀阻窍，故见表情呆滞、智力衰退、步履不稳，以益气利窍化痰为法。十味温胆加太子参，十余剂后白腻苔渐化，投以温肾之品，病人复诊时诉说服之头晕，夜难入寐，此为痰浊未化，又以十味温胆继服，虑其痰挟瘀血成为窠臼，故伍以丹参活血去瘀，并进健步虎潜丸强壮筋骨。致使证情缓解稳定；其后因其年事已高，拟以益肾平肝活血通络收功，以地黄饮子加减。

【编者评注】许济群教授是我国著名的中医专家。他从事中医临床五十余年，积累了丰富的临床经验。学术上造诣颇深，尊崇《内》、《难》，兼取众长。临证善抓主要病机，强调辨证论治。如治慢性结肠炎伴黏膜萎缩，应用缓肝理气、健脾化瘀法，注重此病证的病机关键，认为肝旺脾虚、气血失调是该病的主要病机，故强调缓肝之法的重要性。由该病案可见，缓肝一法贯穿始终，主次分明，缓急得当，祛邪扶正，井然有序，收到较好的疗效。

浙江名医医案

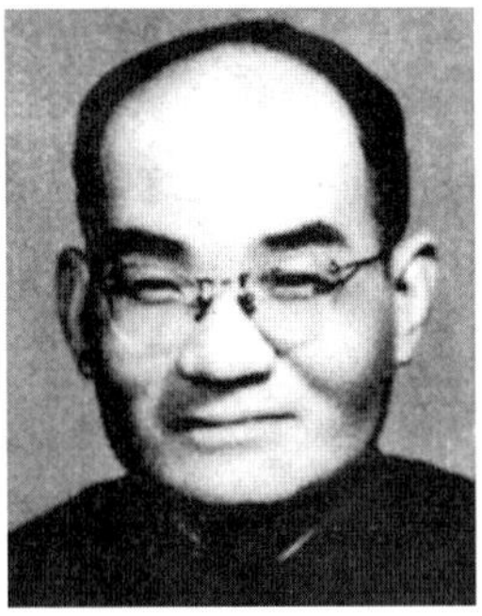

陈道隆医案

【生平传略】

陈道隆(1903—1973),浙江杭州人。19岁毕业于浙江中医专门学校。后被任命为附属中医医院院长兼校政监督,浙江大学哲学系教授。1937年避战乱寓沪,医名盛于沪浙地区。1957年先后聘为瑞金医院、华东医院特邀中医内科顾问,1958年聘为复旦大学生物系名誉教授。著有《陈道隆医案》、《内科临证录》、《申江医萃》。

陈道隆从事中医工作五十余年,始终讲求实效,不务虚名,深受同道敬重。又孜孜于医学教育事业,注重培育人才,一丝不苟,循循善诱,桃李遍及江南。其学生在中医学术界卓有建树者,不乏其人。早年偏重于治疗温热病,用药以轻灵见长;晚年又偏重于治疗杂病,用药以稳健著称。一贯重视脉案的记录和疗效的总结。所撰脉案,剖析详明,说理透彻。

本集采用其遗著内容,[按语]大都均系陈老生前所写,仅略作修改。

一、养心安神法治愈阵发性室上性心动过速怔忡一例

沈某,男,31岁。

初诊:1964年10月19日。

主诉及病史:心悸、气急并伴胸闷、胸痛、晕厥及小便增多等。每天发作几次,每次持续几分钟至一整天不等。来去皆突然,不可捉摸,寒冷及精神紧张较易诱发。压迫眼球不能抑制其发作,洋地黄有短暂效果。过去无明显高血压或器质性心脏病史。

诊查:心率在正常时为60次/分,心前区无杂音,发作时为180～220次/分,律齐,心音无变化。心电图示室上性心动过速。脉小弦,发时脉疾数无伦。

辨证:心气不足,心阴又亏。

治法:养血安神法。

处方:灵磁石24g(先煎)　苍龙齿18g(先煎)　紫贝齿18g(先煎)　破麦冬12g　五味子2.4g　茯神12g　柏子仁12g　远志4.5g　炒枣仁12g(研)　浮小麦18g　杭白芍6g　陈广皮4.5g　白蔻衣2.4g　朱灯心1.2g　7剂

二诊:11月5日。心系不振,舒缩不匀,心悸摇荡,发时汗出如淋,脉亦数疾无伦,不发则平。胸次失旷,再拟养心安神之法。

处方:移山参3g(另煎冲服)　破麦冬12g　五味子3g　灵磁石30g(先煎)　苍龙齿18g(先煎)　紫贝齿24g(先煎)　紫丹参9g　茯神12g　柏子仁12g　泡远志4.5g　炒枣仁12g(研)　浮小麦18g　杭白芍6g　朱灯心1.2g　7剂

三诊:11月19日。心悸较宁,自汗已瘥,胸次已舒,脉来较为调匀。再拟生脉散、补心丹、枕中丹三方合参用之。

处方:移山参4.5g(另煎冲服)　破麦冬12g　五味子3g　灵磁石30g(先煎)　五花龙骨18g(先煎)　紫丹参9g　茯神12g　柏子仁12g　泡远志4.5g　饭蒸菖蒲1.5g　炒枣仁12g(研)　炙龟版15g　浮小麦18g　朱灯心1.5g　7剂

四诊:12月10日。4天前外出疲劳,夜间心悸剧发,胸次失旷,不能平卧,今已渐瘥。脉尚弦细而小数。续宜和养为要。

处方:移山参4.5g(另煎冲服)　破麦冬12g　五味子6g　灵磁石30g(先煎)　五花龙骨24g(先煎)　大生地黄12g　茯神12g　柏子仁12g　炒枣仁12g(研)　炙黑甘草3g　杭白芍6g　炙龟版18g　浮小麦18g　大枣5个　7剂

五诊:12月24日。脉数渐缓,胸次较舒,心悸较宁,再当养心为治。

处方:移山参4.5g(另煎冲服)　破麦冬12g　五味子3g　灵磁石30g(先煎)　紫石英18g(先煎)　五花龙骨18g(先煎)　大生地黄12g　茯神12g　柏子仁12g　炒枣仁12g(研)　泡远志4.5g　炙黑甘草3g　杭白芍6g　炙龟版18g　浮小麦18g　朱灯心1.5g　14剂

1965年11月随访,当时服用中药阶段,病情较为稳定,发作次数减少,程度减轻。出院后中药中断,半年左右病情仍较稳定,但以后又逐渐增剧。曾用碘[131]治疗,出现甲状腺功能减退征象。嗣后心动过速愈发愈剧,发时伴心前区绞痛,辗转不安。自1965年2月23日开始,再给予中药治疗。服药5剂后,发作之势即减轻,次数亦减少。服药21剂后,1周中仅小发作一次。服药3个月后,发作基本控制。1965年9月已恢复全天工作。

【按语】本例心悸、汗泄是心气不足之征;脉小弦是血虚肝旺之象;发时脉疾数无伦,则是真阳下竭、虚阳浮越之候。脉证合参,可以看出,心动过速是疾病的表象,而心气不足、心失所养、肾阴下竭、虚阳上越则是疾病的本质。案中用龙齿、龙骨、紫贝齿、灵磁石等镇摄浮阳;茯神、枣仁、柏子仁、朱灯心、浮小麦等补养心气;移山参补心气、养心血,协同麦冬、五味子养心阴,敛心气;再增龟版、生地以滋养肾阴,使气血冲和、心得滋养、肾阴渐复、虚阳潜敛,则心动过速自能获得解除。

二、温摄固本、扶脾蠲饮法治疗慢性支气管炎、继发支气管肺炎、肺源性心脏病、心力衰竭一例

樊某，女，70岁。

初诊：1959年1月22日。

主诉及病史：咳嗽增剧，咯黄脓样痰，量多，咳剧时偶见痰中带血，伴心悸、气急。住院后曾用青霉素、链霉素及合霉素、氨茶碱、洋地黄等治疗，体温时起时伏，心率持续在100～120次/分，1959年1月15日体温曾一度升至39.2℃，心率160次/分，并有腹泻、呕吐、全身出冷汗及血压测不出等症状。经输液后血压虽上升，但腹泻、呕吐、全身冷汗、气急、脉数等情况一直未减轻，病情危重。

诊查：口唇、手指紫绀。体温38.2℃。心率144次/分。两肺满布哮鸣音及干湿啰音，右下肺湿啰音较明显。胸透：右上陈旧性结核，两下支气管肺炎型病变。血常规：白细胞1.5×10^9/L，中性粒细胞0.88。

辨证：素体虚弱，肺肾两亏。脉弦细而数，重按无力。

治法：温摄固本，扶脾蠲饮法。

处方：别直参9g(另煎冲服)　土炒于术9g　白茯苓24g(打碎)　淡附片4.5g　嫩桂枝4.5g　制半夏9g(杵)　煨陈皮4.5g　炙黑甘草3g　炒扁豆衣9g　煨肉果3g　五味子3g(拌捣淡干姜4.5g)　煅牡蛎24g　2剂

二诊：1月24日。喘逆未平，形寒鼓颔，腹痛绵绵，呕吐清水，便泻未已，自汗涔泄。脉细软无力而数势较缓。真元大亏，脾肾阳虚，心气衰竭，肺气上逆，喘脱可忧。仍当以温补脾肾为急务。

处方：别直参9g(另煎冲服)　土炒于术9g　白茯苓24g(打碎)　淡附片4.5g　嫩桂枝4.5g　炒焦白芍6g　制半夏9g(杵)　煨陈皮6g　煨肉果3g　煨益智9g　煨木香3g　煅牡蛎24g　五味子3g(拌捣淡干姜4.5g)　伏龙肝30g(煎汤代水)　2剂

三诊：1月26日。肾阳虚惫，脾阳式微，浊阴窃踞，翳霾中宫，上为呕吐，下为便泄，腹笥绵痛，自汗涔泄，喘逆较平，卧能着枕，肢冷渐和，心营潜耗，怔忡烦躁。脉弦细而有滑象，已转阳和之机。证有向愈之望。

处方：别直参9g(另煎冲服)　土炒于术9g　白茯苓18g(打碎)　淡附片4.5g　桂枝3g(拌炒杭白芍6g)　制半夏9g(杵)　陈广皮6g　远志4.5g　炒枣仁12g(研)　浮小麦18g　煅牡蛎24g　煨益智9g　五味子3g(拌捣淡干姜4.5g)　伏龙肝30g(煎汤代水)　3剂

四诊：1月29日。四肢温和，脾阳已得展布之能。腹痛已瘥，便泄已减，中宫已有温煦之力。惟水气凌肺，肺苦气上逆，日来咳嗽加剧，痰多稠白，喉声唬唬，胁肋引痛。宗《伤寒论》法，合培补脾肾之治。

处方：别直参9g(另煎冲服)　土炒于术9g　茯苓神各12g　北细辛1.5g　制半夏9g(杵)　五味子2.4g(拌捣淡干姜3g)　旋覆花9g(包)　化州橘红4.5g　泡远志4.5g　桂枝3g(拌炒杭白芍6g)　煨益智9g　清炙草3g　3剂

五诊：2月2日。脉来弦细而滑，从阴转阳之佳兆。自汗已止，便泻已瘥，脾阳已能提挈，表里已能和煦。喘逆渐平，稠痰变稀，饮邪未蠲，肺气未肃。寤寐惊悸，噩梦迷惑，心系不振，神不敛摄。胃机未苏，不思纳食。冬寒砭骨，护理当特加意。

处方：别直参 4.5g(另煎冲服)　土炒于术 6g　茯苓神各 12g　北细辛 1.5g　五味子 2.4g(拌捣淡干姜 3g)　制半夏 9g(杵)　旋覆花 9g(包)　化州橘红 4.5g　炒苏子 9g　泡远志 4.5g　炒枣仁 12g(研)　制鹅管石 9g　清炙草 2.4g　生熟谷芽各 12g　4 剂

六诊：2 月 6 日。阳已布和而阴霾消退。痰饮宿疾已渐蠲化。病后气体亏损，胃纳不旺，尚须补正逐饮、和中醒胃之法，徐图复元。

处方：米炒潞党参 9g　蒸白术 6g　茯苓神各 12g　炙黑甘草 2.4g　制半夏 6g(杵)　陈广皮 4.5g　旋覆花 9g(包)　炒苏子 9g　炙冬花 9g　泡远志 4.5g　灵磁石 24g(先煎)　春砂衣 4.5g　生熟谷芽各 12g　生熟苡仁各 12g　7 剂

【按语】年逾花甲，素体虚弱。痰饮宿恙，交冬剧发。外受寒邪，先有高热，继作便泻，突然喘急悸汗、四肢逆冷，亟有喘脱之危。见其便无秽气，胸脘不闷，腹笥不痛，舌苔不腻，知其便泻之非因积滞，亦非热迫下利之所致，是属虚寒证无疑。所以用温补摄纳之法，挽救坠绝之肾阳，扶护倾匮之脾土，为治之扼要。初诊用别直参、土炒于术、嫩桂枝、淡附片之温补脾肾，制半夏、陈广皮、茯苓、炙黑甘草、炒扁豆衣之和中蠲饮，煨肉果之温肾，淡干姜之温脾，煅牡蛎之固摄，五味子之收敛。方中茯苓重用至 24g，是治脾肾两亏或心气衰竭之剂量。尤其水气凌心之喘逆悸汗，肿胀上壅之胸高气急，重用茯苓更为有效。第二诊，证势尚防虚脱，仍用温补脾肾之法，加煨益智之温摄心肾，补心气、命门、三焦之不足，及伏龙肝之和中健脾，能治咳逆呕吐，是从其类而更使中枢有柄也。脉来细数无力，是心气衰竭于上、肾气空匮于下之恶候。迨至三诊，脉现弦细而滑，是为已转阳和之象，证有向愈之望，续以温摄培补之法追踪用之。第五诊，汗止泻瘥、脾阳已能提挈，表里已能和煦，但饮邪未蠲，水气上凌，故方中着重于肃气化痰之治。第六诊，用补正逐饮之方，徐图复元。总之，治疗此证自始至终不离温和脾阳、摄纳肾气、养心肃肺、涤痰蠲饮之法，将濒虚脱者力挽之。

三、固本扶元法治愈高血压性心脏病、心力衰竭一例

周某，男，55 岁。

初诊：1959 年 9 月 24 日。

主诉及病史：因高血压、糖尿病、脑血管意外，出现全身浮肿及气急。

诊查：面色苍白，口唇青紫，端坐呼吸，气急，血压测不出。心界扩大，心尖Ⅰ级收缩期杂音，主动脉瓣区第二音亢进，两肺湿啰音。全身浮肿，尤以两下肢凹陷性水肿更明显。腹部呈蛙形，有移动性浊音，腹围 103cm，阴囊水肿。右小腿溃疡，干性坏死，脉来沉细而疾数。胸透：主动脉弓增宽，心影向两侧扩大，肺门略充血。血糖 5.27mmol/L。尿常规：蛋白(＋＋＋)，管形(＋＋)，白细胞(＋)，糖(－)。

辨证：阳气虚微，心气衰竭，脉来疾数之象，将濒于阴阳涣离之危。

治法：固本扶元法。

处方：别直参 9g(另煎冲服)　蛤蚧尾 1 对　淡附片 9g　桂心 1.5g(研末，分吞)　破麦冬 18g　五味子 4.5g　五花龙骨 18g(先煎)　煅牡蛎 24g　紫石英 30g(先煎)　白茯苓 24g　坎炁 4.5g　浮小麦 18g　1 剂

二诊：9 月 25 日。脉来沉细而数势较缓，不若昨之疾走模糊之象。阳气式微，心肾两亏。遍身浮肿未退，肢厥不和，自汗虽不至淋，但泄尚未已。冲气上逆，心气衰竭，喘息不定，虚里跃跃振衣，证势仍危，虚脱堪虞，故再拟扶正固本，心肾并治。

处方：别直参 9g（另煎冲服） 蛤蚧尾 1 对 淡附片 9g 桂心 1.5g（研末，分吞） 破麦冬 18g 五味子 4.5g 五花龙骨 18g（先煎） 煅牡蛎 24g 灵磁石 30g（先煎） 怀牛膝 12g 白茯苓 24g 炒枣仁 24g（研） 坎炁 4.5g 车前子 12g（包） 1 剂

三诊：9 月 26 日。脉仍沉微，重按尚有濡数之象。元神浮游，阴阳失于交恋。自汗迸泄，喘息耸肩，虚里跃动，肿胀未退，厥冷较和。心肾两亏，真阳告匮，证势仍防阴阳涣离，虚脱险关，尚难守隘，慎之。

处方：别直参 9g（另煎冲服） 蛤蚧尾 1 对 淡附片 9g 破麦冬 18g 五味子 4.5g 五花龙骨 18g（先煎） 煅牡蛎 24g 灵磁石 30g（先煎） 怀牛膝 12g 白茯苓 24g 炒枣仁 18g（研） 原金斛 18g 浮小麦 18g 泽泻 12g 车前子 12g（包） 1 剂

四诊：9 月 27 日。连服大剂扶阳固本、心肾并治之方，虚里跃动已不若前之奔马失缰之象，自汗涔泄亦不若前之汹涌如淋之状。浊阴渐化，阳气较展。浮肿略退，四肢已和。脾阳不升，便解稀薄。阴液耗伤，舌有裂纹。续拟温和脾肾、育阴养心之法。

处方：别直参 9g（另煎冲服） 米炒麦冬 18g 五味子 4.5g 五花龙骨 18g（先煎） 煅牡蛎 24g 紫石英 30g（先煎） 泡远志 4.5g 炒枣仁 12g（研） 白茯苓 24g 怀牛膝 9g 生熟苡仁各 12g 浮小麦 18g 泽泻 12g 炒香荷叶蒂 5 只 糯稻根 30g（煎汤代水） 3 剂

五诊：9 月 30 日。真阳已回，阴霾自消。脾肾阳气已有蒸腾之能，遍身浮肿日见消退，便溏已瘥。心肾交恋，冲气较纳，喘息渐平，惊悸渐宁。阴液不足，口干舌燥。胃馁不振，纳谷尚钝。气滞不展，胁肋掣痛。证势渐夷，再当和阳育阴之法。

处方：别直参 4.5g（另煎冲服） 米炒麦冬 15g 五味子 3g 煅牡蛎 24g 紫石英 24g（先煎） 白茯苓 18g 远志 4.5g 炒枣仁 12g（研） 原金斛 15g 浮小麦 18g 生熟苡仁各 12g 泽泻 12g 炒香荷叶蒂 5 只 糯稻根 30g（煎汤代水） 4 剂

八诊：10 月 22 日。寤寐较安，心悸较宁，气息已平，肢温汗敛，肿势渐退，溲尚浑浊。脉从沉细微数而已觉有力。口由干燥舌裂而较为津润。气阴有煦育之能，心肾得交泰之机，脾肺有和肃之权矣。

处方：灵磁石 24g（先煎） 紫石英 24g（先煎） 泡远志 4.5g 炒枣仁 12g（研） 茯苓神各 12g 金石斛 15g 淡天冬 12g 泽泻 12g 生苡仁 18g 车前子 12g（包） 冬葵子 12g 通天草 9g 海桐皮 12g 冬瓜皮子各 12g 7 剂

九诊：11 月 1 日。肺气已能下降，肾气亦能上升。阳已敷布，水湿自利，故浮肿获退，小溲清长。心系已振，水气不凌，故悸宁寐安，喘平息匀。惟脾胃不和，中阳困惫，畏寒蜷卧，肢冷神疲，味淡纳逊。脉来濡缓，再议和养，以善其后。

处方：潞党参 9g 清炙芪 9g 土炒于术 6g 白茯苓 12g 清炙草 3g 陈广皮 6g 炒苡仁 15g 佩兰梗 6g 炒枣仁 12g（研） 泽泻 9g 煨益智 9g 菟丝子 12g 生熟谷芽各 12g 红枣 7 个 7 剂

【按语】本病例已至真阳衰微，将濒虚脱之险，其生命已不绝如缕，正元气存亡之秋。其所以能从极危殆而竟至生还者，是用回阳摄阴之法。用参、附、龙、牡回阳救逆、潜摄浮阳，加以桂心之温阳化水，紫石英、坎炁、蛤蚧尾之收纳肾气，又以生脉散气阴两补。盖虚脱之时，用药必须阴阳两顾，回阳之中必须佐以阴药，摄阴之内必须顾及阳气。何况此证阴津已伤，取茯苓、泽泻之健脾利水，浮小麦之养心敛汗，均为随症加减之治。然邪实正虚之证非易图功，故二诊虽见小效，而未离绝境，虚脱险关仍然未逾。从原方加怀牛膝引浮阳直达下焦。至五诊时，真阳始回，阴霾渐消，浮肿日见消退。心气渐振，肾气渐摄，惊悸较宁，气逆较平，虽逾险岭，仍当

加意。

人参、蛤蚧在临床上之应用：人参有大补元气之功，蛤蚧有补肺润肾、定喘止咳之效。李时珍曰："补肺止渴，功同人参，益气扶羸，功同羊肉"。凡肾亏气不摄纳而致气喘者，或心气不足而致衰竭喘逆之象，或肺气不足而有咳逆吐血之症，人参、蛤蚧同用，确有功效，亦历验不爽。人参用于心虚肺虚，当以吉林野山产者为宜。肾虚阳亏，当以别直参（朝鲜参）为宜。剂量，轻则人参用 4.5g，重用 9g 至 15g。蛤蚧尾 1 对，重至 2 对，煎汤频服，或研末吞服。

四、温通脾肾法治愈甲状腺功能减退之黏液性水肿一例

李某，女，51 岁。

初诊：1959 年 1 月 22 日。

主诉及病史：发现颈前部肿块 2 个月，伴下肢浮肿、气急、头痛、无力、脱发、便秘、皮肤干燥等症，近五六个月来加重。神志不清，烦躁不安，谵语，在 1 小时内曾昏迷五六次，并有极度怕冷及怕热等感觉异常。某医院诊为甲状腺功能减退之黏液性水肿。

诊查：神志不清，全身极度浮肿，头发稀疏而干燥，眉毛脱落，皮肤极度粗糙，下肢皮肤呈鳞屑状并有片状脱落。颈前部肿块，4cm×3cm 大小，质坚硬，不能移动，但随吞咽上下活动。基础代谢率－25%，血清蛋白结合碘 2.5μg/100ml。

辨证：肾脾阳虚，脉微细而带小弦，舌苔白腐。

治法：温通脾肾法。

处方：别直参 9g（另煎冲服）　桂枝木 6g　淡附片 9g　土炒于术 9g　煨益智 9g　川椒目 2.4g　制半夏 9g（杵）　炒苡仁 6g　猪茯苓各 12g　车前子 15g（包）　冬葵子 12g　泽泻 12g　2 剂

二诊：1 月 24 日。前进温通脾肾之剂，水湿仍泛滥莫制，遍身浮肿如故。所喜目能转瞬，身虽僵直，触之已有知觉，指尖略觉温和。一点真阳，已有挽回之望；但神志尚未清晰，终日昏睡，二便失禁。脉尚沉细，重按小弦。续当温通固本为要。

处方：别直参 9g（另煎冲服）　桂心 1.5g（冲服）　淡附片 9g　土炒于术 9g　炙黑甘草 3g　淡干姜 3g　白茯苓 24g　泡远志 4.5g　川椒目 2.4g　制半夏 9g（杵）　炒苡仁 18g　泽泻 12g　车前子 15g（包）　2 剂

三诊：1 月 26 日。身尚浮肿，神志仍昧多清少，而呼吸尚觉平匀。脉沉细微弦。阳虚见阴脉，是与证合，已不见喘汗之象，则虚脱之危已可幸免。手足略能蠕动，舌弄口外，似有求食之状。阳气冰伏，营血凝涩。肌肤甲错，清厥未和。间或冲咳，舌苔白腐。续当扶植本元、温通脾肾之法。

处方：别直参 9g（另煎冲服）　桂心 1.8g（冲服）　淡附片 9g　土炒于术 9g　炙黑甘草 3g　淡干姜 3g　白茯苓 24g　远志 4.5g　制半夏 9g（杵）　炒苡仁 18g　陈广皮 6g　煨益智 9g　泽泻 12g　车前子 15g（包）　2 剂

四诊：2 月 2 日。真阳已回，浊阴退却。脾气得振，肾气得温。三焦决渎已能畅利，膀胱气化已能通调。遍身浮肿渐退，四肢渐和，神志已清。惟水凌心下，冲肺作咳，惊悸胁痛。阴霾已去，寒谷回春，未始非温通之力也。

处方：别直参 6g（另煎冲服）　土炒于术 6g　白茯苓 18g　制半夏 9g（杵）　橘皮络各 4.5g　广郁金 4.5g（生打）　泡远志 4.5g　饭蒸菖蒲 3g　甜杏仁 12g　旋覆花 9g（包）　煨益智 9g

泽泻 12g　车前子 12(包)　4 剂

五诊:神志清晰,浮肿退尽。肌肤甲错,自搔脱皮。欲思饮食,二便尚调。脉重按渐觉有力,舌苔白腐已化。治以平补之法,兼顾心肺。

六诊:起坐行动,已如平人。纳谷颇旺,寤寐甚酣。脱皮落发,肿消形瘦。脉重按已觉有力。大病初愈,体已虚弱,当予培补本元之品,以善其后,护理方面当特加意。

处方:米炒潞党参 9g　米炒南沙参 9g　米炒淮山药 12g　土炒于术 6g　炒黄川贝母 6g　白茯苓 12g　清炙草 3g　泡远志 4.5g　熟苡仁 1.5g　橘皮络各 4.5g　煨益智 9g　菟丝子 12g　泽泻 9g　14 剂

【按语】此证初诊时已神志昏迷,遍身浮肿,肌肤甲错,按之冷可彻骨,脉微细而小弦,舌苔白腐,症象已至危急万分。为抢救计,则非大剂温通脾肾之法,何以能起坠绝之阳,何以能举下陷之气?然而欲回真阳、欲升其气,则又非桂、附斩关夺将不足以鼓动真阳。但元气已漓,又非参、术砥柱中流,何以能扶植脾土?迫不及待之时,冀其离照当空,得可化阴霾于乌有之乡,故再用益智仁温脾通肾;川椒目、半夏、苡仁和中开下;泽泻、猪茯苓、车前子、冬葵子淡渗利水;此第一方为急则治标、虚则治本之策。第二诊时,目能转瞬,略觉温和,一点真阳,已有挽回之望,前方有效,追踪治之。桂枝改为桂心,更能温通脾阳;加炙黑甘草、泡远志养心补脾。第三诊时,手足略能蠕动,脉沉细微弦,病已转机,故用桂、附、参、术仍如前方,不能更动。第四诊时,浮肿渐退,神志略清,已是阴霾始去,寒谷回春,方可制小其剂。真阳已复,桂、附可去,收拾残局,兼顾心肺。五诊更去别直参,而用平补阴阳之品,使其失却生机之气血渐能恢复原来之机能。六诊用善后之方,培补本元。总之,此证正如《内经》所云"三阴结谓之水"及"脏寒生满病",属于虚寒、阳微欲绝之证,真元将濒虚脱之候,若非用大剂温通和阳之法,恐难挽救于万一。

五、和阳化浊、崇土利水法治愈水肿一例

余某,女,36 岁。

初诊:1960 年 6 月 1 日。

主诉及病史:浮肿、腹胀、气急而喘逆,伴有畏寒。

诊查:脉沉濡而迟,舌苔白滑。

辨证:脾肾阳虚。

治法:和阳化浊,崇土利水法。

处方:淡附片 4.5g　官桂 4.5　土炒于术 9g　杏仁 9g　桑白皮 12g　大腹皮 9g　陈蒲壳 12g　橘皮 4.5g　猪茯苓 12g　泽泻 12g　川椒目 3g　淡干姜 3g　3 剂

二诊:6 月 4 日。喘逆较平,睡能着枕。腹仍膨胀,小便短涩。法当通阳泄浊,利水渗湿,仍当以真武合五苓加减法。

处方:淡附片 4.5g　官桂 4.5g　焦冬术 6g　杏仁 9g　桑白皮 12g　五加皮 12g　生姜皮 9g　海桐皮 12g　猪茯苓各 12g　泽泻 9g　川椒目 3g　冬葵子 9g　车前子 12g(包)　2 剂

三诊:6 月 8 日。上凌水气已有疏通之机。喘逆已平,已能着枕安卧。惟感胸脘痞闷,有时心悸。腹笥膨胀,如浪纹层叠,推之移动,按之而起。续当温肾和脾、通调水道为治。

处方:淡附片 4.5g　官桂 4.5g　焦冬术 6g　五加皮 12g　海桐皮 12g　大腹皮 12g

猪茯苓各12g　泽泻12g　川椒目2.4g　陈蒲壳12g　青陈皮各4.5g　生川朴3g　防己6g　沉香曲9g(包)　5剂

四诊:6月13日。面浮身肿俱已减瘥。腹尚膨脝,小便短涩。脉来沉濡,沉为水积,濡为湿盛。再议疏导湿浊,分利淡渗之法为要。

处方:川桂枝4.5g　焦冬术6g　五加皮12g　大腹皮12g　猪茯苓各12g　泽泻9g　陈蒲壳12g　川椒目2.4g　车前子9g(包)　川萆薢9g　阳春砂3g(原粒杵)　沉香曲9g(包)　地骷髅18g　野麦秆14茎(去节)　7剂

五诊:6月20日。阴翳已消,上身浮肿渐退,而少阳伏火乘其堤防未固之秋,竟僭逆上犯,致使耳前颞颥筋弯掣痛。为今之治,利水非温通不行,降火非苦泄不清。伐木制肝之法,利于降火;和阳健脾之治,用于利水。上不致炎炎为虐,下不致滔滔为患矣。

处方:淡黄芩4.5g　夏枯草12g　双钩藤12g(后入)　白蒺藜9g　苦丁茶9g　赤白芍各6g　焦冬术6g　猪茯苓各12g　泽泻9g　生熟苡仁各12g　冬葵子12g　青陈皮各4.5g　六一散12g(荷叶包)　7剂

六诊:6月27日。少阳浮游之火已能敉平,三阴凝结之水渐趋融化。脾肾得温煦而散布精微,阴霾得阳光而离照当空。化浊邪于乌有之乡,消肿胀于平坦之途。脉按之沉濡已举,方可脾肾两补。

处方:川桂枝3g　清炙芪12g　米炒潞党参9g　土炒于术6g　杭白芍6g　茯苓12g　陈广皮4.5g　泽泻9g　防己6g　生熟苡仁各12g　菟丝子12g　炒杜仲12g　米炒怀山药12g　春砂壳4.5g　15剂

【按语】本例始由脾肾阳微,不能化气利水,渐致水饮停蓄,迫肺凌心,腹笥膨脝,遍体肿胀,胸高气逆,脘闷心悸,脉沉迟,苔白滑,阴霾日趋翳蒙,真阳渐致汩没,亟以通阳泄浊、崇土制水为急务,故以真武汤合五苓散参入肃肺利水之品以治之。复参入桑白皮、杏仁、川椒目、防己、车前子、冬葵子、五加皮、海桐皮、地骷髅、大腹皮、陈蒲壳、阳春砂、沉香曲、厚朴等泻肺利水、健脾消胀,俾阴得阳化而小便自利,水液下趋得其出路,不复泛滥,足肿自平;且肺得肃降,水不上逆,而喘自定矣。

六、炙甘草汤等治愈胸痹(冠状动脉粥样硬化性心脏病)一例

施某,男,55岁。

初诊:1972年9月10日。

主诉及病史:阵发性胸闷、心前区刺痛,夜间发作,白天疲劳或饱食时也易发作,每发约数秒至四五分钟,放射至胸背部,含硝酸甘油片能缓解。有高血压史。

诊查:心电图检查:窦性心动过速,双倍运动试验可疑阳性。血清胆固醇7.44mmol/L。脉搏持续在100次/分以上。脉弦细而数,舌边尖红绛,苔薄。

辨证:阴亏肝亢,心气不足,气聚血滞,络道失和。

治法:养心阴,摄心阳,疏气和血。

处方:鲜金斛30g(撕开先煎)　北沙参15g　炙黑甘草3g　杭白芍9g　五灵脂9g　乳香3g(拌)　丝瓜络9g　桃仁4.5g　甘松3g　白蒺藜9g　盐水炒怀牛膝12g　玫瑰花曲9g　沉香曲9g(包)　3剂

二诊:9 月 12 日。胸痛虽瘥,脘闷尚作,间或头昏,手心灼热已减,脉弦不若前之绷急,数势较缓,舌边尖红绛已淡。戴阳之象渐平,络道尚未浚和。续宜柔肝滋阴、和畅络隧为治。

处方:鲜金斛 30g(撕开先煎) 北沙参 18g 炙黑甘草 3g 杭白芍 9g 羚羊角粉 0.3g(另吞) 双钩藤 12g(后下) 五灵脂 9g 乳香 3g(拌炒丝瓜络 9g) 桃仁 4.5g 甘松 3g 玫瑰花曲 9g 沉香曲 9g(包) 盐水炒怀牛膝 12g 荷叶边 12g 4 剂

三诊:9 月 15 日。脉弦已缓,数势已平,舌尖微红。肝肾两亏,阴分失于涵养,心气尚未充复。气血凝滞较为疏通,胸痛已畅,而脘闷尚作,头昏已减,戴阳之象已瘥。再当柔养和畅为治。

处方:鲜金斛 30g(撕开先煎) 北沙参 18g 破麦冬 12g 炙黑甘草 3g 杭白芍 9g 珍珠母 30g(先煎) 琥珀粉 1.8g(分吞) 双钩藤 12g(后下) 五灵脂 9g 乳香 3g(拌炒丝瓜络 9g) 桃仁 4.5g 柏子仁 9g 甘松 3g 沉香曲 9g(包) 4 剂

四诊:9 月 20 日。秋分即届,燥令外刑,心气难以舒展,胸脘痞闷,未见痛象,头时昏眩,寐不兴酣。脉来濡缓而细数。论脉,阳有下潜之象。舌尖红亦淡。今当以柔和舒畅为主治。

处方:鲜金斛 30g(撕开先煎) 北沙参 24g 炙黑甘草 3g 杭白芍 9g 远志 6g 饭蒸菖蒲 2.4g 片姜黄 9g 五灵脂 9g 乳香 3g(拌炒丝瓜络 9g) 桃仁 4.5g 降香屑 3g 沉香曲 9g(包) 朱灯心 1.5g 5 剂

七诊:10 月 10 日。脉两手数势已平,重按冲和。舌尖红刺已淡,并较津润。诸恙次第屏退。再当柔肝畅气,养心疏瘀为治。

处方:鲜金斛 30g(撕开先煎) 北沙参 24g 炙黑甘草 4.5g 杭白芍 9g 羚羊粉 0.6g(吞) 双钩藤 12g(后下) 广郁金 6g(生打) 片姜黄 9g 远志 6g 干菖蒲 3g 紫丹参 12g 降香屑 3g 乳香 3g(拌炒丝瓜络 9g) 桃仁 9g 黄花菜 18g 7 剂

九诊:10 月 28 日。脉来两手已渐平和,趋于坦途。气血已有协调之机。胃阳已复,心阴得育,虚火自潜,则面庞浮红之状见退。舌尖红绛已淡,中州轴心亦能起复。心痛固瘥,胸次亦旷若离空。脉证两参,是臻调理之途。再当养心阴、摄心阳、疏气和血。

处方:鲜金斛 30g(撕开先煎) 北沙参 24g 米炒麦冬 9g 五味子 14 粒 清炙草 4.5g 杭白芍 9g 紫丹参 9g 降香屑 3g 浮小麦 18g 八月札 9g 广郁金 6g(生打) 合欢皮 18g 玫瑰花 5 朵 7 剂

十诊:11 月 4 日。浮阳已敛,心营已能涵养。气机和煦,血无仄滞。诸恙已能从艰险化为夷途。脉两手反现软弱,是病去正衰之兆,亦脉症相符之候。今拟养心阴、摄心阳,进一步治之,聊为九仞之助。

处方:霍山石斛 3g(另煎冲服) 北沙参 24g 米炒麦冬 12g 五味子 2.4g 清炙甘草 4.5g 杭白芍 9g 紫丹参 9g 远志 6g 柏子仁 9g 炒枣仁 12g(研) 浮小麦 18g 合欢皮 18g 玫瑰花 5 朵 10 剂

十一诊:12 月 3 日。六部脉已平稳,有力而有神。心营已渐涵养,心气亦渐煦复。离照当空,阴霾自消。津充液濡,洒陈脏腑。舌质滋润,诸恙获退。冬令封藏,正可进补。

处方:潞党参 9g 砂仁 3g(拌捣大熟地黄 18g) 破麦冬 12g 川石斛 18g 清炙甘草 4.5g 杭白芍 9g 紫丹参 9g 远志 6g 朱茯苓 12g 柏子仁 12g 浮小麦 18g 甘枸杞 9g 怀山药 12g 陈广皮 6g 7 剂

【按语】本例冠心病的治疗,始终以养心阴、摄心阳为主,疏气和血为辅为治疗法则,取得较好效果。病员来诊前,曾连续注射丹参针剂,但胸痛仍日益增剧。丹参具有活血祛瘀的作用,是治疗冠心病的有效药物,但施用于本例患者,又为何不能取得疗效?我们认为,关键就在于本例的胸痛发作,不仅由于瘀血阻滞,而更主要的是由于阴虚阳亢、气机阻遏而引起的,故治疗也只有从调整脏腑功能的阴阳失调,舒展气机的郁闭,才能加强祛瘀药物的作用,达到活血祛瘀、解除胸痛的目的。本例整个治疗过程的处方用药,是辨证地选用了鲜金斛、北沙参、麦冬、白芍、炙黑甘草等既能涵养阴液、又不腻滞窒寒,和五灵脂、乳香、丝瓜络、片姜黄、甘松、玫瑰花曲、沉香曲等既能疏气和血、又不助火耗液等药物;并在疾病的不同阶段,有所侧重地使用柔、疏、和、养等治法,妥善地处理好局部与整体的关系,故能使病人化险为夷。

七、酸甘养阴、和胃充液治愈胃大部切除术后近段肠襻综合征之胃脘痛一例

谢某,男,56岁。

初诊:1972年10月22日。

主诉及病史:十二指肠球部溃疡反复出血20年,做过胃大部切除及胃空肠吻合术。术后大便隐血,并有喷射性呕吐,当时病员一般情况较差,体力衰弱,需扶持而行,中上腹间歇性疼痛不止,脐上偏左压痛,并有咳嗽、期前收缩及严重失眠等。

诊查:胃肠道钡餐检查意见:胃大部切除术后与空肠吻合,近段肠襻(输入段)综合征,有黏膜增粗水肿,合并小溃疡不能除外。

辨证:阳不潜藏,阴亏津伤。

治法:酸甘养阴,和胃充液。

处方:霍山石斛3g(另煎冲服)　北沙参18g　破麦冬12g　清炙甘草4.5g　杭白芍9g　炒乌梅4.5g　炒木瓜4.5g　制半夏6g　北秫米12g(包)　炒香枇杷叶18g　建兰叶5片　浮小麦18g　大枣3枚　5剂

二诊:10月29日。前进酸甘养阴、和胃充液5剂,脉滑数之象渐趋和缓。前诊舌光如镜,今已略起薄白之苔。胃机已能苏醒,纳谷稍佳。阳渐入阴,阳跻亦不满溢,夜寐较为宁帖。二便尚调。当再进一层酸甘养阴,仍治阳明入手。

处方:北沙参24g　破麦冬12g　鲜金斛30g(撕开先煎)　清炙甘草4.5g　杭白芍9g　炒乌梅4.5g　清炙乌贼骨12g　川贝母6g(杵)　蒲公英18g　制半夏9g　北秫米12g(包)　炒香枇杷叶18g　建兰叶5片　浮小麦15g　7剂

三诊:11月5日。迭服酸甘养阴、和胃充液之剂,液渐敷布,胃阴较复。痛势已瘥,胃思纳食,但气运尚滞,脘间腹笥尚作膨胀。阳能入阴,跻不满溢,夜能安寐,间有幻梦。脉滑势已和,略呈虚数,舌苔薄白而滋润。可见本元已渐恢复。再当酸甘之中仍以乌贝、半夏、秫米为辅佐之。

处方:北沙参24g　破麦冬12g　鲜金斛30g(撕开先煎)　清炙甘草4.5g　杭白芍9g　炒乌梅3g　清炙乌贼骨12g　川贝母9g(杵)　蒲公英18g　制半夏9g　北秫米12g(包)　生熟枣仁各12g(研)　炒香枇杷叶18g　鸡内金9g　7剂

另:霍山石斛30g(分10天服,煎汤代茶)。

四诊:11月19日。自服酸甘养阴之剂后,今诊脉两手已平,但觉软弱,舌苔薄白而有津。寐已兴酣,胃纳日佳而馨香有味。病已转机,日趋佳境。再议甘平和中,半夏秫米及乌贝散尚不可少。

处方：北沙参 24g　破麦冬 15g　鲜金斛 30g(撕开先煎)　清炙甘草 4.5g　杭白芍 6g　清炙乌贼骨 12g　川贝母 9g(杵)　蒲公英 18g　制半夏 9g　北秫米 12g(包)　绿萼梅 4.5g　金沸草 9g(包)　鸡内金 9g　生熟枣仁各 12g(研)　糯稻根 30g(煎汤代水)　7 剂

五诊：12 月 3 日。病势获弭之后，已能安寐，纳谷日佳，有时腹部略胀。脉已有力，稍带弦势，舌质尚润。阳明脉络已渐通畅，胃阴得能敷布，津液亦能滋生。连服半夏秫米汤，胃机已和，阴阳趋交复之佳象。症象已趋平稳。治法仍当和养气液，以助胃机，至于半夏秫米合乌贝散尚不可少。

处方：潞党参 9g　北沙参 24g　鲜金斛 30g(撕开先煎)　清炙甘草 4.5g　杭白芍 9g　砂仁 3g(拌大生地黄 12g)　制半夏 9g　北秫米 15g(包)　生熟枣仁各 12g(研)　清炙乌贼骨 12g　川贝母 9g(杵)　鸡内金 9g　蒲公英 18g　7 剂

六诊：1 月 20 日。服药迄今两月有余。脉来弦数之势渐趋和缓；舌中红绛已退，中有剥蚀沟纹。多言多语则觉口干苦涩。有时血压偏高，有时头昏疼痛。心悸已宁，寤能安寐，幻梦已少，纳谷日佳，而溃疡灼痛已渐减瘥，询之有时不知痛楚。今之脉症已有萌芽之兆。阳药煦气之方大非所宜，柔阴之中仍须佐以微温，以促进其效用，所谓七分阴药、三分阳药，引阳入阴，更有左右逢源之妙。酸甘养阴仍是治疗之鹄的。

处方：南北沙参各 18g　破麦冬 12g　鲜金斛 30g(撕开先煎)　清炙甘草 4.5g　杭白芍 9g　石决明 24g(先煎)　生熟枣仁各 12g(研)　朱茯苓 12g　制半夏 9g　北秫米 12g(包)　清炙乌贼骨 9g　川贝母 9g(杵)　海蛤壳 12g(先煎)　淡竹茹 12g　7 剂

【按语】本例胃脘痛延今已 20 年，久痛入络，阴络受伤，血时内溢，故气血耗伤可知。又经胃大部切除术，术后仍有出血，以致阴分更伤。陈老尝谓：“阴虚络伤，当以酸甘养阴；若误通气血，无异抱薪救火，愈治愈虚则愈痛矣。”本例以酸甘养阴、和胃充液为主治，收到良好效果。全案自始至终未用一味止痛药，也未用一味通络药，不治痛而痛自止，不通络而络自通，体现了“治病必求于本”的原则。

八、和中健脾法治愈过敏性结肠炎之泄泻一例

陈某，男，22 岁。

初诊：1960 年 2 月 16 日。

主诉及病史：经常有发作性腹痛、腹泻已历 4 年，每日两三次至七八次。大便稀薄，无脓血，有时有黏液。泻前有腹痛，并伴里急后重。

诊查：大便常规有时有少量白细胞，普通培养及阿米巴培养多次均阴性。乙状结肠镜检查，仅见结肠黏膜轻度充血水肿，未发现溃疡病变。钡剂灌肠见横结肠及降结肠边缘不规则，袋形消失，黏膜平直，呈长条状阴影，示横结肠及降结肠结肠炎。胃肠摄片所见相同，并示胃下垂。基础代谢率－25％～－12％。脉濡紧，苔薄腻。

辨证：脾阳虚。

治法：和中健脾。

处方：米炒潞党参 9g　土炒于术 6g　白茯苓 15g　清炙甘草 3g　煨木香 3g　煨陈皮 4.5g　熟苡仁 15g　鸡内金 9g　沉香曲 9g(包)　台乌药 4.5g　煨益智 9g　泽泻 9g　阳春砂 3g(原粒杵)　7 剂

二诊：2 月 23 日。大便溏薄，肠回拘急，腹笥疼痛，神疲苔白。当和其营卫，运其气机，助

其消化，使纾轴健旋，磨化有力，则中枢自振，蒸腾更旺矣。

处方：米炒潞党参 9g　嫩桂枝 3g　炒白芍 6g　土炒于术 9g　白茯苓 15g　煨木香 3g　制半夏 6g（杵）　熟苡仁 15g　鸡内金 9g　炒扁豆衣 9g　台乌药 4.5g　煨益智 9g　炒香荷叶蒂 3 个　7 剂

三诊：3 月 3 日。便薄已久，脾胃受伤，乏于斡旋，失于升降，致畏寒疲倦，腹痛嗳气，口味或酸或淡。舌苔薄白根腻。续当和中、缓中、疏中、运中之法并施。

处方：潞党参 9g　嫩桂枝 3g　炒白芍 6g　土炒于术 6g　白茯苓 12g　煨木香 3g　鸡内金 9g　扁豆花衣各 9g　清炙甘草 3g　煨陈皮 4.5g　炒延胡索 6g　佛手片 4.5g　阳春砂 3g（原粒杵）　7 剂

四诊：3 月 10 日。便薄 3 载，中气正告困惫，阳气未能敷布，阴血何以资养？故形寒凛凛，疲倦思卧，寤不熟寐，惊醒悸烦，腹痛窜胁，纳谷不苏，口味觉淡。再以和运中土、荣养营血之剂并治兼施。

处方：潞党参 9g　嫩桂枝 3g　炒白芍 6g　白归身 9g　土炒于术 6g　茯苓神各 12g　清炙黄芪 12g　广木香 3g　鸡内金 9g　清炙甘草 3g　炒延胡索 6g　阳春砂 3g（原粒杵）　饴糖 12g（冲服）　7 剂

五诊：3 月 17 日。投以调养营卫之法，用黄芪建中之方，清厥已和，大便成形。脾阳未振，中气尚困，精神萎靡，疲倦不堪。脉来濡软，重按无力。治之应法，欲扶脾阳，当用温补；欲养营血，须用温润，而畅气助运之品仍须佐之。

处方：潞党参 9g　清炙黄芪 12g　土炒于术 9g　白茯苓 12g　白归身 9g　炒白芍 6g　清炙甘草 3g　煨陈皮 3g　煨木香 3g　煨益智 9g　远志 4.5g　炒枣仁 12g（研）　炒六曲 9g　阳春砂 3g（原粒杵）　7 剂

六诊：3 年来天明便泻，今已获瘥。营卫表里俱亏，外有畏寒洒淅之状，内有心虚胆怯之象。脉濡缓无力，苔中白滑。复宗张仲景建中法，建其中气而护其营卫也。

处方：潞党参 9g　清炙黄芪 9g　嫩桂枝 2.4g　蒸白术 6g　杭白芍 6g　茯苓神各 12g　白归身 9g　米炒怀山药 12g　仙半夏 6g（杵）　橘皮 4.5g　清炙甘草 3g　红枣 7 个　饴糖 12g（冲服）　10 剂

【按语】泄泻之本，无不由于脾胃。若饮食失节、起居不时，以致脾胃受伤，则水反为湿，谷反为滞，精华之气不能输化，乃至含污下降，而泻痢作矣。本例泄泻经年，脾胃必伤。张景岳谓“脾弱者因虚所以易泻，因泻所以愈虚，盖关门不固，则气随泻去，气去则阳衰，阳衰则寒从中生，固不必外受风寒，而始谓之寒也”。脾胃运化既已无力，气机又复壅滞，故腹笥疼痛，能得嗳气矢气便较为舒适，是脾虚而又气滞。苟中焦运纳无权，营卫资生不及，则外乏温煦而畏寒肢厥；内滞运化，大便溏薄，诸症皆由中焦受戕、生化不及、营卫亏损所致。“虚者补之”是惟一之治，当以健运中州为主，旁及和营卫、运气机、助消化，而处方用药又多所掣肘。健运中州，必用温补，而辛热伤阴非宜，如刚燥之剂，当须力避。和养气血，须用温润，而滋腻阻气非宜，如阴柔之品，尤属禁忌。故方取党参、白术、茯苓、扁豆、炙草以调和脾胃，佐以半夏、陈皮、木香、乌药、延胡、砂仁、佛手以运气机，则不致壅滞。配桂、芍以和营卫，鸡内金以助消化。养心和营取当归、白芍、枣仁、远志，补火生土取益智温润，更以荷蒂为使，俾清阳得升，浊阴自降，清浊不致混淆，水谷自能分别。至六诊便泄得瘥，但营卫尚是虚馁，以建中法调治而安。

九、敛虚阳、养胃阴、清垢浊、疏气滞之法治愈休息痢(慢性结肠炎)一例

唐某,女,36岁。

初诊:1959年1月15日。

主诉及病史:心烦胸闷,腹痛,腹泻;大便稀薄,间有血丝或脓血,或解稠白黏液;泻前有腹痛,并伴里急后重。潮热多汗,傍晚两颧绯红,失眠,不思纳食。

诊查:除肠鸣音稍亢进外,无特殊发现。大便常规有少量白细胞。诊脉弦而小数;舌边尖红绛,糙燥乏津。

辨证:脾阳已虚,肠运不健。

治法:清和之法。

处方:原金斛15g 炒焦白芍9g 米炒麦冬12g 苍龙齿18g(先煎) 茯神12g 茉莉花4.5g 扁豆花9g 马齿苋9g 石莲肉9g 煨木香3g 橘白4.5g 鸡内金9g 生熟谷芽各12g 阳春砂3g(原粒杵) 炒藕节7个 7剂

二诊:1月29日。下痢脓血已减,而尚后重滞泄,腹笥胀满,胸脘痞闷,嗳气矢气。幸热减而自汗已止,舌红绛而苔已薄白,脉来弦势已趋缓和,重按较为有神。气阴有渐复之望,胃肠有清疏之机。证已转机,再拟清和调中之治。

处方:原金斛15g 炒焦白芍6g 苍龙齿18g(先煎) 朱茯神12g 远志4.5g 炒枣仁12g(研) 橘皮4.5g 仙半夏6g(杵) 扁豆花9g 马齿苋9g 阳春砂3g(原粒杵) 鸡内金9g 生熟谷芽各12g 佛手片4.5g 7剂

三诊:下痢逐日稀少,临圊后重之象已瘥,寤寐较安,醒有微汗,肩背酸楚,口干已渐津润,湿热浊邪潴留,大肠尚未清泯而气阴较为恢复。续当和养营血、理气清肠之治。

处方:白归身9g 炒焦白芍6g 茯神12g 泡远志4.5g 料豆衣12g 橘皮4.5g 煨木香3g 扁豆花9g 马齿苋12g 桑寄生12g 络石藤9g 银花炭9g 阳春砂3g(原粒杵)

四诊:昨不慎于饮食,腹痛较甚,便痢赤白又多。所喜胸脘不闷,身不发热,脉不弦数,胃尚思食。初见食复之象,而无食复之症。舌苔黄腻,畏寒依然。仍非清肠疏滞不可,至于和养营血,还须兼顾。

处方:白归身9g 嫩桂枝1.8g 炒白芍6g 茯神12g 酒子芩4.5g 小川黄连2.1g 马齿苋12g 扁豆花9g 青陈皮各4.5g 广木香3g 鸡内金9g 炒枳壳4.5g 焦楂炭9g 阳春砂3g(原粒杵)

五诊:便痢赤白渐少,黄苔已化。再以养营和中、疏运积滞、清肠蠲浊为治。前方去桂、芩、连、茯神、枳壳,加半夏曲、延胡索、乌药、炒藕节。

六诊:下痢赤白已成余波,少见脓血,多见粪便;矢气频转,湿浊瘀滞已渐疏化,胃肠有和瀹之机,气血有复养之能,故潮热获退,自汗已瘥,寐安梦香;惟胸脘未舒,腹笥尚胀,则肠澼余积未尽疏化,而气运又未调和耳。

处方:原金斛12g 炒焦白芍6g 扁豆花9g 茉莉花4.5g 马齿苋9g 炒银花9g 大腹皮9g 炒枳壳4.5g 橘皮4.5g 仙半夏6g(杵) 炒谷麦芽各12g 炒香败荷叶12g

七诊:脉重按已觉有力,舌苔薄白。心肝已能濡养,故悸宁汗敛,寐安梦少。脾胃中枢斡旋

有能，大肠垢滞荡涤无存。多年休息痢今已获弭。惟形体羸瘦，神疲少言，当进培补气血之法，以善其后。

处方：移山参3g(另煎冲服) 土炒于术6g 怀山药12g 白扁豆9g 清炙甘草3g 白茯苓12g 白归身9g 杭白芍6g 炒枣仁12g(研) 原金斛15g 鸡内金9g 橘皮4.5g 长须谷芽15g 枣7个 糯稻根30g(煎汤代水)

【按语】患者病程5年，时发时瘥，1958年冬初进院，治疗至翌年1月间病势突变，下痢日夜不停，色如奶白，或有血丝，或下脓血，是属湿热垢滞蓄结大肠，已无疑义。但舌绛乏津，潮热汗多，两颧绯红，不食不寐，体力难支，脉弦而小数。初诊之症象，显然有阳越之险境，故处方颇感棘手。如用潜阳之法，则偏于重镇，肠胃薄弱至此，何堪下坠之品？如用育阴之方，则妨于滋润，邪毒蕴结未清，奚宜滞腻之药？如培土补中，则阻气碍运；如苦寒清泄，则化燥耗津；所谓攻补两难，轻不应病，重则伤正。思之重思之，则惟敛虚阳、养胃阴、清垢浊、疏气滞为治，既能扶正，又能祛邪；用龙齿、茯神潜阳安神，金斛、麦冬养胃阴、清胃热，白芍敛阴养血，石莲肉缓和大肠蠕动，煨木香、阳春砂理气疏滞，扁豆花、茉莉花、炒藕节清肠涤垢，鸡内金、生熟谷芽和中醒胃。服二诊方药后，病势已有转机。三诊后，下痢已少。四诊后因不慎饮食，致下痢增多。六诊后用调理本元之方。此证之治，在清肠疏垢之中以不伤本元为前提。所以清肠必须苏胃，养阴力避滋腻，培土务去温燥，剔垢仅取轻疏，实系平淡顾正之法而获效，较胜于大剂补泻之品，即所谓“轻可去实”之意也。

十、行血调气法治愈休息痢(慢性阿米巴结肠炎)一例

李某，女，37岁。

初诊：1959年。

主诉及病史：1947年夏秋之间突发腹泻，大便呈黏液、脓血样，每日三十余次；伴有腹痛、发热、恶心、呕吐及里急后重、疲劳、精神紧张，着冷及饮食不慎等均可引起发作，休息后减轻。

诊查：脉弦濡细，左腹部有压痛；肝肋下二指，质软轻度压痛。大便镜检找到阿米巴滋养体。阿米巴培养阳性。钡剂灌肠检查：局限性降结肠下部慢性结肠炎。

辨证：久痢伤阴，阴虚则生潮热。

治法：议倪涵初治痢三方以治之。

处方：全当归9g 桃仁4.5g 地榆炭4.5g 炙甘草2.4g 赤白芍各6g 炒香白薇9g 马齿苋6g 煨木香3g 朱茯神12g 炒黄芩4.5g 炒枳壳4.5g 小川黄连2.1g 红花2.4g 5剂

二诊：下痢赤白相间，挟杂脓血，湿热瘀滞，互蕴大肠，肠回拘急，腹笥疼痛，阴伤神荡，寤不安寐，自汗涔泄，胃热熏灼，上逆呕泛，潮热缠绵不退。舌边尖红刺满布。治以和养之中而寓清疏之法。

处方：仙半夏6g(杵) 左金丸3g(分吞) 炒香白薇9g 马齿苋9g 杭白芍6g 朱茯神12g 泡远志4.5g 炒枣仁12g(研) 浮小麦15g 青皮、陈皮各4.5g 广木香3g 建兰叶3片 扁豆花9g 酒子芩4.5g 5剂

三诊：脉来弦濡，弦属肝亢，濡系湿滞。下痢由于湿热蕴结，肝亢由于营阴积亏。风阳内动，上扰清空，为头脑昏胀，两耳鸣响。潮热淹缠，又加惊悸，寐不兴酣，幻梦颠倒。下痢脓血已减。舌边尖尚红。以柔肝养营、清肠剔垢为治。

处方:生石决 24g(先煎)　白蒺藜 9g　明天麻 6g　夏枯草 12g　青蒿子 9g　朱茯神 12g　泡远志 4.5g　炒枣仁 12g(研)　马齿苋 9g　香连丸 12g(分吞)　砂仁 2.4g(拌捣)　鸡内金 9g　赤白芍各 6g　青皮 4.5g　扁豆花 9g　7 剂

四诊:阴亏之体,潮热最易羁留。惟其阴亏,当然血少,故惊悸少寐,又增咽喉干燥、昏眩耳鸣。脉来弦细,苔黄少津。下痢未瘥,虚中挟实之证,宜乎清疏柔养之治、标本兼顾而施之。

处方:生石决 24g(先煎)　川石斛 15g　破麦冬 12g　青蒿子 9g　炒白香薇 9g　明天麻 6g　炒枣仁 12g(研)　朱茯神 12g　香连丸 3g(分吞)　扁豆花 9g　茉莉花 4.5g　焦山楂 6g　大腹皮 9g　7 剂

五诊:柔肝阳、养营阴之法,亦可治久痢伤阴之症。况潮热咽干,更须滋养之剂。日来下痢已减,里急后重,也较为宽松。惟失眠日加严重,通宵未能合眼,乃营血过亏、心神骛驰所致。

处方:白归身 9g　杭白芍 6g　远志 4.5g　炒枣仁 12g(研)　朱茯神 12g　原金斛 12g　朱麦冬 12g　马齿苋 9g　香连丸 3g(分吞)　扁豆花 9g　夜交藤 15g　焦楂肉 6g　血琥珀 1.8g(研末,分吞)　7 剂

六诊:潮热减至一二分,不久可有退净之望。昏眩不清,是风阳未息之征。心悸较为安谧,寤寐尚难熟睡。下痢红少白多,大肠湿热郁滞尚未疏化,还须清彻余蕴。

处方:珍珠母 30g(先煎)　川石斛 12g　杭白芍 6g　炒丹皮 6g　炒白薇 9g　炒甘菊 9g　朱茯神 12g　炒枣仁 12g(研)　青陈皮各 4.5g　扁豆花衣各 9g　香连丸 3g(包)　炒延胡索 4.5g　佛手片 4.5g　炒六曲 9g　7 剂

七诊:脉来弦势已缓,肝阳有平戢之机,故昏眩周来不发。阴液有上潮之能,故口干咽燥转润。心血渐养,寤寐尚安。日来气候寒燠不时,气喘宿恙,虑其复萌,再来一波,徒增麻烦,慎之。

处方:原金斛 12g　紫丹参 9g　白蒺藜 9g　杭白芍 6g　朱茯神 12g　炒枣仁 12g(研)　扁豆花衣各 9g　青陈皮各 9g　佛手片 3g　炒藕节 5 个　砂仁 2.4g(拌捣鸡内金 9g)　炒香荷叶蒂 3 个　7 剂

八诊:大肠垢浊已渐清疏,便解既无脓血,又不腹痛。阴亏渐复,潮热获退,神敛寐安,胃纳日增。大病之后,气阴焉有不伤,精神委顿,恹恹思卧。舌尖有刺。续当清彻蓄积、清养气阴治之。

处方:白归身 9g　杭白芍 6g　焦冬术 6g　赤苓 12g　孩儿参 9g　金石斛 12g　扁豆花衣各 9g　茉莉花 4.5g　荠菜花 9g　橘皮 4.5g　椿白皮 9g　炒藕节 7 个　马齿苋 9g　檀香末 1.5g(拌香谷芽 12g)　7 剂

九诊:昨夜受感,气喘复发,咳呛不休,喉声唬唬,胸闷胁痛。脉弦滑而数。下痢初愈,气体未复,议疏表宣肺、涤痰降气之治,当以表病为先也。

处方:水炙麻黄 2.4g　水炙苏子 9g(包)　光杏仁 9g　前胡 4.5g　桔梗 3.6g　粉甘草 2.4g　化州橘红 4.5g　川贝母 6g(杵)　制半夏 6g(杵)　白茯苓 12g　海蛤粉 12g(包)　炒牛蒡 4.5g　旋覆花 9g(包)　2 剂

十诊:投清宣降逆之法,当无碍于肠胃。大便尚稠,表邪已解,肺气未肃,身热获退,咳呛未已,痰多气冲,喉声唬唬,胸次较舒,纳钝苔白,仍须清宣肃化之治。新病气喘,不久即可向愈,弗顾虑之。

处方:炙麻黄 1.5g　炙苏子 9g(包)　枇杷叶 12g(去毛,包)　竹沥半夏 9g(杵)　川象贝各 9g　橘红络各 4.5g　旋覆花 9g(包)　海浮石 1.5g　苦桔梗 3.6g　粉甘草 2.4g　炒莱菔

子 9g　炒白芥子 4.5g　生熟谷芽各 12g　4 剂

【按语】患者病痢年余，由于脓血过多消耗，致有阴亏血虚之证，故见潮热。正气已伤，邪犹内盛，湿热蕴结，大肠不清，腹痛里急，便下脓血迸注，泛泛欲呕，时轻时重。惟有邪正兼顾之法，既不偏于凉润，又不偏于温燥，亦无兜涩留邪之弊，更无荡涤伤正之害。所谓行血则便脓自愈，调气则后重自除，因取倪涵初治痢之法。按倪氏方由洁古芍药汤化裁而来，以黄芩、黄连苦寒燥湿清热；白芍补脾制肝；当归、桃仁、红花行血而使便脓愈；枳壳、青皮、槟榔、厚朴、木香调气而使后重除；楂肉消积滞；地榆止血痢；甘草调胃气；积滞甚者加大黄通因通用，无论红白下痢、里急后重、身热腹痛咸宜，盖即调气和血之旨也。本例便下脓血，偏重血分，故以和血为主，当归、赤白芍、桃仁、红花、地榆、马齿苋皆凉血、和血之品。且患痢一载，肠壁薄弱，不言而喻，岂堪厚朴、槟榔之荡涤破滞，惟以枳壳、木香宽肠运气，既妥又当。至若芩、连，虽属苦寒，而能清热燥湿、坚固肠壁，故用为主药；白薇入阳明，痢症潮热最宜用之；扁豆花和中止痢，可缓大肠之蠕动，服后邪势稍杀，而现阴亏阳旺之象，故用药亦柔养兼顾。三诊至八诊，阴亏未复，心肝阳浮，头昏耳鸣，潮热不寐，方中改以柔肝养营为主，如用石决明、明天麻、白蒺藜、夏枯草、珍珠母、粉丹皮、杭甘菊之类柔肝息风；茯神、远志、炒枣仁、血琥珀、夜交藤之类养血安神；川石斛、破麦冬之类滋阴增液。但痢虽减而未除净，仍佐以清疏之品。至九、十两诊因气候寒暄不齐，致宿喘复发，予以肃肺降气、止咳平喘之方，不数剂即愈。

本例与唐案，同属久痢。虽为时久暂不同，而病久正伤则一。又俱由湿热积滞、蕴结未清，皆属正虚而邪留。李案偏伤血分，又见潮热神烦，显系阴虚阳旺。正气固伤，而犹以邪实为重。唐案则所下乳白，间有脓血，且舌红乏津，病属阴虚阳越、实邪尚留，当以正虚为主。两者，一则湿热偏伤血分，一则证濒虚脱，故用药大有出入。唐案以育阴潜阳、扶正为重，而理气疏滞、清肠涤垢、和中醒胃仅为辅佐之品。李案则以大量和血、调气、疏化为主，而和养营血仅为辅佐之法。两案俱属久痢，但治法各异。

十一、养营柔肝、和运畅气法治愈慢性结肠炎发热一例

宋某，女，21 岁。

初诊：1959 年 3 月 26 日。

主诉及病史：1958 年 3 月开始，腹泻与便闭交替出现，并伴间歇性低热。腹泻时大便每天 2～4 次，溏薄，色黄，有黏液，曾有两次见到黄脓样物。便闭时三四天不解。右下腹隐隐作痛。

诊查：大便常规检查仅一次有红细胞（＋）、白细胞（＋＋）、吞噬细胞（＋）。大便化验多次均未找到阿米巴、痢疾杆菌、结核菌及虫卵。24 小时尿液中 17-羟类固醇及 17-酮固醇排泄量低于正常。血沉 40mm/1h。胃肠道钡餐检查无器质性病变。乙状结肠镜检查：黏膜不明显充血，无赘生物或溃疡可见。脉弦濡而细数，舌中薄黄根腻。

辨证：烦劳过度，心营受伤，肝阳用事，胃机不和，气运两滞。

治法：养营柔肝、和运畅气法。

处方：白归身 6g　杭白芍 6g　茯神 12g　朱灯心 0.9g　白蒺藜 9g　滁菊花 9g　东白薇 6g　绿萼梅 3g　原金斛 12g　橘皮 4.5g　砂蔻壳各 3g　佛手花 2.4g　鸡内金 9g　生熟谷芽各 12g　7 剂

二诊：4 月 2 日。潮热发作，日中较甚，至晡始退。脘腹痞痛，水谷不旺，疲乏懒言，形体羸瘦，头晕耳鸣，少寐悸躁。脉弦濡而细数。溯其致病之源，虽在心肝，然其枢纽，实在阳明。为

今之计，议从柔养和展之法，为治之大要。

处方：苍龙齿 18g(先煎)　白蒺藜 9g　明天麻 4.5g　杭白芍 6g　青蒿子 9g　东白薇 9g　银柴胡 4.5g　朱茯神 12g　炒枣仁 12g(研)　橘叶橘皮各 4.5g　阳春砂 3g(原粒杵)　鸡内金 9g　炒六曲 9g　7 剂

三诊：4 月 23 日。潮热已减，昏眩如故，耳鸣项痛，少寐惊醒，幻梦纷集，脘中胀痛，欲呕泛漾，胃气尚滞，健磨无能。苔仍黄白黏腻。仍议养血安神、畅气助运可耳。

处方：苍龙齿 18g(先煎)　白归身 9g　杭白芍 6g　青蒿子 9g　东白薇 9g　朱茯神 15g　泡远志 4.5g　炒枣仁 12g(研)　白蒺藜 9g　明天麻 6g　双钩藤 12g(后入)　陈香橼皮 9g　八月札 9g　广藿梗 9g　檀香末 1.5g(拌炒香谷芽 12g)　7 剂

四诊：5 月 14 日。湿浊郁遏，中阳被蒙，气机窒滞，脾胃不振。舌苔至今未化，纳谷至今不醒，中脘满闷，呕泛嗳气，而疼痛已瘥。续当和中化湿、畅气健运为治。

处方：仙半夏 6g(杵)　炒竹茹 6g　橘皮 4.5g　炒枳壳 4.5g　白茯苓 12g　制川朴 4.5g　广藿梗 9g　佩兰梗 6g　炒六曲 9g　白蔻衣 3g　泽泻 9g　左金丸 3g(分吞)　7 剂

五诊：6 月 25 日。心能敛摄，肝能柔濡，阳既不亢，阴可涵养，故潮热、昏眩、心悸、失眠等虚象俱已屏退。胸脘痞痛，呕恶嗳气，渐已减瘥。脉来已有冲和之象，舌苔白润，胃气已有旋动之机。议以和中化浊、畅气助运之法。

处方：仙半夏 6g(杵)　土炒于术 6g　白茯苓 12g　建兰叶 5 片　饭蒸菖蒲 3g　炒苡仁 15g　橘皮叶各 4.5g　采云曲 9g　砂蔻壳各 3g　泽泻 9g　炒香枇杷叶 12g　檀香末 1.5g(拌香谷芽 12g)　10 剂

【按语】本病例仅营血不足、心肝失濡、胃肠不和、气运两滞之证，似极易治之病，惟症状有虚有实。虚是血少和养、心虚肝亢；实是湿浊留恋、气痹不宣。当补其阴，则须滋润之法，滋润又碍中阳，恐其阻遏湿浊。欲和其阳，必须辛温之品，而又虑其伤阴。既不碍阳，又不劫阴，则惟有养血清热之中避用寒润滋腻之剂，化湿疏气之中勿用辛温燥烈之药，而用煦和融化之品，故潮热退之甚速。俟其虚阳已平、阴亏渐复，只欲一面顾其脾胃而用舒展和畅之治，则湿浊一蠲，气机即达，健运有力矣。所以证情愈曲折，治法愈迂回，有时补中带疏，如第四诊；有时仅疏不补，如第六诊；病无一律，治无一方，是在辨证求因、审因论治，断不可用通套之法，以治错综复杂之证。故易治者，诚为难治之证；难治之证，当求其易治有效之方。

十二、清热养阴、逐水消胀法治愈膨胀(肝硬化)一例

冯某，男，36 岁。

初诊：1959 年 8 月 13 日。

主诉及病史：1955 年 9 月病起感觉乏力、食欲减退，十几天后出现黄疸，到 1957 年 9 月拟诊胆囊炎、胆石症。手术治疗，术中发现卡他性变化，未发现结石和蛔虫等。术后黄疸未退，腹痛仍时有发作。1957 年 11 月因发现腹水和上腹阵发性绞痛而住院。诊断为慢性肝炎、坏死后性肝硬化、糖尿病。经西医西药治疗后，好转出院。1958 年 7 月因腹水再发，并感气促而再度入院，诊断为胆小管性肝硬化。经西医西药治疗后，于 1958 年 10 月再度好转出院。1959 年 7 月下旬起腹部又急剧胀大，伴不规则发热、心悸、气急，故三度入院。入院体检发现慢性病容，消瘦；呼吸浅促，30 次/分；体温 37.5℃，腹部呈蛙腹，明显移动性浊音和振水波。肝剑突下三指，质坚，有结节。脾肋下二指。腹围 66cm。有肝掌。下肢轻度凹陷性浮肿。诊断为肝硬

化晚期、糖尿病。入院后体温持续在37～38℃，8月12日体温升至39.5℃，腹围增大至80cm，给予放腹水2460ml，放后出现轻度肝昏迷，病情危急。

诊查：脉弦濡而数。

辨证：肝脾失调，气聚水蓄，清浊相干，决渎失司。

治法：清热养阴、逐水消胀之法。

处方：鲜生地黄60g(捣烂先煎)　鲜石斛30g(撕开先煎)　淡天冬15g　商陆6g　甘遂6g　大戟6g　寒水石12g　粉猪苓15g　海金沙12g(包)　大腹皮12g　泽泻12g　飞滑石15g(包)　将军干7只　野麦秆14茎(去节)　7剂

二诊：8月20日。服上方药，当夜已能自利小便，腹胀渐消，身热渐退，积水渐通，气化较利。惟舌红仍如镜面，可见旬余高热劫烁阴液。仍当清热增液、疏通水道之治。

处方：鲜生地黄60g(捣烂先煎)　鲜石斛24g(撕开先煎)　淡天冬15g　商陆6g　甘遂6g　大戟6g　车前子12g(包)　海金沙12g(包)　飞滑石15g(荷叶包)　大腹皮12g　怀牛膝9g　泽泻12g　猪茯苓各12g　将军干7只　野麦秆14茎(去节)　7剂

三诊：8月27日。身热尚未退净，满舌红绛、干涸乏津。腹胀逐日减消，解溺浑浊不清，足跗漫肿不退。脉弦濡而数。证系热久伤阴、水湿尚留。大便未通，可见中气尚能提絜，腑气坚实，所以只顾清热利水一面，已足胜事。

处方：鲜生地黄60g(捣烂先煎)　鲜石斛24g(撕开先煎)　淡天冬15g　焦山栀9g　商陆6g　泽泻12g　甘遂6g　大戟6g　粉猪苓12g　飞滑石15g(荷叶包)　海桐皮12g　海金沙12g(包)　川萆薢9g　大腹皮12g　将军干7只　野麦秆14茎(去节)　7剂

四诊：9月3日。身热已减，小溲浑浊已清，腹胀渐消，跗肿获退。尚感胸脘痞闭，欲呕上泛。脉来弦濡，舌红已淡。燎原之势已渐平息，阴液有回复之机，而水湿积蓄亦有疏导之能矣。

处方：鲜生地黄60g(捣烂先煎)　鲜石斛24g(撕开先煎)　粉丹皮6g　焦山栀9g　青蒿子9g　广郁金6g(生打)　商陆6g　甘遂6g　大戟6g　大腹皮12g　泽泻9g　海金沙12g(包)　飞滑石15g(荷叶包)　野麦秆14茎(去节)　7剂

五诊：9月10日。身热已退，镜面舌已润，两边略起薄苔。胸脘已舒，呕定思纳，腹胀已消，溺亦畅通，大便略解。脉尚弦濡。身热初退，余烬未熄，不能不防其死灰复燃。水道虽通，三焦已利，不能不防其排泄壅滞。则清热养阴、利水清胀之法，仍须追踪进行，以杜后患。

处方：鲜生地黄30g(捣烂先煎)　鲜石斛24g(撕开先煎)　鲜茅根60g(去心)　焦山栀9g　青蒿子6g　粉丹皮6g　广郁金6g(生打)　大腹皮12g　通天草9g　海金沙12g(包)　泽泻12g　甘遂4.5g　商陆4.5g　大戟4.5g　蔻仁2.4g拌捣飞滑12g(荷叶包)　7剂

六诊：9月16日。热退之后，阴分渐复，脾胃渐振，故胸脘已舒，纳谷日增。舌苔薄白，脉弦趋缓。再议清养疏利之法。

处方：鲜石斛18g(撕开先煎)　鲜茅根60g(去心)　淡天冬12g　广郁金6g(生打)　大腹皮12g　陈蒲壳12g　鸡内金9g　泽泻12g　海金沙12g(包)　甘遂4.5g　商陆4.5g　大戟4.5g　通天草9g　飞滑石12g(荷叶包)　鲜冬瓜连皮去瓤180g(煎汤代水)　7剂

七诊：水湿已化，阴液渐复。脉濡缓无力，舌苔薄白。二便已调，肢软神疲，傍晚跗肿，口味觉淡。脾胃受伤，中枢不振，议和养培本可耳。

处方：米炒潞党参9g　土炒于术9g　制半夏6g　白茯苓12g　陈广皮4.5g　生熟苡仁各6g　米炒怀山药12g　杜赤豆15g　煨益智9g　米炒麦冬9g　清炙草2.4g　佩兰梗6g　春砂衣3g　泽泻9g　7剂

【按语】此证已有年余。始则胸胁胀满，牵掣疼痛，渐至腹笥膨脝，小溲短少，竟至涓滴不通。先有潮热，数月不退，在8月初突然高热，汗出而热不降。推究其因，实由水湿蓄积，气机郁遏，肝脾失调，水精不布，阴邪充斥于内，阳气独灼于外，故身有壮热。阴液耗蚀，故舌如镜面，口干咽燥，大汗淋漓。气化室塞，似非温通开遂不足以救其癃闭。温通开遂，又虑其阴分过伤。不通其小便，而通其腑气，则更劫夺阴液，迫使中气下陷，则有外热愈炽、内阴愈耗之险。为救其眉睫之燃，则惟有通利水道之法、清热养阴之治。再进一层言之，身热已久，热久伤阴，久热熏灼，岂有肝脾不伤、气机不滞之理？水湿为气阻遏，肺气何能下降？若上能清降，如雨露之滋润，下能通利，如疏浚之开闸，则自热清胀消矣。第一诊服药后，夜间即解溺甚多，翌日腹胀减退三分之一，已见效果。第二诊症状更见好转。第三诊腹胀已减。至第四诊症状始见开朗，身热下降，水湿亦见疏通。至第八诊，用和养脾胃、培植本元之方以善其后。总之，此是臌胀之证，幸其大便不通、脾胃有力，否则中宫倾颓、气液俱泄，则更难挽救。但身有高热、舌红如镜，实斯证之最感掣肘者。因欲清其热，欲救其阴，则与浊邪相格；欲攻浊邪，欲通水道，则又碍于本元。上已枯槁，中已郁遏，下已癃闭，所以用鲜生地之清营热而又养阴，鲜石斛之清胃热而能生津，服之身热退尽，舌苔津润，所谓水到渠成。上源得灌溉之力，积水有下行之机，再参之于通利水道之法，商陆、甘遂、大戟之利水消胀，将军干之通小便，自然更能疏导于下矣。加以野麦秆之能治癃闭，有较好效验。此得之绍兴胡宝书之方，30年来用于小便不利、或不通、或肿胀之属于实热或肝脾不和或肾亏之证，加野麦秆14茎去节，重用20茎，服之效颇显著。

十三、柔肝熄风、疏络通痹法治愈风湿性关节炎一例

胡某，女，45岁。

初诊：1959年5月15日。

主诉及病史：患风湿性关节炎20年。遍身关节掣痛，尤以腰背为甚。项筋牵攀，转侧为难。头脑昏痛，目糊耳鸣，卧不熟睡，心烦梦多。

诊查：脉弦濡而细，舌尖微红，苔白腻。

辨证：邪留经隧，气血阻滞。

治法：柔肝熄风，疏络通痹。

处方：生打石决明24g(先煎)　明天麻6g　双钩藤12g(后下)　杭甘菊9g　白蒺藜9g　赤白芍各6g　炒枣仁12g(研)　桑叶9g　桑枝15g　炒杜仲12g　金毛脊12g　络石藤9g　伸筋草9g　左秦艽6g　5剂

二诊：5月25日。颞颥疼痛较瘥。惟耳后筋攀，耳内刺痛；手膊酸楚，未能上举；腰膂酸痛，仍难俯仰。足膝寒冷，酸胀木痛。脉弦趋缓，右手浮濡。治须上泄少阳，柔戢风火，通达四肢，疏瀹腰膝之法。

处方：明天麻6g　双钩藤12g(后下)　粉丹皮4.5g　苦丁茶9g　夏枯草12g　白蒺藜9g　杭白芍9g　桑叶9g　桑枝15g　炒杜仲12g　怀牛膝12g　天仙藤12g　左秦艽4.5g　防己9g　宣木瓜9g　7剂

三诊：6月10日。服药以来头痛已减，痹痛渐瘥。此证是外淫风湿之实证与内风窃络之虚证互相牵掣，用药当力避治痹之温燥、治肝之寒润，未始非虚实并治之力也。

处方：珍珠母30g(先煎)　双钩藤12g(后下)　白蒺藜9g　杭甘菊9g　赤白芍各6g　炒杜仲12g　桑寄生12g　天仙藤9g　片姜黄6g　老鹳草9g　鸡血藤9g　红花3g　防己

6g　宣木瓜 9g　7 剂

四诊：6 月 17 日。舌红已淡；脉弦已和，中按濡缓；营阴渐能涵养，胀痛已减。风湿渐蠲，经隧较和。手指酸麻，腰胯酸疼，足膝酸木，俱已减瘥。再拟疏经和络斯可耳。

处方：鸡血藤 9g　鹿含草 12g　桑寄生 12g　炒川续断 9g　怀牛膝 12g　九蒸豨莶草 12g　桂枝木 3g　络石藤 9g　独活 4.5g　宣木瓜 9g　双钩藤 12g(后下)　白蒺藜 3g　路路通 7 个　7 剂

五诊：6 月 24 日。二十年余之风湿症，经从表里双和之治，头痛耳掣，2 周未发。风湿痼疾，已获疏浚。手膊可能上举，腰酸亦能俯仰。议养血以和络，柔肝以熄风、疏风以蠲痹，兼而治之。

处方：清炙芪 12g　全当归 9g　杭白芍 9g　生白术 9g　白茯苓 12g　桑寄生 12g　炒杜仲 12g　金毛脊 12g　鸡血藤 9g　九蒸豨莶草 12g　十大功劳 12g　左秦艽 9g　双钩藤 12g(后下)　杭甘菊 9g　14 剂

【按语】本案患者之风湿痹证，经历二十余年之久，体又阴虚火旺，寒热交叉，虚实错杂，非纯乎痹证之可比也。观其头晕目眩、双耳鸣响，则其肝肾不足、营血积亏可知。由于肾水之虚，致有肝木之亢，则头脑疼痛，颈项牵攀，转动不利，颞颥筋掣；水不上承，火不下降，心肾失交，心阳偏炽，故寤不成寐，心烦多梦。脉弦细，舌尖红而起刺，是阴津已伤、血液不充、筋脉失养、空谷生风、风窃络隧所致也；而又涉水露宿，寒湿乘虚侵袭，筋脉痹阻不通，气血流行不畅。不通则痛，故遍身关节掣痛，动作不能自如，致两手不能屈伸，腰膂不能俯仰。细推论之，则阴亏属虚，痹证属实，又挟虚中有实，实中寓虚，求其两全之方，则惟有通痹力避温燥，柔肝远离滋腻。方中之络石藤、天仙藤、伸筋草、老鹳草、桑寄生、金毛脊、炒杜仲、鹿含草、鸡血藤、怀牛膝、宣木瓜等，余治虚人中之患痹证者，往往采用此方而获效。第二诊即以柔养心肝与疏通经络同用，柔养清息，仅以桑叶、白蒺藜、夏枯草、双钩藤、明天麻之类；白芍有养肝之功而无壅滞经隧之害，左秦艽、天仙藤、桑枝之类祛风和络，已获疏利之效；加以杜仲之通补肝肾，兼以和络。总之，补不恋邪，通不灼津，两相兼顾。至三诊营阴渐充，心肝得养，风阳无复往昔之肆虐，木火非若前时之煎迫。斯时始能放胆疏通，故取桂枝、独活、姜黄、红花辛温雄烈之品，猛闯峻攻，破堡克垒，如是数剂，旋即疼愈。五诊以扶正气、祛余邪为调理养后之方，黄芪、白术、茯苓、当归、白芍气血两补，少佐平肝祛风之品，而仍予以疏通络脉清彻余邪。

十四、养血以濡心肝、畅气以利胸膈治愈肝气一例

苏某，女，46 岁。

初诊：1959 年 3 月 26 日。

主诉及病史：两胁疼痛右胁为甚，伴头昏目糊，耳鸣轰热，四肢清厥，寤不成寐，心烦惊悸，胸闷胁痛，痛引背膂，欲呕嗳气，纳钝。

诊查：脉弦紧而无力。肝功能、胆囊检查正常。

辨证：肝气郁结，血虚之体，营血不足，心肝失濡，气郁失调之病。

治法：养血以濡心肝，畅气以利胸膈。

处方：酒洗全当归 9g　佩兰梗 4.5g　杭白芍 6g　炒枣仁 12g(研)　朱茯神 12g　白蒺藜 9g　鸡内金 9g　仙半夏 6g(杵)　青陈皮各 4.5g　厚朴花 3.6g　砂蔻壳各 3g　3 剂

二诊：昏眩惊悸，少寐轰热，胁痛引背，有加无已，甚至呕哕呃逆，肝气串胃，胃气上逆。治

之之法，和胃当先调肝，理气尤胜养血耳。

处方：醋炒北柴胡 4.5g　生川朴 3g　广郁金 6g(生打)　仙半夏 6g(杵)　延胡索 6g(炒)　砂仁 2.4g　鸡内金 9g　陈香橼皮 9g　茯苓神各 9g　煅刀豆子 12g(杵)　煅瓦楞 15g(杵)　上沉香片 1.5g(后下)　左金丸 3g(包煎)　佩兰梗 6g　杭白芍 6g　3 剂

三诊：胁痛已减，不串痛于背膂，而串于脘腹。腹中汩汩作响，响则嗳气、矢气颇觉舒适。二便已调，但心悸较甚，寤不安寐，幻梦纷集，阵热清厥。脉左弦右濡，重按无力；舌苔仍腻。今可调气养血，兼顾兼治矣。

处方：白归身 9g　川楝子 9g　广木香 3g　绿萼梅 3g　杭白芍 6g　朱茯神 12g　远志 4.5g　青陈皮各 4.5g　炒焦半夏曲 9g(包)　制香附 9g　炒香白薇 9g　煅决明 18g　3 剂

四诊：头昏项攀，目花如落英缤纷，耳鸣如水声潺潺。心系不振，舒缩不匀；寐不兴酣，惊悸忐忑；有时轰热，有时畏寒，而中脘痞满，左胁疼痛且窜引靡定，往往上冲喉间，咳有欲厥之象，似奔豚而非奔豚，似瘕聚而非瘕聚，实由肝叶撑张、气聚鸠结所致。脉弦濡紧涩，仍当从气血两调之。

处方：全当归 9g　醋炒柴胡 4.5g　酒炒杭白芍 6g　珍珠母 30g(先煎)　紫丹参 9g　八月札 9g　白蒺藜 9g　朱茯神 15g　金铃子 9g　降香屑 1.8g(后下)　沉香片 1.5g(后下)　橘叶络各 4.5g　7 剂

五诊：营血尚未充沛，肝气尚未调达，种种血少见症略为减退。惟病久体盛卫疏，藩篱不固，夜有盗汗。右胁疼痛较瘥，脘腹之间如有拳块，攻动难过，嗳气矢气则较为舒适。证可偏重于治肝，调和气分、疏运中宫为上策。

处方：制川朴 3g　白蔻壳 3g　朱茯神 12g　炒延胡索 6g　绿萼梅 3g　佛手花 2.4g　广藿梗 9g　浮小麦 15g　穞豆衣 12g　全当归 4.5g　杭白芍 6g　仙半夏 6g(杵)　陈广皮 4.5g　砂仁 2.4g(拌捣鸡内金 9g)　7 剂

六诊：心虚胆寒，肝郁气滞，遇事则惶恐万状，或惊慌莫措，欲成寐而烦躁不宁，迨醒觉而汗多溱泄。肝胀渐瘥，疼痛不作已有 3 日，脘腹较舒，所以气分为病将可疏散，体虚症状方兴未艾，则治法不能不星移斗换，着重于调理心肝之法。

处方：生川朴 3g　朱茯神 12g　砂蔻衣各 3g　仙半夏 6g(杵)　小枳实 3g　炒竹茹 6g　橘叶皮各 4.5g　苍龙齿 15g(先煎)　远志 4.5g　朱灯心 1.2g　旋覆花 9g(包)　广郁金 6g(生打)　银柴胡 4.5g　浮小麦 15g　7 剂

七诊：胁肋之间幽幽疼痛，而心虚胆怯依然如故。寤不成寐，寐则惊悸，醒则汗泄，情绪懊丧，意志颓唐。在肝气言之，仍须调达以顺其性也。

处方：仙半夏 6g(杵)　小枳实 3g　朱茯神 15g　炒竹茹 6g　橘皮络各 4.5g　炒枣仁 12g(研)　杭白芍 6g　广郁金 6g(生打)　浮小麦 15g　旋覆花 9g(包)　八月札 9g　煅牡蛎 18g　合欢皮 12g　砂蔻衣各 3g　生熟谷芽各 12g　7 剂

八诊：胆寒已温，心系渐振，寤寐较安，盗汗已止，略动懊恼。久病切忌情志不调，恐增其肝叶撑张。胸胁疼痛已不比旬日是甚。治以调肝安神为主，尚冀旷达为要。

处方：旋覆花 9g(包)　代赭石 15g(先煎)　仙半夏 6g(杵)　橘叶络各 4.5g　朱茯神 15g　远志 4.5g　炒枣仁 12g(研)　白蒺藜 9g　广郁金 6g(生打)　广藿梗 9g　夜交藤 12g　合欢皮 12g　金针菜 15g　玫瑰花 3 朵　丝瓜络 9g　7 剂

九诊：脉来左弦于右，肝阳有蠢动之象，内风有掀扰之势；磅礴清灵，头昏目眩，心悸少寐。胸胁疼痛已瘥泰半。再议养血柔肝为主治。

处方：白归身 9g　杭白芍 6g　朱茯苓 15g　远志 4.5g　炒枣仁 12g(研)　夜交藤 15g　白蒺藜 9g　滁菊花 9g　旋覆花 12g(包)　仙半夏 9g(杵)　橘皮络各 3g　生石决 24g(先煎)　双钩藤 12g(后下)　苍龙齿 15g(先煎)　7 剂

十诊：头脑昏眩，目糊耳鸣，寤不成寐，幻梦迷惑。奇恒有亏，督失维护，腰膂酸楚，脉尚虚弦。今可少顾理气，责重于心肝血分之治。

处方：生打石决明 24g(先煎)　苍龙齿 15g(先煎)　白归身 9g　杭白芍 9g　紫丹参 9g　朱茯神 12g　炒枣仁 12g(研)　白蒺藜 9g　杭甘菊 9g　夏枯草 12g　明天麻 4.5g　远志 4.5g　炒杜仲 12g　桑寄生 12g　橘叶皮各 4.5g　7 剂

十一诊：经汛适行；胁肋疼痛稍为发作，但不若前之刺攒掣疼。头昏已瘥，寤寐尚安。脉弦趋缓，重按渐觉有力；苔薄思纳。续当养血安神、调经畅气之法。病后尚希善自珍摄。

处方：白归身 9g　杭白芍 9g　紫丹参 9g　朱茯神 12g　炒枣仁 12g(研)　远志 4.5g　白蒺藜 9g　旋覆花 9g(包)　制香附 9g　泽兰叶 9g　广郁金 4.5g(生打)　佛手花 2.4g　7 剂

【按语】肝气郁结是临床习见之证。苏某之病已有 3 年之久，迭进养血不滞气、疏气不耗血、虚实并治、标本兼顾之剂，肝气逐渐疏展，营血日见充沛。对苏某之治法，有时养血，有时理气，有时柔肝益心，有时温胆和胃，辨其症状而分别用之。如用全当归、杭白芍、茯神、枣仁、远志、紫丹参之养血，而与理气之北柴胡、川朴、广藿梗、佩兰梗、陈香橼皮、青陈皮、仙半夏、延胡索之类共用之，既有养血以顾其体虚，又有理气以疏其郁结；理气不用峻攻之物，养血不用滋腻之品。二诊，胁痛引背、呕秽呃逆之气郁为甚时，则以理气疏肝为主治。第九、十诊见晕眩惊悸、耳鸣失眠之血分较亏时，则以养血柔肝为主治；心虚胆寒、惊悸烦躁，则以温胆法为治；胃肠不和、运化不健、纳谷不苏，则佐以生熟谷芽、鸡内金、佛手片之类。由此可知肝郁为病实非平易之证，本例可以为鉴矣。

十五、清泄以柔肝、养阴以潜阳之法治愈肝阳一例

张某，女，48 岁。

初诊：1960 年 3 月 24 日。

主诉及病史：头晕筋掣，项攀耳痛，已有年余。头颈掣痛，颞颥刺痛。热逼衄血，口干咽燥，心悸烦躁，夜不成寐，日必昏厥数次。西医诊为高血压症。

诊查：脉来弦细而劲数，舌红起刺。

辨证：营阴积亏，肝阳横逆，挟少阳浮游之火而磅礴清灵。

治法：清泄以柔肝、养阴以潜阳之法。

处方：珍珠母 30g(先煎)　灵磁石 30g(先煎)　左牡蛎 30g(先煎)　明天麻 4.5g　双钩藤 12g(后下)　粉丹皮 6g　平地木 9g　破麦冬 12g　小生地黄 18g　杭白芍 9g　朱茯神 12g　炒枣仁 12g(研)　苦丁茶 9g　杭甘菊 9g(拌炒女贞子 12g)　3 剂

二诊：3 月 31 日。近日鼻衄如注，致昏厥加剧。伴咽喉肿痛、唇燥口干。

处方：石决明 30g(先煎)　灵磁石 30g(先煎)　左牡蛎 30g(先煎)　明天麻 4.5g　粉丹皮 9g　破麦冬 12g　小生地黄 18g　杭白芍 9g　黑元参 12g　女贞子 12g　旱莲草 12g　侧柏炭 12g　黛蛤散 12g(包)　2 剂

三诊：昏厥已减，鼻衄少泄。日晡潮热，面红升火。口干咽燥，咳呛频作，舌红乏津。脉来

劲数之势较为平静。肝阳上射,肺失清肃,续当毓阴潜阳、柔肝肃肺之法。

处方:石决明 30g(先煎) 灵磁石 30g(先煎) 左牡蛎 30g(先煎) 生玳瑁 4.5g(先煎) 粉丹皮 6g 破麦冬 12g 杭白芍 9g 黑元参 12g 金石斛 15g 杭甘菊 9g(拌炒女贞子 12g) 旱莲草 12g 炙兜铃 4.5g 炙苏子 9g(包) 侧柏炭 12g 4 剂

四诊:脉尚弦细,而劲数更趋柔和。虚阳渐敛,营阴较濡。风动木摇之象已渐静息,火灼络伤之势亦较清宁,故昏厥已瘥,鼻衄获弭。心虚神驰,寤不成寐,惊悸梦扰;射肺咳呛,喉痒气冲。头痛已减,口干转润,舌刺尚多。仍需毓阴柔肝、清肃肺金之治。

处方:石决明 30g(先煎) 左牡蛎 30g(先煎) 苍龙齿 15g(先煎) 破麦冬 12g 大生地黄 15g 杭白芍 9g 川石斛 12g 炒枣仁 12g(研) 朱茯神 12g 泡远志 4.5g 川贝母 6g(杵) 炙兜羚 4.5g 枇杷叶 12g(去毛,包) 5 剂

五诊:头痛耳疼,业已减轻。夜能安寐,梦境仍多。肝风渐能敉平,心阳亦能敛摄矣。木叩金鸣,咳呛不已。阴液未复,口尚干燥。舌尖有刺,苔已薄白。胃机未动,纳谷欠佳。续议柔养肝木、清肃肺金为治。

处方:珍珠母 30g(先煎) 灵磁石 30g(先煎) 破麦冬 12g 杭白芍 9g 川石斛 12g 炒枣仁 12g(研) 杭甘菊 9g(拌炒女贞子 9g) 泡远志 4.5g 桑白皮 9g 黛蛤散 12g(包) 甜杏仁 12g 枇杷叶 12g(去毛,包) 长须谷芽 12g 7 剂

六诊:大病之后气虚未能煦和,血虚未能濡润。步履有摇晃之象,心虚有惊悸之状。面少华色,四肢清厥,神疲乏力,胃纳渐增。脉来软弱无力。当用培养气血之法,调理病后可也。

处方:移山参 4.5g(另煎冲入) 南北沙参各 12g 清炙黄芪 12g 蒸白术 9g 怀山药 12g 白归身 9g 杭白芍 6g 砂仁 1.8g(拌捣大生地黄 12g) 金石斛 15g 泡远志 4.5g 炒枣仁 12g(研) 甜杏仁 12g 蜜炙陈皮 4.5g 清炙甘草 2.4g 7 剂

【按语】患者水亏于下,火升于上,虚阳亢逆,掀扰清空,热逼阳络,衄血迸泄。脉象弦细而劲数,舌苔红绛而起刺,可见其为阴虚阳亢无疑。起病日久,阴愈虚则阳愈亢,致卒然昏聩、倏尔神清。《黄帝内经》曰:"下虚则厥"。厥由阴阳之气不相顺接也。此证类似煎厥之由,系烦劳过度,阳气暴张,劳火亢炎而精绝。水亏火亢,孤阳浮越,如煎如熬,热气并逼而致厥之象,所以昏厥不瘳,则风扰不息,络隧失濡。治疗之法当用育阴以泻火、镇坠以潜阳,参以壮水之主,以制阳光;此乃上病下取、滋苗灌根之义,冀其风阳不复僭逆而昏厥自定也。此证可用生地黄、白芍、元参、麦冬、女贞子、旱莲草、金石斛等以养阴柔肝;苦丁茶、钩藤、粉丹皮、平地木、杭甘菊、明天麻等以平肝泻火;茯神、远志、枣仁等以益心安神;石决明、珍珠母、左牡蛎、生玳瑁、龙齿、磁石等以潜阳制逆;黛蛤散、炙兜铃、炙苏子、川贝母、枇杷叶、桑白皮、甜杏仁、侧柏炭等以肃肺宁络。五诊之后,阴津充沛,浮火已敛,衄止血润,悸定寐安,诸恙向安。第六诊,本病后当先顾胃之意,方中大生地当用砂仁 1.8g 拌捣,再用蜜炙陈皮和中醒胃而不燥烈,全方皆是培补气血之剂,调理善后。

十六、引血归经之法治愈溺血一例

胡某,男,43 岁。

初诊:1960 年 4 月 24 日。

主诉及病史:病员 8 年来反复发作无痛性血尿,量不多,为时不长,伴左侧腰部酸痛、头昏、耳鸣。

诊查:小便结核菌培养阴性。小便常规检验为少量蛋白质及红细胞、白细胞。X 线肾盂造

影发现左侧肾盂积水、左侧肾功能减退。血浆生化测定发现肾功能较差，非蛋白氮34.3mmol/L，尿素氮19.3mmol/L，小便酚酞红廓清试验两小时总排泄量40%。测血压150/100mmHg。眼底检查见动脉痉挛。脉左弦于右。

辨证：肾亏水枯无以荣木，木失荣泽，风阳蠢动，煎迫于下，阴络受伤，则血内溢而为溺血。

治法：育阴滋肝、清泄风火、宁摄阴络、引血归经。

处方：川黄柏4.5g　肥知母6g　生熟地黄各12g　萸肉4.5g　女贞子9g　旱莲草9g　泽泻9g　炒丹皮6g　怀山药12g　炙龟版15g　白茯苓12g　血余炭4.5g　淡天冬9g　杭白芍6g　通天草9g　3剂

二诊：风火渐熄，阴络已宁，溺血获弭，溲色较淡。肾阴过亏，龙雷不潜，上扰清阳，下纵外府，为头昏耳鸣、腰膂酸楚。舌边尖红绛起刺。议毓阴潜阳、滋肾柔肝法。

处方：生熟地黄各15g　萸肉6g　怀山药12g　粉丹皮6g　泽泻9g　白茯苓12g　女贞子12g　旱莲草12g　原金斛12g　沙白蒺藜各12g　夏枯草12g　桑寄生12g　炒杜仲12g　左牡蛎18g（先煎）　炙龟版15g　5剂

三诊：阴亏之体而患溺血，今虽获弭，阴精必耗损。阴虚则阳浮，致阳失其所承而上越，为头脑昏眩、耳鸣唧唧、惊悸少寐、口干舌红、腰膂酸楚、自汗涔泄。脉来左关尚弦，重按细数。再从养阴柔肝、益心护督为治。

处方：生打石决明24g（先煎）　左牡蛎18g（先煎）　灵磁石24g（先煎）　大生地黄15g　杭白芍9g　黑料豆12g　明天麻6g　沙白蒺藜各12g　天麦冬各12g　朱茯神12g　炒枣仁12g（研）　桑寄生12g　炒杜仲12g　5剂

四诊：1周以来昏眩较前更减，耳鸣唧唧间或有之，可见肝木已能滋养，风阳自渐平息。悸烦少寐，渐见宁帖。然舌仍红绛，口觉干燥。脉来弦细，重按无力。显系阴亏未复之征，续当养心柔肝。

处方：生打石决明24g（先煎）　灵磁石24g（先煎）　大生地黄15g　杭白芍6g　杭甘菊9g（拌炒女贞子12g）　旱莲草12g　制首乌12g　原金斛12g　破麦冬12g　沙白蒺藜各12g　夏枯草12g　朱茯神12g　远志4.5g　炒枣仁12g（研）　7剂

五诊：近日耳鸣昼夜不绝，心悸怔忡，烦躁不宁，面红升火，寐已安静。一旦变卦，覆蹈故辙矣。虑其溺血复萌，议毓阴以戢肝木、潜阳以降心火为治。

处方：苍龙齿18g　生打石决明24g（先煎）　大生地黄15g　杭白芍6g　朱茯神12g　炒枣仁12g（研）　破麦冬12g　小川连1.8g　莲子心1.5g　血琥珀1.8g（研末，分吞）　柏子仁12g　明天麻6g　粉丹皮6g　白蒺藜9g　5剂

六诊：迭进心肾并顾之治，而用酸甘养阴、微苦折上、介类潜阳之品，昏眩已瘥，耳鸣已减，悸宁寐安。舌红转淡，脉弦趋缓。惟神疲乏力，乃其余事耳。坦途在望，凯旋有期矣。

处方：生打石决明24g（先煎）　左牡蛎18g（先煎）　大生地黄15g　杭白芍6g　原金斛12g　破麦冬12g　孩儿参9g　杭甘菊9g拌炒女贞子12g　枸杞子9g　朱茯神12g　粉丹皮4.5g　夏枯草12g　鲜菊叶9片　7剂

【按语】《黄帝内经》以胞移热于膀胱，则癃溺血。痛与不痛有别。不痛为溺血，痛则为血淋。溺血则有虚实之分。胡某患溺血症已有八载，屡止屡作，原由真阴亏损，肾水枯涸，木失荣泽，心失濡润，于是肝阳心火相继燔烁，肝火掀扰，亢热无制，灼伤阴络，则血内溢也。故以知柏六味滋阴降火法治之。然六味丸补阴固属有余，而泻火尚感不足，故有阴虚火旺之证。则于六味丸中加知母、黄柏以泻相火而坚阴，所谓“壮水之主以制阳光”也。此与胡某证正合，故投之

三剂而溺血即止。然溺血止已非易，养之更难。以其八载于兹，屡止屡作，不得不预为防护。且阴津一日不足，则气火即一日不宁，故血虽暂止，而风阳犹未清戢，有时尚可蠢动也。故处方于酸甘养阴固本之中更增川连苦泻以治标，复以苍龙齿、石决明、血琥珀镇心潜阳，兼筹并顾，始得免除溺血复萌。

十七、滋阴熄火、清上润下法治愈消渴、肺痿（糖尿病合并肺结核）一例

王某，男，34 岁。

主诉及病史：多食、多尿、多饮后体重下降，潮热，咳嗽，咯红，胸闷，烦热，腰酸，神疲，遗精滑泄。

诊查：尿糖 24 小时 60.9g，血糖 15.4mmol/L，胸片示浸润型肺结核，痰液检查阳性。脉弦细，重按微弱，舌白滑，边微红。

辨证：肾阴不足，龙雷肆虐，虚火灼烁，上刑肺金，中燔胃土，下劫肾水。

治法：滋阴降火，清上润下，使水火既济。

处方：大熟地黄 18g　粉丹皮 6g　萸萸肉 9g　肥知母 9g　泽泻 9g　南北沙参 9g　怀山药 12g　天花粉 12g　白茯苓 12g　苏芡实 12g(杵)　天麦冬各 12g　蚕茧壳 15g　炙龟版 15g(先煎)　左牡蛎 24g(先煎)　7 剂

二诊：头尚昏眩，口渴咽干，心烦嘈杂，腰酸形瘦。肺热上炽，清肃失司，喉痒冲咳，脉来弦细。溲数沉淀，幸未见脂膏下泄。再当育阴填下、清滋肃上为要务。

处方：大熟地黄 24g　左牡蛎 24g(先煎)　粉丹皮 6g　肥知母 6g　川贝母 6g　怀山药 12g　原金斛 12g　白花百合 12g　苏芡实 12g　茯苓 12g　黛蛤散 12g(包)　萸萸肉 9g　女贞子 9g　炙龟版 15g(先煎)　7 剂

三诊：心烦惊悸，夜不成寐，遗精屡泄，溲数沉淀。火刑肺金，咳呛不休，晨晚为剧。舌中光剥。再当滋阴于下、清肃于上之法。近来天气寒燥，虑其咯红复萌，及早防之。

处方：左牡蛎 24g(先煎)　海蛤壳 18g(杵)　大生地黄 15g　炙龟版 15g(先煎)　苏芡实 12g　辰砂拌茯神 12g　柏子仁 12g(杵)　枇杷叶 12g(去毛、包)　南北沙参各 12g　金樱子 9g　桑叶 9g　桑皮 9g　川贝母 6g(去心)　西洋参 4.5g　7 剂

四诊：面较润泽，心烦口渴已减，惊悸寤寐较宁。脉弦势已缓，舌剥纹已起。真阴已有填充之机，虚阳不致亢害。惟冬令寒燥，咳嗽不易即止。续拟清肃滋养之法。

处方：南北沙参各 12g　怀山药 12g　沙苑蒺藜 12g　苏芡实 12g　天麦冬 12g　朱茯神 12g　白花百合 12g　叭达杏仁 12g　枇杷叶 12g(去毛、包)　夜交藤 15g　川贝母 6g(杵)　海蛤壳 18g(杵)　莲须 3g　14 剂

五诊：咳减痰稀，口渴已润。心神已宁，夜能安寐。肾气渐摄，溺浊已清，惟劳动疲累，腰膂尚酸，此证大有转机。仍当六味汤为主宰。

处方：大熟地黄 24g　左牡蛎(先煎)24g　萸萸肉 9g　冬虫夏草 9g　泽泻 9g　怀山药 6g　茯苓 6g　南北沙参各 6g　天麦冬各 6g　粉丹皮 6g　肥知母 6g　川石斛 12g　炒杜仲 12g　沙苑蒺藜各 12g　五味子 3g　30 剂

【按语】本例口渴、溲数、善食而瘦，已由上中而及之于下，肾消成焉。又复潮热、咳嗽、心烦、咯血，则更兼肺痿无疑。窃思消渴之与肺痿似属两证，而临床所见每多兼挟，何也？良由证

虽两端，而其因于火盛则一也。今上源之水为暴虐所逼迫，建瓴而下注，以至饮一溲一，肌肉消瘦；阴津既枯，壮火复炽，肺叶焦躁，遂成肺痿。今者消而至于痿，可见燥火之炽烈，上自肺津，下至肾水，悉皆伤残，金水无以相生，阴津无由再复。欲救燃眉，必当泻火，以撤其热。今至津枯水竭，则非甘寒之剂不可，所谓“壮水之主，以制阳光”也。然又有说，若但清其上而不滋其下，则釜底之薪犹可逞其炎威之能，杯水无以救车薪。或但滋其下而不清其上，则上焦之火犹能肆其横暴之虐，远水不足救近火。为今之计，必当肺肾两顾，使上下俱安，冀其热退津生。所以喻氏独辟蹊径，以抑阳而救阴也。案中特选大剂六味以壮水，复以西洋参、南北沙参、石斛、天麦冬、知母、白花百合、天花粉之属，甘寒凉润，以清上焦之热，滋肺胃之阴。川贝、枇杷叶、海蛤壳、桑叶、桑皮，叭达杏仁之属，清养肺金，肃气化痰，左牡蛎、炙龟版、沙苑蒺藜、炒杜仲、苏芡实、金樱子之属，育肾填下，固精健督。诊凡5次，更迭服药六十余剂，证渐告瘳。

【编者评注】陈道隆乃近代名中医，本集所录医案皆陈老在世时所撰之脉案，在文体上具有古代医案撰写之特色，既注意语句之对仗工整，又常取以理述症之文笔，与现代医案之先铺叙症状、罗列苔脉，再予以分析、阐理和有前后层次区分之笔法有异。在按语中，陈老善于抓住证候辨证中的错杂情况，突出治疗法则的矛盾之处，阐明自己的学术见解、确当的处置方法和使矛盾统一的过程。如例十一之案，其按语谓“当补其阴，则须滋润之法，滋润又碍中阳，恐其阻遏湿浊；欲和其阳，必须辛温之品，而又虑其伤阴。既不碍阳，又不劫阴，则惟有养血清热之中避用寒润滋腻之剂；化湿疏气之中勿用辛温燥烈之药，而用煦和融化之品”。这充分反映了陈老辨证之细腻，考虑治则用药之周详，使矛盾纷呈之证候皆迎刃而解。这是其学术造诣深厚、用药稳健的具体体现。由此也可悟及有些貌似平易之病，但治之不效，乃由于在辨证中疏漏其某些似乎微不足道之兼症，以致未发现其证候之夹杂，治法单一而致误治或漏治，药之不果。观此医案当领悟其辨证剖析之分析精确，才能有的放矢地精当选方择药。

张沛虬医案

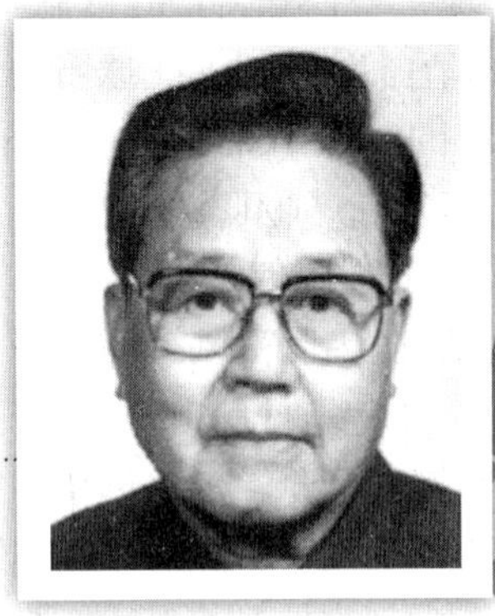

【生平传略】

张沛虬，男，1916年出生，浙江省宁波市人。主任医师。1938年毕业于上海新中国医学院。曾任镇海县柴桥区卫生所所长及鄞县(今宁波市)寿义会施诊所主任、苍水联合诊所所长、宁波市中医院副院长兼医务科主任。1983年被省人民政府评为省名老中医，1990年底被国家中医药管理局批准为全国老中医药专家。

张老从医五十余年，学宗经典，兼取众长，有丰富临床经验。治急症以通为用，疗顽疾有攻有守。认为毒药猛剂善起沉疴，虫类搜剔能疗痼疾。赞同业师章次公先生"发篁古义，融汇新知"的学术主张，在临床上采用辨证与辨病相结合的治疗方法。对肾病、脾胃病、肝胆病、痹证等作过深入的研究。发表了《类风湿关节炎的辨证施治体会》、《支气管哮喘的证治》等四十多篇学术论文；刊出了《仲景方临床应用》、《药对经验集》、《中医临床手册》等著作，参编了《中医各科病证诊断疗效标准》、《痹病论治学》等著作。

张老历任宁波市人大代表、市政协委员、常委，农工民主党宁波市委党委、秘书长、顾问。1987年起相继被聘为浙江省中医药人员高级职务评审委员会委员、浙江省卫生厅药品审评委员会委员、全国中医痹病专业委员会顾问委员。同时还担任中国中医药学会宁波分会副理事长、全国中西医结合研究会宁波分会顾问及宁波市医学科学研究所中医药顾问等职。

一、扶正祛邪法治疗水肿证(肾病综合征)一例

陈某，男，18岁。

初诊：1988年8月11日。

主诉及病史：患者于1988年3月因面目浮肿，曾在市某医院住院治疗2个月，诊断为"肾病综合征"，曾予抗生素、激素等治疗，因病情未能明显改善而辗转在杭州、上海等地治疗2个月。诊断为"难治性肾病综合征"。回宁波后又在市某医院继续治疗。目前正在服用强的松每

日 60mg 及环磷酰胺等。

诊查：满月脸，颜面潮红，体毛增多，动辄出汗，下肢浮肿，皮肤紧绷。小便少，近日伴有外感风邪，咽痛咳嗽。苔白腻，舌质红，脉细数。尿常规：蛋白(＋＋＋)(400mg/L)、红细胞(＋)、白细胞少许。白清白蛋白 18g/L、球蛋白 26g/L。血肌酐 371.3μmol/L，血尿素氮 19.1mmol/L。血胆固醇 10.2mmol/L、甘油三酯 2.89mmol/L。尿蛋白定量 7.24g/24h。内生肌酐清除率 0.74ml·s^{-1}/1.73m^2。血压 140/90mmHg。体温 37.8℃。

辨证：本虚标实，阴虚阳亢，湿浊内停，兼夹风邪。

治法：滋肾清利，佐以祛风解毒。

处方：生地黄 30g　丹皮 10g　知母 10g　元参 15g　苏叶 30g　蝉衣 10g　象贝 10g　泽泻 10g　白花蛇舌草 30g　益母草 30g　荠菜花 30g　生甘草 3g　10 剂

二诊：8 月 21 日。药后热退，咽痛咳嗽亦罢，浮肿略减。苔白腻，舌质红，脉细数。表已解，续进滋肾清利。原方去苏叶、蝉衣、象贝，加黄藤木(雷公藤)10g(先煎 1 小时)、生黄芪 30g。

三诊：11 月 5 日。以上方加减连续服药 70 剂。在服用 20 剂后逐步撤减强的松等西药。现患者已将强的松的每天用量减至 10mg。尿常规：蛋白痕迹，血清白蛋白 24g/L，球蛋白 32g/L，血肌酐 229.8μmol/L，血尿素氮 12.9mmol/L，尿蛋白定量 3.32g/24h，内生肌酐清除率 1.28ml·s^{-1}/1.73m^2。治以补肾健脾，佐以清利化瘀。

处方：生地黄 15g　山萸肉 10g　菟丝子 15g　党参 20g　生黄芪 30g　黄藤木 10g(先煎 1 小时)　益母草 60g　泽泻 15g　白花蛇舌草 30g　荠菜花 30g　车前草 30g

50 天后激素已完全撤除，黄藤木亦逐渐减量(每日减 3～5g)。半年后复查，除尿蛋白尚有痕迹外，其他各项指标均已趋正常。症状均失。嘱服六味地黄丸及五子愆宗丸半年。1990 年 5 月随访，病情稳定，已参加工作。

【按语】我治疗肾病综合征常分三个步骤进行辨证施治：其一，风邪兼夹者，先当祛风。因外邪侵袭常为诱发和加重病情的重要因素。所以急性患者或慢性患者复感风邪的，多选用防风、苏叶、蝉衣、银花、浮萍、地肤子、白鲜皮等祛风类药。其中防风、苏叶用于外感风寒者；银花、连翘、浮萍用于风热上扰者；地肤子、白鲜皮则用于因感受风邪而致皮肤瘙痒过敏者。其二，清化之剂贯穿始终。该病的病理特点为本虚标实。本虚主要表现为肺、脾、肾等脏有不同程度的虚损，标实主要有风邪、湿热、血瘀等三个方面。该病当风邪表证清解之后，清除湿热和瘀血就成为主要治疗大法。该病患者常因体内感染病灶的存在致使病情迁延难愈，或病情一度好转又因感染而再度复发。临床可见正气愈虚，湿邪更张，湿热贯穿于慢性肾炎的整个病程中。血受湿热煎熬，久必凝滞为瘀。久病气虚(或阳虚)不适，血行不畅而气虚血滞。所以，湿热和瘀血系该病的重要病理因素，二者可由正虚所致，然一旦产生则成为使正气更虚的因素。故应趁其正气尚未大伤时，抓紧时机，清解湿热，活血化瘀以澄源，使邪去正安。我多选用黄藤木(雷公藤)、鸡血藤、益母草、生地黄、白花蛇舌草、荠菜花、石韦、泽泻等。这些清利之品，通常具有清热利湿、凉血解毒、和络散瘀等多种功能，适当应用多能解除或缓解湿热毒邪及其病理过程对肾脏的损害，促进肾脏病变的修复。其三，健脾补肾、扶正固本。肾病综合征的病机特点既为正虚标实，故在祛邪的同时不应忽视正虚的一面。正虚是指肺、脾、肾三脏的亏损，尤以脾肾虚损贯穿始终。故治本重在脾肾。健脾补肾类药具有滋补强壮、扶正祛邪、修复病损和促进痊愈的作用。若症见面色不华、纳差乏力、腹胀、便稀、舌淡红、脉偏细弱者，方选异功散及黄芪、山药、薏苡仁、鸡内金等补中而无碍胃之弊的药物。若见腰酸头昏、耳鸣失眠、下肢酸软或口干咽燥、五心烦热、舌红脉细数等肾阴亏虚时，则以六味地黄汤合二至丸加杞子、麦冬、黄精等滋而不腻之品。方中常以生地易熟地，因阴虚易生内热，生地性寒凉，于滋肾中兼有清热之功。对于脾肾阳虚之症见腰膝酸冷、神疲畏寒、身肿腰以下为甚，按之凹陷不易起、小便短少、纳减便溏、舌淡或胖、苔白腻或白滑、脉沉缓等一派虚寒征象时，宜温补脾肾，化气行水，方选真武汤、金匮肾气丸及冬瓜皮、茯苓皮、泽泻等利水而不伤阴之品。一俟水肿消退，则宜补肾固摄，常用水陆二仙丹、五子衍宗丸和菟丝子、补骨脂、肉苁蓉等温而不燥之药。若尿蛋白漏失过多，正气虚衰难以抗邪时，可用冬虫夏草、鹿角胶、紫河车等滋补强壮、血肉有情之品，以补充血浆蛋白，增强机体抵抗力，调整免疫功能。

二、滋肾、健脾、通淋法治愈淋证（慢性肾盂肾炎）一例

莫某，女，48 岁。

初诊：1980 年 4 月 15 日。

主诉及病史：12 年前起出现尿频、腰酸痛等症状，反复发作，诊为慢性肾盂肾炎。每次发病多使用抗生素治疗，偶尔亦同时应用中药。近一年多来，自觉症状逐渐加重，虽经用抗生素类药物治疗，效果不明显。

诊查：症见腰痛，腹胀，轻度泛恶，心悸，头晕，有轻度尿频，精神委顿，下午烦热，体温 37.6℃，血压 150/100mmHg，晚间有轻度踝部浮肿。苔薄白，舌质偏红，脉弦数。尿检：蛋白微量，红细胞（3～5 个），白细胞（＋＋），有时可见成堆的脓细胞。血肌酐 137.9μmol/L，血尿素氮 9.28mmol/L。

辨证：淋症日久不愈，湿热之邪久稽，耗伤正气，致肾阴不足、脾肾两虚。

治法：滋肾健脾，解毒通淋。

处方：生地黄 20g　泽泻 10g　菟丝子 10g　桑寄生 15g　炒杜仲 15g　怀山药 15g　杜赤豆 15g　带皮苓 15g　银花 15g　连翘 15g　蛇舌草 30g　车前草 30g

二诊：服药 1 周后，低热退，浮肿消失，但仍胸闷，纳不香；白带多，有腥臭；外阴瘙痒。续进滋肾健脾解毒通淋之剂。原方加黄柏、炒芡实，并配合蛇床子、苦参、枯矾、败酱草等煎汤坐浴。

三诊：中药连续坐浴 15 天，白带基本消失，外阴瘙痒亦罢。内服汤剂 3 个月，症状显著减轻，食欲增进，尿常规检查、肌酐、尿素氮及血压等均趋正常。惟时有轻度腰酸、腹胀，续进滋阴通淋与健脾固肾法间歇交替使用半年而获痊愈，1 年后随访无复发。

【按语】本例症状虽多，但主要是正虚邪恶：一是脾肾虚损，一是湿热留连。因下焦湿热是引起脾肾两虚之因，故在滋肾健脾中始终重视解毒通淋药的应用，标本兼顾，从而奏效。

本病多系慢性，如属脾肾虚亏或气阴不足者，如过多或长期应用抗生素，不但不能减轻症状，而且常出现纳减、恶心、口干、疲乏等中州虚损症状。我在临床遇到这类病人，除停用抗生素外，投予补中益气及醒脾和营药，常收到良好效果。本病在防治过程中反复性较大，远期疗效常不满意。探其原因，主要是在缓解期对缓则治其本的治疗原则理解不深，忽视了固本的重要性。因之在缓解期或恢复期，虽患者自觉症状好转，尿检尚未完全正常时，仍需服用补益脾肾之药为主，佐以小剂量解毒通淋方药。此外，本病的发病率女性比男性高。此可能因女性月经周期带来生理的或病理的影响之故，诱发机会较多。所以，对恢复期妇女患者在月经期前两三天开始服药至月经净后两三天停药，如能坚持三五个月，将有助于巩固疗效，防止复发。

三、益气养血蠲痹法治疗骨痹证(类风湿关节炎)一例

李某,女,45岁。

初诊:1980年7月15日。

主诉:关节疼痛时轻时重已十余年,手足指趾关节肿胀强直,曾在某医院住院治疗3次,诊断为类风湿关节炎,长期服用强的松等西药,关节疼痛未见减轻,形体日见消瘦。

诊查:面色萎黄,腰膝酸软,趾关节肿胀;左侧手指强直畸形,屈伸不利,周围肌肉萎缩,得热则舒,遇寒冷胀痛加重。苔薄白,脉细弦。类风湿因子阳性,血沉25mm/1h。

辨证:风湿痹阻经络,骨骼受损,病延日久,耗伤正气,致气血不足、肝肾亏虚。

治法:益气养血,通络除痹。

处方:当归10g 赤芍10g 制首乌15g 炙黄芪30g 鸡血藤15g 鹿衔草15g 广地龙10g 熟地黄15g 桂枝6g 炙马钱子2g 炙全蝎5g(研吞)

二诊:服药10剂,上肢关节疼痛已缓解,但入夜其痛绵绵,仍影响睡眠。再以上方加强益气养血、虫类搜风通络之品,连服六十余剂。

三诊:药后症状明显减轻,其后较长时间用药酒(经验方)与调补气血药间歇服用,再配合针灸治疗。1年后追询,症状稳定,能参加一般劳动。

【按语】骨痹后期患者,多见肝肾气血俱虚,治疗时除用治痹药改善自觉症状外,必须突出补养气血。治痹以成药(自拟酒剂或丸散药)为主,汤药为辅,并可配合针灸及外治法等综合治疗。其药酒的处方为:白花蛇1条、蜈蚣5条、全蝎10g、蜣螂虫10g、蜂房15g、蕲蛇30g、生地黄30g、羌活30g、防己30g、忍冬藤30g、甘草30g、金雀花根30g、桑枝30g、海风藤12g,上药研粗末浸入高粱酒3kg,2周后可服用,每次2匙(20～30ml),日服2次。本方亦可制成丸片剂,用鸡血藤、老鹳草各150g、苍耳子50g,煎汤取汁,将上药研末,水泛为丸(或轧片),每服5g,每日3次,连服3个月为1个疗程。

案例中所用的炙马钱子,苦寒而不伤胃,长于强壮筋骨,补肾益脑强身,可寒可热,能补能行,实为他药所不及。但本品属中药之剧毒者,故临床应用时应从小剂量开始,渐增至适宜剂量为好。处方中如全蝎、蜈蚣、地龙、蜣螂虫等虫类药在本症中选用颇广,它有通络除痹、活血祛瘀、搜风解毒等作用,为治骨痹之常用药物,疗效显著,但应用时以研吞效著,入煎则力逊。对肝肾亏虚型者的治疗,重点在于阴阳气血之调补,佐以搜风通络除痹之品,突出补益药。

四、清肺化痰法治愈风温证(大叶性肺炎)一例

赵某,男,25岁。

初诊:1983年3月15日。

主诉及病史:咳嗽发热胸痛已7天,曾使用抗生素等治疗,未见好转。

诊查:高热不解,体温39.1℃;咳嗽频作,咳痰黄稠,时夹血丝。右侧胸部刺痛。血象检查:白细胞$14.8\times10^9/L$,中性粒细胞0.81,淋巴细胞0.19。胸透:右下肺呈不规则大片模糊阴影。听诊可闻及支气管呼吸音和湿啰音。小便黄赤,舌质偏红,舌苔薄黄腻,脉滑数。

辨证:风温外袭,由卫入气,邪热通肺,炼液为痰,痰热郁肺,伤及血络。

治法:清热宣肺化痰。

处方:净麻黄 6g　生石膏 30g(先煎)　杏仁 10g　清甘草 3g　鱼腥草 30g　蒲公英 30g　野荞麦根 30g　银花 30g　连翘 15g　桔梗 5g

4 剂。日服 2 剂,分 4 次服。

二诊:1983 年 3 月 17 日。药后发热已减,体温 37.5℃。夜间多汗,咳痰黏稠而不畅,偶见血丝,咳嗽较频,黄苔渐退。时邪尚未清澈,宣肃之权未复,痰热脾湿偏盛。再拟宣肺化痰、和中化湿。

处方:炙麻黄 6g　杏仁 10g　生石膏 30g(先煎)　生甘草 3g　生苡仁 15g　橘红 10g　黄芩 10g　鱼腥草 30g　冬瓜子 15g　象贝 10g

3 剂,日服 1 剂,分 2 次服。

三诊:1983 年 3 月 20 日。发热已罢,体温 36.8℃;干咳少痰,痰稠色偏黄,上半夜咳嗽较甚。血象:白细胞 6.5×10^9/L,中性粒细胞 0.69,淋巴细胞 0.31。胸透:右下肺炎已基本吸收。脉细滑,苔薄腻微黄。此肺阴受损,痰热未净,治拟麦门冬汤加减。

处方:南沙参 20g　麦冬 10g　杏仁 10g　银花 10g　冬瓜子 15g　生甘草 5g　桑白皮 15g　栝蒌皮 15g　枇杷叶 10g(包煎)　生苡仁 15g

5 剂,每日 1 剂,水煎二汁,日 2 次服。

前后共治疗 15 天,症状与体征均恢复正常。旋即参加日常工作。

【按语】我对本病主张分期分型治疗。一般分为三期,即发病期:邪在肺卫;进展期:气血两燔;恢复期:气阴两伤。该病例高热、胸痛、咳嗽、咳痰黄稠,显属邪入气分、痰热壅肺,急投清热宣肺的麻杏石甘汤佐以野荞麦根、鱼腥草、蒲公英、银花、连翘等清热解毒排痰之品。一俟气分之热得减,即改投宣肺排痰之剂治之,最终以润肺养阴化痰法善后。我主张在治疗本病时首先应早期大剂量应用清热、排痰、解毒之品,其中以野荞麦根效最佳,每日可用至 100~120g。首先,在治疗本病的整个过程中应立足于宣肺化痰,尽量促使痰液排出,有利于炎症的吸收。此外,临床若有便秘出现时,则枳实、生草、玄明粉等化痰通腑之品亦不可少,盖肺与大肠相表里,腑气通则肺热得从下泄。

五、平肝熄风法治愈头风(蛛网膜下腔出血)一例

叶某,男,60 岁。

初诊:1985 年 3 月 12 日。

主诉及病史:原有发作性头痛史,病历 3 年。近旬来头痛如劈,颈项板滞,呕吐。曾就近在医院诊治,经检查诊断为"蛛网膜下腔出血"。

诊查:头痛如劈,颈项板滞,不能转侧,痛时恶心呕吐,甚则神识不清、四肢抽搐。体温 37.6℃,血压 170/100mmHg,白细胞 14×10^9/L,中性粒细胞 0.80。舌光红,脉弦细。

辨证:年逾花甲,肝阴已亏,肝阳暴亢,阳亢风动,上扰巅顶,证情危重。

治法:平肝潜阳,滋阴熄风。

处方:羚羊角粉 0.9g(分吞)　生石决明 30g(先煎)　钩藤 15g(后下)　丹皮 10g　广郁金 10g　生地黄 15g　黄芩 10g　广地龙 10g　炙全蝎 3g(研吞)　炙蜈蚣 3g(研吞)　炙甘草 3g

二诊:1985 年 3 月 15 日。服上药 3 剂后,头部剧烈疼痛得减,呕吐亦止,四肢抽搐亦缓和,但仍有颤动。惟左目模糊,颈项仍感板滞,身热口渴,大便 3 日未行,小便不爽利。舌红绛而干,脉弦细而稍数。血压 150/96mmHg,白细胞 11.2×10^9/L,中性粒细胞 0.78。此风阳化

火、伤阴劫液，证属重笃。仍拟前法，加重育阴镇潜之品。

处方：羚羊角粉 0.9g（分吞） 生牡蛎 30g（先煎） 生龟版 15g（先煎） 生鳖甲 15g（先煎） 生石决明 30g（先煎） 鲜生地黄 30g 川石斛 15g 生草 5g（后下） 西洋参 10g（另煎代茶） 北沙参 15g 炙全蝎 3g（研吞） 炙蜈蚣 3g（研吞）

三诊：1985 年 3 月 18 日。服上药 3 剂后，头部疼痛较日前减轻，腑气已通，尿稍畅，身热已退，惟颈项仍感板滞，左目略赤。舌质光绛而干，尖边紫、脉细弦。血压 150/92mmHg，白细胞 18.2×10^9/L，中性粒细胞 0.72。阴伤络损，营血两燔，血热夹瘀。拟凉血化瘀，佐以育阴潜阳息风。

处方：羚羊角粉 0.6g（分吞） 水牛角 30g（先煎） 生地黄 15g 赤白芍各 10g 丹皮 10g 丹参 10g 生龟版 15g（先煎） 生鳖甲 15g（先煎） 生牡蛎 30g（先煎） 麻仁 15g 炙全蝎 5g（研吞）

用上方加减，继续治疗 3 个月，头痛渐消，精神转佳，血压血象均趋正常。舌虽红但已转润。1 年后随访，在家安享晚年。

【按语】蛛网膜下腔出血属中医学“中风”、“头风”范畴，急性发病期如病情危笃，证以肝阳上亢、内风肆扰为主时，急宜平肝熄风为主，并根据患者素体肝肾阴亏的特点，佐以滋阴潜阳。由于本病患者在急性期一般以风、痰、火（热）为主，而风阳痰火主要集于身之上部，加之风性主升、火性炎上，因此，釜底抽薪、上病取下、通其腑气、导热下行乃为救治之要法，故重用通利腑气、镇潜肝阳、引血下行之品；待腑气得通、风阳渐平，则遵古人“活风先治血，血行风自灭”之训，配合行血化瘀之法以和其血络，更用滋肾养阴之品以扶正固本。本病病势较急，病情危重，初期倘出现神志昏糊等现象，亦可配以安宫牛黄丸、至宝丹等化服。

六、加减定振丸治愈颤振症（震颤麻痹综合征）一例

宋某，男，58 岁。

初诊：1974 年 5 月 15 日。

主诉及病史：1970 年 3 月因行路跌仆，致左侧上臂肱骨部骨折，但腰部未受跌伤，当时未昏迷，无头晕。2 个月后，经常失眠，头脑昏晕。半年后常于早晨起床时出现突然昏厥，但不抽搐，无角弓反张。1972 年春出现双手发抖，右手更为明显，并进行性加剧。同年 10 月，自己不能穿衣、扣钮子、握筷，走路不稳，言语謇涩，1 年来日益加剧。各地医院均诊断为“震颤麻痹综合征”，曾服西药及中药，并用针灸等，好转不显。

诊查：现夜不安寐，时伴耳鸣，神志清但表情呆板，说话缓慢单调。下颌伸舌时有颤动，手指震颤不停，不能握笔、握筷；步伐小，全身强直，口中流涎，血压 140/90mmHg，腱反射正常，回答问题时神志清晰。舌苔前黄带灰，脉细弦。

辨证：病属颤振。此因阴血不足，筋脉失养，络脉瘀滞，气血虚亏，虚风内动，肢体震颤所致。

治法：养血熄风，益气化瘀。

处方：当归 10g 川芎 10g 生熟地黄各 15g 赤白芍各 10g 炙黄芪 50g 天麻 10g 秦艽 10g 威灵仙 15g 广地龙 10g 全蝎 5g（研吞） 蜈蚣 3g（研吞）

二诊：服药 10 剂后，夜寐安，耳鸣稍减，手指震颤稍有减轻。前方去威灵仙，加乌梢蛇肉 10g（焙研吞）。

三诊：服药 15 剂后，症状渐见好转，说话较前清、快，略能握筷、穿衣，口中流涎亦止。续进前方加巴戟肉 15g、僵蚕 10g。以此药加减调理半年，症状基本稳定。后以此方加重补益之品，制成丸剂，每月吞服 10 天，间歇服用 1 年。停药 1 年零 2 个月时随访，未见复发。

【按语】定振丸是《证治准绳》所载之方，由天麻、秦艽、全蝎、细辛、熟地黄、生地黄、当归、川芎、芍药、防风、荆芥、白术、黄芪、威灵仙组成，有养血息风、活血化瘀、益气通络等作用。我根据临床体会，将定振丸去细辛、防风、荆芥、白术等辛香之品，加广地龙、蜈蚣虫类搜剔之药。此时方中有两个方面比较突出，即扶正药与祛邪药。前者四物汤与黄芪补益气血，特别是黄芪用量宜大，一般可用 30～80g。后者为虫类药，不仅能活血化瘀，且有熄风通络等作用，这正如叶天士所谓“久则邪正混处其间，草木不能见效，当以虫议疏通逐邪”。虫类药须焙研为末吞服，入煎则效逊。

七、茵陈清肝汤治愈黄疸证（急性黄疸型传染性肝炎）一例

程某，女，39 岁。

初诊：1987 年 4 月 23 日。

主诉及病史：1 周前自觉恶寒发热，头痛骨楚，纳呆泛恶，在附近卫生院就诊，作感冒处理。近 3 天来，发现巩膜黄染，皮肤瘙痒，小便黄赤。

诊查：恶寒发热，体温 38.2℃，神疲嗜睡，或时烦躁不宁，口苦口干不欲饮，纳呆泛恶，目黄肤黄，皮肤瘙痒，尿赤，腹胀便秘。苔黄腻，舌边尖红，脉弦数。肝功能检查：黄疸指数 40U，麝香草酚浊度试验 20U，硫酸锌浊度试验 20U 以上，谷-丙转氨酶 200U 以上。

辨证：感受时邪，郁而不达，湿阻中焦，脾胃运化失常，湿热交蒸于肝胆，致肝失疏泄，胆汁外溢，发为阳黄。

治法：清热利湿，解毒通泄。

处方：茵陈 50g(煎汤代水)　生大黄 10g(后下)　生山栀 10g　乌韭 30g　岩柏 30g　田基黄 30g　柴胡 10g　黄芩 15g　蒲公英 15g　银花 30g　板蓝根 30g

二诊：服药 5 剂后，二便畅利，热退，恶心及皮肤瘙痒均已罢，精神渐见好转。此肝胆湿热渐得下泄，续进原方去银花、黄芩，加垂盆草 30g、赤芍 15g，生大黄改为 6g。

三诊：服药 7 剂后，皮肤黄染已退，小便亦见清长，胃纳增。肝功能复查：黄疸指数 12U，麝香草酚浊度试验 10U，硫酸锌浊度试验 12U，谷-丙转氨酶 68U。苔薄腻，舌边尖红。原方去板蓝根，加丹参 10g、广郁金 10g。嘱连续进服 10 剂。药后肝功已趋正常。遂以健脾益气和胃法，用六君子汤加味调治半月。3 个月后复查肝功能均正常，重返工作岗位。

【按语】茵陈清肝汤由茵陈 30～60g、生大黄 10g、生山栀 10g、乌韭 30g、岩柏 30g、田基黄 30g 组成，其功能为清利湿热、解毒通腑，主要用于急性黄疸型传染性肝炎（阳黄证）。本方为仲景茵陈蒿汤加味而成。茵陈蒿汤是治疗湿热黄疸的经典处方，现增入乌韭、岩柏、田基黄等药，其清热利湿、疏肝利胆、解毒化瘀作用更为突出。方中乌韭、岩柏、田基黄为浙东地区民间治疗黄疸病的有效验方，以此三味加上甘草、红枣，其效不逊茵陈蒿汤。我将仲景验方与民间验方组成复方，其临床效果更为显著。根据多年来的临床观察，一般 10～20 天能退净黄疸，二十天左右肝功能多能恢复正常。在临床应用时，其中茵陈用量要大，黄疸型者可用 30～60g，无黄疸型者一般 15～30g。黄疸多因热毒郁于血分，故退黄时要加些活血化瘀药，如赤芍、丹皮、丹参。方中的大黄、岩柏亦有化瘀的作用，活血能加快退黄的速度。黄疸退而肝功能不好

转者，可配加解毒药，如蒲公英、板蓝根、垂盆草等。本方除用于急性黄疸型传染性肝炎外，对急性无黄疸型传染性肝炎及急性湿热型的胆囊炎亦有良好的效果。

黄疸的消退，有时并不代表病已痊愈，仍需重视善后调理，以防湿热不清，肝脾气血损伤不复，迁延不愈或引起反复。

八、发时攻邪、缓时扶正法治愈哮喘证（支气管哮喘）一例

马某，女，38岁。

初诊：1984年4月25日。

主诉及病史：患支气管哮喘7年，每于饮食不慎或气候变化时发病，常一月数发。曾用过激素、氨茶碱等药，但疗效不显。近3个月来气促胸闷，咳嗽痰鸣持续不解，晚上端坐呼吸。

诊查：就诊时呼吸急促，咳嗽，咳痰白黏，入夜更为明显，甚则不能平卧。舌淡红、苔薄白，脉细稍数。

辨证：肺失宣降，痰阻胸膈。

治法：降气平喘，佐以祛痰宣肺。

处方：炙麻黄10g　杏仁10g　地龙15g　款冬花10g　蝉衣10g　细辛5g　五味子5g　炙苏子10g　白果10g　白蒺藜30g

二诊：服药10剂，咳嗽气急减轻，但夜晚咳痰仍多。续进前法。

处方：炙苏子10g　白芥子10g　莱菔子10g　炙麻黄10g　款冬花10g　百部10g　地龙10g　炙僵蚕10g　细辛5g　鱼腥草30g　桑白皮10g　化橘红10g

三诊：上方连服30剂后，哮喘基本缓解，咳嗽减轻。舌尖红，苔薄腻，脉细。治以润肺化痰，佐以止咳。

处方：天麦冬各15g　瓜蒌皮15g　海浮石15g　枇杷叶10g(包煎)　桔梗6g　百部15g　鱼腥草30g　地龙10g　生姜3片

四诊：宗上方服药二十余剂，患者气促已平，咳嗽明显减少，但纳不香，大便稀，神疲肢倦。舌淡红，苔薄白。治以健脾化痰，补益肺肾。

处方：党参30g　白术10g　茯苓10g　橘红10g　杞子15g　仙灵脾30g　制首乌15g　炙苏子15g　苍耳子10g　地龙10g

此方又连续服30剂后，患者气急、咳嗽基本消失，食欲亦增，病情稳定。当以温肾补肺之法以善后。

处方：蛤蚧1对　紫河车1具　地龙65g　五味子45g　红参30g

共研为细末，每服10g，早晚各吞服1次。连服2个月。病情稳定，哮喘未复发，1年后追访情况良好，已上班工作。

【按语】 我对本病发作阶段的治疗，以降气平喘、宣肺祛痰为主，常于处方中加地龙、僵蚕等以加强平喘祛痰之力。缓解期治以补益肺肾、健脾益气为主，每以蛤蚧合紫河车、人参、五味子、地龙等药共研粉吞服。叶天士曾说："久哮之法，大概以温通脏腑、下摄肾真为主。久发中虚，又必补益中气。"《本草纲目》谓蛤蚧"补肺气、定喘止渴，功同人参；益阴血，助精扶羸，功同羊肉"，确是固本之良药。

本病在发作阶段须以缓解其症状为要务。对此我体会如下：①本病多有"夙根"，倘因

外邪侵袭而诱发，须以祛除外邪为先，区别感邪之寒热选用药物，并加入平喘化痰之品。一俟外邪祛除，哮喘亦能随之而平。此时如果只着眼于治喘，不急于祛邪，哮喘往往不能得到缓解。②哮喘在发作阶段往往痰涎壅肺，胸闷气塞，这时即使是阴虚之体，亦不宜应用滋腻养阴药，否则痰湿留恋，使喘发加剧。故发作时宜用温宣之药以化痰平喘，待喘平再顾其阴。③哮喘在急性发作时，病人往往头汗淋漓，在多汗的情况下我用较大剂量的麻黄，这是因为麻黄的平喘作用较其他中药明显；实践证明，这样用药，并未遇到过汗出亡阳的病例，多数患者在哮喘缓解后，汗出逐渐减少或停止。我认为汗出只是喘甚之故，喘平汗自止，我是很欣赏用麻黄治疗本病的，即使碰到与该药的性能相左的病例，也只能采取合理配伍的办法，坚持运用麻黄。

九、清热通络汤治愈痹证(急性风湿性关节炎)一例

孙某，男，31岁。

初诊：1982年9月28日。

主诉及病史：高热1周，曾在当地卫生院诊治，以“病毒感染”处理，曾用过青霉素、链霉素、柴胡注射液等，均未见效。

诊查：体温39.6℃，四肢关节酸楚，其中两膝关节灼热红肿疼痛而僵硬，屈伸不利，甚则不能下床活动。出汗口渴，纳呆，溲赤而热，咽痛。苔黄燥，舌质偏红，脉滑数。血沉78mm/1h，抗链“O”833U，白细胞15.2×10^9/L，中性粒细胞0.85。

辨证：感受风邪，入里化热，流注经络关节，热痹为患。

治法：清热通络，疏风胜湿。

处方：生石膏30g(先煎)　知母10g　生甘草3g　天花粉30g　桂枝10g　忍冬藤30g　威灵仙30g　豨莶草15g　野荞麦30g　黄柏10g　生苡仁15g

二诊：3剂后热势渐挫，体温37.8℃，咽喉肿痛已罢，关节疼痛亦随体温下降而减轻，口仍渴。此邪热未撤。续进前法，原方去野荞麦加汉防己。

三诊：服上药5剂后，热已退净，关节肿痛已减轻，惟膝关节活动时仍感不利。续进原方去威灵仙、黄柏、苡仁，加当归、赤芍、川牛膝。调理1周，诸症若失。后以养血通络以善其后。

处方：生熟地黄各10g　当归10g　赤芍15g　川芎10g　豨莶草15g　鸡血藤15g　川牛膝15g　五加皮15g　炙甘草3g

旬日后复查血沉、抗“O”，血象等均已恢复正常。六个月后随访已参加工作。

【按语】自拟经验方“清热通络汤”系仲景白虎加桂枝汤增损而成。由生石膏30～60g、知母10g、生甘草3g、天花粉15/30g、桂枝10g、忍冬藤30g、威灵仙15～30g、豨莶草15～30g组成，有清热通络、疏风胜湿的功效。方中生石膏宜重用，一般用量30～60g，邪热入里、热象明显时亦可用到90～120g；石膏、桂枝同用，清热祛风通络；忍冬藤、豨莶草、威灵仙清热解毒通络止痛；知母、天花粉清热泻火消肿。本方适用于风湿热痹(风湿性关节炎之急性期)，临证时再根据不同兼证灵活加减。

十、上病下取法治愈咯血证(支气管扩张)一例

王某，男，45岁。

初诊:1984年10月23日。

主诉及病史:反复咯血12年,经多次检查确诊为“支气管扩张”。1个月前因感受外寒,咳嗽痰多,半月来痰中带血,血色鲜红或紫暗相兼;5天前因遇事怫郁,半夜突然大量咯血,旋即送附近医院急诊,后经用西药内服和注射后,并观察一夜回家,几天来痰内带血未净,今晨起又突然大量咯血。

诊查:血涌量多,血色鲜红带紫,质多稠厚;面赤烦热,体温37.8℃,口渴,胸痛,胁胀;苔薄黄,舌质红,脉弦数。

辨证:痰热犯肺,肝火炽盛,火盛气逆,灼伤肺络,血热妄行。

治法:凉血清肺,通泄宁络。

处方:生地黄30g 丹皮10g 黄芩10g 黄连6g 黑山栀10g 白茅根30g 银花15g

上药水煎,日分3次服。另用生大黄粉3g、参三七粉3g、白及粉6g,上药分为4包,每2小时用唾液拌和,慢慢咽服。

二诊:1剂后,大便日排2次,咯血渐见减少,由大量转为痰内夹小量血液;烦热口渴亦有减轻,体温37℃。续进原方。

三诊:3剂后,咯血已基本停止。因血去伤阴,以润肺养阴、化痰行瘀法以善其后。

处方:生地黄15g 玄参15g 麦冬15g 南北沙参各15g 党参15g 丹皮10g 阿胶10g(烊冲) 参三七3g(研吞) 海蛤壳15g(先煎) 瓜蒌皮15g 川贝母6g(研吞) 生甘草3g

服上药15剂而收全功。

【按语】我将“上病下取”之釜底抽薪法,在临床上常用于血热上冲的鼻衄、咯血、吐血及怫郁于上之火,尤以支气管扩张大咯血为多。选用泻火逐瘀止血之生大黄、白及粉、参三七,定名为三圣散,以小剂量分多处咽服,止血迅速,疗效可靠。生大黄能泻火逐瘀、推陈致新,使离经之血从大便逐出;参三七止血化瘀,白及粉止血消肿生肌,三药合用有利于促进创口的愈合而达到止血的目的。临床可以单独使用,如能配合辨证治疗的中药汤剂,其效果更佳。

根据我的体会,对本病的治疗须抓住火、瘀、痰。不论虚火、实火,因火邪灼肺、损伤肺络而致病,故火为本病最主要的致病因素,所以当以清热止血为要。清热须佐以降气,如兼外感者当配合辛凉疏表;如为肺肾阴虚者,则应滋阴清热;止血当配合凉血行血。但须注意的是清热不可太过,以防寒凉遏邪。止血不可纯用炭类药,以防留瘀为患;因离经之血不行,往往又可导致再次出血。止血之后,改用益气养阴、行瘀化痰之法以善其后。

十一、四物三色汤治愈瘖瘤证(荨麻疹)一例

陈某,女,24岁。

初诊:1984年3月14日。

主诉及病史:四肢皮肤每遇风冷即感瘙痒,随之出现红色丘疹,旋即融成一片片红色疹块。曾用西药治疗,多愈而又发。病已反复两年多。近周来,感受风邪之后,四肢疹块又起。

诊查:四肢皮肤红色丘疹,瘙痒明显处已融成大片突起风团。瘙痒难忍,日轻夜重。察其疹色淡红,皮肤搔痕可见。伴有畏风、鼻塞、流涕。舌淡红,苔薄白,脉浮带弦。

辨证:表虚之体复犯风邪,外袭肌表,营卫被郁。

治法：益气疏表，凉血祛风。

处方：生黄芪 30g　防风 10g　荆芥 10g　生地黄 20g　赤芍 10g　当归 10g　生首乌 20g　白蒺藜 15g　生甘草 3g　苍耳子 10g　白芷 10g　辛夷 10g

二诊：服上药 5 剂后，鼻塞流涕、畏风等表证已解，皮疹渐退。续进凉血益气祛风之品。

处方：生地黄 30g　赤芍 15g　当归 10g　川芎 6g　防风 10g　生黄芪 30g　生首乌 30g　白蒺藜 15g　生甘草 3g　白鲜皮 15g　地肤子 15g　晚蚕砂 30g(包煎)

三诊：进上方 5 剂后，皮疹已全部消失，皮肤瘙痒亦退。1 年后随访未曾复发。

【按语】四物三色汤系我多年来治疗痞瘤症的经验方，由生地黄 20～30g、赤芍 10～15g、当归 10g、川芎 6g(四物)、生黄芪 20～30g、生首乌 10～30g(如患者大便溏薄者易制首乌)、白蒺藜 15g(三色)、荆芥 10g、防风 10g、生甘草 3g 组成。因该症患者多系血热、血虚、表虚、气弱之体质，易为风邪侵袭肌肤而致病。方中以生地黄、赤芍、当归、川芎、生首乌凉血养血，以生黄芪益气固表，以荆芥、防风、白蒺藜祛风消疹，标本兼顾。临床根据不同见症，灵活加减。此方不但对本病之初发者有效，对慢性屡发或久治不愈之荨麻疹亦颇有效验。

十二、定痫豁痰丸治愈癫痫证一例

潘某，女，33 岁。

初诊：1986 年 1 月 4 日。

主诉及病史：6 个月前的某日夜半，突然口吐白沫，四肢抽搐，不省人事，历时一刻钟左右。后在附近医院作脑电图等检查，初步诊断为癫痫，但原因不明。嗣后每月约发作一两次，每在劳累、情志不遂或月经后明显。昨日上午 9 时许，因发病时跌仆倒地，头部外伤，昏迷 10 分钟左右，下午及晚上又相继发作 2 次。

诊查：患者头晕目眩，精神委顿，常有两手指一过性抽动。舌淡暗，苔白腻，脉弦滑。

辨证：肝风夹痰瘀上蒙清窍。

治法：豁痰活血，熄风止痉。

处方：天麻 10g　钩藤 15g　陈胆南星 12g　仙半夏 10g　石菖蒲 15g　炙僵蚕 10g　矾水郁金 10g　炙全蝎 5g(研吞)

同时配用“定痫豁痰丸”(自拟经验方)。

处方：炙全蝎 60g　焙蜈蚣 30g　白矾 30g　青礞石 30g　黄连 15g　生白附子 30g

上药共研极细末，水泛为丸，每服 3g，用生姜煎汁送服，早晚各 1 次。

二诊：服上药 5 剂后，痫证控制，服药期间未曾发作，但偶有一过性意识障碍出现，约三五秒钟。大便偏干。续进前法。原方加熟大黄 10g，并继续吞服定痫豁痰丸。

三诊：脉症均可，偶有的一过性意识障碍亦逐渐消失，精神渐见轩昂。效不更方，续进前方，连续服用 40 剂后，情况稳定，遂停用汤剂，继续服用定痫豁痰丸，每服 3g，每晚临睡前吞服 1 次。连续服用 8 个月。2 年后追访，未见复发。

【按语】本病初起多实，以风痰为主，久发则耗伤心肾，多为虚实夹杂。我对本症治疗分为“邪实”与“正虚”两类。对前者我常用《医学心悟》定痫丸化裁：天麻、钩藤、陈胆南星、半夏、石菖蒲、炙僵蚕、郁金、炙全蝎。便秘者加生大黄；失眠者加炒枣仁。后者久病心肾两伤，痰浊未尽，我常用经验方以培补心肾，健脾豁痰：党参、白术、茯苓、半夏、远志、钩藤、矾水郁金、橘红、胆南星。如心神不宁加炒枣仁、灵磁石或琥珀末；阴虚者加麦冬、生地黄、龟版。以上两类证型经过治疗后病情逐渐控制，用药时可适当参合调养之品，如调脾胃、和气血、补肝肾等，使患者体质逐步增强。此外，在服用汤剂的同时，我常配合使用自拟的经验方"定痫豁痰丸"，患者经过较长时期服用，冀以渐趋痊愈。处于发作期者，可早晚各服 3g，用生姜 3 片，泡水或稍煎，代水送服，病情趋向稳定者，可减至每晚临睡前吞服 3g。一般初发者（病程在半年以内）连续服用半年以上，久病则须坚持治疗 1 年以上，有半年以上未见复发者，可考虑停药。

十三、慢肾四号方治愈虚劳证（慢性肾小球肾炎）一例

鲍某，男，25 岁。

初诊：1986 年 10 月 15 日。

主诉及病史：罹患肾炎 12 年，反复发作，缠绵难愈。5 天前感受外邪，有恶寒发热、面目浮肿等见症，在附近医院中医科就诊，投银花连翘赤小豆汤加味，5 剂后，表证已解。

诊查：患者面色㿠白，畏寒身倦，面目轻度浮肿，腰酸肢软，纳谷不香。舌质偏淡，苔薄白，脉沉弱。尿检：蛋白（＋＋＋），红细胞（＋），白细胞少许。肾功能检查：血肌酐 433.2μmol/L，血尿素氮 12.5mmol/L。血压 145/92mmHg。

辨证：罹病日久，脾肾两虚，脾虚则气血生化乏源，肾虚则固摄无权，精微下渗，正虚邪衰。

治法：补脾益肾，行水化瘀。

处方：党参 20g　生黄芪 30g　菟丝子 15g　补骨脂 15g　怀山药 15g　泽泻 15g　当归 10g　葎草 20g　益母草 30g　六月雪 30g

二诊：以上方加减连服药三个月，浮肿已退，纳谷见香，腰酸肢软均有减轻。尿检：蛋白（＋），红细胞少许。肾功能复查：血肌酐 194.5μmol/L，血尿素氮 7.50mmol/L，血压 130/86mmHg。续进前法，原方加萸肉 10g。

三诊：上药连续服用两个月后，尿常规及肾功能复查，均趋正常。惟觉神疲腰酸再以上方合异功散、六味地黄汤加减，调治 5 个月。2 年后随访，患者已恢复健康，参加工作。

【按语】慢肾四号方为我治疗慢性肾炎脾肾两虚型的经验方，其处方为：党参 15～30g、生黄芪 15～30g、菟丝子 15g、补骨脂 15g、怀山药 15g、泽泻 10～15g、当归 10g、葎草 15～30g、益母草 30～60g（煎汤代水）、六月雪 30g。其功效为温肾健脾、行水化瘀。适用于慢性肾炎和慢性肾功能不全早期之辨证为脾肾两虚为主者。方中党参、黄芪补脾益气；菟丝子、补骨脂温肾助阳；怀山药、泽泻健脾利湿；当归、葎草、益母草行血化瘀。本方助阳益肾、健脾益气、行气通瘀，实为脾肾双补、通补并用之剂。

十四、宽中承气汤治愈肠结证（肠梗阻）一例

励某，男，35 岁。

初诊：1982 年 11 月 12 日。

主诉及病史：患者因急性阑尾炎在某医院手术治疗，术后一般情况良好，二便亦通，但大便较为不畅，术后 8 天出院。出院后旬日，逐渐出现腹部胀满，并伴阵发性疼痛，又去该医院检查，初步诊断为"肠粘连"，翌晨腹胀腹痛进行性加剧，并出现呕吐，遂就治于中医。

诊查：患者腹部胀满，自觉有气体攻冲，以左少腹明显。阵阵腹痛，饮食不得下，恶心呕吐，肠鸣，4 天不更衣，小腹拒按，有进行性加剧趋势。苔黄垢，脉弦数。

辨证：气血瘀滞，腑气不通，里实已成。

治法：通里攻下，行气化瘀。

处方：生大黄15g(后下)　元明粉15g(分冲)　川朴15g　枳壳15g　生莱菔子30g　桃仁10g　木香10g　赤芍15g

二诊：昨服上药第一汁后约一刻钟许，曾呕吐1次，呕吐物多为中药及食物。两小时后再服第二汁，药后约2小时后肠鸣，腹痛阵作。同时将原方药另煎一剂，得200ml作保留灌肠，半小时后排出粪便甚多。便后腹满及腹痛均有所减轻，入夜又排一次溏薄便。今天腹满，仍有隐痛，泛恶时作，腑气见通，梗阻有所缓解。续进原方加制香附15g，2剂，一剂煎汤内服，另一剂煎汤再作保留灌肠。

三诊：服上药半小时后排出少量溏薄粪便及大量臭秽气体。腹痛、腹胀、恶心均消，自觉有饥饿感。续进健脾和胃理气之剂以善其后。

处方：党参15g　白术10g　茯苓10g　炙甘草3g　姜半夏10g　青陈皮各3g　川朴10g　枳壳10g　莱菔子15g　蒲公英15g　炒谷麦芽各15g

服药5剂，胃纳见香，精神渐见轩昂，二便通畅，脘腹柔软、平坦。3个月后随访已恢复工作。

【按语】宽中承气汤系我临床治疗单纯性肠梗阻的自拟方，由生大黄10～30g、元明粉10～20g、川朴15g、枳壳15g、生莱菔子30g、桃仁10g、木香10g、赤芍15g组成。本方由大承气汤为主，加化瘀、理气、止痛的莱菔子、桃仁、木香、赤芍，以增强其泻热通便的作用。本方在使用时，可以同时内服与外用。内服为第一汁后，隔两小时再服第二汁；外用为另煎一剂，得药汁200ml，由肛门作保留灌肠，病人取右侧卧位，每日1次或2次。

虽然各种不同原因所引起的肠结症，其临床表现各不一致，但有一点是相同的，就是大便秘结、腑气不通。这可以概括为痛、胀、呕、闭四个字。由于该证的病机主要是气血瘀结，六腑痞塞，肠道梗阻，不通则痛。因六腑以通为用，以降为顺，今用通里攻下之宽中承气汤，腑气一通，梗阻缓解，则霍然见功。

本方适用于低位性肠梗阻，其发病在24小时以内，体质尚健者为宜。倘属肠梗阻晚期或绞窄性肠梗阻及其引起之肠坏死、腹膜炎等，则需另行辨治，并配合西医治疗。

（张子久整理）

【编者评注】张老为浙江名医。观其上述诸案，辨证精确，用药针对性强，具有很丰富的临床经验，对不少疾病具有成熟的行之有效的套路、套法和自制经验单验方，这是由博返约、长期锤炼的结果。如本案肠结症，由于识证认病，病势重危，选方用药十分精炼，味少量大。若不能识其病证，就不敢用此大量峻攻之品；若无多年经验积累，就不会如此胸有成竹。在大剂承气汤的基础上，再加行气通瘀止痛之品，内治外用相结合，以增强药力，减少副作用，使一攻而腑结得通，梗阻解除，避免了手术之苦。这样成功的案例，读者定可从中受到启发和获得有益的借鉴。

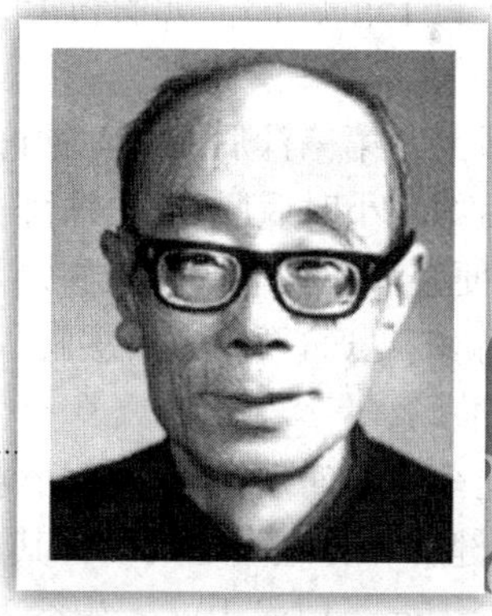

陆芷青医案

【生平传略】

陆芷青，生于1918年，浙江温州人，曾为浙江中医学院教授。出身中医世家，其父为浙南名医。陆氏幼承庭训，长侍诊侧，得以面授薪传。1934年父归道山，乃赴沪入中国医学院深造，得聆海内诸名家陆渊雷、陆士谔、徐小圃、沈琢如、丁仲英等教益，毕业返里复被聘于普安医药局，继任温州市第一医院中医科主任。1958年调入浙江中医学院，先后任中医基础理论研究室主任、院学术及学位委员会委员、中医学会浙江分会理事、中医基础理论研究会副主任。历任浙江省第四、五、六届政协委员。1982年被浙江省列为名老中医，1991年国家中医药管理局确认为国家级名老中医。

陆老业医近60载，娴熟岐黄仲景之学，精于中医内科，善治时病及内科疑难杂证。著作及参编的书目有《王孟英医案点校评注》、《医宗金鉴·外科心法白话解》、《医宗金鉴·杂病心法白话解》、《温病条辨白话解》等，在国内外杂志上发表论文五十余篇。近年来对心胆病研究卓有成效，"陆芷青诊治胆病电脑程序"、"舒心室治疗心气虚证的临床与实验研究"两项科研成果分别于1987、1990年通过省级鉴定，其中一项获奖。

一、疏肝化瘀、养阴清热法治愈胁痛黄疸一例

颜某，男，41岁。

初诊：1991年5月22日。

主诉及病史：右胁疼痛2年，伴寒热往来，目黄2个月余。患者因胁痛黄疸反复发作被诊断为"胆结石"、"阻塞性黄疸"，而于三个月前行胆囊切除术，术后右胁时有隐痛带针刺感，近两个月来时有形寒发热，伴有目黄，经输液后今寒热已退，目黄依然。

诊查：精神萎靡，两目黄染，形寒，手足心热，右胁隐隐刺痛牵引腰背，大便日解。舌红苔薄黄，舌下静脉瘀紫；脉弦涩。B超复查右肝内胆管结石1.4cm×0.9cm，并见慢性胰腺炎。

辨证：湿热久蕴，肝胆失疏，肝阴亏虚，瘀热内结。

治法:疏肝化瘀,益阴清热。

处方:金钱草 30g　制大黄 12g　柴胡 9g　黄芩 9g　茵陈 24g　炙鳖甲 30g　炮山甲 9g　地鳖虫 9g　蓬术 5g　制元胡 12g　五灵脂 9g　赤芍 12g　银　花 15g　鸡内金 12g　7 剂

二诊:1991 年 6 月 26 日。上方服后寒热渐退,自行复方连服一个月后胁痛、寒热、目黄悉瘥,惟感腹胀。苔黄腻,脉弦。湿热内蕴,肝气阻滞,治拟原法佐以化湿理气。

原方去制元胡、五灵脂、银花,加藿香 9g、枳壳 9g、绞股蓝 12g。

三诊:1991 年 7 月 3 日。药后腹胀减轻,黄腻苔退。继拟原法出入,一个月后 2 次 B 超复查,肝内胆管结石减小至 0.4cm×0.9cm,再拟原法服药三个月后,第 2 次 B 超复查肝内胆管结石消失,诸症均瘥,至今未发。

【按语】对肝内胆管结石,陆老认为辨证应注意两方面:一是肝胆湿热久蕴易于耗伤肝阴;二是久病入络,多兼瘀血阻滞,故治疗时应注意疏肝化瘀、养阴清热,标本兼顾,虚实并治。本案胁痛日久、痛如针刺,舌下瘀紫,脉弦涩,瘀血阻滞之象显露;手足心热,舌红,右胁隐痛,肝阴亏虚已露端倪;目黄,苔薄黄,湿热内蕴肝胆之征,故方取柴胡散肝胆之热邪;黄芩味苦主降,与柴胡同用既清肝胆之火,又制柴胡升散太过;茵陈清热利湿,主热结黄疸;蓬术行气破血消积,柴胡引之,通肝经聚血;制军通腑利胆化瘀破积,更以鳖甲味咸性平,为益阴除热散结要药,《本经》谓其"主心腹癥瘕坚积去息肉";炮山甲性走窜,主通经络,消肿排毒;地鳖虫味咸性寒,化瘀散结。陆老常以三甲同用治疗肝内胆管结石,是取异类灵动之品养阴软坚、化瘀散结,非草木石类药力所能达到。然需注意随证化裁。如本案二诊,因有苔黄腻、腹胀等湿阻之征,故加藿香、木香、枳壳等化湿理气之品,其主治仍不离疏肝养阴、化瘀软坚。

二、清火利胆法治愈指冷一例

章某,男,51 岁。

初诊:1992 年 1 月 27 日。

主诉及病史:两手指发冷十年余。平素大便溏薄,血压偏低,曾多次服用人参、黄芪、肉桂等益气温阳之品,虽有小效,然口唇即发热疮。刻下指冷,口唇干燥,性情急躁,每于晚饭后即感瞌睡。

诊查:体检 B 超发现胆囊内米粒大息肉。舌红苔薄黄、脉弦。两手指端触之冰冷。

辨证:胆火内郁,气滞不通。

治法:清火利胆。

处方:柴胡 10g　赤白芍各 10g　枳壳 10g　生甘草 5g　乌梅 10g　郁金 12g　皂角刺 10g　茵陈 24g　黄芩 10g　焦山栀 12g　桑枝 15g　7 剂

二诊:1992 年 2 月 7 日。上方药服 7 剂后,指冷明显减轻,口干不欲饮,夜晚后嗜睡。舌红脉弦,再拟原法:原方去生甘草;加知母 5g、地鳖虫 5g、焦山楂 15g,7 剂。

三诊:1992 年 2 月 17 日。指冷消失;口干不欲饮,唇燥。舌红脉弦。治拟清火利胆,佐以养阴。上方加炙鳖甲 30g,以资巩固。

【按语】本案指冷日久,屡治罔效,究其因是辨证失误。粗看虽有便溏、乏力、嗜睡、血压偏低等"阳气虚"之征象,细析之,其冷只限于指节,且脚不发冷,与肾阳虚四肢厥逆以及脾阳虚四肢不温显然有别。服温补药后虽获小效,但随即出现唇干、舌红、苔黄、性情急躁等"升火"之象。B 超提示有胆囊息肉,指冷显然属于胆火郁滞、气机不能通达所致。遵《内经》"木郁达之,火郁发之”之旨，以四逆散和解少阳、疏理透达，黄芩、焦山栀、郁金利胆清火；胆火得清、郁热透达，则指冷自愈。另方取皂角刺辛散温通，性较锐利，有消肿托毒排脓之功；乌梅酸收，有“下气、除热烦满……死肌……蚀恶肉”，二药配伍，陆老多用于胆囊息肉。二诊后加地鳖虫、炙鳖甲取咸寒软坚化瘀以消息肉。今B超复查胆囊息肉亦消失。

三、清心生脉饮治愈心悸一例

郑某，女，38岁。

初诊：1991年8月31日。

主诉及病史：胸闷心悸，失眠，五心烦热三月余，被诊断为“病毒性心肌炎”，住杭州某医院治疗，好转后出院。半月来，诸症又发，心电图提示Ⅱ、Ⅲ、aVF、V_5、T波低平，遂来中医求治。

诊查：舌尖红，边有齿痕；苔黄腻，舌下瘀紫。脉细。

辨证：心气阴两虚，痰火内蕴，瘀血阻滞。

处方：川黄连3g　麦冬15g　紫丹参30g　潞党参30g　五味子5g　瓜蒌皮10g　薤白5g　郁金12g　陈皮5g　竹茹10g　降香5g　炒枣仁15g　生龙骨15g(先煎)　生牡蛎30g(先煎)　白薇10g　7剂

二诊：1991年9月7日。胸闷心悸、五心烦热减轻，失眠。苔黄腻。效不更方，原方再进7剂。

三诊、四诊：1991年9月14日、1991年9月21日。心悸已平。五心烦热，脘痛而痞，胃不和(痛)则卧不安。苔薄黄，舌尖红。治拟养阴清热，舒胸和胃(9月1日心电图复查T波Ⅱ、Ⅲ、aVF<1/10R)。

上方去生龙骨、生牡蛎，加夜交藤30g。

五诊：1991年9月28日。心悸已平。近日咽红而痛，午后脘痞而痛(痞)。苔薄黄，舌尖红，脉细数。治拟益气养阴、舒胸活血利咽。

上方加木蝴蝶5g、金果榄10g、桃仁10g，去夜交藤。

六诊、七诊：1991年10月12日、10月19日。六诊脘痞消失，七诊咽红消失，夜寐已安，拟原法出入。10月29日心电图复查正常，诸症均瘥，至今未发。

【按语】本案初诊胸闷心悸心烦，舌红，脉细数，心阴虚征象明显；乏力，舌边有齿痕，心气虚已露端倪；苔黄腻，痰火内蕴之征；舌下瘀紫，心血瘀阻无疑；故初拟川黄连、白薇清心火、退虚热，生脉饮益气养阴生津，瓜蒌皮、薤白、竹茹、陈皮宽胸涤痰舒痹，丹参、降香、郁金活血化瘀，龙牡、枣仁安神定志；药后胸闷心悸、五心烦热逐渐减轻；期间因咽红而痛，加金果榄、木蝴蝶等清咽利喉之品，以杜绝热毒蔓延。六诊后痰火渐消，转以益气养阴为主，佐以豁痰化瘀，加北沙参、元参以增养阴生津之力。整个治疗过程扶正着眼于益气养阴，祛邪不离清火豁痰化瘀；病位主在心肺，至于化裁全在于病机的变化，而步步为营，丝丝入扣。

四、益气通阳、活血宣痹法治愈胸痹一例

张某，女，51岁。

初诊：1982年12月22日。

主诉及病史：胸闷痛反复发作1年余。近半月来自感心胸憋闷作痛，甚则肢冷汗出，伴心

悸气短。心电图提示 ST-T 改变，冠脉供血不足。西医拟诊“冠心病，心绞痛”。

诊查：面色淡白无华，声低气怯，唇舌淡紫，舌下瘀紫苔白，脉沉细涩。

辨证：心阳不振，寒凝血瘀，心脉痹阻。

治则：益气通阳，活血舒痹。

处方：瓜蒌皮 9g　薤白 9g　丹参 30g　降香 5g　炙黄芪 30g　潞党参 30g　淡附片 5g　红花 9g　桂枝 5g　白芍 6g　7 剂

二诊：1983 年 1 月 12 日。药后胸闷痛显著减轻。头痛。舌淡红苔白，脉沉细。拟原法出入。原方去淡附片、白芍，加赤芍 9g、枸杞子 9g、茯苓 12g、炙甘草 6g，14 剂。

三诊：1983 年 1 月 26 日。药后胸闷痛消失，头痛亦瘥。心电图检查恢复正常。舌淡红苔白脉沉细。拟益气活血、宽胸舒痹。

处方：炙黄芪 30g　潞党参 30g　丹参 30g　川芎 9g　赤芍 9g　桂枝 5g　红花 9g　降香 3g　麦冬 15g　五味子 6g　青龙齿 15g(先煎)　瓜蒌皮 9g　薤白 5g　14 剂

【按语】本案心痛频发，前服中西药虽获小效，但证情未能控制。陆老诊治，根据面色淡白、唇舌淡紫，痛甚则肢冷汗出，辨为心阳不振，寒凝血瘀。遂拟大剂参、芪加淡附片、桂枝、薤白益气通阳，丹参、红花、降香与桂枝同用活血通络，瓜蒌、薤白宽胸散结宣痹，佐以少量白芍以制附、桂之辛燥，故药后症状改善明显。二诊舌转淡红，见有头痛，去附片之辛热，加杞子养肝、赤芍活血，妙在炙草一味甘温益气、通经脉、利血气，与桂枝同用取辛甘化阳之义，故三诊诸症均瘥。继续调理一个月，心痛未再复发，直至 1992 年 3 月因肝胆疾病就诊，自诉 1983 年至今心痛未发作过。

五、清化湿热法治愈口中异味一例

王某，男，51 岁。

初诊：1984 年 4 月 19 日。

主诉及病史：口中甜酸咸苦辣味从舌下渗出三月余，首如蒙，夜寐早醒，口腻。

诊查：苔白，脉濡。

辨证：脾胃湿热，胆火横溢。

治法：从脾瘅治，兼清胆胃之火。

处方：省头草 9g　川黄连 3g　淡吴萸 2g　升麻 5g　生石膏 15g　龙胆草 3g　30 剂

二诊：1984 年 5 月 30 日。口中五味渗出已经消失，惟感有薄荷气；首蒙已除，夜寐安。口腻，苔白腻，脉濡。脾胃湿热未尽耳，仍从前方加味。

处方：省头草 9g　川黄连 3g　淡吴萸 2g　升麻 5g　生石膏 15g　龙胆草 3g　蔻仁 3g(冲)　石斛 9g　30 剂

三诊：1984 年 7 月 13 日。口涎多而稠，略带酸味。苔白腻，脉濡。胃内湿火内蕴，再拟苦辛芳香清化。

处方：省头草 9g　白蔻仁 3g(冲)　升麻 5g　川黄连 3g　淡吴萸 2g　生石膏 15g　苍术 9g　龙胆草 3g　茯苓 12g　15 剂

【按语】本案患者口中五味同时渗出，首如裹，夜寐欠安，口腻，苔白，脉濡，陆老认为系脾胃湿热、胆火横溢使然。盖足太阴脾经连舌本散舌下，胆之相火亢盛，易乘脾胃，是亦木乘土病。正所谓“口之津液通于五脏，脏气偏盛，则味应乎口”(《世医得效方》)。故以省头草化湿浊，龙胆草清胆火，石斛、石膏清胃火，川黄连清心火、燥脾湿，少佐吴萸之辛温开郁散结，合川黄连取左金之意。蔻仁化脾湿，苍术醒脾湿，茯苓渗脾湿，妙在升麻一味升胃中清气，使心火下降，胆胃热清，脾胃湿化，肝得温暖。全方有降有升，有清有化，寓意深刻，故取效明显。

六、辨证治愈水肿证二例

例一 王某，女，20岁。

初诊：1956年初。

主诉及病史：全身浮肿反复不愈两年余，西医检查拟诊为“慢性肾炎”。住温州市某医院内科病房，无效。遂转入市第一医院中医科住院，邀陆老会诊。

诊查：面色㿠白，全身浮肿，尿少形寒，纳谷不香。尿检：蛋白(＋＋)～(＋＋＋)。舌淡苔白，脉沉细。

辨证：脾肾阳虚，水湿内停。

治则：温阳利水。

处方：猪茯苓皮各15g　大腹皮12g　陈皮6g　淡附片9g　桂枝5g　怀牛膝10g　车前子15g(包)　生姜皮3g　泽泻12g　炒白术9g

二诊：上方服10余剂后，肿退至足胫。昨起突然全腹部绞痛，手不可近，腹壁可见到条索状隆起，病者辗转反侧，号叫不绝。四肢冷，呕恶清水。舌淡苔白，脉沉紧。据家属代诉，此现象在某医院已反复发作3次，西医注射杜冷丁止痛后，即全身浮肿，继予双氢克尿塞利尿，肿乃渐退至足胫，旋而又发腹部剧痛，痛止则肿。此乃脾阳式微，中焦寒盛，正邪相搏，因而剧痛，肢冷呕恶；腹壁见条索状物者，肠管痉挛也；迨正气胜则寒邪傍达，故痛止而全身浮肿，正气怯而邪又内结则作痛，此时急宜温脾祛寒，遂予大建中汤。

处方：蜀椒4.5g　干姜3g　别直参4.5g　饴糖30g(冲)

三诊：3月29日。药后片刻痛即缓。今晨视之，全身浮肿，皮肤发亮，按之凹陷。于原方加五苓散，3日而浮肿渐退。乃去饴糖，别直参改用潞党参12.5g。旬日后惟足胫尚肿，乃用右归丸煎剂，每日1服；并每日食黄芪粥(黄芪60g、糯米120g，以黄芪煎汤熬粥)，逾1月而足肿亦消，食欲增加，面色红润。惟尿检蛋白(＋)，三个月不肯趋于正常，仍主右归丸方，鹿角胶易用鹿茸，并加补骨脂，1周后，尿检蛋白(－)。出院后每半个月复查小便常规1次，半年均未出现蛋白。体力恢复，次岁结婚，翌年举一男。1963年、1974年先后随访，母子均健壮。

例二 林某，男，32岁。

初诊：1955年夏。

主诉及病史：患水肿病一年余，西医诊为“慢性肾炎”，来温州市第一医院中医科住院治疗。

诊查：体壮神佳。全身浮肿，按之没指；腹胀膨满，喘满倚息，尿少便干，口燥不欲饮。苔白滑脉沉。住院期间先后服已椒苈黄丸、疏凿饮子、舟车丸，效果不佳。

辨证：水气壅结，肺胃不降，脾失运化之权，三焦阻塞不利。

治法：峻下逐水。

处方：巴豆7粒，去油，捣和丸如绿豆大，吞服3丸。

二诊：是夜水泻十余次，量甚多，次晨视之，全身肿消，腹部柔软，惟足胫微浮，人殊疲乏。

处方：静卧1日，不予投药，糜粥养之。

次日精神转佳，拟胃苓汤与之。3日后起床活动，饮食如常，尿量甚多，改用健脾利水之剂。1个月后给济生肾气丸，每日18g，分两次吞服，每半个月复查小便常规1次，如是半年均在正常值，乃停药。1963年随访，体颇壮健。

【按语】例一之水肿证而见腹痛，张仲景在《金匮要略·辨水气病脉证并治》中已有论述："少阴脉紧而沉，紧则为痛，沉则为水，小便即难。"虽然《金匮》论风水腹痛，有防己黄芪汤加芍药之设，究非温阳祛寒，似非本例所宜。本例之肿痛相互因果、交替出现者，良由中阳衰微、寒邪内盛、阳气不得斡旋，则寒着而腹痛。俟阳气伸展，则水泛肌肤为肿。陆老治拟大建中汤得效者，旨在温脾阳、振中气，而不在治肿。盖斯时以腹痛为主症也。迨痛止而肿，重心又在水矣。故温中阳佐五苓以利水化气；而足肿不消，责在肾阳衰惫，用右归丸温肾壮阳，黄芪粥补中益气，水气得化，足肿乃退；尿蛋白长期不消失，是右归丸生精之力不足，易用鹿茸，加补骨脂，而始见效。此证治始在脾而终在肾，仍不出前人治水之旨，而不囿于水气之成方。于此见中医治病重在辨证，而方剂之用在乎医者之匠心化裁耳。

例二系正水实证，利之罔效，泻之得愈，是遵仲景"病水腹大，小便不利，其脉沉绝者，有水，可下之"(《金匮要略》)之旨。但舟车丸攻之效微，足见其水气壅结之甚。且证情危急，更难为力矣。乘其体尚壮实，故司峻攻。舍巴豆又无他药可当此重任！然巴豆究系毒药峻剂，倘泻不止，将如之何？当服巴豆时曾备冷粥，嘱护理人员严密观察，倘泻之神倦，即以冷粥止泻。幸而未见不良反应。但用巴豆究属权变之计，必须在水气壅结、邪无出路、体壮证实而见腹大胀满甚者，才可用之；对于一般的水肿患者，不可滥用，尤其本虚标实者，应属禁用之列。

以上两例水肿，一系虚证，一属实邪。例一虚在中下，脾不健运，肾不化气，治法始终以温阳为主。例二乃水湿壅结于肌肤经隧，三焦阻塞不利，邪盛实甚，虽以巴豆峻泻得效，但究非治水常法，是权变之计耳。且攻后正气亦伤，即投健脾之剂，后以补肾利水而收全功，此乃急则治其标、缓则治本之大法也。

七、平肝熄风、豁痰开窍、通络化瘀法治愈中风一例

李某，男，79岁。

初诊：1980年9月18日。

主诉及病史：昨起突然晕倒，神志不清，喉间痰鸣，右上下肢偏废，二便失禁。素有高血压病史，嗜酒吸烟。

诊查：苔白而燥，脉弦。神昏，喉间痰鸣，右侧肢体偏废，二便失禁。

辨证：肝肾两亏，亢阳易逆，风阳上僭，痰火阻窍，瘀阻络脉。

治法：平肝熄风，豁痰开窍，通络化瘀。

处方：陈胆南星 9g　僵蚕 9g　寒水石 12g　竹沥 1支(冲)　地龙 9g　滑石 18g　钩藤 18g(后下)　川芎 3g　桂枝 2g　羚羊片 2g(另炖冲)　红花 5g　安宫牛黄丸 1粒(化冲)　2剂

二诊：1980年9月20日。神志已清，余证如前，原方药3剂。

三诊：1980年9月23日。昨天下午，突见神昏胸闷，移时即醒。脉弦；苔白而燥，舌边瘀。血压130/70mmHg。再拟平肝熄风、豁痰通络。用初诊原方加石决明 30g(先煎)、丹参 30g、橘红络各 5g、石菖蒲 5g，减去羚羊片、寒水石、滑石。

四诊：1980年9月27日。语言尚艰，全身疼痛，二便略可控制。苔黄白厚腻，脉弦。再拟化痰瘀、熄肝风。

处方：石决明 30g(先煎)　胆南星 9g　石菖蒲 5g　橘红络各 5g　竹沥 1支(冲)　红花

9g　桑寄生 15g　天竺黄 9g　僵蚕 9g　当归 6g　赤芍 9g　川芎 5g　生地黄 12g　桑枝 30g　5 剂

五诊:1980 年 10 月 2 日。神志已清,语言流利,解大便已有知觉,知饥口干。再拟原法出入。用 27 日方去生地黄、石菖蒲、橘红络,加首乌 12g,2 剂。

六诊:1980 年 10 月 4 日。二便已能控制,右上下肢瘫痪。舌红苔黄,脉弦劲略减。拟补阳还五出入。

处方:炙黄芪 15g　红花 9g　桃仁 9g　赤芍 9g　当归 6g　地龙 9g　桑枝 30g　橘红络各 5g　竹沥 1 支(冲)　胆南星 9g　7 剂

上方出入调理半年余,右侧肢体活动完全恢复正常,已能从事木工生活,虽年逾八旬,健强行动自如,随访至 1985 年冬,因大肠癌逝世。

【按语】本案为中风入脏,初起神志昏迷,喉间痰鸣,右侧肢体偏废,二便失禁,系风阳失潜,痰火上壅,清窍失灵所致。急拟凉肝熄风,豁痰开窍为先,故以安宫牛黄丸清心开窍,羚羊钩藤汤化裁凉肝熄风。四诊时神志恢复正常,针对言謇重用豁痰通络之品。五诊言语流利。六诊针对偏瘫用补阳还五汤化裁,调理半年而治愈。整个治疗过程体现陆老诊治中风的经验。

八、清心莲子饮治愈肾盂肾炎一例

郭某,女,52 岁。

初诊:1991 年 7 月 13 日。

主诉及病史:因患肾盂肾炎,三个月前住院用庆大霉素治疗,出现血尿而自动出院,求诊于草药医,服用大队苦寒清利之品,尿检好转,但腰酸痛加重,诸症未减,由同事陪来诊治。

诊查:右腰叩痛明显,神疲乏力,心烦懊侬,口干燥,大便泄泻日 5 次,小便短赤。尿检尚有少量蛋白、红白细胞。舌红苔薄黄,脉沉细数。

辨证:气阴两虚,虚火上炎,心肾不交,湿热未净。

治法:益气养阴,清心除烦,清热利湿。用清心莲子饮加味。

处方:党参 15g　莲肉 10g　茯苓 10g　地骨皮 10g　黄芩 9g　生黄芪 15g　麦冬 12g　车前子 12g(包)　益母草 10g　蚕砂 10g(包)　生甘草 5g　5 剂

二诊:9 月 17 日。大便已正常,小便增加,腰痛减轻。药已见效,再服 7 剂,尿检完全正常。

【按语】肾盂肾炎属中医"淋证"范畴,由湿热而致者多见。本例病者因过用攻伐,损伤正气,气阴两亏,心肾不交,虚火上扰,而见心烦口干舌红;正不达邪,湿浊滞留,而致大便溏泄,小溲短赤。清心莲子饮,方中莲子清心火、交心肾,麦冬养阴除烦,地骨皮、黄芩坚阴退虚火,茯苓、车前子分利湿热,党参、黄芪、甘草益气扶正;另加益母草、蚕砂增强利水、化浊之力。全方面面俱到,虚实兼顾,方药对证,药到病退。可见"淋证"宜因人施治,不可局限清利,过于克伐。

九、寒热并施治疗慢性泄泻一例

郑某,女,37 岁。

初诊:1992 年 1 月 22 日。

主诉及病史：泄泻半年，经西医诊断为慢性肠炎，用药未愈。

诊查：面色少华，腹冷痛，纳呆，黏液便日行三四次。舌淡苔薄黄，脉细。

辨证：脾阳不振，湿热滞留。

治法：温阳健脾，清热燥湿。用连理汤加味。

处方：党参 30g　焦白术 10g　茯苓 10g　补骨脂 12g　赤石脂 12g　干姜 3g　炙草 5g　黄连 3g　凤尾草 30g　7 剂

二诊：1 月 29 日。大便转溏，黏液减少，腹胀纳食不香。原方加谷麦芽各 10g、煨葛根 9g、荷叶 10g。7 剂。

三诊：2 月 8 日。泄泻止，诸症减轻。因不便服汤剂改用参苓白术丸合香连丸，调理巩固。

【按语】凉药与热药并用，前人治验颇多。临床是以寒队药中略加少量热药，或热队药中略加少量寒药，即所谓"反佐"之法。陆老认为不论时病杂病，凡本虚标实或寒热相杂者，均可酌情运用。连理汤方系理中汤加茯苓、黄连而成，颇合此类脾虚与湿热并见之证。本案加补骨脂、赤石脂增加温涩之力，加凤尾草助黄连、茯苓清利湿热，故药后脾运得振，湿热得清，升降调和，久泻得止。

十、二龙一珠汤治愈外伤头痛一例

杨某，女，32 岁。

初诊：1992 年 1 月 22 日。

主诉及病史（家属代诉）：两个月前左侧头部太阳穴处受拳击后，昏厥数分钟。现心烦不宁，失眠，头痛难忍。

诊查：痛苦貌，神志清楚，头胀痛，两侧太阳穴疼痛如针刺。舌红，舌下脉络瘀紫，脉涩。脑电图检查无殊。

辨证：气血瘀滞，肝阳上亢。

治法：重镇潜降，活血化瘀。用验方二龙一珠汤。

处方：珍珠母 30g（先煎）　龙骨 10g（先煎）　龙齿 15g（先煎）　滁菊 12g　赤白芍各 10g　全蝎 5g　钩藤 12g（后下）　川芎 5g　生地黄 12g　7 剂

二诊：1 月 29 日。头痛减轻，夜寐已安，脉舌如前。原方再进 10 剂，回乡调养。

三诊：2 月 19 日。近因受精神刺激，神志一度失常，大便秘结六七天未解。舌红苔黄，脉弦数。再予二龙一珠汤加制大黄 12g、枳壳 10g 通腑气，郁金、百合益阴清心，上下并治。

四诊：2 月 26 日。服药 7 剂，腑气已通，瘀热从下而泄，故头痛除，夜寐转安，大便 2 日一解。予原方再服 7 剂，以资巩固。

【按语】头部受到外力震击，脑和脑气受损，扰乱元神之腑；同时头部脉络受损，血液离经渗溢，留瘀阻于清窍，使清阳不升、浊阴不降，以致气机逆乱、神识昏蒙。日久肝阴暗耗，肝阳上亢而发为头痛、眩晕、心烦、失眠诸症。验方二龙一珠汤（见前），方中生地黄、白芍益阴柔肝，钩藤、滁菊平肝潜阳，赤芍、川芎、全蝎活血通络以止痛，龙骨、龙齿、珍珠母重镇宁神，全方共奏益明潜阳、活血通络、宁神镇痛之功，不失为治疗阳亢血瘀型脑外伤后遗症的有效方剂。

十一、麻黄附子细辛汤治愈夏日外感一例

章某，女，50岁。

初诊：1990年8月11日。

主诉及病史：素体畏寒，近因酷热纳凉受寒、发热而来就诊。

诊查：发热恶寒，少汗，咽痒干咳，胸闷纳呆。脉濡、苔黄腻。

辨证：夏日感寒，内伤于湿。

治法：解表散寒，化湿和中。

处方：香薷9g　藿香9g　厚朴6g　茯苓9g　苍术9g　陈皮4.5g　杏仁9g　桔梗5g　黄芩6g　生甘草4.5g　3剂

二诊：8月15日。形寒发热，咽痒咳嗽，脉舌如前。再予解表。

处方：荆芥5g　防风5g　前胡6g　羌活6g　柴胡6g　桔梗5g　枳壳5g　杏仁9g　茯苓9g　生甘草3g　3剂

三诊：8月18日。二投辛温解表化湿之剂，寒热不解，胸闷不舒，口淡。考虑素体畏寒，细察其舌，苔虽黄腻而舌质偏淡，边有齿痕，乃改用温阳解表法。

处方：麻黄6g　淡附片6g　细辛2g　桂枝6g　茯苓9g　杏仁9g　薤白6g　瓜蒌皮6g　炙甘草5g　3剂

四诊：8月22日。前予麻黄附子细辛汤合瓜蒌薤白桂枝汤，药后得小汗，热解，咳畅，恶寒消失，但胸闷未舒。拟宣痹通阳。

处方：瓜蒌皮9g　薤白9g　桂枝6g　茯苓6g　杏仁9g　法半夏6g　枳壳5g　炙甘草5g　5剂

【按语】盛夏外感，两投辛温表散而罔效，为阳虚之体，虽药证相宜，而力所不及之故。继以麻黄附子细辛汤温阳达表，始小汗出，形寒罢。足证治病应辨证求本，因人立法，不宜片面对症论治。

十二、温阳化饮法治愈眩晕一例

李某，女，45岁。

初诊：1986年7月5日。

主诉及病史：有眩晕病史，近日又作。

诊查：头晕目眩，呕吐清水，耳鸣，闭目畏光，视物旋转。面色㿠白，舌淡苔白，脉弦细。

辨证：脾阳不振，痰浊内阻。

治法：温阳健脾，蠲饮降逆。

处方：茯苓12g　焦白术6g　肉桂3g(分冲)　炙甘草5g　陈皮5g　制半夏9g　天麻10g　代赭石30g(先煎)　生姜1片　7剂

二诊：7月12日。晕呕均减，但夜寐不安，耳鸣未除。拟原方去代赭石、生姜，加枣仁12g、磁石30g、石菖蒲3g。

三诊：7月19日。诸症向愈，脾肾尚虚，再予温运。

处方：党参20g　白术12g　干姜5g　茯苓12g　怀山药12g　补骨脂9g　藿香6g

红枣10个　甘草5g　7剂

【按语】眩晕的证治，陆老根据中医“无痰不作眩”、“无虚不作眩”之说而立温阳化饮之法。方中寓有苓桂术甘汤、二陈汤、半夏白术天麻汤诸方之意，共奏温阳健脾、蠲饮降浊之功。方药对症，三诊向愈。

（程志清　马瑞玶整理）

【编者评注】陆老精于中医内科，擅长时病及内科疑难杂病的治疗，近年对心胆病的研究卓有成效。陆老认为治疗胆结石应重视湿热耗伤肝阴及久痛入络、瘀血阻滞的病机，常以疏肝化瘀、养阴清热法治疗，疗效显著。辨证准确，药少力专，也为陆老治病的主要特色。如辨证治愈水肿证二例，陆老善于抓住主症，谨守病机，选方准确，药少力雄，虚者以大建中汤温脾阳，振中气；实者以一味巴豆峻下逐水均获良效，可见医者匠心之所在。

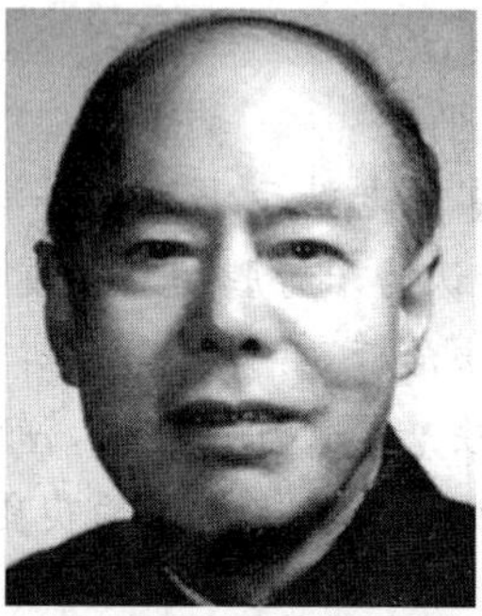

詹起荪医案

【生平传略】

詹起荪，1919 年生，浙江杭州市人，曾为浙江中医学院教授。詹氏出生于中医世家，幼承庭训，少年即侍学于其父、杭州国医著名儿科专家詹子翔。1940 年悬壶行医，专擅儿科。因诊疾甚谨，疗效显著而颇具声誉。解放后又先后赴北京、南京等中医院校深造，1953 年任教于浙江中医进修学校；1959 年浙江中医学院成立后，先后担任浙江中医学院基础教研室主任、教务主任、教务长、副院长、院学术委员会副主任以及全国中医学会浙江分会理事、常务理事，中医儿科分会主任委员等职。1983 年被评为全省著名老中医，1990 年被评为国家著名老中医。

詹氏从事儿科 50 年，擅治婴幼儿腹泻、小儿咳喘、癫痫、新生儿黄疸、紫癜等病证。重视小儿体质特点，注意拨动胃气，处方轻灵活泼，用药平和纯正。

曾参加多种教材的编审工作，编写出版了《中医儿科手册》等书，发表《婴幼儿泄泻辨证论治》、《麻疹证治》等论文数十篇；研制成功《詹起荪诊治婴幼儿腹泻电脑系统》软件，获省科委科技成果奖，在“外治法”医治小儿常见脾胃病方面又有新的突破，并已通过省科委鉴定。

一、定痫豁痰汤治疗癫痫一例

周某，男，8 岁。

初诊：1991 年 8 月 19 日。

主诉及病史：反复出现突然神昏，痰鸣抽搐。发时自无知觉，每次发作持续 10 分钟左右，以夜间为多。近两个月来发作频繁。平时心烦不安，胃纳一般，大便干。

诊查：神清，反应尚可，苔薄腻，脉弦细。脑电图检查，诊为“左中央区致痫灶”。

辨证：痰阻气道，气机壅滞，引动肝风。

治法：平肝熄风，豁痰镇痉。

处方：茯苓 9g　钩藤 9g　白蒺藜 9g　明天麻 6g　竹沥半夏 6g　制天虫 6g　陈胆南

星 6g　地龙 6g　甘菊 6g　炒白芍 5g　炒当归 5g　陈皮 5g　7 剂

二诊：1991 年 8 月 26 日。药后 1 周未发病，神稍安，喉间有痰，胃纳一般，大便干。苔薄腻，脉弦细。拟前方出入。

处方：炒桑叶 9g　茯苓 9g　钩藤 9g　明天麻 6g　甘菊 6g　制天虫 6g　竹沥半夏 6g　陈胆南星 6g　郁金 5g　炒白芍 5g　陈皮 5g　蝉衣 2g　7 剂

三诊：1991 年 9 月 2 日。服药后至今未见发作，夜寐不宁现象已减少，喉间偶闻痰鸣，胃纳一般，大便干。苔薄白，脉弦细。拟前方出入。

处方：白蒺藜 9g　陈胆南星 9g　茯苓 9g　炒桑叶 9g　钩藤 9g　甘菊 6g　明天麻 6g　制天虫 6g　地龙 6g　郁金 5g　炒枳壳 5g　炒淡芩 2g　7 剂

四诊：1991 年 9 月 9 日。癫痫未再发作，喉间痰鸣已明显减轻。因开学后疲劳，近日寐欠安，胃纳一般，大便干。苔薄白，脉弦细，拟前方出入。

处方：白蒺藜 9g　陈胆南星 9g　瓜蒌皮 9g　茯苓 9g（辰拌）　明天麻 6g　甘菊 6g　竹沥半夏 6g　制天虫 6g　炒白芍 5g　郁金 5g　炒枳壳 5g　陈皮 5g　7 剂

五诊：1991 年 9 月 15 日。诸症均趋消失，嘱续服前方。

随诊观察半年余，未再发作。

【按语】癫痫多发于学龄前后的儿童，多因惊、食、痰、血诸因而引起。痰阻气道，气机壅滞为本病发作之病理所系。定痫豁痰汤由明天麻、钩藤、茯苓、制天虫、地龙、陈胆南星、炒白芍、炒当归、郁金、陈皮组成。方中明天麻熄风定痫止痉；钩藤平肝熄风、镇痉止搐；制天虫祛风化痰，定痫镇痉；地龙祛风定痫通络；陈胆南星清痰热止惊痫；茯苓健脾化痰，伴以朱砂可宁心定痫；当归、白芍可和血活血；郁金清心解郁、行气破瘀；陈皮理气解郁，宽中化痰。诸药配伍，可达到"熄风定痫，豁痰活血"的功效。

詹老近年治疗的 39 例癫痫病案，在接受本方治疗前均经过不同阶段的抗癫痫药物治疗，在接受本方治疗中和治疗后均已停服其他所有药物；其中凡有脑电图检查提示为癫痫者，停药后或随访中作了复查，均提示"正常"或"大致正常"。在治疗中，除一例因家庭突变受强烈刺激后轻度发作一次外，余例均未发作。

二、标本兼顾治愈小儿顽固性咳嗽一例

孙某，女，14 个月。

初诊：1991 年 11 月 7 日。

主诉及病史：外感痰鸣连声咳嗽不爽，延已三月余。近日鼻流涕，咳嗽不爽伴呕恶，胃纳不思，大便溏薄不化而气秽，溲黄短数。

诊查：患儿面色萎黄，形体瘦小，发稀黄而竖。咽稍红，苔白腻，指纹淡紫。两肺呼吸音粗糙。

辨证：肺气虚卫外不固，脾气虚运化失司。

治法：清肺豁痰，和胃运滞。

处方：炒桑叶 9g　炒谷芽 9g　炒米仁 9g　金沸草 6g（包）　制天虫 6g　竹沥半夏 6g　浙贝 6g　楂炭 6g　化橘红 5g　炒苏子 4g　蝉衣 2g　炒淡芩 2g　7 剂

二诊：1991 年 11 月 14 日。药后鼻涕已少，痰鸣咳嗽渐缓，呕恶已除，胃纳渐增，大便量多气秽，溲稍长。苔薄腻，指纹淡紫。拟前方出入。

处方:炒桑叶 9g　炒谷芽 9g　茯苓 9g　浙贝 6g　竹沥半夏 6g　神曲 6g　制天虫 6g　化橘红 5g　炒白术 5g　炒苏子 4g　炒淡芩 2g　炒枳壳 2g　7 剂

三诊:1991 年 11 月 21 日。痰鸣咳嗽渐除,胃纳已增;大便粗糙气秽稍减,日 1 次;溲渐长。苔薄腻,指纹淡紫。拟前方佐以健脾,诸症均除。

【按语】脾常不足、肺常不足乃是小儿体质特点之一,两者又关系密切。脾为生气之源,肺为主气之枢,脾不散精,肺因之而虚损;而肺失宣降,则脾因之呆滞。患儿因肺气虚卫外不固易受外邪侵袭,故而导致痰鸣咳久而不愈;因脾气虚则运化失司,水谷不能化生精微输布全身而出现面黄形瘦、发稀而黄、胃纳不思、大便不化。该病儿乃为脾肺两虚之体,治应肺脾两顾,标本兼治。

具体治疗时,在外感重、肺失清宣之时,应以治标为先。待外邪渐解时,则需调理脾胃为主,佐以清肃肺金之余邪,培土以生金,水津得以输布,痰湿无以化生,肺卫得以致密,外邪不易干扰侵袭,达到标本同治、邪去而本固的目的。

（詹乃俊整理）

三、温胆汤加减治愈周期性呕吐一例

鲁某,女,12 岁。

初诊:1991 年 11 月 20 日。

主诉及病史:反复呕吐六年余。患儿反复呕吐六年余。约 1 周左右发作 1 次。每次呕吐时伴头晕,吐出为胃内容物及清水,吐前有上腹不适,吐后缓解,但常有恶心嗳气、头晕胸闷、肢倦乏力、胃纳不思、大便粗糙气秽,有时食后即便。西医曾怀疑植物神经性癫痫及神经纤维瘤而住院。经三大常规、肝功能、血液、听力、前庭功能、头颅摄片及胸片检查均无异常,CT 检查亦无特殊。出院时诊断为周期性呕吐而转请中医治疗。

诊查:面色萎黄,形体瘦弱,腹软。全腹无压痛,舌质偏淡,苔薄腻,脉细。

辨证:脾虚不运,胃失和降。

治法:健脾和胃。

处方:姜半夏 6g　炒竹茹 6g　陈皮 5g　川朴花 5g　郁金 5g　炒淡芩 2g　枳壳 2g　茯苓 9g　明天麻 6g　炒米仁 9g　炒谷芽 9g　神曲 9g　7 剂

二诊:服药后头晕胸闷略减,呕吐 1 周未作,胃纳增加,大便成形气秽,有时食后即便。苔薄腻,脉濡细。上方去黄芩加佩兰 9g。7 剂。

经前两方加减先后服药 1 个月,诸症悉减,胃纳正常,面色红润,至今已四月余未再发生呕吐眩晕。

【按语】本例患儿由于脾虚失运,气机失于调畅,日久蕴湿生痰,湿扰清阻则晕,痰浊犯胃则呕。詹老用温胆汤加减而获效。温胆汤不寒不燥,其性平和,具有健脾和胃、疏肝利胆、化痰行气等作用。反复发作 6 年之顽疾,因辨证正确,用药于平和之中获速效。

四、泻肺镇咳汤治愈百日咳一例

叶某,女,6 岁。

初诊:1991 年 11 月 23 日。

主诉及病史：阵发性剧咳二十余天。患儿1月前因感冒出现咳嗽，经治疗感冒减轻，咳嗽至今未愈，且越咳越剧，呈阵发性痉挛性咳嗽，夜间为甚，咳后有回声，伴呕吐痰浊及胃内容物，时有痰中带血丝。经用西药止咳化痰、抗菌消炎、镇静及激素等，阵咳曾减少，但咳嗽仍较剧，每次约近半分钟，咳时面红、弯腰、曲背，甚为痛苦，伴胃纳不思、大便干燥艰行。

诊查：面部眼睑轻度浮肿，眼眶周围皮肤有瘀点；眼结膜出血，右眼为甚；两肺呼吸音略粗，心(－)，咽红充血，扁桃体(＋＋)。舌质红，苔黄腻，脉弦滑。

血白细胞计数 $20.8\times10^{9}/L$，中性粒细胞0.38，淋巴细胞0.61，嗜酸细胞0.01。

辨证：百日咳痉咳期(痰火郁肺灼络)。

治法：泻肺清热，镇咳祛痰。

处方：清炙桑白皮6g　浙贝6g　化橘红5g　杏仁6g　竹沥半夏6g　苏子4g　炒淡芩3g　前胡6g　清炙白前6g　地龙6g　炒竹茹5g　白茅根30g　4剂

二诊：1991年11月27日。服药后咳嗽次数减少，时有作恶，痰中带血已少，胃纳增加，大便转润，眼睑仍浮肿，眼结膜出血未退。前方去黄芩，加藕节9g。7剂。

三诊：1991年12月4日。服药后阵咳明显减少，回声渐除，呕吐已止，眼结膜出血已消退，胃纳增加。苔白腻，脉弦滑。前方去杏仁、竹茹，加百部9g、制天虫6g，继服7剂。

四诊：1991年12月11日。痉咳缓解，咳痰转松，夜间已不咳，眼睑已不肿，诸症基本消除。以清润肃肺、健脾化痰调理而愈。

【按语】百日咳痉咳期以迅速缓解痉咳为第一要旨。泻肺镇咳汤为詹老用以治疗痉咳的经验方。其组成为桑白皮、黄芩、浙贝、竹沥半夏、杏仁、苏子、白前、前胡、姜竹茹、化橘红、地龙。痉咳之病机为痰浊久恋，化热化火，痰火胶结，阻塞气道；刑金则咳，犯胃则呕，痰与火结，黏而难出，故连声痉咳不已，必待气道之痰随呕吐而出，痉咳方可暂得缓解。本方以桑白皮、黄芩清泻上焦肺火为主药，佐以浙贝母、竹沥半夏清肺祛痰；杏仁、苏子、前胡、白前宣降并行，祛痰镇咳；姜竹茹入肺胃，清肺化痰、和胃降逆；化橘红轻透邪热，疏畅肺气；地龙解痉通络。诸药合用，清泻宣降疏通并施，使火泄热清痰除，气道畅通，则痉咳缓解。

百日咳至痉咳期，气阴日渐暗耗，故本方特点为泻肺清热而不施大苦大寒之品，以防伤阴；祛痰镇咳也非峻猛之物，以免耗气，充分体现詹老治病用药时时注意不伐稚儿生发之气的学术思想。

詹老曾用此方加减治愈百日咳70余例。

五、健疏分运汤治愈婴儿惊泻一例

丁某，男，6个月龄。

初诊：1992年2月25日。

主诉及病史：婴儿腹泻半月余，泻下黏稠不化有沫，水分较多，日行七八次；溲不多，胃纳一般。曾自服婴儿素后腹泻次数略减，不日又增多，曾多次用西药不效，而请中医治疗。

诊查：精神活泼，面部湿疹，喉间痰鸣声，时有腹鸣，胆怯易惊，两肺闻及痰鸣音。舌苔薄腻，指纹淡紫。

辨证：婴儿惊泻(肝脾失调)。

治法：健脾分运，疏肝行气。

处方：扁豆衣9g　扁豆花6g　煨木香2g　炒白术5g　陈皮5g　姜半夏6g　辰茯苓

6g　玉蝴蝶 2g　焦曲 6g　炒谷麦芽各 6g　制天虫 6g　蝉衣 2g　炒米仁 9g　7 剂

二诊：1992 年 3 月 3 日。服药后大便水分减少，次数减为每天四五次；又加新感，稍有咳嗽，余症同前。前方去陈皮、制天虫，加桑叶 6g、化橘红 5g。7 剂。

三诊：1992 年 3 月 10 日。服药后新感已瘥，大便有时成形，日行一两次；溲清。前方去桑叶、蝉衣、化橘红，加炒荠菜花 5g、焦楂炭 6g、陈皮 5g。7 剂。

四诊：1992 年 3 月 17 日。大便已成形，间日 1 次；面部湿疹渐隐，胃纳正常，夜寐欠宁、胆怯易惊。苔薄腻，指纹淡紫。拟前方去玉蝴蝶、荠菜花，加紫贝齿 9g、炒心草两束以平肝安神。

【按语】健疏分运汤是詹老治疗婴儿惊泻的经验方。主药为茯苓、白术、陈皮、荠菜花、焦籼、玉蝴蝶、煨木香、扁豆衣、扁豆花等。詹老认为婴儿惊泻之病机为脾虚肝盛，其脾虚既非脾气虚弱，也非脾阳不振，而是脾失健运，故以茯苓、白术健运脾土；其肝盛既非肝经实火，也非肝阳上亢，而是肝失疏泄，故以玉蝴蝶、陈皮等疏肝行气。肝脾和调，脾运得健，则不治泻而泻自愈。本方轻灵活泼，健脾疏肝而不伤气；质轻味薄，燥湿运中而不耗气阴，旨在鼓舞脾胃斡旋之机，以复升降出入之常，适应小儿“生机蓬勃”、“脏气清灵”、“随拨随应”之特性。詹老用此方稍作加减治愈惊泻 300 余例。

（盛丽先整理）

【编者评注】詹老乃中医世家，专擅儿科，对小儿腹泻、咳喘、癫痫、紫癜、新生儿黄疸等病有较深研究，积累了许多经验。针对小儿易虚易实之特点，注意调理脾胃。方药轻灵活泼，投之即应，极见功力。

蒋文照医案

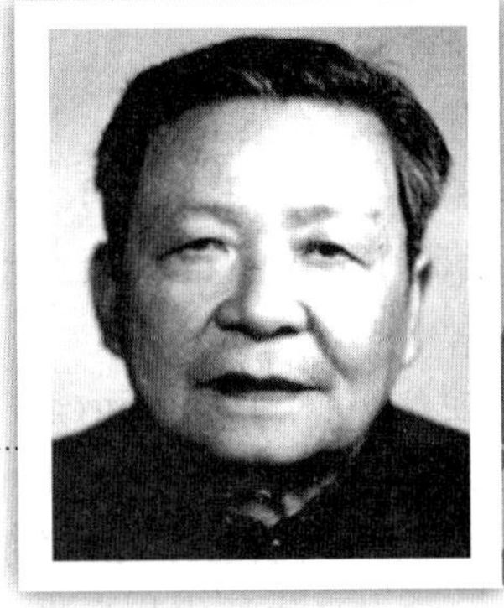

【生平传略】

蒋文照，1925年生，浙江省嘉善县人，主任中医师。1944年拜晚清御医陈莲舫再传弟子嘉兴名医徐松全为师。5年后悬壶开诊。1956年、1959年分别入浙江省中医进修学校（浙江中医学院前身）师资班及北京中医学院医经教研班深造。1982年由浙江省卫生厅评为省级名老中医。1990年被确认为五百名著名中医药专家之一。

蒋氏医教工作五十余载，理论造诣精深，对《内经》运气学说颇具心得。治疗肺疾，主张宣化、温化、清化、润化四法为主，不离乎“化”。“化”者，化其痰浊，利其肺气，肺利则气化，浊行而复为津液。脾胃诊治，脾宜升、宜健、宜补；胃宜降、宜和、宜泄。负责编写《中国医学史》、《内经》、《金匮要略》、《中医诊断学》、《中医内科学》、《中医妇科学》、《中医儿科学》等函授讲义7种14本和《温病条辨白话解》部分内容，撰写《运气择述》等学术论文十余篇。先后曾担任浙江中医学院中医学基础教研室主任、各家学说教研室主任、文献研究室主任、中医系副主任、函授部副主任、《浙江中医学院学报》编辑部主任、主编，学院学术委员会副主任委员等职。他是浙江省中医学会常务理事、副秘书长，省中医基础理论研究会主任、省中医药高级技术职称评审委员会成员，省第五届人大代表，省第五届政协委员。

一、化浊利气法治愈咳喘证二例

例一　应某，男，64岁。

初诊：1978年11月2日。

主诉及病史：咳嗽气喘反复发作四十余年，加重两年。咳喘病根，与年俱进；入冬受寒又上气喘急，胸部窒塞，不能平卧；心悸，肢面浮肿，痰沫艰出。

诊查：苔白，脉滑。

辨证:久病咳喘,肺气耗伤,金水相生,肺病及肾。肺肾两虚,咳喘俱作。气不行血,心脉不畅,神失所养,故见心悸。肺为贮痰之器,脾为生痰之源,肺虚日久,子盗母气,脾失健运,水湿不化,聚积成痰,且肾阳亦衰,水藏失职,溢于肌肤,浮肿遂成。

治法:温肺化痰,利气平喘。

处方:炙麻黄 3g　旋覆梗 9g　代赭石 18g(煅)　杏仁 9g　白芥子 6g　沉香粉 2g(吞)　姜半夏 6g　化橘红　6g　北细辛 1.5g　薤白头 6g　白茯苓 12g　3 剂

二诊:11 月 5 日。气喘得减,已能平卧;嗽痰不利,胸闷不舒。苔脉如前。治守上法出入。

处方:旋覆梗 9g　代赭石 15g(煅)　姜半夏 6g　化橘红 6g　陈橼皮 9g　炙苏子 9g　炙款冬 9g　白芥子 6g　北细辛 1.5g　枇杷叶 6g　3 剂

三诊:11 月 8 日。咳嗽已减,出痰亦爽;动则作喘,心悸仍作,肢面浮肿未退,神倦乏力。舌淡白,脉沉细。治以真武汤化裁为法。

处方:淡附片 4.5g　北细辛 1.5g　川桂枝 1.5g　姜半夏 6g　化橘红 6g　生姜皮 3g　真坎炁 1 条　炒白术 6g　旋覆梗 9g　杏仁 9g　白茯苓 12g　炙甘草 3g　5 剂

例二　楼某,女,32 岁。

初诊:1988 年 10 月 14 日。

主诉及病史:发热咳嗽 1 月。病起感冒,发热咳嗽痰稠,迁延月余,咳嗽不已,时有气逆,咽干痰黏,午后低热(体温 37.6℃),胸闷喉塞。

诊查:舌质红,苔少,脉细。

辨证:风热犯肺,肺失清肃,气逆而上,咳嗽痰稠,迁延不愈,阴津耗伤,肺阴不足,邪热灼津,故见痰稠而黏。

治法:清热润肺,化痰利气。

处方:北沙参 12g　麦冬 9g　竹沥半夏 9g　杏仁 9g　化橘红 6g　炒条芩 6g　炙桑皮 9g　陈橼皮 9g　薤白头 9g　焦蛤散 12g(包)　白茯苓 12g　地骨皮 9g　5 剂

二诊:10 月 20 日。咳嗽减轻,昨日午后已不发热,咽喉始感舒适。仍守原法重于润化继进。

处方:北沙参 12g　麦冬 9g　竹沥半夏 9g　炙桑皮 9g　化橘红 6g　杏仁 9g　地骨皮 9g　明玉竹 9g　浙贝母 9g　陈橼皮 9g　焦蛤散 12g(包)　炙甘草 6g　5 剂

告痊愈。

【按语】蒋老认为:肺位最高,又为娇脏,外感六淫,内伤七情,皆可犯肺,以致气机升降失常,而“肺为贮痰之器”,痰浊阻肺,气机不利,乃肺脏疾患之病机中心。临证治疗则不离乎“化”,而“化”之义,一谓化其痰浊,二谓利其气机;肺利则气化,浊行而复为津液矣,故“化”之法贯穿于其施治始终。然感邪之性质有所不同,正气亏虚亦有差异,故临证则有宣化、温化、清化、润化之别。例一嗽喘有根,入冬受寒,痰浊阻肺,肺失宣降,气逆不得平卧,初用小青龙汤合旋覆代赭汤出入,达温化平喘之旨,服后痰饮渐消;然高年心肾阳虚,动则作喘,心悸浮肿,故用真武汤加减温补以缓其症。例二邪热伤津,肺阴亏虚,热恋不清,故清化润化两法并进,邪热得清后,则施润化为主而安。

蒋老在治痰嗽咳喘中喜投橘红、香橼、薤白等理气之品,且化痰之药多择兼有利气之功者,如苏子、白芥子等。盖不治痰而治气,气顺则一身之津液亦随气而顺矣,可谓治痰妙谛。

二、和中理气法治愈胃脘痛证二例

例一 许某，女，46岁。

初诊：1991年4月1日。

主诉及病史：胃脘部疼痛反复发作十余年。近感刺痛灼热，心情急躁，口干发苦，食少便结。

诊查：舌质红紫，边有瘀斑，苔少而干，脉弦细。

辨证：久痛入络，气血郁滞，脉络不通，血郁而热，伤及阴血，胃失濡润，胃脘部疼痛时作。此胃阴不足，气滞血瘀，虚实互见。

治法：养阴化瘀，理气和中。

处方：北沙参12g　麦冬6g　炒白芍9g　郁金9g　蒲公英12g　川楝子9g　酒元胡12g　丹参15g　佛手片6g　全瓜蒌9g　八月札9g　鸡内金9g　炙甘草6g　陈香橼6g　7剂

二诊：4月8日。脘宇刺痛稍减，诸症缓轻。继宗原法，调治2个月，脘痛告平。

例二 严某，男，44岁。

初诊：1991年1月21日。

主诉及病史：胃脘胀痛反复发作六年余。脘宇窒塞不舒，有时腹中胀痛，纳呆，体疲乏力，大便易溏。

诊查：舌质淡，苔黄腻，脉濡带数。纤维胃镜检查提示：浅表性萎缩性胃炎。病理切片报告：肠腺轻度化生。

辨证：脾气素虚，湿热内蕴，湿阻气滞，不通则痛。

治法：健脾和中，分化湿热。

处方：炒白术9g　生黄芪15g　炒米仁20g　杏仁6g　白蔻仁3g(杵后下)　藿木香各9g　陈橼皮6g　车前草9g　蒲公英12g　谷麦芽各12g　鸡内金9g

嘱服7剂后，见效则守方隔日1剂继服。

二诊：6月10日。上方药按嘱服用至今。6月7日纤维胃镜复查，病已痊愈。

【按语】蒋老临证治疗胃脘痛，善用宣畅气机以和中止痛，并根据气滞之因的不同，理气之法亦殊途。由此据因选用疏肝和胃、化湿和中、温中散寒、养阴益胃和健脾益气等法治疗，多获效应。例一胃痛经年，其因一则久痛入络，气血郁滞，经络失和，二则内有瘀热，伤及阴血，胃失濡润，疏方沙参、麦冬、白芍、甘草酸甘化阴以缓其痛；郁金、丹参、八月札、金铃子行气活血以通其络；佐以佛手、香橼、鸡内金疏肝和胃；蒲公英清其瘀热；瓜蒌润肠通便。用药味多，杂而不乱，丝丝入扣，药中肯綮，滋阴而不嫌腻，化瘀而不伤中。例二脾虚湿热，虚实并见，治以益气健脾，清化湿热兼顾，以达理气和中之旨。蒋老用药以轻灵清淡见长。他常说：遣方用药，务要轻清冲和，意在维护脾胃。胃脘疼痛，胃腑本已损伤，纵有湿食瘀浊，不堪重剂再创。否则，胃气愈益衰惫，邪气亦难祛除。是以蒋老疏方药虽平淡，然胃气得以和养，而于轻灵之中见神奇，清淡之中收奇功。

三、清温并用法治愈呃逆证一例

徐某，男，53岁。

初诊:1984 年 2 月 11 日。

主诉及病史:上腹疼痛反复发作二十余年,呃逆两日。素有脘宇疼痛,近两日忽呃逆不止,昼夜无间断,胸膈痞满不舒。

诊查:苔腻,脉弦而滑。

辨证:肝气犯胃,胃失和降,痰湿内滞,寒热错杂。

治法:清肝和胃,化痰降逆。

处方:旋覆花 10g(包) 代赭石 20g(煅) 广藿香 9g 法半夏 6g 丁香 3g 沉香片 3g(后下) 制川朴 6g 炒枳实 6g 橘皮 6g 柿蒂 9g 生山栀 9g 姜竹茹 6g 3 剂

二诊:2 月 15 日。呃逆缓解,气促亦平,胸闷不舒仍作,胃脘隐痛。苔白脉弦。治仍上法出入。

处方:高良姜 3g 旋覆花 10g(包) 公丁香 3g 法半夏 6g 青陈皮各 6g 制川朴 6g 炒黄芩 6g 熟莱菔子 9g 广木香 6g 白茯苓 15g 3 剂

【按语】本案湿热挟痰,阻碍气机,肝木先失条达,胃土又失和降,以胃寒为本,肝火为标。治以清泄降火、辅化痰湿、调畅气机、和中安胃为法,俾其郁火得泄,肝气得疏,痰湿得化,则上冲之呃逆自止;郁火清,胃气降而病告瘥。药合旋覆代赭汤、橘皮竹茹汤、丁香柿蒂汤化裁为一方。旋覆代赭汤益气和胃,降逆化痰,原为《伤寒论》为胃气虚弱、痰浊内阻、胃气上逆而致噫气不除所设;橘皮竹茹汤益气清热,降逆止呕,本为《金匮要略》为胃虚有热、气逆不降而成呃逆呕哕所制;丁香柿蒂汤益气温中、降逆止呕,则为《症因脉治》为胃气虚寒,失于和降而见呕吐呃逆所立。蒋老取皆三方和中降逆之力,正合胃宜降则和之意,又采旋覆代赭之化痰湿,橘皮竹茹之清郁火,丁香柿蒂之温胃土,各司其职,而获全功。

四、宣通痹阻法治愈痹证三例

例一 黄某,男,56 岁。

初诊:1981 年 4 月 3 日。

主诉及病史:右肩关节痹痛三年余。右侧肩区周围麻痹疼痛,痛引颈项拘急不舒,臂不易举,手指麻木,入夜痛增。

诊查:苔白,脉濡。X 线摄片提示:颈椎退行性病变。

辨证:寒湿痹阻经络,气血凝滞不通,痹痛遂生。

治法:祛风散寒,宣通脉络。

处方:桂枝 9g 全当归 9g 片姜黄 9g 豨莶草 15g 羌活 9g 威灵仙 12g 炒赤芍 12g 桑枝 15g 鸡血藤 15g 苍白术各 6g 白僵蚕 12g 生米仁 20g 生甘草 3g 5 剂

二诊:4 月 10 日。痹痛较前减轻,手臂活动不利。苔白,脉细。治仍原法。

处方:桂枝 9g 片姜黄 9g 豨莶草 15g 羌活 9g 威灵仙 12g 桑寄生 15g 鸡血藤 15g 苍白术各 6g 白僵蚕 12g 生米仁 20g 炒赤芍 12g 川芎 9g 生甘草 3g

服 5 剂后告知手臂痛除而活动如常。

例二 汤某,男,48 岁。

初诊:1983 年 12 月 7 日。

主诉及病史:左手肩臂痛胀已有半年,抬举不能,摆动受限,白天痛轻,入暮痛增。

诊查:苔薄白,舌边有瘀点,脉弦涩。

辨证：风邪痹阻，经脉瘀滞，不通则痛。

治法：行血化瘀，祛风宣痹。

处方：参三七粉 3g(吞)　丹参 15g　乳没药各 6g　红花 6g　左秦艽 9g　片姜黄 9g　生黄芪 15g　炒当归 9g　豨莶草 15g　羌活 6g　桑寄生 12g　天仙藤 15g　生甘草 3g

服药 3 剂后疼胀锐减。嘱守原方再服药 5 剂，诸症悉平。

例三　单某，男，55 岁。

初诊：1991 年 4 月 1 日。

主诉及病史：四肢关节疼痛二十余年，指、趾关节红肿疼痛半年。入冬尤甚，天暖稍轻。

诊查：手指、足趾关节暗红，肿胀疼痛。化验血尿酸 446.3μmol/L，类风湿因子阳性。舌淡紫，苔白滑腻，脉细弦。

辨证：阳气不足，寒湿内侵，寒凝经脉，湿着肌肉，气血凝滞，痹久化热之渐。

治法：温经活血，宣通痹阻。

处方：生地黄 15g　制白附子 5g　桂枝 6g　全蝎粉 3g(吞)　蜈蚣 2 条　炒僵蚕 15g　威灵仙 12g　羌独活各 9g　鸡血藤 15g　苍白术各 5g　木防己 9g　生米仁 20g　海风藤 12g　丹参 12g　车前草 10g　7 剂

二诊：4 月 8 日。手指、足趾红肿疼痛稍有减轻，偶感胸痛。舌质微胖，苔白，脉弦细。治再上法。

处方：汉防己 12g　生地黄 15g　制白附子 6g　全蝎粉 3g(吞)　羌独活各 9g　苍白术各 9g　鸡血藤 15g　炒当归 9g　炒僵蚕 15g　桂枝 6g　炒川芎 6g　蜈蚣 2 条　地鳖虫 9g　威灵仙 12g　炒泽泻 12g　7 剂

三诊：4 月 22 日。上方继服 14 剂，指、趾疼痛消失，红肿未退，膝关节依然作痛。苔薄，舌质淡，脉弦。治再前法。

处方：淡附片 6g　怀牛膝 12g　忍冬藤 15g　苍白术各 6g　威灵仙 12g　全蝎粉 3g(吞)　蜈蚣 2 条　炒僵蚕 12g　羌独活各 9g　桂枝 9g　海风藤 12g　汉防己 12g　生米仁 20g　车前草 10g　鸡血藤 15g　7 剂

四诊：5 月 27 日。守原方服药 30 剂，四肢关节肿胀有所消退，疼痛逐有减轻，然逢劳则加重。血尿酸复查为：345.1μmol/L。舌质淡紫，苔白，脉弦。治再温通宣痹。

处方：汉防己 12g　丹参 10g　全当归 9g　桂枝 9g　淡附片 9g　羌独活各 9g　炒僵蚕 15g　全蝎粉 3g(吞)　怀牛膝 12g　生米仁 30g　苍白术各 6g　杜仲 12g　威灵仙 15g　淡木瓜 10g　白茯苓 15g　7 剂

【按语】蒋老认为，痹者，顾名思义，乃闭塞不通也。某些致病因子闭塞经脉，使气血运行失畅，瘀滞不通，而出现四肢躯体局部痛、麻、肿、胀及功能障碍之病证。诚如清·张志聪所言："痹者，闭也，邪闭而为痛也。"临床治疗以宣通痹阻为宜。例一寒湿侵阻经脉，气血凝滞，治以祛风散寒、宣通脉络之法；例二痹久成瘀，则以行血化瘀，佐以祛风宣痹；例三痛痹夹瘀，本寒标热，已成顽疾，故投辛温以温通散寒，少佐甘寒以制标热，更用虫类之品搜剔通痹。三者均达宣通痹阻旨意，治法切合病机，故疗效迅捷。

五、芪萸仲柏汤治愈慢性肾炎二例

例一　钱某，男，51 岁。

初诊：1991年10月7日。

主诉及病史：浮肿反复发作5年余，夜尿频多伴腰酸半年。5年前曾患肾炎。1989年10月因头昏浮肿在医院检查，血压166/118mmHg，血清蛋白29g/L。甘油三酯2.34mmol/L，总胆固醇11.18mmol/L，尿蛋白(＋＋＋＋)，诊为肾病综合征。经住院治疗，浮肿消退，血压正常，尿蛋白减少为(＋)～(＋＋)。近半年来，夜尿频多，每晚四五次，量多清长；腰脊酸楚，两耳鸣响，神倦乏力。

诊查：舌质淡红胖嫩，边有齿印；苔薄白腻，脉沉细。

辨证：肾元亏虚，气阴不足，固摄无权，湿浊内滞。

治法：益气养阴，补肾化浊。

处方：生黄芪24g　制萸肉6g　生地黄15g　杜仲12g　黄柏9g　银花15g　生牡蛎20g　白茯苓15g　白茅根15g　金樱子12g　芡实15g　菟丝子12g　潞党参15g

二诊：10月21日。上方药服用20剂。尿蛋白仅见痕迹，白细胞(1～2)；但耳鸣仍作，腰部酸楚，夜尿三四次，阳事易举。舌淡红、边齿印，苔薄白，脉细。治仍原法出入。

处方：潞党参15g　生黄芪30g　麦冬10g　制萸肉6g　白茅根12g　炒黄柏9g　炒知母9g　杜仲12g　金樱子12g　生牡蛎20g　丹皮9g　淮小麦30g　白茯苓15g

三诊：11月25日。上方药继服30剂，尿蛋白连续3次阴性，白细胞(0～3)，夜尿一两次，腰酸耳鸣稍减未平。血清蛋白58g/L。甘油三酯1.36mmol/L，总胆固醇6.76mmol/L。苔脉如前，治宗前方以善其后。

处方：潞党参15g　生黄芪30g　麦冬10g　制萸肉6g　白茅根12g　炒黄柏9g　炒知母9g　杜仲12g　金樱子12g　生牡蛎20g　丹皮9g　白茯苓15g　覆盆子15g　10剂

例二　王某，女，37岁。

初诊：1991年9月10日

主诉及病史：尿血反复发作6年，再发5天。1985年曾患肾炎，1989年经蒋老诊治痊愈。近因疲劳又伴感冒发热后，肾炎又作，尿检蛋白(＋＋＋)，红细胞(＋＋＋)，神倦腰酸，口咽干燥。

诊查：舌淡红，苔薄黄腻，脉细带数。

辨证：气阴两虚，肾元疲惫，湿热下注，血络受损。

治法：益气养阴以补肾，清化湿热以去浊。

处方：生黄芪20g　生地黄15g　制萸肉6g　丹皮9g　赤芍9g　白茅根15g　阿胶珠12g　生牡蛎20g　杜仲10g　黄柏9g　大小蓟各10g　车前草10g　金银花15g　7剂

二诊：9月17日。药后尿蛋白及红细胞均有减少，今尿检蛋白微量，红细胞(＋)。小溲已爽，尚感腰酸神疲。苔薄，脉细。治宗上法。

处方：生黄芪20g　生地黄15g　制萸肉6g　白茅根15g　杜仲10g　黄柏9g　大小蓟各10g　阿胶珠12g　生牡蛎20g　金银花15g　赤白芍各10g　桑寄生12g　金樱子12g　芡实15g　7剂

三诊：10月13日。小便化验已正常，但腰俞仍觉酸楚，神倦易疲。苔薄，脉细。治再上法，巩固疗效。

处方：生黄芪30g　潞党参15g　阿胶珠10g　白茅根12g　杜仲10g　制萸肉6g　黄柏9g　生牡蛎20g　桑寄生12g　金樱子12g　芡实15g　炒川续断12g　生米仁20g　白茯苓15g　7剂

【按语】蒋老认为，慢性肾炎、肾病综合征，往往病程延久，虚实夹杂，然可以四字概之，谓：

“肾虚浊滞”。其中，肾虚为本，气虚、阴虚最为常见；浊滞为标，湿阻、热郁兼而有之。肾虚则封藏失职、固摄无权，是以蛋白、红细胞等精微物质随尿流失；浊滞则污秽不去，困遏伤正，而见肌酐、尿素氮等代谢废物难以清除。临证治疗，自拟芪萸仲柏汤，由黄芪、萸肉、杜仲、黄柏、白茅根、茯苓、牡蛎、金樱子等为主组成。以黄芪充其气，萸肉养其阴，合以杜仲甘温不燥，补肾益元。萸肉酸温不热，平补阴阳，更佐黄柏之苦寒清热，燥湿于温补之中，既达清热燥湿而去浊，又图阳中求阴而益肾。而茯苓、白茅根渗水湿、清郁热，助黄柏之去其污浊；牡蛎、金樱子敛阴液、缩水泉，助芪萸之补肾摄精。其方重于补虚，然补而不嫌滋腻，兼以泻浊，然泻而不虞伤正，故效如应桴。

六、清解化瘀法治愈肝痈证一例

陆某，男，28岁。

初诊：1991年11月12日。

主诉及病史：右上腹疼痛伴发热50天。五旬之前，突发寒战高热，体温39.8℃，右上腹疼痛胀闷。9月26日作B超检查：肝右叶膈顶部可见约7.9cm×6.9cm暗区，提示肝脓疡。血常规检查，白细胞总数$15.8×10^9/L$，中性粒细胞0.81。10月22日至11月8日住院治疗，使用抗生素20余天，出院复查B超仍见5.0cm×5.0cm低回声暗区。肝脓疡五旬未已，刻下身热胁痛，口干而苦。

诊查：舌红，苔黄腻，脉滑数。

辨证：邪毒内侵，气血凝滞，瘀毒内蕴，肉腐成脓，是为肝痈。

治法：清热解毒，理气化瘀，软坚排脓。

处方：干芦根12g　银花15g　川黄连3g　夏枯草10g　蒲公英15g　冬瓜仁15g　薏苡仁30g　丹参15g　麦冬9g　蛇舌草15g　郁金9g　制元胡9g　广木香6g　白茯苓15g　生甘草6g　7剂

二诊：11月19日。身热胁痛已平，神倦乏力。苔薄腻，舌微胖，脉细滑。治宗上法。

处方：干芦根12g　金银花15g　川黄连3g　夏枯草10g　蒲公英15g　冬瓜仁15g　薏苡仁30g　丹参15g　郁金9g　麦冬9g　炒白术9g　蛇舌草15g　广木香6g　白茯苓15g　生甘草6g　7剂

三诊：11月26日。B超复查：肝区光点偏密，低回声暗区已消失。身无不适，脉细带数，苔薄，舌体胖。治宗上法以图巩固。

处方：蒲公英15g　蛇舌草15g　夏枯草12g　冬瓜子12g　川连3g　北沙参10g　川朴3g　鸡内金9g　生米仁30g　金银花15g　丝瓜络6g　干芦根12g　紫地丁12g　车前草10g　生甘草6g　7剂

【按语】肝脓疡属于中医学“肝痈”之范畴，多由肝郁化火、气滞血瘀、邪毒内侵、形湿蕴痰聚而成痈。所谓痈者，乃气血为毒邪壅塞而内结。肝为血脏，性喜条达，肝气疏泄畅达则人身气血相辅而行，循环不息，而肝失疏达则气血凝滞，久则郁而化热，更加邪毒内侵，致使瘀毒互结，血肉腐败。诚如《灵枢经·痈疽篇》所说：“营卫稽留于经脉之中，则血泣而不行，不行则卫气从之而不通，壅遏不得行，故热；大热不止，热胜则肉腐，肉腐则为脓”。蒋老主张，治疗肝痈，虽须分期而论，然其大法总以清热解毒、理气化瘀、软坚散痈为宜。患者病痈五旬，更宜消痈排脓。方以《金匮要略》千金苇茎汤为基本方，加用清热解毒，化瘀行气之品，虑其病久正伤、阴津耗损，故加沙参、麦冬甘寒生津，故三诊药到病除。

（徐珊整理）

【编者评注】肝脓疡之疾，在《素问·大奇论》中已有“肝痈”之立名，其病机是痰湿蒸热，肝郁火旺，血瘀化热，腐而成脓，故治疗主为清肝泻火、化痰散瘀。本例虽病经五旬，但身热依存，舌红苔黄，仍示其热毒之盛。蒋老移用治肠痈之千金苇茎汤以治肝痈，纳郁金、元胡、夏枯草，既疏肝软坚，又寓引经使药之用，使药到病所，清热解毒，疏肝软坚，理气化瘀，使痈疡内消而愈；又佐沙参、麦冬以顾其肝阴之体，由此可悟蒋老选方遣药之周详也。

上海名医医案

陈祖康医案

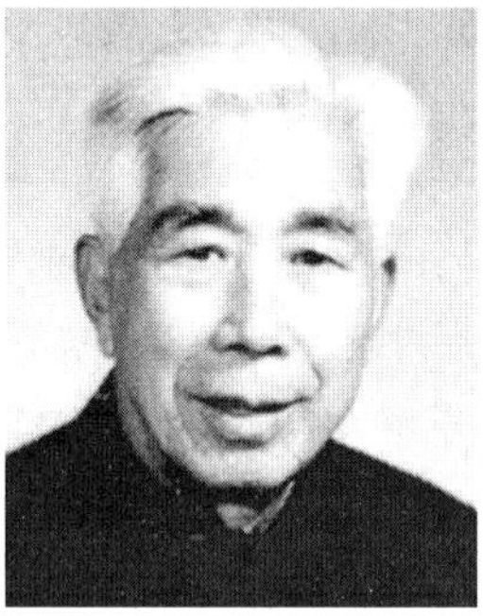

【生平传略】

陈祖康，又名陈澈，生于1909年，江苏常熟冶塘镇人。青年时因患肺病，从事中医学，阅读《伤寒》、《温病》、《内经》、《难经》、《金匮》等书，又博览诸家学说。为了深造，于1931年投在江苏常熟著名老中医金兰升门下，学医3年。1934年去上海青浦挂牌行医，因擅治伤寒，不久就得到了治疗伤寒最好的名中医称号。又由于对肝炎、肝肿及肿瘤病的治疗有一定的研究和经验，上海市区及郊县、江苏昆山等地的病员经常不断慕名上门求医。

曾任青浦中医联合诊所负责人、丰塘乡医院院长、青浦县卫生工作者协会执委。

一、凉血解毒治愈肝肿癥瘕一例

刘某，男，83岁。

初诊：1981年3月15日。

主诉及病史：小便少，肚腹胀，血压高，嘴唇麻，不能行走。

诊查：肝肿肋下五指，硬度中上，有中高度腹水。舌红苔少而剥，脉细弦动。

辨证：血分热毒，瘀积成癥，血瘀水结。

治法：凉血解毒，逐水祛瘀。

处方：蜈蚣4条　壁虎4条　土茯苓9g　商陆9g　槐米12g　丹皮9g　蒲公英9g　威灵仙9g

二诊：3月30日。肝肿在正常退化。

处方:蜈蚣4条　壁虎4条　土茯苓9g　商陆9g　地龙6g　槐米9g　丹皮9g　地丁9g　威灵仙9g　皂刺6g　白芥子6g　冬瓜子9g

三诊:4月15日。肝肿退化明显。

处方:千金子9g　蜈蚣4条　壁虎4条　土茯苓9g　汉防己9g　刘寄奴9g　丹皮9g　凤仙子9g　威灵仙9g　萆薢9g　皂刺6g　白芥子6g

四诊:4月30日。小便畅通,食欲很好。腹水已退尽,肝已完全软化。

处方:穿山甲9g　汉防己9g　刘寄奴9g　广郁金6g　川芎6g　威灵仙9g　土茯苓9g　丹皮9g　蒲公英9g　皂刺9g　白芥子6g　石菖蒲6g

五诊:5月15日。大小便正常,食欲很好。肝脏完全恢复正常。

处方:制大黄12g　黄芩6g　茵陈9g　地骨皮9g　桑皮9g　煅针砂9g　陆曲9g　麦芽9g　丹皮9g　茯苓9g

嘱病员五诊后可停止服药。

【按语】本例肝硬化腹水,正虚邪实。治疗以攻邪为主,再以扶正祛邪,标本兼顾。疗程为2个月。第1个月用攻坚破瘀法,解毒为主,用药较为峻猛;然"有故无殒亦无殒",加之有土茯苓、蒲公英、槐米等解毒药的运用,使其恰到好处。峻猛之药毕竟为有毒之品,不宜久服,取效之后,则以活血化瘀、解毒及滋阴健脾之法调理,最终得以向愈。

二、凉血解毒、逐瘀通络治愈肝上肿块"癥、瘕"一例

沈某,男,40岁。

初诊:1982年8月14日。

主诉及病史:经市多处医院诊断,为小肝癌,已扩散。

诊查:右肋下肿块比银元小些,中等硬度,肿块边缘有扩出症状。

辨证:积瘀成癥块。

治法:消积瘀。

处方:蜈蚣4条　壁虎4条　土茯苓9g　石打穿9g　威灵仙9g　凤仙子(急性子)6g　丹皮9g　槐米9g　皂刺6g　冬瓜子9g

二诊:8月21日。症状有好转。

处方:凤仙子(急性子)6g　石打穿9g　五灵脂9g　蜈蚣4条　壁虎4条　石菖蒲6g　皂刺6g　丹皮9g　白芥子6g　槐米6g

三诊:8月29日。症状进一步好转。

处方:丹皮9g　凤仙子(急性子)6g　威灵仙9g　石打穿9g　槐米9g　皂刺6g　白芥子6g　冬瓜子9g

四诊:9月3日。肿块已软化过半。处方同二诊。

五诊:9月10日。肝肿块将近完全软化,但脐腹上稍隆起,脐左旁找到瘕癥。

处方:生军12g　元明粉9g　鹤虱6g　雷丸6g　花椒9g　花槟榔9g　京棱9g　莪术9g

六诊:9月16日。大便如血痢且量多。肝肿块完全消除,瘕癥亦已消散。

处方:穿山甲9g　京棱9g　莪术9g　地鳖虫9g　丹皮9g　皂刺9g　白芥子6g　冬瓜子9g

七诊:9 月 23 日。食欲很好,大小便正常。血色正常,肝脏肿块完全软化,瘕癥消除。嘱病员停药。

【按语】本例为肝癌并已转移,证属中医癥瘕,治疗以逐瘀消癥为主,兼用解毒凉血之剂。急性子即凤仙子,有小毒,主要有破血、消积、软坚的功效。《本草纲目》谓"其性急速,故能透骨软坚"。石打穿即石见穿,紫参的全草,治疗急慢性肝炎有良好的效果。石菖蒲除开窍豁痰外,活血止痛的作用亦佳。治疗 1 个半月,疗效十分显著。

【编者评注】陈老治疗肝病,特别是疑难重症,颇具特色,疗效亦佳。其组方简捷、精练、力专。主要针对肝病癥瘕的病机——毒瘀互结——以祛邪为主。临证根据毒、瘀之多少,有所偏颇。祛毒之法有二:一是以毒攻毒,擅用蜈蚣、壁虎,剂量视病情而定;二是清热凉血解毒。用土茯苓、蒲公英、槐米、丹皮等。其中土茯苓还可解蜈蚣、壁虎之毒。活血软坚药主要用穿山甲、刘寄奴、威灵仙、急性子、石打穿,配合应用豁痰破结的皂刺、白芥子、石菖蒲,以加强散结消癥的作用。

陈老在辨证上亦堪称道的是,例二脐部左侧扪及瘕块(为肝癌转移之包块),陈老辨证为虫积,治以杀虫化瘕,药后便下大量如血痢之物,药进 6 剂而癥瘕消散,发人深省。

王文济医案

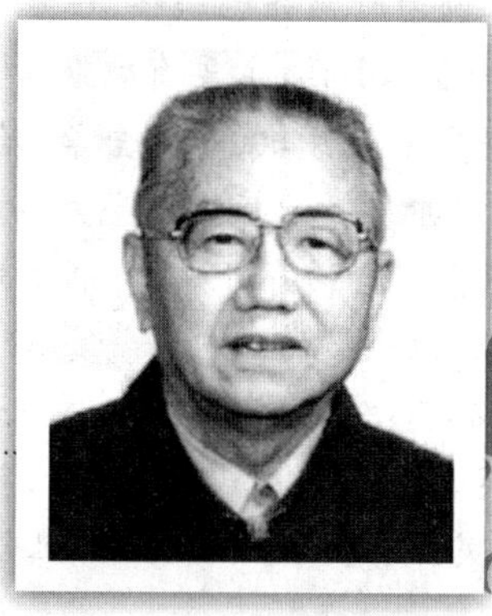

【生平传略】

王文济，男，1914年生，上海市金山县人。1938年毕业于上海中国医学院四年制本科。上海名医方公溥入室弟子，浦南名医刁谦伯得意门人。1956年金山县人民医院中医师，1963年晋升中医副主任医师，1988年晋升中医主任医师。中华全国中医学会上海分会第三、四届理事，上海市中医药学会第一届理事会顾问。

王老五十多年来潜心中医内科，对治疗肝胆病及消化系统疾病素有研究。他博采众家之长，结合理论知识，应用于临床实践，探索行之有效的理法方药，对危重病、疑难病、常见病、多发病的治疗力求突出中医特色。曾在国内杂志上发表过三十多篇论文，主要有《黄连、大蒜治疗细菌性痢疾及急慢性肠炎初步小结》、《应用中药治疗细菌性痢疾的观察》、《普济消毒丸治疗74例风毒病临床观察》、《普济消毒丸、三黄丸对预防风毒病的效果初步观察》、《三金汤治疗胆道感染119例小结》等。

王老1990年编著的《金山医学摘粹》一书，收集了清末至今11位名医医案，为保存历代名医独特的治疗经验，填补清末至民国的中医文献空白，继承和发扬中医学遗产作出了贡献。其中，《济思斋验案集》系作者五十多年来临床集验之作，分内、外、妇、儿、五官、皮肤等科，有上百个病种，153个病例。

一、小承气汤加味治愈高热——阳明腑证一例

沈某，男，23岁。

初诊：1979年5月19日。

主诉及病史：于本月8日起畏寒发热，体温39～40℃，曾在大队卫生室及兴塔卫生院治疗，高热持续不降，于5月17日转来我院。高热持续不解已11天。体温38.9℃，面红气粗；两臂疼痛不能移动，动则疼痛加剧；胸次满闷，右肋部作痛；腹部不适，大便已6日不解；汗泄颇多，衣被尽湿；四肢逆冷。脉弦数，舌苔黄腻。

诊查：X线胸透：两肺纹理增深。A型超声波肝胆检查：肝较密微波Ⅰ级，肝剑突下1.5cm长，肋下0，胆囊未见异常。血常规：白血球15.5×10^9/L，嗜中性0.79，淋巴球0.21。尿检：未见异常。

辨证：邪陷阳明，痞、满、燥、实四证俱现，为阳明腑病、热结燥屎之候。

治法：泄热通便。

处方：制川厚朴4.5g　焦枳壳6g　焦瓜蒌15g　川黄连3g　制半夏6g　川黄芩6g　广陈皮6g　赤茯苓12g　丝瓜络9g　杭白芍9g　焙车前(包)12g　生川军(后入)9g

二诊：5月20日。服药1剂后，肠鸣、腹泻2次，排出粪便颇多，兼有异常臭气，热毒得以下泄。体温37.6℃，且逐渐下降。由于腑气得通，腹满腹胀已见轻减，汗泄亦大见减少，精神亦有好转。舌苔渐化，脉仍带弦。血常规复查：白血球13×10^9/L，嗜中性0.82，淋巴球0.18。患者胃肠湿热未清，仍从前法化裁治之。

处方同前，改生大黄(后入)6g，再服药2剂。

三诊：5月22日。连服药2剂之后，腑气得畅，热毒得以排泄，体温36.6℃，已见清澈；大汗亦止，肢体调和，病势已离险境。后投以清理、调理之剂，于5月30日血常规复查：白血球7×10^9/L，嗜中性0.71，淋巴球0.29。痊愈出院。

【按语】患者高热十多日，大汗淋漓，四肢逆冷，便结6天，舌苔黄腻，体力消耗殊甚，虽属大承气汤证，然大下之后，防生变证，改用小承气汤加味，微和胃气，又排出热毒，又勿令大泄，收到良好疗效。《瘟疫论》指出："三承气汤功用仿佛，热邪传里，但上焦痞满者宜小承气汤。中有坚结者，加芒硝软坚而润热，病久失下，虽有结粪，然多黏腻，得芒硝则大黄有荡涤之能，设无痞满，堆存宿结，而有瘀热者，调胃承气汤宜之，三承气汤功效皆在大黄，余皆治标之品也"，确属精明之论。以上处方，小承气汤中大黄，苦寒泻热，通便荡涤胃肠；厚朴、枳实易枳壳行气散结。大黄、黄连、黄芩名泻心汤，有泻火清热解毒之效。黄连、半夏、瓜蒌为小陷胸汤，有宽胸散结、清热化痰作用，参以陈皮理气化痰，茯苓健脾化湿，白芍敛阴和营，丝瓜络通络，为肋痛而设，焙本兼利尿。

二、温阳健脾、泻肺利水治愈痰饮一例

张某，男，72岁。

初诊：己卯年仲夏望日。

主诉及病史：宿患痰饮病，经久不愈，越发越勤，逐渐加剧。今则端坐喘息，气促抬肩，咳嗽痰多，夜不能寐，精神疲倦。人坐藤榻，前置方凳，叠被高于躯体，以身扑棉被之上，日以继夜，不得平卧，痛苦万分。稍欲多言，喘息更甚。痰如泡沫，昼夜盈满于盂。

诊查：头面、下肢浮肿，按脉弦滑，舌苔白腻。

辨证：寒饮盛于内，阳气虚于外，饮邪上逆，肺气不降。

治法：温阳健脾，泻肺利水。

处方：甜葶苈9g　生白术9g　生姜皮4.5g　川桂枝4.5g　紫苏子12g　光杏仁12g　带皮苓12g　粉猪苓12g　汉防己12g　制半夏6g　化橘红6g　冬瓜皮子各12g　引陈葫芦壳30g

服药3剂，颜面浮肿渐退，下肢浮肿如前，咳嗽气喘较平，咯痰仍多，小溲亦利。又服药5剂，下肢浮肿消退，入夜稍能高枕而寐。再服药5剂，肿势全消，咳嗽、痰喘较平，能高枕转侧而寐矣。

【按语】饮为水分之邪，随气上泛，则颜面浮肿；饮邪犯肺，为喘咳痰满；饮邪随气下流，则下肢浮肿。《金匮要略》指出："咳逆停息，短气不得卧，其形如肿，谓之支饮。"患者高年体虚气弱，肺脾肾三脏气化功能失常，水液难于输化，日积月累，饮停水蓄。《金匮要略》又言："饮水流行，归于四肢，当汗出而不出，身体疼重，谓之溢饮"。《素问·经脉别论》指出："饮入于胃，游溢精气，上输于脾，脾气散精，上归于肺，通调水道，下输膀胱，水精四布，五经并行"。而水道之路则属三焦，所以肺脾肾三脏气化作用失调，为饮证发病之关键。肺脾肾气化不行，三焦水道壅闭，不得宣行，蓄而成饮。上述论述颇详，确属阳微阴盛、正虚标实之候，取法"病痰饮者，当以温药和之"。方中桂枝、生姜皮辛温通阳利水，白术健脾运湿，葶苈子泻肺利水，紫苏子降气化痰，冬瓜子清肺化痰，光杏仁苦泄降气止咳，粉猪苓、带皮苓、冬瓜皮、陈葫芦壳均为利水渗湿之品；配合应用，对支饮溢饮合并证，疗效颇佳。

三、健脾利水、活血去瘀治愈单腹胀一例

陈某，男，53岁。

初诊：1965年7月29日。

主诉及病史：1964年初，自觉腹部逐渐膨大，至11月出现大便溏薄，日行三四次，粪便中含有黏液，兼夹血液。病者系船工，平日刻苦耐劳，未曾认真医治。1965年3月27日来院检查。

诊查：面带青暗；腹部膨隆，皮肤光亮，腹胀；食欲呆钝，精神疲倦。脉弦细，舌苔白腻。腹诊：肝肿大至脐上四指，质偏硬，有腹水；四肢无浮肿。

辨证：病由虫阻经隧，导致气滞血瘀，肋下积块，脾不健运，水湿停滞。

治法：疏通经隧，健脾利水，宽胀疏中。

处方：生白术12g　花槟榔9g　冬瓜皮12g　制半夏6g　焦枳壳4.5g　粉猪苓15g　汉防己12g　福泽泻9g　梗通草3g　青陈皮各4.5g　焙车前(包)12g　5剂

另用活大蟾蜍14只(洗涤清洁)，砂仁63g。每只活蟾蜍口内塞入砂仁4.5g，以稻草缚之。外涂烂河泥，须涂满，于烈火中煅透烧红，取出待冷却后敲去河泥，将蟾蜍研成极细末，加入赤砂糖适量和匀，贮藏于密器内，每日晨夕各服半调羹，开水送服。

二诊：8月6日。药后自觉腹胀较前轻减，但从临床观察，其腹膨等证候如前，小便不利，脉弦细，舌苔白腻。再以前法出入治之。

处方同前，除花槟榔、制半夏、青陈皮，加带皮苓15g、黑牵牛9g、生白术易大冬术12g，5剂。

三诊：8月15日。腹部膨隆如前，胀满较减，尿量仍少，精神较好，食欲渐好。脉弦细，舌苔厚腻。再进逐水利尿之剂。

处方：芫　花9g　红毛大戟9g　黑白丑各4.5g　土炒白术9g　怀山药9g　赤茯苓9g　大腹皮15g　大枣10枚　3剂

四诊：8月23日。投以逐水利尿之剂，连服药3剂，得大便溏薄如水样者多次，腹部膨大较前轻松，腹围较前缩小，但泻后精神疲惫，步履亦感乏力，口渴引饮，小便仍稀少。脉弦，舌苔腻，峻泻之后，当以和脾利水为治。

处方同8月6日方，除带皮苓，加花槟榔9g，7剂。

五诊：9月1日。腹部膨隆，已大见消退。腹诊：肝肿大至脐上四指，质偏硬。小便较利，

食欲较好，精神尚佳。脉弦细，舌苔腻，病势已见好转，再进健脾活血、祛瘀消痞之剂。

处方：蓬莪术 9g　大冬术 9g　花槟榔 9g　冬瓜皮 12g　焦枳壳 4.5g　竹三七 9g　制香附 9g　焙车前(包)12g　新会皮 6g　福泽泻 9g　赤茯苓 9g　5 剂

蟾砂散照前方服。

六诊：9 月 10 日。腹膨已完全消退。腹诊：肝肿剑突下一掌，病情已有好转。脉虚弦，舌苔白腻。再当攻补兼施。

处方：潞党参 9g　野於术 9g　蓬莪术 9g　花槟榔 9g　焦枳壳 4.5g　荆三棱 9g　竹三七 9g　冬瓜皮 12g　炒当归 9g　元红花 4.5g　制香附 9g　焙车前(包)12g　10 剂

七诊：9 月 22 日。进攻补兼施之剂，面色渐见红润，入夜口渴，食欲尚可，大便解而不畅，小便尚利。脉弦，舌苔薄腻。药既奏效，再进养血柔肝之剂，攻补兼施。

处方同前，除焦枳壳、花槟榔、三棱、冬瓜皮，加制半夏。蟾蜍散同前服，5 剂。

八诊：9 月 27 日。服药后，病情日见好转，夜寐尚安，精神亦佳，食欲亦增，小便通利。脉弦，舌苔薄白。再进健脾温阳利水之剂。

处方：制于术 9g　焦枳壳 4.5g　制半夏 6g　带皮苓 15g　粉猪苓 15g　福泽泻 9g　新会皮 4.5g　焙车前(包)12g　丝通草 3g　生姜皮 3g　川蜀椒 3g　淡附片 3g　7 剂

【按语】单腹胀，在《灵枢·水胀》篇早有记载："腹胀，身皆大……色苍黄，腹筋起，此其候也。"《医门法律》说："癥瘕、积块、痞块，即是胀病之根，日积月累，腹大如箕斗，是名单腹胀。"它属于西医学血吸虫病晚期肝硬化之出现肝脾大、腹水等证者。古人云："疯、痨、臌、膈，杂病难医"。此属"单腹胀，亦称单臌胀，难医之候也"。上例经过 8 次诊治，服药 42 剂，腹水消退，病情好转，收到较好的疗效。初、二诊主要疏通经隧，健脾利水，以四苓散加味。同时采用《绛囊撮要》方"蟾砂散"，其功用为行气消积。连服药两个多月。三诊时考虑其体质尚可，运用《伤寒论》十枣汤方以峻泻，使腹水从大便中排出。腹水消失后，则以和脾利水为治。五诊主攻肝脾肿，以活血健脾、祛瘀消癥为治。六、七诊运用攻补兼施之法，最后一诊采用大建中汤化裁而收功。中阳建立，寒去温回，腹水消退，胀满亦除，精神日见好转而停药。

四、清心开窍、益气宣肺治愈闭证一例

张某，男，61 岁。

初诊：1976 年 2 月 12 日。

主诉及病史：宿患慢性支气管炎、肺气肿病。突感寒邪，寒战高热，神志不清，大小便失禁，即送本院西医内科住院治疗，经过抢救，病情未见轻减，邀请中医会诊。

诊查：体温 38.8℃(腋下)，神志昏迷，时有呓语，心烦懊侬，咳嗽不爽，气带急促，无汗，胸痛。舌苔白腻，脉数促小。听诊：右肺闻及湿性啰音。

辨证：高年体衰，卫气不固，寒邪袭肺，不得外解，里热炽盛，出现高热；无汗，烦躁，痰热壅肺，肺气不宣，致呼吸气粗、咳声不扬、胸次作痛；风寒内闭，邪气壅塞上焦，逆传心包，导致神明被蒙，神识似清非清，频频呓语。舌苔白腻，表邪未解也。脉数为热，促小者心力衰惫也。病属闭证，系表实里虚，棘手之证。

治法：益气强心，疏风宣肺，散寒清热，标本同治，以冀万一。

处方：人参(朝鲜参)6g。浓煎频服。

净麻黄 3g　光杏仁 12g　生石膏 30g　生甘草 4.5g　广地龙 9g　潞党参 15g　制半夏 6g　赖氏红 6g　焦瓜蒌 12g　云茯苓 12g　1 剂

二诊:2 月 13 日。服药 1 剂后,体温清澈,汗泄颇多而带黏性,神志仍处于半昏迷状态,胸痛心烦,咳嗽不扬,咯痰不易。脉微数细促,舌苔转黄腻而带干。表邪虽解,里热未除,郁而化燥,病邪上蒙清空,神识未清。再拟清心开窍、宣肺消炎。

处方:羚羊角粉 2.7g,牛黄清心丸 3 瓶研细末,与羚羊角粉调和均匀,分 3 次用温开水送服。皮尾参 9g,另炖代茶。

广地龙 9g　南沙参 12g　光杏仁 12g　焦瓜蒌 12g　生苡仁 12g　粉前胡 9g　象贝母 9g　云茯苓 12g　川黄芩 6g　蒲公英 15g　1 剂

三诊:2 月 14 日。神识清醒,胸痛减轻,烦躁已除,口渴引饮,咳嗽不爽,痰咯不易,大便不行。脉细滑,舌苔黄腻带干。仍以前法出入。

处方同前,除羚羊角、牛黄清心丸、象贝母。加胡颓叶 9g,水炙甘草 4.5g。2 剂。

四诊:2 月 17 日。咳嗽已见减轻,咯痰亦易,声嘶音哑,精神较爽,纳食渐思,大便已解。舌苔薄腻,脉形结代。病情已见转机,再进益气清热、宣肺化痰之剂。

处方同前,除皮尾参、黄芩、云茯苓、南沙参、天花粉、生苡仁、胡颓叶、焦瓜蒌,加潞党参 30g、仙鹤草 30g、净连翘 12g、净蝉衣 4.5g、玉桔梗 4.5g、玉蝴蝶 4.5g、净银花 15g,3 剂。

五诊:2 月 19 日。声音嘶哑渐除,咳嗽较轻,痰咯不易,纳谷渐香,大便正常。脉仍有结代,舌苔薄腻。听诊:心律不齐,右肺啰音消失。再以前法增损治之。

处方同前,除仙鹤草、连翘,加新会红 4.5g、胖大海 9g,4 剂。

【按语】肺脑综合征,属中医学"闭证"范畴。叶香岩所谓:"温邪上受,首先犯肺,逆传心包"之候也。患者体素虚弱,宿有慢支炎、肺气肿,感受寒邪发病,突然昏厥,出现邪盛正衰的危重证候。病属闭证,系表实里虚。依据病情,权衡轻重,运用表里同治之法,用独参汤以益气强心,增强其抗病能力,以救其急;复用麻杏甘石汤加味以解其表,以清其热。1 剂后得汗身凉,而汗带黏性,舌苔黄腻带干,为阴津内伤,清窍被蒙,神志失清,里热未除也。用羚羊角、牛黄清心丸以清心开窍、镇惊息风,用皮尾参以生津救液,结合汤剂以清热宣肺,驱逐余邪,1 剂而神志清醒,病势好转,转危为安,后经调治而痊愈。中医治病需要认真"辨证论治",亦要掌握时机,及时抢救,才可化险为夷,挽救生命。

五、消癥散结法治疗肝癥一例

顾某,男,51 岁。

初诊:1987 年 10 月。

主诉及病史:1987 年 4 月 7 日始上腹部作胀作痛,持续不已。经苏州某医院住院检查,诊断为肝癌晚期,无法医疗,嘱其返家休养。回家后又往上海市某医院检查,与苏州某医院诊断相符,既不能做手术治疗,又不能进行化疗、光疗,仍嘱其回家休养,带病延年耳。家属认为患者年龄尚轻,体力尚健,千方百计找医诊治,以冀有一线之希望。后住进奉贤县某医院,住院三个月余,病势仍在进展,遂专程到金山找余诊治。现肝区持续性疼痛,缠绵半载余,轻则隐隐作痛,最近出现剧烈疼痛,其势难忍。

诊查:B 超检查:肝右叶明显增大,内见多个低声区及中等回声增强区,右前叶内见 84mm×81mm 增强光团,周围有血管环,门静脉受压,提示为肝内占位性病变,肝癌。甲胎及肝功能检查：AFP 625mg/L，SGPT 68U，TTT8U，CFTT（＋），ZnTT16U，总胆红质 12mg/L。巩膜皮肤黄染，经常鼻衄，上中腹胀满不适，嗳气频频，食欲呆滞，体温 37.5℃，有轻度腹水，精神困惫，大便欠畅，小溲短赤。脉弦，舌质淡，苔黄腻。

辨证：此系湿浊积滞，瘀血凝聚，蕴结肝脏所致，病属肝癥，兼腹痛、黄疸、腹水等证，实为棘手之候。

治法：柔肝软坚、消癥散结、活血化瘀、凉血止血、理气止痛、化湿退黄、利水消肿、健脾和胃诸法。

处方：

基本方：生鳖甲　炙鸡金　焦麦芽　生牡蛎　八月札　紫丹参　赤芍药　石见穿（主要功用：柔肝活血，散结消癥。）

加减法：

有黄疸者：加生栀子、生大黄、川黄柏、马蹄金、金钱草、平地木，以化湿退黄。

有腹水者：加带皮苓、粉猪苓、车前草、福泽泻，以利水退肿。

有腹痛者：加炒延索、制香附、徐长卿，以理气止痛。

需消癥者：加七叶一枝花、地鳖虫、半枝莲、蓬莪术、龙葵、炮山甲，以散结消癥。

需化瘀者：加元红花、大川芎，以活血化瘀。

有食滞者：加陈皮、制半夏、焦山楂、焦建曲、香砂仁、川黄连、水炙草，以和胃消食。

兹将诊治过程分为三个阶段，予以简介：

第一阶段（1987 年 10 月 1 日至 12 月 21 日）：病势危重，肝区疼痛持续半载余，且有低热、黄疸、腹水、腹胀、鼻衄等。B 超提示：肝右叶占位性病变，肝癌。AFP 625mg/ml。辨证属湿浊积滞，瘀血凝聚，蕴结肝脏。论治：首当排除腹水，化湿退黄，结合活血化瘀，柔肝消癥。经过八十多天治疗，B 超复查：肝右后叶见 42mm×44mm，23mm×27mm 两个中等占位性病变。肝功能恢复正常。病势趋于稳定，肝内肿块似有缩小，低热已退，腹水已消，黄疸尚未退尽，腹痛、腹胀亦有减轻。

第二阶段（1988 年 1 月 5 日至 7 月 29 日）：在第一阶段病情好转基础上，论治着重散结消癥，兼以化湿退黄。经过七个月诊治，黄疸退净，肝区作痛作胀日见轻减，食物亦香，精神亦有好转。B 超复查：肝右后叶测得 20mm×30mm 及 19mm×16mm 两个中等占位性病变。肿块较前缩小约 1/2。

第三阶段（1988 年 8 月 10 日至 1990 年 2 月 13 日）：经上述治疗后，患者自觉身体已康复，自动停药二十多天，经追踪随访后继续以软坚消癥、活血化瘀中药治疗约一年有余。1990 年 2 月 13 日 B 超复查：肝区光点较粗，回声增强，可见光条、光斑，肝内血管清晰，未见占位性病变。复查 AFP＜20mg/ml。

【按语】肝癌是西医学病名，查中医学古籍中有五积、六聚、七癥、八瘕之病名。而后人则以积聚癥瘕来概括。积与癥都属有形，固定不移，推之不动，痛有定处，大多病属血分，脏病者居多。血藏于肝，肝积肥气，蓄血成癥，癥者坚也，坚则难破，是积聚之有形可徵者。抱朴子有言："夫癥瘕不除则生祸矣。"可见古人对此亦有足够的认识。

患者经苏州市立医院及上海肿瘤医院确诊为肝癌晚期，属不治之证。患者坚信中医中药，自 1987 年 10 月 1 日至 1990 年 2 月 13 日，计有 2 年 5 个月，凡经 21 诊、转方 18 次，共服中药 578 剂，竟将晚期之肝癥化为乌有，恢复健康，实属少见之例。

六、化痰活血散结治愈瘿瘤一例

郭某，女，48岁。

初诊：1976年7月25日。

主诉及病史：1974年7月发现头面部浮肿，心悸频频，头昏眩晕，夜卧不安；颈部甲状腺肿大，有结节，偏右更为显著。经本院西医内科诊断：双侧甲状腺弥漫性肿大，右侧为甚，颈部听诊血管有杂音，基础代谢率＞76％。给予甲基硫氧嘧啶等治疗，病情未见好转。1975年7月19日甲状腺吸^{131}碘率测定：3 h 71.29％；6 h 79.69％；24 h 86.5％，明显高于正常。符合甲状腺机能亢进症状。1976年5月4日转上海某医院诊治，经该院内外科医师会诊，诊断为甲状腺肿瘤伴机能亢进，可以手术治疗。因患者惧怕手术，自动出院回金山，7月25日来本院要求中医中药治疗。

诊查：颜面浮肿黄胖，颈部粗大，甲状腺肿大显著，有结节，右侧为甚；伴有头昏眩晕、突眼、心悸、遍体麻木感；精神困惫，消谷善饥，大便欠畅。舌苔厚腻，脉弦。

辨证：肝气夹痰上逆，久之气聚痰凝结于颈部而成本病，病属瘿瘤。

治法：化痰利湿，活血化瘀，软坚散结。

处方：炮山甲12g　黄药子9g　煅牡蛎18g　海蛤粉12g　赤茯苓12g　赤芍药12g　炒当归9g　夏枯草15g　洗海藻15g　元红花4.5g　京元参12g　泽漆12g

加减：若水肿甚则加冬瓜皮15g、汉防己15g，以利尿退肿；瘿瘤肿甚者则加胆南星4.5g、炒僵蚕12g、皂角刺12g、洗海带9g、蓬莪术9g，以消痰软坚散结；痰多加制半夏6g、象贝母9g；便秘加郁李仁12g、火麻仁12g、肥知母12g；阴虚加北沙参9g、麦门冬9g、生地黄12g、熟女贞15g、墨旱莲15g、制首乌12g；活血化瘀加单桃仁9g、大川芎4.5g、赤白芍(各)9g；失眠加朱茯苓15g、夜交藤30g、北秫米(包)12g；气虚加生绵芪15g、潞党参12g；利湿加福泽泻12g、生前仁15g。

从辨证论治着手，每诊从以上药物中随证加减，选择10～14味，从1976年5月25日～1977年8月30日，坚持诊疗，除偶或感冒中断服药外，服药从不间断。1977年3月10日，基础代谢率复查：＋14％，已在正常范围内。

末诊：1977年8月30日。检查颈部甲状腺已恢复正常，甲状腺结节已消散，治疗一年余大功告成。

【按语】甲状腺肿瘤兼功能亢进，属中医学中瘿气、瘿瘤的范畴。李梴《医学入门·瘿瘤篇》论之颇详："瘿气，今之所谓瘿囊者是也，由忧虑所生。忧虑伤心，心阴虚损，症见心悸、失眠、多汗、舌尖红；七情不遂，则肝郁不达，郁久化火生风。如见性情急躁，眼球突出，面颊升火，脉弦，震颤，肝火旺盛，灼伤胃阴，阴伤则热，热则消谷善饥。若肝旺犯脾，脾失运化，出现大便溏泄，消瘦"。对本病之观察，已有相当深入细致的认识。本例以软坚化痰、活血化瘀立法，服药四百余剂，收到良好疗效。再则病者能树立战胜病魔信心，医者则精心研究病情、正确辨证论治，亦是克敌制胜的关键所在。

七、理气活血、软坚散结治愈乳癖一例

蔡某，女，41岁。

初诊：1988年1月27日。

主诉及病史：从1987年5月始，经行先期，经前乳房作胀疼痛，经行不畅，经色紫暗兼有瘀块。经中医中药治疗而愈。1988年1月又发，病势较前更剧，月经期前，量多，色泽紫暗，夹有瘀块，伴轻微腹痛。经前乳房作胀作痛，从右乳肿块发展到左乳，胀至腋下；临经亦痛，经后亦痛，殊感苦痛。特往上海某医院乳房专科门诊诊治。检查：双乳散在大小结节状增生，以右乳为著。

诊查：按乳部有大小不等结节肿块，以右乳为甚，重按作痛；饮食睡眠及二便正常。脉弦，舌苔厚腻。

辨证：肝气郁结，气滞血凝，阻滞乳络，导致乳房肿块。

治法：活血理气，软坚散结。

处方：全瓜蒌30g　炮山甲9g　白当归12g　大川芎6g　元红花4.5g　泽兰叶9g　赤芍药9g　炒延胡索9g　皂角刺9g　广橘叶络各9g　制乳没各4.5g　7剂

连续服药14剂后，乳房作痛作胀大见轻减，经前亦不胀痛，自以为疾病已愈，遂自动停药。

二诊：1989年2月21日。时隔一载乳痛又发，乳房痛胀较前更甚，经本院妇外科诊治，诊断为乳房Ⅲ°小叶增生，服药欠效。月经先期6天，经量较少，色泽鲜红，无瘀块；左乳肿块作痛作胀，波及腋下；右乳亦有小核，按之疼痛。癥久根深，治之非易，仍以活血理气、软坚散结，以消息之。

处方：白当归12g　赤芍药9g　元红花4.5g　泽兰叶9g　大川芎9g　炮山甲12g　炒延胡索9g　焦瓜蒌24g　香白芷9g　湖丹皮6g　皂角刺9g　软柴胡4.5g　生甘草4.5g　赤茯苓12g　制乳没各9g　广橘叶核各9g

以上诸药每诊选择10～12味，经过十六诊，历时4个月基本痊愈。

【按语】乳癖每见于经前乳房胀痛，有小乳核，月经后自行消失，这类证候为妇科常见病。蔡例，经前经后临经乳房胀痛殊剧，从右乳肿块发展到左乳，波及腋下胀痛，较为少见。至余处诊治，服中药14剂而见效。自动停药，1年后旧恙复发，再度医治，已是小叶Ⅲ°增生，双乳结节小块累累，乳胀疼痛难堪，根深蒂固，恐一时很难奏效，采用理气活血，软坚散结之法，方从《精要》瓜蒌散并参《方脉正宗》治妇人乳旁肿痛方加减。方中白当归、川芎、赤芍、泽兰叶、红花、丹皮具有活血祛瘀、通经止痛功效；穿山甲、皂角刺、全瓜蒌、香白芷都有软坚散结之功；延胡索、制乳香、制没药有活血止痛之效；软柴胡、广陈皮、广橘叶、广橘核则能疏肝理气、消肿散结；配合应用，对妇人乳疽、乳癖、乳核，疗效颇为满意。

八、桂枝茯苓丸加减治愈癥瘕一例

曹某，女，33岁。

初诊：1987年10月22日。

主诉及病史：月经准期，经量较多，兼有瘀块，伴畏寒怕冷；经净之后，出现颜面浮肿、头昏眼花，有盗汗冷汗。于1985年11月9日，在本院妇科检查：宫体中位，正常大小，左附件扪及一5cm×6cm大小肿块，质中。印象：左卵巢囊肿。B超：子宫56mm×49mm×38mm，右侧卵巢27mm×12mm，左侧卵巢41mm×26mm，内见19mm×14mm液性暗区，左卵巢旁见10mm×9mm液性暗区，转动探头呈条状。提示：左侧卵巢增大，液性暗区为黄体可能，建议随访。1987年8月29日再次妇科检查：左侧肿块如前。建议手术治疗。因患者不愿手术，特到中医内科诊治。

诊查：脉弦，舌苔薄腻；左下腹扪及肿块。

辨证：血瘀凝滞，气机运行受阻，停滞于左侧卵巢而成癥瘕。

治法：温阳活血，化瘀消癥。

处方：川桂枝6g　全当归9g　蓬莪术9g　炒延胡索9g　生白术9g　杭白芍12g　水炙甘草4.5g　带皮苓15g　冬瓜皮15g　福泽泻12g　汉防己15g　粉猪苓15g

二诊：11月12日。连服药21剂，月经提前6天，经量仍多，色带紫暗，兼有瘀块；左少腹隐隐作痛，带下颇多，色黄而有腥气；经后颜面浮肿消失，头昏眩晕。食欲尚可，夜卧少安。脉濡细，舌苔黄腻。再宗前法，参以清热化湿。

处方同前，除冬瓜皮、汉防己、粉猪苓，加白皮15g、马齿苋15g、红藤30g，14剂。

三诊：11月25日。服药后左下腹作痛轻减，胃脘部作胀不适；带下仍多，色黄而有腥气；脉弦，舌苔薄腻。再进理气疏肝、清热化湿之剂。

处方：桂白皮15g　马齿苋15g　红藤30g　川黄柏6g　焦山栀9g　湖丹皮6g　春柴胡4.5g　炒当归12g　杭白芍12g　生白术9g　生甘草4.5g　忍冬藤30g　蒲公英15g　土赤茯苓各15g　21剂

四诊：12月7日。经行超前6天，经量较少，带下大见减少，腥气亦消失，经行3天即净。脉弦，舌苔薄黄。再进温阳活血、化瘀消癥之品。

处方同11月25日方。除带皮苓、冬瓜皮、汉防己、粉猪苓，加制香附12g、大川芎4.5g、元红花4.5g、忍冬藤30g、蒲公英15g。嘱头两煎内服，第三煎宽汤取水热敷左下腹部。

五诊：1988年1月14日。月经逾期不行，胃脘不舒，泛恶嗳气，恶寒怕冷，大便秘结，小便频数。脉弦滑，舌苔薄白。似有怀孕之兆，未作处理。

六诊：1月28日。本月22日在本院妇产科行刮宫术，术后恶露已净，而腹痛频频，胃纳不香，大便仍秘结难行。舌质红苔黄腻。再拟活血化瘀生新。

处方：白当归10g　大川芎6g　单桃仁12g　益母草30g　炮黑姜6g　仙鹤草30g　炒延胡索9g　佛手片4.5g　火麻仁12g　郁李仁12g　炙甘草4.5g　赤白芍各12g

刮宫术后，恶露清爽，腹痛减轻，大便通畅。经调治后，体质日见好转。

七诊：2月26日。本月22日转经，经量较多，色泽鲜红，伴有血块，无剧烈腹痛，但左下腹仍有轻微隐痛。饮食之味，夜寐尚安，盗汗上半夜较多。脉弦，舌苔薄白。再当活血祛瘀、散结消痞以治其本，参以益气止汗以治其标。

处方：川桂枝6g　当归尾9g　赤芍药9g　大川芎4.5g　土赤苓各12g　元红花9g　生蒲黄9g　五灵脂9g　蓬莪术9g　泽兰叶9g　生绵芪15g　糯稻根30g

服药7剂后，盗汗已止，除黄芪、糯稻根，加单桃仁12g、湖丹皮6g、炒延胡索12g。

上方药连服28剂，左少腹部隐痛消失，月经准期；经量仍多，色泽稍暗，仍有瘀块；精神良好，食物亦香。脉弦，舌苔薄黄。曾在3月30日在本院妇产科复查：两侧附件(一)，未触及包块。B超复查：子宫30mm×29mm×57mm，回声均匀，双侧附件未见异常，至此卵巢囊肿已全部消散。

【按语】该患者卵巢囊肿系西医病名，属中医癥瘕范畴，系妇科常见良性肿瘤之一，失治往往增大。中医学认为由气滞血瘀日积月累所形成。患者左侧卵巢囊肿如鸡子黄大，发现较早，采用温阳活血、化瘀消癥法，以桂枝、茯苓、桃仁、丹皮、当归、莪术、白术、赤白芍、炙甘草为主药，为加强破血祛瘀功效，可加泽兰叶、川牛膝、生鳖甲、地鳖虫、大川芎、红花、炮姜、仙鹤草、生蒲黄、五灵脂。疏肝理气则加延胡索、川楝子、制香附、佛手片、橘叶、橘核、小茴香、八月札、煅瓦楞、玫瑰花；清热解毒化浊则加川黄柏、肥知母、焦山栀、桂白皮、忍冬藤、白花蛇舌草、半枝莲。

九、活血化瘀、温经止痛治愈少腹疼痛一例

王某，女，36岁。

初诊：1962年11月11日。

主诉及病史：因阴道大量出血，经妇产科诊断为宫外孕，即行手术治疗。术后两天，少腹疼痛持续不已，邀请中医会诊。

诊查：面色苍白，口唇色淡，语声低微，精神困惫，不思饮食；少腹部作胀疼痛殊甚，拒按。脉弦，舌苔白腻。

辨证：此系术前失血过多、术中耗血，导致气血亏虚。气血亏虚，机体失养，则少腹疼痛；然疼痛剧烈拒按，恐少腹尚有瘀血停滞未得下行使然；瘀血不去，则腹胀疼痛难除，新血不生。

治法：活血祛瘀，温经止痛。

处方：白当归9g　单桃仁9g　炮黑姜4.5g　水炙甘草3g　大川芎4.5g　益母草9g　元红花3g　制香附12g　新会皮4.5g　2剂

二诊：11月12日。服药2剂后，排出瘀血多块，少腹部作胀作痛大见轻减，精神较好；复感风邪，咳嗽不扬。脉浮数，舌苔薄白，药既见效。再从前法参以宣肺之品。

三诊：11月14日。少腹部仍有轻微疼痛，恶露亦见减少，食欲较好，精神较振。脉弦，舌苔薄白。病情已见好转，再从前法参以暖宫之品。

处方同前，加祈文绒4.5g，3剂。

【按语】该例宫外孕术后、术前、术中大量失血，一派虚象，似属气血亏虚、机体失养所致，宜胶艾八珍之类。然患者少腹疼痛拒按，依据中医辨证，此乃瘀血停滞所致，切不可见虚妄补，犯虚虚实实之误。投以傅青主生化汤，果然取效迅速。傅青主曾云："如血块未消，不可用'参芪'，用则疼痛不止"，确是经验之谈。若依据气血亏虚而妄用补益，则其危害无穷，此即《黄帝内经》所谓"治病必求于本"，根治之治也。

十、内外合治阴痒一例

陈某，女，35岁。

初诊：1980年5月24日诊。

主诉及病史：带下淋漓，色黄有腥气，缠绵三个月；神疲乏力，食欲不振。

诊查：脉濡，舌苔白腻，外阴瘙痒殊剧。妇产科检查：外阴及肛门周围有湿疹，子宫颈轻度糜烂。白带常规检查：脓细胞＋＋＋。

辨证：病系脾虚生湿、肝经郁热、湿热下注，形成湿热带下与外阴瘙痒之证。

治法：清热解毒、化湿止痒。采用内服与外治相结合的方法以求速效。

处方1：内服五味消毒饮加味

净银花15g　野菊花9g　紫地丁15g　蒲公英15g　紫背天葵9g　红藤30g　桂白皮15g　马齿苋15g　土茯苓15g　凤尾草30g　川萆薢9g　生甘草4.5g

处方2：蛇床子汤

蛇床子21g　苦参21g　明矾21g

煎宽汤先熏后洗外阴，每剂洗涤两次。

经内外结合治疗后，7天白带明显减少，外阴瘙痒基本控制，治疗14天完全痊愈。

【按语】外阴瘙痒证，中医学称为"阴䘌"、"阴蚀"、"阴痒"，妇女阴疮之一。《中国医学大辞典》载：此证七情邪火郁结而成，于前阴外生疙瘩，阴中生虫，奇痒难忍，久则阴中腐烂，蚀入内脏，攻刺疼痛，臭水淋漓，口干发热，形削不食等症。又载"阴痒"，阴户中奇痒也。此证多因积思不遂，湿热生虫。《张聿青医案》载："淋带不止，小便作痒，肝火湿热内郁也"。《潜斋女科辑要》载：一妇阴中极痒难忍，因妇女怕羞，医者莫知病，治皆不效。到苏州找叶天士诊治，微露其意，用蛇床子汤洗之而愈。综上所述，外阴瘙痒证符合中医学"阴䘌"、"阴痒"证候。该证虽属小恙，切勿等闲视之，除结合病因治疗外，采用民间验方加以改进，原方蛇床子汤为蛇床子、苦参、枯矾或绿矾，改明矾，取其燥湿止痒，施之临床，疗效显著。

十一、滋阴潜阳、镇惊熄风治愈暑厥一例

陈某，女，7岁。

初诊：1965年7月29日。

主诉及病史：7月12日起高热，头痛，呕吐，神志昏迷，谵妄，惊厥，抽搐7次。于15日到县人民医院住院治疗，诊断为流行性乙型脑炎。经过14天抢救治疗，病势日见危重，认为已无法挽回，特邀中医会诊。

诊查：体温虽渐下降，但颈项强直，躯体僵硬，头向后仰，两眼向右上方斜视，眼球震颤，头部时有震颤，失语，吞咽困难，口角流涎，神情痴呆，呼吸微弱，大小便失禁。脉弦数，舌苔薄白。

辨证：病系暑湿热毒留恋，阻滞经络，邪陷厥阴，引动内风。病属暑厥，证候危重。

治法：勉拟清暑解毒、开窍镇惊，以作背城借一。

处方：生石膏150g　怀山药15g　天花粉15g　炒僵蚕12g　净银花15g　净连翘12g　生甘草6g　肥知母12g　天竺黄9g　1剂

煎药汁200ml，每3小时鼻饲30ml。

安宫牛黄丸1粒研极细末，羚羊角粉1.2g，二味混和鼻饲先灌入。

二诊：7月30日。药后，眼球震颤减轻，能徐徐吞咽，除鼻饲管。

处方同前，除羚羊角粉，2剂。

三诊：7月31日。眼球震颤停止，颈项仍强直，两目仍向右上方斜视，吞咽时仍需缓缓送服。自起病至今已有半月，饮食减少，形体消瘦，正气亏损。外邪渐清而内风炽盛、阴分内伤，改用滋阴潜阳、息风镇惊之法。方从《温病条辨》三甲复脉汤出入。

处方：炙龟版12g　鲜生地黄15g　生牡蛎18g　麦门冬9g　生鳖甲15g　炮穿山甲12g　炒僵蚕9g　炙甘草3g　制胆南星3g　白茯苓12g　生苡仁12g　1剂

四诊：8月1日。眼睑能启合，瞳孔反应存在，两目仍向右上方斜视，颈项与躯体略见松软。

处方同前，加净蝉衣4.5g、竹沥半夏6g，1剂。

五诊：8月2日。颈项较前柔软，眼球已能活动，吞咽较前方便，二手腕部出现阵发性震颤。治从前法参以安神镇静之品。

处方同前，除麦门冬、炙甘草、胆南星、生苡仁、白茯苓、蝉衣、竹沥半夏，加青龙齿12g、明玳瑁12g、全蝎4.5g、鲜菖蒲9g、朱茯神12g，1剂。

六诊：8月3日。昨夜病情又出现反复，两眼斜视加强，手脚震颤较昨日加剧，舌上满布白

腐苔。此系湿热气聚与谷气相搏，为浊邪之气上泛表现。仍宗前法，参以镇痉化浊之品。

处方同前，除青龙齿、玳瑁、全蝎，加羚羊角粉 0.9g 先服，嫩勾尖 9g、福泽泻 9g，1 剂。

七诊：8 月 4 日。两目斜视及四肢震颤较昨日减轻，吞咽又感困难，失语依然。

处方同前，除羚羊角粉，1 剂。

配合针刺，取穴哑门　廉泉　颊本(双)　合谷(双)　三阴交(双)

八诊：8 月 5 日。神识较前好转，吞咽较前便利，失语如前。

处方同前，除僵蚕、朱茯神、福泽泻，加青龙齿 12g、广地龙 9g、明天麻 4.5g、制胆南星 3g。嘱每天服鸡蛋 1 个，1 剂。

针刺同前。

九诊：8 月 6 日。语言仍有障碍，但有听觉、懂语意，头部及四肢仍有震颤，痴呆如前。白腐苔已化，舌质红，脉虚弦。仍宗前法化裁之。

处方同前，5 剂。针刺同前，每日 1 次。

十诊：8 月 10 日。听觉恢复，嘱其张口观舌证时能自己张口伸舌，舌红少苔。因中药味苦不愿服，嘱服药时有眼泪流出，已能表现于颜面，头部与上肢震颤较前亦有减轻。药既显效，仍从滋阴潜阳法。

处方同前，除青龙齿、明天麻、制胆南星，加灵磁石 12g、桑寄生 9g、珍珠母 15g、炒僵蚕 9g，5 剂。

针刺同前。

8 月 11 日观察，饮食较前增加，能吃油条，亦能欢笑，左侧下肢出现屈伸不便。

针刺取穴：次髎(左)　环跳(左)　殷门(左)　委中(左)　承山(左)　昆仑(左)

十一诊：8 月 16 日。神识清楚，仍不能言语，已能转侧翻身；能欢笑啼哭，惟哭声带直音，无回转之音；左下肢已能屈伸。病情日见好转，仍从前意出入。

处方同前，除嫩勾尖、僵蚕、地龙、鲜菖蒲，加炒当归 9g、杭白芍 9g、炙甘草 3g、麦门冬 9g、东阿胶 9g，另烊化分 2 次冲入，5 剂。

针刺取穴：四神聪　哑门　廉泉　合谷(双)　委中(双)　三阴交(双)　神门(双)

十二诊：8 月 20 日。病势已日见好转，啼哭之声已有抑扬之变化，且能起坐，亦能站立，惟久病身体软弱。

处方同前，5 剂。

针刺取穴：哑门　廉泉　合谷(双)　足三里(双)

十三诊：8 月 24 日。饮食增加，每顿能吃肥肉三四块，精神已见好转。患孩嫌药味太苦，不肯再服中药，继续针刺治疗，取穴同前，加郄门(双)、照海(双)。

8 月 25 日针刺时观察，已能单独行走，能发出单音语言。

8 月 28 日针刺时观察，已恢复讲话，步行如常，并能单独玩耍。

9 月 29 日痊愈出院。

【按语】患儿暑厥 17 天，已到危重阶段。中医依据温病理论辨证论治，配合针灸疗法，该病例辨证论治分为两个阶段：①患儿虽经 17 天诊治，但暑邪湿热尚留恋不清，投以安宫牛黄丸，羚羊角粉以镇惊开窍、清热解毒，用白虎汤加减以消暑解毒，2 剂后外邪渐清。②出现内风炽盛、阴分内伤之候，改进滋阴潜阳、熄风镇惊之剂，方从三甲复脉汤加减，配合针刺治疗，终于挽救了病孩。从这一病例中体会到，医者必须认真对待每个病员，分析病因，认真辨证，慎重处理，才能取得良好疗效。

十二、益气强心、熄风镇惊治愈惊风一例

唐某，女，5个月龄之稚儿。

初诊：1979年12月1日。

主诉及病史：家长因忙于农活，将女儿置于棉被中，虽留有空隙，小儿在啼哭挣扎中，为棉被所覆盖，待其母回家，已经窒息，瞳孔散大，呼吸停止，心跳尚存，濒于死亡。经当地医生用人工呼吸、注射强心针等，仅有浅表呼吸。即送某县人民医院儿科，经一昼夜抢救，病情未见好转，特邀中医会诊，以冀有一线之希望。

诊查：神志昏迷，呼吸浅表，面色灰暗，口唇发绀、阵发性抽掣、搐搦。脉细弱，舌苔薄白。

辨证：病系蒙被窒息，内伤心神所致。属中医学“抽风惊厥”范畴。西医诊断为脑缺氧。病情非常危急。

治法：益气强心，熄风镇惊。

处方：人参(朝鲜参)3g，浓煎3次，分次鼻饲灌入；羚羊角粉0.6g，分两次鼻饲。

经两天治疗后，抽掣搐搦停止，体温36.7℃(肛门)，患儿自身已产生抵抗力，也能吮少量乳汁。病情已有转机，仍从前法治疗。翌日体温37.5℃(肛门)，已恢复正常，惟喉间出现辘辘痰声。患儿已能口服药物，解除鼻饲管。仍用参、羚加用猴枣散0.3g，以石菖蒲9g、天竺黄9g、淡远志6g，煎汤送猴枣散，连服两天，喉间痰声消失，能啼哭出声，乳食能吮。听诊：心肺正常，病势已转危为安矣。

【按语】患儿稚弱之体，脏腑娇嫩，形气未充，突遭棉被压抑，阻碍呼吸，导致窒息，呼吸停止，心搏尚存。幸近有医生，进行人工呼吸、注射强心针后，出现浅表呼吸，即送县人民医院儿科抢救。当时神志昏迷，惊厥抽搐，病情危急。邀请中医会诊，也是尽人事耳。中医用药仅数味，人参益气强心，振奋机能；羚羊角镇惊熄风，弛缓神经；猴枣散结开窍祛痰；经过几天抢救，竟挽救了小生命，亦属幸事。惊风亦称惊厥，有急惊风、慢惊风，又有气厥、血厥、痰厥、食厥、暑厥之分。西医学中有“有热惊厥”和“无热惊厥”。有热惊厥以传染性疾病较多见，无热惊厥则有缺钙、缺糖和各种中毒，癫痫、脑肿瘤等。《幼科指迷》指出：“小儿之病，最重惟惊”。上例即属因窒息引起脑缺氧而产生的“急惊风”。

十三、清热解毒、开窍镇惊治愈疫毒痢一例

戈某，男，4岁。

初诊：1962年8月15日。

主诉及病史：于7月27日起，发热持续不退。于8月2日腹泻，一昼夜十多次，粪如水样，带有黏液；口渴欲饮，神志不清。经当地卫生院转来本院儿科住院治疗。病情危急，经过抢救，体温稍有下降，泄泻略有减轻，但出现神志不清，阵发性震颤，病势危险，邀请中医会诊，协助抢救。

诊查：患儿自本月3日入院以来，体温持续在38～40℃之间，腹泻日夜仍有七八次，粪如水样，带有黏滞；而神志不清较入院时更甚，两眼斜视，时有瘛疭、震颤。胸腹部检查：满布白痦，舌苔厚腻，脉弦数。

辨证：此系感受暑湿疫气之邪，疫毒内蕴，化热化火，肝风内动，神志迷蒙，病属疫毒痢夹暑厥之候。

治法：清暑热，解疫毒，开窍镇痉。

处方：紫雪丹 1.5g，羚羊角粉 6g，二味调和，分 2 次用银花露鼻饲，缓缓送入先服。

粉葛根 4.5g　绿豆衣 9g　川黄芩 4.5g　连翘壳 9g　扁豆衣 9g　淡竹叶 9g　香青蒿 9g　净银花 9g　梗通草 3g　川黄连 1.5g

煎汤 300ml，每 4 小时鼻饲 50ml，1 剂。

二诊：8 月 16 日。泄泻次数较前稀少，体温尚未清澈，抽搐、震颤未见减轻。舌苔白腻未化，脉弦数。暑温疫毒之邪仍盛，病势仍在危途。再进清暑解毒、开窍镇痉之剂。

至宝丹 1 粒，研极细末，加入温开水，分 2 次鼻饲。

处方：生石膏 60g　怀山药 15g　净连翘 12g　净银花 12g　生甘草 6g　淡竹叶 12g　炒僵蚕 9g　白菊花 9g　嫩钩尖 12g　石菖蒲 4.5g　全蝎 4.5g

煎汤同前鼻饲 1 剂

三诊：8 月 19 日。体温较前下降，但仍未清澈；两目斜视，惊厥、抽掣如前，泻下减轻，神志不清。脉数，舌尖红，苔薄黄。再从前法治之。

处方同前，除白菊花、全蝎，加生牡蛎 30g、川黄连 1.5g、天花粉 9g，煎法、鼻饲同前，1 剂。

四诊：8 月 20 日。病势仍未见减轻，兼见角弓反张、阵发性抽搐；两眼斜视同前。脉弦数，舌尖红苔薄。病经二旬余，气阴两亏，筋失濡养，虚风内动。再拟潜阳育阴、养血熄风，方从大定风珠化裁之。

处方：生牡蛎 30g　炙鳖甲 9g　鲜生地黄 15g　石菖蒲 4.5g　生石膏 30g　嫩钩尖 15g　淡竹叶 9g　天竺黄 6g　怀山药 15g　净银花 12g　炒僵蚕 9g　生甘草 4.5g

牛黄清心丸 1 瓶，研细末分 2 次加入温开水调匀鼻饲。

配合针刺治疗。取穴：曲池（双），手三里（双），内关、合谷（双），神门（双），足三里（双），后溪（双），阳陵泉（双），昆仑（双），每日取三四穴交替针刺，每日 1 次。

五诊：8 月 21 日。身热已清澈，腹泻已止；惊厥、抽搐亦见减轻，偶尔发作 1 次。脉弦，舌苔白腻。病势已见转机，再从前法参以安神镇静之品。

处方：朱茯神 9g　天竺黄 4.5g　胆南星 4.5g　炒酸枣仁 9g　全当归 9g　焦山栀 9g　生石膏 30g　石菖蒲 4.5g　生牡蛎 30g　炙龟版 12g　淡远志 9g　4 剂

服上方药 3 剂，神志清醒，痉厥停止而痊愈，于 8 月 25 日出院。

【按语】病孩患疫毒痢并发暑温重恙，系暑湿毒邪蕴结于胃肠，邪正相争，导致高热、水泄，白痦，邪热炽盛，化热化火，内窜营分，热入心包，肝风内动，出现神志昏迷瘛疭、震颤，起病急，发展快，病势严重。8 月 3 日入院至 8 月 15 日邀请中医会诊，病势已到不可收拾地步。经中医五诊，服药 9 剂，计 10 天，化险为夷。治疗可分为三步：①退高热，镇惊厥：用羚羊角粉、紫雪丹镇痉开窍、泄热解毒；葛根芩连汤加减，以解肌止泻；配连翘、青蒿、竹叶以退热；银花、扁豆花、绿豆衣清暑解毒化湿。服药后泄泻稍止，高热、惊厥如前。②清暑热，泻胃火，镇痉开窍：用至宝丹以开窍镇痉；白虎汤加减清热泻火，并重用生石膏；健胃养胃、解毒止泻以淮山药、生甘草；清热解毒有银花、连翘、竹叶；开窍有石菖蒲；镇痉有菊花、钩尖、僵蚕、全蝎，药后外邪渐解。体温下降，泄泻减少，惊厥如前。③外邪去，内风盛，治从大定风珠加减，育阴潜阳、养血熄风。方从三甲潜阳镇痉，生地黄养阴，生石膏清热泻火，山药、甘草健脾和胃，竹叶、银花、连翘清热解毒，僵蚕解痉，石菖蒲开窍，并以牛黄清心丸清心开窍、镇痉熄风。服该方药后，疗效显著，体温清澈，泄泻亦止，神志清晰，痉厥减少。五诊仍以前法参以安神镇静之品，服药 3 剂后，痉厥停止，精神恢复，于 8 月 25 日痊愈出院。

十四、健脾、消食、和中法治愈稚儿腹泻一例

金某，男，1岁半。

初诊：1962年12月9日。

主诉及病史：自12月2日起，腹泻频繁，日夜十余次；粪便初则兼有黏滞，后则如清水样便；伴有呕吐，不欲乳食，1周来神困疲倦。曾在某卫生院治疗，给以氯霉素、合霉素、磺胺类等西药治疗，未见好转。于7日转本院儿科住院，经过治疗，依然呕吐乳食，腹泻仍剧，病势严重，邀请中医会诊。

诊查：面色苍白，精神萎弱，泛恶呕吐，腹膨作胀，便溏泄泻，心烦焦灼，两眼睑轻度凹陷，粪便略带腥气。舌苔白腻中厚，脉濡数。

辨证：稚儿脾胃薄弱，复因饮食不洁，遂致中宫消化乏权，伤食泄泻之候。

治法：健脾消食和中。

处方：焦山楂9g　焦建曲9g　焦麦芽9g　制川厚朴4.5g　制半夏4.5g　新会皮4.5g　大腹皮6g　赤茯苓9g　福泽泻9g　焙车前子(包)9g　3剂

配合针刺，取穴：足三里(双)，长强不留针，每天1次，连续3天。

【按语】稚儿腹泻，乃因脾胃发育尚未完善、消化功能较弱，无论外感或内伤，均可导致泄泻。若失治，可引起小儿营养不良、生长发育受到障碍，后果不佳。本例采用保和丸加减内服治疗，配合针刺疗法，服药1剂，针刺1次，呕吐腹泻减轻，经过3天治疗，泄泻止，乳食渐进而痊愈出院。

十五、宣肺化痰、解毒镇惊治愈肺风痰喘一例

叶某，女，5岁。

初诊：1976年3月27日。

主诉及病史：高热，咳嗽，气喘，呼吸困难，喉间有痰声，于3月25日住儿科病房治疗，经过抢救，病势未见轻减，邀请中医会诊，协助抢救。

诊查：高热持续不退，呼吸艰难，面色青紫，鼻翼煽动，咳嗽气喘，痰声辘辘，脉细数，舌苔薄黄。听诊：心率160次/分，两肺满布湿性啰音。

辨证：风热犯肺，热邪炽盛，肺失宣降，热烁肺津，水液成痰，痰热阻滞于气道。肺气阻塞，导致心阳不振，影响心血的流畅。西医诊断为重型肺炎。

治法：亟拟清热解毒、宣肺化痰。

处方：广地龙9g　川黄芩6g　粉前胡6g　光杏仁12g　生甘草4.5g　蒲公英15g　潞党参9g　焦瓜蒌9g　净连翘9g　净银花9g　板蓝根9g　赤茯苓9g　1剂

羚羊角粉0.9g，另吞先服，温开水送下。

二诊：3月28日。午后体温仍高，咳嗽殊甚，气带急促，痰稠黏腻。脉数，舌苔薄黄。听诊：心率仍速，两肺仍有湿性啰音。治从前意出入。

处方同前，除党参、瓜蒌、银花、板蓝根、赤茯苓，加生石膏30g、大青叶12g、黑山栀9g、淡竹叶9g，1剂。

三诊：3月29日。体温渐趋下降，咳嗽不扬，喉间痰声较少，大小便正常。脉数，舌苔黄腻

带灰。仍宗前意化裁。

处方同前,除羚羊角粉,2剂。

四诊:3月31日。体温虽趋下降,午后仍略见升高;咳嗽晨起较剧,气急渐平。舌质红,苔黄腻带干,灰色已退,脉仍带数。再进清热宣肺化痰之剂。

处方同前,除生石膏、大青叶、山栀、竹叶、加甜葶苈9g、鱼腥草15g、玉桔梗6g、象贝母12g,2剂。

五诊:4月2日。体温渐见下降,还未完全清澈;咳嗽仍甚,咯痰不易;口渴引饮,大便亦行。脉微数,舌苔厚腻带黄。再进清热宣肺化痰之剂。

处方同前,除连翘、葶苈、蒲公英、桔梗、象贝母,加广地龙9g、粉前胡6g、生石膏30g、天竺黄6g、生苡仁12g、云茯苓12g、板蓝根9g,2剂。

六诊:4月4日。尚有低热,咳嗽仍甚,心烦、口渴,食欲较增,大便亦行。脉数,舌苔黄腻已化,出现白腻苔。听诊:右下肺仍有少量啰音。从舌脉辨证,病邪已呈由里出表之势,当因势利导,然病久体质虚弱亦当兼顾,拟进益气强心、清热宣肺之剂。

处方:炙麻黄3g　生石膏30g　光杏仁12g　生甘草3g　川黄芩9g　鱼腥草15g　广地龙9g　净连翘15g　净银花15g　白茯苓12g　蒲公英15g

东北白参4.5g,另炖代茶服之。

服药2剂,身热退清,咳嗽气促较平,喉间质声消失,精神较好,食欲亦好,病情已见好转。又服前方药2剂,听诊:右下肺湿性啰音消失。后用益气健脾之剂调治,痊愈出院。

【按语】患者稚儿形气未充,脏腑娇嫩,卫外无权。外邪乘虚侵袭,外束肌表,内犯于肺,肺气为邪气阻遏,失于宣达,肺中津液化为痰涎,阻于气道,致使肺脏发生炎性病变,形成肺气上逆、肺气闭塞,影响肺气肃降通利,导致发热、咳嗽、气急、鼻煽、痰鸣等一系列症状。西医学诊断为重型肺炎。中医学谓之肺风痰喘,属危重证候,急用羚羊角粉救急,具有清热解毒镇痉作用,防热剧生风;地龙有清热、缓解支气管痉挛之功;黄芩泻上焦肺热,与地龙配合,对风热闭肺化热者功效颇佳;前胡、杏仁宣肺化痰,促进气管分泌;蒲公英、银花、连翘、鱼腥草、板蓝根等都有清热解毒之功;党参、甘草补气以振心衰。从二诊至五诊,加强清热消炎祛痰之力,加生石膏、大青叶、黑山栀、淡竹叶、葶苈泻肺。至六诊时,舌苔由黄转白腻,咳嗽气促较平,听诊右下肺仍有少许湿性啰音,说明炎症未除,病邪已有由里出表之势。乃因势利导,运用清热宣肺平喘之法,方以麻杏石甘汤加味,结合东北白参以补气强心,连进药4剂,体温清澈,咳嗽气急等证消失;后以益气健脾调治,痊愈出院。该例辨证颇为重要,感受风寒不解,久之可以化热,里热缠绵,也可由里出表而解。须及时掌握病机变化,正确辨证论治、灵活运用方可化险为夷。

十六、滋阴降火治愈稚童阳强一例

于某,男,9岁。

初诊:1987年1月15日。

主诉及病史(代诉):1个月前发现其儿阴茎经常勃起,坚硬胀痛。一旦发病,则颜面呆滞,两颧潮红,阴茎坚硬勃起,似有很难忍受之感。最长时间将及1小时,少则亦要一刻钟至半小时。曾到本院泌尿科门诊诊治,给强的松片,服后乳房出现肿块,而阴茎之勃起如前。特来中医中药治疗。

诊查:脉弦,舌苔薄黄。

辨证：属相火亢盛。

治法：清肝泻火。方从龙胆泻肝汤出入，以消息之。

处方：炒当归 9g　淮生地黄 12g　福泽泻 9g　春柴胡 4.5g　水炙甘草 4.5g　小木通 4.5g　川黄芩 4.5g　龙胆草 6g　焦山栀 9g　川黄柏 6g　赤茯苓 12g　焙车前（包）12g　7剂

其母云，服药之后病情略有好转，最近出现干咳。

处方同前，加湖丹皮 6g、象贝母 9g，7剂。

二诊：10月28日。阳亢易举，持续不愈；形体瘦小，干咳入夜为甚，尿意频数。脉弦，舌苔薄白。阴虚火旺之候，再拟滋阴降火。

处方：炙鳖甲 9g　龙白薇 9g　炙紫菀 9g　炙冬花 9g　银柴胡 6g　淮山药 12g　南芡实 12g　云茯苓 9g　地骨皮 9g　香青蒿 9g　淮生地黄 12g　左秦艽 9g　7剂

三诊：11月5日。阳亢阴茎勃起之候较前减轻，次数已见减少，时间亦缩短；干咳亦见减少，食欲尚可，大便不行。脉弦，舌苔薄白。药既奏效，仍宗前法治之。

处方同前，加焦山栀 9g，7剂。

四诊：11月14日。阴茎勃起每见于清晨，起身后即恢复正常；夜寐锯齿，乱梦颇多，食欲稍呆；大便欠畅，数日1行。脉弦，舌苔薄白。再从前法参以驱虫之剂。

处方同前，除山药、芡实、生地黄、茯苓，加全当归 9g、肥知母 12g、川黄柏 6g、肥乌梅 1枚，7剂。

另使君子 6g、苦楝根皮 20g，每晨空腹煎服之。

【按语】阴虚火旺、阳强持久，孩童毕竟少见，日久阴分更伤，况禀赋单薄。初诊认为儿童属纯阳之体，实者居多，投以清肝泄火之剂，用龙胆泻肝汤未效；改进滋阴降火之物，方从秦艽鳖甲散加减，服药21剂才得平息。若失治恐有成童痨之虞。

十七、清热、活血、散结治愈猛疽二例

例一　刘某，男，39岁。

初诊：1972年1月15日。

主诉及病史：1971年12月初，发现右颌下肿块，即来本院外科及上海某医院诊治。拟诊：右颌下腺炎。连续治疗一月余，病情有增无减，肿块初起如黄豆大，现已发展至核桃大，特来本院要求中医中药治疗。

诊查：食欲尚可，二便如常。脉弦，舌苔厚腻。

辨证：病属猛疽。

治法：清热解毒，软坚散结。

处方：夏枯草 15g　洗海藻 12g　洗昆布 12g　广橘叶 9g　煅牡蛎 15g　海蛤粉 12g　蒲公英 15g　紫地丁 15g　忍冬藤 30g　3剂

二诊：1月19日。患者先去西医外科检查。诊断：颌下腺瘤。建议手术摘除并作病理切片，患者不愿手术，仍来中医科继续治疗，病情与前相仿，未见减轻，再宗前意，加强软坚活血之品。

处方同前，加炮山甲 12g、赤芍药 30g，5剂。

三诊：1月27日。投以清热解毒、软坚活血之剂，颌下肿块略有缩小，质也较前略软，病情

稍见好转，药既奏效，仍宗前方出入。

处方同前，除海藻、紫地丁、炮山甲、忍冬藤，加广橘核 9g、制半夏 6g、新会皮 6g、赤茯苓 12g、炒当归 12g、湖丹皮 6g，3 剂。

四诊：1 月 30 日。颌下肿块逐渐缩小，患者自己按摩肿块后，从唾下腺分泌脓性液体。病情已见好转，精神较前良好，法从前意出入。

处方：夏枯草 15g　洗海藻 15g　洗海带 12g　忍冬藤 30g　海蛤粉 12g　紫地丁 15g　蒲公英 12g　制半夏 4. 5g　赤茯苓 12g　炒当归 9g　广橘叶核各 9g　7 剂

五诊：2 月 7 日。病情日见好转，颌下肿块较前缩小，按之亦较前柔软，仍宗前意治之。

处方同前，除忍冬藤、制半夏、赤茯苓、炒当归，加赤芍药 12g、黄药子 9g、紫丹参 12g，7 剂。

六诊：2 月 25 日。因工作繁忙，即在当地卫生院转方，连服药 20 剂，颌下肿块更见缩小，质地亦柔软；加压重按肿块后，从舌下腺处仍能排出少量脓液。再从前法出入。

处方同前，除黄药子、丹参，加炒当归 9g、赤茯苓 12g、制半夏 4.5g、忍冬藤 30g，10 剂。

七诊：3 月 12 日。颌下肿块缩小如弹子大，舌底唾下腺仍有脓液排出。

处方：猫爪草 12g　夏枯草 15g　制半夏 6g　新会皮 6g　洗海藻 12g　煅牡蛎 15g　洗昆布 12g　蒲公英 15g　忍冬藤 30g　海蛤粉 12g　云茯苓 9g　广橘叶核各 9g

八诊：3 月 26 日。颌下肿块如黄豆大，逐渐缩小，唾下腺仍有少量脓液排出，再从前法治之。

处方同前，10 剂。

九诊：4 月 2 日。颌下腺肿块，经两个月余中医中药治疗，现已全部消散，按之亦无脓液分泌，唾液亦畅通。为了巩固疗效，再以益气活血解毒之品治之。

处方：夏枯草 15g　生绵芪 12g　海蛤粉 12g　洗海藻 12g　炒当归 12g　洗昆布 15g　赤茯苓 12g　元红花 4.5g　湖丹皮 6g　5 剂

【按语】本病按中医辨证属“猛疽”一类疾患。《医宗金鉴》指出：“猛疽其毒势猛烈，病在任脉经，兼肝肺两经，积热忧愤所致，肿甚堵塞咽喉，汤水不下，其凶可畏，若脓成向内溃穿咽喉者难生”，指出猛疽乃重恙也。治疗方法，采用清热解毒、理气散结、活血化瘀、软坚消肿之法，中药之运用计 21 味，消肿软坚药有海藻、海带、牡蛎、夏枯草、黄药子、海蛤粉、炮山甲、猫爪草；活血化瘀药有赤芍、红花、丹皮、丹参、当归；理气散结药有陈皮、橘叶、橘核、半夏；清热解毒药有蒲公英、紫地丁、忍冬藤、赤茯苓。至四诊时脓液从唾下腺中排出，则使肿块逐渐缩小而至完全消失，至九诊已痊愈矣。

例二　李某，男，48 岁。

初诊：1974 年 6 月 6 日。

主诉及病史：4 月 16 日起颌下发现一肿块，初起如花生米大，至 6 月初已发展如黑枣大，经本院五官科介绍到上海市五官科医院检查，该院门诊医师检查后认为，需作病理切片，约期 1 周后活检切片。当天赶回金山，至本院中医科诊治。

诊查：颌下肿块如黑枣大，按之坚硬，亦无痛觉。最近外感风邪，声音嘶哑，微咳，痰涎稠黏。舌苔厚腻带灰，脉浮滑。

辨证：病系颌下肿块，兼受风邪袭肺，痰浊阻络。

治法：亟拟宣肺化痰，软坚通络。

处方：嫩前胡 6g　玉桔梗 4.5g　光杏仁 12g　净蝉衣 4.5g　象贝母 9g　新会皮 4.5g　水炙甘草 4.5g　夏枯草 15g

另：猫爪草120g，加陈酒一小盅，炖服，频饮代茶。

二诊：6月10日。颌下肿块缩小如白果大，声嘶音哑较前减轻，咳嗽咯痰亦爽。大便次数增多，粪便带软。舌苔白腻，灰色已退，脉仍带浮滑。药既应手，仍宗前法治之。

处方同前，4剂。

6月15日专程赴上海五官科医院作病理切片，手术医师摸不到颌下肿块。

【按语】患者颌下肿块，并感冒咳嗽，治以宣肺化痰、软坚消肿之剂，仅服药8剂，肿块消失，感冒亦愈。处方用药皆治表之类，能消肿块者，惟猫爪草、夏枯草二味而已。猫爪草，为毛茛科植物小毛茛的干燥根块，味辛、苦，性平，有小毒，功用为清热解毒、散结消肿。夏枯草、辛苦寒，功用为清肝火，散郁结。主药当属猫爪草。余曾治疗多例淋巴结核，用抗痨药物无效。单味应用猫爪草能迅速消除肿块，惟剂量宜大，一般120g为1天量，分次服之；加适量陈酒可增强药效，4剂为一疗程。若肿块缩小而未尽消者，可间隔1周再服药4剂。本病例愈后，曾于1976年、1978年2次至本院复查均未触及肿块。

十八、凉血消风散治愈慢性湿疹一例

顾某，男，63岁。

初诊：1978年8月22日。

主诉及病史：慢性湿疹，瘙痒殊甚，每年5月始发湿疹，持续缠绵，直至秋凉后逐渐好转而愈。今年4月就发湿疹，逐步发展到胸背部，尤以肘臂及腿弯等处为甚。湿疹颗粒样，瘙痒殊甚，要抓破皮肤才稍舒适，继之流出黄色滋水，渐后结痂，但皮肤瘙痒仍甚。再抓破、再结痂，反复不已，缠绵至今，屡经中、西药物治疗，疗效欠佳；闻到刺激性气体，则发病更甚，由局部发展到胸背四肢。

诊查：颜面黧黑，皮肤表面粗糙，有抓痕，有血痂，有落屑。臂、肘、肩、胸、背、大腿、膝弯湿疹遍布，腹部及臀部未出现湿疹。脉濡数，舌苔薄腻。

辨证：病系风邪外侵、内蕴湿热，风湿相搏入侵营分，浸淫肌肤，导致血风疮、又称粟疮，现代医学称为慢性湿疹样皮炎。

治法：姑拟凉血祛风除湿，方从凉血消风散加减。

处方：生地黄30g　炒荆芥10g　牛蒡子10g　净蝉衣5g　生甘草10g　生石膏30g　净银花10g　赤芍药12g　湖丹皮10g　10剂

二诊：9月1日。药后，湿疹新疹少发，旧疹结痂，皮肤瘙痒亦见轻减。脉濡数，舌苔薄腻转黄。风湿之邪内蕴尚盛，再从前议参以清热化湿之品。

处方同前，加蒲公英15g、净连翘15g。

三、四诊：处方同前，连服药17剂，湿疹明显减轻，新疹逐渐减少，旧疹瘙痒亦见轻减、结痂脱落。

五诊：9月30日。湿疹在逐步消失，瘙痒亦见轻减。脉濡，舌苔黄腻。湿热侵入血分，尚未清化，仍宗前方治之。

处方同前，续服药7剂。

六诊：10月18日。湿疹已完全消失，皮肤色素沉着；有轻度痒感，能忍耐不抓破皮肤；食欲亦增，大便亦畅，夜寐安好。脉濡，舌苔厚腻渐化。疗效已显，再当巩固疗效。

处方：淮生地黄30g　炒当归12g　净银花15g　赤芍药12g　湖丹皮12g　蒲公英

15g　紫地丁 15g　炒荆芥 9g　净蝉衣 4.5g　生甘草 10g　白鲜皮 12g　地肤子 12g　10剂

【按语】血风疮，由肝脾二经湿热素多、外受风邪、郁于肺经以致遍体生疮，形如粟米，瘙痒无度，时流滋水，浸淫成片。今患者初属急性，继成慢性，缠绵3年，每至夏秋发病，导致湿邪化燥而风胜又致血燥，久病血虚，风湿浸淫、生风、生湿、化燥，皮肤失于濡养使然。治以凉血祛风除湿，方从凉血消风散加减，凡经六诊，连服中药44剂，顽疾得痊，经多年随访，至今未曾复发。

十九、清热、凉血、解毒治愈紫癜一例

陆某，男，13岁。

初诊：1988年12月8日。

主诉及病史：于1987年7月起，发现两腿部出现紫癜，经上海某医院门诊，注射青霉素3天后，紫癜消失。1988年9月起又出现紫癜，先出现在两小腿，以后逐渐增多至大腿，又往上海某医院诊治，仍用青霉素治疗而紫癜消失。至9月下旬起紫癜又现，从两腿遍及全身，再次往上海某医院求诊，仍以青霉素治疗，经过3次门诊，紫癜非但未见减少反而增多，嘱住院治疗，因病孩不愿住上海医院而回金山。于10月3日住某医院，曾用昆明小海棠等治疗乏效，改用强的松片，每天300mg才得以控制。于12月6日出院，等到12月7日紫癜又发，经友人介绍前来求诊。

诊查：两腿部及两臂紫癜较多，鼻腔有轻微出血。食欲尚可，夜卧尚安。大便正常；尿检查：白血球1～2。满月脸；水肿背，系服激素所致。脉细，舌苔薄白。

辨证：此系风热郁滞、内闭营分，从血络而透发于肌肤，属热毒发斑，属西医变态反应性病变。

治法：凉血解毒以治其本，尚须逐步减少强的松用量，而又不使紫癜增多，以治其标。

处方：大生地黄 60g　茜草根 15g　土大黄 30g　乌蔹莓 30g　赤芍药 18g　绵茵陈 15g　生甘草 9g　桔梗炭 6g　制茅术 9g　炙绵芪 12g　绿升麻 6g　水牛角 30g　14剂

12月9日转方：服上方药11剂，服药过程中紫癜发作2次，但较之以前略有减轻，每日服强的松4次，每次7.5mg。嘱将强的松减量，日服4次，每次5mg，以观察之。

处方同前，除茵陈，加炒丹皮9g、炒大蓟15g、银花炭15g，改茜草根为茜草炭15g，14剂。

二诊：12月31日。上方药服12剂，紫癜仍有阵发，发则作痒，有热感。食欲尚可，夜卧安好，大便正常，小便亦利。脉弦细，舌苔白腻，血压100/70mmHg，大小便检查均在正常范围。仍宗清热凉血解毒之法。

处方同前，除茅术、黄芪、赤芍、大蓟、银花炭、桔梗炭，加蒲公英15g、地肤子12g、白鲜皮12g、净银花15g，14剂。

1989年1月14日转方：来人代诉，强的松已减至每天12.5mg，紫癜发出较少，但发则紫癜成大片状，无痒感，今晨已消退。食欲较差，二便如常，要求转方。

处方同前，除地肤子、白鲜皮、生甘草，加赤芍药18g、桔梗炭6g、炙黄芪12g、炒大蓟15g，14剂。

1月27日转方：来人代诉，强的松已减至每日10mg，紫癜色泽较前淡，且有痒感。饮食如前；小便检查：白血球0～1。

处方同前，加生甘草6g、改净银花20g、炙绵芪15g。

三诊：2月15日。前方药服21剂后，强的松减至每日7.5mg，两下肢紫癜已见消退，皮肤作痒已见减轻；食欲尚可，二便如常，夜寐亦安。脉弦，舌苔薄白。病势已大见减轻，仍宗前意出入。

处方同前，除蒲公英，改茜草根为9g，14剂。

四诊：2月24日。最近玩耍疲劳，两大腿及小腿部出现紫癜10～20多粒。食欲欠佳，二便如常。治从前议。

处方同前，除银花，加仙鹤草30g，改生地黄15g，14剂。

五诊：3月13日。强的松减为每日5mg。前4天脚背部出现细小紫癜，颜面虚胖亦较前减轻。食欲如前，大便正常。12日尿检：蛋白质少许，白细胞1～2。

处方同前，除桔梗炭，炒茜根，加净银花15g，14剂。

六诊：3月27日。药后紫癜退净，精神亦好。因外出游玩劳累后又出现紫癜，以脚背部较多见。尿检：(—)。强的松减至每日2.5mg。治法同前出入。

处方同前，除大蓟、仙鹤草，加蒲公英15g，桔梗炭6g，改水牛角为15g，14剂。

4月10日转方：强的松减至每日2mg，旬余来紫癜并未发现，食欲尚可，大便欠畅，要求转方。

处方同前，加仙鹤草30g。

七诊：4月25日。强的松减量后面部出现痤疮；饮食较前减少，每餐仅服1碗，约100g。尿检：蛋白质少许，红细胞0～1，白细胞1～2。脉弦，舌苔薄白。仍从前议出入。

处方同前，除仙鹤草、桔梗炭，加川黄柏4.5g、焦山栀9g，14剂。

八诊：5月10日。强的松已全部戒除，紫癜偶见于脚背部，食欲如常，精神亦好。大便正常，尿检：(—)。脉弦，舌苔薄白。药既应桴，再宗前议化裁之。

处方：炙绵芪15g　大生地黄15g　水牛角片15g　绿升麻6g　土大黄20g　赤芍药15g　净银花15g　生甘草6g　川黄柏6g　湖丹皮6g　绿萼梅6g　乌蔹莓20g　14剂

【按语】患者从1988年12月8日至1989年5月10日止，凡经8次诊治，4次转方，历时5个月，共服中药148剂，将顽疾“过敏性紫癜”治愈。西医学认为该证是变态反应性疾病，主要累及毛细血管壁而发生出血。中医学认为是热郁阳明，迫及营血而发于肌肤，其形如粟米，成片色红带紫色瘀斑，系风热郁沸、内闭营血而从血络透发肌肤，属热毒发斑范畴，治以凉血解毒，标本同治，采用地丹羊蹄汤(作者自拟验方)，以生地、丹皮、赤芍、土大黄(一名羊蹄)、茜草根、乌蔹莓滋阴清热、凉血止血为主药，辅以黄芪、甘草、升麻、桔梗炭10味药物所组成。黄芪、甘草补中益气，黄芪兼有改善皮肤血液循环作用，升麻、桔梗有升举透疹兼有止血之功；君见紫癜增多，或见鼻衄、齿龈衄血，则加强凉血止血之力，加水牛角、炒大蓟、仙鹤草；湿毒盛者，加强清热解毒之品，加黄柏、茵陈、蒲公英、银花；若皮肤瘙痒甚者，加强清热利湿止痒之品，加地肤子、白鲜皮等。于7月1日随访其母，强的松已全部戒除，6月15日停服中药，至今紫癜未发作。

(王光林整理)

【编者评注】王老治疗疑难危重病证，以辨证论治为核心，抓住枢机，实者泻之，虚者补之，先标后本，步步为营。如治肝癌一例，先以攻实、利水化湿，使黄疸去，水肿消，再以活血化瘀、软坚消癥，虽为重证，但因体质尚实，未予补剂，邪去而正安。

乔仰先医案

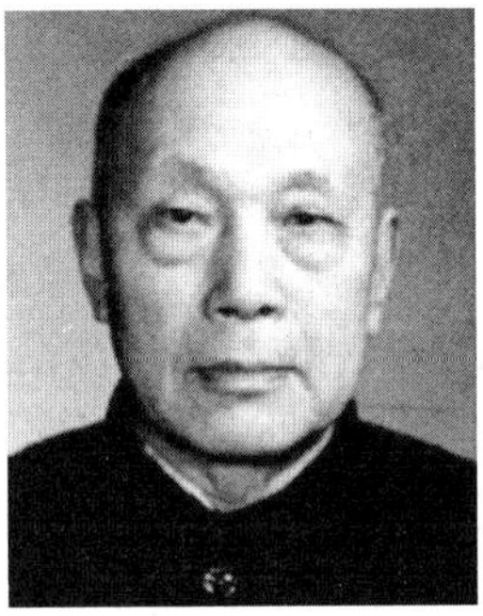

【生平传略】

乔仰先，男，1914年5月生，汉族，江苏建湖县人。业师陈宦仁，师祖梁国孚。乔氏1935年悬壶，1954年起在曙光医院工作，1961年调入华东医院。历任全国中医学会上海分会理事，中华医学会上海分会老年医学学会委员，上海市中医医院专家顾问委员会委员等。1991年被遴选为全国五百名名老中医导师之一。

乔老从事中医临床教学科研工作六十余年，临床上擅治血液病、肝病、心脏病、老年疑难杂证及男女不孕不育证。在学术上认为，肝主疏泄，主藏血，在五行中肝木居五脏之首，在各种致病因素的作用下，不但肝脏本身发生气血阴阳的变化，而且影响其他脏腑，提倡“诸病皆重视治肝”。在治疗老年病及血证时，更提倡“肾为先天，温肾应在健脾之首；气为血帅，补气当在补血之先”等论点。先后发表《冠心病证治拾零》、《祖国医学治疗烧伤》、《老年人抗衰须知》、《论脾统血》等论文共三十余篇；并与人合著《结核病的预防和治疗》、《常见老年病的诊断和防治》、《名医特色经验精华》、《难病辨治》等著作10部。

一、凉血止血、温肾健脾法治愈急性“再障”一例

张某，男，30岁。

初诊：1989年9月28日。

主诉及病史：1989年5月曾患非甲非乙肝炎，经治疗痊愈。9月初先感头昏，继则牙衄、鼻衄，皮肤上出现出血斑点。查血：血红蛋白25g/L，红细胞0.82×10^{12}/L，白细胞0.85×10^{9}/L，血小板40×10^{9}/L，网织细胞0.1%。骨髓检查报告：再生障碍性贫血。邀请中医会诊。当时证情：严重出血，牙衄为甚；头昏，口干，心悸，精神异常疲惫，语声低微，食欲极差，大便偏溏。目前每周输血两三次，每次400ml；血象仍逐渐下降，病情危重。

诊查：神志尚清，面色皖白如纸，周身皮肤有出血斑点，牙周满布血块，血腥气薰人。舌质淡白而胖，舌苔因满布血迹而难察看；脉弦大而数，按之无力。

辨证：西医称“再生障碍性贫血”。中医诊断为急性血证，为血热妄行、肾阳虚损、气血并亏

所致。

治法：凉血止血、引血下行为主，兼顾扶正益肾。

处方：水牛角 30g（先煎） 生地黄 20g 熟地黄 15g 丹皮 15g 川石斛 15g 干茅芦根各 12g 太子参 15g 牛角腮 40g 藕节 20g 茱萸肉 9g 炙龟版 12g 甘草 5g 川军 3g（后下） 牛膝 10g 西洋参 5g（另煎） 广角粉 0.6g（分吞）

二诊：12 月 12 日。治疗两个月后，证情缓和，精神较好，食欲亦增，出血大减，每月仅输血 200ml 左右。舌苔薄，脉弦数。血象检查：血红蛋白 50g/L，血小板 35×10^9/L，白细胞 1×10^9/L，较前有所进步。依前法进步治之。

处方：水牛角 30g 丹皮参各 12g 生熟地黄各 15g 炒白术 20g 牛角腮 40g 生地榆 20g 干茅芦根各 12g 仙鹤草 20g 地锦草 20g 旱莲草 20g 牛膝 10g 阿胶 9g（炖冲服） 太子参 15g 川军 4g（后下） 茜草根 20g 另生晒参 4g 西洋参 2g（二味另同煎） 广角粉 0.9g

三诊：1990 年 8 月 9 日。经治疗 10 个月后症情显著好转，出血停止，输血也停止，精神渐振，大便正常，但食欲欠佳。舌苔薄，脉弦。血象检查红系领先上升，（血红蛋白 89g/L、红细胞 2.98×10^{12}/L、白细胞有时 3×10^9/L、血小板 56×10^9/L。）此血热虽清，脾肾阳虚未复，再以温肾健脾、调补气血为主。

处方：黄芪 20g 党丹参$^{15}_{20}$g 枸杞子 20g 生熟地黄$^{20}_{15}$g 炒山药 15g 炙龟版 10g 炒白术芍各 15g 当归 20g 阿胶 15g 炮姜 4g 牛角腮 40g 生地榆 30g 旱莲草 30g 川军 1.5g 甘草 6g 炙鸡内金 9g 另生晒参 3g 西洋参 3g（二味同煎） 鹿角粉 3g（分 2 次吞服）

四诊：1991 年 5 月 7 日。经过 20 个月的治疗，证情显著稳定，精神食欲均佳，睡眠亦好，面色转华；舌质红润，苔薄，脉弦偏数。化验：血红蛋白 10.2g/L、红细胞 3.4×10^{12}/L、白细胞 3.55×10^9/L、血小板 70×10^9/L、网织细胞 0.007，依法再加强温调脾肾法以善后。

处方：黄芪 20g 党丹参各 18g 炒白术 20g 炒白芍 15g 枸杞子 20g 补骨脂 12g 菟丝子 15g 砂蔻仁各 2g 肉桂 2g 炙龟版 15g 当归 12g 生熟地黄$^{20}_{15}$g 川芎 15g 阿胶 15g 丹皮 15g 炙鸡内金 9g 红枣 15g 另西洋参 3g 别直参 1.5g（二味同煎） 鹿角粉 4g（分吞）

患者于 1991 年 5 月 2 日全天上班工作，偶有腰酸，余无所苦，仍继续治疗。血象不断上升，最近检查血红蛋白 11.3g/L，红细胞 3.71×10^{12}/L、白细胞 4.3×10^9/L、血小板 70×10^9/L。

【按语】再生障碍性贫血，在贫血中属于极难治疗之证。该证有急性、慢性之分，急性者来势凶险又急。本例就是一例“急、重、艰、险，气血衰竭”的极其严重者。所谓急，即当患者初感头昏疲倦时仅仅 20 天就出现严重贫血的症状；所谓重，即患者表现为语音轻微难辨，疲乏异常，卧床不能稍动的极度虚衰的病态；所谓艰，既出现肾阳虚衰而又伴有血热妄行相互矛盾之症，治疗颇为艰巨；所谓险，其牙龈出血日夜不停，虽每周输血 800～1200ml，而血象仍直线下降，证势凶险。

鉴于本病的急、重、艰、险，治疗分四个阶段进行：①急则治标：根据初诊时的证情分析，该证之本在于肾亏而致气血衰竭。但是，由于出血的证情很严重，如果不及时给予处理，患者随时会有死亡的可能，故急则治标，以凉血止血为佳。②标本兼顾：经过 2 个月的治疗，血热妄行之症显著减轻，血象也有所进步，故采取扶正益肾、凉血止血法兼顾治之。③治本为主：10 个月后，出血止，输血停，血象逐步上升，此时血热妄行的急症已平，即以温肾健脾之药调补气血以治其本。④善后调治：20 个月后，证情更加稳定，眠食均佳，精神健壮，并全天上班工作，这时乃以温调脾肾为主，作善后调治。

从本例治疗过程看，前后有许多看似矛盾之处，如前用清热凉血剂，后又用温肾健脾剂；前用寒凉之广犀角，后又用温补的鹿角粉；前用西洋参，后又用别直参，甚则西洋参与别直参同用，如此等等。这并非什么“病急乱投医药”，而是根据当时病势的缓急及病情的变化辨证论治，随着病情的变化而变换治则。从实际治疗效果来看，每次换法、改药都能获得满意的效果，同时又未有不良反应，这更说明辨证论治的重要性。

二、扶正活血、养阴润肺法治愈喉返神经损伤导致失音一例

陈某，女，47岁。

初诊：1982年9月3日。

主诉及病史：失音3个月。三个月前行甲状腺腺瘤切除术，术后即发生失音症，3个月来病情益重，经五官科及外科会诊，认为喉返神经损伤，难以恢复。目前，失音，咽干舌燥，烦渴多饮，头昏，颈部不能转动，肩背活动也受影响，手臂不能上举。

诊查：面浮清瘦，痛苦表情，默默不言，或口动而无音。舌苔少，舌干，舌质红；脉弦细而数。

辨证：肺络受伤，气阴亏损。

治法：养肺通络，调补气阴。

处方：南北沙参各15g　天麦冬各9g　党参12g　丹参15g　赤芍15g　野百合15g　五味子4g　生熟地黄各12g　玉竹12g　蝉衣6g　木蝴蝶4g　甘草5g　凤凰衣6g　天麻粉3g(分吞)

二诊：经过两周的治疗，证情较稳，失音有减轻之势，余症如前。舌苔薄，舌质红，脉细弦。依前法增强益气养血之品。

处方：南北沙参各15g　天麦冬各15g　蝉衣9g　木蝴蝶4g　野百合15g　五味子4g　甘草6g　黄芪15g　生熟地黄各15g　当归15g　赤白芍各15g　党参12g　丹参20g　川芎15g　凤凰衣6g　天麻粉3g(分2次吞服)

三诊：经过两个月治疗，开始出现细微的嘶哑之音，但仅能在鼓足气力时讲上一两句短语。舌苔薄，质红，脉弦。治法同二诊，前方药继服。

四诊：半年来舌燥咽干大减，声音逐渐增大，语言也流畅。尤其近1个月来证情更明显好转，发音基本正常，但多讲话咽部有紧束之感；颈部及上肢活动也基本恢复。舌苔薄，舌质淡红，脉细弦。仍宗调补气阴、养血润肺之法。

处方：黄芪15g　党参12g　丹参20g　炒白术12g　茯苓15g　甘草6g　当归15g　赤白芍各12g　蝉衣9g　玉竹15g　野百合15g　南北沙参各15g　天麦冬各15g　生熟地黄各15g　凤凰衣6g　天麻粉3g(分2次吞服)

1984年10月随访，已恢复原来接待员工作，虽整天工作，讲话也能胜任，精神充沛，心情愉快，复工后1年多未请过病假。

【按语】失音与肺及会厌的关系最大。其病因主要有外感风寒、内伤痰热、贪食寒凉、肝郁气滞等，更有因大声呼号、歌唱悲哭等等而致使肺气不滋、会厌受损而发本病者。本病发病的原因在于：①手术创伤使络损血瘀，致会厌失职；②患者系接待员，终日言谈多，休息少，致肺气肺阴损伤、会厌失养。这与一般的失音有异。

本例的治疗主要有如下数法：①润肺养阴：本法对于恢复阴伤之肺络和会厌的功能有良好

的作用。张路云："凡咽干声槁者，润肺为主"。确实，运用本法取得显著的效果，并且自始至终在运用它。②扶正养血、活血：本法在治疗过程中也是常用方法之一，它不仅对久病体弱、气血双亏者具有调补作用，更有助于受损筋络的恢复。本例在加用扶正养血活血药物之后，患者感到体力增强，又能发出语音并逐步增大，直至恢复到原有的音量，说明本法对于恢复神经功能是有一定作用的。③消风通络、清肺开音：医者本例运用了蝉衣、凤凰衣、木蝴蝶、野百合、天麻等品以消风通络、润喉开音，对治愈失音有一定的辅助作用。

三、补肾、活血通络、消风化湿法治愈腰椎狭窄一例

唐某，男，37岁。

初诊：1991年8月24日。

主诉及病史：腰痛十多年，近3年加剧。经西医检查诊断为腰椎狭窄。去年经外科手术后虽稍有好转，未几又发。目前腰痛如折，卧床不能稍微转动，日夜呼痛，不得安眠，饮食大小便均需人护理，食欲极差。

诊查：面色萎黄，周身消瘦，痛苦病容。舌苔厚腻，脉弦细而数，按之无力。CT检查：腰椎四、五节狭窄。

辨证：西医诊断为腰椎狭窄。中医诊断为肾亏血滞、风湿阻络所致之腰痛。

治法：补肾为主，佐以活血通络、消风化湿。

处方：杜仲15g　川续断15g　熟地黄15g　山药15g　仙灵脾20g　当归15g　赤芍15g　红花9g　生苡仁30g　生白术20g　乌梢蛇15g　威灵仙15g　木瓜5g　炙地龙15g　甘草6g　鸡血藤15g

另：麝香0.3g以保珍膏贴痛处。

二诊：服上方药1周，疼痛渐轻，2周后痛势大减，食欲较佳，睡眠良好，能下床小步行走，饮食、起身均能自理，面色转华。舌苔化，脉弦。前方尚合病机，依法加减治之。

处方：8月24日方加黄芪20g、炙蜈蚣1条，去木瓜，停外用麝香膏药。

三诊：腰痛基本消失，登楼走路均轻松自如，且能骑自行车行较短的路程，但午后腰部有些疲软，午睡后即恢复正常。舌苔薄，脉弦。症情显著转好，宗法继治。

处方：乌梢蛇15g　生苡仁40g　山药15g　仙灵脾20g　生熟地黄各15g　杜仲15g　川续断15g　黄芪20g　当归15g　赤芍15g　威灵仙15g　独活10g　炙地龙15g　炙蜈蚣2条　甘草6g

另服生晒参3g。

1992年3月12日随访，上述方剂连服5个月，患者一切良好，腰痛未发，食欲、睡眠、大便均已正常，并开始恢复工作。舌苔薄，脉弦。再以补肾扶正、养血消风之剂以资巩固。

【按语】腰痛之因繁多。本例经过检查诊断为腰椎狭窄，实乃肾虚不能充骨，致使骨间病变。再据证情分析，其卧床不能转动，日夜呼痛不安，饮食、大小便均需人料理，此即"转摇不能，肾将惫矣"，分析患者虚损之由，乃肾气虚惫、诸邪入侵而引起血滞不畅，致使风湿乘虚为患。由此可知本例属"肾亏是本，诸邪为标"，故在治疗立法时即以益肾为主，佐以活血通络、消风化湿，并助以外贴法。当用上方药7剂后，痛转轻，14剂后痛势大减，20剂后腰痛消失，生活能自理。此后加黄芪，取其与当归配合，对重病后气血虚者有一定调补作用，使其精神、体力易于恢复；加蜈蚣解痉止痛，对久病者具有消除余邪及预防复发的作用。

四、利胆祛瘀、益气养阴法治愈瘀胆型肝炎一例

颜某，男，31岁。

初诊：1988年3月31日。

主诉及病史：黄疸持续不退已10周。患者于去年年底曾食毛蚶，今年1月14日忽感周身乏力，纳差、发热，检查肝功能不正常，某院门诊拟“甲肝”收入病房。入院后经保肝退黄等治疗，谷丙转氨酶从880U降至正常，但测定总胆红素为332mg/L。入院治疗已10周，黄疸持续不退，今拟诊“瘀阻型肝炎”邀请中医会诊。刻下自诉肝区疼痛，食欲尚可，食喜冷，但食后觉腹胀甚，口干苦，寐差，皮肤瘙痒，汗出不畅。大便量少不爽，质薄色黄，表面如油，小便色深黄。

诊查：精神不振，两目深黄，皮肤黄紫且干燥。肝大肋下二指，按之作痛，脾肋下未及。舌苔糙厚，脉弦数。

辨证：肝胆湿热，瘀阻血脉。

治法：清肝利胆，解毒祛瘀。

处方：茵陈15g　川军(后下)5g　炒栀芩各6g　龙胆草15g　当归15g　红藤20g　败酱草30g　甘草6g　柴胡5g　赤白芍各15g　枳实5g　凌霄花15g　车前子(包)15g

二诊：4月7日。药后腹胀、肝痛减轻，皮肤仍瘙痒；大便稍爽，质薄，日1行。舌苔厚腻，脉弦数。

处方：上方川军增至8g，凌霄花增至18g，再服14剂。

三诊：4月23日。复查肝功能提示总胆红素为110mg/L，1min胆红素为30mg/L，谷丙转氨酶及浊度试验正常。肝区胀痛及皮肤瘙痒已不明显，但口干、心烦，睡眠不佳，疲乏异常，动则气急手抖。小便渐清。大便日1行，虽较软但已成形。舌苔薄腻，脉细数。前方获效，依法加调补气阴之品治之。

处方：茵陈15g　川军(后下)9g　炒栀芩各6g　柴胡5g　赤白芍各15g　生地黄12g　枳实5g　甘草6g　生米仁30g　龙胆草15g　当归15g

生晒参2g，西洋参2g，另煎代茶，日2次。

上方药服用7剂，复查总胆红素为62mg/L，1min胆红素21mg/L，又加服药7剂。药后黄疸渐退，皮肤瘙痒消失，睡眠转佳，肝肋下刚及，二便亦调。复查总胆红素降至57mg/L，1min胆红素降为12mg/L。患者出院后门诊随访，继续服用中药，以三诊方增损续进，其中川军用至12g。7月21日复查，黄疸尽退，肝功能全部正常。后又检查2次，俱告正常。半年后即恢复全天工作。

【按语】本例系瘀胆型肝炎会诊时的病情，表现为一派肝胆湿热之象。其病机是湿热相搏，郁于肝胆，肝失疏泄，胆液不循常道，渗入血液，溢于肌肤。故方取龙胆泻肝汤合茵陈蒿汤加减，以疏肝利胆、清热利湿、凉血退黄为法。考前二方中都有大黄，今患者的大便稀薄，是否能用之？作为治疗黄疸的几张古代名方如茵陈蒿汤、栀子大黄汤、大黄硝石汤等等，均用大黄。古贤今人治疗黄疸均十分推崇它，认为大黄配伍茵陈，有较理想的退黄效果。但一般文献认为大黄仅用于热重便结的病例，对湿重便溏者则不相宜。实际上大黄具有攻积导滞、行瘀凉血、利胆退黄、泻火解毒之功，对湿重热重的病例，用之皆宜。乔老在实际治疗中运用大黄，就是取其行瘀凉血、利胆通腑之功，既生用又后下，而且从初诊至三诊用量逐渐增大，患者出院后大黄一直用至12g，而无不良反应。使用生大黄的依据在于，尽管本例患者的大便质稀薄，但注意

是排便不爽、量少色黄、表面如油的特点，加之腹胀、舌苔糙厚、脉弦数，此系湿热壅肠、腑气不畅之象征，但用大黄而无妨。事实证明，对本例患者使用大黄后，不仅无腹泻之弊，反而使大便由不爽而爽，由质薄而成形，同时其他临床症状渐消，实验室检查总胆红素及1分钟胆红素逐次下降，虽非大黄一味之专功，但其重要性可见矣。同时，大黄还具有另外两方面的作用：一则与赤芍、当归等活血之品相伍以活血祛瘀；二则与凌霄花相配可凉血祛风止痒。大黄“能入血分，破一切瘀血”（张锡纯语），具推陈出新之功，使用该药不但能利胆退黄，还能祛瘀活血，改善肝郁血。凌霄花，也是一味活血祛瘀药，功能凉血祛风，可用于周身瘙痒。临床上，乔老常喜用川军配伍凌霄花，治疗皮肤瘙痒症。总之，一味大黄，功兼利胆通腑、祛瘀活血、凉血止痒之效，配伍于处方中实为画龙点睛之妙。

生晒参、西洋参煎汤代茶饮服，是乔老临床扶正时常用的一种方法。两参合用，有较强的益气、养阴之力，其合煎的剂量、比例，皆视病情之需要而定。本例患者在第三诊时出现了口干、心烦、睡眠不佳、疲乏异常、动则气急手抖等症状，实际上初诊时“正虚”即已存在，但当时“肝胆湿热”证为主要矛盾，当湿热渐清、“正虚”也随之逐步突出。结合肝“体阴用阳”、为藏血之脏，本例口干心烦、睡眠不佳、疲乏异常是为气阴两亏，故治当扶正补益，急用生晒参、西洋参合煎，以益气、养阴，加强体质，促进其自身的免疫抗病能力。

五、疏肝健脾法治愈泄泻一例

汤某，女，67岁。

初诊：1991年9月。

主诉及病史：两年来经常泄泻，常于便前腹痛；大便溏薄，排便后痛可缓解；经常肠鸣矢气。

诊查：体检左下腹有轻微触痛。大便常规一般正常，偶见少量白细胞。乙状结肠镜检查仅见少量充血。舌苔薄腻、脉弦。西医诊断为慢性结肠炎。

辨证：肝郁脾虚。

治法：疏肝健脾。

处方：柴胡5g　焦白芍15g　黄芪15g　党参15g　焦白术15g　甘草6g　煨肉果15g　草豆蔻15g　广木香5g　砂仁2g　川石斛12g　炒谷麦芽各15g　14剂

二诊：腹痛渐轻；大便稀溏也有好转，有时已可成形。舌苔薄腻、脉弦。辨证如前，再守方渗入化湿之品。

原方加藿香9g、佩兰12g、川厚朴4g，14剂。

三诊：药后腹痛已除，大便亦已成形，但稍食油腻即溏。舌苔薄腻已化、脉弦。依法加减。

处方：柴胡5g　焦白芍15g　黄芪15g　党参15g　焦白芍15g　甘草6g　煨肉果15g　草豆蔻15g　广木香5g　砂仁2g　川石斛12g　炒谷麦芽各15g　焦楂曲各15g　14剂

以后上方药又继用半个月，随访诸症悉除而安。

【按语】乔老认为治慢性泄泻虽不易速效，但辨证精确每可取效。乔老治疗该病有两个特点：一是健脾与疏肝同用，脾虚湿盛是本病的发病关键，故治疗当重在健脾。然乔老认为本症由肝脾不和所致者更为多见。肝木脾土本为相克之脏，而人在世间常遇不顺，肝气易郁；脾虚之体，阴血常亏，肝木失涵，故肝木常乘虚犯脾土，变相克为相乘，原本脾土之虚更甚，使病情反复不已。治疗以党参、白术、甘草等健脾运湿，煨肉果、草豆蔻、木香、砂仁等芳香温中化湿，配以柴胡、白芍疏肝柔木，以平肝木之旺。肝木不乘脾土，则健脾温中之药更能发挥作用。二是大队温中健脾之品配以甘寒养阴之药。乔老认为治慢性泄泻重在温阳健脾，但不可一味用温药。张景岳曰："善补阳者，必于阴中求阳，则阳得阴助而生化无穷"。故配用甘寒养阴之川石斛，使脾阳得胃阴之助，则脾气升散有力，疾病易于向愈。综观全方阴阳相济，寒热相配，温而不燥，补中有散，临床治疗常有如桴应鼓之效。

六、透热凉营法治愈坏死性淋巴结炎一例

马某，女，37岁。

初诊：1991年9月17日。

主诉及病史：高热持续不退十余天，伴有关节酸痛。10天来发热常在39℃以上，每在夜间2点至3点体温上升明显，白天热虽有所下降，但仍在38℃以上；热前恶寒，心烦不安，关节酸痛，口干，面色红艳如火，目赤唇干。

诊查：舌光红而干，脉弦数。颈下淋巴结肿痛，切片报告为"坏死性淋巴结炎"。查血常规白细胞 1.3×10^9/L。肝功能：锌浊度试验15.5U，麝香草酚浊度试验11U，蛋白电泳r34.5%、血沉33mm/1h、黏蛋白110mg/L。体检：肝肋下三指，脾肋下三指。西医拟诊为结缔组织疾病，坏死性淋巴结炎。

辨证：温病热毒入营，痰湿蕴结。

治法：透热凉营，消肿止痛。

处方：水牛角30g　丹皮参各15g　生地黄20g　赤芍15g　生石膏30g　知母20g　炒栀芩各6g　贝母10g　冰球子18g　蛤壳15g　半夏18g　三棱12g　白薇9g　青蒿15g　竹叶15g　炙天龙1条　炙蜈蚣1条　草果4g　4剂

紫雪散1.5g，日2次。广角粉0.3g，日2次。小金丹1粒，日3次。

二诊：发热渐退，体温在37.5～38℃，心烦不宁已有减轻，面赤舌红均减，惟见咳嗽痰多、口苦。舌苔少、脉数。

上方加炙麻黄5g、杏仁10g，去炙蜈蚣，紫雪散。

三诊：体温退至37.3℃左右，白天已能恢复正常。面部艳红消退，淋巴结肿痛亦大部消退，但仍感心烦。舌苔渐生，舌质红，脉细小数。

处方：水牛角30g　生地黄20g　丹皮9g　赤芍15g　地骨皮15g　知母10g　贝母15g　豆豉9g　焦山栀6g　桑叶9g　黄芩6g　青蒿10g　炙鳖甲15g　乌梅3g　川黄连2g　竹叶15g　甘草6g　5剂

服上方药后，体温退至正常，舌苔根渐生，脉数亦缓。惟动则心慌、汗出。后继用滋阴益气之品调治而安。

【按语】本病似属中医"温病"之列。患者来诊时以高热为主证，且以夜间为甚，舌红无苔，说明病入气分未解，内陷营分，出现营阴耗损之象，故乔老以犀角地黄汤合百膏知母汤之气血两清为主法；又宗"入营犹可透热转气"之言，用青蒿、白薇、竹叶、炒栀芩等药以透热转气，使营分之邪转出气分而解；加用紫雪散、炙蜈蚣清热祛风镇痉之品，以绝热极动风之忧；针对淋巴结肿痛，用贝母、半夏、冰球子、蛤壳、三棱、小金丹等化痰散结、消肿解毒；并根据发热前有恶寒之症，以知母清阳明独盛之热，用草果温太阴独盛之寒；诸药合用，使邪热渐退。三诊时病情虽大为好转，但乔老认为是邪祛而未净，尚残留在阴分，此时既要清热凉血祛邪，又要养阴，故除用犀角地黄汤清热凉血，加用青蒿鳖甲汤入阴搜邪、顾护阴分之外，又以乌梅之酸与川黄连之苦

相合以酸苦泄热。乌梅与生地黄、甘草相配，酸甘化阴，即所谓“存得一分津液，便有一分生机”，从而使邪祛阴复，病家能得尽快康复。

七、温补脾肾法治愈贫血一例

杨某，男，10岁。

初诊：1976年11月20日。

主诉及病史：面色萎黄、神疲乏力3年，半年来伴有鼻、牙龈出血。患者1973年起出现贫血，面皖无华，头昏目眩，心悸心慌，气短乏力、低热。多次住院，采用强的松、丙睾、输血等法治疗，但病情仍反复不已。查血常规：血红蛋白35g/L、红细胞计数1.19×10^{12}/L、白细胞计数0.4×10^{9}/L、血小板74×10^{9}/L。1976年8月作骨髓检查符合“再生障碍性贫血”。

诊查：舌淡，脉细。

辨证：脾肾阳虚。

治法：温补脾肾。

处方：党参9g　黄芪9g　焦白术9g　甘草4.5g　当归9g　白芍12g　苁蓉9g　杞子9g　生熟地各9g　肉桂3g　牛角腮15g　地锦草12g

二诊：1977年1月22日。激素已停用两个月，连服上方中药，低热、出血未作，精神日渐转振，继用上方去牛角腮、地锦草，加炒干姜1.5g。

三诊：1977年3月4日。面色转华，精神尚佳，已能全天上学读书。再拟补肾健脾法，上方加龟版9g、黄精12g、附子6g、鹿角粉3g分吞，以增添药力，巩固疗效。

该病人连服本方药三年余，证情日趋稳定，1980年11月血常规：血红蛋白120g/L、红细胞计数3.6×10^{12}/L、白细胞计数8.4×10^{9}/L、血小板74×10^{9}/L。

【按语】乔老治本病着眼于脾肾，以温补为法。以人参养荣汤合当归补血汤等补气养血健脾，用苁蓉、肉桂、干姜、附子、鹿角粉温肾益气，渗之滋阴补血之龟版、栀子、生熟地黄、白芍相得益彰，是取阴中求阳之意。

止血是治疗“再障”常用而又值得重视的方法。因为“再障”原是贫血之症，如果再经常出血，对“再障”患者的威胁很大。止血的药物，有凉血止血者，有温中止血者，有益气止血者，有养血止血者，有固涩止血者，究竟应用何种止血药，要根据病人当时病情选择。本例乃脾肾阳虚，故在初诊时运用苦温而涩的牛角腮，配合凉血滋阴的生地黄及有凉血收敛作用的地锦草，用后出血大为减轻。二诊时去牛角腮加干姜，是取干姜有温中止血作用，这时出血已大为减少，换用干姜既可温脾止血，又与清热止血的地锦草相合，既可加强止血之功，对治本也有助力。

八、疏肝化痰法治愈躁狂抑郁症一例

刘某，女，28岁。

初诊：1986年11月。

主诉及病史：面无笑容，表情木僵，遇事焦虑不安已有2个月。患者近2个月来情绪低落，常一个人独坐，思维不敏，多疑多虑，走路迟钝，由家属陪同前来看病。西医拟诊为躁狂抑郁症。

诊查：舌尖红，舌苔腻，脉弦。

辨证：肝气郁结，痰浊蒙心。

治法：疏肝化痰，清心开窍。

处方：柴胡 5g　白芍 12g　枳壳 9g　甘草 6g　半夏 9g　茯苓 12g　大贝母 9g　胆南星 6g　郁金 12g　米仁 15g　京石菖蒲 9g　炒栀芩各 6g

另：蝉衣 40g、天竺黄 40g、川贝母 60g(即蝉衣竺贝散)共研细末，每日 3g 分吞。

二诊：焦虑之情稍能安定，余症如前。再守方继用，14 剂。

三诊：神情渐见自如而有表情，但急躁多虑减而未已。舌苔转薄腻。原方去米仁，加龙齿骨(各)15g，14 剂。

本方药继用 2 个月后，面有笑容，已无焦虑之状，能上班工作。

【按语】郁者，滞而不达之义。其原因从脏而论，责之于肝，乃肝主疏泄功能失常。乔老每临此证，重在疏肝解郁，常取四逆散加山栀、黄芩为主。然郁生百病，而以津液失布、痰湿内生蒙于心窍最为常见，因此在疏肝解郁同时，乔老配合涤痰开窍的主法治之，常取温胆汤意加蝉衣竺见散等，由于标本同治，药合病机，使病家浊痰清而心气宁，肝气达而郁滞消，诸恙得平。

九、疏肝健脾、温经止痛法治愈痛经一例

汪某，女，33 岁。

初诊：1991 年 1 月。

主诉及病史：经行腹痛，夹有血块历已年余。每逢经行腹痛牵及腰背；平时腹部有寒冷之感，痛时得热敷则减；经水量少，夹有血块；乳房和少腹痞胀。妇科检查为卵巢囊肿。

诊查：舌苔薄白，脉弦。

辨证：肝经不疏，下元虚寒。

治法：疏肝健脾，温经止痛。

处方：柴胡 5g　炒小茴香 1.5g　吴茱萸 1.5g　香附 15g　乌药 15g　紫石英 20g　砂仁 2g　肉桂 1.5g　广木香 4g　党参 15g　焦白术 15g　茯苓 15g　甘草 6g　大枣 15g

二诊：本次痛经减而未已，畏寒亦缓。再守方继用。

三诊：上方药在每次月经前 1 周服用，共 10 剂，连服 3 次。此次经行腹痛已除，经量如故，无血块而安。

【按语】本例痛经得温而减，且痛引腰背，经水少，证属下元虚寒、厥阴肝经不疏，为虚实夹杂之证。故乔老用柴胡、吴茱萸、小茴香疏厥阴肝经，特别对寒性痛经更为合适。以肉桂、砂仁、广木香、乌药、紫石英、香附温补下元、温经止痛，配用四君子汤、大枣健脾益气以养血调经；诸药合用使经脉疏通，下元邪去血充，则痛止而病愈。

十、疏肝活血、健脾利水法治愈肝硬化腹水一例

张某，女，63 岁。

初诊：1991 年 3 月。

主诉及病史：腹胀甚、食欲不振 1 个月。患者 20 年前患肝炎、脾大伴胆囊炎。3 年前牙龈出血，查血小板计数(30～50)$\times 10^9$/L，某医院考虑为脾功能亢进。1 个月前开始腹胀、食欲不振。门诊检查有腹水，近 1 周来尿少。

诊查：B型超声波示：肝硬化、脾大、腹水。肝功能：TTT 12U，ZnTT 20U。总蛋白 7.9g，白蛋白 0.406。r：0.404、白/球比例 3.2/4.7。诊断为肝尖后肝硬化，伴脾大、腹水。

辨证：肝郁脾虚、血瘀水停。

治法：疏肝健脾、活血利水。

处方：三棱 12g　莪术 15g　川芎 9g　泽兰 15g　当归 15g　丹参 20g　柴胡 5g　延胡索 5g　大腹皮 15g　车前子 15g　泽泻 15g　党参 15g　茯苓 15g　广木香 5g　砂仁 2g　萹蓄草 15g　沉香散 3g(分吞)　7 剂

二诊：自觉腹胀已松，小便较前增多，但口干、牙龈出血仍甚。舌苔薄、脉细弦。上方加干茅芦根(各)15g、炙鳖甲 12g，14 剂。

三诊：腹胀消退明显，食欲亦转佳，惟口干，牙龈出血减而未已。舌苔薄、脉细弦。再守方继用，14 剂。

本方药加减继用 3 个月，诸症大为减轻，腹胀已消，纳食转香，已能坚持正常上班。

【按语】臌胀一证，以肝硬化引起者为多。因病邪留恋，证情缠绵，常令脾气不健、正气亏损，瘀血、水浊互结，而形成正虚邪实、虚实夹杂之证。故乔老认为治臌胀必须补虚去实兼治；补虚主要在脾，去实责之于疏肝、活血、利水。故本例以党参、茯苓、广木香，砂仁健脾运湿，用柴胡、延胡索、沉香散疏肝理气，以三棱、莪术、川芎、泽兰、当归、丹参活血消癥，用车前子、大腹皮、萹蓄草、泽泻消肿利水。顾全方不用逐水之品，意在培本。盖健脾则水气得化，疏肝则经气易通，化瘀则癥块得化且有逐水之力，利尿亦有化瘀之功。故本例虽属痼疾，由于辨证得当，收到了预期效果。

（潘永福整理）

十一、痼疾缓图、疏肝健脾益胃法治愈倾倒综合征一例

谢某，男，55 岁。

初诊：1978 年 1 月 7 日。

主诉及病史：胃大部切除术后反复胃肠不适 8 年。患者于 1970 年 1 月因大量呕血、黑粪，在某医院进行胃大部切除术。检查提示："糜烂性胃炎，慢性胃炎"。1972 年秋天又因排黑便，住院检查诊断为"胃大部切除术后，倾倒综合征、胃肠功能紊乱"。近 2 年来，腹泻加重，稍进油腻食物或劳累、受冷或情绪紧张后即发作，服用复方樟脑酊可暂止，继则大便秘结，六七天不解，再服果导而通。如此腹泻与便秘交替发作，痛苦不堪。伴头晕、心悸，时有冷汗，食少，食后作呕，睡眠不佳，精神不振。

诊查：神疲萎靡，形体消瘦，面色苍白少华；舌淡而胖，边有齿痕；苔白腻，脉细弦数。大便常规见有不消化食物。血象检查：血红蛋白 95g/L，红细胞计数 3.35×10^{12}/L。

辨证：久病脾失健运，胃失和降，肝木乘虚侮土。

治法：疏肝健脾，止泻调便。

处方：党参 15g　白术 15g　白芍 12g　柴胡 5g　陈皮 5g　炒防风 6g　甘草 6g　枳壳 6g　云茯苓 12g　广木香 5g　砂仁 2g

二诊：1978 年 2 月 14 日。服药三十余剂，腹泻减轻；大便日行一两次，质软成形。但仍食欲不振，恶心，多食则腹胀欲呕，伴头晕、少寐。舌苔薄，脉细弦。此脾土转旺，胃气未和。再以健脾益气、和胃降逆法。

处方：党参 15g　白术 15g　白芍 12g　陈皮 5g　半夏 9g　炒防风 6g　姜竹茹 12g　甘草 6g　云茯苓 12g　砂仁 2g　代赭石 12g　旋覆花(包)12g

三诊：1978 年 3 月 5 日。药后呕吐渐止，但仍感食少、寐差、神疲，腹泻偶作。此正气素亏、脾胃虚弱未复。仍守健脾益胃为法。

处方：黄芪 12g　党参 15g　茯苓 15g　白术芍各 12g　甘草 6g　芡实 12g　炒山药 15g　炒米仁 15g　建莲肉 15g　砂仁 2g　陈皮 5g　炒防风 6g　炒谷麦芽各 15g　红枣 15g

医嘱：①注意饮食，少进汤类食物及空腹饮水。②餐后卧床休息半小时，避免食后立即活动。

上方药服用近百剂，诸症好转，此后又用上方加减服药半年多，患者已能正常上班。逢出差去外地，即以人参养荣丸或人参健脾丸代替汤药。患者一直坚持服药，至 1982 年年底，计服中药千剂，体质完全恢复，全勤工作，并担任副总工程师工作。

【按语】倾倒综合征，又称餐后早发综合征。本例患者之临床表现，可借鉴中医学的“反胃”、“呕吐”、“泄泻”、“便秘”等疾病的证治，从脾胃虚弱、肝旺正衰入手治疗。综观本例的治疗过程，有如下三个特点：①痼疾宜缓图。本例病程长达 8 年之久，且病情复杂，反复发作，是为“痼疾”：虽屡经西药止泻和通便交替治疗，但仅能取一时之效，后转中医诊治，连续服药半年以上方有起色。其后患者坚持服药，且注意饮食起居达数年之久，才完全恢复，可见此病的治疗难度颇大。对于类似此类疾病，治疗只能“缓缓图之”，既需患者耐心配合，也需医者精心处方。②重点应突出，宜逐个击破：初诊时患者主要所苦者有二：首先是腹泻及便秘；其次是食后呕吐。如能减轻这两个症状，当能提高患者治病的信心，也才能实现“痼疾宜缓图”的意图。乔老在治疗中分三步走：先止泻调便，后降逆止吐，再重点调理脾胃。初诊时止泻调便，辨证为肝旺乘脾，方选四逆散、四君子汤合痛泻要方化裁。其中防风炒后取其止泻之功。二诊止呕，当和胃降逆止呕。二诊用旋覆代赭汤、温胆汤、四君子汤、痛泻要方合参，既重镇降逆、和胃止呕，又不忘抑肝健脾止泻。药后腹泻、便秘、呕吐均逐步缓解，最后即选用参苓白术散来重点调理脾胃，既能巩固疗效，又作善后调补。③脾胃顾护：本例患者病在“脾胃”，病程又长，腹泻、便秘、呕吐等的根源皆为“脾胃虚弱”，故无论是止泻调便，还是止吐，都必须注意顾护脾胃。事实上，治疗的始终是紧紧围绕“脾胃虚弱”这一根本进行的，这从每次的处方中都含有四君子汤而可知矣。

十二、蛇龙解毒汤为主治愈慢性肝炎一例

丁某，男，70 岁。

初诊：1986 年 10 月 6 日。

主诉及病史：肝炎后谷丙转氨酶反复增高一年余。病者患乙型肝炎以来，肝功能一直不稳定，谷丙转氨酶时有反跳，常感肝区疼痛，纳呆、腹胀、少力，1 年来无法正常上班工作。近来因外感不适，赴医院检查谷丙转氨酶 200U，麝香草酚浊度试验 10U，锌浊度试验 15U，麝香草酚絮状试验(＋)。目前身热不退，体温：38.2℃，肝区隐痛如针刺，耳鸣多梦，胸闷，口干欲饮，食欲不振，腰酸背痛，睡眠不佳；大便日 1 行，成形；小便黄赤。

诊查：神疲乏力，巩膜黄染。肝肋下一指半，质软，肝区叩痛(＋)，脾肋下未及。舌苔厚腻，脉弦数。

辨证：湿毒之体，病久表卫不固，外邪易侵。

治法：解表利湿为主。

处方：防风6g　川厚朴4g　藿香9g　佩兰12g　半夏15g　陈皮6g　茯苓15g　甘草6g　茵陈15g　黄柏12g　炒山栀6g　炒谷麦芽各15g

二诊：10月22日。身热已退，查谷丙转氨酶仍高(211U)，纳呆，肝疼，小溲黄。舌苔稍化，脉弦。此表邪虽解，湿热不去，瘀毒胶结之候。方选蛇龙解毒汤加减。

处方：茵陈15g　蛇舌草30g　龙胆草15g　鸡眼草30g　岩柏草30g　黄柏12g　川军(后下)6g　炒山栀6g　丹皮参各15g　赤芍15g　川芎12g　甘草6g

三诊：11月24日。上方药连续服用三十余剂，证情大为减轻，复查肝功能已完全正常。药已中病，更进一筹。10月22日方去川军、黄柏、山栀，加砂蔻仁(各)2g，炒谷麦芽(各)15g，再服药14剂。

四诊：患者于12月9日、12月26日以及1987年1月2日3次复查肝功能，皆告正常。除睡眠多梦外，其余不适均消失。为防复发，彻底善后，嘱以下方药兼顾其本。

处方：黄芪15g　太子参20g　枸杞子15g　炒白术15g　生米仁30g　炒山药15g　柴胡5g　白芍15g　枳壳6g　蛇舌草30g　鸡眼草30g　炙甘草6g

【按语】病毒性肝炎，乔老将其发病机转归结为“湿、毒、瘀”，而且认为此三者在发病过程中常互相纠缠，发展至后期常形成“湿毒瘀结”的局面，故相应创立了“蛇龙解毒汤”。这是一个治疗急慢性肝炎、重症肝炎见有身目黄染、发热、胸闷心烦、厌食油腻、恶心呕吐、胁痛腹胀、溲黄赤、便干结或溏薄等症状以及实验室检查见谷丙转氨酶升高、黄疸指数升高、“两对半”阳性等异常者所常用的验方，乔老临床时加减运用，颇为应手；其组成包括蛇舌草、龙胆草、岩柏草、鸡眼草、败酱草、板蓝根叶、丹皮、丹参、赤芍、川芎、川军、甘草。如黄疸重者，加茵陈、当归，重用川军；急性肝炎、重症肝炎见有“热入营血”之证者，常加用水牛角、生地黄以取“犀角地黄汤”之意；病重危急者则用广犀角粉代替水牛角，量用为0.3～0.9g，分吞；全方之宗旨在于治肝必治湿毒，治湿毒又必治血，血行则湿毒易去。

结合本例证情，患者为乙肝，肝功能一直不稳定，谷丙转氨酶时时反跳，此乃湿毒未尽之候。久则正虚，表卫不固，复感风邪，而致恶寒发热，此际当解表利湿，方用“藿朴二陈汤”加味。“藿朴二陈汤”(藿香、佩兰、川厚朴、蔻仁、陈皮、半夏、茯苓、甘草)是乔老治疗这类外感夹湿所喜用的一张验方。方取藿香、川厚朴、佩兰、防风以祛风解表、芳香化湿。身热退后，谷丙转氨酶反而有所增高，症见肝疼、纳呆、溲赤等乃湿热毒瘀结于肝之症，此时成为主要矛盾，采用“蛇龙解毒汤”加减治疗，其中蛇舌草、龙胆草、岩柏草、鸡眼草等“四草”具有清热解毒、降转氨酶，降湿浊之功。而据报道，蛇舌草、龙胆草还具有调整免疫功能的作用。黄柏、川军、茵陈利湿清热，佐以活血行瘀如丹皮、丹参、赤芍、川芎之辈，可改善血液循环，促使湿毒易于祛除。由于“蛇龙解毒汤”中多系苦寒清凉之品，久服易碍胃败胃，故乔老多喜用砂仁、蔻仁配伍炒谷麦芽或焦楂曲来和胃、安胃，顾护胃腑。第三诊的处方用药即体现了这一点。肝炎恢复期的病人，其生活调理也十分重要。乔老除了要求病人避免过劳、纵欲、饮酒之外，常选用疏肝健脾之品如黄芪、党参、太子参、白术、白芍、枳壳、柴胡、枸杞、米仁、山药、甘草等，作为固本善后之药。乔老认为，仲景所云“见肝之病，知肝传脾，当先实脾”的古训，其原意在于说明预防的重要性，但实际上也启发后人在治疗肝炎时，利用疏肝、健脾作为调理善后之法。同时，现代药理研究及临床都证实，黄芪、党参、太子参、山药、米仁、枸杞、甘草有提高细胞免疫功能和补体水平的作用，对肝炎病人的恢复大有裨益。故乔老提倡，肝炎病人在实验室检查指标恢复正常后，仍应该坚持服用一段时间的疏肝健脾药物，以减少复发的机会。本例病人，遵嘱间断服药近1年，随访至今，未再复发。

十三、健脾化痰、温阳通浊法治愈嗜眠证一例

王某，女，13岁。

初诊：1987年10月12日。

主诉及病史：嗜睡五月余。近5个月来，患者上课时常不能集中精力听讲，学习成绩逐渐下降，数门功课考试不及格。尽管老师与家长不断督促，白天也嗜睡无忌。食欲不振，精神萎靡，二便尚调。

诊查：面色少华，发育一般。舌苔白腻，舌淡而胖，脉细。

辨证：脾气不足，阳虚痰阻。

治法：健脾化痰，温阳通浊。

处方：黄芪15g　党参15g　半夏12g　茯苓15g　枳壳6g　胆南星9g　焦白术12g　甘草5g　炒山药15g　郁金12g　生米仁20g　鹿角片3g　石菖蒲9g

二诊：服药14剂后，上课较能集中注意力，但嗜睡依然。此痰浊未去也，加重化痰药再进。

处方：10月12日方药续服。

另加服粉剂一料：川贝60g、天竺黄40g、蝉衣40g，共研极细粉，分40包，每日1包，分2次吞服。

1988年1月2日随访，共服汤药五十余剂，粉剂一料，停药后嗜睡未复发。1991年6月再次随访，嗜睡未发，精神、学习均正常。

【按语】宋·王怀隐云："胸膈多痰，脏腑壅滞，致使精神昏浊，昼夜耽眠"。此一语道破嗜睡一疾之癥结所在。嗜眠者，非怪疾也，多为痰湿作祟，治当祛除痰湿。然患者痰自何来？经云："脾为生痰之源"。脾气不足，则运化无权，水湿内停，凝聚为痰；水谷不化精微，也可生湿成痰。故本病标在痰湿，本在脾虚。祛除痰湿的同时，必须健脾益气，以顾其本。又，昼为阳，夜为阴；阳主动，阴主静。患者白昼嗜睡，此阳虚也，加一味鹿角片以助肾阳。肾阳为人之真阳，肾阳旺则诸阳皆盛，精神自振。综观本例之治疗，祛痰为第一要义，佐以健脾、助阳之品，使嗜睡之疾得以痊愈。

乔老临床治疗"痰证"有一验方，名曰"贝黄散"，其组成为：川贝母60g、天竺黄40g、蝉衣40g、琥珀40g。主要用于治疗癫痫、老年痴呆症、精神分裂症以及失眠、神经官能症等之见有"痰浊为患"表现者，方取川贝母、天竺黄化痰散结、清心定惊；蝉衣消风清热止痉；琥珀养心安神。因琥珀有镇静、安眠之功，而本例乃嗜睡之疾，故二诊时用"贝黄散"去琥珀。

（赵卫整理）

十四、白虎汤治愈头汗淋漓顽证一例

李某，女，73岁。

初诊：1991年6月7日。

主诉及病史：头汗淋漓五年余。患者一年四季白天黑夜均有头汗湿帽湿襟，甚则热气蒸腾，淋漓如雨，进食尤甚；伴头晕疲倦，睡眠不佳，易罹感冒，午后有低热伴发颧红，口渴吞酸，受

风则大便溏薄。曾经多处医院及其他医生诊治，均无效果。

诊查：舌苔白腻，舌缘有齿痕，脉洪大数。

辨证：胃有实热，气阴见伤，表卫不固，脾失健运。

治法：泻实火，益气阴，健脾化湿，导水下行。

处方：石膏 30g　知母 15g　甘草 5g　党参 15g　黄芪 20g　炒白术 18g　防风 6g　麦冬 15g　五味子 6g　黄柏 10g　地骨皮 15g　牛膝 10g　车前子(包)15g　泽泻 15g　炒山药 15g　琥珀粉 1.5g

二诊：6 月 13 日。药后，头汗较少，头晕睡眠也转好，低热颧红减轻。舌苔薄腻，脉弦略数。前方获效，依法进一步治之。

处方：上方加生苡仁 30g。

三诊：6 月 28 日。头汗已止，头晕颧红消失，睡眠良好，一切症状均消失，舌苔已化，脉弦。再以益气养阴、固表止汗法治之。

处方：黄芪 20g　焦白术 18g　防风 6g　党参 15g　麦冬 15g　五味子 6g　知母 15g　甘草 5g　陈皮 5g　茯苓 15g　红枣 15g

上方药服 15 剂后，一切证情良好，即改服成药玉屏风冲剂合生脉饮同服。

此后，随访半年，一切均稳定正常。

【按语】盗汗自汗乃临床常见之证。本例患者，其汗日夜不停，说明以自汗为主。通常大法，自汗者多阳虚，盗汗者多阴虚。然也不尽如此，盗汗也有阳虚者，自汗也有阴虚者。本例的证情非常复杂而又矛盾，如既有盗汗，又有自汗；既有表卫不固、容易外感，又有午后潮热伴颧红的虚劳内热征象；既有口渴多饮、头汗淋漓、脉洪大而数的胃有实热现象，又有遇风寒则大便溏薄、舌苔厚腻的脾阳虚衰之征等，真乃虚实相兼、寒热交叉、阴阳相互矛盾。因此，治疗此证较一般为难。乔老认为，不管证情如何复杂，主要是要分析主因，抓主要矛盾。《黄帝内经》云："饮食饱甚，汗出于胃"。本例患者平时汗液很多，湿帽湿襟异常难受，尤其是每当进餐时则头汗加剧，热气腾腾，如蒸笼一样，故民间也称之为"蒸笼头"，说明本例乃胃火旺盛兼气阴两亏、脾虚湿阻等。因此，治疗时以清气热、泻胃火兼顾气阴的人参白虎汤为主，佐以益气养阴、生津止渴、固表止汗的玉屏风散合生脉饮，并用引热下行的导水下行法。药后，证情显著减退，最后又以生脉饮合玉屏风散补养气阴，以巩固疗效。如此使五年多的顽证在数月内获愈，说明详辨证、抓主因的重要性。

（乔东武整理）

【编者评注】汗症在临床上作为主症而求治者，较为少见，本例则头汗淋漓如雨，且历时 5 年，可谓顽证。汗症，临床上主要是辨别自汗、盗汗、战汗、黄汗、绝汗，分而治之，患者则昼夜汗出不止，冬夏无别，实为怪证。乔老治此，药仅 2 旬，头汗已止，可谓妙手回春。观乔老之处方，虽药仅 16 味，但却寓有白虎汤、玉屏风散、生脉饮、四君子汤、琥珀导赤汤之意，5 个方剂合参，均各有其主治，分而治之，同心协力，药方并不庞杂，此实乃乔老之选方巧布，均是针对患者之临床见症所施。观患者之病机，既有虚实之夹杂，又有阴阳之偏颇，更有汗多津少之矛盾，若临证仅顾其一面，则必然导致顾此失彼，考虑其 5 年来多处求治而不效，可能就是此缘故。乔老则从整体出发，详细剖析证情，分辨阴阳虚实，选用药简效宏之经方，合而治之，一矢中的，辨证之精确，择药之精当，只有深悟其医理之内涵者，才能学而仿之。

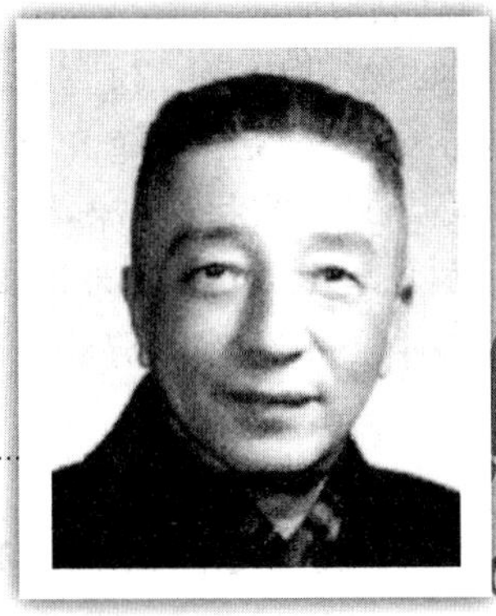

余翰石医案

【生平传略】

余翰石，1915年6月生，学名昌铭，上海市青浦县人，自幼体弱多病，及冠犹有病容；后悉西人对华人有“东亚病夫”之讥，深以为耻，乃矢志学医，以求养生保真、活人济世。1934年春由友人介绍投上海名医朱南山老夫子门下，学习岐黄之术。1937年4月学成返里，悬壶行医。1937年曾任中国红十字会青浦分会特约医师。1940年曾任上海新中国医学院指导师，兼门诊部实习教授。1958年冬，由上海第一医学院附属中山医院聘为内科及妇科教研组中医教授。

一、养营调气法治愈月经不调腹痛腰酸一例

张某，女，28岁。

初诊：1962年4月。

主诉及病史：月经不调，头晕腰酸。

诊查：癸水愆期，腹痛腰酸，头晕带下，脉象弦数。

辨证：营阴不足，冲任不固，肝郁气滞，脾肾两亏，风阳上逆。

治法：养营调气。

处方：金铃子12g　炒白芍6g　全当归12g　陈艾叶3g　延胡索9g　川抚芎6g　台乌药6g　制香附9g　广木香6g　杜仲12g　月季花4g　7剂

【按语】本案用药清淡，着眼于疏调肝气，仅以杜仲一味壮益肝肾。《本草求真》注：杜仲为肝经气药，为入肝补肾要药。病者正值年富力强，无需投以重剂。7剂后，肝肾疏调，精力自振，诸症霍然。余师秉承朱氏妇科衣钵，于此显见功力。

二、仲景归脾法治愈月经淋漓不断一例

陆某，女，31岁。

初诊：1962年2月。

主诉及病史：月经淋漓两个月不净，胃口不佳，腹胀内热。

诊查：月事缠绵两个月未净，纳呆骨蒸内热。

辨证：脉濡数，苔薄，此乃气郁伤肝，肝不藏血、脾不统血。

治法：拟仲景归脾法。

处方：炒白术 9g　抱木神 12g　淡远志 6g　净枣仁 9g　全当归 12g　杭白芍 6g　制香附 9g　广木香 6g　潞党参 12g　陈艾炭 3g　龙眼肉 7 枚

【按语】本案病在经事淋漓不净，经年不愈，后用止血之剂未效；有以为肝郁生热，而用柴胡四物汤加减，亦未奏效。余师认为证在肝脾两经，而用柴胡疏肝，有升动虚阳之虞，在此只能用归芍柔肝为愈，并重用参、术健脾和肝则实脾。肝脾和而冲任自调，病者守方服药二十余剂而渐安。

三、疏肝通经、化痰软坚法治愈乳癖一例

陈某，女，28 岁。

初诊：1959 年 11 月。

主诉及病史：乳房旁生块胀痛。

诊查：两乳房结核呈扁圆形如弹子大，质较硬，滑动无根，触之觉痛，皮色不变，与经期无关。苔薄黄腻，脉弦数。

辨证：痰凝气滞，营阴虚亏，络脉不和。

治法：疏肝通经，化痰软坚。

处方：全当归 12g　云茯苓 12g　广郁金 6g　生石决 30g　化橘红 5g　蒲公英 12g　制首乌 12g　丹皮 9g　夏枯草 12g　煅牡蛎 30g　瓜蒌皮 10g　7 剂

对病者解释病情，消除顾虑，经药症状减轻。

【按语】乳癖一证，妇女患者殊非鲜见，即室女亦有之，医界诸士均主逍遥散出入，而余师则认为与肝肾之阴阳有关。方中豁痰解郁、清火软坚药中参入首乌类滋益肾阴之品，诚有灼见。人之乳房与肝肾之情关系极大，凡肝之疏与结、元精之壮或衰于乳之感觉甚为敏捷。陈修园认为首乌能益气血、乌须发，且妙在入少阳之经消痛肿等，本方之结构极堪师法。

四、补中益气汤治愈阴挺一例

曹某，女，34 岁。

初诊：1964 年 5 月。

主诉及病史：下部重坠已有两个月，行路后及晚更甚。

诊查：面色㿠白指冷，头晕耳鸣，腰酸溲频，晨起较轻，入暮更坠。

辨证：按脉细软少力，舌干无津，气血两虚。

治法：补中益气汤主之。

处方：(1)黄芪 12g　当归 12g　炒白术 9g　人参 3g　升麻 6g　陈广皮 6g　甘草 3g　生姜 3 片　大枣 3 个

(2) 乌梅 9g　五倍子 15g

二味煎汤。熏洗，每日早晚各 1 次。

【按语】阴挺即子宫下垂，是证多数属于产后起床过早，劳累过度，产时用力致使胎络损

伤,或便闭努责,凡此种种,皆能引成,俗称产肠不收,或称癞葫巴、丹溪谓之阴癞。中医学将其分为三类:①属气虚者;②属气血两虚者;③属湿热下注者。上例是属气血两虚类。本病对于患者生命虽无多大危险,但根治较为不易。治疗后如证情好转,更需注意避免登高举重、步行远程、劳力过度,否则容易复发。是证用人参、升麻、黄芪、当归、白术、柴胡、陈皮、甘草、生姜、大枣补中益气汤,乃益气补血升提之品,故收到良好疗效。该患者连服药60剂。经久未复发。

五、疏肝理气法治愈癞疝疼痛一例

张某,男,33岁。

初诊:1961年12月13日。

主诉及病史:小腹疝气疼痛。

诊查:睾丸胀大如鸡卵,少腹坠痛。苔薄白,脉弦数。

辨证:肝郁气滞发为癞疝。

治法:疏肝理气。

处方:金铃子9g　制香附9g　厚朴6g　延胡索9g　橘核12g　白芍9g　淡吴萸3g　山楂12g　小茴香3g　荔枝核12g　官桂3g　7剂

二诊:1961年12月20日。进疏肝理气之剂,胀大的睾丸缩小一半,少腹疼痛亦减。苔薄,脉弦数,再从前法出入。

处方:金铃子9g　橘叶核各9g　胡芦巴12g　广木香6g　川郁金6g　吴茱萸3g　荔枝核12g　延胡索9g　枸橘梨9g　官桂3g

7剂后痛止气消。

【按语】癞疝为病,以寒痛居多,以睾丸少腹膨胀为特点。是例乃属于寒凝气滞之证。古人认为治疝必先治气。张景岳强调治疝者,必于诸症之中俱当兼用气药,但症见胀肿者大率皮肤灼热。余师从苔脉中确诊属寒,在行气药中,参用胡芦巴、官桂、吴茱萸,服药14剂而愈。

六、固肾束带法治愈带下一例

李某,女,27岁。

初诊:1962年4月14日。

主诉及病史:白带甚多如溲,状如米泔,已有月余。

诊查:带下绵绵,久而不净,头晕耳鸣,腰膝酸楚。苔薄滑,脉细涩。面色萎黄,畏寒指冷。

辨证:根据舌脉属肝肾两虚、带脉不固。

治法:固肾束带。

处方:白龙骨20g　煅牡蛎30g　炒白术9g　杜仲12g　川续断9g　菟丝子9g　乌贼骨12g　龟版12g　白莲须9g　椿根皮12g　潼白蒺藜各9g　7剂

二诊:1962年4月21日。带下较少,腰膝酸楚大减,但畏寒未悉除。脉来细涩,苔薄。议固肾益气、和调营卫。

处方:白龙骨15g　全当归12g　川续断9g　肉桂3g　煅牡蛎30g　黄芪12g　狗脊9g　椿根皮12g　山萸肉6g　菟丝子9g　潼沙苑9g　黄精9g

【按语】肾为先天之本,奇经八脉皆属之。肾虚则冲任不和、带脉不固。病者年在青壮之期而脉细涩且病带下，概由劳乏积日不得息，脾肾俱伤而成带下。案中以补肾壮阳兼收标束带而获良效。

七、清火宁心、补肾益髓法治愈眩晕怔忡一例

张某，男，31岁。

初诊：1962年8月26日。

主诉及病史：心慌头眩。

诊查：病者头眩恍惚，心神不宁。舌干红少津苔薄，脉弦细带数。

辨证：肾水不足，虚火上炎，证属眩晕怔忡。

治法：清火宁心，补肾益髓，安神定志。

处方：龙齿20g　川黄连3g　灵磁石30g　生地黄12g　龟版12g　净枣仁9g　丹皮6g　远志9g　后茯神12g　柏子仁12g　夜交藤12g　7剂

【按语】眩晕怔忡之证责之肝肾，具心悸者乃为肝肾所犯。本案以火旺为主，而肝肾之阴不足。方以清火宁神为主，佐以滋益肝肾之阴，7剂之后证虽瘥，尚宜滋养。

八、熄风化痰、镇心安神法治愈癫痫一例

徐某，男，24岁。

初诊：1962年10月27日。

主诉及病史：癫痫频频发作。

诊查：痫厥发作频繁，手足抽搐，头颤心悸，厥扑不省人事。苔腻，脉细滑。

辨证：肝阳化风，夹痰上蒙清窍，阻遏灵机。

治法：熄风化痰，镇心安神。

处方：龙齿30g　天竺黄6g　茯神12g　牡蛎30g　双钩12g　沉香片3g　石决明30g　川贝母6g　地龙干3条　石菖蒲6g　青礞石12g

上方药每次7剂，连服1个月，癫痫少发。

【按语】病者自幼即发癫痫，居恒服用苯妥英钠控制症状，就诊时即使不发病，亦神呆面晄，齿龈肿胀。服上方药1个月后，症状减轻，已足可喜，余师所云亦实事求是。

九、温养肝肾法治愈倒经一例

黄某，女，20岁。

初诊：1963年2月28日。

主诉及病史：经水未通，经常鼻血。

诊查：年20，月经未通，时见鼻衄，头晕内热。舌红苔薄，脉弦细。

辨证：肝肾两虚，冲任不足，倒经。

治法：温养肝肾，以实冲任而通癸水。

处方：生熟地黄各12g　全当归12g　紫石英12g　龟版12g　怀山药12g　白茅花9g　山萸肉6g　丹皮9g　滁菊炭9g　卷柏9g　泽兰叶9g　焦山栀10g　7剂

二诊：1963年3月5日。鼻血已止，仍觉头晕内热。脉弦细略数，舌红苔薄。再议温养肝肾、和调冲任以通癸水。

处方：生熟地黄各12g　全当归12g　丹皮6g　山栀9g　龟版12g　川芎6g　白茅花9g　怀牛膝9g　山萸肉6g　赤白芍各6g　泽兰9g　7剂

【按语】冲任为经脉之海，其血气之行，外循经络，内荣脏腑，若无损伤则阴阳和平，气血调和。肝肾虚则冲任之气亦虚。余师认为虚热内升、血热妄行而致鼻衄。倒经者实是脏之虚非经之倒，故滋益肝肾以实冲任、清衄悉，经遂自通。

十、理气和胃法治愈妊娠恶阻一例

周某，女，24岁。

初诊：1961年8月12日。

主诉及病史：食后即呕吐，头晕无力。

诊查：经居两月余，胸闷泛恶，纳后即吐，头晕耳鸣，腰膝酸软无力。

辨证：脉象弦滑，舌黄苔腻，居恒无胃疾，乃妊娠恶阻。

治法：理气和胃。

处方：全当归12g　炒白芍6g　炒白术9g　淡黄芩9g　川黄连3g　淡吴萸3g　新会皮6g　竹茹12g　制半夏6g　苏藿梗各9g　伏龙肝15g　7剂

二诊：1961年8月19日。前方药服后呕吐稍平，能食米汤，惟量不多，仍头晕少眠，神疲乏力。苔薄腻，脉弦滑而细。

处方：川黄连3g　吴茱萸3g　苍术6g　新会白6g　炒白术9g　广藿梗9g　制半夏6g　制砂仁3g(后下)　枳壳6g　姜竹茹12g　伏龙肝15g　7剂

【按语】女子妊娠，胎儿发育全赖母体脾旺纳佳、气壮力强。病者头晕无力，可知母体已自不足，脾胃素虚。恶阻呕吐有碍气血之充养，有损胎气。《济阴纲目》认为妊娠后"经血既闭，水积于脏，脏气不宣通，而气逆呕吐"。余师用药重在健脾、行气和胃，用药平淡，立方清纯，堪为师法。

十一、养血通滞法治愈恶露不下一例

严某，女，26岁。

初诊：1962年3月26日。

主诉及病史：头晕旋转，腹中时痛，恶露不下。

诊查：产后5天，恶露不下，少腹迸痛，胸闷气逆，头晕失眠，身微热。

辨证：冲任不和，浊瘀上逆。脉细涩，此仲景谓之郁冒。

治法：养血通滞。

处方：全当归12g　五灵脂9g　泽兰叶9g　紫丹参12g　川芎6g　茺蔚子9g　生蒲黄10g　山楂炭12g　血珀末2g(吞)　荆芥6g　桃仁9g　3剂

二诊：1962年3月30日。药后恶露隐隐自下，头昏大瘥，身热亦退，腹痛顿失。面色泛黄，虚证乃见，苔薄腻，脉细涩。

处方：全当归12g　延胡索9g　制香附9g　大丹参12g　花蕊石12g　五灵脂12g

金铃子 9g　生蒲黄 9g　琥珀 2g(吞)　茺蔚子 9g　川芎 6g　5 剂

【按语】恶露不下，腹痛头晕，貌似凶恶。但分娩之初，脏腑之气逆而散，胞宫之体虚而滞，恶露当下不下，似属可攻，但毕竟虚产之体，不宜损耗过度。前后两方药性味轻淡而养血通滞并施，使母体不峻补而气自复，不猛攻而血自复，匠心独具。

十二、加味茵陈蒿汤治愈黄疸两例

例一　李某，男，38 岁。

初诊：1963 年 3 月 15 日。

主诉及病史：寒热腹胀，皮肤发黄。

诊查：发热 1 周后热不著而皮肤及两目发黄，溲赤，大便难，力乏，纳滞。苔黄厚腻，脉弦数。

辨证：湿热内蕴肝胆，阳黄重证。

治法：加味茵陈蒿汤。

处方：西茵陈 15g　木香 6g　泽泻 12g　苍术 6g　川厚朴 6g　生川军 9g　槟榔片 9g　连翘 12g　焦山栀 9g　青蒿 9g　绛矾 3g(分冲)

例二　张某，男，46 岁。

初诊：1963 年 5 月。

主诉及病史：胃脘胀痛，小便黄赤，皮肤发黄。

诊查：发病近月，周身皮肤发黄，大便艰解，小溲黄赤，纳滞腹胀，无发热。苔淡黄而腻，脉濡。

辨证：病弥月而无发热，小溲虽黄赤而纳滞、腹胀，苔腻脉濡，可见湿热内滞而湿从寒化，脾阳受困，证属阴黄。

治法：健脾行气，利湿退黄。

处方：茵陈 15g　苍白术各 6g　川黄连 3g　藿梗 10g　茯苓 12g　陈皮 6g　泽泻 10g　萆薢 10g　木香 6g　砂仁 3g(后下)　吴茱萸 3g　附子 5g　干姜 5g

【按语】上述两例黄疸，一属阳黄，一属阴黄。阳黄一例虽为重证而用药准则见效捷。而阴黄一例，最堪斟酌。余师认为阴黄虽名阴证，而湿热是其基础，惟湿从寒化，热受阻遏而已。方中虽用姜附，而仍立茵陈、泽泻、萆薢，妙在黄连、苍术同伍，以燥湿清热取功，良有以也。

（徐家彝整理）

【编者评注】从余老治疗黄疸案二则，可见辨证的重要。同为黄疸，仅从皮肤、面目之黄色鲜亮与否仍不足为辨阴阳之凭证。余老根据发热与否、病程长短及舌苔是否黄腻辨别阴阳，对人很有启发。例二病久，已无发热，正如余老分析，湿热是基础，但久病热势已减，湿从寒化，热受阻遏，故苔虽腻而不黄，脉濡而不数，辨证明确，下药才能中的。明察秋毫，才不至于大相径庭。

董漱六医案

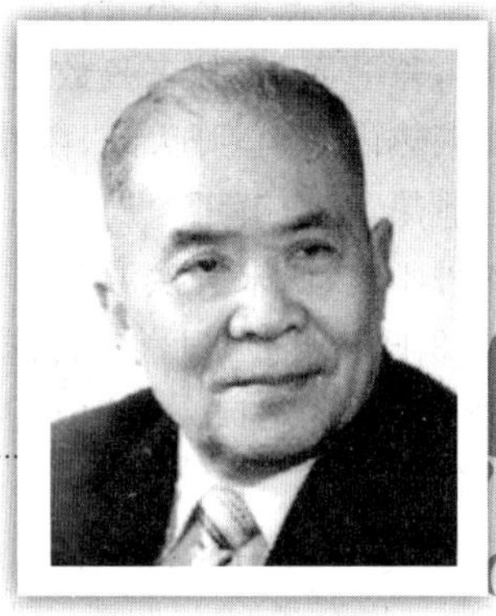

【生平传略】

董漱六，1916年生，江苏丹阳市人，中医内科主任医师。1934年考入上海中国医学院，在校成绩优异，从张骧云、丁仲英、徐小圃、盛心如、陈存仁诸名家临床侍诊。1937年毕业后，又拜上海著名中医秦伯未先生为师，继续深造，进一步研讨医学经典著作和历代各家学说，并跟随秦师门诊、出诊和病房诊疗工作。1939年进上海厚生医学专校攻读西医。1956年参加上海第二人民医院中医科建科工作。

董老早年曾任丹阳《民众医药旬刊》编辑，丹阳《中国医药周刊》主编，上海《中医疗养专刊》编辑。新中国成立后曾任蓬莱区中医师公会主任委员，中医进修委员会主任委员，人民代表，政协常委，中华全国中医学会上海分会第一届理事，上海市卫生工作者协会第二届执行委员会委员，上海市第二人民医院学术委员会委员，评审委员会委员；1991年董老被聘为"上海市继承名老中医专家学术经验研究班"指导老师。

董老行医六十余年，擅长内科，对外感温热病、咳喘病、内科疑难杂证每多独特见解，临床经验丰富，治愈病人甚众。发表学术论文四十余篇。编著《秦伯未先生膏方选集》一书，行销国内外，深受读者欢迎。

一、神犀丹治愈肝昏迷一例

曹某，男，48岁。

初诊：1977年12月7日。

主诉及病史：患者幼年有疟疾史，1961年曾患急性黄疸型肝炎。近年来常感乏力，齿龈出血，右胁肋胀痛。1977年11月24日清晨，自觉头晕加剧，上腹部痞胀不舒，呕吐鲜血，量约200ml，伴有柏油样大便，急诊入院。当晚神志不清，血压骤降至50/40mmHg，心音弱，心律不齐，告病危。当时检查：面暗滞，体温38℃，脉搏82次/分；肝肋下未扪及；脾肋下三指，质中偏硬；腹部鼓胀，有移动性浊音；蛋白电泳r球蛋白0.32，超声波示：肝脏为复波，脾肋下5cm。红血球细胞计数3.0×10^{12}/L，白细胞计数2.6×10^{9}/L，血小板64×10^{9}/L。诊断为肝硬化、脾功能亢进、食道静脉破裂出血。25日行脾切除术，并结扎胃底食道静脉，术后肝昏迷症状一度好转。但于12月7日又突见神志不清，狂躁不安，不省人事，病情恶化，邀董老会诊。

诊查：面色暗滞，神志突然不清，牙关咬紧，身热狂暴，手足颤动，烦躁不安，口唇干燥，腹胀便结。舌质深绛，苔薄而干，脉来弦数鼓指。腹部膨胀，有移动性浊音。

辨证：此属瘀热内蕴，心肝火旺，阴津耗伤，内风暗动重候，病势十分危笃。

治法：清营泄热，凉血解毒。

处方：神犀丹1粒，研末分次温开水送服。

二诊：12月8日。服神犀丹后，神志渐清，紧闭的牙关已开，手足颤动渐止，烦躁减轻，大便通而不畅。惟身热头痛、口渴少津。舌红绛苔黄干，脉仍弦数不静。证势未定，慎防骤变，再从前法，汤丸并进。

处方：广犀角3g　鲜生地黄30g　鲜石斛15g(先煎)　辰麦冬9g　京元参12g　金银花12g　朱连翘9g　生石膏30g(先煎)　肥知母9g　淡竹叶9g　生大黄9g(后下)　板蓝根15g　活水芦根30g(去节)　2剂

另神犀丹2粒，日服1粒，分2次服。鲜竹沥2支，日服1支。

三诊：12月10日。患者神志已清，答问切题。心烦口渴；大便已通，质干；夜寐较安。惟觉腹胀不适，小溲短少。舌红绛，苔黄转薄，脉来弦细带数。阴津内伤，郁热尤重，再拟原法化裁。

处方：广犀角2.4g　大生地黄12g　鲜石斛15g　北沙参9g　辰麦冬9g　粉丹皮9g　赤白芍各9g　金银花12g　朱连翘9g　肥知母9g　淡竹叶9g　朱茯苓12g　活水芦根30g(去节)　2剂

另抗热牛黄散4支，日服2支。竹沥2支，日服1支。

四诊：12月12日。神志清楚，口渴心烦减轻，夜寐易醒，腹胀有水，溲短便结。舌红绛已淡，中裂苔薄，脉象细数。阴津初复，内热仍重，肝脾合病，水湿内生。再拟清营泄热，佐以理气行水、化湿导滞为治。

处方：广犀角1.5g　大生地黄12g　鲜石斛12g　破麦冬9g　粉丹皮9g　赤白芍各9g　猪苓、云苓各9g　福泽泻9g　江枳壳9g　瓜蒌仁、麻仁各12g(打)　商陆根15g　黑白丑各4.5g(冲)　腹水草15g　3剂

另牛黄清心片3瓶，日服1瓶。

五诊：12月15日。药后大便日行质干，腹部膨胀不减，小溲仍少，纳一般，夜寐欠酣。舌红绛，苔少中裂，脉细小数。再拟滋阴泄热，通利二便。

处方：广犀角1.5g　大生地黄12g　鲜石斛12g　破麦冬9g　京玄参12g　粉丹皮9g　赤白芍各9g　川黄连1.5g　淡竹叶9g　潼木通4.5g　猪云苓各12g　黑白丑各4.5g(冲)　商陆根15g　陈葫芦皮30g(煎汤代水)　3剂

另牛黄清心片3瓶，日服1瓶。

六诊：12月18日。大便畅通，小水增长，腹胀遂减，食欲步增，精神渐振，口干口苦，夜寐欠佳。舌红绛较淡，苔少中裂，脉细小数。阴津久伤，郁热未清，胃肠湿浊步化，传导功能初复。再拟滋阴泄热，佐以理气导滞。

处方：广犀角1.5g　北沙参12g　破麦冬9g　玄参12g　川石斛12g　猪云苓各9g　福泽泻9g　阿胶12g(烊化冲)　川黄连1.5g　江枳壳4.5g　大腹皮12g　焦曲12g　车前子12g(包)　4剂

另鲜芦根每日2支(去节)煎汤代茶饮。

七诊:12月23日。服药以来精神日见振作,纳谷渐增,大便自调,小溲亦长,腹水已消,口干少寐。舌红苔薄质转润,脉象细小带数。阴津未复,内热渐清,湿滞步化,肝脾得和,证情稳定。再拟前方加減,巩固疗效。

处方:大生地黄15g　川石斛15g　破麦冬9g　京元参12g　杭白芍12g　地骨皮12g　炙鳖甲24g(先煎)　川黄连1.5g　陈阿胶12g(烊化冲)　朱茯苓12g　远志4.5g　柏子仁9g　活水芦根30g(去节)　4剂

【按语】本案病情险恶,危及生命。根据中医辨证,热极伤营,入血动血,心神受扰,肝风内动,大有燎原之势。急则治标,以冀弋获,单用神犀丹清营泄热、凉血解毒。次日神志渐清,药简力专,疗效显著。续用汤丸并进,症状日见好转。由于腹水未消,二便不利,再用原法参入理气行水化湿导滞之品为治,标本兼顾,攻补兼施,以达到腹水陡减、食欲步增、二便通利目的。为了巩固疗效,采用育阴增液培本为主,缓则治本。服药二十余剂,病愈出院。

二、大陷胸丸治愈急性哮喘发作一例

宣某,男,20岁。

初诊:1986年6月7日。

主诉及病史:咳嗽反复发作,日久不愈,发展成为哮喘已有十余年。每逢秋冬之交,或气候突变时,咳嗽就作,喉间痰声辘辘,夜间不得平卧。1986年6月1日哮喘忽然大作,急送急诊。吸氧、抗菌、氨茶碱及肾上腺素静滴,并服用强的松,医治6天哮喘仍未平息,整天端坐,不得安枕,胸闷气窒,烦躁不安,于6月6日邀董老会诊。刻诊面皖少华,形瘦乏力,自汗淋漓,胸闷气仄不舒,咳不畅,痰吐不易,整天端坐呼吸不得平睡已6天,脘胁气胀,腹满按之有压痛,纳尚可,大便五六日未通。

诊查:舌淡红,苔白腻根厚,脉来滑数鼓指。

辨证:证为肺气不足,外邪侵袭,痰浊内阻,气道不利,食滞蕴结,胃肠传导失司,虚中夹实之候。

治法:急则治标。理气化痰,消积导滞,以攻实为主。

处方:生军9g(后下)　芒硝9g(冲)　葶苈子9g　麻黄5g(后下)　射干9g　杏仁10g　厚朴5g　枳实6g　焦曲12g　苏子9g　莱菔子9g(杵)　蝉衣5g　全瓜蒌15g(杵)　2剂

二诊:1986年6月9日。服药后小腹微有胀疼,肠鸣辘辘,排气较畅;继而大便畅通,先坚后溏,气臭量多,2日内通行达四五次;胸宇突然开朗,咳痰亦利,哮喘已平,夜寐较安;惟觉喉痒,鼻流清涕,喷嚏频仍。苔腻已化,脉来濡滑带数。再拟宣肺化痰,理气行滞。

处方:炙麻黄4.5g　射干9g　杏仁9g　厚朴4.5g　蝉衣4.5g　桔梗3g　甘草4.5g　陈皮4.5g　焦曲12g　枳壳5g　腹子皮各9g　浙贝9g　炒竹茹4.5g　3剂

三诊:1986年6月12日。前进宣肺化痰、理气行滞之剂,哮喘未作,咳痰亦少,胸闷得除。腹软,食欲增进,大便日行1次。惟觉精神疲倦,自汗未止。舌淡苔薄,脉濡细滑。良由肺气得宣,痰滞已化,但正元未复,腠理空虚。本着缓则治本之旨,再拟益气育阴,佐以化痰宁嗽为治。

处方:太子参15g　麦冬9g　五味子4.5g　黄芪12g　炒白芍12g　炙桂枝3g　麻黄根9g　杏仁9g　茯苓12g　炙甘草5g　广陈皮4.5g　煅牡蛎30g　红枣7枚　5剂

【按语】本例乃由痰滞互蕴、气道不利,肺失治节,肠失传导,上下阻塞不通,导致哮喘频发，病情加剧呈持续状态。首用大陷胸丸、三拗汤合三子养亲汤加减，力攻其痰热积滞。药后腑气迭通，痰滞渐化，肺气得宣，咳喘遂平。再以麻黄射干汤化裁，理气化痰，宣肺和胃，净其器而制其源，使痰浊步化，咳喘平息。病去正虚，气阴亏损，再用生脉散、苓桂术甘、芪芍汤、牡蛎散等方增删，补气育阴调中涤饮，以善其后。

三、人参白虎汤治愈肺炎高热气急一例

管某，男，62岁。

初诊：1986年12月8日。

主诉及病史：患者于1984年6月在上海某医院行右肾肿瘤全切除手术，几年来证情稳定，形体较为壮实。1986年8月23日因高热、胸闷、咳嗽伴有气急，日夜端坐呼吸不得安卧。当即去医院诊治，留住急诊室观察。检查：体温在38.5～39.5℃；心率130次/min，律齐。两肺布满干湿啰音，血压114/70mmHg。胸透：左下肺炎。白细胞数12.3×10^9/L，中性细胞0.89，淋巴细胞0.11。曾用抗生素、吸氧等治疗。因高热不退、咳嗽气急加剧，收住病房，诊治两周，病情趋向恶化，请董老会诊。症见高热稽留不退已周，朝轻暮重，面色憔悴；神志恍惚，时清时昧，时或不省人事；两目无神，视物模糊，反应迟钝；张口露睛，咳嗽气急不得平卧，整天端坐呼吸，夜间呓语喃喃，饮食不进。

诊查：舌红绛苔光，扪之无津；脉形细滑数；两足肿胀按之如泥。

辨证：邪热内盛，阴津耗竭，正虚邪实之候，病势危笃，慎防增变。

治法：育阴泄热，清气化痰。

处方：太子参30g　原皮西洋参9g(另煎汁冲)　鲜沙参15g　鲜石斛15g　鲜生地黄30g　破麦冬9g　生石膏30g(先煎)　肥知母12g　天竺黄9g　甘草5g　煅龙牡各30g　川贝粉9g(分2次吞)　1剂

另竹沥60g分次啜饮。

二诊：12月9日。昨投育阴泄热清气化痰之剂，服后获微汗，热渐平，体温降至37.6℃，血压120/80mmHg，心率116次/min，两肺干湿啰音减低。神志已清，咳畅，痰黏夹有血迹，胸闷较舒，气急渐平，夜间安睡约三四小时，小水增多，足肿渐退，大便畅通一次。舌红苔净，质较润，脉细滑数。阴津初回，肺热犹重，病在险途。再拟益气育阴、清肺化痰为治。

处方：人参须9g　西洋参9g(二味另煎冲)　北沙参12g　大生地黄12g　鲜石斛15g　生石膏30g(先煎)　肥知母12g　竹沥夏9g　广橘络5g　云苓神各12g　远志肉5g　鲜茅芦根各30g(去心节)　杏苡仁各12g　川贝母9g

另竹沥60g，分次啜饮，2剂。

三诊：1986年12月11日。身热已退，神志清晰，咳稀，痰血亦止，胸闷已宽，气急亦平，足肿续见消退，夜寐已安，精神日佳，纳谷渐增，大便日行。舌红已淡，苔薄黄质润，脉形细小带数。气阴日见来复，痰热步化，肺气清，胃亦和，病势趋向稳定，乃佳兆也。仍宗上方加减。

处方：人参须9g　西洋参9g(二味另煎汁冲)　北沙参12g　辰麦冬9g　金石斛15g　大生地黄12g　粉丹皮9g　生石膏24g(先煎)　肥知母6g　川贝母6g　杏仁10g　生米仁15g　黛蛤散12g(包)　鲜茅芦根各30g(去心节)　3剂

另竹沥90g，每日30g，冲服。

【按语】本例为肺炎高热气急重证，乃由肺热内盛、气阴耗竭所致。如不及时投用益气育

阴、泄热清肺化痰重剂，时刻都可能危及生命，急用人参白虎汤，力求气阴来复、肺热得清。1剂后身热已减，神志亦清，咳喘已平，舌质津液渐回。再用人参白虎汤加重益气养阴生津之品，泻热重在清肺，育阴兼加益气。药后热退身凉，咳喘平息，痰血亦止，纳便均调。舌红已淡，脉细小数。继用前方加减，病势趋向稳定，可云幸矣。

四、参附汤合小青龙汤治愈肺心病一例

黄某，男，67岁。

初诊：1990年12月11日。

主诉及病史：患者向有慢性支气管炎、肺气肿、肺心史，近因感寒诱发咳嗽，痰白呈泡沫状，咯之不畅，喘息不得平卧，胸闷腹胀，不思饮食，面浮肢肿，溲短便溏，神疲乏力，西医诊断为“肺心病”。经中、西药物治疗旬余未效，特邀董老诊治。

诊查：患者面浮跗肿，肢末不温，面㿠自汗，舌淡苔白质滑，脉沉细无力。

辨证：肺脾两虚，寒邪夹痰湿内阻，肾阳式微，心力衰竭，体弱病重，慎防气脱亡阳之变。

治法：暂拟益气强心、温肾调脾，佐以宣肺化饮。

处方：红参条(另煎汁冲)9g　黑附块15g　焦白术12g　净麻黄(后下)4.5g　苦杏仁12g　淡干姜3g　五味子(杵)3g　制半夏9g　广陈皮4.5g　北细辛2.4g　云茯苓15g　炙甘草3g　沉香(后下)2.4g　鹅管石(煅杵包煎)9g　2剂

二诊：1990年12月13日。服上方药2剂后咳喘大减，胸闷得宽，腹胀亦减，小溲增长，跗肿渐消，稍思饮食，汗敛肢和，舌淡红，苔白初化，脉沉细带滑。证情改善，再拟原方加减。

处方：党参15g　附块9g　白术12g　麻黄(后下)3g　杏仁9g　茯苓12g　干姜2.4g　五味子(杵)3g　苏子9g　砂仁(杵)3g(后下)　焦曲12g　银杏肉(去皮尖)5枚　3剂

三诊：1990年12月16日。咳减喘平，胸腹痞胀消除，纳谷步增，足肿亦退，夜寐较安，大便成形，精神渐振，面部虚浮，痰多咯吐尚易。舌淡红，苔白已化，脉形濡滑。仍拟益气调脾温肾。

处方：党参15g　黄芪9g　白术12g　附块9g　茯苓12g　炙甘草6g　桂枝3g　麻黄(后下)2.4g　半夏9g　陈皮4.5g　杏仁9g　细辛1.5g　红枣(去核)5枚

【按语】《金匮要略·痰饮咳嗽病脉证并说》篇有“咳逆倚息，短气不得卧，其形如肿，谓之支饮”。“病痰饮者，当以温药和之”。本案当属支饮无疑。病久肺脾气虚，心肾阳气亦衰，痰湿内阻不化。初诊时证情殊重，大有气脱亡阳之势，急投参、附益气回阳救逆，强心温肾，配合小青龙汤加减以宣肺化饮，佐以沉香纳气归肾，扶正达邪，重在心肺肾。2剂后诸症明显好转，证情趋向稳定。方随证变，故二诊时以党参易红参；附块减量；更以砂仁、焦曲理气和胃；党参、白术、茯苓调脾运中，以恢复脾胃运化功能；苏子、银杏肉降气定喘。药仅五剂，咳减喘平，纳谷增进，大便转实。三诊则以补益为主，重在脾肾。仿玉屏丹、苓桂术甘、麻黄附子细辛汤加减，益气调脾温肾以善其后。

整个治疗过程始终围绕着肺脾肾三脏。本病其标在肺，其本在脾肾。根据急则治标、缓则治本的原则，掌握时机，辨证施治，至关重要。

（王瑞春整理）

五、大黄附子汤合控涎丹治愈肝脓疡一例

王某，男，31岁。

初诊：1976年12月17日。

主诉及病史：早年有痢疾史，近半月来腹泻日二三次，并见发热38～39℃，胸闷呕恶，食欲减退。10天来自觉右胁肋部疼痛，叩击时更甚，左右转侧不便。当地某医院诊治因发热不退，肝区疼痛加剧，于1976年12月11日来我院急诊，入院时检查：肝上界第四肋间、下界剑突下三指，有叩痛。白细胞计数13×10^9/L，中性细胞0.85，淋巴细胞0.14，单核细胞0.1。胸透：右侧横膈抬高约1.5cm，活动度降低，心肺(一)。超声波：肝上界第四肋间，下界剑突下2cm，腋前线、腋中线第6、7、8、9肋间隙可见5cm囊性液平反射。诊断为阿米巴肝脓疡。入院后经治半个月，身热不退，右胁肋部疼痛未减，邀董老会诊。症见发热起伏，右胁肋部胀痛阵作，肝区叩击痛明显，转侧活动受限，胸闷纳呆，小便短赤，大便尚调。

诊查：舌淡红，苔薄腻，脉细弦带数。

辨证：气滞瘀阻，肝失疏泄，湿热郁结，脾失健运。

治法：疏肝调脾，佐以理气行瘀、清热导湿为先。

处方：柴胡9g　黄芩9g　赤白芍各9g　桃仁9g　川楝子9g　延胡索9g　莪术9g　败酱草15g　石见穿15g　茯苓12g　苡仁12g　红藤30g　金钱草30g　3剂

二诊：1976年12月20日。药后右胁肋胀痛虽减，但平睡转侧活动仍感不适，胸闷纳差，小溲黄赤不清，大便不畅、质干。舌淡红，苔薄腻，脉仍细弦而数。寒凝热郁，气滞湿阻，瘀血内结，肝脾不和所致。拟温经散寒，佐以理气化湿、破瘀通络。

处方：熟军9g　附片9g　桃仁9g　赤白芍各9g　莪术9g　延胡索9g　川楝子9g　当归10g　茯苓12g　苡仁12g　橘叶皮各4.5g　败酱草15g　红藤15g　细辛2.4g

另控涎丹1.5g(药前1小时吞服)，3剂。

三诊：1976年12月23日。药后大便日行二三次，先溏后稀；小水增多；右胁肋部疼痛偶见，肝区叩击痛不著，纳谷渐增，夜寐转侧活动较前便利。舌淡红，脉濡细滑。再拟前法出入。

处方：熟军9g　附片9g　党参9g　白术12g　茯苓12g　甘草3g　川楝子9g　延胡索9g　橘皮叶各4.5g　焦六曲12g　炒苡仁12g　败酱草15g　红藤15g　3剂

另吞控涎丹0.9g(服法同前)。

四诊：1976年12月26日。右胁肋部无胀痛感，肝区叩击痛已除，口干口苦，夜寐转侧活动自如，纳可便调。舌红苔薄，脉细弦带数。湿瘀渐化，气滞亦利，肝脾渐和之象。拟疏肝泄热，理气行滞为治。

处方：柴胡4.5g　黄芩4.5g　黄连1.5g　半夏4.5g　橘叶9g　川楝子9g　延胡索4.5g　生鳖甲15g(先煎)　香附4.5g　当归9g　枳壳4.5g　焦六曲12g　路路通12g　7剂

【按语】患者系沿海渔民，平日涉水感寒，复加饮食不洁，常患腹泻便痢。在治疗全过程中，初用疏肝调脾、理气行瘀、清热导湿之剂，症状虽有改善，但肝区脓液并未明显吸收。继用温经散寒、理气化瘀之品，方用大黄附子汤合控涎丹加减，右胁肋部胀痛大减，压痛明显消失，夜寐左右转侧自如，效果显著，这是治疗本病的关键。

六、辛凉解肌、清热解毒法治愈猩红热一例

单某，女，2岁。

初诊：1981年4月9日。

主诉及病史(代诉)：发热2天，体温达39.5℃，第二天全身出现朱红色皮疹。经某医院儿科诊断为猩红热，在家隔离。患儿口干唇燥，烦躁不宁。经人介绍请董老诊治。

诊查：体温38.9℃，皮疹遍身，鲜红如丹，以颈、肘、腘、腋等曲折处尤为密集；乳娥红肿起腐，舌尖红赤起刺如杨梅，苔少，脉象浮滑带数。

辨证：时邪外侵，疫毒内蕴。

治法：辛凉解表，清热解毒。

处方：荆芥9g　薄荷(后下)4.5g　蝉衣3g　牛蒡子9g　桔梗3g　甘草3g　射干9g　马勃3g　黄芩4.5g　连翘9g　玄参9g　活水芦根(去节)30g　2剂

另：锡类散合黛蛤散和匀吹喉。

二诊：1981年4月11日。药后热退身凉；红疹渐回，时隐时现；口渴咽红，乳蛾肿痛，白腐已少，舌红绛起刺，脉来细数。再拟清营泻热、凉血解毒立法。

处方：生地黄12g　荆芥4.5g　丹皮9g　赤芍12g　银花10g　连翘10g　生石膏(先煎)24g　竹叶9g　川黄连1.5g　生甘草3g　朱茯苓10g　板蓝根12g　鲜茅根(去心)30g

4剂，吹喉药同前。

4剂药后全身红疹消退，咽喉肿痛亦除，四肢大块脱皮而愈。

【按语】猩红热为出疹性传染病之一，除全身丹痧外，并有咽喉肿痛起腐，故中医称之谓“烂喉丹痧”。病由外感时邪、热毒内盛、上熏咽喉、外透皮肤所致。临床必须与麻疹、风疹相鉴别，并根据各阶段的症状，脉症合参，选择不同的治疗方案。本例初诊以辛凉透疹为要，外用锡类散合青黛散和匀吹喉。复诊时因舌质红绛起刺，有热入营分之象，故以清营泻热解毒为治。此外，发疹期与回疹期禁食虾、蟹、鱼腥海味及一切酸辣刺激之品亦甚为重要。

七、疏风透表、清营泻热法治愈过敏性剥脱性皮炎一例

王某，女，71岁。

初诊：1975年4月29日。

主诉及病史：患者因左肩、肘、腕等关节酸痛日益加剧而口服保泰松，次日全身皮肤红肿瘙痒，进而糜烂，皮肤剥脱并引起持续在38.5～39.5℃的高热不退，心中烦热，口渴引饮，入夜神昏谵语。口唇肿痛糜烂，咳嗽痰咯不爽，饮食少进，小溲频数有灼热感，大便干结难解。

诊查：颜面红肿如斗，全身皮肤大片剥落。舌质红，苔薄黄而腻，脉来滑数鼓指。白细胞数$18\times10^9/L$，中性粒细胞0.78，淋巴细胞0.22。小便常规：蛋白(＋＋)，白血球(＋)，上皮细胞少许。胸透：无特殊病变。

辨证：证因热毒内盛、风邪外侵，病在气营，慎防入血。高年体弱，惟恐骤变。

治法：暂拟疏风透表、清营泻热为先。

处方：香豆豉12g　黑山栀9g　荆芥穗4.5g　薄荷(后下)4.5g　净蝉衣4.5g　鲜生地黄30g　牡丹皮9g　京赤芍9g　川黄连3g　生甘草3g　板蓝根30g　鲜芦根(去节)

30g　1剂

另：紫雪丹1.5g，温开水送服。

二诊：昨进疏风透表、清营泻热之剂，获微汗，身热减至38.3℃，大便3次，神清，夜间谵语已止，咳嗽较爽，痰黄黏稠，颜面红肿减退；心烦口渴、口唇糜烂出血、皮肤剥脱如前。小溲仍感灼热。舌质红，苔黄根厚，脉象细滑而数。再拟前方加减。

处方：香豆豉12g　鲜生地黄30g　荆芥穗4.5g　薄荷(后下)4.5g　冬桑叶9g　杏仁12g　金银花12g　青连翘9g　牡丹皮4.5g　京赤芍9g　云茯苓12g　福泽泻9g　鲜茅芦根(去心节)各30g　凉膈散(包)12g　2剂

三诊：2剂药后身热续见减退，但晚间仍回升至37.9℃；颜面红肿减退；口干、心烦、少寐，口唇糜烂未敛；上半身新皮渐起，下肢仍红赤灼热；咳嗽，咯痰浓稠腥臭，小腹胀痛，纳少，大便不畅，小溲黄赤。舌深红，苔少，根端仍黄腻，脉细滑带数。白细胞数10×10^9/L，中性细胞0.77，淋巴细胞0.23。小便常规：蛋白(＋)，白血球(＋)，上皮细胞少许，颗粒管型少许。胸透：未见异常。证属痰热内蕴、肺失清肃，胃肠积热仍重，阴津损耗之候。再拟养阴清肺、通腑泻热。

处方：鲜生地黄30g　鲜石斛30g　辰麦冬9g　京赤芍9g　牡丹皮9g　金银花12g　朱连翘9g　桑白皮9g　苦杏仁12g　川黄连3g　川黄柏9g　朱茯苓9g　生熟军各9g　2剂

另：锡类散4支、青黛散2瓶，和匀，用麻油调涂口唇溃烂处。

四诊：近日来身热退至37.4℃，颜面红肿已消退，全身干痂步脱，口唇溃烂已收敛。惟口渴、寐不安、五心烦热，咳嗽仍甚，痰多呈黄绿黏稠状，小溲短赤，大便畅通。舌红绛、质干，苔净，脉细滑数。营分伏热犹重，肺胃痰热未清，肠腑积滞不化；高年阴津已伤，慎防动血。再拟清营泻热，佐以肃肺化痰。

处方：广犀角(现已禁用，可用水牛角代之)(另煎汁冲服)4.5g　鲜生地黄30g　牡丹皮9g　京赤芍9g　鲜石斛15g　淡竹叶9g　生石膏(先)30g　桑叶皮各9g　杏苡仁各12g　大青叶15g　人中黄9g　鱼腥草30g　活水芦根(去节)30g　2剂

五诊：前投犀角地黄汤合竹叶石膏汤、千金苇茎汤加减，身热已平，全身干痂大部脱落，口唇溃疡已愈；咳减，痰黏量仍多；口干不欲多饮，小溲渐清，大便日行。舌红质较润，苔净，脉细滑带数。再拟上方加减。

处方：上方广犀角改为3g，2剂。另加鲜竹沥2支，日1支，温开水冲服。

六诊：体温正常，全身剥皮后结痂大部分脱净，纳增寐安。舌红苔少，脉细小数。白细胞数8×10^9/L。中性细胞0.74，淋巴细胞0.26。小便常规：蛋白痕迹，白血球少许，上皮细胞少许。肾功能：非蛋白氮25.35mmol/L，肌酐106μmol/L，尿素氮3.75mmol/L。营分伏热渐清，阴津尚未恢复。再拟滋阴生津，佐以清肺和胃。

处方：原生地黄10g　鲜石斛15g　北沙参12g　天麦冬各9g　桑白皮9g　瓜蒌皮15g　苦杏仁12g　黛蛤散(包)9g　云茯苓12g　生甘草3g　川贝母12g　蒸百部9g　香谷麦芽各9g　4剂

另：皮尾参、枫斗各30g，分次煎茶啜饮。

【按语】本病为药物过敏所致的剥脱性皮炎之重证。临床除颜面红肿、全身皮肤剥脱外，伴有高热、神昏、谵语等症，乃系热毒内蕴、邪犯气营、渐入血分之候。初起连服黑膏方清营疏风透表；银翘清热解毒；丹皮、赤芍凉血散瘀；凉膈散疏表攻里，合紫雪丹通腑泻热开窍。2剂

后，热减神清，颜面红肿步退，皮肤逐渐结痂脱落。治疗后期，惟痰仍多，晚间体温升高，五心烦热，夜寐不安，舌绛苔净，脉细数，乃高年阴津不足、热毒蕴盛、病邪内陷营血，神志仍有再度昏迷之危险，故重在清营泻热、凉血解毒，方用犀角地黄、竹叶石膏、千金苇茎汤加减而转危为安；继用滋阴生津、清肺和胃之品以善其后。

八、清热化湿、芳香开窍治愈湿温一例

黄某，女，52岁。

初诊：1977年8月25日。

主诉及病史(代诉)：8月15日起自觉头痛骨楚，恶寒发热，胸闷不适，神疲倦怠，纳谷不香，1周后高热达41℃，朝轻暮重，稽留不退，汗出不彻，渴不多饮，甚则神昏谵语、烦躁不安。住院期间作血培养，明确诊断为“伤寒”。曾用氯霉素、痢特灵等药，并用冰袋枕头，冰水擦浴，口服冰冻水果汁等饮料，体温有增无减，旋即进入昏迷状态，已告病危。于8月25日晚邀董老会诊。

诊查：白细胞总数减少，嗜酸细胞消失。血培养找到伤寒杆菌，血清凝集试验阳性(“H”、“O”凝集效价均为1∶160)。患者表情淡漠，胸部斑疹隐约可见。舌红苔腻，黄白相兼，脉形濡滑而数。

辨证：温邪夹湿互蕴不化，由气入营逆传心包。

治法：暂拟清气透表，佐以化湿开窍。

处方：豆卷豉各12g　鲜石斛15g　荆芥穗9g　苏薄荷(后下)4.5g　川黄连2.4g　制半夏9g　杏苡仁各12g　白蔻仁(杵)(后下)3g　朱茯苓12g　远志肉4.5g　益元散(包)12g　淡竹叶9g　鲜茅芦根各30g(去心节)　1剂

另：抗热牛黄散2支(每次半支，每日1支)。

二诊：1977年8月26日。昨进清气透表佐以化湿开窍之剂，汗出，热减至37.8℃，神志渐清，斑疹隐约，胸闷脘腹痞胀，呕吐清水，气仄不舒，呻吟不已，渴不欲饮，溲赤便结。舌苔厚腻罩白，质滑，脉形濡滑带数。时邪初透，痰湿夹滞互阻胃肠，证势仍重。再拟前法参入温中化湿导滞之品。

处方：大豆卷15g　鸡苏散(包)12g　姜汁炒川黄连2.4g　川厚朴4.5g　姜半夏9g　广陈皮6g　杏仁、苡仁各12g　白蔻仁(杵)(后下)3g　朱茯苓12g　藿佩各9g　江枳壳9g　焦六曲12g　鲜芦根(去节)30g

另：玉枢丹3g，分2天服，日服1.5g，2剂。

三诊：1977年8月28日。药后呕吐清水已止，汗微出，体温常在37.8～38.5℃；斑疹较显，并见白痦稀疏；胸闷较宽；大便溏泄，日行2次；脘腹痞胀随减，神清、口微渴。咽红，苔白转黄，脉濡数。湿滞初化，温邪由营透气，由气透表，病势好转。再拟清气泻热导湿为治。

处方：大豆卷12g　藿香、佩兰各9g　川黄连2.4g　黄芩4.5g　葛根9g　炒白芍9g　桔梗3g　甘草3g　枳壳4.5g　焦六曲12g　朱茯苓12g　通草3g　活水芦根(去节)30g　3剂

另：锡类散2支，青黛散1支，和匀，吹喉。

四诊：1977年8月31日。3剂后，热减斑透，遍体红疹布发。胸腹均见白痦，胸闷得舒；溲黄口渴，大便溏薄，纳谷渐思。舌红苔黄腻渐化，脉象濡细带数。温邪夹湿步化，胃肠宿滞渐清。再拟前方加减。

处方：大豆卷 9g　荆芥穗 9g　苏薄荷(后下)4.5g　藿佩各 9g　黄芩 4.5g　川黄连 1.5g　半夏 4.5g　朱茯苓 12g　通草 3g　枳壳 4.5g　焦六曲 12g　砂仁(杵)(后下)3g　鲜茅芦根各 30g(去心节)　3 剂

五诊：1977 年 9 月 3 日。日来斑疹渐回，白痦续见布发，口渴欲饮，溲黄便溏，胸腹痞胀得宽，身热渐平，纳谷亦增。舌红，苔薄黄，脉形濡数。证势步入坦途，再拟清热化湿和胃。

处方：鸡苏散(包)12g　藿香佩兰各 9g　青蒿 9g　黄芩 4.5g　川黄连 1.5g　厚朴花 3g　丹皮 9g　赤芍 4.5g　陈皮 4.5g　焦曲 12g　朱茯苓 12g　砂壳 4.5g　鲜茅芦根各 30g(去心节)　3 剂

【按语】湿温一证，多见于夏秋之交，每因饮食不节，复感外邪，湿热氤氲，夹食滞互结，内伤胃肠而见身热缠绵、胸闷纳呆等表里同病之症。临床治疗应明辨湿与热之偏胜，及时透表化湿泻热，使邪外达而勿内传。

本案初起温邪失表，复加用冰过早，致使邪遏不能外达。又因啖食生冷瓜果，湿浊内阻，郁而化热，导致逆传心包。本例宗叶天士入营犹可透热转气之意，及时投以豆卷豉、鲜石斛清气透表；川连、半夏、三仁汤清热化湿；抗热牛黄散清心开窍。药后热减神清。因患者高热时啖食生冷过多，湿浊内阻，胃气上逆，症见胸闷呕吐，又以连朴饮、清胆汤加减，另吞玉枢丹之后，证情明显好转。但因湿从热化，胃肠积热未清，故于前方参入葛根、芩、连、甘、桔及消导之品，旋即斑疹密布，白痦亦透，咽红便结减轻，俾使邪透、湿化、热清、积消，截断了病邪向营血深入之途，故本病例未出现化燥伤津、耗血动血之象。高热、呕吐、发疹为本例的三个关键阶段。整个治疗过程均本着清气透表、芳香化浊的原则，随证施治，病情日趋好转。

九、益气调脾、化湿行水治愈肝硬化腹水二例

例一　顾某，男，55 岁。

初诊：1976 年 9 月 11 日。

主诉及病史：1963 年患无黄疸型肝炎，1968 年发展为肝硬化，1972 年发现有腹水，1976 年 8 月 29 日突然吐血 500ml 左右，色暗红，头晕乏力，来我院急诊观察。经用止血、对症治疗，迨至 8 月 31 日再次吐血约 400ml。精神疲乏，面色㿠白，诊断为肝硬化、门静脉高压、食道静脉曲张破裂出血而收住病房，请董老会诊。

诊查：面色萎黄，头晕乏力，小溲短少，纳差便调。舌淡红苔薄白，脉弦细而滑。腹壁静脉曲张，腹水(＋＋＋)。肝上界第五肋间，肋下三指，剑突下四指，无压痛，质中偏硬。脾肋下四指。肝功能(－)，红细胞计数 $1.58\times10^{12}/L$，血红蛋白 40g/L，白细胞计数 $3\times10^{9}/L$，中性细胞 0.72，淋巴细胞 0.28，OB(＋＋＋＋)。

辨证：肝脾合病，气血两虚，湿阻水聚，气滞失利。

治法：健脾益气，柔肝补阴，利水渗湿。

处方：党参 15g　北沙参 12g　麦冬 10g　全当归 9g　白芍 9g　川楝子 10g　枸杞子 10g　甜冬术 12g　茯苓 12g　枳壳 4.5g　陈皮 4.5g　神曲 12g　车前子 12g(包)　3 剂

二诊：9 月 14 日。腹胀见软，尿量增多，腹围膨大未减。大便干量少，通行不畅；纳一般。舌淡红，苔薄白，脉细弦滑。气荣虽虚，水湿停聚仍重，治宜攻补并施。

处方：党参 15g　北沙参 12g　白术 12g　枳壳 6g　当归 10g　白芍 10g　生军 6g(后下)　腹子皮各 9g　商陆根 15g　橘皮 4.5g　橘叶 9g　茯苓 12g　车前子 12g(包)　腹水

草 15g　3 剂

三诊：9 月 17 日。前投益气养荣佐以化湿利水之剂，小溲明显增长，腹胀略减，大便虽通仍干且量少，纳谷渐香。舌淡红，脉细弦滑。再拟前法，加重攻积逐水之品。

处方：党参 15g　北沙参 12g　麦冬 9g　当归 10g　白芍 10g　生军 6g(后下)　黑白丑各 4.5g　枳壳 9g　腹子皮各 9g　商陆根 15g　茯苓 12g　腹水草 15g　舟车丸 4.5g(吞)　3 剂

四诊：9 月 20 日。服上方药后肠鸣增强；大便连续 3 次，质稀薄，夹有粪块多枚；小便亦见增多，腹部膨胀基本消退，纳谷日增，精神亦佳。苔薄，脉细滑。

处方：原方药续进 2 剂，舟车丸改为 3g 吞服。

本着中病即止、扶正祛邪的原则，此后，使病情日渐好转。血象及大便隐血反复检查均恢复正常，于同年 9 月 22 日出院。门诊观察一年余，腹水未起，正元恢复。于 1977 年 5 月再住我院西医外科顺利地行脾切除手术，至 1980 年 5 月一切情况良好，身体康复。

例二　王某，女，41 岁。

初诊：1976 年 7 月 24 日。

主诉及病史：患者原有慢性肾盂肾炎、贫血、子宫肌瘤史，否认有急性肝炎史。于 1975 年因月经过多，头晕乏力来险诊查时发现肝功能极差，当时谷丙转氨酶在 60～250U，锌浊度试验 35U，H.A.A(+)，总蛋白 78g/L，白蛋白 11g/L，球蛋白 67g/L，白/球：0.16：1。至 1976 年 7 月 5 日出现肝区胀痛，腹部膨大突增，下肢浮肿明显。诊断为肝硬化腹水收入病房。7 月 24 日因腹水日增，复加月经来潮而邀中医会诊。刻诊面色萎黄，腹部膨胀如鼓，腹壁青筋暴露，烘热起伏，肌肤干燥，纳差，溲短，大便自调。今值经潮，色暗红，量少。

诊查：舌淡红、质瘀、苔薄，脉细弦带数。红细胞数 1.5×10^{12}/L，血色素 47g/L，蛋白电泳：清蛋白 320g/L、γ 球蛋白 500g/L。超声波示大量腹水。

辨证：肝病及脾，气血两虚，气不足则湿困水聚，血不足则冲任失调。

治法：暂拟益气养荣为主，佐以行水化湿为治。

处方：党参 5g　白术 12g　山药 12g　当归 9g　香附 9g　枳壳 4.5g　腹皮 10g　陈皮 4.5g　炙鸡内金 9g　带皮苓 15g　泽泻 9g　牛膝 9g　车前子 12g(包)　陈葫芦 30g(煎汤代水)　7 剂

二诊：1976 年 7 月 30 日。经净 3 天，面色萎黄渐轻，小溲较前增长，但腹部膨胀不减，胸痞气仄，纳谷欠香，舌脉如前。正虚邪实，水湿停聚，气机失利之象。再拟原意出入。

处方：党参 15g　白术 12g　砂仁 3g(后下)　木香 4.5g(后下)　带皮苓 24g　泽泻 12g　商陆根 15g　陈皮 6g　大腹子、大腹皮各 9g　焦曲 12g　炙鸡内金 9g　腹水草 15g　陈葫芦皮 30g(煎汤代水)　7 剂

三诊：8 月 5 日。连投益气调脾化湿行水之剂，日来小溲增多，腹部膨胀得减，纳谷渐思，大便亦调。舌淡红，苔薄，脉来濡滑。再拟前法一攻再攻。

处方：党参 15g　白术 15g　扁豆 9g　川厚朴 3g　藿香、佩兰各 9g　陈皮 6g　木香 4.5g　茯苓 15g　泽泻 9g　商陆根 15g　腹水草 15g　炙鸡内金 9g　枳壳 9g　黑白丑各 4.5g　4 剂

四诊：8 月 9 日。4 日来大腑迭通，小水增长，腹部膨胀日趋消退，胸痞得宽，纳谷步增。舌苔薄腻，脉来濡滑。脾运日见恢复，水湿已趋下行。再拟原方加减。

处方：党参 15g　白术 15g　藿香、佩兰各 9g　川厚朴 3g　陈皮 6g　木香 4.5g(后下)

炙鸡内金 9g　茯苓 15g　泽泻 9g　川椒 3g　大腹皮 12g　商陆根 15g　腹水草 15g　香谷芽 12g

药后小溲增多，腹水日见消退，从 8 月 12 日至 9 月 24 日，将上方去商陆根、腹水草、黑白丑、川朴、川椒等药，再加黄芪、山药益气调脾，枳壳、焦曲消食宽胀，采用消补兼施之法，从而达到腹水全消，精神日佳，食欲增进，体力恢复，于 1976 年 9 月 22 日病愈出院。随访两年余，一般情况良好，于 1978 年 12 月 19 日再度住入我院妇科病房。在肝功能正常、腹水未起的条件下，顺利地进行子宫肌瘤切除手术。目前身体康复，一切正常。

【按语】上述二例均属晚期肝硬化腹水重证，通过中医辨证论治都能使腹水全消，体力恢复，为手术创造有利条件。臌胀具有各不相同的特征，如例一由于吐血不止，开始临床表现系本虚标实症状，既有头晕乏力、面皖神疲、指甲不荣的虚证，又见腹部膨大、青筋暴露、小溲短少的实证；病机是肝损及脾，脾虚生湿，健运失职，气化不利所致。在虚实夹杂的情况下，辨证分析当分清主次。首用先补后攻的益气调脾养血柔肝法，次用攻补兼施的补益气血淡渗利湿法，再用先攻后补的攻泻逐水法，以及培补元气的调脾和肝法，使腹水全消。例二根据病情变化的不同阶段，抓住三个关键：初期适值经行，处治以补为主，佐以理气和荣之剂，不主张骤用攻下之药；经净之后，体力渐复时，便攻补兼施，一攻再攻，使邪去正安，病情日见好转；迨至腹水消退，则以培补为要，佐以消导之品，促使脾胃日健，运化正常，水湿无以内聚，腹水不致再起。"见肝之病，知肝传脾，当先实脾"，故始终抓住补脾调脾为主法；益脾为后天之本，生长气血之源，益气必须补脾，摄血亦须调脾，化湿行水也须理脾。

十、平肝熄风、豁痰开窍治愈病毒性脑炎昏迷一例

费某，男，40 岁。

初诊：1977 年 1 月 15 日。

主诉及病史(代诉)：患者于 1 月 6 日自觉身体不适，反应迟钝。9 日晚神倦嗜卧，呵欠频频，神情呆滞，沉默寡言。10 日证情加重，出现衣服反穿，二袜同套一脚等反常现象，精神疲惫，时而昏睡，答非所问。至 12 日病情日益加重，并发高热，手足搐动。经某医院神经内科检查无特殊发现。13 日脑电图提示为弥漫性炎症收住病房。因患者手足抽搐，不能合作而未查脑积液。14 日进入昏迷状态，颈项、四肢强直，高热无汗，瞳孔对光反射存在。15 日高热持续，小溲失禁，大便闭结，咳嗽痰鸣，随即进入深昏迷，病势危急，诊断为"病毒性脑炎伴肺炎"，于 15 日请董老会诊。

诊查：高热 40℃，无汗，神志不清，牙关紧闭，项背强直，手足抽搐有力。呼吸短促，喉间痰鸣如拉锯，两肺满布啰音。血象：白细胞计数 17.5×10^9/L，中性细胞 0.91。舌红苔黄根端垢腻，脉弦滑数，劲而鼓指。

辨证：恙由时邪外感，痰热蕴肺，心神受蒙，肝风内动，病势危笃。

治则：勉拟清肺疏表、平肝熄风，佐以豁痰开窍。

处方：豆豉 12g　薄荷(后下)4.5g　鲜石斛 15g　全瓜蒌 24g　川黄连 3g　厚朴 4.5g　半夏 9g　枳实 6g　胆南星 9g　天竺黄 9g　朱茯苓 12g　远志 4.5g　石菖蒲 4.5g　1 剂

另，羚羊角粉 3g(分 2 次服)，牛黄至宝丹 1 粒(分 2 次服)，竹沥 2 支(分 2 次服)。

二诊：1 月 16 日。药后汗出遍体，身热得解，手足抽搐渐止，牙关已开，咳嗽气急较平，喉间痰鸣减轻；大便色深，质溏奇臭；口张目睁，神志不清。舌尖红，苔薄，根腻初化，脉弦滑数。

时邪外达，肝风初平，痰热内蕴，心神受扰，病未脱险。再拟前方加减。

处方：鲜石斛 15g 辰麦冬 9g 川黄连 3g 半夏 4.5g 全瓜蒌 24g 枳实 6g 山栀 9g 陈胆南星 9g 天竺黄 9g 朱茯苓 12g 远志 4.5g 龙齿(先煎)30g 石菖蒲 4.5g 1剂

另，羚羊角粉 3g(分 2 次服)，安宫牛黄丸 1 粒(分 2 次服)，竹沥 2 支，分 2 次服。

三诊：1月 17 日。热平搐止，咳痰减少，眼珠及肢体转动自如，神志仍不清楚。舌红苔黄根尚腻，脉仍滑数。再拟清心肺、化痰热，佐以祛瘀通络。

处方：全瓜蒌 24g 郁金 9g 川黄连 3g 半夏 4.5g 枳实 6g 川贝母 9g 桃杏仁各 9g 川芎 9g 天竺黄 9g 橘皮络各 4.5g 朱茯苓 12g 淡竹叶 9g 莲子心 4.5g 2剂

另，羚羊角粉 6g(日服 3g，每次 1.5g)，安宫牛黄丸 2 粒(日服 1 粒，每次半粒)，猴枣散 2 支(日服 1 支，每次半支)。

药后证情日见好转，1月 19 日至 2 月 4 日期间，咳减痰声亦少，肢体活动逐渐正常，病情趋向稳定。2月 5 日至 3 月 6 日 1 个月内，由于护理不当，或因外感寒邪而发热咳嗽，或因饮食不节而便溏。脉象浮、滑、弦、数相互交叉并见。尤以舌苔变化较为突出，时或由白转黄，时或由黄转白，时或黄白相兼，时或由薄转厚，时或由厚转呈垢腻。病情复杂，变化较多。此阶段因能牢牢掌握辨证论治、急则治标的原则，随证应变，使诸症均迎刃而解，惟神志不清。故从 3 月 7 日后转入第二阶段治疗，再请会诊。

四诊：1977 年 3 月 7 日。热平，咳嗽喉间痰鸣，面红目赤，烦躁不安，神志不清，张口坦舌，舌咽作呛。舌质红，苔垢腻，脉弦滑数。痰热蕴肺、湿浊蒙心、肝火偏旺之象，治拟清热涤痰开窍，芳香化浊辟秽，温清合法。

处方：玳瑁 3g 川黄连 2.4g 半夏 9g 龙胆草 9g 黑山栀 9g 陈胆南星 9g 川贝母 9g 天竺黄 9g 淡竹叶 9g 枳实 6g 远志 4.5g 莲子心 4.5g 干菖蒲 4.5g 2剂

另，牛黄至宝丹 2 粒(分 2 天服，日服 2 次)，苏合香丸 2 粒(分 2 天服，日服 2 次)，竹沥 2 支(分 2 天服，日服 2 次)。

五诊：1977 年 3 月 9 日。上拟温清两开，神志时清时昧，目珠转动正常，张口坦舌及吞咽作呛均较前减轻。续服上方药 3 剂，病情日见好转。昏迷 57 天，终于 11 日晨突然开口，神志清晰，能简要答语，咳嗽亦少，食欲步增。惟神疲乏力，不耐久坐，大便干结。舌红苔薄质干，脉细滑数。此乃久病重病之后气阴两虚，上焦痰热未清之象。转拟益气育阴、养胃润肠。

处方：太子参 15g 北沙参 12g 生地黄 12g 金石斛 15g 麦冬 9g 白芍 9g 瓜蒌 15g 当归 9g 茯苓 12g 远志 4.5g 枳壳 4.5g 焦曲 12g 麻仁 12g 5剂

六诊：1977 年 3 月 19 日。神志清楚，对答切题，思维正常，记忆力未见减退，已能扶物步行，食欲倍增，二便自调，精神日振。舌红苔薄，脉形细小带数。气阴渐复，痰热步清，胃肠亦和。再拟原法调治，以善其后。

处方：太子参 15g 北沙参 12g 麦冬 9g 生地黄 12g 金石斛 15g 杭白芍 9g 柏子仁 9g 瓜蒌 15g 茯苓 12g 远志 4.5g 枳壳 4.5g 焦曲 12g 香谷麦芽各 12g

【按语】本例病情十分危笃，几无生还之望，经诊治症状虽有好转，但昏迷达 57 天之久。中医“疫气”学说认为，心窍日久不开，舌质偏红，苔厚垢腻不化，乃痰湿秽浊与邪热互蕴之象。根据急则治标的原则，首拟豆豉、薄荷、鲜石斛清肺疏表；半夏、川连、瓜蒌泻热涤痰；配以羚羊粉、牛黄至宝丹、安宫牛黄丸、苏合香丸、竹沥等平肝熄风、豁痰开窍之重剂，终使病情转危为安。然久病重病之后气阴俱伤，继以益气育阴为主、清热化痰为辅调治半月，身体恢复如常。

在整个治疗过程中，董老紧紧抓住辨证论治这个纲，从病因辨证和脏腑辨证着手，审病求因，辨证论治，随机应变，灵活运用，幸获痊愈。在患者昏迷阶段，一切药物均采用鼻饲法。

（张家骏　王瑞春整理）

【编者评注】董漱六先生为上海一带名医，从医五十余年，擅长内科，对外感热病及内科疑难杂证均有独到见解，临床经验丰富。在治疗病变中注重掌握病机，强调辨证论治。如治疗肝脓疡吸收不良，因询其为沿海渔民，平日涉水感寒，而采用大黄附子汤合控涎丹加减，寒热并用；治疗药物过敏所致剥脱性皮炎，因其高热神昏，而采用治疗温热病的方法，均收到良好效果。在治疗昏迷57天的病毒性脑炎病人，更是审求病因，辨证论治，因而获愈。这说明无论病情多么复杂，只要掌握病机，辨证论治，多可收到理想效果。

施维智医案

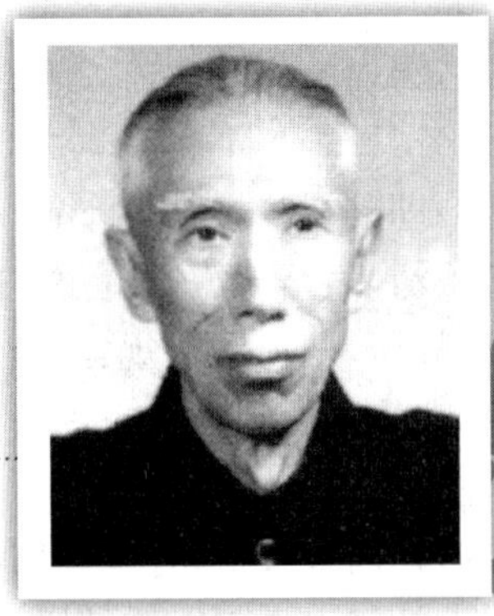

【生平传略】

施维智，1917年生，江苏海门人，主任医师。出身于中医伤科世家，已历五世。1934年随父施源昌习医，1937年抵沪悬壶，声名卓著，被誉为申城伤科八大家之一。新中国成立后历任上海市卢湾区中心医院中医科主任、副院长，上海市中医学会常务理事、伤科学会主任委员，上海市卫生局高级专业技术职称评审委员会委员，《上海中医药杂志》常务编委等职。曾任上海市香山中医医院名誉院长，兼任中国中医研究院客籍教授，上海中医学院专家委员会名誉委员，上海中医药研究院专家委员会名誉委员，中华全国中医学会骨伤科学会顾问，上海中医药学会伤科学会名誉主任委员，中国《中医骨伤科杂志》编委会顾问，上海市中医医院专家顾问委员会委员等职。

施氏对伤科理论造诣深厚，经验丰富，擅长治疗骨折。除了精于手法正骨外，尤善于药治。他在20世纪50年代提出的骨折三期分治法获得同道们的好评，几乎成为规范，为此曾获得卫生部颁发的"在继承发扬祖国医药学方面表现积极成绩颇佳"奖状。他的学术思想是推崇薛己学说，强调辨证论治，十分重视用传统的理论知识来解决西医骨科认为难治之证；师前贤之法，治今人之病，求创新之举，对颅脑损伤后遗症、颈椎综合征、腰椎间盘突出症、腰椎管狭窄症、神经损伤、骨缺血性坏死、损伤性关节炎等疑难杂证，除运用其祖传卓有成效的外用膏药外，并以中医理论辨证施治，常取得显著疗效。由他领导的"中医治疗关节内骨折"、"中医中药治疗腰椎管狭窄症"的研究课题，曾获得上海市科技成果奖。他著的学术论文有《谈骨折三期分治》、《阴阳五行学说在伤科临床上的运用》、《中医治疗十四例股骨颈骨折》、《中医中药治疗腰椎管狭窄症的探讨》、《运用阴阳学说在伤科临床实践的体会》等二十余篇。1991年，被国务院人事部、卫生部、国家中医药管理局定为全国首批五百名老中医之一。

一、温补通络法治愈骨折伴神经损伤二例

例一 施某,男,44岁。

初诊:1963年12月1日。

主诉及病史:即刻从2楼跌下,当时昏迷约20分钟,被人送至本院。

诊查:神志不清,表情淡漠,面色皖白,腰痛不能转侧,少腹胀满,尿潴留,两下肢瘫痪,感觉消失。即作保留导尿,测得尿常规:红血球(++++)。腰椎X线片:第一腰椎压缩性骨折。脉微,苔白质淡,津液不调。经检查诊断为:第一腰椎压缩性骨折伴脊髓神经损伤、肾挫伤、外伤性休克而收住入院。

辨证:登高坠跌而致骨折,肾脏挫伤,气散血耗;离经之血留滞于内,为肿为痛。

治法:急投大补气血之剂以治其标,待气血归经再善其后。

处方:别直参9g 绵黄芪15g 全当归15g 白芍9g 大川芎9g 鲜生地黄30g 炒儿茶5g 乳没药各4.5g 嵘峒丸(吞)2粒

二诊:1963年12月2日。昨投大补气血之剂,神志已清,口渴烦躁,尿红血球(++++),体温37.8℃,腰及两腿症状无改善。脉实大,舌苔黄腻,津液不润。其元气虽复,然离经之血留滞于内,瘀血凝滞,郁而化热。治拟宁血化瘀、止痛利尿法。

处方:当归尾12g 京赤芍9g 粉丹皮9g 鲜生地黄30g 萹蓄草9g 血珀末(冲)1.8g 桃仁泥9g 三七末(吞)3g 玄胡9g 枳壳9g 五灵脂9g 生蒲黄9g 木通9g 嵘峒丸(吞)1粒

三诊:1963年12月3日。腰痛较减,腹胀便秘,口渴不欲饮。脉实大,舌苔黄糙。此乃瘀血内阻,败血归肝,木郁气滞,大肠传化失职,膀胱通利无权。治拟活血化瘀,畅气荡涤。

处方:生大黄15g 川厚朴9g 枳实9g 桃仁9g 元明粉(冲)9g 地鳖虫9g 木通9g 当归12g 赤芍9g 玄胡9g 五灵脂9g 肉桂(后下)1.8g

四诊:1963年12月12日。大小便也能控制,腰痛亦减,可喜下肢髋膝关节略能活动,并出现皮肤痛觉,损伤之神经有恢复之机。但瘀血化而未净,理应和营续骨,舒筋通络。

处方:全当归12g 京赤芍5g 大川芎5g 自然铜(先煎)9g 川续断肉9g 鸡血藤9g 川牛膝9g 散红花5g 骨碎补9g 广陈皮5g 炒枳壳5g 生山楂9g 五加皮9g

五诊:1963年12月25日。上方药加减续进2周后,两腿感觉好转,但感麻木清冷,踝关节已能背伸、跖屈,足趾仍不能活动,腰痛绵绵。脉濡软,苔薄白。重伤之后,瘀血已化,气血两亏,肝肾大伤,筋骨失养,当从培补肝肾、化筋坚骨、益气养血。

处方:潞党参9g 白术芍各9g 全当归9g 生熟地黄各9g 大川芎5g 补骨脂5g 川续断肉9g 川杜仲9g 甘杞子9g 怀牛膝9g 绵黄芪9g 千年健5g 鸡血藤9g 甜苁蓉9g 广陈皮5g

上药合健步虎潜丸内服,并同时外用壮筋通络汤熏洗两腿,配合自行功能锻炼,1个月后持单拐行走,半年后行走正常,恢复工作。1年后随访,一如常人,两腿有力连续行走10km以上无不适,迄今未有腰背酸痛后遗症。

例二 陈某,男,41岁。

初诊:1972年12月24日。

主诉及病史:1972年9月10日在弯腰工作时被两吨半重的机器压伤,当时昏迷十余分

钟，即送医院经检查诊断为右 2～11 肋骨多发性骨折合并气血胸、坐骨枝骨折、胸椎 11～12 压缩性骨折伴脊髓神经部分撕裂伤、肾挫伤而入院治疗。住院期间，尿潴留，作保留导尿四十余天，继发尿路感染。目前，右胸及右肩酸痛，翻身困难，两下肢不能活动，两大腿中段至足趾无感觉。

诊查：两下肢无自主运动及感觉，皮色青紫，皮温清冷，肌肉明显萎缩，阵发性抽搐，抽搐时疼痛剧烈，二便尚不能完全控制。脉虚软，苔薄白质淡。

辨证：证系骨折伴神经损伤后期，肝肾两亏，气血不足，筋骨失养，肌肤萎弱，气滞血阻，余瘀未尽。

治法：补肝益肾，活血理气，接骨续筋，和营通络。

处方：全当归 9g　赤白芍各 6g　大川芎 6g　川续断肉 9g　广陈皮 6g　太子参 9g　绵黄芪 9g　大生地黄 9g　甘杞子 9g　丝瓜络 5g　左秦艽 5g　鸡血藤 9g

二诊：1973 年 1 月 16 日。右胸及右肩病势已减轻，两下肢抽搐稍平，两腿感觉日趋恢复，膝、踝、足趾关节活动已转，但尚不能站立，肌肉萎缩无改善，二便控制有度。损伤后期，元气必衰，精虚不能灌溉脏腑，血虚不能营养经脉。应再投以温补肝肾、益气养血之剂，以冀肝肾壮实、骨髓充盈、经脉得养。并嘱患者加强关节功能锻炼以企关节筋骨坚强，经脉有力之图。

处方：潞党参 9g　白芍 9g　全当归 9g　炒白术 9g　大熟地黄 9g　大川芎 9g　甜苁蓉 9g　真鹿筋(先煎)5g　仙灵脾 5g　甘杞子 9g　宣木瓜 5g　广陈皮 5g

健步虎潜丸 6g(吞服)，1 日 2 次。

外治：痛处贴接骨膏，舒筋活血散煎水熏洗手足。

三诊：1973 年 3 月 15 日。临诊三个月，迭进补肝肾、善气血、通脉络之剂，两腿萎软好转，已能任地移动，关节伸缩日趋正常，皮肤冷、热、痛、痒感觉恢复日增。病由外伤导致肝肾亏耗、气散血失，由来积渐，非一朝夕之功可瘥。拟用药酒、丸药以柔养其体，疏调其用，徐图缓效。

处方：潞党参 18g　白术 18g　云茯苓 18g　全当归 18g　白芍 18g　大川芎 9g　生熟地黄各 18g　黄芪 18g　川续断肉 18g　仙灵脾 18g　真鹿筋(先煎)15g　肉苁蓉 9g　甘杞子 9g　怀牛膝 18g　川杜仲 18g　桑寄生 18g　金狗脊 18g　补骨脂 9g　鸡血藤 18g　移山参 9g　广陈皮 9g　佛手片 9g　五加皮 18g　左秦艽 9g　广独活 9g

上药用 60°高粱酒 2kg 浸 7 天，临睡前服 30～50g。

健步虎潜丸 6g(吞服)，1 日 2 次。

四诊：1973 年 8 月 7 日。病经 8 个月有余，药证合拍，原恙已瘥，功能无碍，健步如常，喜悉近日外地游玩无不适。

1992 年 1 月 31 日随访，患者告知原恙未再缠身，工作生活均正常。

【按语】中医学文献中有关骨折外伤伴神经损伤的论述较为少见，一般依据受伤后所出现的运动、感觉功能丧失、反射消失、肌肉萎缩、肢体弛缓、烧灼样神经痛等症状与中医痿证较相似。《素问》云："有伤于筋，纵，其若不容"。《灵枢经》称之为"体惰"。说明外伤是造成痿证的原因之一。施老认为，腰椎压缩性骨折导致脊髓神经受伤而出现两腿痿躄属中医伤筋致痿的范畴。外来暴力造成骨折重证，气散血失，阴血大伤，阴损及阳，元气亦随之衰败，筋脉失其营养而致痿躄。气血两伤，瘀血内结，隧络闭塞而为肿为痛。筋骨受伤必内动肝肾，元气损耗故痿躄难复。投以温补肝肾、益气养血、和营通络之剂，使元气旺而筋骨劲强，瘀血化而隧络通畅。刚柔相济，施老治痿不取阳明，而重补肝肾、慎精血、通络道，真正体现了治病求因的学术思想。

（陈志文整理）

二、活血祛瘀、平肝熄风法治愈颅脑损伤后遗症一例

周某，女，48岁。

初诊：1979年4月25日。

主诉及病史：6个月前曾被人砍伤头部二十余刀，当即昏迷，经抢救后苏醒，然醒后至今时有头晕、头痛、恶心呕吐、心悸失眠、神疲畏烦等症，虽经治疗终未见效。

诊查：苔白腻，脉弦滑，头部偏右伤处有明显压痛。

辨证：头部内伤，瘀血停滞，败血归肝、风阳上扰，木贼侮土，胃失和降，痰湿蒙蔽，神明不安。

治法：活血祛瘀，平肝熄风，潜阳化痰，标本兼顾，以安神明。

处方：全当归4.5g　大川芎4.5g　软柴胡4.5g　北细辛3g　羚羊角0.3g(研末吞)　双钩藤9g(后下)　白菊花9g　明天麻5g　紫贝齿12g(先煎)　石决明12g(先煎)　白蒺藜4.5g　香白芷4.5g　广藿香4.5g　法半夏4.5g　蔓荆子9g　远志肉4.5g

另：十宝丹3g以薄荷3g煎汤送服。

处治：头部压痛处外敷吊伤膏。

二诊：1979年5月30日。前方药经治月余，头晕头痛已减，头部压痛减轻，但仍见心悸不宁、夜寐难安、嗳气频作诸症。苔白腻，脉弦滑，此乃瘀血渐化，肝阳未平，木乘土位，胃失和降。治拟平肝潜阳、活血安神，佐以降逆。

处方：羚羊角0.3g(研粉吞)　双钩藤9g(后下)　白菊花9g　白蒺藜4.5g　紫贝齿15g(先煎)　石决明15g(先煎)　全当归4.5g　大川芎4.5g　软柴胡4.5g　北细辛3g　朱茯神9g　远志肉4.5g　柏子仁9g　灵磁石30g(先煎)　代赭石9g(先煎)　旋覆花9g(包煎)　法半夏4.5g　佛手片9g

另，十宝丹3g以薄荷3g煎汤送服。

外治，头部压痛处外敷吊伤膏。

三诊：1979年7月11日。头痛泛恶已平，心悸夜寐亦安，惟感体倦健忘。苔薄白，脉濡软。瘀血已化，心营不足，肾水虚亏，木失涵养。当滋水涵木、养血安神，佐以和胃行中。

处方：大生地黄9g　甘杞子9g　白菊花9g　全当归9g　大川芎4.5g　桑椹9g　朱茯神9g　夜交藤9g　远志肉4.5g　法半夏4.5g　佛手片9g　广陈皮4.5g

另，十宝丹3g以薄荷3g煎汤送服。

处治同前。

上方药随证加减调治4个月余，即恢复半天工作，气候变化时稍感头痛，服药至1981年初痊愈而停，随访至今再无反复。

【按语】施老认为颅脑损伤后遗症属头部内伤范畴。头部内伤，脑髓震动，必致气血离经；离经之血即为败血。李东垣先生曾言："败血归肝"，木失条达，不仅可横逆侮土，且可子病及母。故此施老提出：不论是肝气犯胃，胃失和降，还是风火上扰，销铄肾水，其源皆在于肝，因而治疗头部内伤须以治肝为本，行气化瘀以逐恶血。然古人又有气有余便是火之说，肝失疏泄、气机不畅，郁而化火；肝风夹火上扰，冒犯巅顶，则为眩晕疼痛；木气横逆，痰湿内生，而见恶心呕吐；风痰相搏，清窍蒙蔽，神明何安？对此，施老认为治疗初期需平肝潜阳以熄风火，化痰开窍以安神明，方为标本兼顾两全之策。方中以柴胡、当归、川芎、十宝丹诸药行气活血、祛瘀生

新，羚羊、钩藤、菊花、天麻、白蒺藜、紫贝齿、石决明平肝潜阳、清熄风火，以藿香、半夏和胃燥湿、化痰和中，白芷、蔓荆子、细辛三药治巅顶之疾、解头目诸症，远志豁痰开窍，又可兼以宁心安神。同时施老认为，头部内伤或是肝强脾弱、胃气上逆，或是肝阳上亢、肾阴虚亏，皆为上盛下虚之证，当以辛散之、以苦降之，分清别浊，将瘀血风痰病理产物清泄于外，气血津液人身精微留存于内，上逆之肝阳胃气归摄回原，潜伏之肾精脾气上输于脑。根据这一思想，施老在临诊时常以清浊为界，升降为枢，辛开苦降，寒热并用，补泻兼施，内外同治。如一诊方中以羚羊配细辛取寒温并用息风止痛；二诊中以柴胡佐代赭石辛开苦降而疏肝和胃；三诊中又以陈皮合生地补泻兼施、滋阴燥湿。施老处方用药皆注意不偏胜偏衰，以免影响人体脏腑气血阴阳的平衡和协调，所以一诊、二诊中施老虽应用了大量平肝降逆重镇之药，但降中有升，方中的柴胡、细辛、藿香等辛香升散之药即为例证。方中更以薄荷煎汤送服十宝丹，也是取薄荷轻清宣通上达头目之意。三诊之后诸症得平，虚象已露，施老即予调补兼施，滋水涵木，但仍佐以和胃运中之品，以防呆滞，正体现了施老的上述学术思想。

附：

十宝丹的药物组成：冰片、雄黄、血竭、麝香、当归、制香附、制乳没药、硇砂、炒儿茶、红花（上药细末和匀）。

吊伤膏的药物组成：生川草乌、生大黄、甘松、红花、白芷、当归、生山栀、山柰、王不留行子、樟脑、天花粉、姜黄、赤芍、制香附、制乳没药、血竭（上药研细末用蜜糖和酒调成糊状）。

（石晶明整理）

三、温经养营法治愈脊髓型颈椎病二例

例一 洪某，男，38岁。

初诊：1976年2月25日。

主诉及病史：1972年颈项扭伤后，颈背部疼痛时重时轻；1975年4月起，两手中指、环指、小指尺侧麻木有烧灼感，并逐渐发展至两前臂、腰背、二腿麻木，头后仰伴有触电感，行走困难。1976年初起阵发性大小便潴留及失禁。经上海某医院神经科住院检查，诊断为第5～6颈椎间盘突出症，并建议手术治疗，未被患者接受，来我院门诊治疗。

诊查：颈椎挺直，第4～5椎间隙压痛，两侧三头肌、二头肌反射能力下降，两手中指、环指、小指尺侧至肘部感觉、痛觉均下降，肌肉无萎缩。右胸4以下水平痛觉下降，右侧正常，两膝、跟腱反射活跃并见阵挛，行走时呈剪式步态。椎管碘油造影X线片提示：第4～6颈椎间盘突出症。舌淡白，苔薄腻，脉沉细。

辨证：肝肾不足，气血两亏，风寒湿乘虚袭入，阻滞隧络。

治法：温经养营，散寒化湿，通络止痛。

处方

(1) 内服药：独活5g　左秦艽5g　生熟地黄各9g　三七末(吞)2g　怀牛膝9g　全当归9g　京赤芍5g　大川芎5g　威灵仙5g　鸡血藤9g　甜苁蓉9g　川续断肉9g　陈皮络各5g

(2) 外治药：①膏药。宿伤膏贴痛处。

②洗药。羌独活各9g　虎杖15g　白附子9g　威灵仙9g　生胆南星9g　钻地风9g　全当归9g　大川芎5g　鹿含草9g　海风藤9g　仙灵脾15g　麻黄9g　桂枝9g

上药煎水熏洗手足。

二诊：4 月 9 日。疼痛明显减轻，四肢麻木也减轻，行走渐有力，大小便已正常。脉弦滑，苔白腻。久病精血耗伤，筋脉失养。再拟益气养血、温经散寒。

处方：砂仁 2g(拌)　熟地黄 9g　潞党参 9g　绵黄芪 9g　甜苁蓉 9g　真鹿筋(先煎)5g　全当归 9g　赤芍、白芍各 5g　制半夏 5g　陈皮络各 5g　广独活 5g　左秦艽 5g　广木香 5g　台乌药 5g　葱白 5 支

外治药同前。

三诊：5 月 23 日。疼痛麻木已基本消失，能连续行走 20 分钟以上，但尚觉下肢畏寒，皮肤清冷。脉濡软，舌淡白。肝肾既亏，下元虚冷，再拟温经散寒之治。

处方：红花(炒)5g　大生地黄 9g　桂枝(炒)5g　白芍 9g　砂仁 2g(拌)　熟地黄 9g　真鹿筋(先煎)5g　潞党参 9g　绵黄芪 9g　甜苁蓉 5g　全当归 9g　大川芎 5g　陈皮络各 5g　豨莶草 9g　桑枝 9g　广木香 5g

外治药同前。

在服药期间，每日晨起服舒筋活络丸或祛风活血丸 1 粒。上方药根据症状变化而随证加减，头晕加钩藤、菊花、僵蚕；腹胀加大腹皮；痛甚加北细辛、地龙、三七末；寒甚加桂枝。服药至 9 月底，症状已基本消失，能连续行走 1.5km 以上，再半年后症状完全消失。1983 年 10 月随访，工作正常，生活自理。

例二　蒋某，男，63 岁。

初诊：1989 年 8 月 2 日。

主诉及病史：1989 年 5 月 29 日突感四肢麻木无力，不能行走，拟诊为“脑溢血”。经对症治疗，1 周后症状减轻。2 天后恙情又起，二腿痿软不能行走，经该院神经科检查后认为属颈椎病所致，遂作颈椎核磁共振检查，结论为：颈椎退行性病变，颈 5～6 椎间盘突出，5～7 椎管脂肪沉积。建议做手术治疗，患者不愿接受，而来我院门诊治疗。

诊查：患者被抬入门诊，两上肢皮肤感觉下降，两手握拳困难，肱二头肌反射活跃，两下肢瘫痪，皮肤感觉低下，腱反射活跃，踝阵挛阳性。苔白腻，舌质淡白，脉沉细。

辨证：肝肾两亏，筋络虚软，气滞血阻，风湿留滞。

治法：温经养营，搜风通络，活血止痛。

处方：桂枝 3g(炒)　白芍 9g　红花 3g(炒)　生地黄 9g　砂仁 2g(拌)　熟地黄 9g　真鹿筋(先煎)5g　全当归 9g　京赤芍 5g　大川芎 5g　青防风 5g　西羌活 5g　威灵仙 9g　全蝎 3 只　蜈蚣 2 条　青木香 5g　广陈皮 5g

大活络丹，1 粒。

二诊：8 月 30 日。药用 1 周，颈肩部疼痛减轻，四肢麻木也有减轻，两手能握筷，小便通利，大便自解。风湿已有转化之机，再从前法增损。

处方：红花 3g(炒)　生地黄 9g　桂枝 3g(炒)　白芍 9g　砂仁 2g(拌)　熟地黄 9g　真鹿筋(先煎)5g　全当归 9g　京赤芍 5g　大川芎 5g　青防风 5g　西羌活 5g　威灵仙 9g　左秦艽 5g　宣木瓜 5g　怀牛膝 9g　陈皮 5g

另投大活络丹 1 粒，随药服。止痉散 3g(吞)，每天 1 次。

三诊：9 月 27 日。四肢麻木已基本消失，两手伸屈自如，两腿行走渐有力，大小便正常。惟腰背如束带状，拘急不舒，有如负重，少腹胀满。再增活血理气、宣通络脉之药以徐徐调治。历时 3 个月，恙情终见起色，四肢麻木消失，腰部松弛如常，四肢活动无碍，皮肤感觉正常，能独

立行走45分钟以上。

1992年3月2日复查：自行来院，登楼如履平地，2年前的症状无一残存。

【按语】西医学认为脊髓型颈椎病是由于椎间盘退变、骨质增生、椎管变狭而失稳或代偿性肥厚所致。颈脊髓动脉血运相应不畅，静脉回流受阻，也是产生脊髓型颈椎病的重要原因。《黄帝内经》云："荣气虚则不仁，卫气虚则不用，荣卫俱虚，则不仁且不用"。王肯堂云：项强不可转移者，皆由肾虚不能养肝，肝虚无以养筋所致。施老认为本病属痿证范畴，皆因体虚，腠理空虚受风湿之邪。由于肝肾不足，气血两亏，风寒湿气乘虚袭入，痹着不散。肢节麻木痿软乃肝肾阳虚所致，酸痛凝滞不解乃风湿偏盛之故。法以益气养血、温经养营为主，如单投温补之剂，难免有滞邪之虞，恐非适宜。故在补肝肾、养气血之剂中增入温经散寒之味，再辅以搜风通络祛邪之品，可谓施老治痿之又一法。

（李麟平整理）

四、平肝化痰法治愈椎动脉型颈椎病一例

苏某，女，28岁。

初诊：1991年8月22日。

主诉及病史：素有头晕、耳鸣、目糊，视物过久或转颈突然常有眩晕，曾经西医诊断为"美尼尔综合征"，发作频繁，时发时愈，已有1载。近有颈肩疼痛，头痛头胀，肢体倦怠，继之恶心呕吐，甚而视物旋转，如坐舟船，猝倒。伴胸脘闷郁，神情烦乱，入夜尤甚。沉痼不起，不能自拔。

诊查：患者颈部有梗塞感，不能左右顾及，动则头晕目眩，恶心欲吐。颈$_{4\sim7}$椎间隙压痛，X线片提示：颈椎挺直，椎间隙狭窄，颈$_{4\sim7}$椎体后下缘骨赘增生。颈椎CT片结论：颈$_{4\sim7}$横突孔缩小。苔白腻，质淡，脉濡滑。

辨证：肝风内动，阳亢不制，痰湿内蕴，风动夹痰，混扰于上，胃失和降，颈部劳损，夹有风湿。

治法：平肝熄风，化痰降逆，活血化瘀，疏风化湿。

处方：羚羊角粉(吞)0.3g　嫩钩藤(后下)9g　白菊花9g　明天麻5g　吴茱萸1g　炒川黄连5g　姜竹茹5g　法半夏5g　藿香5g　广陈皮5g　全当归9g　京赤芍9g　炒枳壳5g　石决明(先煎)15g　珍珠母(先煎)30g

另投，大活络丹，每天1粒。

二诊：9月1日。药服7剂，头晕目眩稍减，呕吐已平，但仍颈肩酸痛、耳鸣作响。苔白腻，脉滑。风痰之证已成暮日之象，但气滞血瘀尚未净化，虽有转机，未入坦途。再从平肝熄风、活血化瘀、通络止痛为治。

处方：羚羊角粉(吞)0.3g　嫩钩藤(后下)9g　白菊花9g　明天麻5g　姜竹茹5g　法半夏5g　藿香5g　广陈皮5g　全当归9g　京赤芍9g　炒枳壳5g　石决明(先煎)15g　珍珠母(先煎)30g　桑枝9g　丝瓜络5g　鸡血藤9g

另投大活络丹，每天1粒。

三诊：10月24日。药后诸症递减已如常人，惟耳鸣未平。再进上方药，撤大活络丹转耳聋佐慈丸以阴阳兼顾。

上方药迭进匝月，诸症悉除，并恢复正常工作。

【按语】椎动脉型颈椎病，是由于外周血管阻力或椎动脉变异扭曲引起的椎动脉管腔狭

小、血流量灌注减少而发生的病理变化。施老认为，从辨证立论，当责之于肝；而辨病立法，则归之于瘀。而痰为有形之邪，"无痰不作眩"即明于理，或夹风上蒙清窍，或瘀痰胶结不解，缠绵难愈而发为眩晕。《类证治裁》云："风依于木，木郁则化风，如眩如晕。风痰瘀阻不化，横窜脉络，诸症四起。"施老诊治此病必重风痰瘀三因合一；临诊遣方用药，独用羚羊、钩藤、天麻、菊花祛风，化痰祛瘀非四物、二陈莫属，三法合参，诸症遂愈。

（李麟平整理）

五、平肝熄风法治愈三叉神经痛一例

何某，女，47岁。

初诊：1980年6月5日。

主诉及病史：1967年因遭人殴打，致右面颊部及目眶四周肿胀疼痛，肿退后伤处时有麻木、肌肉抽动。3年前右面颊部开始疼痛，发作频繁，痛势颇剧，犹如刀割。伴头痛头晕，口苦作渴。

诊查：张口疼痛即作，右目紧闭，难以睁开，须以手轻轻按摩方能逐渐缓解。右面颊及上唇触之微觉坚硬，按之作痛。舌质红，苔白腻，脉弦滑。

辨证：宿瘀内结，木失条达，郁而化热。肝胆风火上扰，阳明蕴热内燔。

治法：平肝潜阳以熄风火，活血化瘀以通经络。

处方：羚羊粉0.6g（吞）　嫩钩藤9g（后入）　滁菊花9g　生石决明15g（先入）　紫贝齿15g（先入）　蔓荆子4.5g　香白芷4.5g　南薄荷4.5g（后入）　散红花4.5g　大川芎4.5g

另：止痉散3g，每日早晚各1包，开水送服。

外治：痛处外敷新伤膏。

二诊：6月26日。病势渐减，发作间歇亦见延长，仍有头痛头晕，口苦作渴。苔腻较化，舌质红绛，脉来弦滑。肝胆风火渐平，阳明蕴热未清。再拟清热降火、熄风定痛，佐以活血化瘀。

处方：煨葛根4.5g　生石膏12g（先下）　羚羊粉0.6g（吞服）　嫩钩藤9g（后入）　白菊花9g　生石决明15g（先下）　香白芷4.5g　蔓荆子4.5g　南薄荷4.5g（后入）　大川芎4.5g　三七末2g（吞服）　干芦根15g

余治同前。

三诊：7月10日。经治以来，痛势已平，眩晕减轻，仍见渴欲引饮。舌苔薄白，质仍红绛，脉形弦细。药能应手，病已中的，为善其后，续以上方化裁以消息之。

前方随证加减，继服药二十余剂，即告痊愈，停药。

2年后随访，患者自诉再未发作。

【按语】本例神经科检查诊断为三叉神经痛。施师认为此证盖因外伤之后瘀血化而未净、血脉闭阻而成。古人云："痛则不通，通则不痛"。其病在颊，乃少阳胆经、厥阴肝经、阳明胃经循行之处，正所谓伤在外而病及内。李东垣先生指出："不问何经之伤，凡血者，皆肝之所主，气血离经即为败血，败血必归之肝"。败血归肝，木失条达，则风火炽盛，木乘土位，故胃火亦旺。头面为诸阳之会，清净之地，高巅之上，惟风可及，风火循经上扰，岂有安宁？故施老以为当先平肝熄风、活血止痛，方可标本兼顾，以缓病势。方中以羚羊、钩藤、白菊花平肝熄风为君，配石决明、紫贝齿重镇潜阳为臣，佐以蔓荆子散头部之风热，香白芷解阳明之头痛，大川芎化少阳之血瘀，散红花通闭阻之血脉。最妙之处当为施老以薄荷为引药之使。一味薄荷，轻清宣扬，最利头目，尤入肝经，且具散郁调气之功，正可引药上行，熄肝中之风，平胃中之火，通血脉之瘀，止面颊之痛。同时施老念及患者宿瘀已久，痛势颇剧，非以虫类之品搜风通络，不足以解患者之苦，遂以全蝎、蜈蚣配天麻、钩藤、甘草诸药制成止痉散，研末吞服，以助药力。此外，施老根据清人吴师机“外治之理，即内治之理，外治之药，亦即内治之药”的理论，在面颊病位处外敷活血化瘀、消肿止痛的新伤膏，以求药气相通之效。患者经施老连投药二十余剂后病势见减，疼痛较平，但尚见头目眩晕、口苦作渴、脉象弦滑、舌质红降之象，施老认为，肝胆风火渐平，阳明蕴热未清，故于原方中加入生石膏、粉葛根、干芦根以清阳明之火，生中土之津，并为加强方中活血化瘀之力，配以三七散瘀定痛。本病虽已多年，且病势甚剧，诸医束手，然经施老精心调理2个月余，使此数年痼疾得以应手而愈。

附：

新伤膏之药物组成：生川乌、生草乌、生大黄、甘松、制乳香、制没药、散红花、香白芷、全当归、樟脑粉、生山栀、血竭、山柰、生香附、母丁香、广木香、上肉桂、牙皂、细辛、飞朱砂、檀香、西月石、公丁香、飞雄黄、机冰片、麝香。

（黄轲整理）

六、温补肝肾、益气养血法治愈左尺骨上三分之一骨不连症一例

楼某，女，30岁。

初诊：1980年12月6日。

主诉及病史：患者于1980年8月14日被卡车撞跌而致左尺骨上三分之一骨折，在外院作石膏固定三个月余断端未连接。左前臂酸痛，肘关节伸屈功能受限。外院建议作内固定加植骨术，病员不愿，遂来本院治疗。

诊查：面色萎黄，形体消瘦，精神倦怠，左上肢肌肉萎缩，皮肤清冷。脉虚软，舌淡苔白。左尺骨上三分之一处压痛明显，挤压时间及断端骨擦音，肘关节伸100°、屈85°，肩、腕关节活动受限。X线片示：左尺骨上三分之一处骨折，断端未见明显骨痂生长。

辨证：脾肾阳虚，气血两亏，筋骨失养。

治法：温补肝肾，益气养血。

处方：党参9g　黄芪9g　白术芍各5g　当归9g　熟地黄9g　川芎5g　枸杞子9g　川续断9g　补骨脂5g　杜仲9g　松节9g　桑枝5g　陈皮5g　壮筋续骨丹9g(吞服)

外敷宿伤膏，用松木夹板作不超关节固定。屈肘90°位，用三角巾悬吊胸前，并嘱患者行肩、腕关节功能锻炼。

二诊：12月27日。左前臂骨折端压痛明显减轻，挤压时骨擦音消失，肘关节已能伸120°，肩、腕关节活动均有改善，惟患臂尚有酸痛，此乃脾肾亏损、气血两虚、风寒之邪乘虚而袭之故。拟前意加疏风通络之品。

处方：党参9g　黄芪9g　白术9g　白芍9g　当归9g　熟地黄9g　川芎5g　枸杞子5g　补骨脂5g　川续断9g　秦艽5g　松节9g　威灵仙5g　陈皮5g　木香5g　壮筋续骨丹9g(吞服)

外治同前。

三诊：1981年1月17日。左前臂骨折端酸痛已有减轻，局部压痛消失，肩、肘、腕关节功能基本恢复。经X线片示：骨痂形成。惟肌肉萎缩，皮肤清冷，此乃肾阳不足、气血亏损。拟

再进温补脾肾、益气养血之剂，佐以疏风通络之品，并拆除固定物，局部用熏洗方熏洗，配合功能锻炼。

处方：党参 9g　黄芪 9g　白术 9g　白芍 9g　当归 9g　熟地黄 9g　川芎 5g　枸杞子 9g　补骨脂 5g　川续断 9g　秦艽 5g　松节 9g　威灵仙 9g　陈皮 5g　木香 5g　苁蓉 9g

1 个月后改用丸药和坚骨壮筋糖浆调理。

外治，用舒筋活血散熏洗。

四诊：4 月 10 日。症状消失，经 X 线片示骨折断端骨性愈合。

1983 年 10 月随访，患肢关节功能恢复，无酸痛等后遗症。

【按语】施老认为，治疗上肢骨不连，不仅要使断骨连续，更重要的是要使患肢恢复功能。所以在治疗中对患肢的固定，采用不超关节的夹板进行固定，这既可有效地固定断端，又能在不使骨折端移位的前提下，进行肘、腕关节的功能锻炼，以期在骨折愈合的同时，功能也得到恢复。

根据俞嘉言："新病邪实，久病正虚"的论述，断骨愈合迟缓的原因是"虚"，主要是由于外伤筋骨，内损肝肾，命火不能生土，脾肾阳虚，以致饮食入胃不能化生阴精滋养筋骨。筋骨的修复，总离不开肝肾精气和气血的滋养，故内治采取培补脾肾、育阴养肝、阴阳平补法；继后，因阴损及阳而出现阳虚的征象，故再进温补脾肾，益气养血之品，经过一个多月的内外兼治，终于达到断端愈合、功能恢复的目的。

（吴云定整理）

七、温补脾肾、益气养血法治愈右腕骨骨不连症一例

应某，男，44 岁。

初诊：1991 年 7 月 28 日。

主诉及病史：5 个月前从 6m 高处跌下，致右腕舟状骨腰部骨折。经石膏固定及多方治疗，腕部肿胀疼痛依然，活动受限，握物无力。X 线片示：骨折处未连接。

诊查：右腕部鼻烟窝处肿胀压痛，腕关节伸屈旋转等活动受限。舌淡苔薄白，脉濡数。

辨证：骨折后期，肝肾亏损，气血不足，筋骨失养。

治法：温补脾肾，益气养血。

处方：党参 9g　黄芪 9g　当归 9g　白术 9g　白芍 9g　大川芎 5g　大熟地黄 9g　川续断 9g　枸杞子 9g　补骨脂 5g　鸡血藤 9g　松节 9g　陈皮 5g　杜仲 9g

外治：外敷接骨胶 2 张，并用夹板包扎固定腕关节于功能位。

二诊：8 月 8 日。右腕外伤迄今已六个月，服药后疼痛已经减轻，但腕部肿胀退而未尽，断端压痛依旧，腕关节活动受限。舌苔薄白，脉弦细。此乃宿瘀内结，兼感风冷。拟益气养血、坚骨壮筋，佐以疏风。

处方：党参 9g　黄芪 9g　当归 9g　白术 5g　白芍 5g　川芎 5g　川续断 9g　枸杞子 9g　补骨脂 5g　鸡血藤 9g　松节 9g　独活 5g　秦艽 5g　伸筋草 9g　陈皮 5g　桑枝 15g

外治，外敷接骨胶 2 张，原法包扎固定。

三诊：10 月 17 日。上药连投 63 剂，右腕关节肿胀已消失，握物也渐见有力，惟腕背肌肉有轻微隐痛。此时风冷虽解，气血渐复，但骨折断端续而未坚。舌苔薄腻，脉弦细。再拟益气

养血，坚骨壮筋。

处方：党参 9g　黄芪 9g　当归 9g　白术 9g　白芍 9g　川芎 5g　川续断 9g　补骨脂 5g　枸杞子 9g　杜仲 9g　陈皮 5g　大熟地黄 9g　木香 5g　松节 9g　桑枝 15g

健步虎潜丸 1 瓶。

外治，外敷接骨胶 2 张。拆除夹板，适当地行腕、指间关节伸屈功能锻炼。

四诊：1992 年 1 月 9 日。上方药连投 34 剂后，右腕疼痛已平，肿胀消失，腕、指间关节的握力和功能也在渐渐恢复中。经腕关节正斜位 X 线片示：骨折线已模糊，对位理想。再拟益气养血、滋补肝肾。

处方：党参 9g　黄芪 9g　当归 9g　白术 9g　白芍 9g　生地黄 9g　熟地黄 9g　川芎 5g　补骨脂 5g　枸杞子 9g　川续断 9g　松节 9g　陈皮 5g　木香 5g　鸡血藤 9g　伸筋草 9g　桑枝 15g　鹿角片 9g(先煎)

健步虎潜丸 1 瓶。

外治，外敷接骨胶 2 张。

五诊：1992 年 1 月 30 日。服药 21 剂后，右腕关节举重用力乃腕关节的功能已恢复正常。今再投益气养血、坚骨壮筋之品，并嘱其继续加强功能锻炼，以巩固之。

处方：党参 9g　黄芪 9g　当归 9g　白术 9g　白芍 9g　生地黄 9g　大熟地黄 9g　川芎 5g　川续断 9g　枸杞子 9g　苁蓉 9g　补骨脂 5g　松节 9g　伸筋草 9g　陈皮 5g　桑枝 15g　木香 5g

外治，外敷宿伤胶 2 张。

【按语】西医学认为，折骨的修复与血运有关。舟状骨的血液供应，来自附着于舟状骨结节与腰部韧带的尺桡动脉分支。所以，舟状骨腰部骨折，由于血液供应可能部分或大部分断绝，使折骨愈合缓慢，甚至近侧骨片发生无菌性坏死。正如《疡医大全》所说“气血罕到之处，最难调治”。施师认为，舟状骨折骨不连接，是因缺血所致。所以折骨的愈合快慢同肝肾气血的盛衰有关。《灵枢经》曰：“血和则筋脉流行，营复阴阳，筋骨劲强，关节清利”。由此可见，受损伤筋骨的修复，主要依赖于脾肾精气的滋养和气血的充盈。本例病人已拖延日久，虽然局部仍有肿胀，但还属虚证。《正体类要》曰：“肿不消，青不退，气血虚也”。再则，右腕关节长期固定在寒凉的石膏模板中，兼感风冷，故以党参、黄芪、白术补中益气；以当归、白芍、熟地黄、川续断滋肾养阴、补精血；以补骨脂、杜仲补肾阳、温运脾土；以独活祛风胜湿；以川芎辛香走散，使诸药补而通达；以鸡血藤、桑枝、松节舒筋活络、通利关节；以陈皮和胃行中。连投药 63 剂后，右腕肿势退尽，疼痛消失，惟腕关节伸屈受限，握物乏力。故在继服原方药的基础上再加温补肾阳的鹿角片和壮筋健骨的虎潜丸，并拆除夹板，鼓励病员进行积极的腕关节功能锻炼。34 天后，再摄 X 片检查，骨折线已模糊，对位理想。患腕握物有力，关节功能渐复，故再投温补脾肾、益气养血之剂，以巩固之。

（吴云定整理）

八、养阴清热法治愈开放性骨折一例

孙某，男，29 岁。

初诊：1983 年 2 月 17 日。

主诉及病史：1983 年 1 月 27 日，左中指被冲床压伤，外院骨伤科诊断为左中指开放性骨折，伴伸指肌腱断裂，作清创缝合术，克氏针内固定。2月2日换药时发现伤口感染，经抗生素及伤口多次换药仍不见好转，遂建议截指，因患者不愿接受，于2月17日来门诊治疗。

诊查：左中指中节掌、背侧伤口腐脓板滞，指骨暴露，脓水淋漓，色黄带红，腥秽不堪，肿延及肘，手背尤甚。X线片示：左中指近、中、末节骨折，中节远端骨节缺损，克氏针内固定。脓液培养：金黄色葡萄球菌(凝固酶阳性)。苔黄腻、质红，脉细数。

辨证：开放骨折，伤口感染，湿热阻滞，郁而化腐，阴血耗伤，毒火炽盛。

治法：清热化湿，解毒消肿。

处方：(1) 内治：大生地黄 9g　京赤芍 9g　全当归 9g　荆芥穗 9g　净连翘 9g　金银花 9g　天花粉 9g　蒲公英 9g　象贝母 9g　广陈皮 5g　云茯苓 9g　生甘草 3g

(2) 外治：伤口掺海螵散、贴黄连膏。肿胀处用吊伤膏 40%、金黄散 30%、芙蓉叶末 30%，和匀，蜜水调敷，每日换药。

二诊：2月22日。上方药连投5天后，左中指伤口腐肉已脱，脓水亦少，创面红活，肘臂肿势退净，手背肿胀亦减，但按之有脓液从创口流出。脉弦细、苔薄白、质红。湿热已化，气血两亏，阴液耗伤。再拟养阴清热、益气养血，佐以解毒。

处方：(1) 内治：潞党参 9g　绵黄芪 9g　全当归 9g　京赤芍 9g　大生地黄 9g　天花粉 9g　蒲公英 9g　象贝母 9g　净连翘 9g　金银花 9g　香白芷 5g　广陈皮 5g　赤苓 9g　生甘草 3g

(2) 外治：创口掺金枪十宝丹，贴玉红膏。

三诊：4月6日。经内外兼治，新肉虽生，未能结痂，手背因引流不畅，红肿高凸，遂切开排脓，敷海马散，药线引流，手指创口仍用上法。

四诊：4月18日。手背伤口愈合，手指创口范围缩小，暴露之指骨色黑，死骨已成，断端无法连接。X线摄片复查示：左中指无骨痂生长。遂拔去克氏针，摘除死骨，继续换药，内服十全大补意加减。5月18日创口愈合。1983年8月随访，左中指缩短，掌指关节活动正常，左中指之间关节强直，对指尚可，能持物。

【按语】手指开放性骨折感染后，湿热蒸酿，肉腐为脓之证。由于阴血耗散，毒火炽盛，正不胜邪，邪毒内陷，故投以养阴清热之剂，5天后即腐脱肿退；继以益气养阴调理，理应及早结痂，但由于死骨在内，加之手背脓腔引流不畅，故治月余未能结痂，经摘除死骨，切开手背排脓引流后，很快创口愈合，保存了手指，虽指间关节僵直，但指活动功能存在，不无小补。

(袁益清整理)

九、散寒活血法治愈腰椎间盘髓核突出症二例

例一　伊某，男，60岁。

初诊：1990年2月16日。

主诉及病史：1个月前因扛重物导致腰部扭伤疼痛，继发左坐骨神经痛，痛势颇剧，夜不能寐，转侧活动困难，伴左下肢麻木，步履艰难。

诊查：腰$_{4\sim5}$、腰$_5$、骶$_1$间隙偏左压痛明显。直腿抬高试验：左 50°阳性。拉氏试验阳性。腰部倾斜、活动受限，左足踇伸肌力减弱。CT检查报告为：腰$_5$～骶$_1$椎间盘向左后突出突入椎管，压迫左侧神经根及硬脊囊。脉形沉细，舌苔白腻。

辨证：腰部扭伤，继感风寒，气血阻滞，不通则痛。

治法:疏风化湿,通络止痛。

处方:炒地龙 9g　净麻黄 3g　防风 5g　左秦艽 5g　当归尾 9g　羌活 3g　大川芎 5g　京赤芍 5g　威灵仙 9g　制川乌 5g　川牛膝 9g　佛手片 5g　广陈皮 5g　三七粉(吞)3g　每日 1 剂

大活络丹,每日 1 粒吞服。

宿伤膏 4 张外贴:腰$_5$、骶$_1$处 1 张,左臀部 1 张,左大腿委中穴 1 张,左小腿腓肠肌外侧中段 1 张。

二诊:3 月 6 日。服药 2 周后,腰痛有所减轻,活动渐利,左下肢麻木亦有减轻。脉象细弦,舌淡苔薄白腻。

处方:再拟前意,原方药每日 1 剂。大活络丹,每日 1 粒吞服。

外治同前。

三诊:4 月 4 日。连投疏风化湿、散寒通络之剂,腰腿疼痛明显减轻,惟左小腿外侧略有胀痛并感麻木。寒湿渐解,气血未调,隧络失和。治拟疏风化湿、和营通络。

处方:防风 9g　独活 5g　左秦艽 5g　汉防己 9g　全当归 9g　京赤芍 5g　大川芎 5g　炒地龙 9g　威灵仙 9g　怀牛膝 9g　广陈皮 5g　鸡血藤 9g　老鹳草 9g　三七粉(吞)3g　每日1 剂

大活络丹,每日 1 粒吞服。

外治同前。

四诊:5 月 18 日。腰腿痛势已平,能正常行走,站立行走过久时,左小腿及左足蹋趾尚见轻微麻木。风湿化而未净,气血尚未调和。再拟疏风化湿,调和营卫。

处方:防风 5g　羌活 5g　左秦艽 5g　汉防己 9g　全当归 9g　京赤芍 5g　大川芎 5g　炒地龙 9g　怀牛膝 9g　威灵仙 9g　老鹳草 9g　鸡血藤 9g　陈皮 5g　佛手片 5g　三七粉(吞)3g　每日 1 剂

大活络丹,每日 1 粒吞服。

外洗方:制川草乌各 9g　红花 5g　防风 9g　全当归 9g　京赤芍 9g　大川芎 5g　净麻黄 5g　威灵仙 9g　老鹳草 9g　羌独活各 5g　虎杖 15g　蚕砂 9g　细辛 5g　山柰 5g　王不留行子 9g　4 剂

煎水热敷腰部、左小腿及足趾部,每日 1～2 次,2 日 1 剂。风痛灵,外搽。

五诊:7 月 7 日。左腿痛势已平,疲劳后略感不适,患肢畏寒,脉形虚软,舌苔淡白。风湿已化,气血两亏,肝肾不足。治拟益气养血,滋补肝肾。

处方:防风 5g　独活 5g　左秦艽 5g　全当归 9g　京赤芍 5g　大川芎 5g　威灵仙 9g　桑寄生 9g　杜仲 9g　甜苁蓉 5g　怀牛膝 5g　宣木瓜 5g　广陈皮 5g　红花 3g(炒)　生地黄 9g　每日 1 剂

大活络丹,每日 1 粒吞服。

药酒方:桂枝 5g　防风 5g　独活 5g　左秦艽 5g　全当归 9g　京赤芍 5g　大川芎 5g　大生地黄 9g　杜仲 9g　桑寄生 9g　枸杞子 9g　狗脊 9g　怀牛膝 9g　威灵仙 9g　五加皮 9g　宣木瓜 5g　潞党参 9g　北黄芪 9g　广陈皮 5g　鸡血藤 9g　老鹳草 5g　佛手片 5g　红花 5g　1 剂

用高粱酒 1500ml 浸 1 周后,临睡前服 1 小杯。

六诊:上方药随证加减,调理月余,疼痛消失,步履正常。继投益气养血、补益肝肾之剂,连服药月余，完全恢复正常。

2 年后随访，未见复发。

例二 张某，男，56 岁。

初诊：1990 年 1 月 23 日。

主诉及病史：腰痛史已有二十余年，时作时缓。1 周前因工作繁忙，劳累过度，腰痛又作，近日加剧，活动受限，左下肢时有放射痛，不能站立行走。

诊查：脊柱外观向右侧突，腰$_{3\sim5}$左侧椎旁压痛明显，左下肢有放射痛至左足踇趾，腰部活动受限。直腿抬高试验：左 40°，右 60°。拉氏试验：左阳性、右弱阳性。左小腿外侧皮肤感觉减弱，左足踇趾蹠屈背伸肌力亦减弱，站立行走跛行。CT 检查报告为：①腰$_{3\sim5}$椎间盘膨出伴突出；②腰椎管狭窄；③腰椎退行性改变。脉象细弦，舌质淡白，苔薄白腻。

辨证：腰部宿伤，劳累过度，继感风寒，阻滞经脉，络道受阻，气血运行不畅，不通则痛。

治法：活血化瘀，散寒通络。

处方：净麻黄 3g　左秦艽 5g　防风 5g　汉防己 9g　全当归 9g　红花 5g　京赤芍 5g　大川芎 5g　陈皮 5g　威灵仙 9g　川牛膝 9g　炒地龙 9g　制乳没各 5g　三七粉(吞)2g　每日 1 剂

大活络丹，每日 1 粒吞服。

外治：宿伤膏 4 张外贴：腰$_5$、骶$_1$处 1 张，左臀部 1 张，左大腿委中穴 1 张，左小腿腓肠肌外侧中段处 1 张。

二诊：2 月 22 日。腰腿疼痛较减，麻木亦有减轻，转侧稍利，步履仍艰。脉弦细，舌白腻。再拟前意，原方药续服，每日 1 剂。大活络丹，每日 1 粒吞服。

外治同前。

三诊：4 月 5 日。腰痛基本消失，活动已能自如，左下肢偶有轻度麻木感。脉象细弦，舌淡白。风湿渐化，肝肾不足。治拟疏风化湿，补益肝肾。

处方：全当归 9g　大川芎 5g　白术芍各 6g　左秦艽 5g　鸡血藤 9g　威灵仙 9g　桑寄生 9g　怀牛膝 9g　独活 5g　杜仲 9g　金毛狗脊 9g　广陈皮 5g　每日 1 剂

大活络丹，每日 1 粒吞服。

外治同前。

四诊：6 月 24 日。上方药随证加减月余，腰痛消失，步履正常。

1992 年随访，未见复发。

【按语】施老认为本病与瘀血、风寒、肝肾等有相互因果关系，在急性发作初期，可以有两种因素：其一，有明显的扭伤病史，这是由于扭伤后瘀血阻滞脉络，不通则痛之故。病例一则是此类。施老经辨证后采用“活血化瘀，散寒通络”法治之，取得了明显的疗效。其二，发病时无明显外伤病史，仅有轻微的诱因，卒然而发，此伤痛多见于中老年人，追问病史时，往往有慢性劳损性腰痛存在。病例二则属于此种类型。施老采用“疏风化湿，活血通络”法治之，使患者症状消失，恢复正常。施老认为治疗此类疾患要从提高患者抗病能力和审因论治两方面着手。对于急性期患者以缓解疼痛为主，治则为疏风散寒、活血通络，适当加重活血化瘀之品，促使水肿消退，疼痛消失、在慢性期则以病因治疗为主，在腰突症后期应以补肝肾、益气血为主，促使损伤的纤维环修复。

（田金镯整理）

十、温补肝肾法治愈腰骶丛神经损伤一例

朱某，男，25岁。

初诊：1980年9月16日。

主诉及病史：1980年4月27日被枪弹击伤而致左腰骶丛神经损伤，左下肢疼痛麻木，感觉减退，功能丧失，病情逐渐加重，以致影响睡眠。

诊查：左下肢肌肉明显萎缩，皮肤清冷，膝关节呈屈曲体位，足下垂，足趾屈曲；髋关节及膝关节不能自主活动，被动活动尚可。左臀大肌、胫前肌、胫后肌、伸拇长肌、伸趾总肌肌力均为0°，腓骨长短肌肌力Ⅱ°，其余下肢肌力为Ⅲ°，左腰$_4$、腰$_5$水平痛觉消失，腰$_2$、腰$_3$、骶$_1$水平痛觉减退，腰$_2$～骶$_1$触觉减退，左膝踝反射消失。脉象左关尺沉细，右关尺虚细，舌淡白。形体消瘦，面色㿠白。

辨证：枪弹损伤，阴血外泄，气随血脱，阴损及阳，元气衰败，筋失所养，寒湿乘隙侵袭，恶血留滞于内，隧络阻塞不通。

治法：益气养血，温补肝肾，佐以和营散寒。

处方：潞党参9g　生黄芪9g　砂仁1.5g拌　熟地黄9g　红花2g　炒生地黄9g　鹿角胶4.5g(冲服)　全当归9g　京赤芍6g　大川芎4.5g　嫩桂枝4.5g　广陈皮4.5g　独活4.5g　秦艽4.5g　三七末2g(吞服)　制乳没各4.5g　炒地龙5g

外治：20cm×15cm宿伤膏5张，张敷贴左臀大肌，余4张箍贴于大小腿；膏药外敷处红外线照射每日2次。

二诊：1980年10月6日。疼痛已明显减轻，惟患肢皮肤清冷，痿软无力，难以行走。脉右濡软，左弦细，重按乏力，舌苔淡白。瘀血渐化，但肝肾阳气大伤，气血尚未来复，寒湿解而未净。再拟温补肝肾、益气养血，佐以通络。

上方去乳没、地龙，加肉苁蓉4.5g、橘络4.5g、鹿角霜9g。鹿角粉1g(吞服)。

外治同前。

三诊：1980年10月23日。疼痛已止，皮肤转暖，左膝关节仍见挛缩而难以伸直，左足下垂呈马蹄足。脉较有力，舌淡白。寒湿虽化，肝肾仍虚。再以前方加减调理之。

处方：党参9g　黄芪9g　砂仁1.5g拌　熟地黄9g　鹿角霜9g　鹿角粉1g(吞服)　大生地黄9g　全当归9g　杭白芍9g　大川芎4.5g　甜苁蓉4.5g　枸杞子9g　陈皮络各4.5g

外治，臀大肌及大腿贴宿伤膏，小腿作皮肤牵引，以促使左膝关节伸直。

上法继续治疗至11月7日，左膝关节已能伸直，可下地行走二百余步。解除皮肤牵引，再以十全大补意加苁蓉、鹿角片、陈皮，继续调理一年余停药。

1983年10月随访，左下肢无疼痛，能连续行走两三公里，骑车行25km，而无疲劳感。肌力复查：左胫前肌0°，伸拇长肌、伸趾总肌Ⅰ°，胫后肌、胫骨长短肌Ⅲ°，余均恢复Ⅳ°。

【按语】患者系被枪弹击中左腰部，致腰骶丛神经损伤。施老认为，中医历代医籍虽无神经损伤的专门论述，但患者表现的感觉和功能障碍，肌张力减退，肌力松弛，反射消失，肌肉萎缩，灼性神经痛等症，与中医学的痿证相符。致痿原因很多，损伤亦是其中之一。《素问·生气通天论》“有伤于筋、纵，其若不容”，提示了筋若受损，即为松弛。因此，神经损伤所致的痿瘫应属伤筋致痿范畴。患者为枪弹所伤，阴血大伤，气随血脱，元气衰败，阴损及阳，肾阳亦亏。《素

问·生气通天论》谓："阳气者，精则养神，柔则养筋"，指出阳气充盛可以滋养筋骨。《素问·五运行大论》谓"肾生骨髓，髓生肝……肝生筋"，说明肾之精气能滋生骨髓，肝之精气能滋养筋膜。骨髓充盈则肝气壮实，筋膜得养。患者证延5个月难复，无非正气不足、肝肾亏虚、邪难透达所致。患肢肌肉萎缩，皮肤清冷，显系阳虚为甚。因此，治当大剂益气养血，温补肝肾，少佐和营散寒，方可使阳气旺而筋得充养，邪瘀化而隧络通畅。方用党参、黄芪、当归、生熟地黄大补气血，鹿角胶温补肝肾，桂枝、独活、秦艽、地龙疏筋通络，赤芍、川芎、红花、乳没、三七活血定痛，佐以陈皮、砂仁运中和胃，攻补兼施，扶正达邪。服药月余，疼痛明显减轻，惟皮肤清冷，足仍痿软无力，盖因瘀血渐化、阳气未复所致，遂递减疏风活血之品，而酌增温补肝肾之力。施治一年余，痿躄已愈。

（施烈祖整理）

十一、骨折三期分治法治愈股骨干骨折一例

吴某，女，42岁。

初诊：1989年11月9日。

主诉及病史：1989年10月9日因车祸而致右股骨干骨折，伴左足双踝骨折，在当地医院作踝关节手术内固定加石膏托固定，右下肢做胫骨结节牵引，住院一个月，疼痛难忍，在下肢石膏临时固定下，来沪求治。

诊查：左踝关节石膏托固定，足趾轻度肿胀，右股骨石膏拆除后，右大腿中上三分之一处肿胀触痛明显，局部呈隆突畸形，并可触及骨擦音，骨传导音消失，功能活动丧失。

辨证：外伤导致多发性骨折，瘀血未化，气滞血阻。

治法：活血化瘀，接骨续筋。

处方：当归9g　赤芍5g　川芎5g　自然铜9g(先煎)　地鳖虫9g　骨碎补9g　川续断9g　陈皮5g　五加皮9g　怀牛膝9g　秦艽5g　络石藤5g　鸡血藤9g

外治，手法复位，塑形夹板加压力垫紧包扎固定，下肢改用皮肤牵引。

二诊：12月19日。上法内服外治一个月后，肿胀已消，疼痛明显减轻。X线摄片复查示：骨痂开始生长。瘀血已化，气血未和。拟和营续骨，舒筋通络。

处方：全当归9g　京赤芍9g　大川芎9g　川续断肉9g　骨碎补9g　接骨木9g　五加皮9g　鸡血藤9g　广陈皮5g　佛手片9g　怀牛膝9g

固定同前。

三诊：1990年1月26日。X线摄片复查示：断端已初步连接。解除固定物，检查见断端已平，患肢肌肉萎缩，膝关节伸展欠利。脉虚软，舌淡白。骨折后期，肝肾不足，气血两亏。再拟培补肝肾、益气养血以壮筋骨。

处方：潞党参9g　生黄芪9g　全当归9g　白术芍各5g　大川芎5g　生熟地黄各9g　川杜仲9g　枸杞子6g　油松节9g　怀牛膝9g　左秦艽5g　广陈皮5g　广木香5g

外治，解除皮肤牵引，夹板固定同前。

上方药随证加减服用两个月后，能下地行走，膝关节屈曲达90°，X线复片检查示断端已骨性愈合，遂解除固定，停药。

【按语】施老对骨折的治疗有很高的造诣，除了正确复位、合理固定外，他在20世纪50年代就提出了骨折三期分治的内治方法。早期以活血化瘀、消肿止痛为主；中期以和营通络、接

骨续筋为主；后期则以培补肝肾、益气养血为主。其处方严谨，用药合理，且很有规律，有很强的重复性，成为临床治疗各类骨折的准绳。患者来我院治疗时受伤已一月，虽属骨折中期，但入院时患肢仍肿胀畸形，疼痛难忍，X线摄片显示断端分离且成角畸形。根据陈士铎《百病辨证录》中“血不活则瘀不去，瘀不去则骨不接”的理论，运用活血化瘀、接骨续筋的方法，一个月后，患肢肿胀已退，X线复片检查示断端有骨痂生长，改用和营续骨、舒筋通络之法。治疗又月余，X线片显示断端已初步连接，但膝关节强直，患肢肌肉萎缩。故投以温补肝肾、益气养血之剂。患者经治5个月，断端骨性愈合，遂解除固定物，停药出院。

（胡卫平整理）

十二、三期辨证法治愈髋关节脱位一例

陈某，女，47岁。

初诊：1981年11月9日。

主诉及病史：半小时前在蹲下工作时被高处掉下100kg重物压于右侧骶臀部，即感右下肢疼痛，不能活动。伴有上肢麻木，泛恶频作，呕吐清水。

诊查：神志清楚，面色皖白，表情痛苦，右下肢呈外展外旋屈曲畸形，不能活动，右腹股沟处触及股骨头，右髋肿胀疼痛。脉实大，苔薄白。X线摄片示右髋关节前脱位。

辨证：髋关节脱位，筋膜同时损伤，血离经脉，凝结成瘀，导致气机随滞、肝胃不和。

治法：内服宁血化瘀、理气降逆之剂。

鲜生地黄9g　生蒲黄9g　三七末(吞)2g　当归尾9g　京赤芍9g　桃仁泥9g　泽兰叶4.5g　生玄胡9g　川郁金4.5g　广陈皮4.5g　玉枢丹各0.6g　嵘峒丸(吞)1粒

外治，手法整复，皮肤牵引。外敷，吊伤膏。

二诊：11月11日。服药两天呕恶已罢，仍见右髋肿胀疼痛，午后发热，大便秘结。证系瘀血郁结而化热，阳明腑实传化失职，拟活血化瘀、消肿止痛，佐以通便。

处方：当归尾9g　京赤芍9g　桃仁泥9g　大川芎4.5g　泽兰叶9g　三七末2g(吞)　川牛膝9g　络石藤9g　童木通9g　延胡索9g　广陈皮4.5g　番泻叶9g(后入)

外治，敷吊伤膏。

三诊：11月13日。身热已退，肿痛亦减，皮肤牵引处过敏，改用砂袋固定于中立位。再拟活血化瘀、舒筋通络。

处方：全当归9g　京赤芍9g　散红花4.5g　老苏木9g　桃仁泥9g　大川芎4.5g　三七末2g(吞)　乳没药各6g　川牛膝9g　络石藤9g　广陈皮6.5g　延胡索9g　生山楂9g

外治，敷祛伤膏。

四诊：11月24日。肿势已退，腹股沟有轻度压痛，右髋屈时疼痛加剧。瘀血渐化，损裂之筋膜在修复中。治拟和营续筋。

处方：全当归9g　杭白芍6g　大川芎4.5g　散红花4.5g　川续断9g　厚杜仲9g　千年健9g　鸡血藤9g　五加皮9g　怀牛膝9g　广陈皮4.5g　江枳壳4.5g

外治同前。

五诊：11月29日。疼痛已瘥，右股四头肌萎缩，局部瘀血已化。气血二亏，肝肾不足，治拟温补肝肾，养血续筋。

处方:甜苁蓉 9g　厚杜仲 9g　川续断肉 9g　全当归 9g　鸡血藤 9g　杭白芍 6g　大川芎 4.5g　五加皮 9g　怀牛膝 9g　广陈皮 4.5g　江枳壳 4.5g

外治同前。

六诊:12 月 3 日。痛势已平,已能起床扶杖行走,股四头肌仍萎缩。损伤后期,气血耗伤,肝肾不足。拟补益肝肾、养血壮筋。

处方:甜苁蓉 9g　川杜仲 9g　川续断 9g　全当归 9g　杭白芍 6g　大熟地黄 9g　潞党参 9g　炙黄芪 9g　炒白术 9g　千年健 9g　鸡血藤 9g　怀牛膝 9g　广陈皮 4.5g　五加皮 9g

外治,敷新伤膏。

于 1983 年 10 日随访,右髋关节功能完全恢复正常。

【按语】施老在治疗髋关节脱位过程中,除及时正确复位外,尤为重视修复损伤的筋膜,以防止股骨头缺血性坏死。因此,在整个治疗过程中,根据不同时期进行辨证论治。本例为外来暴力导致髋关节脱位,筋脉同时损裂,使气血离经,阻滞肌腠,故复位后出现进行性肿胀。乃受伤后败血必归于肝,致使木失条达,木郁侮土,胃失和降,出现泛恶呕吐及上肢麻木。投予宁血化瘀、苦辛降逆之剂,两天后肝胃得和,呕止恶平,麻木亦愈。继而出现局部肿痛、午后发热、大便秘结,乃是血瘀内阻、热结腑实、大肠传化失职,故投以活血化瘀通便之剂;通便后,再予化瘀消肿之剂;半月后,肿势退尽,积瘀基本消除。进入中期,为了防止余瘀未尽,改用和营续筋之法,使未尽之瘀血得以消散,损裂筋膜加快修复。在后期出现股四头肌萎缩,乃是肝肾亏损、血不养筋,因此最后投以壮水涵木、益气养血之剂。经过三个月的治疗,终于痊愈,恢复工作,10 年随访无后遗症。

（张柏宪整理）

十三、温补肝肾、益气养血法治愈股骨头无菌性坏死二例

例一　徐某,男,58 岁。

初诊:1982 年 12 月 28 日。

主诉及病史:1981 年 2 月 10 日跌仆而致右股骨颈囊内骨折,作三翼钉内固定,酸痛颇剧,步履困难,卧床不起。

诊查:扶双拐能勉强行走几步,患肢着地即痛,右髋关节活动受限,腹股沟压痛,股四头肌明显萎缩,患肢皮肤清冷,脉虚弱而细小,苔薄舌胖淡。右髋关节 X 片示:右股骨头无菌性坏死。

辨证:肝肾不足,气血两亏,以致筋骨失养,而导致股骨头无菌性坏死。

治法:温补肝肾,益气养血。

处方:潞党参 10g　生黄芪 10g　当归 10g　杭白芍 10g　大熟地黄 10g　大川芎 10g　川续断肉 10g　厚杜仲 10g　枸杞子 10g　鹿角片 10g(先煎)　甜苁蓉 6g　怀牛膝 5g　千年健 6g　广陈皮 5g　广木香 5g　壮筋续骨丹 9g(吞)

外治,贴宿伤膏。

二诊:1983 年 1 月 18 日。右髋关节痛势轻减,着地行走疼痛亦减轻,右下肢尚感乏力。脉细弱、苔薄舌淡胖。肝肾精气渐复,再拟前法,原方药续服用。

三诊:1983 年 2 月 17 日。连投温补肝肾益气养血药,右髋痛势明显缓解,行走渐利,但不

能持久，皮肤渐暖，胃纳佳。脉细，苔薄舌淡。正气渐复，续拟温补肝肾、益气养血。原方药加补骨脂 9g，继续服用。

四诊：1984 年 2 月 16 日。前法治疗一载，痛势已消失，皮温正常，已能正常行走 5km 以上无疼痛之感，股四头肌略有萎缩，髋关节活动度大增，纳食佳。脉细而有力，苔薄白，舌淡红。再拟前意，汤剂与壮筋续骨丹交替服用，以固疗效。

1992 年 1 月 31 日随访，患者目前右髋关节无任何疼痛之感，每天跑步锻炼身体，患肢无不适症状，股四头肌较腱侧略萎缩，髋关节活动尚可。

例二 邹某，男，46 岁。

初诊：1963 年 12 月 31 日。

主诉及病史：右股骨颈陈旧性骨折已 11 载，右髋关节疼痛经久不愈，步履艰难，膝关节僵硬。

诊查：右下肢明显缩短、外旋，腹股沟压痛、髋关节活动受限，股四头肌明显萎缩，需携拐步行，呈跛行并作痛，右膝关节伸屈不利。苔薄，脉虚软。右髋关节 X 片示：右股骨头无菌性坏死。

辨证：肝肾不足，气血两亏，筋骨失养，风湿阻滞。

治法：温补肝肾、益气养血，佐拟疏风通络。

处方：真鹿筋 5g(另煎) 甜苁蓉 5g 川续断肉 9g 补骨脂 9g 丹参 9g 生黄芪 12g 杭白芍 9g 熟地黄 9g 云茯苓 9g 鸡血藤 9g 陈皮 5g 威灵仙 9g 怀牛膝 9g 木香 5g 壮筋续骨丹 9g(吞)

外治，敷贴宿伤膏。

二诊：1964 年 2 月 6 日。右髋关节疼痛已减轻，阴雨天酸痛增剧；右膝关节活动有好转。苔薄，脉细濡。正气渐复，风湿渐化，再拟前法加减。

处方：真鹿筋 5g(另煎) 甜苁蓉 5g 川续断肉 9g 补骨脂 9g 丹参 9g 生黄芪 12g 潞党参 9g 枸杞子 9g 全当归 9g 杭白芍 9g 熟地黄 9g 鸡血藤 9g 五加皮 9g 陈皮 5g 独活 5g

外治同前。

三诊：1964 年 3 月 20 日。连投温补肝肾、益气养血、疏风通络之剂，已能下地行走，但尚感乏力。右髋疼痛明显缓解，髋、膝关节活动度有所增大，苔薄，脉细。风湿之邪去而未净，肝肾精血渐复。再拟温补肝肾、益气养血、疏风通络。原方药续服用。

四诊：1964 年 7 月 2 日。服药半载，肝肾精血已复，筋骨得以滋养，风湿之邪已去，右髋疼痛基本消失，已能携杖行走，无疼痛之感。髋关节活动尚可，股四头肌略有萎缩，膝关节活动尚欠利。苔薄，脉细。续拟前意，以固疗效。原方去独活，汤药与壮筋续骨丹交替服用。

外治同前。

【按语】施老认为股骨头无菌性坏死主要与肝肾精气亏损有密切关系。中医学认为，肝主筋、肾主骨。《素问·刺要论》说："伤骨内动于肾，伤筋内动于肝"。故肝肾不足气血亏损，使气血不能正常运行全身，筋骨、关节、肌肉失去正常滋养而产生股骨头无菌性坏死。治疗本症，施老以《疡医大全》"患在髀枢及气血罕到之处，最难调治，尤忌寒凉克伐之药"及《内经》"血和则经脉流行，营复阴阳、筋骨劲强、关节清利矣"为指导思想，采用温补肝肾、益气养血为原则，禁忌使用寒凉之药。常选鹿角片(筋)、杜仲、枸杞子、川续断、苁蓉、补骨脂以温补肝肾；当归、白芍、熟地黄、黄芪、党参、川芎大补气血；怀牛膝、千年健通络而引药下行；陈皮、木香运中理气，调和脾胃。整个方药起到温补而不滋腻、守中有行、长期服用而不伤脾胃之功效。同时服用壮筋续骨丹，以取丸药药力和缓而效永之功，配合外敷宿伤膏以促进局部血液循环。内外兼治，使患者气血调和、肝肾得以滋养、筋骨劲强、关节滑利，而疼痛消失。例二伤痛时间长，疼痛经久不愈，施老认为这是夹有风湿也，正如《仙授理伤续断秘方》所载："伤痛久不愈者风损也。"故在温补肝肾、益气养血的同时加入威灵仙、独活、五加皮等疏风通络止痛药，以扶正祛邪，邪去而痛势即减。

（彭宗泽整理）

十四、疏风化湿、和营通络法治愈膝关节内游离体一例

詹某，女，58岁。

初诊：1989年7月24日。

主诉及病史：右膝疼痛，反复发作已经5个月。

诊查：右膝皮色如常，肿势颇剧，疼痛难忍，有交锁感，不能伸屈，步履艰难；形体丰腴，纳食呆滞，舌质淡白，舌苔白腻，脉浮濡而涩。

辨证：足三阴经亏损，气血不足，风寒湿气乘隙侵入，凝结不散，为肿而痛。

治法：疏风化湿，和营通络。

处方：

(1) 内服：防风5g　独活5g　秦艽5g　当归9g　川芎5g　赤芍5g　威灵仙9g　陈皮5g　怀牛膝9g　鸡血藤9g　莪术5g　大活络丹1粒吞服

(2) 外治：局部外贴风湿膏，7天更换一次，戴护膝。

二诊：1989年8月3日。肿势较退，痛也渐减，纳食较展，伸屈稍利，步履仍艰，大腿部肌肉微见萎缩。脉濡软，舌苔白腻。阅X线片所见：右膝关节内游离体，右膝关节退行性改变。风寒湿气虽有化机，但仍气血阻滞，不通则痛，再拟疏风化湿，活血消肿。

(1) 内服：荆芥5g　防风5g　独活5g　秦艽5g　当归9g　川芎5g　赤芍5g　威灵仙9g　陈皮5g　莪术5g　怀牛膝9g　鸡血藤9g　防己9g　木瓜5g　生米仁9g　大活络丸1粒吞服

(2) 外治：同前。

三诊：8月24日。连投疏风化湿、活血通络之剂，肿势已退，疼痛已减，伸屈渐利，能下地行走；走路时尚见酸痛，上下楼梯尤甚，略有交锁感。脉濡，舌苔薄白。风湿渐化，气血未调，游离体嵌入关节，导致机关失利。再拟疏风化湿，活血通络。

(1) 内服：防风5g　独活5g　秦艽5g　当归9g　赤芍5g　川芎5g　威灵仙9g　陈皮5g　川续断9g　怀牛膝9g　木瓜5g　五加皮9g　舒筋活血丸1粒吞服

(2) 外治：二号洗方(注)熏洗患处，每日2次，每次15～20分钟。

四诊：9月21日。酸痛已平，行走渐利，上下楼梯尚有交锁感。舌质淡红，舌苔薄白，脉濡软。风湿化而未净，气血渐伤，营卫失调。治拟疏风化湿、和营养血，佐以通络。

(1) 内服：防风5g　独活5g　秦艽5g　当归9g　赤芍5g　川芎5g　陈皮5g　生地黄9g　鸡血藤9g　怀牛膝5g　络石藤5g　路路通5g　五加皮9g　舒筋活血丸1粒吞服

(2) 外治：同前。

服药至11月中旬，肿势消退，行走如常，X线复片示：关节腔内游离体已消失。

1992年1月随访，近3年内症状未见复发。

【按语】膝关节内游离体亦称关节鼠，主要是由于关节炎、骨质增生、骨软骨炎等引起。施老认为本证归属于中医学之“鹤膝风”范畴，多由于足之阴精亏损、肝肾不足所致。肾虚则骨不坚，不坚之软骨易脱落。经络空虚，风寒湿邪乘虚而入为是证也。但从临床症状分析，初期为膝部漫肿、疼痛等一系列实证表现，故根据“急则治标”的原则，先给予疏风通络之剂。方中防风、独活、秦艽、威灵仙疏风化湿，通络止痛；当归、川芎、赤芍为血分之首药，与疏风通络药配伍，加强其疏风活血通络之功效；鸡血藤除风湿痹痛，有活血补血散瘀通络功效，被视为专治腰膝酸痛之要药；方中用莪术破血散气，专治一切凝结停滞，有攻坚积之功；怀牛膝活血散瘀，补肝肾利关节，能引药下行，为下肢引经药。后期因肿胀已退，酸痛已平，加用地黄以养血滋阴。施老先生在整个用药过程中注重局部而又兼顾全身，故能取得良好效果。

注：二号外洗方。

组成：生川乌 200g　生草乌 200g　制乳香 100g　制没药 100g　香白芷 100g　甘松 100g　山柰 100g　王不留行子 100g　樟脑粉 50g　透骨草 200g　全当归 200g　虎杖 200g　松节 200g　细辛 100g　羌活 200g　独活 200g　桂枝 200g　川椒 100g　伸筋草 100g　鸡血藤 200g　威灵仙 200g　紫荆皮 200g　五加皮 200g　海风藤 200g　白附子 100g　生胆南星 100g　海桐皮 200g　麻黄 100g

制法：(1) 樟脑粉另包。

(2) 其余药物混合研碎，用 60 眼筛筛成粗末，将樟脑粉拼入和匀。

(3) 每份 120g 置塑料袋密封包装。

用法：每次用药末一袋纱布包，置盆内加开水煮沸，熏洗患处约 20 分钟。

（陈建华整理）

【编者评注】施维智出身于中医伤科世家，不仅精于手法正骨，对伤科理论研究造诣深厚，由此对西医骨科一些疑难病证均能以中医理论为指导，融古今之见识、中外之学术，既辨病论断，又辨证论治，常妙手回春。尤其可贵者，施老对学术精益求精，不拘泥于前人之定论，创自我之新识。诸如治疗骨折伴神经损伤所导致的痿证，不囿于“治痿独取阳明”之法，而按《内经》“伤骨内动于肾，伤筋内动于肝”之论述，从肝肾阴虚立论。又如治疗骨折，提出了“骨折三期分治法”的内治规律，早期以活血化瘀、消肿止痛为主；中期以和营通络，接骨续筋为主；后期则以培补肝肾，益气养血为主。目前已成为治疗各种骨折的准绳。不仅如此，施老对用药也颇具心得，诸如用薄荷治疗三叉神经痛之奥义，取鸡血藤以治腰膝酸痛之用意，均开拓了老药新用之思路；对骨折之用药更形成了规范，此诸多宝贵之经验均深蕴于本集之医案之中，当深切领会其精神，才能发掘此宝藏。

庞津池医案

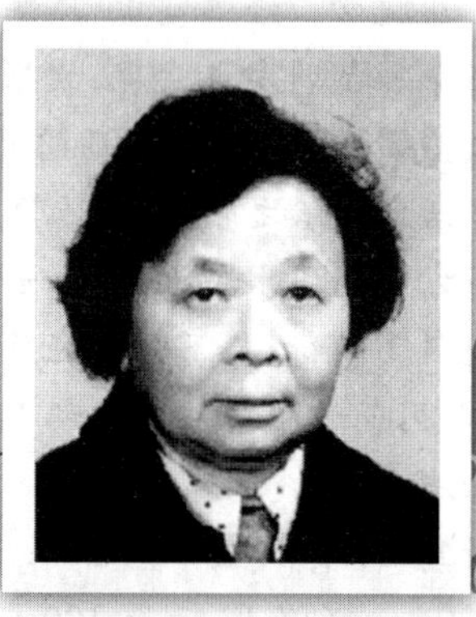

【生平传略】

庞津池，1919年生，上海市人，上海中医学院教授，附属曙光医院妇科主任医师。其父庞钰，系上海浦东名中医。庞老幼承家传，毕业于上海中国医学院。1952年参加上海市卫生局中医门诊所工作，1954年调入曙光医院。长期以来，从事临床、教学及研究工作，曾任上海中医学院妇科教研组副主任，曙光医院妇科主任。现任上海中医学院专家委员会委员，临床博士研究生导师。自20世纪50年代起进行妇科恶性肿瘤、妇科经带胎产及杂病等的临床研究，积累了较为丰富的临床经验。著有《中医药对宫颈癌的临床研究》、《扶正固本法在妇科肿瘤中的综合治疗》、《宫颈癌放疗后后期直肠反应辨证论治》、《中西医结合治疗卵巢癌》等论文二十多篇。庞老提出恶性肿瘤表现为血聚、气滞、热毒等实证，但“邪之所凑，其气必虚”，因此又有内虚的一面，治则必须辨别邪正盛衰，扶正祛邪综合应用；对月经病，认为除一般辨证外，还须结合月经周期治疗，著有《周期治疗月经失调》、《周期治疗崩漏》、《更年期综合征》等论文；治疗不孕证则提出应结合西医学诊断，对不同原因造成的不孕，必须辨证与辨病相结合，方能提高疗效。她遵古而不泥古，故常有独创之见。

一、血竭鳖甲四物汤治愈子宫内膜异位症二例

例一 张某，女，27岁，未婚。

初诊：1988年9月3日。

主诉及病史：痛经一年多，每次需服止痛片缓解。1988年5月因急腹症入院，剖腹探查发现左侧卵巢囊肿破裂，手术切除，并经病理证实，痛经一度痊愈。两个月后又有临经腹痛。1988年9月1日，B超发现左侧卵巢又有囊肿，末次月经8月6日，经期将临，乳房胀痛，腰酸腹胀，患者消瘦，面色不华，脉细弦，苔薄白。

诊查：1988年9月1日B超检查：右侧卵巢见一50mm×36mn圆形液性暗区，内见散在小光点，壁厚，子宫大小为62mm×42mm×59mm，形态尚规则，提示右侧卵巢囊肿。

辨证:证属癥聚下焦,血瘀气滞,不通则痛。

治法:活血化瘀,理气止痛。

处方:当归 9g　川芎 9g　白芍 9g　生熟地黄各 9g　炙鳖甲 9g　失笑散 9g(包)　炙乳没各 6g　制香附 12g　血竭末 6g(分吞)　柴胡 6g　郁金 9g　丹参 10g

二诊:1988 年 9 月 10 日。服上方药 7 剂,9 月 6 日经行,腹痛减轻,可不用止痛片,1 天后经行爽,腹痛自然缓解,乳胀痛亦消失,昨日经净。脉细,苔薄白。面色较转红润。前法有效,不予更张。

守前方去柴胡、郁金、丹参,经前则仍加入前方药,经量转多时加紫石英、花蕊石止涩化瘀。10 月 6 日行经,腹痛轻微,经前乳痛消失。于 1988 年 10 月 12 日 B 超复查:子宫右下方见一约 35mm×22mm×21mm 大小的液性暗区,壁厚,不光滑,暗区内见散光点。囊肿减小,乃续服上方药,此后痛经痊愈。1989 年 3 月 B 超复查:块物已消失;患者有怀疑,于 1989 年 6 月至另院 B 超复查:子宫大小正常,未见盆腔肿块。

例二　黄某,女,39 岁。

初诊:1989 年 8 月 5 日。

主诉及病史:末次月经 8 月 2 日,腹痛剧烈,腰酸如折,此次经期延后 5 天而行,经前乳房胀痛,月经量少色暗。脉细弦,苔薄质红。1989 年 3 月曾手术切除左侧卵巢囊肿及左侧卵巢。

诊查:8 月 1 日 B 超复查:子宫大小 72mm×53mm×40mm,宫腔内未见低的或强的回声区,子宫右侧见一液性暗区大小约 54mm×44mm,包膜清晰,形态规则,提示右侧卵巢囊性肿块。

辨证:癥聚下焦,肝气郁结;瘀久化热。

治法:理气活血,清热散痛。

处方:当归 9g　丹参皮各 9g　生蒲黄 12g　五灵脂 9g　制香附 12g　桃仁 12g　炙乳没各 6g　炙鳖甲 9g　血竭末 6g(分吞)　败酱草 15g　赤芍 9g　川芎 9g　柴　胡 6g

二诊:1989 年 8 月 29 日。服上方药后经净,遂继续服用至今,自觉平时较前舒畅,末次月经 8 月 28 日,经前乳痛未作,腹痛减轻,月经量较上次为多,稍有头晕腰酸。脉细,苔薄质红。前方有效,仍守其法。

守方加减应用至 10 月 17 日来经,自诉各症消失,乃于 10 月 30 日外院 B 超复查:子宫形态大小正常,内光点均匀,两侧附件未见块物,患者于 11 月 2 日到我院 B 超复查:子宫 64mm×57mm×47mm 大小,两侧附件未见强的及低的回声区。

【按语】子宫内膜异位症,为妇科常见多发病,常因卵巢内膜囊肿或盆腔粘连而引起痛经、不孕等证,一般应用理气活血之品常效果不显。而本方以血竭入肝经,功能化瘀散结、理气止痛,加乳香、没药、失笑散以增强活血作用,且均有理气止痛之功,香附行血中之气;子宫内膜异位患者,盆腔内卵巢囊肿或结节等有形之癥聚瘀久化火,故以鳖甲养阴清热,软坚散结,动静结合,易获疗效。

二、中药周期疗法治愈闭经二例

例一　龚某,女,23 岁。

初诊:1977 年 3 月 23 日。

主诉及病史:闭经一年多。自诉 15 岁月经初潮,经期正常,有痛经史。1976 年 2 月因情绪波动，经事闭阻，用黄体酮治疗无效，继用周期治疗（西药乙底酚及黄体酮），经事来潮，但停药后经阻不行。自闭经后，体重增加，口渴唇燥，心情抑郁，乳房胀痛，脉细带数，苔薄质红。

诊查：肛检子宫略小，测基础体温无双相。

辨证：证属肝气郁结，郁火内蕴，气血失调，冲任脉络受阻，经不以时下。

治法：疏肝解郁，活血清火，以调奇经。

处方：柴胡 6g　当归 9g　赤白芍各 9g　丹皮 9g　牛膝 15g　制香附 9g　郁金 9g　枳壳 9g　生地黄 9g　留行子 12g　泽兰叶 9g　桃仁 9g　茺蔚子 12g

上药服 14 剂，经事未行。

二诊：1977 年 4 月 6 日。经事未行，患者出现面目浮肿，四肢发胀，心烦易怒，乳胀未消等症。脉细，苔薄质红较淡。证属木旺克土，脾损湿阻，气滞血滞，除理气活血外，加以健脾利水。

处方：太子参 9g　生白术 9g　茯苓 9g　泽泻 9g　牛膝 12g　制香附 12g　刘寄奴 30g　米仁 12g　桃仁 12g　当归 9g　丹皮 9g　赤芍 9g　大腹皮 12g

服上方药 14 剂，经于 4 月 20 日来潮，量不多，3 天净。

三诊：1977 年 4 月 25 日。经净后各症消减，但面部仍稍有浮肿，大便不实，腰酸无力。脉细，苔薄白。一派脾肾不足之象，当以补益脾肾。

处方：党参 9g　白术芍各 9g　茯苓 9g　补骨脂 9g　米仁 12g　菟丝子 9g　仙灵脾 9g　当归 9g　制香附 12g

服药 14 天后，基础体温上升，出现双相，但又渐见乳胀心烦、口渴内热之象，遂又改用疏肝理气、活血调经之 3 月 23 日方。10 剂后面浮，改用 4 月 6 日方，经于 5 月 16 日行，此后续用 4 月 25 日补脾肾方，随着周期变化而灵活辨证变化治疗，3 个月后，诸症消失，月经周期正常。

例二　王某，女，29 岁。

初诊：1976 年 2 月 11 日。

主诉及病史：闭经 9 年。16 岁月经初潮，经期正常。21 岁插队至江西后，经遂闭阻 3 年未行，后经西药周期疗法则经行，停药则经闭，目前已过 22 天未行，末次月经 1975 年 12 月 20 日，经量极少（系用药而来），2 天即净。现感两侧乳房胀痛，口干欲饮；白带不多，色黄；腰酸。脉细数，苔薄质红。

诊查：肛检子宫略小，两侧附件阴性。

辨证：肝肾阴亏，郁火内蕴，气滞血滞，脉络闭阻。

治法：益肾养阴，理气活血调经。

处方：柴胡 6g　当归 9g　白芍术各 9g　生熟地黄各 9g　丹皮 9g　苁蓉 12g　菟丝子 12g　郁金 9g　制香附 12g　牛膝 15g　川楝子 12g　益母草 15g

二诊：1976 年 2 月 24 日。服上方药 12 剂，2 月 20 日经行，量较上次增多，4 天净，经行后乳房胀痛消失。目前腰酸，面色不华。脉细，苔薄白。证属气血不足，肝肾亏损，当益肾养血，以固其本，佐调气血治标。

处方：党参 12g　白术芍各 9g　当归 9g　川芎 9g　杜仲 9g　菟丝子 12g　仙灵脾 9g　生熟地黄各 9g　制香附 12g　艾叶 9g

乌鸡白凤丸，每次经后服 10 天，每天 1 粒。河车大造丸每次经后服 10 天，每天 9g。

上方药带回江西续服，每月按期行经。四个月后停药，经事已准，次年回沪探亲，来院随访，面色红润，体力亦佳。

【按语】以上二例闭经，应用中药月经周期疗法而愈。经云："任脉通，太冲脉盛，月事以时下”。此二患者，妇检子宫略小，先天肾气不足，子宫发育较差，同时均有情绪波动或易地后心情不快等病史，以致气血失调，使冲任通盈失常，而基本仍在于肝肾不足、气血虚弱，故于经前可应用理气活血通经为主之法，一旦行经之后，还须益气养血、调补肝肾为治，气血足，肝肾充，冲任自调。根据西医理论为促使卵巢功能正常，按月排卵，内膜周期变化正常，则月经自然依时而下矣。

三、桂枝茯苓丸治愈输卵管妊娠破裂三例

例一 孙某，女，25岁。

初诊：1965年7月20日。

主诉及病史：经阻80天，漏红46天，今下午突然腹痛剧烈，肢冷头晕，遂急诊来院。当时患者腹部胀痛，肌紧拒按，气逆两胁，牵引作痛，面色苍白，唇指无华，四肢不温，大便不畅，小溲不多。脉细涩，苔薄腻，舌质淡。

诊查：阴道内有少量血液，宫颈提痛剧烈，后穹隆饱满，宫体大小正常；左侧输卵管增粗，呈囊性约4cm×2cm×2cm大小，压痛明显；其后上方有软性块物包围，约5cm×4cm×3cm大小，有压痛。右侧附件无块物，有压痛，后穹隆穿刺阳性。查：红细胞计数3.3×10^{12}/L，血红蛋白100g/L，白细胞计数8.7×10^{9}/L，尿乳胶试验阳性。

辨证：证属胚破血流，郁聚少腹，血亏气耗，中阳不足。

治法：活血理气，血自归经，瘀去方能生新。

处方：桂枝5g　茯苓9g　丹皮9g　当归9g　川芎9g　赤白芍各9g　桃仁9g　制香附9g　青皮5g　川楝子9g　红花6g

上方药连续服用4剂，腹痛减轻，瘀下亦减，续服药至10剂，能起床活动，漏下亦止。妇检：左侧附件形成一8cm×6cm×5cm大小的囊性肿块，有压痛。血检：红血球细胞数4.1×10^{12}/L，血色素125g/L，小便乳胶试验3次阴性，遂出院休息。

二诊：1965年7月30日～1965年9月23日。腹痛隐隐，面色逐渐红润，口干不多饮。脉细，苔薄。气血渐复，胚瘀未消，治以扶正化瘀，冀块消脉通。

处方：党参15g　白术15g　茯苓15g　丹皮参各15g　桃仁15g　川楝子15g　当归12g　赤白芍各12g　生地黄12g　炒蒲黄12g　五灵脂12g　三棱12g　陈青皮各6g　炙乳没各6g

并随证加减。9月23日妇检：宫颈无提痛，左侧附件肿块缩小为2.5cm×2cm×2cm，轻度压痛。随访至1966年4月20日妇检：盆腔器官完全正常，输卵管造影：子宫左倾，大小形态正常，两侧输卵管显影，左侧伞端轻度积液。24小时后盆腔内见散在造影剂示两侧输卵管畅通。

例二 姚某，女，41岁。

初诊：1965年11月17日。

主诉及病史：经阻57天，2周来下腹隐痛，漏红11天，今日腹痛剧烈，肢冷泛恶，急诊入院。患者面色皖白，浑身颤抖，腹痛阵阵，拒按肌紧，两胁刺痛，胸闷如窒，肛区坠胀；漏下绵绵，色暗量少。脉沉细，有时难以应指；苔薄腻，质暗淡。

诊查：宫颈提痛剧烈，宫体大小正常，右侧可能及6cm×8cm大小块物，质软，触痛明显；左未及块物，后穹隆穿刺阳性，腹部有移动性浊音，血压60/40mmHg。

辨证：证属胚破血崩，瘀聚腹中，血不归经，气随血脱，亡阳之象。

治法：急需回阳救逆，以挽垂危，佐以活血归经、化瘀生新，标本同治。

(1) 人参片 10 片，即刻吞服。

(2) 别直参粉 6g(冲服)　熟附块 12g(先煎)　茯苓 12g　赤芍 12g　桃仁 12g　桂枝 9g　丹皮参各 9g　红花 6g　炮姜 3g　炙草 3g　参三七粉 3g(分吞)

(3) 输血 300ml。

下午体温上升至 38.4℃，加入银花 30g、红藤 30g，服第二煎。

服上方药 2 剂后，腹部胀痛减轻，泛恶已止。

检血：红细胞计数 2.33×10^{12}/L，血红蛋白 40g/L。11 月 18 日又输血 300ml。

二诊：1965 年 11 月 19 日～1965 年 11 月 20 日。

腹痛腰酸大减，寒颤发热，体温 39.5℃，头痛泛恶，赤白带下，大便欲解不下，口苦且干。脉濡细数，苔薄黄。正气大伤，邪乘虚入，瘀结下焦，腑气不通，治以和解清热，理气化瘀，佐以荡涤为法，但仍需顾及正气。

处方：柴胡 9g　炒山栀 9g　银花 30g　连翘 30g　红藤 30g　败酱草 30g　丹皮参各 15g　赤芍 12g　桃仁 12g　红花 6g　制香附 12g　失笑散 12g(包)　炙乳没各 6g　生川军 3g(后下)

另朝鲜白参 6g 另煎冲服。

服上方药后腹痛已瘥，惟转侧时左少腹疼痛，体温下降至 37.8℃，再服上方药 1 剂，加番泻叶 1.5g 泡服，大便泻下。20 日病情渐平稳，按腹部柔软，左下腹有活动块物，有压痛，检红细胞计数 2.7×10^{12}/L，血色素 72g/L，小便妊娠试验阴性。

三诊：1965 年 11 月 21 日～1965 年 11 月 28 日。

低热徘徊(37.5～38.5℃)，腹痛乍轻乍剧，但能忍受；漏下绵绵，纳谷较香，二便渐趋正常，面唇无华，头晕萎软，下腹包块拒按。脉细，苔薄腻。病势渐趋稳定，但气血耗损未复，瘀块留滞，邪热缠绵。治以益气养血，化瘀清热。

处方：党参 15g　当归 15g　银花 15g　丹参 12g　赤芍 12g　米桃仁各 12g　三棱 12g　莪术 12g　白术芍各 9g　红藤 30g　制香附 9g　炙乳没各 6g

腹痛加剧时，加桂枝 6g、红花 6g、青皮 6g。

经上方药治疗 7 天。妇检：宫体偏右，正常大小，轻度活动，有压痛，体右后方有一块约 10cm×9.5cm×8cm，凸向后穹隆，界限清楚，固定，有明显压痛。

四诊：1965 年 11 月 29 日～1965 年 12 月 25 日。身热渐退，腹痛较减；能起床、站立，渐至行走；漏红减少，纳食渐增，面转红润；惟右下腹癥块未消，有隐痛。苔薄腻，脉细。邪热渐清，气血未复，瘀血积聚成块，留滞下腹。《经》云："坚者削之，留者行之，虚者补之，热者清之"。宗经之旨，兼顾为法。

处方：当归 15g　赤芍 15g　桃仁 12g　丹参 12g　熟地黄 12g　党参 9g　黄芪 9g　制香附 9g　桂枝 6g　红花 6g　炙乳没各 6g　红藤 30g　败酱草 30g　银花 30g　连翘 30g

上方药每日 1 剂，服至 12 月 8 日，体温正常。血检：红细胞计数 3.5×10^{12}/L，血红蛋白 103g/L，尿妊娠试验 3 次阴性。妇检：包块缩小至 6cm×7cm 大小。

于上方中去银花、连翘、红藤、败酱草。至 12 月 25 日，已能起居饮食自理。血检：红细胞计数 3.94×10^{12}/L，血红蛋白 110g/L。

门诊随访至5月13日，妇检：宫体中位，大小正常，倒向右侧，于宫体右后方有一3cm×2cm×2cm大小的条索状肿块，质中度，无压痛，左侧附件(一)。

例三 金某，女，37岁。

初诊：1965年10月26日。

主诉及病史：经阻46天，7天前劳累后骤然左下腹疼痛，继则有肛区坠胀及漏红。休息后较轻。2天前又突然下腹部疼痛难受，全身冷汗，头晕恶心，稍顷即减，但漏红未止。昨日深夜，腹痛及肛区坠胀加剧，盗汗淋漓，乃于今日急诊入院。患者面色皖白，寒颤不已，头晕泛恶，汗出肢冷，腹胀坠痛，肌紧拒按。肛区坠胀难受，漏下绵绵。脉细带涩，苔薄白腻。

诊查：体温35.5℃，血压90/60mmHg，全腹明显压痛。妇检：宫颈提痛剧烈，颈口有组织物一块嵌位，体前位，较正常大，左侧可能及6cm×5cm大小的肿块，质较软，固定，压痛剧；右侧附件(一)后穹隆穿刺(+)。血检：红细胞数3.4×10^{12}/L，血红蛋白940g/L，嵌于宫颈口之组织取出病理报告为脱膜组织。

辨证：胚破血崩，瘀结少腹，血去气衰，孤阳无依，有虚脱之虞。急当回阳救逆，而血不循经，还需化瘀生新。

治法：回阳救逆，化瘀生新。

处方：

(1) 人参片10片即刻吞服。

(2) 熟附片12g 党参18g 炮姜3g 桂枝6g 赤芍12g 桃仁12g 当归9g 红花5g 制香附12g 茯苓9g 炙甘草3g

服上方药1剂后，畏寒止，面色转润，腹痛拒按大减，血压回升至120/80mmHg。脉转弦细。乃续服1剂。

二诊：1965年12月28日～1966年1月3日。脐下坠胀未舒，午后身热(37.5℃)，漏下绵绵，头晕纳少。苔薄腻，少津，脉弦细而数。阴复阳回，正犹不足；瘀结少腹，气机失宣，邪热乘袭。治以扶正祛邪，理气化瘀。

处方：桂枝6g 丹皮12g 赤芍12g 桃仁12g 三棱12g 当归9g 党参12g 莪术12g 制香附12g 红花6g 银花15g 连翘15g 败酱草15g 茯苓9g 红藤15g

上方药随症加减，至1966年1月3日，体温正常，腹部压痛及移动性浊音消失。血检：红细胞数3.25×10^{12}/L，血红蛋白90g/L，小便妊娠试验(+)，妇检：宫颈轻度提痛；后穹隆仍有饱满感，与左侧附件粘连，成一约5cm×5cm×4cm大小的肿块，质较硬，固定，压痛极轻；右侧附件(一)。

三诊：1966年1月4日～1966年1月11日。偶或腹胀，腑行欠畅，漏下未止，腹中包块如旧。苔薄，质淡红，脉细弦。气血未复，瘀结未消，仍从前法出入。

处方：党参9g 黄芪12g 丹参12g 桃仁12g 制香附12g 三棱9g 莪术9g 川楝子9g 桂枝6g 红花6g 枳实9g

便秘甚加番泻叶2g泡服。至1月11日，阴道出血已止，小便妊娠试验3次阴性。妇检：宫颈提痛轻，后穹隆稍饱满，宫体正常大小，偏左。左侧附件约4cm×4cm×3cm大小(1963年曾左侧输卵管妊娠破裂)，质较硬，无压痛；右侧附件出现一大小约9cm×6cm×6cm的肿块，质软，界限明显，轻度压痛。

1966年5月13日随访，宫体后位，较正常略小，尚活动；左侧有一2cm×1.5cm×1cm大小的肿块，即1963年发现之块物，质坚硬，无压痛；右侧附件(一)。

【按语】应用《金匮要略·妇人篇》治疗癥瘕的桂枝茯苓丸方。根据条文“经断未及三月，而得漏下不止，前三月经水利时，胎也；下血者，后断三月衃也，所以血不止者，其癥不去故也”宫外孕患者有停经史，停经不久，漏下不止，虽曾怀胎，但胚破瘀阻成癥，癥不去则血不循经，故以桂枝温散，丹皮凉通，桃仁化瘀，芍药和营，茯苓利导，去瘀而后生新，则血自循经；但当胚破血崩之时，往往气随血脱，有亡阳之危。故对宫外孕重症，还需急救回阳，应用独参汤、四逆汤救逆。如以上姚、金二例，于活血化瘀之时，首挽虚脱之危。而桂枝茯苓丸则自始至终应用，在病情发展中，常因血瘀气滞、腑行不畅，则有再次破裂之虞，故用生军或番泻叶急下存阴，并使气血畅通同时感染也是本病常见的并发症，则需用银、翘、红藤、败酱草等清热散结，使血肿消退。

四、周期疗法治愈不孕证一例

范某，女，29 岁。

初诊：1991 年 3 月 6 日。

主诉及病史：结婚 2 年多，去年 3 月流产清宫，继发不孕已 1 年。经期尚准，偶有延迟三五天而行，经临初 3 天量多有血块，7 天净，经前乳房胀痛，临经下腹疼痛；平时腰酸如折，房事后尤甚；期中无白带，面色灰暗苍白。脉细小，苔薄质红。末次月经 2 月 17 日。

诊查：阴道光，宫颈轻糜，子宫略小前位，两侧附件增厚、有触痛，白带检查脓细胞(＋＋)，基础体温无双相。

辨证：证属流产后肝肾受损、冲任脉虚、气血失调。

治法：理气活血，调补肝肾。

处方：柴胡 6g　当归 9g　白芍 9g　川芎 9g　生熟地黄各 9g　制香附 12g　郁金 9g　败酱草 15g　菟丝子 12g　菖蒲 9g　路路通 12g　苁蓉 12g　杜仲 9g

二诊：1991 年 3 月 20 日。上方药服用 14 剂，今日经行，乳胀已消，但下腹胀痛不适。目前经量不多，腰酸如折。脉细，苔薄。气滞血亦滞，致经行不畅。先予理气活血，佐以散痛。

上方去苁蓉、菟丝子，加艾叶 9g，玄胡索 15g。

三诊：1991 年 3 月 27 日。昨日经净，服药后自诉此次行经腹痛腰酸较前减轻，经量中等，血块亦少。脉细，苔薄白。经后血海空虚，肝肾不足，当标本兼顾。

处方：党参 12g　黄芪 15g　白术芍各 9g　生熟地黄各 9g　菟丝子 12g　苁蓉 10g　黄精 12g　巴戟肉 9g　菖蒲 9g　路路通 12g　败酱草 15g

四诊：1991 年 4 月 3 日。今日稍有乳胀，带下不多，腰酸。脉细，苔薄。腰酸带下不多，肾精尚嫌不足，水不涵木，肝气失宣之象出现，当理气疏肝益肾。

守 3 月 6 日方。服药 13 剂后，3 月 26 日经行，自诉此次经行，乳胀大减，腹痛亦瘥。经后则以补肝肾为主的 3 月 27 日方治之。

此后按月经周期辨证应用上二法治疗。4 月份基础体温出现双相。4 月 27 日经行，至 5 月 10 日子宫输卵管造影：子宫形态正常，两侧输卵管通而不畅。

五诊：1991 年 5 月 19 日。服药以来各症轻减，但气滞瘀阻、脉络不畅，虽屡用理气血、补肝肾之品，仍未受孕，当仿《黄帝内经》“芦茹丸”，以茜草活血化瘀，海螵蛸咸以软坚之功，增加活血通管之力。于以上二方中加生茜草 9g，海螵蛸 12g。

通过中药周期治疗四个月，末次月经 9 月 29 日，于 11 月 2 日门诊，基础体温上升 18 天未下降，11 月 4 日检尿妊娠试验(H. C. G)阳性。

【按语】此案为流产清宫术后继发不孕，系冲任受损、肝肾不足之证，且伴有气滞血瘀之象，故其治疗理应在理气活血的基础上调补肝肾。俾气血畅达、肝肾得养而冲任调和，从而有利于受孕。其中仿《黄帝内经》“芦茹丸”之意而用茜草活血、乌贼骨软坚，亦颇见功力。

五、活血化瘀、清热祛湿法治愈盆腔脓肿一例

金某，女，36 岁。

初诊：1991 年 10 月 25 日。

主诉及病史：下腹疼痛已两个月，近两天疼痛加剧，尤以左下腹为甚，且有乳房胀痛。自诉今年 8 月 26 日，经行第二天时，突然高热，下腹剧痛。经外院妇科急诊，诊断为急性盆腔炎，应用抗生素、补液等，高热退痛减出院。此后常有下腹疼痛，左侧为甚，时轻时剧，临经尤甚。末次月经 9 月 26 日。脉细弦，苔黄根腻。

诊查：外阴已产式，阴道畅通，宫颈轻糜，宫体中位正常大小；附件：右阴性，左侧有 3cm×3cm 大小块物，边界不清，有轻压痛。白带常规：脓细胞(＋＋＋＋)。10 月 15 日外院 B 超：子宫前位，约 63mm×45mm×50mm，右卵巢 27mm×20mm，子宫左侧见 40mm×30mm 大小回声略强包块。诊断：左盆腔实性包块。

辨证：证属经前气郁瘀结，湿热互阻。

治法：理气解郁，化瘀散结，清利湿热。

处方：柴胡 6g　当归 9g　赤白芍各 9g　丹皮 9g　败酱草 15g　炙山甲 12g　米桃仁各 12g　蒲公英 15g　菖蒲 10g　路路通 15g　黄芩 9g　苍术 9g

二诊：1991 年 11 月 1 日。服上方药 2 剂，10 月 27 日经行，乳房胀痛全消；下腹胀痛，左下腹牵吊不适，经量不多，腰酸。继续服上方药至 7 剂，腹痛大减，尚有腹胀，经淋漓未净。脉细，苔黄腻已化呈薄苔。

守 10 月 25 日方加炙乳没(各)6g、玄胡索 15g，以加强消瘀散肿止痛之力。

三诊：1991 年 11 月 22 日。服上方药 14 剂，自觉腹痛已除，各症全消，乃于 1991 年 11 月 14 日 B 超复查：子宫大小 65mm×56mm×45mm，外形规则，边界清，回声均匀；右侧附件 20mm×11mm，左侧附件 21mm×13mm。提示：子宫附件未见异常。再次妇检两侧附件(一)。脉细，苔薄。病已向愈，予以调理，以善其后。

处方：当归 9g　川芎 9g　白芍 9g　生熟地黄各 9g　黄芩 9g　杜仲 9g　菟丝子 12g　制香附 12g　路路通 12g　米桃仁各 12g　炙乳没各 6g

【按语】本病系急性盆腔炎引起盆腔脓肿包块，中医亦属“癥瘕”范围，但有其不同点，经过辨证，不仅有瘀，且夹湿热，如仅活血化瘀，不祛湿热，久聚又可成热毒，有重新发病之机。故处方中除用当归、赤芍、丹皮、桃仁活血化瘀外，当以败酱草清热散瘀，山甲、米仁排脓祛湿，蒲公英清解热毒，菖蒲、路路通通窍散痛，黄芩、苍术化湿清热，柴胡疏肝理气，全方以凌势，趁其体气未虚，包围其脓肿，促其脓散肿消，不留后患，故服药仅 21 剂而病告痊愈。

六、扶正祛邪法治愈产后子宫内膜炎一例

邬某，女，36 岁。

初诊：1978年7月12日。

主诉及病史：剖腹产后38天，下腹既痛且胀，恶露未净，量少色暗，黄白带下颇多，且有秽臭。经外院诊断为子宫内膜炎，曾用多种抗生素及注射催产素等治疗无显效。

诊查：脉细数，苔薄白腻边光红。

辨证：证属产后气血双亏，邪气湿毒乘虚而入，阻滞胞宫，气机失畅。

治法：益气养血以扶其正，清热解毒以祛其邪，化瘀生新以复其胞宫。

处方：党参9g 当归9g 川芎9g 赤白芍各9g 白术9g 银花15g 红藤15g 败酱草15g 米桃仁各9g 生地12g 益母草30g 甘草3g

二诊：7月18日。上方药服5剂，腹痛胀减轻、黄白带下亦较少，臭味减轻。脉左细数，右弦滑，苔薄腻。湿毒瘀热未清，流注带脉，仍以清解湿毒、化瘀生新为法。

处方：银花15g 连翘15g 红藤15g 败酱草15g 米桃仁各12g 赤芍9g 丹皮9g 当归9g 川芎9g 炮姜3g 益母草15g 党参9g

三诊：7月25日。上方药续服5剂后，黄白黏带大减，无臭味；腹痛缓解、恶露色转淡红，量少；腰俞酸楚。脉转细带数，苔薄腻较化。湿毒瘀露，减而未清。仍宗前法，但病久肾气受损，增以益肾之品。

处方：党参9g 白术芍各9g 当归9g 川芎9g 炮姜3g 黄芩9g 败酱草30g 米桃仁各9g 川续断9g 桑寄生9g 丹皮9g 陈皮6g

四诊：8月2日。服上方药7剂后，恶露净，黄白带下亦瘥，自觉下腹痛胀全消；但大便溏薄，日行2次。脉细，苔薄白。产后气弱脾虚，不宜再进寒凉损脾之药，益以健脾，以善其后。

守上方去败酱草、桃仁、黄芩加怀山药9g、补骨脂9g。

【按语】患者产后逾月，湿毒内阻，瘀露未清，屡用抗生素等无效，乃属产后正气亏损，营血不足，胞宫收缩无力，湿毒缠绵不去所致。故仿傅青主加参生化汤合本人验方银翘红酱汤加减，攻补兼施，乃得奏效。

【编者评注】庞老治疗妇科不孕证、闭经、痛经等擅用理气活血、调和冲任之剂。如活血通经用血竭、鳖甲、乳香、没药，配合香附、郁金、王不留行等取得良好效果，较之一般活血药力强，但不伤正。特别是闭经不孕者大多脾肾已虚，气血不足，冲任不调，不可一味理气通经，应在补益肝肾的基础上佐以调理气血之品，并用中药周期疗法，经前宜以通为主，经后宜以补为主，使得任脉得通，冲脉充盛，月事以时下而自然受孕。

颜德馨医案

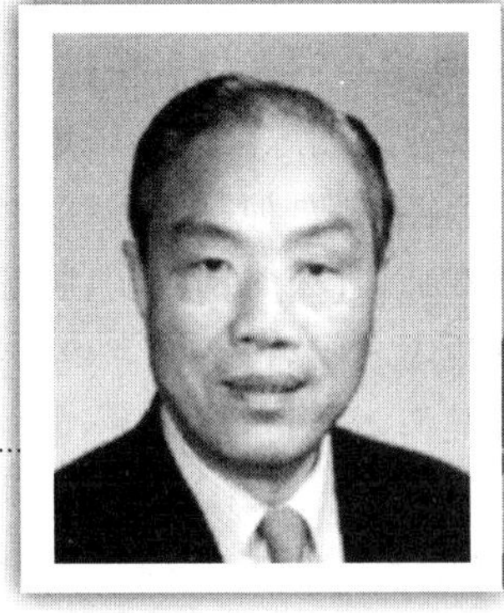

【生平传略】

颜德馨，男，江苏丹阳人，1920年生。尊翁为著名中医颜亦鲁先生，故幼承家学。毕业于上海中国医学院。中共党员。曾任上海铁道医学院教授，中医研究室主任，上海铁路中心医院主任医师。历任中国中西医结合研究会理事，中华全国中医学会理事，上海中医学院、上海中医药研究院专家委员，铁道部卫生系列高级职称评审委员会委员兼中医专业组组长，国家中医药管理局科技进步奖评审委员会委员，上海市科委医学专业委员会委员兼临床组组长等职。

颜氏从医五十余载，倡导“久病必有瘀”、“怪病必有瘀”的观点，发明“衡法”治则，颇多建树。晚年从事生命科学的研究，卓有成效，他主持的“瘀血与衰老”科研项目，独创瘀血实邪乃人体衰老的主要机制，为世人瞩目，通过市、部两级鉴定，荣获国家中医药管理局科技进步二等奖，1991年全国中医药展览会优秀奖，并由上海科教电影制片厂根据颜氏学说拍摄成《抗衰老》的科教电影，参加国际生命科学电影展览获奖，蜚声中外。1990年秋应邀去美国讲学，获第五届世界中医大会奖状，并受聘于美国加州中国医学研究院学术顾问，为弘扬祖国文化作出了贡献。

颜氏在学术上重视继承，更重视发扬，历年来共发表论文一百余篇，写有《餐芝轩医集》、《活血化瘀疗法临床实践》、《医方囊秘》、《气血与长寿》、《中国中医抗衰老秘诀》等著作，其著作获上海市卫生系统科技进步奖，上海市铁路局与铁道部科技进步奖，云南省优秀出版奖一等奖项，为了表彰颜氏在学术上取得的成就，1988年被评为全国铁路医学科技先进工作者光荣称号。1993年被选为全国著名五百名老中医之一。

一、加味黄昏汤治愈肺空洞二例

例一 郭某，男，24岁。

初诊：1956年6月13日。

主诉及病史：患者由1954年7月患右上大叶性肺炎后，时时咳嗽，1955年3月出现高热胸痛，咳吐脓痰，咯血鲜红而摄胸片检查确诊为右上肺脓疡，经大剂量抗生素及祛痰镇咳剂治疗，高热、咯血已止，但复查胸片示：右上肺模糊阴影逐渐吸收，但有多数索条状阴影出现，中有壁光滑整齐而甚薄之空洞。患者精神委顿，五心烦热，咳嗽气喘，胃纳不佳，大便薄溏。院外专家会诊已议手术治疗，因患者有所顾虑而转入中医病房诊治。

诊查：患者形体消瘦，神萎乏力，咳嗽气促，痰少黄稠。舌红苔薄白，脉细弱。

辨证：邪热侵肺，日久灼伤肺阴，肺虚则子盗母气，伤及脾土，脾虚难以生化水谷精微，终致肺脾同病、气阴两虚之候。

治法：益气健脾，养阴润肺。

处方：

(1) 加味黄昏汤：合欢皮12g　南北沙参各9g　白术9g　冬虫夏草6g　百合9g　功劳叶9g　生苡仁12g　甜杏仁9g　川贝母4.5g　阿胶12g(烊)　天麦冬各9g　黄芪9g　怀山药15g　每日1剂

(2) 紫河车粉6g，白及粉6g混合后冲入牛奶或豆浆内服，每日1～2次。

二诊：上方药服用2个月，精神转振，咳嗽见缓，胃纳好转，复查胸片示：右上肺呈大片索条状阴影，其中空洞可能尚存。续服上方药不变，凡百余剂，患者临床症状全部消失。1957年1月20日复查胸片示：肺空洞完全消失，残留少量索状阴影。

例二　可某，男，40岁。

初诊：1960年1月12日。

主诉及病史：1957年体检时发现肺结核，未行治疗。1958年复查胸片示：右上肺有小透亮区，采用链霉素及对氨基水杨酸钠治疗，并配合疗养，但多次X线断层摄片示：右上肺有1.5cm薄壁空洞。患者神萎，潮热盗汗，咳嗽气促，痰少而黏且偶尔带血。经全院会诊，建议作手术治疗，因患者不愿而转至中医治疗。

诊查：面色晄白，两颧潮红，咳嗽阵作，动则气急，痰黄而稠。舌红苔薄黄，脉软微而数。

辨证：痨虫侵蚀娇脏，阴分先伤而见阴虚肺燥之证，阴虚久延不愈，以致不能化气，最终形成气阴两虚之候。

治法：补气养阴，培土生金。

处方：

(1) 加味黄昏汤：黄芪9g　南北沙参各9g　白术9g　山药15g　百合9g　炙百部9g　生苡仁12g　天麦冬各9g　阿胶12g(烊)　功劳叶9g　川贝母4.5g　合欢皮12g　杏仁9g　知母9g　每日1剂

(2) 紫河车粉6g，白及粉6g混合后冲入牛奶或豆浆内服，每日1～2次。

二诊：上方药服用半年，至1962年7月复查肺部断层片示：空洞消失。于当年冬季按上方配制膏滋药一料内服，紫河车、白及粉按日服用不辍，至1963年初停药，随访20年，情况良好。

【按语】两例肺空洞，经消炎、抗痨等治疗未见好转，宗古人“虚则补其母”之说，自拟加味黄昏汤以培土生金，皆获满意疗效。方用黄芪、功劳叶补气；白术、山药、苡仁健脾，阿胶养阴；沙参、天麦冬、百合润肺；川贝母、杏仁止咳化痰；上药合用，则有健脾润肺、化痰止咳之功。方中一味合欢皮，乃《备急千金要方》中的黄昏汤，主治肺痈，有消肿生肌之作用，配以质黏而涩的白及、血肉有情的紫河车同用，则补益生肌之力尤宏，对于促进肺空洞愈合，有相得益彰之功。

二、益心汤治愈冠心病一例

周某，男，68岁。

初诊：1978年2月8日。

主诉及病史：患冠心病心绞痛及心肌梗死多年，多次住院。近日病痛加剧，遍尝中西药，症状仍不稳定。患者胸闷作痛，痛彻项背，入夜频发，发则憋醒，伴有心悸气短，动则汗出，四肢畏冷。心电图提示：冠脉供血不全，陈旧性心肌梗死。

诊查：面色萎黄不华，精神萎靡，语音低微，懒于行动，下肢轻微浮肿。舌胖而淡紫，苔薄白；脉沉细，时见结代。

辨证：年近古稀，心气日衰，以致血行不力，瘀阻心脉，不通则痛。入夜阳微阴盛，心气不足愈显，瘀阻气滞愈重，故而胸痛频发。

治法：益气养心，活血止痛。

处方：益心汤加味：

党参15g　黄芪15g　葛根9g　川芎9g　丹参15g　赤芍9g　山楂30g　菖蒲4.5g　决明子30g　降香3g　参三七粉1.5g(吞)　血竭粉1.5g(吞)　10剂

二诊：药后胸闷已退，痛势亦缓，心电图检查恢复正常，惟精神依然委顿，语音低微。舌紫苔薄白，脉沉细，结代脉消失。血瘀见化，心气虚弱未复。守原法再进一步。

上方加人参粉(吞)3g，10剂。

三诊：病势日趋坦途，胸闷胸痛消失，心电图检查多次均正常。上方药去参三七、血竭续服三个月，临床其他症状消失。随访5年，除因劳累或恣啖生冷后小发数次外，未再因心脏疾患住院治疗。

【按语】气血是构成人体的最基本物质，是脏腑经络等组织器官进行生理活动的物质基础。人的生长、发育、壮盛以至衰老的过程，即是气血由弱转强、由盛转衰的过程。人至老年，由于长期受到七情、六淫等病邪干扰，必然会影响气血的正常功能，导致脏腑失养，继而出现脏气虚衰、瘀血内阻的病态。冠心病是老年常见病之一，故其病机多为阳气不足、瘀阻心脉，拟益心汤重用党参、黄芪益气养心为君；辅以葛根、川芎、丹参、赤芍、降香等活血通脉为臣，君臣相配，旨在益气活血，俾气足则助血行，血行则瘀血除；反佐微寒之品决明子，既可防君臣之药辛燥太过，又取其力薄气浮之性，疏通上下气机，以助活血之力；以菖蒲引诸药入心，开窍通络，诸药同用，共奏益气养心、行气活血、祛瘀止痛的功效。此方药适用于气分已虚而兼有瘀证的冠心病患者，对缓解症状与恢复心脏功能有一定作用。

三、犀泽汤治愈慢性乙型肝炎一例

朱某，男，24岁。

初诊：1975年11月24日。

主诉及病史：患者自1974年10月自觉全身乏力，食欲不振，恶心欲吐，厌食油腻，右胁隐隐作痛，腹部胀满。体检：肝于肋缘下2cm。肝功能：谷丙转氨酶147U，麝香草酚浊度12U，麝香草酚絮状(++)，脑磷脂絮状(++)，硫酸锌浊度16U，黄疸指数4U，乙型肝炎表面抗原(+)，诊断为乙型肝炎。先后用茵陈、败酱草、金钱草、大黄、龙胆草、板蓝根、柴胡、红花、桃仁、甘露消毒丹、绛矾丸等清热、利湿、疏肝、活血、泻下诸法组成的复方方药百余剂，并试用了五味子、垂盆草、满天星等单方，皆无疗效。1975年11月转来诊治。

诊查：面色灰暗无华，颜面微浮，精神不振，右胁压痛，小溲黄赤。舌尖红绛，苔黄腻，脉弦数。

辨证：湿热毒邪由表入里，日久不解，初病在经，久病入络，邪侵营血，交结难化。

治法：清营泄热，祛湿解毒，疏郁通络。

处方：犀泽汤加味。

广犀角粉（现已禁用，可用水牛角代之）1.5g（吞） 苍术6g 白术9g 土茯苓30g 茵陈30g 平地木30g 生苡仁30g 泽兰15g 丹参15g 赤小豆15g 银花15g 30剂

二诊：药后精神见振，右胁隐痛消失，胃纳渐开，其他症状亦趋好转。复查肝功能：谷丙转氨酶40U以下，麝香草酚浊度6U，乙型肝炎表面抗原（—），其他指标均正常。舌红苔薄白，脉细弦。乃以上方改制为丸剂内服半年巩固疗效。随访10年，患者健康，多次复查肝功能正常，乙型肝炎表面抗原均阴性。

【按语】乙型肝炎病程与"湿温"、"温疫"等温病传变规律相似，其依据为：①肝炎病毒由外而入，具有湿、热等六淫的致病特征；②初期多兼恶寒、发热等卫分症状，随着病情之发展，相继出现气、营、血分的表现；③有较强的传染性，符合"五疫之至，皆相染易，无问大小，病状相似"之说。

慢性乙型肝炎病久不愈者，病机多属湿热毒邪浸淫营血，其缠绵难化和蔓延流注特点尤为显著，若从气分论治，投以疏肝理气、清泄邪热等法，虽也有效果，但疗程长，且病易反复；治当从邪入营血着手，自拟犀泽汤以广犀角、泽兰清热解毒、凉营化瘀为君，苍术燥湿开郁为臣，败酱草、土茯苓、平地木活血通络、清利湿热为佐使，诸药同用，共奏清营泄热、祛湿解毒、疏郁通络之功。此方药用于慢性乙型肝炎，屡见效验。

四、血府逐瘀汤治愈顽固性遗尿一例

谈某，女，17岁。

初诊：1976年5月14日。

主诉及病史：自幼遗尿，至今已11年，屡进补气健脾、补肾收涩等剂，均无效果，每晚遗尿一两次，痛苦莫及，以致情绪忧郁，心烦易怒，入暮低热，入睡乱梦纷纭，口干不欲饮。月经已来潮3次，经前腹痛，经量少而色紫。

诊查：巩膜瘀斑累累，舌紫红苔薄白，脉细弦。

辨证：肝气郁结，日久血瘀，肝经疏泄不及，以致膀胱开合失司，三焦水道失调而频频遗溺。

治法：疏肝理气，活血化瘀。

处方：柴胡4.5g 红花9g 桃仁12g 赤芍18g 牛膝4.5g 生地黄12g 当归9g 枳壳4.5g 桔梗4.5g 川芎4.5g 升麻4.5g 白茧壳5只 韭菜子12g 生甘草3g 21剂

二诊：服药期未见遗尿；半月前来经，腹痛，量多色紫，血块累累；巩膜瘀斑见浅。舌紫退而未净，脉细弦。从肝论治已见佳兆，仍以原方出入，服药三个月，遗尿一直未发，乃改用归脾丸善后，随访经年，疗效巩固。

【按语】遗尿一证，历代多从肾治。临床所及，本证与肝也有密切关系，足厥阴肝经绕阴

器，抵少腹，《灵枢经·经脉》谓："肝足厥阴之脉……是主肝所生病者……遗溺闭癃"，故朱丹溪有"肾主大便，肝主小便"之说。本例病经十载有余，遗溺久治不愈，情志必然忧郁，气血必然阻滞，核之体征，如巩膜瘀斑、经前腹痛、经色紫而有块等，均为气滞血瘀之象，迭投补剂，实其所实，故而不愈。取血府逐瘀汤加味治之，立足于治肝，寓疏肝于化瘀之中，疏其血气，令其条达，则顽疾见愈。

五、补阳还五汤加减治愈肾病综合征一例

周某，女，14 岁。

初诊：1985 年 12 月 3 日。

主诉及病史：患者于 1985 年 3 月因下肢虫咬搔破，经治愈后，随之出现面目、下肢浮肿，腰酸，尿少。查尿蛋白（＋＋＋），红细胞（＋），白细胞少许；血胆固醇 7.8mmol/L，血浆总蛋白 56.8g/L，白蛋白 36.5g/L，球蛋白 20.3g/L。肝、肾功能正常。诊断为肾病综合征。经青霉素、激素及益肾、清利中药治疗，浮肿减轻，腰酸好转，但尿蛋白仍在＋＋～＋＋＋，24 小时尿蛋白定量 1.19g。

诊查：面色萎黄少华，颜面浮肿，两下肢有淡紫色瘀纹，并呈凹陷性水肿。舌紫红而胖，苔薄白，脉细小数。

辨证：病初感受疮毒之邪，并由表入里，损伤脾气，导致水失气化，输布失常。病久不愈，水病及血，水停血滞，最终形成脾气不固，精微外泄，瘀血阻络，气滞水蓄的病机。

治法：益气健脾，活血行水。

处方：黄芪 60g　赤芍 9g　当归 9g　川芎 9g　丹参 12g　紫花地丁 9g　益母草 30g　白花蛇舌草 30g　白茅根 30g　桃仁 9g　红花 6g　蒲公英 15g　水蛭粉 1.5g(吞)　14 剂

二诊：药后浮肿消失，腰酸日见好转；多次查尿常规，除尿蛋白微量外，其他均正常。嘱患者继续服上方药半个月，查 24 小时尿蛋白定量 0.4g，病情缓解而出院。

【按语】肾病综合征归属中医"水肿"范畴，病初多属邪盛而正气未衰，治疗可从水湿论治；日久正虚邪实，虚实夹杂，治疗既要注意本虚，又要注意标实之不同而施治。本例病程缠绵，尿液检验蛋白与红细胞并见，并伴有面色萎黄、水肿腰酸、下肢瘀斑、舌紫而胖等气虚血瘀之证，故遵王清任补阳还五汤之意，加入益母草、茅根、水蛭等益气活血、固本清源而奏效。临床习用本方治疗各种顽固性水肿，随证加减，颇有治验。

六、膈下逐瘀汤治愈慢性结肠炎一例

张某，男，54 岁。

初诊：1977 年 6 月 18 日。

主诉及病史：患腹泻伴腹痛四年余，每于进食油腻后加剧，多次大便镜检均为食物残渣及脂肪球，经 X 线钡剂灌肠检查诊断为慢性结肠炎。刻下大便日行三四次，临圊腹痛，拒按，便泄不畅，粪便溏薄，夹有黏液；伴有心烦易怒，口干不欲饮，胸胁胀痛等。屡服清热利湿、疏肝健脾、补脾化湿诸剂，效果不显。

诊查：面色苍黑；巩膜混浊，瘀丝累累。舌边尖红，苔腻根黄，脉弦细。

辨证：久泻脾胃受损，湿热内蕴肠道，气机乏力斡旋，郁久导致血瘀，瘀血留于肠角，大肠开

阖失司而泻。

治法：调理气机，活血化瘀。

处方：白芍 12g　川芎 6g　当归 6g　桃仁 6g　乌药 6g　枳壳 6g　甘草 6g　红花 9g　五灵脂 9g　香附 9g　玄胡索 9g　7 剂

二诊：药后腹痛渐和；便溏成条，日行一两次。乃转用参苓白术丸常服，以巩固疗效。随访多年，病竟未发。

【按语】慢性结肠炎属中医"泄泻"范畴，多因湿热之邪壅滞肠道所致。由于湿热黏浊，阻遏气机，氤氲不化，可致血瘀，瘀血阻络，气化越发不行，传导失常，则泄泻不止。本例泄泻已久，患者面色苍黑，巩膜瘀斑显露，泻前腹痛拒按等，均为瘀血明证，故投以理气活血的膈下逐瘀汤，俾血活气和，旋运自若，湿热化而脾胃健，不止泻而泻自止。《医林改错》谓："泻肚日久，百方不效，是总提瘀血过多，亦用此方"，确为经验之谈。

七、桃红四物汤加味治愈血小板减少性紫癜一例

赵某，男，47 岁。

初诊：1978 年 2 月 7 日。

主诉及病史：全身反复出现紫癜年余，检查血小板计数仅 18×10^9/L 而入院，经强的松、辅酶 A 等治疗月余，复查血小板计数 24×10^9/L，因疗效不显，转至中医病房治疗。患者头昏乏力，心烦易怒，口干唇燥，胃纳尚佳。

诊查：面色少华，全身散在性紫斑及细碎瘀点，颜色紫红，下肢较多。舌紫苔黄腻，脉弦细。

辨证：肌衄反复不已，离经之血未能排出，留于体内脉外而成血瘀；瘀血不去，血难循经而行，故而溢出不止，新血难生。

治法：活血止血，祛瘀生新。

处方：当归 9g　赤芍 9g　川芎 9g　红花 9g　生地黄 12g　桃仁 9g　丹参 15g　升麻 3g　虎杖 30g　红枣 7 枚　7 剂

二诊：齿衄鲜红，口腔黏膜及舌上均有血疱，瘀血得散之证也。口干欲饮，舌紫红苔薄黄，脉小数。转以玉女煎立法，清化瘀热而安血络。

处方：石膏 30g　麦冬 9g　知母 9g　牛膝 9g　丹皮 9g　鲜生地黄 30g　赤芍 9g　茅芦根各 30g　生蒲黄 9g　7 剂

三诊：齿衄见止，下肢仍有瘀点，维以桃红四物汤加味祛瘀生新，兼予胶类血肉有情之品益其精血。

处方：虎杖 30g　丹参 15g　丹皮 9g　花生衣 15g　槐花 9g　桃仁 9g　鳖甲胶 4.5g（烊化）　黄精 15g　赤芍 9g　龟版胶（烊化）4.5g　生地黄 12g　当归 9g　升麻 6g　7 剂

四诊：药后下肢瘀点渐退，血小板上升至 34×10^9/L。舌红苔薄，脉小弦。再以前法加减。

处方：丹参 30g　升麻 15g　虎杖 30g　生地黄 12g　丹皮 9g　赤芍 9g　花生衣 36g　桃仁 9g　鱼鳔胶 9g（烊化）　女贞子 60g　蒲黄 9g　30 剂

五诊：全身紫斑及瘀点均消退，血小板上升至 60×10^9/L，一般情况良好。初入中医病房仍以每日强的松 10mg 维持量口服，经用上方药治疗后，强的松逐步减量，终至全部撤除而出院，继续中药治疗 1 个月而停药。随访多年，疗效巩固。

【按语】血小板减少性紫癜病程延绵，较难治愈，属于中医"血证"、"血虚"范畴。唐容川谓

“吐衄便漏，其血无不离经……既是离经之血，虽清血鲜血亦是瘀血”；而血虚者也常兼有血瘀，血液盈余则流畅，若营血耗损，血脉空虚，无余以流，则艰涩成瘀，瘀血不去，则出血不止，新血不生，互为因果，故习用桃红四物汤加减投之，寓活血与补血之中，收效益倍。临床常加入虎杖、升麻、丹参等活血以清瘀热，配以龟版胶、鳖甲胶、鱼鳔胶等血肉有情之品，则有刺激骨髓再生的功能，辨证用之，每能见功。

八、祛风活血法治愈血管神经性头痛一例

陆某，女，48岁。

初诊：1985年3月9日。

主诉及病史：患右侧头痛绵延13年，反复发作，且越发越频，发时头痛如锥刺，甚则放射至后脑部，痛苦难忍。经常服用麦角胺、咖啡因、地塞米松等，收效不著。头颅CT检查正常，脑血流图示脑血管痉挛，诊断为血管神经性头痛。刻下患者右侧头痛剧烈，伴有心烦易怒，入夜难寐，寐则乱梦纷纭。

诊查：眼睑青紫，巩膜瘀斑，两目羞明。舌紫苔薄白，脉细弦。

辨证：风邪潜入清窍，久则入络，气血瘀滞，不通则痛。

治法：活血通络，祛风止痛。

处方：川芎45g　红花9g　桃仁9g　赤芍9g　生地黄15g　当归9g　羌活9g　蜂房9g　石楠叶9g　望江南9g　蜈蚣粉2g(吞)　全蝎粉1.5g(吞)　14剂

二诊：头痛明显减轻，反复次数减小，其他症状均见减轻。舌紫苔薄黄，脉弦细。瘀血化而未尽，仍宗原意以肃余邪。

上方川芎减至9g，15剂。

三诊：头痛消失，复查脑血流图恢复正常，随访1年，疗效巩固。

【按语】本例头痛剧烈，病情顽固，且有眼睑青紫、巩膜瘀斑、舌紫等瘀血指征，故当属《证治汇补》所谓：“瘀血相搏皆能为痛”之证。方取桃红四物汤加入羌活、石楠叶、蜈蚣、全蝎等活血通络、祛风止痛。其关键用药在于川芎用量重达45g，以驱血中之风而辄然得效，患者愈后曾言以往他医曾用川芎至30g，而未见效，可见对顽固性头痛，川芎必用此巨量，方能奏效，但中病后必须减量，以防伤气耗阴之弊。

九、活血软坚法治愈静脉性血管瘤一例

王某，女，19岁。

初诊：1976年5月5日。

主诉及病史：患者于出生后发现在手背有一粒芝麻大小黑痣，至满月后逐渐手背肿胀，蔓延至手指、前臂，并日益增大，近年来不仅左上肢肿胀加剧，且疼痛难忍，活动不便。X线摄片示：左前臂及手背血管瘤，尺骨中下段增粗，尺桡远端关节脱位。院外会诊认为左臂已无法保留，建议截肢。

诊查：左前手臂周径为39cm，左手背周径为28cm，左手指较右手指肥大一倍有余，局部青筋暴露。舌红苔薄净，脉细弦。

辨证：胎毒热盛，煎熬血液，导致气血乖违，凝结络脉，留而成瘤。

治法：清营化瘀，软坚消瘤。

处方：丹参12g　生牡蛎30g(先煎)　地龙9g　丹皮9g　赤芍12g　红花9g　王不留行12g　炮山甲4.5g　丝瓜络6g　川芎6g　泽兰12g　地鳖虫4.5g　威灵仙12g

头二汁内服，三汁外熏，30剂。

二诊：服药1个月，患肢肿胀见松，疼痛减轻。脉舌如前，原方出入。

上方加桃仁12g，水蛭粉(吞)1.5g，42剂。

三诊：服续方药42剂，患肢疼痛大减，活动亦较灵活，已能稍做家务。此后坚持原方服药，1977年2月起，水蛭粉加至3g，生牡蛎加至60g，症状继续好转，1978年1月复查左前臂周径缩小为26cm，左手背周径缩小为24cm，活动日见增强，并分配到某厂工作。先后服水蛭粉1kg多，未见任何副作用。

【按语】血管瘤一证，属中医“血瘤”、“筋瘤”范畴。明代薛立斋对此记载颇详，指出：“肝火内涸血液而致筋挛，其血筋隆起，按之如筋，久之或有赤缕，名曰筋瘤”；又谓：“阴血缘火沸腾，外邪所得而为隆，其自肌肉隆起，久而有赤缕，或皮具赤，名曰血瘤”，认为血分有热、煎熬血液成瘤，治宜凉血活血。本例宗其说，投以清营化瘀、软坚散结之剂而奏功，方中水蛭一味具有破血逐瘀之力，善攻陈旧瘀血、癥瘕积聚，治疗血管瘤独擅胜场。本例患者计服水蛭达1kg之多，经来潮时经量并不因之增多，脸色反较以往红润，表明水蛭有病治病，对人体无害。

十、温肾益阳法治愈肾盂结石一例

胡某，男，46岁。

初诊：1987年10月14日。

主诉及病史：腰酸伴尿频、尿血，反复发作半年余，经静脉肾盂造影确诊为右肾盂结石。迭进清热通淋之剂，终不为功。患者恶寒低热，往来不退，腰部沉重酸痛，小溲频数不畅。

诊查：面色苍白虚浮，少腹拘急拒按，小便色黄赤。舌淡红苔白滑腻，脉沉细而软。

辨证：肾阳衰惫，膀胱气化无权，以致湿热留恋而凝结为石。

治法：温肾益阳，通淋排石。

处方：熟附子9g　巴戟天9g　鹿角9g　仙茅9g　白术9g　生熟地黄各15g　补骨脂15g　仙灵脾15g　黄柏9g　知母9g　肉桂3g　金钱草30g　石打穿30g　10剂

二诊：恶寒减轻，低热见退，但腰部酸痛加剧；小便频数，溲色深黄。复查X线腹部平片示：原位于右侧肾盂的不透光阴影已下降至右侧盆腔，相当于右侧输尿管膀胱开口处。药已见效，原方药续进。

上方药20剂。

三诊：尿石排出，诸症消失。

【按语】石淋一证，通常以清热通淋为法。对石淋初起，湿热壅盛、体强证实者有效，但对结石日久，体弱正虚者则往往无效，究其原因，这部分无效病例多属本虚标实之证，肾虚气化失利为其本，湿热蕴结下焦为其标，若拘泥清热通淋之法，不仅结石难以攻下，且久服攻利之品反有耗气损阳之弊。

肾主水，司二便，肾阳衰弱，气化乏力，肾失开阖蒸化之权，清浊泌别失司，则湿热难以驱除，结石不能排出。因此，对石淋日久不愈的病例，必须施以温补肾阳之剂，以补代通，使机体阳气充盈，气化则石能出焉。

十一、龙马定痛丹治愈慢性风湿性关节炎一例

苏某,男,60岁。

初诊:1976年1月23日。

主诉及病史:四肢关节疼痛多年,反复发作,各大关节肿胀,疼痛游走不定,每逢天气变化及阴雨连绵时疼痛加剧。查抗"O"1200U,血沉40mm/1h,黏蛋白470mg/L,诊断为慢性风湿性关节炎(急性发作)。经用青霉素、阿司匹林、激素及中药补益肝肾、祛风利湿药治疗,效果不显,患者肢体疼痛难忍,活动不利,五心烦热,痛甚则夜不安寐。

诊查:肘、膝关节红肿,按之疼痛,活动受限。舌紫苔薄腻,脉弦滑。

辨证:风寒湿邪由经入络,凝滞气血,络道不利,不通则痛。

治法:虫蚁搜剔,活血止痛。

处方:马钱子30g　地鳖虫3g　地龙3g　全蝎3g　朱砂0.3g

先将马钱子用土炒至鼓胀,再入香油炸之,俟其有响爆之声外呈棕黄色、切开呈紫红色时取出,与地龙、地鳖虫、全蝎共研细末,后入朱砂,蜜丸40粒。每晚临睡前用糖开水送服1粒。

二诊:服药1周,关节疼痛减轻;服药1月,关节肿胀消失,疼痛亦平,活动自如,其他症状见退,气候骤变时也未发作。复查抗"O"、血沉、黏蛋白均恢复正常。续服上方药一料巩固疗效。随访多年,疾病未发。

【按语】龙马定痛丹渊出清代王清任《医林改错》龙马自来丹方,原方由马钱子、地龙、朱砂三药组成,用治痫证、瘫腿;加入地鳖虫、全蝎,乃取叶桂虫蚁搜剔之意,多年来,治疗风湿热、风湿性关节炎、风湿性肌炎、类风湿性关节炎、坐骨神经痛、腰肌劳损、颈椎病、肩关节周围炎等疾病,多能奏效。

服用本丸,须严格掌握剂量,不可盲目加量。临床个别患者求愈心切,误服大剂量本药,以致出现中毒症状,如焦虑不安、肌肉强直、口唇麻木,甚至抽搐震颤;此时可予浓糖水口服,或甘草、绿豆各30g煎浓汤,频饮即解。个别病例药后白细胞偏低,停药后迅速恢复,余无不良反应。

(颜乾麟整理)

【编者评注】颜老对瘀血的研究颇有成就。特别是对瘀血与衰老的关系之研究更是独树一帜。他从瘀论治慢性乙型肝炎、慢性结肠炎、肾病综合征等难治性疾病收到很好的效果。特别是活血化瘀药的具体应用,如对川芎、水蛭等的用法、用量,谙熟而独特。

朱南孙医案

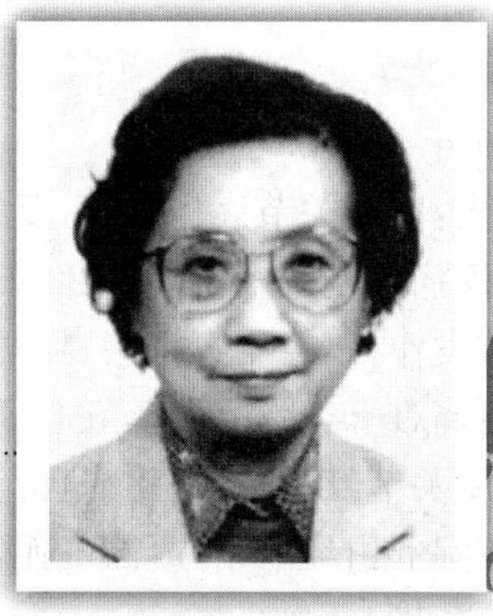

【生平传略】

朱南孙，女，学名荣年，1921年生，江苏省南通人。上海中医学院附属岳阳医院妇科主任医师，教授。1942年毕业于上海新中国医学院。新中国成立后历任上海公费医疗第五门诊部、岳阳医院妇科副主任，中医学院妇科教研组副主任，上海计划生育研究会理事，中华全国妇科学会委员，中华全国中医学会上海分会副理事长兼妇科学会主任委员。曾任上海中医学院专家委员会委员，岳阳医院妇科研究室主任。1984年被评为全国“三八”红旗手及全国卫生工作先进工作者，上海市第八届人民代表。著有《朱小南妇科经验选》、合编《妇科临床手册》、《青春期功能性子宫出血二十五例》、《不孕症辨证论治》、《闭经证治》。主持国家自然科学基金的科研课题“加味没竭汤对原发性痛经中前列腺素及其相关因素的影响”的研究工作，1991年已鉴定通过。

一、益气固肾、平肝清营治愈血崩证一例

徐某，女，17岁。

初诊：1970年1月4日。

主诉及病史：15岁月经初潮，但每次来潮均提前，且量多。1969年4月突然血崩，因出血过多而休克，住某妇产科医院治疗。以后常服妇康片控制出血，引起肝功能不良，停药后上月18日又大出血，后经该院中西医综合治疗，应用妇康片，并注射苯甲酸雌二醇，出血量虽减少，但持续至今未净。该医院建议切除子宫以免再次大出血，未允而求治中医。

诊查：脉细数，舌红，苔黄腻。面部赤热灼痛。

辨证：肾气未盛，冲任虚弱，阴血不足，肝气横逆。

治法：益气固肾，养血调经。

处方：黄芪12g　当归9g　仙鹤草12g　生熟地黄各9g　白芍6g　川续断9g　桑寄生12g　菟丝子9g　覆盆子12g　龟版胶9g　芡莲须各9g　4剂

嘱停服西药。

二诊：1月9日。昨日经量增多，并有血块排出，腹胀腰酸，夜寐梦扰，纳呆。脉濡细，舌苔

黄腻。治拟固肾摄血。

处方：生地黄 12g　钩藤 12g(后下)　茯神 12g　黄芪 9g　仙鹤草 24g　制首乌 12g　珍珠母 18g　海螵蛸 12g　旱莲草 12g　太子参 12g　震灵丹 9g(包煎)　三七粉 4.5g(分 2 次吞服)　2 剂

三诊：1 月 22 日。前方药服后血止。今次经水已行 5 天，量渐减少。神疲嗜睡，畏寒头眩，纳呆。脉濡细，舌苔薄白。治拟健脾益血。

处方：党参 9g　黄芪 9g　白术 9g　茯神 12g　陈皮 6g　砂仁壳 2.4g　生熟地黄各 9g　制首乌 12g　芡莲须各 9g　仙鹤草 12g　归脾丸 12g(包煎)　4 剂

四诊：1 月 28 日。经行 6 天即净，出血不多；思食，食后胸闷脘胀；头眩、神疲、心荡。脉细数，舌苔薄腻。脾虚血少，治拟健脾益血。

处方：黄芪 9g　白　术 9g　陈皮 6g　茯苓神各 9g　制首乌 12g　合欢皮 12g　枣仁 9g　生熟地黄各 9g　枸杞子 9g　麦冬 6g　仙鹤草 12g　芡莲须各 9g　4 剂

五诊：2 月 13 日。经期将近，预感头眩心荡，夜寐不安，烦热口燥，面部结节蜂起。肝旺血热，恐经来妄行，治拟平肝清营。

处方：生地黄 18g　制首乌 12g　青蒿 9g　麦冬 6g　地骨皮 12g　朱茯神 9g　夜交藤 12g　珍珠母 12g　钩藤 12g(后下)　固经丸 12g(包煎)　6 剂

六诊：2 月 19 日。经水适转，尚准。防妄行，治宗前法。

原方药 4 剂。血液检查：红细胞数 2.89×10^{12}/L，血色素 78g/L。

【按语】患者肝热之体，肾阴原本不足，崩后阴血更虚，五志之火亢甚，症见头晕心悸失眠、口干咽疼、烦热，每于经前两面颊结节蜂起，全身犹如火燃水沸；经行则血热妄行，量多如崩。按证情先予益气固肾，平肝清营，以塞其流；血止后调脾胃，令思食，脾运功能得健，则于经前治以平肝清热养阴之药以泻其阳。根据以上情况用药数月，月经来潮逐渐后延两三天而趋于正常，量中等，约四五天即净，虚热平伏，体征改善。经随访数次，情况良好，发育亦渐趋正常。

二、活血化瘀治愈久漏一例

钟某，女，22 岁。

初诊：1974 年 9 月。

主诉及病史：13 岁月经初潮，开始尚调。15 岁夏季临经游泳，经行淋漓半月方净。以后每次经来量少淋漓，腰酸腹冷痛，偶有便溏，渐致头晕乏力，纳呆神疲，夜寐不安，口干而苦。自去年 5 月至今一年余未止。先后曾进服清热固涩、健脾益气固涩、滋养肝肾等剂无效。

诊查：检视月经颜色褐如烟膏。脉微细，舌淡红，苔薄腻。

辨证：下焦虚寒，经血凝结不畅。

治法：活血祛瘀。

处方：丹参 12g　丹皮 9g　益母草 12g　刘寄奴 12g　生蒲黄 12g(包煎)　焦楂炭 9g　炮姜炭 4.5g　震灵丹 12g(包煎)　5 剂

服药 5 剂后经量骤多，3 天后渐止，经净后复诊给服右归丸每次吞服 4.5g，早晚 2 次，待下次经转，仍服上次煎药活血祛瘀，如此 3 个月后月经渐调。

【按语】患者发病时正值发育初期，肾气初盛，机体发育尚未成熟，易受外界各种刺激因素的影响而伤及肾气，导致冲任失调。本证系发育初期涉水受寒引起，过早并久服固涩止血药，则寒凝之瘀停滞不去，久则成恶血。宿瘀不去，新血不生，延久必致气陷血衰。据述自月经初潮起每次经量始终涩少。今拟活血化瘀治之，经量骤增，旋即停止；血止后继予调补气血，强养胞宫，以养其后而固本。

三、健脾和胃、调理冲任治愈闭经一例

杨某，女，16岁。

初诊：1973年10月30日。

主诉及病史：14岁月经初潮。因患支气管哮喘服羊胆后引起闭经。自去年10月至今已1年未行经。大便溏薄，形瘦肢冷，纳呆腹痛。

诊查：脉微细；舌苔薄腻，尖有绛刺。

辨证：因服寒药时久，脾胃无火，运化失司，生血乏源，精血不能下达胞宫，无以行经。

治法：宜健脾和胃，调理冲任。

处方：陈皮6g　白术9g　砂仁3g(后下)　干姜4.5g　炮姜4.5g　楂曲各9g　煨木香4.5g　补骨脂12g　怀山药12g　4剂

二诊：11月6日。服药后大便每天1次，尚实。纳呆，食入腹胀。昨日停药，大便增多1次。脉、舌详前。脾胃不和，阴液不生，无以化精，经闭不行。仍宜健脾和胃。

处方：炮姜4.5g　焦白术6g　煨木香4.5g　淮山药12g　补骨脂12g　焦楂曲各9g　陈皮6g　茯苓9g　淡远志6g　7剂

三诊：11月17日。经闭不行，白带甚多，大便已实，略有腹痛，咽喉干燥。脉细，苔薄腻。治宗前意。

处方：焦潞党9g　焦白术9g　茯苓皮9g　芡莲须各9g　熟米仁12g　炒扁豆12g　炒淮山药12g　陈皮6g　补骨脂9g　四物益母丸9g(包煎)　7剂

四诊：12月22日。历经调治后大便正常，纳可，哮喘宿疾未发，痰亦减少，经水未转，恶寒肢冷麻木，尿频。脉微细，两尺沉绝；舌质微紫，苔薄腻少津。乃属脾胃阳虚，气血不足，胞宫虚寒，脉络失和。治宜温脾和胃，活血调经。

处方：党参9g　黄芪9g　白术9g　当归12g　赤芍6g　鸡血藤12g　桂枝6g　补骨脂12g　熟地黄12g　陈皮6g　制香附12g(包煎)　4剂

五诊：1974年2月2日。经水仍未转。症、脉、苔如前。治宗前意。

处方：党参9g　黄芪9g　白术9g　淮山药12g　川续断9g　制狗脊9g　鹿角片9g　巴戟天9g　覆盆子12g　陈皮4.5g　炮姜4.5g　7剂

六诊：5月9日。经闭一年余，昨日经转，色淡红。脉微细，舌红，苔薄。仍属气血不足、冲任失充，治宜调补。

处方：熟地黄12g　当归12g　白术芍各9g　茯苓12g　淮山药12g　川续断9g　菟丝子9g　制狗脊12g　覆盆子12g　鸡血藤12g　黄芪12g　太子参12g　7剂

【按语】该病员患哮喘服羊胆，羊胆味苦，性寒，影响脾胃运化功能，出现腹痛便溏纳呆，渐致肾气亦衰，胞宫空虚，经闭不行。《妇科玉尺》论及："亦有因脾胃伤损者，只宜调养脾胃，脾气旺则能生血，而经自通"。若专用攻伐之剂，恐经不通而反涸之。治法应先健脾温肾。方以参苓白术散合香砂六君，待纳呆便溏症状减轻后，改用温肾暖宫养血调络之剂；待肾精充足、月经

来潮，方用圣愈汤、暖宫丸加减，1974 年 5 月 7 日经转。此后按月经水来潮，经量由少逐渐增加，乳房发育亦趋正常。

四、健脾化湿、利气活血治愈躯脂闭经一例

谈某，女，18 岁。

初诊：1967 年 9 月 1 日。

主诉及病史：14 岁月经初潮，落后量少，近年来体肥日增，渐致闭经，现已 8 个月未潮，体重 69kg，下肢及腋下有紫纹，神疲嗜睡，纳呆，心烦易怒，头晕、痰多、带下，腰酸肢软，肌肤瘙痒。

诊查：脉沉细弦，舌苔白腻。脸呈满月形，曾经西医内分泌检查，不符合柯兴氏症。

辨证：体肥多湿，湿碍脾运，则上泛为痰，下注为带，胞脉受阻则月事闭塞。

治法：宜先健脾化湿浊，再以利气活血调经。

处方：制胆南星 4.5g　姜半夏 6g　青陈皮各 4.5g　焦白术 6g　海螵蛸 6g　石菖蒲 6g　赤芍 9g　丹皮 9g　炒川柏 9g　土茯苓 12g　制香附 12g　6 剂

二诊：9 月 25 日。服上方药后精神略振，有腹胀及下肢肌肉胀痛。因势利导，进补肾通络、活血调经之品。

处方：川牛膝 12g　丹参 12g　白术 9g　陈皮 6g　当归 12g　炒川芎 4.5g　马鞭草 12g　鬼箭羽 9g　威灵仙 12g　仙灵脾 12g　鸡血藤 12g　4 剂

三诊：9 月 29 日。经闭八月余，今已行经，量少不畅，腹胀痛。脉舌同前。继进活血调经、祛痰化浊之品。

处方：当归 12g　赤芍 9g　川芎 4.5g　泽兰叶 9g　杜红花 9g　茺蔚子 9g　姜半夏 6g　青陈皮各 4.5g　川牛膝 9g　制香附 9g　台乌药 9g　调经益母丸 12g(包煎)　6 剂

四诊：10 月 23 日。经后神疲眩晕，带多有秽气，心烦易怒。经期将近，胸脘闷胀，两胁及四肢肌肉疼痛。脉沉细弦，舌紫暗，苔薄黄腻。证属脾虚湿阻，肝气不得下达，郁而化火。治宜健脾化湿、疏肝解郁。

处方：苍白术各 4.5g　地肤子 12g　姜半夏 6g　土茯苓 12g　白芷 3g　白槿花 12g　墓头回 12g　蛇床子 12g　地骨皮 12g　制胆南星 6g　龙胆泻肝丸 12g(包煎)　5 剂

五诊：1968 年 8 月 15 日。按以上治法，数月来痰湿较减，体重下降；经水能转，但不准时，量仍颇少；时感腰酸乏力，纳呆便溏。脉沉细弦，舌苔黄腻。脾肾阳虚。治宜健脾化湿、温肾调经。

处方：炒苍白术各 4.5g　制川厚朴 4.5g　陈皮 6g　带皮苓 12g　炮姜 4.5g　广木香 6g　炒枳壳 6g　肉桂 3g　鹿角霜 12g　鸡血藤 12g　4 剂

六诊：1969 年 3 月 20 日。上方药服后，腰酸纳呆便溏渐瘥；经行不准，适转量少。脉沉细弦，舌苔薄黄腻。体丰湿盛，瘀阻胞中。治宜健脾化湿，利气活血调经。通瘀煎加减。

处方：当归 12g　赤芍 9g　杜红花 6g　广木香 4.5g　炒枳壳 6g　姜半夏 6g　青陈皮各 4.5g　炮姜 4.5g　焦山楂 9g　益母草 12g　鸡血藤 12g　4 剂

【按语】患者性格执拗易怒，且对体肥经闭忧心忡忡。来门诊时闭经半年余，体肥日增。以涤痰汤加减，取南星、半夏、陈皮化痰除湿，菖蒲、香附开窍通心、利气疏络，丹皮、赤芍、川柏泻肾火并清热活血调经，药后心气下达，精神略振，并有腹胀感。心络于胞中，腹胀为行经先兆。第二诊时乃因势利导，除有养血活血之当归、丹参、川芎、鸡血藤外，复予马鞭草、鬼箭羽除

湿通经，并与威灵仙同治风湿痺痛，仙灵脾、川牛膝引药入肾。全方通经力专而猛，果使经转；但因肾水亏乏，虽继进利气活血调经药，未见经量增多。如此按月调治约七八月，痰湿减轻，以后经水能月余而行，体重渐降，下肢肌肉已无发胀感，神疲嗜睡亦有减轻。1968 年 8 月份起，着重健脾和胃，以资胞宫血源，肉桂与鹿角温肾益气，引血归经。行经期间以通瘀兼治血调经，经量较前逐渐增多。1969 年采取平时补气养血、温脾益肾，行经期则活血通瘀；如此攻补兼施，卒收全功，体重由 69kg 降至 55kg 左右，面形由满月形变为鹅蛋形，性格与情绪亦与以往迥异。

五、活血化瘀治愈子宫内膜异位症一例

石某，女，36 岁。

初诊：1976 年 10 月 13 日。

主诉及病史：14 岁月经初潮，素调。27 岁结婚，至今 8 年未孕。婚后渐有痛经，近年来痛势增剧。经西医妇科检查：后穹隆左侧摸到黄豆大结节 3 粒，触痛明显，诊断为子宫内膜异位症。末次月经上月 17 日转，腹痛量多，经后腰酸肢麻，神疲嗜睡，纳呆便溏。

诊查：脉短而弦；舌淡红，边有齿痕，苔薄黄腻。

辨证：肝脾气滞，气血两虚。

治法：利气化瘀，健脾益气，养血调经。

处方：生蒲黄 15g　五灵脂 12g　莪白术各 9g　焦山楂 9g　刘寄奴 12g　血竭 6g　枳壳 6g　益母草 12g　仙鹤草 20g　党参 9g　黄芪 9g　5 剂

二诊：10 月 18 日。经水昨日准期而行，量多色鲜，无瘀块；腹痛未作，口干引饮，溲频。脉象弦细，舌苔同前。阴血素虚，肾气渐衰。恐瘀阻气滞，治宜疏肝利气止痛。

处方：当归 9g　川芎 4.5g　制香附 9g　川楝子 9g　苏噜子 12g　菖蒲 6g　王不留行子 12g　路路通 12g　枳壳 6g　地龙 12g　乳香 3g　没药 3g　3 剂

三诊：11 月 22 日。昨日经转，过期 4 天，量中等，无瘀块；腹痛已 1 周，痛势不剧。脉弦，舌苔薄黄腻。治宗上月行经前方。

处方：生蒲黄 15g　五灵脂 12g　莪白术各 9g　刘寄奴 12g　川楝子 9g　枳壳 6g　血竭 6g　益母草 12g　仙鹤草 20g　党参 9g　黄芪 9g　3 剂

四诊：1977 年 1 月 20 日。月经来潮将近，腹痛隐隐。脉细软，舌暗苔薄腻。肝肾不足，血瘀气滞。治拟养血化瘀调经。

处方：当归 9g　赤白芍各 6g　生蒲黄 12g　五灵脂 12g　枳壳 6g　延胡索 6g　益母草 12g　仙鹤草 12g　血竭 4.5g　4 剂

五诊：2 月 2 日。今值月经期中，每有腹胀，盆腔摄片显示两侧输卵管细长。冲任气滞，治拟疏通脉络。

处方：制香附 9g　川楝子 9g　路路通 12g　苏噜子 12g　石菖蒲 9g　枳壳 6g　乳没药各 3g　王不留行子 12g　党参 9g　巴戟 9g　石楠叶 9g　5 剂

六诊：2 月 26 日。18 日经水已行，本次及上月行经均无腹痛，量亦减少，3 天即净。妇科复查：后穹隆三节结已消失。脉弦细，舌苔薄腻。仍属肝肾不足，冲任气滞。治拟调补肝肾，理气疏络。

处方：党沙参各 9g　黄芪 9g　白术芍各 9g　生熟地黄各 9g　菟丝子 12g　覆盆子

12g　制香附9g　石菖蒲9g　仙灵脾12g　石楠叶9g　6剂

【按语】子宫内膜异位症系西医病名，其主要症状表现为行经腹痛。本例患者病由结婚后而起，每次行经腹痛甚剧，并偶有子宫内膜脱落，膜出痛即缓解，结婚8年未孕。妇科检查：于后穹隆左侧摸到黄豆大节结三粒，触痛明显。输卵管造影摄片：两侧输卵管均通畅，惟细长略有扭曲。西医诊断为子宫内膜异位症及原发性不孕。患者主诉：每于行经半月左右即有腹胀而痛，临经则腹剧痛并偶有脱膜乃气滞血瘀并见之证。初诊时正值经前数天，已感腹痛，治拟攻补兼施，着重利气化瘀，以失笑散、莪白术、焦山楂、刘寄奴、川楝子、枳壳、血竭为主药，佐以党参、黄芪固托，益母草、仙鹤草通涩并用，养血调经；服药第五天经转，竟无腹痛，亦未脱膜。数诊后脾胃已和，正气渐复，按此治则共治疗4个月，并停药观察1个月，痛经痊愈。妇科复查：后穹隆节结已消失，病情告愈。

六、养血柔肝治愈经前紧张症一例

顾某，女，33岁。

初诊：1975年7月24日。

主诉及病史：素有痛经之疾。周期准，结婚10年不孕，婚后渐有经前乳胀、头痛、精神抑郁、心烦心悸、咽痛、便坚诸症。面色萎黄。现经期将近，预兆明显。

诊查：脉象弦细而数，舌红苔黄腻。盆腔检查：子宫偏小。1967年输卵管造影摄片示：左侧通而不畅。

辨证：肾阴虚弱，肝郁火旺。

治法：清热养阴，疏肝润肠。

处方：生熟地黄各9g　丹皮9g　赤芍9g　川楝子12g　桑椹9g　枸杞子12g　沙参9g　麦冬9g　全瓜蒌12g　柏子仁12g　枳壳6g　5剂

二诊：7月31日。服药后经水准期而转，乳胀已瘥，经量中等，腹痛已缓，大便通润，惟感神疲胸闷纳呆。脉细数，舌红，苔黄腻。湿蕴中焦，脾运失司。治宜清化。

处方：制川厚朴4.5g　姜川连3g　白术9g　米仁12g　全瓜蒌12g　柏子仁12g　枳壳6g　二至丸12g(包煎)　5剂

三诊：8月5日。经事已罢，治从养阴柔肝。

处方：生熟地黄各9g　枸杞子12g　桑椹12g　沙参9g　麦冬6g　白术6g　白芍9g　全瓜蒌12g　柏子仁12g　丝瓜络12g　路路通12g　7剂

自服以上清热养阴药后，虚热渐减，8月24日及9月21日两次行经，既无经前乳胀，亦无腹痛。

【按语】经前紧张症与月经有密切关系，其主要症状为乳胀、头痛、性情郁怒。一般发作在行经前3～7天，或期中即开始有预感，经行乳胀即消，余症亦减；到下次经前重复发作，如此有规律的周期性的延续数月或数年。《黄帝内经》云："肝病者两胁下痛引少腹，令人发怒"。说明病在肝与冲任，发病与情志不悦有一定关系，但情志不悦不是引起本症的主要因素，而是致病因素之一。治疗本病一般以疏肝利气为主。患者月经偏多，肾阴不足，肝经火旺，如于经前服疏肝利气药，恐使经来提前、量多，则阴更虚而火愈盛。后以增液汤加减，养血柔肝，并予疏肝清肠之品，腑行通润，郁火自降。

七、祛风活血、疏化导滞治愈经前隐疹一例

张某，女，22岁。

初诊：1965年。

主诉及病史：时发隐疹，经前较甚。今临期未转，腹胀，隐疹剧发，呈片状，瘙痒难忍，得热卧床较减；便坚，头痛，口糜，目赤。

诊查：脉弦，舌暗。

辨证：肝气阻滞，风热相搏。

治法：祛风活血，疏化导滞。

处方：豨莶草12g　赤芍9g　红花6g　当归9g　桃仁6g　月月红3g　全瓜蒌12g　枳壳4.5g　大黄䗪虫丸12g(包煎)　2剂

服药后便泄经转，隐疹即瘥。

【按语】隐疹俗称风疹块。《诸病源候论》云："邪气客于皮肤，复逢风寒相折，则起风瘙隐轸"。对风疹块之病因，无论因热因寒，均与风有关，与风相搏终为热也。患者临经便坚头痛、口糜目赤，肝热甚盛，与风相搏，肌肤发疹瘙痒难忍。治以桃红四物加月月红、全瓜蒌、枳壳、大黄䗪虫丸疏化导滞，豨莶草祛风通络，活血止痒。服药后便泄经通，风火内热得以疏泄，隐疹即消，随访后数月不发。

八、益气养阴、宣肺开音治愈经后失音一例

张某，女，47岁。

初诊：1976年4月8日。

主诉及病史：经事素来提前量多，时常浮肿，尿检阴性。上月22日行经之际，突然声哑，至今半月未瘥，无咽痛，神疲纳呆，便调，夜寐不安。

诊查：脉沉细缓，舌淡、苔薄腻。

辨证：更年期肾不摄纳，肺气不足。

治法：健脾益气养阴，宣肺开音。

处方：党参12g　黄芪12g　白术芍各9g　北沙参9g　麦冬9g　蝉衣4.5g　桔梗6g　生甘草4.5g　玉蝴蝶4.5g　凤凰衣4.5g　枸杞子12g　桑椹12g　清音丸1粒(吞)　5剂

二诊：9月22日。上方药服后即开音，此后5月内未发。本月经转自6～9日，出血较多，旋即音哑，余症如前述。以原方服药5剂，继服成药归脾丸及二至丸各100g，日服2次，每次4.5g。

【按语】患者年届更年期，肾气渐衰，冲任失调，因从事重体力劳动，肾不摄纳，故经事提前，量多。肺主气，肾为气之本，今肾精不足，肺虚气弱，咽喉为肺经所过之处，则声音不扬。来门诊时气阴二虚。方内党参、黄芪、白术健脾益气，白芍、枸杞子、桑椹补肝益肾，合沙参、麦冬、玉蝴蝶、蝉衣、桔梗、生甘草使肺肾相生，加清音丸宣肺开音，服5剂即奏效。5个月后仍因劳累出血复发，以原法治之又效。本病主要表现为经后失音，实为气不摄血、肾阴亏损而累及肺阴不足。以上治疗失音是治其标，求本则宜固摄肾气，嘱平时服归脾丸、二至丸，标本兼顾，以巩固疗效。1977年6月随访，经事尚调，未见复发。

九、滋肾、平肝、降逆治愈恶阻一例

蒋某，女，39岁。

初诊：1974年12月15日。

主诉及病史：29岁结婚，35岁时流产1次，出血甚多。现已怀孕5个月，前因上吐下泻作急诊处理住院，尿醋酮（++），补液后尿醋酮（+），呕吐仍剧，夜寐不安。

诊查：脉细滑，舌红，苔薄腻、乏液。

辨证：肝气上逆犯胃。

治法：平肝降逆，和胃安胎。

处方：生地黄12g　白芍9g　钩藤12g　首乌藤12g　茯苓9g　合欢皮12g　姜川黄连3g　淡吴茱萸3g　乌梅1只　6剂

二诊：12月22日。尿醋酮（—），吐已减轻，腹痛腰酸，口干唇燥，舌绛。肾水不足，阴虚火旺。治宜补肾养阴安胎。

处方：生地黄12g　白芍9g　生甘草4.5g　淡黄芩6g　川黄连3g　钩藤12g　首乌藤12g　茯苓9g　川续断9g　桑寄生12g　苎麻根12g　5剂

【按语】患者自35岁流产后，每次经行量多，渐致阴血不足、肝肾二虚。在受孕前曾一度月经周期紊乱，今怀孕后，赖阴血养胎，肝血益虚，虚火偏亢，上逆犯胃，胃气不得下降，故其恶阻反应较一般为甚。方用生地黄、白芍、首乌藤、钩藤、合欢皮清热养血安胎；川黄连清肝胆之火，吴茱萸辛散疏泄，二者相合为左金丸，降逆和胃止呕；乌梅酸涩为清凉收敛药，止呕止痢，解渴生津，增进食欲，味酸入肝，有引经作用。第一诊药以治恶阻为主，药后吐减，尿醋酮由阳性转为阴性，乃进入补肾养阴安胎。患者因年龄较大，恐再流产，嘱其上方药连服并令其勿情绪紧张，卒获胃和胎安之效。

十、平肝、养阴、清心治愈梦交胎动一例

潘某，女，32岁。

初诊：1970年4月8日。

主诉及病史：素有痛经。30岁结婚，已流产2次，胎大均在两个月左右。今又怀孕一月半，时感小腹作胀，腰际酸坠，心烦易怒，口干，纳呆泛恶，夜寐梦扰，间有梦交。

诊查：脉弦浮而数，寸脉独强；舌淡紫，苔薄。

辨证：肾阴不足，心肝火旺，神不守舍，相火妄动。

治法：平肝清心，补肾安胎。

处方：生地黄12g　白芍9g　淡子芩6g　钩藤15g　首乌藤15g　合欢皮12g　莲子心9g　朱茯神9g　川续断12g　杜仲12g　桑寄生12g　左金丸4.5g　5剂

【按语】《诸病源候论·妇人杂病诸候》谓："然妇女与鬼交通者，脏腑虚，神守弱"。患者述及前2次受孕后亦有梦交、腹痛剧，即腹痛堕胎。第三次受孕后即预恐流产。按脉弦滑数，两寸独强，是阴不足而火有余，责在肝肾，心肾不交则失眠梦扰，相交妄动则胎受煎迫。方以钩藤汤加减，平肝养阴清心，肝肾得养，虚火自平。服药数剂后夜寐渐安，梦交未发，恶阻亦瘥，胎乃安，足月分娩。

十一、补气固肾、清养胎元治愈胎漏一例

赵某，女，27岁。

初诊：1977年3月28日。

主诉及病史：去年4月产一胎，因前置胎盘合并脐带脱垂，婴儿宫内死亡，自然分娩，人工剥离胎盘，产时大出血，输血800ml。产后感邪，时常低热腹痛，西医妇产科诊断有附件炎。今又怀孕五月余，漏红已1周。经注射黄体酮无效。腹痛隐隐，腰尻酸楚，纳呆口苦。

诊查：脉细滑微数，舌体胖，苔薄腻、有齿痕。

辨证：阴血不足，脾肾气虚。

治法：健脾益肾，固气安胎。

处方：党沙参各9g　白术芍各9g　黄芩6g　生地黄9g　阿胶珠9g　海螵蛸12g　炙升麻3g　川续断12g　苎麻根12g　二至丸12g(包煎)　5剂

二诊：4月2日。服药后漏红已止，纳呆口苦咽干，夜寐不安。3月29日尿妊娠试验阳性。脉细滑数，左甚于右。仍属阴血不足、肾气虚弱。治拟养肝益肾、固气安胎。

处方：党沙参各9g　白术芍各9g　黄芩6g　川续断12g　苎麻根12g　钩藤12g　首乌藤12g　合欢皮12g　菟丝子12g　谷麦芽各9g　7剂

【按语】患者系纺织工人，平时工作久立多走，第一胎前置胎盘即有肾气下陷之象，分娩时大量出血。复感外邪，冲任受损，正虚邪盛，虽经调治，未满一载又受孕漏红，血量较多，按证情腹痛腰酸，似有堕胎之虞，现胎未坠，又虑胎儿是否存活。方拟奉元煎加减，补气固肾，清养胎元。复诊时漏红即止，腹痛亦减。患有阴血不足，胎气亦虚，继进原方加减，着重养血安胎。经随访，知胎已安。

十二、扁鹊三豆饮治愈妊娠高血压一例

黄某，女，28岁。

初诊：1976年11月30日。

主诉及病史：第一胎怀孕已八个半月。据述怀孕早期恶阻颇剧，尿醋酮阳性，无出血史。本月15日起发现足肿，当时血压正常。25日起全身浮肿(＋＋＋＋)，咳嗽，胸胁疼痛，纳呆泛恶，便溏，头痛鼻衄，皮肤瘙痒。

诊查：血压180/120mmHg。尿检：蛋白(＋＋)，有管型颗粒。肝功能检查：谷丙转氨酶88U。肺部听诊：有湿啰音。体温37.2℃。脉象弦细带数，舌质暗，苔黄腻。唇上及两颊有色素沉着。

辨证：肝旺肾虚，虚阳上逆，脾运失司，水湿泛滥。

治法：清热平肝降逆，健脾利湿消肿。

处方：赤小豆12g　绿豆12g　黑豆12g　银花9g　生甘草4.5g　钩藤15g(后下)　土茯苓12g　泽泻12g　天仙藤12g　冬葵子9g　桑白皮12g　5剂

【按语】易发生妊娠中毒症之患者，多肝肾阴虚，脾气不足。怀孕后血聚养胎，阴血愈亏，肝失濡养，则阴虚阳亢。本例系脾肾两虚、运化失司，体内水湿壅滞，全身肿满，并出现蛋白尿及管型颗粒；阴血素虚，肝阳浮越，血压高达180/120mmHg，病情复杂，已呈先兆子痫危候，如

肝风内动，即将发生子痫。就诊时患者神智清晰，主诉症状繁多。乃采取中西医两法并进。方拟清热平肝降逆，健脾利湿消肿，三豆饮加减，全方药淡渗利湿、疏泄肝气。10天后根据家属来信云：服药后肿消，血压亦下降，隔数日即顺产一女婴。

十三、清热化瘀治愈人流后恶露不止一例

严某，女，34岁。

初诊：1973年。

主诉及病史：正产三胎，第四胎于今春服抗早孕中药而堕胎。隔三个月又怀孕，乃去产院作人工流产，恶露绵延两月未净，近日量多色紫，腹痛拒按，略有低热，形瘦面黄。据述产院嘱再次刮宫，本人不愿而来门诊。

诊查：脉弦细而数，舌紫，苔黄腻。

辨证：恐胎盘组织物潴留，淋漓日久，阴血耗损，已有化热之象。

治法：防崩，拟清热祛瘀。

处方：生地黄 12g　丹皮 9g　蒲黄 15g　五灵脂 12g　刘寄奴 12g　炮姜 4.5g　焦楂炭 9g　益母草 12g　仙鹤草 12g

【按语】上方以失笑散、刘寄奴、炮姜、焦山楂化瘀，生地黄、丹皮清热止痛，益母草养血活血，促子宫收缩排瘀，合仙鹤草清热止血防崩，通涩并用。服药后排出物量增多，残物随瘀而下，淋漓遂止。排出物送某医院病理科检验，证实为胎盘组织残留物。患者因半年内两次人工流产，冲任损伤，精血衰少，以后予一贯煎、二至丸、地黄丸等调补冲任以固本。

十四、平肝清热、养心宁神治愈产后脏躁一例

陈某，女，30岁。

初诊：1977年4月10日。

主诉及病史：今年2月5日第一胎钳产，出血颇多。产后失眠焦虑，自恐不能继续生存，对婴儿亦不知所措，失望悲观，胡言乱语。服大量镇静剂后，神疲目糊畏光，自汗烦热，口干不思饮，纳呆，胸闷痰多，大便次数增多。

诊查：脉细数，舌淡苔白厚腻。

辨证：产后气血虚弱，脾胃失和，痰湿阻滞，清阳不升。

治法：健脾和胃，化痰开窍。

处方：陈胆南星 9g　菖蒲 9g　淡远志 6g　陈皮 6g　制川厚朴 4.5g　川黄连 3g　生地黄 12g　丹皮 9g　茯苓皮 9g　生米仁 12g　杏仁 9g　车前子 12g　六一散 12g(包煎)　5剂

二诊：4月16日。10日当晚行经，惊恐失眠，过量服水合氯醛，昏睡，瞳孔放大，住院灌洗肠胃。数日来胸闷，心烦气促，神疲目涩畏光，大便溏薄，咽喉如有物阻，咽食时食道隐痛。脉濡细微数，舌淡苔白腻。产后气血虚弱，脾胃失和。治宜健脾和胃，养心宁神。

处方：制川厚朴 3g　陈皮 6g　白术 6g　茯苓 9g　首乌藤 30g　合欢皮 12g　淡远志 6g　淮小麦 30g　炙甘草 4.5g　磁朱丸 12g(包煎)　龙牡各 30g　6剂

停服镇静剂。

三诊:4 月 21 日。神志清晰,对答如流,能处理一般家务。纳平,大便溏薄,感口苦咽干。脉濡细,舌暗苔薄腻有齿痕。治同前意。

处方:陈皮 6g　姜半夏 6g　白术 6g　茯苓 9g　淮小麦 30g　炙甘草 4.5g　合欢皮 12g　淡远志 6g　首乌藤 12g　龙牡各 30g　磁朱丸 12g(包煎)

酌情于临睡前服利眠宁及谷维素各 2 粒。

四诊:5 月 3 日。昨起完全停服西药镇静剂,能入睡四五小时,醒来头胀,面部潮红;一般生活琐事能自理,但仍悲观抑郁,目涩心烦。脉数带细,舌暗苔薄有齿痕。肝血不足,心失濡养,则虚火上扰,神无所主。治宜平肝清热、养心宁神。

处方:陈胆南星 9g　石菖蒲 6g　丹参 9g　煅茯苓 9g　首乌藤 12g　合欢皮 12g　广郁金 9g　淡远志 6g　桑椹 12g　枸杞子 9g　淮小麦 30g　龙牡各 30g　陈皮 6g　3 剂

五诊:5 月 6 日。神情尚佳,纳呆,有时便溏,近来能逗小儿嬉笑及处理小儿事务,仍多思虑。脉细,舌质暗,苔薄腻。心脾不足,肝肾阴虚。治宜健脾养血、宁心镇神。

处方:陈皮 6g　白术 6g　淮小麦 30g　炙甘草 4.5g　合欢皮 12g　淮山药 12g　朱茯苓 12g　首乌藤 12g　淡远志 6g　枣仁 9g　磁朱丸 12g(包煎)　7 剂

【按语】本病由产后出血引起,气血大虚,五脏失养;其人本多思虑,心脾先损,脾虚不能生血,则心血不足,神不守舍,乃致失眠忧思,符合《金匮要略》脏躁之证。初诊后当晚过量服安眠药中毒,急诊入院灌肠,脾阳大虚,水湿内停,阻滞中焦,故胸闷咽梗、纳呆便溏。复诊时虚羸不堪,治以二陈汤合甘麦大枣汤加减。方内姜半夏、陈皮、远志温化痰湿,川厚朴宽胸散满,白术、朱茯苓健脾养心,淮小麦、炙甘草甘温养心,首乌藤、合欢皮、龙牡、磁朱丸平肝镇神。全方健脾和胃、养心宁神。并嘱酌情加服西药利眠宁及谷维素,以防失眠。三诊时脾气略振,能正常进食,病情好转,仍进原方药。四诊时神情正常,问诊时对答如流,并对婴儿已有兴趣,逗儿嬉笑,但仍欲无故忧思。此阴血不足、肝失条达。本次治法宜着重心、肝二经,复加胆南星化痰开窍、平肝清心;菖蒲芳香开窍、聪耳目;二味除治痰湿壅闭以利脾运外,且能引补养之品通心入窍,起安内攘外作用。如此阴血足,五脏得养,虚火平伏,神乃安矣。

十五、养血平肝、清心镇痉治愈青春期精神分裂症一例

董某,女,18 岁。

初诊:1969 年 1 月 8 日。

主诉及病史:17 岁月经初潮,临经受惊。每次行经量多、延后,伴有神志不清、胡言乱动,饮食起居不能自理,偶尔口吐涎沫,四肢厥冷,大小便尚能控制,约发作 1 周后自能恢复正常。如此已一年余,服药治疗奏效不显。末次月经 1968 年 12 月 27 日转,现正在发病。

诊查:脉弦数,舌红。

辨证:临经受惊,经水妄行,心失濡养,神无所归。

治法:化痰镇痉,平肝清心。

处方:陈胆南星 6g　石菖蒲 6g　远志 6g　半夏 9g　陈皮 6g　姜竹茹 9g　赤苓 9g　淮小麦 30g　炙甘草 6g　枳壳 6g　桂枝 6g　龙骨 15g　煅牡蛎 30g　3 剂

二诊:2 月 6 日。据患者家属代诉,自初诊后症状即减,按上方连服药至今。昨日经转旧病复发,夜寐不酣,时而狂笑怪叫,今日精神呆滞。脉弦数,舌红。阴血不足,心肝火旺。治宜养血平肝,清心镇痉。

处方：鲜生地黄 30g　鲜沙参 9g　钩藤 12g(后下)　牡蛎 30g　龙骨 18g　磁石 30g(先煎)　陈胆南星 6g　炙远志 6g　川黄连 3g　朱茯苓 12g　补心丸 9g(包煎)　4 剂

三诊：2 月 20 日。家属代诉：药后神志渐清，能料理一般家务。本月 16 日行经，提前 10 天，量多如注，腰酸神疲，痰涎甚多，未发病。治拟平肝、清心、化痰。

处方：钩藤 12g　滁菊 6g　鲜生地黄 30g　炙远志 6g　川黄连 3g　白芍 9g　朱茯苓 12g　陈胆南星 6g　龙牡各 3g　磁石 30g　姜半夏 6g　焦山楂 9g　4 剂

四诊：2 月 24 日。恐其病发，治法宗原方加减。

处方：鲜生地黄 30g　白芍 6g　钩藤 12g　川黄连 3g　莲子心 9g　朱茯苓 12g　陈胆南星 6g　丹皮 6g　炙远志 6g　姜半夏 6g　枕中丹 12g(包煎)　4 剂

【按语】心主神明。气血充盈则神明旺盛而思虑清，气血虚弱则神明衰而思虑杂。本例初潮时，气血未充，行经期间突然受惊，致使冲任不固而经水妄行；失血过多，心无所主遂神无所归，则胡言乱动；脾运不健，痰湿自生。初用涤痰汤、甘麦大枣汤、桂枝龙牡加减，每天 1 剂，证情虽减，但经后依然复发，审其发病总在行经后 1 周，切脉视舌，均系阴虚火旺、痰湿弥留、心窍不开。治法乃着重清心泻火、平肝镇痉，而以化痰为辅。方内鲜生地黄、沙参、白芍清热养阴，钩藤、龙牡、磁石、朱茯苓、补心丸镇痉养心宁神，胆南星、川黄连、莲子心清心泻火，远志、半夏化痰降逆；方中龙牡、白芍、生地黄对冲任有敛阴固涩作用。由是经量大减，阴液渐复，心血亦足，则意志正常，而神明出焉。四个月后随访，病未复发，并已去校上课。

十六、滋养肝肾治愈不孕证一例

朱某，女，33 岁。

初诊：1964 年 6 月 21 日。

主诉及病史：15 岁月经初潮，经期落后，量少色淡，无痛经证。17 岁时患肺结核、钩虫病，现均治愈。结婚 5 年从未分居，迄今未孕，经某医院检验：血液康华氏反应(－)，新陈代谢＋1%，基础体温测量双相型，胸透正常。本月 4 日已行经，无痛苦。平时常感胸闷烦热，肢软神疲，性感不敏。

诊查：脉象沉细，重按即绝，两尺尤甚。

辨证：肝旺肾虚，水火不济。

治法：滋水涵木。

处方：当归 9g　生熟地黄各 9g　黄精 12g　玉竹 9g　北沙参 9g　制首乌 12g　杜仲 9g　桑寄生 12g　丹参 9g　巴戟天 9g　菟丝子 12g　7 剂

二诊：7 月 1 日。上月 29 日经水提前 5 天已行，经量较前增多，色淡质薄，无痛苦，但感烦热胸闷气促，畏阳光，头眩神疲。脉象弦细，舌绛胖。证属肝旺肾虚。治拟平肝清热养血。

处方：当归 9g　生熟地黄各 9g　巴戟天 9g　丹参 9g　青蒿 9g　柴胡 6g　白术 6g　陈皮 6g　广郁金 9g　北沙参 9g　7 剂

三诊：7 月 11 日。肾阴阳俱虚，胞宫寒冷，今值经期中，基础体温略升，腰酸神疲，带下较多，性感淡漠。脉细，苔净。治宜调益冲任，温肾助孕(嘱 5 日内交合)。

处方：当归 9g　丹参 9g　巴戟天 9g　鹿角片 9g　仙灵脾 12g　石楠叶 9g　焦白术 9g　紫石英 12g　陈皮 6g　肉桂 3g　大熟地黄 12g　7 剂

上药服后，月经过期不转，第四十四天小便妊娠检验阳性反应。

【按语】丹溪云:"人之育胎者,阳精之施也,阴血能摄之,精成其子,血成其胞,胎孕乃成"。故妇女不孕之证,当审男女双方之形气虚实如何而论,不能单责之妇女一方。今患者禀赋素弱,肺肝火旺,肾阴亏损,血室气虚,故经水素来量少色淡,性感不敏。治法采取于行经前后滋水涵木、调和阴阳,中期则补中益肾,养营生血,使水火相济,上下平衡。询之男方,也有肺结核史,现已钙化,体质平常。经泌尿科精液常规检查:乳白色,活动力70%~80%,形态多数正常,个别大头形,数量7000万。性要求不强,交媾后旋即出精。阳气衰惫,阴精不摄,故婚后五年余卒未成孕。调经种子,必使双方配合,嘱男方于女方停经后即服全鹿丸,早晚各4.5g。女方则按照基础体温上升第一天服调益冲任、温肾助孕之剂,嘱5日内交合。平时宜节欲贮精,所谓"培养精血,交之以时"。精血溶合,胎孕乃成。

十七、三黄四物汤治愈狐惑病一例

罗某,女,27岁。

初诊:1975年11月15日。

主诉及病史:第二胎产后一月半,恶露已净。据述产后7天伤食引起纳呆口糜,肌肤瘙痒,外阴有溃疡疼痛。

诊查:脉细,舌干腻。口腔检查:口腔内两侧黏膜和舌唇均有散在溃疡面五六处。外阴检查:外阴近小阴唇内侧有溃疡三处,每处均0.3cm大,周围红肿,触痛明显。

辨证:热毒夹湿内蕴。

治法:清热解毒,健脾化湿。

处方:丹参9g 赤芍9g 丹皮9g 生地黄12g 黄柏9g 川黄连3g 大黄9g 白术6g 带皮苓12g 米仁12g 鸡苏散12g(包煎)

外用锡类散2支涂患处。

二诊:11月26日。自服11月15日方药后,溃疡于5天后逐渐愈合消失。脉象继数,舌干苔少,舌偏红。纳呆头晕。热毒渐清,体虚未复。再拟清热解毒、健脾益气养阴。

处方:丹参9g 赤芍9g 丹皮6g 生地黄12g 黄柏4.5g 川黄连4.5g 淡黄芩4.5g 生米仁15g 白术9g 党参9g 沙参9g 陈皮6g 5剂

三诊:12月20日。不久前曾发热达40℃,服祛风热药数剂而体温降低,余热尚内留未撤,口内又有溃疡,便坚,口干苦。舌红,苔黄腻。治宜养阴,扶正达邪。

处方:生地黄12g 丹皮9g 赤芍9g 知母12g 黄柏9g 川黄连3g 生米仁12g 沙参9g 麦冬9g 石斛9g 二陈丸9g 5剂

【按语】口、眼、生殖器三联综合征与《金匮要略》"狐惑"症状相似,临床多见于第一胎产后,外阴受伤、邪毒入侵者,或产距过密、阴虚火旺患者。本例系第二胎产后,素体阴虚,脾运不健,伤食引起食湿交阻,蕴而化热,上蒸口糜,下注阴部溃烂,延久阴伤,肌肤失养,故干燥瘙痒,口干乏液。正虚邪盛,宜先祛邪。方拟三黄四物汤加减。初诊服药5剂后,证情即见减轻。方内"三黄"荡涤三焦结热;白术、带皮苓、米仁、鸡苏散健脾化湿、祛风疏热;丹参、赤芍、生地黄养阴清热,在本方中起扶正作用。患者产后体虚未复,易感外邪。次月因发高热、热退后本证复发,仍宗原方加减,治之又效。

【编者评注】朱南孙系中医妇科名家,对治疗妇产科疾病具有丰富的经验及高深的理论造诣,在此主要选载其对经、胎之疾的辨治验案,各案分具特色,由此也可窥知中医辨证论治的奥秘。诸如调经之法，中医当随其经事之行止而有不同的治则，有平时、经期之分，或经前、经中、经后之异，但这也并非千篇一律，当随病情而异。如例四之闭经，平时补气养血、温脾益肾；经期则活血通瘀，为攻补兼施之法；例十六之经期愆后，则予以经前滋水涵木，调和阴阳；经中则补中益肾，养营安血，以滋养肝肾，调益冲任为主要治则，二者则因人而异。对经期前后之其他兼症，诸如经前紧张症、隐疹、经后失音等，朱老也均详察细审，辨其病机，有的放矢，屡屡奏效。对妊娠后之恶阻、梦交、胎动、胎漏和妊娠毒血症，以及产后恶露不止，在此均有验案，但此仅是朱氏众多验案中之沧海一粟，所拟治则，选方遣药均具有针对性，药证合拍，不可拘此而死搬硬套，当悟朱老辨证施治之真谛。

徐辉光医案

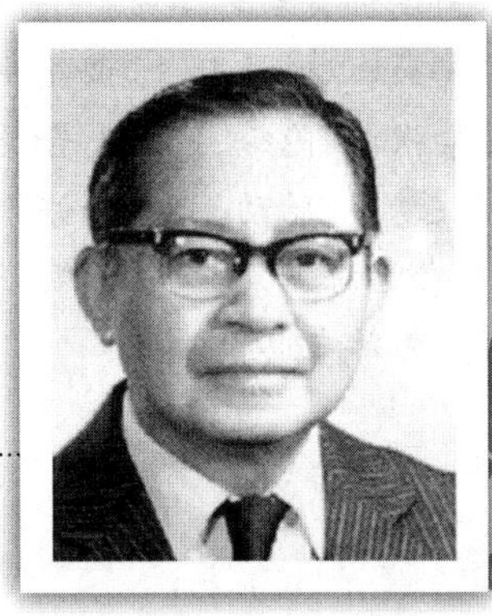

【生平传略】

徐辉光，男，生于1921年。上海人。上海中医学院教授。曾任中国药学会上海分会理事、中华人民共和国卫生部第五届(1986—1990)药典委员会委员、上海中医学院中药系学术委员会主任委员及中药学教研室主任等职。曾任上海中医学院高级职称评审委员。

徐辉光于1940年从师叶劲秋学习中医，1945年开业行医。1954年参加上海中医学习西医班进修，1956年后入上海中医学院工作，迄今从事中医工作已五十余年。

在学术上，徐教授认为，中国医药学博大精深，然为医者必须熟谙中药的性能，掌握常用中药效用的共性与特性及其配伍知识。中药功用较为复杂，往往一药多效，若能善于运用，即能提高疗效。徐教授为了更进一步了解、研究每一味中药，有时亲尝百草。临床上，擅治哮喘及内科杂证。1981—1982年曾奉派赴日本讲学。在日本治一脑溢血患者，用三七为主药，服药仅二十余日，CT检查脑部出血点已全部吸收，收效明显。先后曾发表《试论命门学说的形成及在临床上的应用》、《试论药性刚柔及其在临床上的应用》、《浅论辨证用药与辨病用药》等论文。编著《常用中药知识》一书，发行量达百万册。由徐教授创制的“安神补心丸”一药，已收入《中华人民共和国药典》。

一、平肝熄风、活血化瘀法治愈脑血栓(中风)一例

罗某，男，40岁。

初诊：1972年2月18日。

主诉及病史：患者于三个月前突感左侧头部剧痛，继则右手不能握笔，右足行走不利，言语謇涩。经某医院诊断为脑血栓。现行路已便，然左侧头痛依旧不止。右手颤抖，伸举握物不利，讲话发音不够清楚，影响工作，深感痛苦。

诊查：言语不清，右手伸举不利，微微颤抖，握物无力。苔薄根腻，脉弦滑。

辨证：肝阳亢盛，极易动风，肝风夹痰，上扰清窍，气血受阻，气滞血瘀。

治法：平肝熄风、活血化瘀，佐以化痰开窍。

处方：珍珠母 30g(先煎)　生牡蛎 30g(先煎)　钩藤 15g(后下)　全当归 12g　生赤芍 9g　紫丹参 15g　桃仁 9g　炙山甲 9g　水蛭 6g　陈皮 9g　胆南星 9g　广郁金 9g　石菖蒲 9g

二诊：1972 年 2 月 26 日。服上方药 7 剂，头痛减轻，余症如前。苔薄根腻稍化，脉弦滑。仍守原方，嘱继服药 14 剂。

三诊：1972 年 3 月 14 日。证情续见好转，左侧头痛显著减轻，右手不再颤抖，但伸举握物仍感不利，患者自觉言语稍感流利。苔腻渐化，脉如前。仍守原法，续服 2 月 18 日方药 14 剂。

四诊：1972 年 3 月底。连服上方药 35 剂，头痛渐止，右手可举而握笔，言语流利，已恢复工作。

【按语】医治此病，是根据辨证与辨病相结合的观点。辨证而论，患者头痛、语言不清，乃肝阳化风夹痰阻窍，故用平肝息风、化痰开窍之法；辨病而论，实因左侧脑血管栓塞，内有瘀血阻滞，故重用活血破瘀之品。诸药具有扩张血管、改善微循环、抗血液凝固、抗血小板凝聚等作用，从而消除血栓，起到根治疾病的效果。辨证与辨病相结合，可提高疗效。

二、益气养血、祛瘀通络法治愈病毒性脑炎后瘫痪(痿证)一例

徐某，男，28 岁。

初诊：1976 年 9 月 23 日。

主诉及病史：1973 年患病毒性脑炎导致右侧上下肢瘫痪，并伴神志不清。经某医院治疗，1 个月后基本恢复正常。1976 年 1 月突又发病，出现左侧肢体瘫痪。虽经多方治疗，左上肢渐复正常，证情有所减轻，但左腿活动仍为不利，步履艰难。纳食尚可，大便不畅。每夜需服安眠药，始能安睡。

诊查：左侧上肢活动自如，下肢行路蹒跚，神疲乏力。苔薄腻，舌质胖而有齿痕，脉细缓。

辨证：主证为气虚血瘀，又兼有肝肾阴虚。

治法：益气养血，祛瘀通络，佐以补肝肾、安心神。

处方：生黄芪 12g　潞党参 12g　炙甘草 5g　鸡血藤 30g　红花 9g　川芎 9g　地龙 9g　怀牛膝 12g　熟女贞 18g　夜交藤 30g　石菖蒲 9g　瓜蒌仁 30g　陈皮 9g　黄芩 12g

二诊：1976 年 12 月 1 日。服上方药 56 剂。药后行路渐渐便利，自觉明显好转。大便已畅，纳食欠香，口干。夜寐已不需服用安眠药，但梦多欠酣。苔薄质胖而无齿痕，脉弦。上方去地龙、党参、陈皮，加谷麦芽各 15g、大麦冬 12g、制黄精 15g、丝瓜络 9g。

服 12 月 1 日方药 7 剂后，左下肢行动已如常人，诸症悉除。

【按语】本案辨证属气虚致瘀、经络不通，且兼阴血虚亏、肝肾不足之证。故用芪、参、炙草以补气；鸡血藤既能养血，又能活血祛瘀；红花、川芎、地龙以活血祛瘀通络；怀牛膝既能活血下行治足疾，又能补肝肾、强腰膝；熟女贞益阴补肝肾、强腰膝；夜交藤、石菖蒲养心安神；瓜蒌仁润肠通便；血瘀必兼气滞，故佐陈皮以行气；川芎性味辛温，故用黄芩性寒泄热，以防久服有温燥伤阴之弊。此方为补阳还五汤加减，处方遣药，考虑周详，久服而见显效。足证徐老临证用药功力深厚。

三、补气健脾、养血益阴法治愈甲状腺腺癌术后后遗症一例

冯某，女，39岁。

初诊：1982年11月29日。

主诉及病史：患者因消瘦乏力去某医院诊治，经检查发现右侧甲状腺有一肿块，诊断为右侧甲状腺腺癌，经手术切除，进行顺利。病理切片提示：右甲状腺乳头状腺癌Ⅰ级伴淋巴结转移。手术后，右侧项部有牵强僵硬感，语言欠流利，喉中有痰，睡眠欠佳，二便尚调。

诊查：右颈部及脸部浮肿，面色少华，神情倦怠。交谈时言语不够连贯。舌质淡苔薄，脉细弦而数。

辨证：气血两虚，气阴不足。

治法：补气健脾，养血益阴。

处方：生黄芪15g　潞党参12g　炒白术12g　茯苓15g　全当归15g　生白芍12g　生地黄15g　南北沙参各15g　肥玉竹15g　半枝莲30g　白花蛇舌草30g　生薏苡仁30g　瓜蒌皮18g　谷麦芽各15g　陈皮10g　生甘草5g

二诊：1982年12月6日。服上方药7剂。右颈部及脸部浮肿已消失，右颈项部僵硬及语言不流利症状亦见减轻。痰也减少，睡眠好转。苔薄质淡，脉细而数。上方潞党参改为15g，生地黄改为18g，瓜蒌皮改为24g，加佛手片12g。

三诊：1983年1月5日。服上方药30剂。症状大见改善，面色渐显红润，神疲倦怠之象已无。诸症俱减。改服丸药。

处方：生黄芪60g　潞党参60g　炒白术60g　全当归60g　炒白芍60g　熟地黄90g　肥玉竹60g　明天冬90g　大麦冬90g　北沙参60g　茯苓120g　猪苓90g　生米仁90g　瓜蒌皮90g　佛手片90g　半枝莲120g　白花蛇舌草120g　红花60g　白豆蔻60g　小川黄连60g　广陈皮60g　橘络30g　肉桂心30g　土茯苓90g

以上共24味药，焙干，依法研制为细末，和匀。

另以生地黄60g、谷麦芽（各）60g、夏枯草60g，加水煎取浓汁，掺入上述药末内，泛为丸，如绿豆大。每服9g，每日1～2次。视胃口好坏而定。

四诊：1983年4月10日。服药后，诸症悉除。惟感口苦、口臭，故照上方改肉桂心为20g、熟地黄改为60g、明天冬改为60g；加生山楂50g、天花粉90g、刘寄奴50g、广郁金60g。

之后，患者于当年移民至澳洲，每年春节寄来贺卡，并告身体健康至今。

【按语】患者因手术而致气血两亏，气阴不足。然中医认为脾为气血生化之源，处方遣药重点在于补气以健脾，益气以生血。主用参、芪、归、芍之属。加用半枝莲、白花蛇舌草、生米仁等品以防颈肿复发。对正气大虚患者，除服用煎药外，还可用丸药调整体内气血阴阳，增强人体正气。丸药处方关键在于选药恰当，掌握剂量，并根据所用药物加入适当佐使之品，如以肉桂心温通气血，以利药物吸收；白豆蔻芳香以醒脾助运；小川黄连苦寒，以防气壅化热等，使丸药发挥最佳药效。

四、益气健脾、活血和营法治愈甲状腺功能减退症一例

蒋某，女，46岁。

初诊：1976年1月17日。

主诉及病史：患者于1975年9月15日因甲状腺肿大住某医院外科病房，作双侧甲状腺切除术。病理报告为桥本氏甲状腺炎。术后10天出院。回家后体质日见衰弱，纳呆，胸闷，失眠，畏寒，面黄，全身浮肿，关节酸痛，经闭。于1975年11月23日再次入院，检查：血沉34mm/1h，总胆固醇7.8mmol/L，心电图提示心肌缺氧，基础代谢正常，甲状腺及碘^{131}率测定为24 h为23.1%在正常范围低值。经西药治疗证情未见好转，诊断为甲状腺功能减退症。目前自觉胸闷不舒，夜寐不安，终日忧虑，不思饮食；两下肢关节酸痛，行路蹒跚；畏寒怯冷，体温偏低；舌体胖大，伸缩不能自如，经常被牙齿咬破，言语亦欠流利。近一周来，喉痒咳嗽，痰黏而少，咯吐不爽。

诊查：全身浮肿，神疲乏力，面色萎黄，表情呆滞。舌苔薄，舌质淡，舌体胖大。脉象细弱而沉迟。

辨证：本证气虚脾弱，气滞血瘀，营血不足为其本，外邪犯肺，肺气失宣，久郁化热为其标。

治法：清宣肺气、化痰止咳，佐以活血和营、行水消肿。

处方：蜜炙麻黄5g　前胡9g　蒲公英30g　银花藤30g　枇杷叶15g(包)　桂枝5g　炙甘草3g　红花9g　赤芍9g　怀牛膝12g　瓜蒌皮12g　广郁金12g　桑白皮18g　生牡蛎30g　谷芽、麦芽各12g

二诊：1976年1月30日。服上方药12剂。咳嗽已愈，夜寐渐安，胃纳稍佳，大便正常，仍感胸闷、乏力，余症如前。苔薄质淡，舌体胖大，脉细弱。外邪既除，上方撤去清宣肺热之品，重用益气健脾、利水消肿之药，辅以温通经脉、活血和营之品。

处方：党参12g　炒白术12g　茯苓皮12g　炙甘草3g　煅牡蛎30g　川桂枝9g　杜红花6g　全当归9g　生白芍12g　肥玉竹15g　怀牛膝12g　宣木瓜12g　瓜蒌皮15g　广郁金12g　谷麦芽各15g

三诊：1976年2月24日。服上方药21剂。面浮渐消，胸闷减轻，胃纳渐增，夜寐渐安，下肢关节酸痛已减。近停药3天后又感下肢酸胀乏力。苔薄质淡，舌体微胖，脉细缓而稍见有力。既已获效，仍守前法。上方去瓜蒌皮、宣木瓜；红花加为9g，广郁金加为15g，生白芍减为9g；加生黄芪9g，青皮9g。

四诊：1976年3月13日。服上方药14剂。证情继续好转，下肢关节酸痛大为减轻，行走便利。最近月经超前一周来临，量先多而后正常；面色渐见正常，面浮渐消，但面部下半部仍稍有浮肿；苔薄，质淡红，舌体也渐缩小，已不咬痛，言语亦渐灵活。脉细缓、渐有力。仍守前法，照2月24日方炒白术加为18g，去青皮，加佛手片9g。

五诊：1976年4月5日。服上方药21剂。证情好转。已上半天班，工作尚能胜任，但下班后甚感劳累乏力，下肢酸软，面又浮肿，面色萎黄。苔薄质淡，脉细缓而渐有力。仍守前法。照上方党参加为15g，黄芪加为12g，茯苓加为15g，煅牡蛎加为60g，去怀牛膝，加仙灵脾12g。另以红参30g，切片，分20天服，每日1.5g，放小碗内，加少量水，置于锅内，锅内加适量水，隔水用小火蒸，煮沸后蒸半小时，每天早晨空腹饮汁，其渣亦嚼细缓缓咽下，隔半小时再进早餐。

六诊：1976年4月26日。服上方药21剂，又服红参30g。证情明显好转，浮肿全消，面色稍转正常，仍上半天班，但已不感劳累。苔薄净，质淡，脉细缓渐见有力。照上方白术加为21g，仙灵脾加为15g；茯苓皮改为12g，去炙甘草，加红枣30g。另红参30g，服法如前。

七诊：1976年5月15日。上方药共服18剂，又服红参30g。证情继续好转，但面色仍黄，上腹有时疼痛，在某医院(原来作甲状腺切除手术的医院)作超声波检查，发现胆囊收缩功能较差。苔薄质淡红，脉细缓。仍守前法，照4月5日方去茯苓皮、当归、白芍、仙灵脾，加熟地黄12g、银花藤30g、鸡血藤24g、生赤芍15g。

八诊：1976年6月8日。服上方药21剂。证情佳，胆囊区已不痛，但时感喉痒干咳。苔薄质淡，脉细滑。照5月15日方去桂枝、红花、炙甘草，炒白术加为24g，党参减为12g，鸡血藤加为30g，广郁金加为18g，再加制黄精18g、桑椹12g、紫丹参12g。另红参30g，服法如前。

九诊：1976年6月29日。服上方药21剂。证情继续好转，精神好，气力增，一切渐见正常，苔薄质淡红，脉细缓。照上方去桑椹。另红参30g，服法如前。

十诊：1976年7月24日。服上方药21剂。证情稳定，惟感汗出较多，苔脉如前。照6月8日方去桑椹、银花藤、熟地黄，加生地黄12g。

十一诊：1976年8月21日。服上方药21剂。月经延期，于8月6日行经，量少，夜寐不酣，汗出仍多，午后口渴，今晨大便溏薄，苔脉如前。照上方去煅牡蛎、赤芍、佛手、谷芽；炒白术减为18g、广郁金减为15g；加麦冬12g、茯苓12g、焦六曲12g、红花9g。

十二诊：1976年9月23日。服上方药21剂。自诉在9月9日起已上全日班，情况良好，口不渴，汗已少，9月17日行经，一切正常，近日睡眠欠酣。苔薄，脉细缓。照上方去红花、焦六曲，加首乌藤30g、佛手9g。

十三诊：1976年10月28日。上方药共服21剂。已停药2周，证情稳定，苔脉如前。照上方嘱其续服21剂。

十四诊：12月13日。上全日班已有三个多月，停药亦已三周余，眠食俱佳，一切正常，能胜任繁重工作。今冬气温较往年为低，但不畏寒冷，棉袄尚未穿着，说明体质增强。

【按语】患者由手术而引起甲状腺功能减退，黏液性水肿，徐老运用辨证与辨病相结合的观点，见患者有阳虚水肿之证，投以大剂益气温阳、利水消肿之品；兼有气滞血瘀之证，再佐以大量行气活血之药。在服药期间，患者仍未服甲状腺素，病体能逐渐康复，说明用药精当，疗效显著。

五、清肺化痰、安络止血法治愈支气管扩张症咯血一例

包某，男，60岁。

初诊：1984年1月14日。

主诉及病史：罹有支气管扩张症30年。晨起经常咳吐大量腥臭稠厚黄痰，稍有劳累或冷热不慎，即导致咯血。经中西医治疗，虽能使症状减轻，但终不能根治。随着年龄增大，咯血次数亦随之增多。今已咯血五天，血色红而略带紫暗，量不多。晨起痰多腥臭稠厚，咳吐不畅，并感胃脘不舒，纳食欠佳。

诊查：面色少华，精神不佳。苔薄腻偏黄，脉弦细。

辨证：证属痰热蕴肺，热郁伤络。

治法：清肺化痰，安络止血。

处方：鱼腥草30g　银花藤30g　山海螺30g　桑白皮12g　瓜蒌皮18g　制半夏15g　枇杷叶15g（包）　茯苓15g　陈皮12g　小川黄连1.5g　肥玉竹15g　南北沙参各15g　仙鹤草30g　生蒲黄9g（包）　谷麦芽各15g　炙甘草5g

另服参三七片，每次5片，每片含三七粉0.3g。日服3次。汤药及三七片，皆在饭后两三

小时服。

二诊:1984年2月22日。服上方药14剂。药后咯血已止,惟感咳痒,咳嗽减轻,咯痰易出,痰色偏黄,胃纳渐佳。肺有余热,仍以清肺为主。照上方去鱼腥草、山海螺、小川黄连、生蒲黄、仙鹤草,加蒲公英30g板蓝根30g。

同时处以散剂方:一见喜250g、鸡内金30g、代代花20g、陈皮20g、炙甘草10g,共计330g,焙干,研细,和匀。每次服用2g,每日两三次;或装入胶囊内,每次服用5粒。晨起空腹及中、晚饭后服用。

此患者自服上方煎药21剂后,即改服散剂。连服一年半余。随访至今,支气管扩张咯血未再发作。

【按语】支气管扩张咯血,大多为邪热郁肺,以致热蕴生痰,热灼血络,迫血妄行。治当以清肺泄热为主,选用鱼腥草、桑白皮、瓜蒌皮等药。若咳痰不畅,则可选用既能清肺祛痰,又能养阴润肺的山海螺(又名羊乳根、四叶参)。为防热郁伤阴,需佐以养阴之品。以一见喜为主研末为散服用,是本案特色。一见喜又名穿心莲、榄核莲,功能清热解毒,其抗菌消炎作用亦为药理实验所证实。然其味甚苦,为防苦寒败胃,佐以代代花、鸡内金行气开胃、健脾和中,并用陈皮燥湿祛痰,甘草调和诸药。此散剂方用于支气管扩张症咯血休止期,屡奏捷效。

六、祛邪扶正、标本兼治法治愈支气管哮喘一例

李某,男,52岁。

初诊:1963年9月23日。

主诉及病史:4年前盛夏下乡演出,因天气炎热,闷热难耐,遂用井水洗浴,当夜即突发哮喘。之后,每遇秋冬气候变化之际即发哮喘。今夏气候闷热,哮喘提前发作。现喘发已有4天,服麻黄素及氨茶碱。白天尚能控制不发,但睡至半夜,哮喘仍作。常睡至下半夜时突然胸闷气塞,气急喘鸣,为之惊醒,因喘急不能平卧,强迫端坐,呼吸困难,汗出淋漓,咳嗽咯痰不爽,痰稀薄白色而黏。胃纳欠佳,神疲乏力。

诊查:精神不振,咳嗽气急,喉中喘鸣。苔厚腻呈淡黄色、两脉弦滑。

辨证:证属脾肾两虚,肺失宣降。

治法:宣肺化痰、降逆平喘,佐以健脾燥湿、补肾纳气。

处方:蜜炙麻黄5g　光杏仁9g　竹沥半夏9g　薄橘红5g　车前子9g(包)　炒枳壳9g　花槟榔12g　甜葶苈9g(包)　旋覆花9g(包)　炒苍术5g　炒白术5g　补骨脂9g　生谷芽9g　生甘草3g

二诊:1963年9月30日。服上方药7剂。哮喘发作已减,尤以半夜发作减轻最为显著。服药7天来已停服一切西药,胃纳渐佳。苔腻稍化,两脉弦滑。仍宗前法增损,上方去苍术、谷芽,加党参9g。

三诊:1963年10月7日。服上方药7剂后咳喘显著减轻,体力稍复,已恢复半天工作,惟白天演出后,至晚甚感疲乏。苔腻渐化,两脉渐缓。照上方去竹沥半夏,加生黄芪9g。

四诊:1963年10月14日。药后证情稳定,苔脉如前。仍守前法,将白术加为9g。

五诊:1963年10月21日。服上方药7剂,证情稳定。苔腻渐化,两脉渐缓。照上方再服药7剂。

六诊:1963年10月28日。喘平咳减,眠食俱佳。苔腻渐化,两脉渐缓。照10月21日方

去甜葶苈，7剂。

七诊：1963年11月4日。服上方药7剂后，哮喘不发，夜寐安稳，胃纳颇佳，体力渐复。苔薄腻，两脉渐缓。上方去车前子、花槟榔，加南沙参12g、佛耳草12g、竹沥半夏9g。另雪梨膏1瓶，每服一匙至两匙，嘱其登台演出时冲入白开水代茶，以作润喉之用。

八诊：1963年11月11日。服上方药7剂。哮喘未发，能全天工作（日夜两场演出），眠食俱佳，舌苔薄腻，脉象如前。仍守前法。上方去薄橘红、生甘草，加广陈皮3g，炙甘草3g，炙麻黄减为3g。嘱其服完7剂后停药。

于1963年12月16日，患者来信说，现已恢复健康，登台演出日夜两场，精神充足，不感劳累。

【按语】凡哮喘反复发作或发作日久，患者多数呈现虚实夹杂的证候。在遇此种证情时，如仅用宣肺化痰、止咳平喘之品，只泻其实，不补其虚，喘咳乏力，往往不易平复。如在宣肺化痰药中酌加培补脾肾之品，则哮喘易于平定，体力亦易于恢复。前人说："未发时以扶正气为主，即发时以攻邪气为主。"这是在一般情况之下而言。如哮喘持续发作，正气必虚，必须祛邪扶正，标本兼治，始能获效。

七、清肺泄热、活血通脉法治愈心肌损害（胸痹）一例

胡某，男，45岁。

初诊：1976年12月18日。

主诉及病史：前因胸闷胸痛在某医院作心电图检查，发现T波倒置及S-T段压低，提示心肌损害。近一个月来因感冒咳嗽，胸闷胸痛症状加重，服药无效。现咳嗽痰少，咯痰不畅，口干思饮，胸闷不舒，且时感隐痛，四肢乏力，大便秘结不下。如大便三四天不通，则有腹痛之患；如用泻药而通便，则有倦怠气促之苦，故必隔数天服用泻药。

诊查：苔薄黄而腻，质红，边有齿痕；脉象滑数。

辨证：外邪犯肺，肺气失宣，郁而化热，气滞血瘀，腑行不畅。

治法：清化痰热，润肺养阴，佐以活血通脉。

处方：银花藤30g　蒲公英30g　黄芩12g　枇杷叶15g（包）　瓜蒌皮仁各12g　北沙参12g　肥玉竹15g　广陈皮9g　紫丹参9g　杜红花9g　生赤芍12g　川芎9g

二诊：1976年12月21日。服上方药3剂。药后胸闷已减，余症未瘥。苔黄腻，脉滑数。治宗前法加减，加重清肺化痰止咳之品。处方如下：

紫花地丁30g　野菊花15g　山海螺30g　黄芩9g　瓜蒌皮仁各12g　佛耳草12g　枇杷叶15g（包）　陈皮9g　肥玉竹15g　杜红花9g　生麦芽15g　生甘草3g

三诊：1977年1月4日。服上方药6剂。咳嗽明显减轻，然胸痹未除，腹痛便艰。苔腻渐化，脉细滑。邪去则治本，拟益气养阴、活血通脉，佐以理气止痛。

处方：生黄芪9g　北沙参12g　肥玉竹15g　杜红花9g　鸡血藤30g　瓜蒌皮仁各12g　陈皮9g　生麦芽15g　鸡屎藤30g

四诊：1977年1月18日。服上方药14剂。药后胸痛渐见减轻，仍有便艰腹痛。苔薄腻，脉弦滑。治以活血通脉、宽胸利痹为主，佐以润肠通便。

处方：黄芪9g　丹参9g　制黄精15g　肥玉竹15g　红花9g　麦冬12g　佛手片9g　瓜蒌皮仁各12g　姜黄9g　刘寄奴15g　首乌藤30g

五诊：1977 年 2 月 8 日。连服药 14 剂，胸闷胸痛明显减轻。苔腻渐化，脉细弦。于 2 月 4 日作心电图检查，T 波倒置现象已消失。

处方：紫丹参 9g　红花 9g　川芎 9g　生赤芍 12g　桃仁 9g　瓜蒌皮仁各 12g　蒲公英 30g　麦冬 12g　肥玉竹 15g　首乌藤 30g　生麦芽 15g　鸡屎藤 30g

上方药连服一月余，证情显著好转。

【按语】患者因外感引起咳嗽，拖延 1 月，邪热灼肺，肺阴耗伤，因此，用大剂清热润肺之品而获显效。药用蒲公英，既能清热解毒，又能缓下通便；瓜蒌既能清肺润肠，又能利气宽胸，皆一举两得。再根据辨病观点，心肌损害多由局部心肌供血不足所致。用丹参、川芎、红花、赤芍等均具有扩张冠状动脉、增加冠状动脉血流量、改善心肌供血之作用。根据临床体会，凡心脏有病，如兼有肺部感染、喉痒咳嗽、咯痰不爽，往往使心脏负担加重，胸闷等症增剧，一旦肺部之邪祛除，心脏负担减轻，证情即易于改善。此即中医辨证用药之特色。

八、补肾固涩法治愈遗尿一例

申某，男，15 岁。

初诊：1971 年 6 月 14 日。

主诉及病史：自幼白天小便频数，每夜必尿床两三次，以致夜幕降临即感情绪紧张。曾至某医院检查身体及验尿，未发现异常。胃纳尚佳。

诊查：形体消瘦，苔薄，脉细。

辨证：证属肾气虚亏，膀胱失司。

治法：补肾固涩，佐以养心安神。

处方：补骨脂 12g　菟丝子 15g　覆盆子 12g　金樱子 12g　桑螵蛸 9g　制狗脊 30g　煅牡蛎 30g　淮小麦 30g　红枣 6 枚　陈皮 6g

二诊：1971 年 6 月 21 日。服上方药 7 剂。药后夜间遗尿减为一次，临暮情绪紧张等亦有减轻。嘱其上方药连服三至四周。

此方药连服一月余，夜间遗尿治愈。

【按语】遗尿病症，大多为下元虚弱、膀胱失约所致。此患者年值 15，乃生长发育之际，但形体瘦弱，且遗尿频频，皆为肾虚之象。治当以补肾扶正为主，与固涩缩尿之品同用。本案所用补骨脂、菟丝子、制狗脊等品，都是补肾治本药物。其中补骨脂、菟丝子既能补肾助阳，又能固精缩尿，标本兼顾，用于本案，甚为相宜。

九、益气健脾、清利湿热法治愈青鱼胆中毒引起的肾功能衰竭（癃闭）一例

马某，男，57 岁。

初诊：1971 年 6 月 24 日。

主诉及病史：素体健康，惟感两目昏糊，在农村听说青鱼胆能“明目”，故在 2 周前生吞青鱼胆一只（鱼重十余斤），引起呕吐、腹泻。经治疗服药后腹泻渐止，但小便减少，腹部日渐膨胀，呕恶不止，巩膜及全身出现黄疸，证情日见严重。遂至某医院诊治，6 月 21 日晨验血：非蛋白氮（N. P. N）71. 4mmol/L。诊断为急性肾功能衰竭，即予对症治疗。6 月 22 日加用中药利尿

药鲜茅根每日1kg，煎汤代茶；蟋蟀（处方名为将军干）两只，焙干，研细末，分2次内服。6月23日夜半至24日中午12小时内，尿量不足100ml，下午即无小便。患者感到胃脘痞满，胸闷气急，干呕不止，饮食不进，大便不通，小便点滴不下。

诊查：巩膜及全身发黄，神志尚清，胸闷气急，不能平卧，胃脘痞满，干呕不止，腹部膨胀，二便不通，烦躁不安。苔厚腻而黄，脉弦数。

辨证：证属湿浊内阻，蕴结化热，脾胃升降失司，三焦气化不行。

治法：益气健脾，清利湿热。

处方：生黄芪15g　生白术12g　茯苓15g　甜葶苈18g（包）　车前子15g（包）　淡竹叶30g　平地木18g　绵茵陈18g　黄连5g　制半夏12g　黄芩12g　炒枳壳9g　当归9g　白芍9g　丹皮9g　生谷芽35g

处方后嘱家属先配1剂，煎后分次缓缓服下，以免药力未达而吐掉。当晚8时至半夜服完。6月25日清晨小便渐通，病情开始好转。上方药既合病机，嘱续服数剂，不久即病愈出院。在1976年初夏，函告，出院后身体一直健康。

【按语】此案为误食青鱼胆而中毒，临证时证情危急，甚为棘手。之所以能一剂见效，数剂而愈，关键在于立法、处方、遣药时辨证与辨病相结合。患者起病2周，虽有苔厚黄腻、便秘腹胀之候，然饮食少进，赖补液以维持，故肠中并无燥屎积滞。胸闷、干呕、溲闭、腹胀、黄疸等症，皆为湿浊内阻、蕴结化热，脾运不健，三焦气化不行所致。结合辨病，主要矛盾为肾功能衰竭。治疗时一般利尿药已不能发挥作用，故处方遣药时选用对肝肾功能有保护作用，且具利尿功效的黄芪、白术，此为辨病用药。然湿热内蕴，胸闷呕吐、身黄苔腻，腹胀溲闭，岂能单用甘温益气之芪、术，必须结合辨证用药，以调节全身功能，始能发挥药物之特殊作用而无流弊。即用茯苓配芪、术以益气健脾利水；车前、竹叶、平地木、茵陈以渗湿泄热，通利小便；葶苈子泻肺平喘利水；芩、连清热燥湿、泻火解毒；黄连、半夏清热和胃、降逆止呕；枳壳行气宽中以除胀；归、芍、丹皮和营泄热；谷芽和中开胃。如仅据辨病而单用芪、术则有气壅致胀之害；如仅从辨证考虑，只用芩、连、苓、夏、枳壳、竹叶、车前、茵陈等祛邪之品，不用芪、术补气药，则肾功能不易迅即恢复。由此可见，辨证用药与辨病用药相结合的重要性。

十、活血消肿、利尿通淋法治愈前列腺肥大（淋证）一例

叶某，男，72岁。

初诊：1976年5月5日。

主诉及病史：排尿困难已有多年，每次小便淋沥不畅，需费时约15分钟，且因用力排尿，以致大便也同时流出，不能控制。有时小便不通，还须去医院导尿，甚感痛苦，经检查发现有前列腺肥大。

辨证：瘀血内阻，膀胱气化不利。

治法：活血消肿，利尿通淋。

处方：王不留行9g　当归9g　红花9g　赤芍9g　莪术12g　怀牛膝12g　车前草30g　石韦30g　蒲公英30g　生麦芽15g　生甘草5g

二诊：1976年5月22日。服药后小便通畅，证情明显好转。嘱其续服10剂，以巩固疗效。

【按语】前列腺肥大引起排尿困难，需重用活血消肿之品，方可奏效。方中王不留行、当

归、红花、赤芍、莪术、怀牛膝均能活血祛瘀，且王不留行、怀牛膝又有利尿之功；车前子、石韦、蒲公英具有利尿消炎作用，与上述活血祛瘀药相配，可收活血消肿、利尿通淋之效。

十一、凉血解毒、活血祛瘀法治愈过敏性紫癜一例

吴某，女，20岁。

初诊：1974年12月5日。

主诉及病史：患者在半个月前患感冒后，发现四肢皮肤突然有大量点状出血点，而以下肢为多，经检查诊断为过敏性紫癜。用西药及激素治疗，证情未见好转，下肢的出血点有增无减，并感口渴、咽喉肿痛。

诊查：四肢皮肤有大量出血点，以两下肢较多，有些出血点已融为暗紫色的瘀斑，其间夹有颜色鲜红的出血点。苔薄舌质红、脉弦滑。

辨证：证属血热妄行、瘀血内停。

治法：凉血解毒，活血祛瘀，佐以清热养阴。

处方：马兰根30g　墨旱莲15g　大生地黄30g　生赤芍9g　水牛角9g　牡丹皮6g　大青叶15g　金银花9g　净连翘12g　黑玄参9g　大麦冬9g　生甘草5g

二诊：12月12日。药后皮下出血逐渐控制，瘀斑逐渐消退，咽痛亦显著减轻。照上方去大青叶，继续服药1周。

三诊：12月19日。药后皮下出血已止，瘀斑消退将尽，一切恢复正常。嘱其再服药1周，以巩固疗效。

【按语】皮下出血病症，虽非疑难杂证，但要将其治愈，亦非易事。尤需注意遣方用药，不可见血止血，当明辨出血原因。本案乃属血热所致。但出血点为暗紫色与鲜红色夹杂，可见尚有瘀血内阻之象，若瘀血不祛，则血不循经，脉络受阻，即使止血，出血亦断然不止。故治宜凉血、活血兼而用之，才获全胜。方中重用马兰根凉血止血，清热解毒；旱莲草凉血止血，养阴；水牛角凉血止血，清热解毒以代犀角；赤芍、丹皮凉血散瘀；大青叶、银花、连翘清热解毒；生地黄、玄参、麦冬养阴生津，其中大青叶、连翘、玄参（又有清热凉血、解毒功效）三药亦可用于血热发斑；甘草调和诸药，合而奏效。

十二、扶正祛邪、攻补兼施法治愈恶性葡萄胎（流产）一例

杨某，女，30岁。

初诊：1976年10月29日。

主诉及病史：患者于1975年9月怀孕四个月时，突见阴道出血，流产，发现为葡萄胎，遂进行化疗。但化疗反应剧烈，呕恶纳呆，体力不支，尿妊娠试验持续阳性。要求服用中药调治。自诉少腹两侧靠近腹股沟处牵掣疼痛，伴腰酸，口苦，口干，恶心，纳食不香，乏力。

诊查：形容憔悴，唇角及口腔溃疡。苔薄中剥，尖红，脉细弦。

辨证：证属热毒炽盛，气阴两亏。

治法：凉血解毒，益气养阴。

处方：紫草根30g　半枝莲30g　白花蛇舌草30g　生地黄15g　麦冬15g　金石斛12g　丹皮9g　赤芍12g　孩儿参12g　瓜蒌皮24g　谷麦芽各15g　佛手片9g　生甘草3g

二诊:1977年3月10日。服上方药21剂后,尿妊娠试验已转阴。证情改善,现仅感腰酸痛,余无所苦。苔薄,脉细。

处方:半枝莲30g 白花蛇舌草30g 紫草根30g 生赤芍18g 莪术24g 生米仁30g 瓜蒌皮24g 茯苓皮18g 炒白术12g 制黄精18g 制玉竹15g 熟女贞24g 补骨脂18g 生麦芽18g 陈皮6g

三诊:1977年3月28日。纳食已增,腰酸痛减;经行腹痛,量多。照3月10日方,去栝蒌皮、茯苓皮、米仁、莪术,加党参12g,黄芪12g,川续断18g,陈皮加为9g。

为防止月经过多、腰酸、腹痛,另处一方备用:

半枝莲30g 白花蛇舌草30g 紫草根30g 当归12g 生白芍12g 党参12g 生地黄12g 熟女贞24g 旱莲草30g 仙鹤草30g 延胡索12g 炒白术18g 制香附12g 生谷芽30g 生甘草5g

四诊:1977年4月25日函诊。药后腰酸、乏力等症减轻,惟胃纳欠佳,时作恶心,伴胸闷。大便正常。照3月10日方去莪术、黄精、米仁、茯苓皮、补骨脂,加党参12g、黄芪9g、制半夏12g、生麦芽加为30g,陈皮加为9g。

五诊:1977年5月7日。即将行经,停服上方药。另外处方:

党参12g 当归9g 川芎9g 赤芍18g 瓜蒌皮18g 广郁金12g 黄芩12g 生蒲黄9g(包) 仙鹤草30g 熟女贞15g 玄胡索12g 谷麦芽各15g 制半夏12g 肥玉竹15g 陈皮9g 炙甘草3g

六诊:1977年5月22日。服上方药7剂。经行量较前减少,腰酸腹痛减轻;胃纳有所好转,但仍欠佳;口干,苔薄,脉细缓。

处方:石上柏30g 白花蛇舌草30g 党参12g 黄芪9g 炒白术12g 茯苓皮15g 当归9g 生赤芍12g 制玉竹15g 熟女贞15g 金石斛12g 大麦冬12g 陈皮6g 生麦芽30g

此患者前后服用中药1年左右,身体逐渐恢复正常,于1978年底顺产一男婴。

【按语】本例葡萄胎虽经化疗,但尿妊娠试验持续阳性。经化疗后,多见气阴两伤,故治宜气阴双补,配以清热解毒、抗癌之品。在此特别应重视健脾和中。因脾为气血生化之源,脾胃功能正常,则气血生化旺盛,人之正气亦随之强盛,正盛则邪衰。本案疗效满意,其理在此。

十三、补益肝肾、活血通络法治愈脊柱增生(痹痛)一例

吴某,男,57岁。

初诊:1976年1月13日。

主诉及病史:患者于四个月前开始突感左侧上下肢及右手腕疼痛,昼夜不止,至晚更剧,不能入寐,呻吟不已。屡服西药镇痛药及中药祛风湿剂无效。于1975年10月10日X光摄片发现胸椎$_{12}$及腰椎$_{1\sim5}$前上角轻度骨赘改变(骨质增生)。现行路不便,需人扶持。

诊查:左侧上肢疼痛,不能伸举。左下肢疼痛,行走不利,左脚踝浮肿,皮色不变,右手腕疼痛,握物不便。舌苔薄白,舌质淡红。

辨证:证属气血凝滞、肝肾两虚。

治法:补益肝肾,活血祛瘀通络。

处方:熟女贞18g 仙灵脾24g 骨碎补15g 怀牛膝12g 宣木瓜12g 制玉竹15g

鸡血藤 30g　杜红花 9g　大川芎 9g　生赤芍 12g　玄胡索 12g　丝瓜络 9g　首乌藤 30g　生谷芽 15g

二诊：1976 年 1 月 28 日。服上方药 14 剂，症情改善，左侧上下肢及右手腕疼痛减轻，但服药后胃中感到饥饿，稍进饮食，似觉舒适。上方去谷芽，加麦冬 12g，佛手片 9g。

三诊：1976 年 3 月 4 日。服上方药 28 剂。药后证情显著改善，足肿已消，左侧上下肢及右手腕疼痛大为减轻，仅左下肢膝盖下稍感疼痛，行路不需扶持，走路时稍感牵掣。胃纳正常，睡眠安稳。上方去丝瓜络、首乌藤，加党参 12g，原方中骨碎补加为 18g、仙灵脾加为 30g、怀牛膝加为 15g。

四诊：1976 年 5 月 25 日。服药 30 剂后，左侧上下肢及右手腕疼痛俱止，行动便利，已于 5 月 2 日恢复全日工作。因上班后服用汤药不便，即照原法改为丸药调服。

处方：制玉竹 60g　鸡血藤 90g　骨碎补 90g　大川芎 60g　炒赤芍 60g　杜红花 60g　熟女贞 60g　怀牛膝 90g　宣木瓜 90g　白茯苓 60g　延胡索 60g　桑寄生 60g　生黄芪 60g　广陈皮 30g

制法：以上 14 味药共计 930g。焙干，依法研制为细末，和匀。另以仙灵脾 120g、大麦冬 60g、谷麦芽各 30g，共计 240g，加水适量，煎取浓汁，掺入上述药末内，泛为丸，如绿豆大。

每服 9g，用温开水送服。早晚各服 1 次。如胃纳不佳，只在每晚临睡时服 9g。

1976 年 12 月 18 日其女来告：患者自 5 月初复工后，身体健康，一直坚持工作。

【按语】脊柱增生往往引起上肢或下肢麻木酸痛及腰痛，由于疼痛持续，对患者的工作影响很大。根据中医辨证，此证与肝肾两脏有关。临床治疗有以补肝肾之阴者，亦有主张温肾散寒者。但必须看到，脊柱增生，其周围组织，一定受到压迫，其受到压迫之处，必有气行不畅、血流瘀滞之患。气滞血瘀，不通则痛，故在治疗时，在补益肝肾的基础上，需重用活血祛瘀、通络止痛的药物。而在运用补肾药时，应考虑到此种慢性疾患，服药时间较长，故一方面既要温补肾阳，又要适当地滋养肾阴，如此阴阳兼顾，久服始无流弊。本案疗效甚佳，其理在此。

十四、补气活血、和营通络法治愈左前臂桡神经损伤（左手痹痛）一例

柳某，女，26 岁。

初诊：1985 年 1 月 26 日。

主诉及病史：最近一月余来为赶打文件，日以继夜，左手劳累过度，时感酸楚。于 1984 年 12 月 6 日晨起身时，发现左前臂自肘关节起至手腕关节及左手五指和手掌，疼痛甚剧，不能伸举。经骨科检查诊断为桡神经损伤。用激光及针刺治疗 7 周，疼痛减轻，左臂已能伸举，但左手腕关节感到僵硬、前屈后仰皆属不利，尤以左手五指既不能伸张，更不能紧握成拳，影响生活及工作，情绪忧郁，胃纳不佳。

诊查：左手腕关节肤冷僵直，五手指呈内屈状，不能紧握，更不能伸展，用手扳之始能伸直，左前臂按之仍痛。苔薄质红，脉细弦。

辨证：患者劳累过度，势必耗伤气血。现气虚则气行不利，造成气滞血瘀、经络不利之证。

治法：补气活血，和营通络。

处方：生黄芪 15g　全当归 15g　川芎 9g　生赤芍 15g　杜红花 9g　桃仁 9g　广地龙 6g　川桂枝 9g　鸡血藤 15g　桑寄生 15g　川郁金 9g　制黄精 12g　小青皮 9g　大麦冬

15g　肥知母12g　谷麦芽各15g　生甘草5g

二诊:1985年2月23日。服上方21剂。药后胃纳渐佳,但大便溏薄。自诉用右手握紧左腕关节时,左手的中指、无名指及小指已能微微伸展,稍有进步。近时感心悸。原有痛经之疾,今日行经,已无痛经现象。两面颊发痤疮,苔脉如前。因其便溏,故照上方去桃仁、制黄精、麦冬、知母、小青皮;因其心悸,加肥玉竹15g、野百合15g,再加丝瓜络9g、桑枝30g、海风藤15g,加强通络之功。去桑寄生,因其肺热面生痤疮,故加冬桑叶9g,川郁金加为12g,生甘草加为6g。

三诊:1985年4月1日。服上方21剂后证情好转,左手指已渐能伸展、握紧,腕关节活动亦渐感自如;左前臂轻按时尚感疼痛,但不碰不痛;面部痤疮渐消,大便正常。偶有心悸,纳谷不香。苔薄白质红,脉细弦滑。因其胃纳呆滞,照2月23日方去地龙、冬桑叶,加刘寄奴9g、黄芩12g,野百合加为30g。

四诊:1985年7月2日。持续服上方药75剂。左手指及腕关节已全部恢复正常,左前臂按时已不痛。现停药已逾半月。胃纳欠佳,自感内热口臭,两手心及脚心发热。苔薄,质红,脉细。照上方去桂枝、桑枝。加生地黄12g、天花粉30g、炒苍术9g,黄芩加为15g。

【按语】患者所用方药系补阳还五汤加味,即加鸡血藤、郁金、海风藤、桑枝等活血通络药物,并用黄精、知母为辅,以滋阴润筋。后因患者便溏,恐久用寒凉损伤脾阳而去黄精、知母。方中所用刘寄奴既能活血祛瘀,又能消食化滞。地龙有通络之功,但其性寒凉,多服碍胃,配以桂枝温通经脉,不仅无寒凉滞脉之弊,且加强其通络之功,为本方用药特色。

（郭忻整理）

【编者评注】患者打字过劳而致左手指、肘、腕活动受阻,西医骨科检查诊断为左前臂桡神经损伤,是属劳伤之证;患者症见手指半屈,握固、伸屈不能,似为痉挛之症。从中医而论,劳伤一般责之阳虚,痉挛则多见肝肾阴虚,且病久延年,更是虚证之象,理当从温补肾阳、滋养肝肾入手,尤宜以滋阴柔筋为主。然徐老独具慧眼,不按常规论治,取用活血通络之剂进治,佐以补气养阴之剂,获取良效。究其奏效之因,盖神经之损伤,理当靠血循之营养供奉以复元,今活动受阻,必有血循不畅之病理因素,活血通络正是促使神经复元的主要途径,再以补气滋阴之药,顾其阴阳亏虚之不足,主次分明,燮理阴阳,全面顾及,此也是辨病与辨证在医理上相结合而指导临床的明证。

胡访梅医案

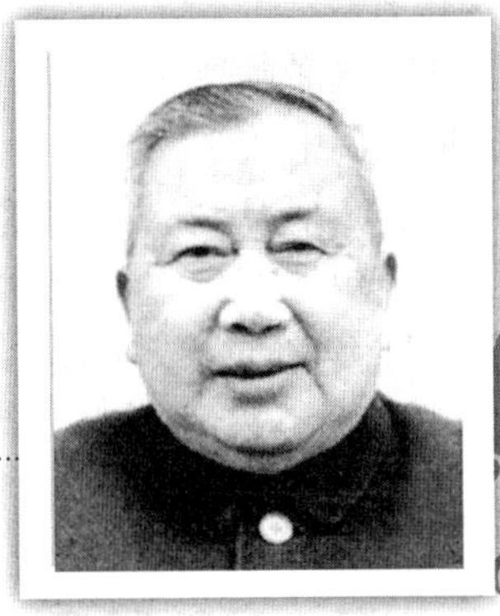

【生平传略】

胡访梅，1922年生，青浦县人。中学毕业后，专心攻读医学经典著作。1934年拜师学医，1936年悬壶。1950年任青浦县城厢镇医院院长，从事临床和带教工作。行医六十余年临床经验丰富，对妇科造诣精深。

一、两地汤合归脾汤加味治愈月经先期一例

施某，女，33岁。

初诊：1984年2月14日。

主诉及病史：月经先期、量少，开始每月超前七八天，逐渐增加至一月两次。因产后耗伤阴血，阴虚生内热，经水超前，一月二至，量少，色红；头晕目眩，腰酸，带淋，手足心热，耳鸣，乏力。

诊查：舌红少苔，脉细数。

辨证：阴虚内热，肾虚阳亢。

治则：养阴清热。

处方：生地黄12g　丹皮6g　黑元参10g　辰麦冬6g　地骨皮10g　全当归10g　阿胶15g　胡黄连3g　生甘草5g

二诊：药后经量增多，经色淡；伴神疲、少气懒言。头晕耳鸣减轻；舌淡苔白，脉细缓。乃心脾气虚，不能回报。拟养心益脾，补气摄血，脾肾兼顾。

处方：党参15g　黄芪15g　焦白术6g　广木香10g　茯苓10g　炙远志5g　酸枣仁12g　生熟地黄各12g　淮山药12g　山萸肉10g　全当归12g　白芍9g

【按语】本例为产后病久耗伤阴血，血虚生内热，热扰冲任，故用两地汤加减，取效后因经色淡而量较多，转用调补心脾以统血养血，终收全功。

二、附子理中汤加味治愈痛经一例

林某，女，23岁。

初诊：1990年1月23日。

主诉及病史：痛经六七年。月经周期基本正常，16 岁月经初潮，无腹痛，由于饮冷引起经前少腹痛，每次疼痛如绞，甚则晕厥，呕吐下泻。本次月经 1 月 18 日来潮。

诊查：苔白，脉细紧。

辨证：脾胃虚寒，气滞血凝。

治则：健脾和胃，温中散寒。

处方：炙附片 6g　炮姜 3g　焦白术 6g　炙甘草 5g　党参 15g　炒陈皮 6g　广木香 5g　元胡 6g　没药 6g　川楝子 6g　炒白芍 6g

服药 1 剂腹痛即除，经量正常，继以艾附暖宫丸巩固疗效，随访痛经未再发作。

【按语】一般经前痛多实，经后痛多虚。此例受寒导致血凝气滞，采用温而通之的原则，在经前三五天给予活血逐瘀、温经理气之剂，对实证痛经往往有显效。

三、自拟固本止带方治愈湿热带下一例

王某，女，30 岁。

初诊：1990 年 7 月 30 日。

主诉及病史：白带多，伴腰酸乏力。三个月来患者带下量多，色黄白相兼，质稠有腥味，绵绵不断，伴腰酸神疲，纳呆乏味，近日来证情加重。

诊查：苔厚腻，质淡，脉细濡稍数。

辨证：脾肾两虚，湿热下注。

治则：培补脾肾，清利湿热。

处方：苍白术各 6g　炒黄柏 10g　鱼腥草 15g　椿根皮 15g　金樱子 12g　乌贼骨 12g　芡实 10g　蛇床子 12g　炒党参 15g　茯苓 10g　淮山药 12g　生米仁 12g　菟丝子 12g　生甘草 5g　5 剂

二诊：服上方药后，带量渐减，胃纳亦增，惟仍腰酸乏力。苔薄白，脉细濡。久病脾肾两亏，余邪未净，治再培补脾肾、清利余邪。

处方：党参 15g　炒白术 6g　生米仁 12g　淮山药 12g　茯苓 12g　山萸肉 10g　川续断肉 12g　桑寄生 15g　杜仲 12g　菟丝子 12g　炒黄柏 6g　金樱子 12g　乌贼骨 12g　芡实 10g　生甘草 5g　5 剂

三诊：白带及诸症基本消失。苔薄，脉平。治再健脾补肾调理巩固。

处方：生地黄 10g　淮山药 12g　山萸肉 10g　茯苓 12g　川续断肉 12g　桑寄生 15g　杜仲 10g　菟丝子 12g　乌贼骨 12g　党参 12g　炒白术 10g　炒陈皮 6g　芡实 15g　生甘草 5g　5 剂

【按语】本例是脾虚失运、带脉弛缓，失去约束功能；久病伤肾，肾气亏损，任脉不固，湿热外侵，酝酿而成黄白带下。胡老治疗此类疾病，首先以清热利湿为主兼用健脾渗湿为辅。他用自拟固本止带方治疗白带、黄白带下数百例，均取得了较明显的效果。

四、自拟止崩汤治愈崩漏一例

李某，女，38 岁。

初诊：1990 年 5 月 10 日。

主诉及病史：经水淋漓不净两月余，伴小腹瘀痛。经水后期，四五十天一次，量正常，色暗红，3 日净，有痛经史。两个月前经来量偏多，小腹痛，继则淋漓不净，复房事不慎，经期中行房数次，于上月 4 日突然暴崩，量多如冲，经外院用止血药而经量减少，但连绵不止，由崩转漏。昨天暴崩又作，乃来本院就诊。

诊查：面色无华，唇甲淡白，头晕目眩，经水量多如冲，色暗红有血块；少腹瘀痛。苔薄黄，脉细数。

辨证：瘀血内阻，新血不能归经，成为血瘀型崩漏。

治则：祛瘀生新，扶正摄血。

处方：黄芪 20g　炒丹皮 10g　赤白芍各 10g　三七 6g　蒲黄炭 10g　益母草 12g　茜草根 10g　黑地榆 12g　侧柏炭 12g　当归 12g　花蕊石 20g　乌贼骨 20g　5 剂

二诊：服上方药后，血量减少，但仍有腹部瘀痛。苔薄白，脉细数。残瘀未净，再用止血消瘀加减。

处方：黄芪 20g　熟地炭 12g　焦当归 12g　炒白芍 10g　炒丹皮 10g　蒲黄炭 10g(包)　益母草 20g　香附炭 10g　黑地榆 12g　乌贼骨 20g　蜂房炭 12g　生甘草 5g　5 剂

三诊：服药 3 剂后瘀块已净，性晕眩，夜寝多梦，神疲乏力，面目浮肿。脾肾两虚，治再健脾补肾固冲养血以资巩固。

处方：炒党参 15g　黄芪 15g　白术芍各 10g　熟地炭 15g　墨旱莲 15g　女贞子 15g　山萸肉 10g　川续断肉 12g　炙远志 5g　酸枣仁 12g　紫石英 12g　炙甘草 5g　10 剂

【按语】崩漏证急，出血量多，每易厥脱，塞流乃是紧急措施。本例为血瘀型暴崩，原以祛瘀为主，但血如山崩，非止其血不能固其脱，但气以通为用，血以和为贵，在止血塞流过程中必须注意止血防瘀。明察止血的另一面即是瘀的形成，取其行中有止、止中有行，做到止血不留瘀、消瘀不妄攻，选择既能止血又能化瘀之品最佳，是胡老临床六十余年的宝贵经验。自拟止崩汤治妇科崩漏常能救死回生，屡见奇功。方中重用黄芪，加强益气固摄作用，取其“暴崩宜摄”之意。然导致崩漏的根本原因是脾失统摄，肾虚失于封藏，冲任二脉虚损，而不能约束经血，故健脾补肾又是治本之法。待崩漏缓解后，健脾补肾尤为要着，脾胃旺则气血生化有源，肾气充盛则蓄溢有时。另外值得一提的是，胡老治疗崩漏擅用黄芪、丹皮二味。黄芪甘温，益气血；丹皮苦寒，入血清热；二者同用，益气而不助火，清火而不伤中，无论虚实，在辨证施治基础上加此二味，对于控制出血和预防复发均有疗效，而对本虚标实者尤为适宜。仙鹤草和益母草配伍则独有心法，认为仙鹤草有收敛血之功，益母草有活血散瘀之力，二者相伍，一收一散，相得益彰，最合止血消瘀之意。花蕊石止血不留瘀，蒲黄生用破血，炒炭能止血，取其行中有止。配合黑地榆、花蕊石作用更佳，故止崩汤为止血化瘀治崩漏良方。

（方小冬整理）

五、平肝补肾法治愈不孕证一例

陈某，女，28 岁。

初诊：1988 年 3 月 1 日。

主诉及病史：结婚 5 年未孕。15 岁月经初潮，周期 5～6/30 天，量少，色深暗，有血块；少腹痛，腰酸，纳差，伴有恶心怕冷。

诊查：形瘦，舌质红，脉沉细弦。

辨证：肝郁阻络，寒客胞宫。

治则：疏肝养血，温经散寒。

处方：炒当归 10g　炒柴胡 6g　炒白术 10g　益母草 10g　金铃子 12g　炒川芎 6g　炒香附 10g　茯苓 10g　胡芦巴 12g　焦元胡 10g　炒白芍 6g　川续断肉 12g　桑寄生 15g　7 剂

二诊：药后少腹痛阵作，月经将来潮，腰酸。再以温经散寒之剂，用少腹逐瘀汤加焦白术、菟丝子。

处方：全当归 10g　炒川芎 6g　赤芍 6g　焦元胡 6g　川官桂 3g　失笑散 12g(包)　没药 6g　炒白术 6g　菟丝子 12g　川续断肉 12g　茯苓 10g　炒香附 10g　7 剂

三诊：服药第三天月经来潮，量多，有小血块；腹痛已除。为巩固疗效，嘱患者继续服药，方用傅青主养精种玉汤加味。

处方：炒熟地黄 20g　当归 12g　炒白芍 10g　山萸肉 6g　川续断肉 12g　菟丝子 15g　炒杜仲 12g　炒白术 6g　茯苓 10g　炙甘草 5g　巴戟肉 10g　砂仁 2g　14 剂

前后治疗将近 3 月而受孕。

【按语】本例有痛经史，经来少腹痛，恶心，系肝郁犯胃、脾胃虚寒、肾气不足、胞宫寒冷所致。治疗拟舒肝温经散寒，方用少腹逐瘀汤加焦白术、菟丝子、白芍、益母草、胡芦巴补肾、健脾、调经。痛经减轻后，继续用养精种玉汤平肝补肾。胡老曾用此法治愈 85 例不孕证。胡老治不孕证，先予调经，寓种子于调经之中，辨证求因，审证论治，每易收效。

六、健脾补肾、固胎摄血法治愈滑胎一例

凌某，女，28 岁。

初诊：1975 年 8 月 2 日。

主诉及病史：停经 55 天，近 2 天阴道少量流血，伴腰酸、腹痛。1975 年结婚，婚后屡孕屡堕 5 次，每次流产均因劳累所致，怀孕时间都在 50 天至 70 天，末次流产在 1975 年 5 月 5 日。1976 年 7 月 16 日来门诊，停经 45 天，胃纳呆钝，胸闷作泛，头晕乏力。苔白，脉细滑，妊娠试验阳性。诊断为妊娠恶阻，给服四物汤合香砂六君子汤，作泛减轻，胃纳稍增而停服中药。8 月 26 日见阴道少量流血，再次来门诊要求保胎。刻诊心情紧张，有腰酸、小腹下坠感，腹微痛，头晕乏力。

诊查：舌质淡红，脉细弦而滑。

辨证：气血不足，脾肾两亏。

治则：补肾健脾，养血安胎固冲。

处方：自拟无忧保胎胶艾汤加味。

炒党参 15g　黄芪 5g　焦白术 10g　淡芩炭 6g　白芍 9g　阿胶 20g　艾叶 6g　熟地黄 12g　淮山药 12g　川续断肉 12g　桑寄生 15g　菟丝子 12g　花蕊石 20g　炙甘草 5g　5 剂

二诊：9 月 2 日。阴道出血已止，腰酸及小腹痛、下坠感亦减，胃纳亦增。前方去菟丝子、花蕊石，加杜仲 12g、苎麻根 20g，7 剂。

三诊：诸症痊愈，胃纳倍增，面色转红润，已能起床，原方药继服，7 剂。

共服药 24 剂，后生一男孩。

【按语】滑胎的主要病机是精血不足，脾肾两亏，冲任损伤，胎元不固。因气虚不能摄血养

胎，加之血热扰动胎元而致滑胎。临证需嘱患者卧床休息，治以健脾、补肾、益气、养血、清热、固胎。应注意的是一年内不宜复孕，以免冲任受损；还应切忌交合和剧烈劳动。

无忧保胎胶艾汤系自制方，即胶艾汤加寿胎丸，加淮山药、炒杜仲、苎麻根、花蕊石、炒党参、黄芪组成。胶艾汤养血安胎，治胎漏下血；寿胎丸加党参、黄芪、杜仲、淮山药益气健脾肾而固胎。出血者加花蕊石，苎麻根利湿养胎，加芩、连清热，白术和黄芩为安胎圣药，故全方称无忧保胎，屡用屡效。

（胡国珍整理）

【编者评注】胡访梅先生为我国上海名老中医，幼年学医，迄今已从医六十余年，在中医妇科方面造诣颇深。临证善抓主要病机，如治疗痛经着眼于寒凝血滞，以附子理中汤加味，收效甚捷。治病多扶正祛邪并用。如治疗月经不调，先期养阴清热并用，用两地汤合归脾汤加减；治疗湿热带下，培补脾肾与清利湿热并举，用自拟固本止带方；治疗崩漏，益气固摄与化瘀止血同用，用自拟止崩汤。方中用黄芪颇有深义，值得后人深入学习。

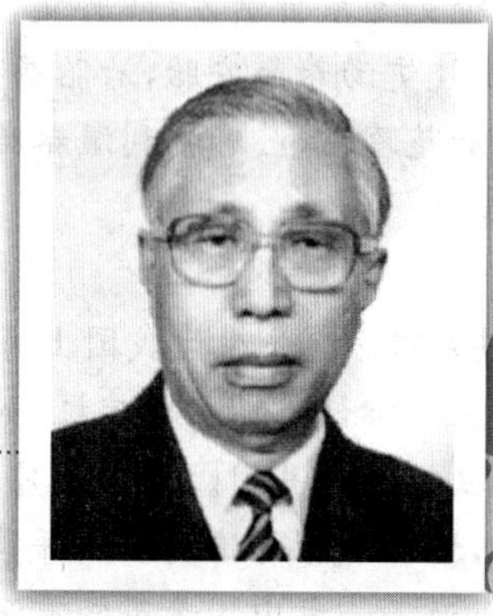

蔡小荪医案

【生平传略】

蔡小荪，字一仁，号蘭苑，1923 年生，上海市人。中医妇科主任医师，江湾蔡氏妇科七世传人，毕业于上海中国医学院。1943 年独立应诊，1952 年创办新成区第二联合诊所，兼任上海市中医学会妇科委员会委员，上海市第二医学院附属广慈医院妇产科顾问；1978 年起历任上海市中医学会理事，妇科委员会副主任委员，上海第二医学院附属仁济医院及中国福利会国际和平妇幼保健院中医顾问，上海市高级科学技术专业干部技术职称评定委员会中医科专业评审组成员，全国中医学会妇科委员会副主任委员，上海中医学院暨上海中医药研究院专家委员会名誉委员等职。蔡老之学术思想秉承祖训，师古而不泥古，去芜存精，辩证接受。临床对急症则单刀直入，务期速效；久病则标本兼顾，不求立愈。处方以简要为贵，峻厉之品不常轻用。然亦非执一不化，必要时也需投以重剂，对症下药。如在崩漏证的具体处方用药，强调“求因为主，止血为辅”。对于经病以调为主，养血为先，理气为要，凡病务求其本，不因求一时之功而贻久后之患。多年来编撰《中国食疗学》、《中国中医秘方大全》、《中医妇科验方选》、《经病手册》等专著；先后发表论文数十篇。

一、温通法治愈原发性痛经一例

虞某，女，26 岁。

初诊：1977 年 7 月 5 日。

主诉及病史：18 岁癸水初潮，第二次经转即每引腹痛，甚且昏厥，下瘀块后转舒，经前两天腰酸乏力。1975 年右侧卵巢囊肿扭转曾施手术，右少腹时感吊痛，昨又值经期(周期 29 天)，量少不畅；又外感寒热，急诊后方退，余邪未清，腹部剧痛，又致昏厥；纳呆泛恶，心悸便溏。

诊查：脉细数，苔薄白、质微红。

辨证：寒凝瘀滞。

治法：温通。

处方：炒当归9g　丹参9g　赤芍9g　制香附9g　淡吴茱萸2.5g　小茴香3g　延胡索9g　炮姜2.5g　五灵脂9g　制没药4.5g　3剂

二诊：1977年7月26日。发热潮退，略有低热，经期将届。脉弦苔薄白。预为温通。

处方：炒当归9g　川芎9g　赤芍9g　制香附9g　延胡索9g　川牛膝9g　红花4.5g　制没药4.5g　丹皮9g　淡吴茱萸2.5g　失笑散12g(包)　6剂

三诊：1977年8月1日。今经行准期，量较畅，下块且多，腹痛显减，兹感腰酸。脉细，苔薄。拟理气调经。

处方：炒当归9g　白芍9g　丹参9g　川芎6g　制香附9g　川楝子9g　延胡索9g　川续断肉9g　金毛脊9g　川牛膝9g　失笑散12g(包)　3剂

【按语】本例原发性痛经已8年，初潮较迟，1975年2月右侧卵巢囊肿扭转手术切除，并伴有肠粘连、肠炎、胃窦炎等症。体质虚羸，在所难免，经来瘀滞，排出困难，疼痛剧烈，体力不支，导致昏厥。加以脾阳不振，肠胃失健，平素易泻，经来辄溏，纳差泛恶，腰酸乏力，中气不足诸症毕现。经期虽准，通运受阻，体虚证实，两者间杂。鉴于病员每次来诊均在经期前后，主要矛盾属瘀滞经痛，脾虚有寒，当予温通经脉。初诊因隔宵寒热达体温38.5℃，急诊后方退，余邪未清，故于祛瘀理气温中止痛方中，避川芎而用丹参；缘川芎下引血海，当时发热虽退未迟，恐引热入里，药后有所好转；复诊又值发热渐退未尽，是为体虚不足、营卫不和。经期将届，预为温通，拟四物汤去地黄，增牛膝、红花下引通经，延胡、没药、失笑散化瘀止痛，吴萸温中止吐泻，丹皮助赤芍清热引血，经痛显减。如法调治3月，每转经腹痛已完全消失，原每行纳差泛恶及临经前腰酸乏力、右腹吊痛均除，便溏次多亦显著改善。宗前议另处八珍丸常服以巩固之。8年痛经基本治愈，惟体质尚未恢复，仍当继续调理，以杜反复。

二、化瘀定痛法治愈子宫内膜异位症痛经一例

裴某，女，20岁。

初诊：1990年4月11日。

主诉及病史：14岁月经初潮，经期尚准。近年来经行腹痛，并呈进行性加剧，需服止痛片及卧床休息，方可缓解。近三个月来自服西药止痛效果不显，经外院西医妇科肛查：右侧可扪及鸽蛋大小囊性肿块；子宫后壁可触及数枚黄豆大小结节，压痛、质硬。B超示：右侧卵巢巧克力囊肿，诊断为子宫内膜异位症，予以三苯氧胺、丹那唑假孕治疗，因前药有副作用，改服中药。时值经行，少腹掣痛如刺，剧烈难忍，喜暖喜按，泛恶肢清，肛门坠胀，有里急感，大便欠实，腰酸疲软，块下痛不解。

诊查：脉细弦，苔薄白边有紫点。

辨证：寒凝瘀滞，不通则痛。

治法：化瘀温通、理气止痛。

处方：炒当归9g　川芎4.5g　丹参9g　川牛膝9g　赤芍9g　桂枝3g　制香附9g　延胡索9g　制没药4.5g　淡吴萸2.5g　失笑散12g(包)　7剂

二诊：经行后方服中药，未能奏效，腹痛依然；瘀血既成，日渐增多，积滞愈甚，而药效不能速达，难收预期之功。惟其经前3～7天内须服前方药。兹经净，余无不适。脉细略弦，苔薄白，边瘀。宿瘀内结，拟活血化瘀。

处方：炒当归9g　丹参12g　赤芍12g　川牛膝9g　制香附9g　桂枝3g　莪术12g

海藻 12g　炙甲片 9g　桃仁 12g　皂角刺 20g　石见穿 15g　7 剂

服药半年，每次前 3 天即开始服用前方药，平素交替服散结药和人参鳖甲煎丸。痛经大都消失，血块减少，无需服止痛片。B 超复查：右侧卵巢囊肿缩小。

【按语】经痛已数年，痛势逐月加剧，需服止痛药及卧床休息。患者腹痛，喜暖喜按，泛恶肢清，当属瘀滞夹寒，不通则痛，因予温经逐寒、活血化瘀之品。内异症痛经与一般痛经有所不同，不少病例并不因瘀下轻减，相反，瘀下越多越痛，缘该症宿瘀内结、积滞难消，经血虽多，瘀仍未清，治疗仍以化瘀为主，不能因下血过多而采用固涩法，否则下血更多，腹痛更剧。方中"四物"以养血止痛，桂枝、淡吴萸、没药、延胡索逐寒祛瘀，经前预服，效果方显。

三、化瘀摄血法治愈子宫内膜异位症月经过多一例

吴某，女，37 岁。

初诊：1990 年 1 月 17 日。

主诉及病史：素有痛经史，月经量多如注。1988 年 3 月左侧卵巢巧克力囊肿切除，遂服西药三苯氧胺、丹那唑，三个月自停。近妇检：子宫右侧扪及一囊性肿块，B 超探查示：右侧卵巢见 48mm×37mm 低回声光团，边界清晰（内容物黏稠），子宫直肠窝见 17mm×20mm 液性暗区。兹届经期，每行过多，且夹瘀块；腹痛较剧，腰部酸楚；临经前乳房胀痛。

诊查：脉细略弦，苔薄、质偏红。

辨证：瘀血阻络，血不归经。

治法：化瘀调摄。

处方：炒当归 9g　丹参 6g　生蒲黄 30g　花蕊石 15g　赤白芍各 9g　炒牛膝 9g　制香附 9g　熟军炭 9g　延胡索 9g(醋炒)　血竭 3g　狗脊 12g　震灵丹 12g(包)　7 剂

二诊：1990 年 1 月 24 日。投药 7 剂，经量旋减，血块亦少，1 周即净（原一旬余净），腹痛显轻。脉细弦，苔薄白，质偏红。宿瘀内结，瘀滞成癥。拟化瘀散结，桂枝茯苓汤加减。

处方：云茯苓 12g　赤芍 12g　桂枝 3g　丹皮 12g　莪术 12g　海藻 12g　川牛膝 9g　制香附 9g　炙甲片 9g　皂角刺 20g　石见穿 15g　7 剂

如法治疗 1 年，痛经已除，经量显减，余症消失。B 超复查：右侧卵巢囊肿 28mm×18mm，有粘连且相互融合，较治疗前明显缩小。

【按语】经来过多似崩，通常治疗，自当止血塞流；惟内异症崩漏，单纯用止血法效果不显。患者每次行经量多伴血块，腹部掣痛，逐月增剧，显系宿瘀蓄积，血不归经，发为崩漏。瘀滞日积而成肿块，不通则痛。根据临床症状、妇科检查、B 超诊断，为子宫内膜异位症无疑。势颇纠缠，难许速效，如按常规处理，则愈塞流，崩愈甚，痛更剧，故拟活血化瘀为主，佐以固摄，瘀祛则血自止。方用当归、赤白芍、丹参养血活血调经，生蒲黄、花蕊石、熟军炭、血竭、震灵丹既能化瘀并可止血，醋炒元胡、香附炭理气止痛定痛；于经前三五天预先服药则获效更显。

四、疏肝、清热、利湿法治愈月经过多、黄带一例

严某，女，40 岁。

初诊：1977 年 9 月 8 日。

主诉及病史：自 1968 年产后贫血迄今，眩晕不能看书工作。血色素 85g/L，过去曾接触 X

射线及磷与毒气多年;经期尚准,量多如注,次日下血块,第三天起淋漓约1周始止;临行经前烦躁,经血净后疲惫;兹经行方歇,带多黄臭,口气较重。

诊查:脉微弦,苔白略厚。妇科检查有慢性附件炎、宫颈糜烂Ⅱ度。

辨证:血虚肝旺,湿热下注。

治法:利湿泻火。

处方:云茯苓12g 姜半夏4.5g 炒白术9g 条芩9g 泽泻9g 生米仁30g 椿根皮12g 白桂花12g 白蒺藜9g 白芷3g 黑山栀9g 4剂

二诊:9月12日。药后口气显减,舌苔亦清,带多黄臭之症大减。证情好转,惟平素夜间溲频,受凉即易腹泻,脾肾不足由此见。脉细微弦,苔薄白边红。宗前法参缩尿之品。

处方:云茯苓12g 炒白术9g 条芩9g 生米仁12g 泽泻9g 覆盆子9g 椿根皮12g 白蒺藜9g 熟女贞9g 海螵蛸9g 3剂

三诊:9月15日。带下续减,色白无臭,夜间溲频亦瘥。满腹隐痛由来已久,受寒即发,日来又作。脉微弦,苔薄白微腻尖光赤。再拟兼理肝肾佐温中之法。

处方:云茯苓12g 大生地黄9g 甘杞子15g 炒淮山药9g 熟女贞9g 泽泻9g 覆盆子9g 益智仁4.5g 生米仁12g 淡吴萸2.4g 木香3g 5剂

四诊:9月20日。精神显振,体力亦增,带下不多,近劳累少寐;昨夜半送客车站,不免受凉,腹又隐痛。脉细,苔腻边尖赤。经水将临,当温中调经。

处方:炒当归9g 丹参9g 赤白芍各9g 木香4.5g 小茴香3g 熟女贞9g 云茯苓12g 朱远志4.5g 夜交藤12g 姜半夏4.5g 生蒲黄9g 3剂

五诊:9月23日。过去变换工作或环境,经即先期,兹行经超前1周,今甫3天(最近经期为8月28日、9月20日)。原经量过多如注,此次大减,血块亦少且小,第一天色微黑,旋红。脉细,苔白边红。情况显见好转,仍宗前法进退。

处方:炒潞党9g 炒白术9g 炒当归9g 丹参9g 熟女贞9g 旱莲草9g 制香附9g 云茯苓12g 姜半夏4.5g 远志4.5g 陈皮4.5g 3剂

六诊:9月26日。月经今净,量及血块显著减少;原经净疲惫似大病后,目前已无此感觉;寐欠安。脉濇少力,苔薄微黄边略红。诸症虽瘥,体虚未复,再予和养。

处方:孩儿参9g 炒潞党9g 炒当归9g 熟女贞9g 旱莲草9g 白芍9g 制黄精12g 甘杞子15g 云茯苓12g 朱远志4.5g 夜交藤15g 7剂

七诊:10月5日。以往俯身洗涤过久,腰部即不能直起,昨晨大量洗衣,但觉微酸,俯仰自如,惟接待宾朋,劳神逾常,致夜寐多梦。脉细苔薄,边尖赤。宿恙俱息,拟宁神益肾以资巩固。

处方:云茯苓12g 大熟地黄9g 川续断肉12g 金狗脊12g 桑寄生9g 远志4.5g 磁石30g 北五味2.1g 麦冬9g 熟女贞9g 旱莲草9g 5剂

【按语】目为肝之外候,肝藏血,气血不充,两目眩晕。缘患者产后调摄失宜,贫血将10年,屡治未效。且曾接触X射线及磷与毒气多年,益见于损。血不养肝,脾肾交虚,由是脏统失司,经来始而过多如注,继则淋漓。肝阴不足,怒火内盛,经前烦躁;净后血海空虚,脾肾两亏,疲惫不堪,一如大病初愈。且数伍教学职务,不免阅读过多,久视则致伤血,上述种种因素交互影响,缠绵年久,竟不能看书工作。血虚之体养血为先,似无不当,惟初诊适经行方净,带多黄臭,口气较重,当时湿热下注为主,急则治标,因先利湿泻火,投剂后显效。由于平素夜间溲频,受凉即易腹泻及满腹隐痛,是以复诊宗前法参健固脾肾,并佐温中理气,证续轻减,精神显振,体力亦增。惟经期将届,过多堪虞,当预为调固,防患于未然。鉴于每行经有块,似不宜专事固涩，故用当归、丹参养血调经、去瘀生新；赤白芍平肝敛阴，引血止血；女贞养阴补肝肾，生蒲黄活血止血。药后经量大减，血块少而且小，5天即止，情况显著好转。月经净后亦无头晕疲惫等现象，处方遂即着手和养补益，但腰部曾于2年前挫伤，劳累则痛，不能直起，乃原法增健腰丸，5剂而腰痛显瘥，且洗涤大量衣服，但觉微酸而俯仰自如。综观治疗过程，证势日见轻可，每方均效。然仍不能久阅书报，须继续调理，以期痊愈。

五、补气、化瘀、调摄法治愈气虚夹瘀暴崩一例

李某，女，43岁。

初诊：1977年11月14日。

主诉及病史：曾育四胎，1964年施直肠及乙状结肠部分切除术，左侧输卵管卵巢切除（病理：良性畸胎瘤积脓，慢性输卵管炎）。1975年因腹部不适经妇科检查诊断为右侧输卵管卵巢炎性肿块，大约7cm×6cm×5cm，不活动。经期尚准（最近经期为10月15日），11月11日起突经行如注，有块且大，色红或黑。腰酸腹痛。

诊查：脉略虚，苔薄质偏红。

辨证：气虚夹瘀，冲任不固。

治法：益气调固，参去瘀生新。

处方：炒潞党15g　炙黄芪15g　炒当归9g　生地炭30g　炮姜炭3g　生蒲黄15g　花蕊石12g　焦白芍9g　地榆炭9g　熟军炭9g　陈棕炭9g　三七末3g　3剂

二诊：11月17日。药后崩势立缓，未下块，今已净；腹痛亦止。惟浑身乏力，腰腿酸软，肢清。脉细，苔薄白。证势显减，体虚受损，拟和养调摄。

处方：炒潞党12g　炙黄芪12g　炒当归9g　炒杜仲9g　白芍9g　川续断肉12g　桑寄生9g　制黄精12g　仙鹤草15g　陈皮4.5g　大枣30g　4剂

三诊：11月21日。腰酸见减，曾自服三七伤药片，幸见血崩未见反复。纳呆乏力，大便易溏。脉濡，苔薄白，边有齿印。气虚不足，脾肾两亏。再当补气养血，健固脾肾。

处方：炒潞党12g　炒黄芪12g　炒当归9g　制黄精12g　炒杜仲9g　川续断肉12g　炒白术9g　补骨脂9g　陈皮4.5g　香谷芽15g　大枣15g　7剂

【按语】治疗血崩，以塞流、澄源、复旧为三个主要步骤。前人并有暴崩宜止，久崩宜补之说，阐明突然血崩以止血为先。患者突然大量出血，当属暴崩急症，由于在农村工作，辛劳过甚，难免气虚不足，劳伤冲任，不能约制经血，以致大下不止，但间有血块且大，并伴腹痛，显见兼夹血瘀，证属虚中夹实，故拟益气调固，参去瘀生新，用参芪补气摄血；当归、白芍养血调经；生地炭、炮姜炭温凉并蓄，互制偏胜，止血固崩；陈棕、地榆、熟军等炭凉血止血，并寓去瘀；蒲黄、花蕊石、三七去瘀生新止血。寓攻于补，药后崩势立缓，血块即除，3天全止，证势显著好转。惟究因曾经手术，冲任不免受损，加以平素操劳过度，脾肾交虚，故目花乏力，腰腿酸软，大便易溏，复诊除去瘀止血药，以益气健脾补肾为主治本复原，以资巩固。

六、养血益气、助阳温濇治愈阳虚型崩漏一例

吴某，女，53岁。

初诊：1990年10月27日。

主诉及病史：年逾半百，经行紊乱，时而先期，量少淋漓，时而逾期，量多如注。此次经行始则淋漓旬许，继而妄行周许，末次经期10月6日。经西医妇科止血激素治疗崩势略缓，犹未净止，腰酸即下，色鲜质稀。面色少华，头晕腰酸，肢冷疲软。

诊查：脉细，苔薄白，边有齿印。血红蛋白65g/L。

辨证：气血两亏，冲任失固。

治法：养血益气助阳。

处方：炒潞党12g　炙黄芪12g　炒白术9g　炒归身9g　熟附片9g　生地炭12g　炮姜炭3g　焦白芍9g　仙鹤草30g　煅牡蛎30g　阿胶9g(烊冲)　生蒲黄15g(包)　4剂

二诊：10月3日。投药3剂，下红即止，感腰微酸，面色少华，疲倦少力。脉细，苔淡。气血大亏，再拟和养补益，慎防反复。

处方：炒潞党12g　炙黄芪12g　炒白术9g　炒当归9g　大熟地黄9g　焦白芍9g　熟女贞9g　旱莲草12g　仙鹤草30g　陈皮4.5g　阿胶9g(烊冲)　5剂

三诊：10月8日。证情显减，血红蛋白82g/L，体力未复，精神欠佳。脉细软，苔薄白。气血亏损，还须善为调补，以杜再崩。

处方：炒潞党9g　炙黄芪12g　炒白术9g　炒当归9g　大熟地黄9g　制黄精12g　枸杞子12g　旱莲草12g　熟女贞9g　陈皮4.5g　阿胶珠9g(烊冲)　7剂

【按语】该证西医妇科诊为“更年期功血”，屡治未止。久崩不止，气血亏耗，必致成漏，而漏红日久，气血更伤，证势益重，患者气血大亏，显见无疑，且脱血亡阳，特征可据，乃属气血两亏之虚寒证，故治疗之法当以温补为先。《叶天士女科》指出：“崩漏不止，气血皆虚也，若误用止涩寒凉之药，复伤脾胃生生之气，则难治矣”。所以治疗之法时时要照顾脾胃之气，方以四君子汤益气养血调摄之剂，重用黄芪是崇古人“血脱益气”之法。加党参，白术以补脾胃生生之气。“气固而血自不脱”，方用附片、炮姜炭乃温阳助气、固摄冲任，以达事半功倍之效。再配以阿胶、牡蛎、生地炭以制约温阳药的偏性，除其温燥耗散之弊，又可增加止血作用。投剂崩止，即去姜、附，因二药毕竟温燥，崩后失血，多用恐非所宜，故只须以益气养血之四君子以收功，冀收全效。

七、健脾调经法治愈虫积经闭证一例

徐某，女，15岁。

初诊：1976年8月19日。

主诉及病史：去春癸水初潮，先后不定，时而狂行，旋又经闭。兹逾期半月未至，纳食差减，情绪沉闷。

诊查：面黄少华，色素沉着，目有虫斑，形体羸瘦。脉略迟少力，苔白中微腻，边有齿印。

辨证：脾虚不足，胃亦违和，气化之源既乖、营卫有此交虚，冲任失调，虫积显然。

治法：姑先和养调经，后再健脾驱虫。

处方：炒当归9g　炒白术9g　川芎4.5g　白芍9g　丹参9g　广郁金9g　制香附9g　合欢皮9g　炒牛膝9g　玫瑰花0.9g　4剂

二诊：8月25日。证如前述，虫积经闭堪虞。脉细，苔薄中略腻，边有齿印。气血略盛，改拟健脾杀虫，以冀虫去经调。

处方：炒当归9g　炒白术9g　云茯苓12g　花槟榔9g　炒枳实4.5g　使君肉9g　雷

丸 4.5g　贯仲 9g　胡黄连 4.5g　木香 4.5g　乌梅 3g　3 剂

三诊:9 月 1 日。药后下虫约百余,长 2 寸许,细似线状,经水旋通。脉细,边有齿印。效虽事半功倍,犹恐余虫未尽,再拟健脾调理,以杜反复。

处方:炒当归 9g　炒白术 9g　云茯苓 12g　炒淮山药 9g　槟榔 9g　使君肉 9g　贯仲 9g　胡黄连 4.5g　木香 3g　乌梅 3g　2 剂

四诊:9 月 3 日。经犹未净,纳呆乏力。脉细,苔薄白,边有齿印。气血不足,脾虚失统,再拟健脾和养。

处方:炒潞党 9g　炒白术 9g　炒当归 9g　姜半夏 4.5g　云茯苓 12g　川芎 4.5g　白芍 9g　炒淮山药 9g　玫瑰花 0.3g　香谷芽 12g　大枣 15g　5 剂

【按语】患者正当发育之期,如经期偶有先后,原无大碍,唯形体瘦小,面黄少华,色素沉着,目有虫斑,纳食差减,情绪沉闷,胃纳呆滞,生化之源匮乏;加以虫迹显然,益见销蚀,兼之前月经来狂行,气血更见亏耗,脏腑失养,脾虚不司运化,冲任尤难充盈,是以经水逾期不至,若不及时调治,入损堪虞。初诊鉴于体质羸瘦,不敢擅用攻伐之剂,故先和养调经,以冀略事补充而适应药性。复诊鉴于虫积之象较显,虫积不去,枉投补益,于事无补,故拟健脾杀虫,冀虫去则经水自调,药后果然应手,下虫约百条,经事即通,证虽显著好转,但体质仍然虚乏,一时尚难恢复,且经上述周折,脾虚失统,冲任不固,因之经来绵延 10 天方净。虫患已除,当可议补,脾胃健运正常,吸收营养,可无纰漏。

八、疏肝、通络、育肾法治愈络阻不孕一例

颜某,女,28 岁。

初诊:1974 年 11 月 29 日。

主诉及病史:结婚 4 年未育。1971 年患乙型脑炎而抽骨髓,此后每触及腰脊即休克,记忆力差。原有慢性盆腔炎。1973 年患急性肾炎,后转为慢性,且有肾盂肾炎、肾结核、输卵管结核并阻塞等症,虽经刮宫通液治疗两个月许未效,致经期紊乱,月三四至。曾作碘油造影,认为已失去生育能力,因来沪就医。经某妇产科医院复检造影两侧输卵管阻塞是否系结核引起尚未肯定,发现肾下垂 12cm。目前经期尚可(最近经期 11 月 13 日),每次行经腹痛里急,临经前乳胀、烦躁。平时少腹两侧胀痛,形寒、大便间两三日一次。

诊查:脉细弦,苔薄白,边微红。

辨证:肾督不足,肝郁气滞,经隧受阻,络道不通。

治法:疏通经隧。

处方:炒当归 9g　赤芍 9g　川芎 4.5g　柴胡梢 6g　金铃子 9g　制香附 9g　乌药 9g　炙甲片 9g　皂角刺 9g　川桂枝 3g　全瓜蒌 12g　7 剂

二诊:12 月 16 日。日前经行,期尚准,腹未痛,里急感见减,胃纳亦增,腰酸未除(尿常规尿蛋白++)。脉细苔薄白,边微红。拟调经参益肾。

处方:炒当归 9g　大熟地黄 9g　川芎 4.5g　赤芍 9g　云茯苓 12g　川续断肉 12g　金毛脊 12g　炒淮山药 9g　泽泻 9g　制香附 9g　3 剂

另处理气通络方,经净后服。

处方:炒当归 9g　赤芍 9g　柴胡梢 6g　川桂枝 4.5g　路路通 9g　王不留行子 9g　制香附 9g　乌药 9g　炙甲片 9g　皂角刺 9g　生军 4.5g　10 剂

三诊:1975 年 3 月 7 日。近自服阿胶,致经来量少,2 天即止,乳胀瘥而发作,烦躁反甚,纳呆腰背酸。原拟疏通,今反腻滞,有以上诸症杂出,转方仍从前议(最近经期 2 月 13 日)。

处方:炒当归 9g　川芎 4.5g　大生地黄 9g　赤芍 9g　炒白术 9g　红花 4.5g　怀牛膝 9g　川续断肉 12g　制香附 9g　乌药 9g　5 剂

另处理气通络方(同前)10 剂,经净后服。

四诊:6 月 27 日。平素少腹两侧吊痛,经前乳胀、烦躁,腰背酸楚,临则量少色淡,腹痛如绞,又将届期,拟理气去瘀、调经止痛。

处方:炒当归 9g　川芎 4.5g　赤芍 9g　制香附 9g　乌药 9g　丹参 9g　延胡索 9g　川桂枝 2.4g　制乳没各 4.5g　五灵脂 9g　5 剂

另处理气消炎方。

处方:炒当归 9g　炒白术 4.5g　柴胡梢 6g　败酱草 15g　赤芍 9g　丹皮 9g　金铃子 9g　延胡索 9g　广郁金 9g　淮小麦 30g　路路通 9g　生甘草 2.4g　10 剂

另消郁丸 90g,分 10 日服。

【按语】肝旺气郁,经前乳部胀痛、烦躁欠安,输卵管不通,往往有此现象。惟经前乳胀,并非均系输卵管不通,要皆配合妇科检查,方可确切定论。患者在外地医院妇产科检查,并作碘油造影,发现输卵管结核,阻塞不通,屡经刮宫通液等治疗,两月许未效,经反紊乱不准,月三四至。继来本市某区中心医院妇产科检查拍片,结论同前,均认为失去生育能力,原已婚后 4 年未孕,抑郁不快,由是情绪更受影响,郁结尤甚,加以 1971 年因患乙型脑炎曾抽脊髓,1973 年又得急性肾炎,后转为慢性肾盂肾炎,肾下垂 12cm。缘脑为髓海,肾主骨髓,脑肾俱伤,督脉受损,更兼肝郁气滞、络道不通,证势复杂,颇为棘手。后经某妇产科医院复查,重作碘油造影,输尿管阻塞确实无疑,故拟疏肝通络为主。药后情况有所好转,旋以工作关系返回外地继续通信治疗,随症处方,经后上旬以理气通络为要。患者因求愈心切,自服阿胶,致经来量少,两天即止,纳呆乳胀,烦躁反剧,原本气滞血郁,由此更甚,嘱其速停服阿胶,仍本前法处理。经后中旬因情绪变化、起居不慎,引起痛经及盆腔炎反复发作,予理气活血化瘀消炎法渐趋平复。经过 9 个月调治,于 1976 年 6 月 14 日育一女。

九、疏肝育肾法治疗闭经不孕一例

于某,女,40 岁。

初诊:1976 年 3 月 8 日。

主诉及病史:曾育三胎,二孩于 5 年前因建筑物塌下压死,另一孩压成瘫痪。两年前怀孕四个月,因每日负抱瘫孩而致流产。此后经常闭止,每需注射黄体酮始行。兹又闭阻 10 个月,头晕健忘,目花且干,心悸烦躁,胸闷痛,腰楚,带下有周期。

诊查:脉细软,苔薄略腻,边红微紫。

辨证:郁怒伤肝,气滞失畅,心阴不足,胞脉闭塞。

治法:解郁宁神,调理冲任。

处方:炒当归 9g　川芎 4.5g　白芍 9g　广郁金 9g　朱远志 4.5g　合欢皮 9g　淮小麦 30g　甘杞子 12g　川续断肉 12g　金毛脊 12g　枕中丹 9g　4 剂

二诊:3 月 12 日。药后情绪较见舒畅,原喜冷饮冷浴,近渐喜暖,余症如前。脉细苔薄白,质红边微紫。证势有所好转,仍宗前法出入。

处方:炒当归 9g　川芎 4.5g　白芍 9g　丹参 9g　大生地黄 9g　广郁金 9g　朱远志 4.5g　炒白术 9g　合欢皮 9g　淮小麦 30g　川续断肉 12g　金毛脊 12g　甘杞子 12g　枕中丹 9g　4 剂

三诊:3 月 17 日。诸症均见轻减。日前经事已通,今带下间赤。脉细,苔薄边暗。再拟理肝肾、调冲任。

处方:炒当归 9g　大生地黄 9g　川芎 4.5g　白芍 9g　广郁金 9g　川续断肉 12g　金毛脊 12g　甘杞子 12g　丹参 9g　熟女贞 9g　枕中丹 9g　3 剂

四诊:3 月 22 日。此次行经量较以往略多,5 天净,右少腹时痛。妇科检查右侧附件增厚,带下不多,余症均瘥。脉濡,苔薄边微紫。证势虽减,犹未痊愈,再拟清热活血理气通络。

处方:炒当归 9g　丹参 9g　大生地黄 9g　赤芍 9g　丹皮 9g　败酱草 15g　路路通 9g　炙甲片 9g　广郁金 9g　制香附 9g　生甘草 2.4g　10 剂

另枕中丹 300g,分 20 日服。另预先处方于下次月经将临时煎服。

处方:炒当归 9g　丹参 9g　赤芍 9g　大生地黄 9g　川芎 6g　怀牛膝 9g　制香附 9g　乌药 9g　延胡索 9g　茺蔚子 9g　5 剂

五诊:5 月 3 日。药后右腹及腰骶痛显减,二便如常;过去里急感必须立便之症已消。惟月事未行,基础体温欠佳,曲线较平。脉濡苔薄边微紫。拟调冲任为主,参理气通络。

处方:炒当归 9g　丹参 9g　大生地黄 9g　赤芍 9g　丹皮 9g　广郁金 9g　路路通 9g　制香附 9g　乌药 9g　甘杞子 12g　炙甲片 9g　生甘草 2.4g　15 剂

另枕中丹 300g,每日 9g,常服。消郁丸 150g,经前每日服 9g。

六诊:6 月 10 日。据云经事已转,色紫量中等。近来两乳先后起块硬痛,左侧仍有囊性压痛;头晕乏力,目花且干;右腹背胀疼,咳则遗尿,带下红白;大便时阴道前后壁组织突出,会阴部肌肉收缩力差,松弛现象较重;惟心胸续较舒畅,来函要求转方。拟健固脾肾兼疏肝消核。

处方:炒潞党 9g　炒白术 9g　炒当归 9g　柴胡 4.5g　甘杞子 12g　广郁金 9g　炙甲片 9g　皂角刺 12g　橘叶核各 9g　夏枯草 15g　川续断肉 12g　金毛脊 12g　覆盆子 9g　赤白芍各 9g　10 剂

另缩泉丸 90g,鹿角粉 21g,沉香末 9g,经净后各分 10 天吞服。

七诊:9 月 10 日。经停 5 旬许,妊娠反应两次均阳性。微恶,腰酸偏右,且冷。脉细右滑,苔薄腻,边略有紫点。恶阻之象姑予安和。

处方:炒潞党 9g　炒白术 9g　炒杜仲 9g　川续断肉 12g　金毛脊 12g　桑寄生 9g　苏梗 9g　姜竹茹 4.5g　云茯苓 9g　陈皮 4.5g　苎麻根 9g　10 剂

另杜仲 9g,川续断肉 9g,桑寄生 9g,南瓜蒂 3 个,大枣 9g,10 剂,平时常服。

【按语】患者年已四旬,曾有三子,因建筑物突然坍塌,二死一瘫痪,刺激严重,非比一般。3 年后再次怀孕,由于抱负瘫孩劳累过甚导致流产,精神体质益见于耗,肝气郁结,心气不得下通,胞脉受阻,因此,月经闭止、诸症杂出,致病原因明显。故先拟解郁宁神、调理冲任,以求郁舒气畅,神情安定,月经通调,再顾孕育。投剂后情绪较畅,原喜冷饮冷浴亦瘥,且略感喜暖,心肝郁火较平,营卫调和渐现。复诊宗原方增丹参、生地以去瘀生新、养阴益血,旋即月经应至,量虽不多,但较以往好转,诸症均见轻减,病势初见起色。继由妇科检查,右侧附件有炎症,舌边紫点未消,转拟清热活血、理气通络,取当归、丹参、生地以养血和营,赤芍、丹皮、败酱草清热散瘀,郁金、香附理气舒郁,路路通、甲片通利经络,生甘草清热解毒。由于患者系在外地急需返回,另处枕中丹常服,以健脑安神、补益心肾,并调经方备用,药后证续轻可,原法增消郁丸以疏肝解郁。旋因乳房结块并尿失禁、会阴肌肉松弛，来函求治。根据上述症状，系脾肾两亏，兼肝郁气滞之象，故从前法增党参、白术、川断、狗脊、覆盆子、缩泉丸以健固脾肾，甲片、皂角刺、夏枯草、橘叶核、鹿角粉、沉香末以散坚消核，汤剂与丸散并用，七诊已怀孕5旬许，于1977年4月得一男。

十、疏肝育肾法治愈痛经不孕一例

郑某，女，29岁。

初诊：1975年5月16日。

主诉及病史：婚后2年未育。经期尚准，临经前沉闷急躁，每行第二日起腹冷痛，吐泻，畏寒肢清自汗，由来7年，服止痛片及注射阿托品均失效，兹月事方净。

诊查：脉细、苔薄白。

辨证：肝郁气滞，寒湿凝阻。

治法：疏肝舒郁，后再温调冲任。

处方：炒当归9g　大熟地黄9g　川芎4.5g　白芍9g　柴胡4.5g　广郁金9g　陈皮4.5g　合欢皮9g　泽泻9g　清炙甘草2.4g　5剂

二诊：7月26日。药后见舒，经期将届，神差微畏寒，乳胀胸闷，烦躁欲哭。脉细，苔薄白。拟温调冲任。

处方：炒当归9g　姜半夏4.5g　煨木香3g　桂枝2.5g　白芍9g　淡吴萸2.5g　川芎4.5　延胡索9g　淡干姜2.4g　失笑散12g　4剂

三诊：9月2日。腰酸乏力，带下间赤。脉细，苔薄白、质红。拟健固脾肾。

处方：炒潞党9g　炒白术9g　云茯苓12g　焦白芍9g　川续断肉12g　金毛脊12g　海螵蛸9g　鸡冠花12g　乌鸡丸1粒(吞)　4剂

上法治疗一年余，腹痛显减，胸闷乳胀，烦躁欲哭均除，神志安定，性情宽缓。

四诊：1977年1月15日。据云妊娠两个半月，上月腹剧痛由妇产科急诊疑宫外孕，作后穹隆穿刺，并服破瘀药多剂及三七末6瓶，未获端倪，近验尿妊娠反应阳性，超声波查有胎心。兹胸闷脘腹作胀，腰微酸，带下色兼粉红，溲频，脉细弦微滑，苔白略腻，前半微青，胎元受损，惟恐难免，姑拟和养安固，尚待详察。

处方：炒杜仲9g　川续断肉9g　金毛脊9g　炒白术9g　白芍9g　桑寄生9g　覆盆子9g　木香3g　砂仁3g　苏梗9g　南瓜蒂9g　3剂

【按语】痛经7年，服止痛片及注射阿托品均失效，证属寒湿凝滞，以故不孕。且有经前紧张症、附件炎、包块、宫颈糜烂等症，势颇复杂，难许速痊，应分期随症处理。经前宜疏肝舒郁、宽胸缓急，拟逍遥散并甘麦大枣法出入；经期以温宫逐寒、调经止痛为主，方用四物佐吴萸、姜桂，初见效果。缘不孕腰酸，中期赤带，故中期以育肾健脾之法，诸症逐步好转；然在治疗过程中，由于饮食起居、心情寒温等因素影响，症状有所反复，惟较前轻可，经1年又3个月的治疗，于1976年10月28日末次经行后即怀孕，计不孕约3年许。但于妊娠将2月，突感腹部剧痛，由妇产科急诊怀疑宫外孕，作后穹隆穿刺，并服破瘀中药多剂及三七末6瓶，未获端倪，仍来本院治疗。当时腹微酸，带下色兼粉红，溲频；苔白略腻，前半微青。鉴于目前波折，胎元受损，惟恐难免，然脉象细弦尚有滑意，妊娠反应仍为阳性，加以超声波测到胎心，因此未作死胎处理，仍拟和养安固为主，几经调治，于1977年7月中旬得一男，早产18天，完好无损。

十一、和养调摄法治愈产后恶露不净一例

陈某，女，33岁。

初诊：1990年6月24日。

主诉及病史：钳产后将5旬，恶露淋漓未止，量时多时少，色时鲜时暗；腰酸肢软，疲惫头晕，纳呆乳少，寐差自汗，用西药止血治疗未效。

诊查：恶露色淡，无秽气。脉细软，苔薄质略淡。

辨证：气虚不足，冲任失固。

治法：和养固摄。

处方：炒潞党参12g　生黄芪9g　炒当归9g　赤白芍各9g　益母草9g　仙鹤草30g　黑芥穗9g　生蒲黄12g　川续断肉12g　狗脊12g　生地炭30g　炮姜炭3g　5剂

二诊：6月2日。药后恶露即止，略有白带，腰酸见减，精神亦振，大便日解。脉细，苔薄润。药既应手，再宗原法，以资巩固。

处方：炒潞党参12g　生黄芪9g　炒当归9g　焦白芍9g　仙鹤草30g　益母草9g　黑芥穗9g　川续断肉12g　狗脊12g　大生地黄9g　7剂

【按语】产妇难产以后，由于分娩时胎带出血，及临产努气力乏，元气受损，体力亏耗，百脉空虚，气虚不摄，冲任失固，则恶露不止，淋漓日久，缠绵不愈，气血更虚，交互影响，西药屡治未效，故诊治以止血为主，补气为先，取芎、芪益气固摄，归、地、芍、炮姜、仙鹤草、益母草、蒲黄养血止血，略寓化瘀生新。产后肾气必亏，故腰酸肢软，方中入川断、狗脊益肾健腰，于补中有化、化中有止，方虽平淡，收效却显。

十二、清瘀疏化法治愈产后发热一例

马某，女，34岁。

初诊：1980年5月27日。

主诉及病史：剖腹产10天，发热未退，体温38.2℃，日来渐增；恶露不多，乳汁稀少，余均如常。

诊查：脉略弦数，苔白满腻、边有齿印。

辨证：产后体虚，湿瘀未清，外邪易袭。

治法：清瘀疏化。

处方：炒当归9g　赤芍9g　益母草9g　炒荆芥4.5g　云茯苓12g　姜半夏4.5g　陈皮4.5g　丹皮9g　败酱草15g　葱白3个　2剂

嘱：热退去荆芥，不退入豆豉。

二诊：5月31日。发热已退，精神欠振；子宫收缩不佳、恶露未尽。脉弦略数，苔白腻。仍宗前法加减。前方去荆芥，入桃仁12g。2剂。

三诊：6月3日。身热尽退，势显好转，然体质尚虚，邪虽清而湿尚留，此所以苔白略厚且腻，纳差欠香，口淡乏味。恶露未净，大便失畅。脉虽见平，再当和养调治，以资巩固。

处方：炒当归9g　云茯苓12g　川芎9g　姜半夏4.5g　焦米仁12g　陈皮4.5g　益母草9g　玫瑰花1g　焦楂肉9g　黑芝麻15g　5剂

【按语】症情如斯，当属产后湿瘀留恋复感外邪，邪瘀相搏，郁而发热，证属邪实。虽产后

体虚，亦当祛邪治标为应急之法，所谓邪去则正安。方用当归、赤芍、丹皮、益母草、败酱草祛瘀生新、搜剔瘀热，配伍荆芥、葱白、陈皮、半夏、茯苓以轻灵宣透、健脾化湿。药后诸症均除，热退病愈。

十三、益气、养血、通利法治愈产后癃闭一例

胥某，女，33岁。

初诊：1974年3月24日。

主诉及病史：妊娠7个月，因胸闷头昏，头痛眼花，下肢浮肿，血压140/90mmHg。眼底检查黄斑区小血管痉挛，拟诊为“妊娠中毒症”，而收住产科病房。届3月19日预产期行催产素引产并徒手剥膜。产后血压平稳，伤口愈合亦佳，然尿闭不通，脐腹胀急难忍，虽用导管导尿，仍点滴不畅，证情颇急。当时恶露不多，面色少华，乏力倦怠，大便不畅。

诊查：脉细数，苔白腻，舌质胖略有齿印。

辨证：气虚不足、膀胱气化不利。

治法：益气养血佐通利。

处方：生黄芪9g　炒潞党参9g　炒白术9g　桂枝3g　炒当归9g　川芎4.5g　益母草9g　猪苓9g　云茯苓12g　泽泻9g　车前子12g(包)　通草3g　桔梗4.5g　2剂

二诊：3月26日。小便已通，精神亦振，大便软而易行，惟感盗汗乳胀，纳食乏味。脉细软略弦苔白腻。症见好转，原法出入。

处方：炒当归9g　川芎4.5g　黄芪9g　益母草9g　云茯苓9g　焦米仁12g　玫瑰花1.5g　泽泻9g　炒白术9g　怀牛膝9g　柏子仁丸9g(包)　3剂

病愈出院。

【按语】张山雷云：“中州清阳之气下陷，反致膀胱窒塞不通，即所谓州都之气化不行者”。患者未产之时，因精血凝聚下元，无暇旁及，致令全身阴分偏于不足，故见阳气上越之象，虽经治疗得缓，然不足之体已存。复因滞产剥膜，劳力伤气，致气虚不能升举，水道不通，膀胱气化不及。“中气不足，二便为之变”。故前不能溺，后不得便。脬中尿液潴留，使小腹胀急疼痛，少气倦怠，面色少华，苔白舌边齿印及脉细，均为气血不足之据。遂宗春泽汤之意，主以黄芪、党参益气补中；当归养血，滋其化源；辅以茯苓、白术、泽泻、猪苓利水渗湿，运旋脾土；桂枝温阳化气；车前子、通草泻浊利尿，通导水道；时值产后五期，恶露不多，尚有瘀滞未净，再用川芎、益母草祛瘀生新；末作桔梗开宣上焦肺气，是取“提壶揭盖”之意。全方补气兼分利，祛瘀并化源，寓攻于补，标本相顾，以切虚中夹实之病体，冀使清浊分而升降利，中气足而二便通。复诊果然应手，溲便自通，证势大减，患者精神亦顿觉舒畅。惟脾胃未运，湿滞纳呆当虑。再方以佛手散加黄芪、益母草、怀牛膝补气养血，化瘀生新；茯苓、白术、泽泻、米仁健脾化湿，以宗原意而固前功；增玫瑰花芳香醒胃，理气开郁；柏子仁养心敛汗。3剂后诸恙皆失，病愈出院。

十四、养阴、清热、调摄法治愈人流后月经过多一例

胡某，女，41岁。

初诊：1977年5月25日。

主诉及病史：曾育二胎，今春3月7日人工流产后恶露淋漓，二旬余始净。继而经行过多

（最近经期4月8日、5月3日），色鲜且稠，每入晚阵下如注，迄今将月，屡注各种针剂及服中西药十余剂均未效。伴头晕腰酸，肢软，有时腹痛。

诊查：脉细软，苔薄微腻质红。

辨证：阴虚血热，冲任失固。

治法：清营调固。

处方：炒当归9g　丹参9g　生地炭30g　侧柏叶9g　炒蒲黄9g　川续断肉12g　金毛脊12g　丹皮炭9g　白芍9g　地榆炭9g　固经丸9g(吞)　3剂

二诊：5月28日。药后经量已减，色红似冻；腰酸，肢软，小腹微痛。脉细软，苔薄中央腻边赤。证势见瘥，体虚未复，治宗原法，略参扶正。

处方：炒当归9g　丹参9g　炒潞党参12g　生地炭30g　侧柏叶9g　炒蒲黄9g　川续断肉12g　金毛脊12g　丹皮炭9g　白芍9g　地榆炭9g　固经丸9g(吞)　3剂

三诊：5月31日。淋漓已净，头晕腰酸，肢软乏力，略有黄带。脉虚，苔薄质红尖腻。再予和养调理，以资巩固。

处方：炒党参9g　炒白术9g　云茯苓12g　炒当归9g　大生地黄9g　白芍9g　炒杜仲9g　川续断肉12g　金毛脊12g　枸杞子12g　桑寄生12g　泽泻9g　5剂

【按语】正产如瓜熟蒂落，小产则生采硬摘，故前人有小产后将养当十倍于正产之说，可见对小产重视之一斑。通常正产以后恶露持续20天左右净。小产则不然，特别是人流，往往术后未几即止。该病员恶露淋漓连二旬余，大致均由调摄失宜、瘀露未清、冲任不固所起。拖延日久，体虚尤甚，净未数天，即满月经转。一般术后首次行经量多难免，以后即趋正常，不期此次来潮甚于前月，二十余天不止，屡用各种针剂并中药十余剂均未效。且每值夜晚阵下如注，色鲜而稠。综上所述，显系阴虚血热，迫而下行。血得热则行，得寒则止，热者清之，当逆其病而施治，故拟养血育阴，清热固经。鉴于有时腹痛，防其尚有残瘀，用生地、白芍、侧柏、丹皮、地榆、固经丸清热养阴止血之外，当归、丹参以去瘀生新，川断、狗脊补肾健腰，蒲黄去瘀止血。药后经量渐见减少，由于流产不免体虚，复诊从原方加党参以益气扶正，不3剂而恶露完全净止。症状虽除，气血已耗，脾肾不足，且略有黄带，可见余热未净，再宗八珍汤加减，增杜仲、川断、狗脊、杞子、桑寄生等，气血双疗，脾肾兼顾，参泽泻助茯苓以渗湿泻火，投剂后续趋康复。

十五、理气和中、化湿消癥法治愈恶性葡萄胎肺转移一例

陈某，女，27岁。

初诊：1977年6月30日。

主诉及病史：去秋7月9日末次月经。约隔五个月诊断为葡萄胎，于12月29日及1977年1月7日刮宫2次。越1月突然咳嗽咯血。近月来经血淋漓不净，有块，咽痒咳嗽。喉间似塞，得食饱满。

诊查：苔腻舌边尖红有紫点，HCG200。胸片：二肺散在云雾状阴影，诊断为“绒癌肺转移”。

辨证：瘀毒侵肺，气滞夹湿。

治法：理气和中，化湿消癥。

处方：云茯苓12g　姜半夏9g　郁金9g　川楝子9g　延胡索9g　炙甲片9g　夏枯草30g　生蒲黄30g　葵树子30g　紫草根30g　半枝莲30g　鱼腥草30g　木香4.5g

二诊:8月4日。左胸部及咽部不舒均减。月初肺片示左上肺转移灶较前有改善。经来尚准,方净。左少腹抽痛时作,须臾即瘥,背脊臀腿酸楚喜按。脉细,苔腻舌边红。证势好转,瘀毒未消。再拟清肺通络消证。

处方:炒当归9g　路路通9g　郁金9g　苦参9g　炙甲片9g　卫矛15g　鱼腥草15g　山海螺15g　真血竭18g　夏枯草30g　紫草根30g　半枝莲30g　葵树子30g

三诊:12月14日。胸痛及少腹抽痛均除,HCG<50,10月21日病愈出院。11月28日在温州摄片:左上肺第一肋间原转移灶见一大于菜豆淡浅阴影。胸膺又痛,已甫月余,咳嗽痰白稠,行路则小腹下坠感。脉细,苔薄腻。宗前法参化痰。

前方去路路通、苦参、甲片、卫矛,加丹参、丝瓜络各9g、全瓜蒌12g,白芥子4.5g,生蒲黄15g。

四诊:1978年1月16日。左胸膺痛明显减轻,痰爽且少,经行方净;小腹坠痛,有时两侧吊痛;溲黄。脉细,苔薄舌边微红。周前胸片左第一肋间阴影已完全吸收。证见好转,再步原法进退,以资巩固。

用12月14日方去丹参、全瓜蒌,加制胆南星、桔梗各4.5g。

【按语】患者停经五月余,原地诊断为葡萄胎,于1976年12月29日、1977年1月7日先后刮宫2次,末次刮宫病理报告为"坏死脱膜样组织"。时隔1月,突然咯血咳嗽,且阴道不规则流血月许,1977年3月18日胸片拟诊为肺结核,按结核治疗3月未效。来院后摄片诊断为"绒癌肺转移"。此乃气滞血凝,邪毒侵肺,瘀结成癥。治当养血活血,清肺理气,化瘀消癥。方中当归、丹参养血活血,祛瘀生新;郁金行血破瘀,凉血入肺,理气解郁,治气滞血凝胸痛及经脉运行;苦参清热解毒,治心腹结气,癥瘕积聚;卫矛破瘀下死胎,治癥瘕;血竭破瘀行血;蒲黄活血祛瘀,催生止衄;夏枯草清郁热,破癥结瘿瘤;鱼腥草、山海螺入肺散热消痈肿恶疮;紫草根、半枝莲、葵树子清热解毒,治恶性肿瘤。基本以上述药物为主随症加减。于1977年10月21日胸片及肝功能均阴性,HCG<50。11月28日在温州重摄胸片发现在上肺第一肋间原转移灶有一大于菜豆浅淡阴影,咳嗽胸膺痛又作,12月14日再度来沪就医。此次单独用中药治疗,仍宗前法加减。鉴于咳嗽痰稠胸痛,原方增制胆南星、白芥子、丝瓜络化痰散血结,攻坚积,利胸膈,通经络;全瓜蒌入肺治胸痹。调治将月,症状逐渐减轻,至1978年1月9日摄胸片复查,胸部原转移灶阴影已完全消失。

十六、甘麦大枣汤合逍遥散治愈更年期综合征一例

钱某,女,55岁。

初诊:1984年7月6日。

主诉及病史:年逾五旬,经绝十月,神志恍惚,烦躁易怒,悲伤欲哭,胸脘欠舒;烘热时作,失眠惊惕,幻影重重,大便艰结。

诊查:脉细略弦,苔白根腻,质红。

辨证:肝肾不足,心肾不交。

治法:宁神开郁,宽胸定志。

处方:石菖蒲4.5g　龙齿12g　磁石30g　丹参9g　云茯苓12g　知柏各9g　柴胡4.5g　白芍9g　淮小麦30g　青陈皮各4.5g　全瓜蒌12g(打)　白金丸4.5g(吞)　7剂

二诊:7月23日。药后症状见瘥,近又反复。脉细微弦,苔薄白,根稍厚,质偏红。宗原法

出入。

处方：石菖蒲 4.5g　龙齿 4.5g　淮小麦 30g　磁石 30g　朱远志 4.5g　五味子 2g　丹参 9g　柴胡 4.5g　青陈皮各 4.5g　全瓜蒌 12g(打)　知柏各 9g　白金丸 4.5g(吞)　7 剂

三诊：8 月 2 日。证势显减，精神较振，大便亦畅，自觉口腻痰多。脉细，苔薄白，质偏红。再为兼顾，以资巩固。

处方：炒当归 9g　丹参 9g　广郁金 9g　制胆南星 4.5g　姜半夏 4.5g　白芥子 2.5g　炒枳壳 4.5g　陈皮 4.5g　石菖蒲 4.5g　龙齿 12g　姜竹茹 4.5g　淮小麦 30g　7 剂

另朱砂安神丸 60g，分 7 日服；白金丸 20g，分 1 周服。

【按语】年届绝经，天癸渐竭，肾气衰退，冲任虚损，精血不足，心阴内亏，肝阳独亢，除出现月经紊乱外，情志症状较为突出，形同脏燥，类似癔病，故对此病的辨证论治，原则上以肾为主，并重心肝。患者初诊时表现为更年期综合征，情志症状明显，用淮小麦缓急和中；龙齿、菖蒲、磁石以镇惊宁神；知母、川柏、柴胡、陈皮以清肝火、胸闷不快、大便艰坚；入全瓜蒌尤妙，借以宽胸解郁兼通腑道；白金丸化痰宁神。投药后症虽减未除，又因情绪影响，症状时有反复。再投原剂，并给以精神及心理上安慰，使患者心情舒畅，以达事半功倍之效。三诊，因患者主诉口腻痰多，痰湿之象显现，予疏肝解郁、安神定志。方中入制胆星、姜半夏、白芥子、枳壳、姜竹茹以化痰开窍定志。并予朱砂安神丸、白金丸吞服，以巩前效。3 月后随访，患者情志抑郁症状基本消失，烦躁易怒、夜寐不安之症亦有明显减轻，大便已爽，精神亦振，已停服中药 2 周，无明显反复。

【编者评注】蔡小荪出生于中医妇科世家，对中医妇科精专，且结合西医妇检，中西合参，辨证施治，治验无数，仅不孕证之病种，即有 170 例之治验报告，由此可见一斑。本集收罗的医案，仅是各种妇产科病证的枝叶、片瓦。以痛经而论，有原发性痛经、子宫内膜异位症之痛经，分别采用温通法、化瘀法、摄血法等论治。对崩漏之治，则有疏肝清热、化瘀调摄、温阳补气、养阴清热诸法。其他如经闭、不孕及产后发热、恶露不尽、癃闭诸症，也均药到病除；甚至葡萄胎之肺转移也告痊愈，足见蔡老对妇产科疾病证治之精湛，故能蜚声沪上。蔡老之医术技能在每一医案之按语中均作了详述，兹不赘述，当深切体察其之奥义及精髓。

胡建华医案

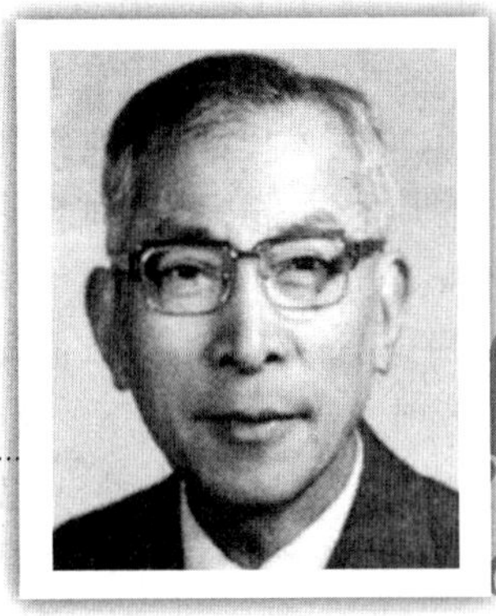

【生平传略】

胡建华，字丕龄，1924年生，浙江省鄞县人。教授、主任医师。曾任上海中医学院附属龙华医院专家委员会主任、中医内科教研室主任等职。

1945年毕业于上海中医学院，师承中国著名中医学专家丁济万、程门雪、黄文东先生，宗李东垣脾胃学说。有四十余年的教学经验和五十余年的临床经验。擅长治疗各种疑难杂证，尤其对癫痫、血管性头痛、中风后遗症、震颤麻痹、神经官能症、精神分裂症、更年期综合征、慢性胃炎、溃疡病、慢性结肠炎等，有很好疗效。曾应邀赴日本讲学九个月，并为华侨、日本朋友治愈各种疾病，深得好评。他所主持的龙华医院中医神经科颇有中医传统特色，在国内外及港澳地区，享有一定的声誉。他对中医膏方有深邃的研究，运用膏方冬令进补，有良好的强身保健、抗老延年、防病疗疾的作用，颇受病家欢迎。《息风豁痰法治疗癫痫317例临床观察及药理实验》，获上海市卫生局1987年中医、中西医结合科技进步奖，并在1987年中医药国际学术会议上宣读论文，进行交流，引起各国专家的兴趣和好评。

在国内外公开发表、出版论文著作96篇(册)。著有《中医膏方经验选》，主编《进补与养生》(已在台湾出版，并在北京国际图书博览会展出)，编写《中国医学百科全书·中医内科学》、《实用中医内科学》、全国中医院校教材《中医内科学》，厦门大学海外函授学院教材《中医内科学》等著作。发表《熄风豁痰法治疗癫痫317例临床观察及药理实验》、《溃疡性结肠炎证治》等论文。

一、宣肺平喘、化痰清热法控制哮喘发作一例

邬某，男，10岁。

初诊：1991年5月12日。

主诉及病史：2岁时即患哮证，多发于初夏及深秋季节。近一周来，哮喘发作迄未休止，夜间症状尤为严重。呼吸短促，张口抬肩，气急不能平卧，胸闷不舒，频频咳呛，剧咳时引起呕吐，

有时吐出大量痰涎，出汗，喷嚏，鼻流清涕。曾多次急诊，用地塞米松、青霉素、氨茶碱等，未获有效控制。惟用舒喘灵喷雾剂，尚能短暂缓解。

诊查：体温 37.9℃，心率 130 次/分，呼吸 34 次/分。舌边尖红，质暗紫，苔薄黄腻，脉滑数。

辨证：脾肾亏虚，气不摄纳，痰浊壅肺，宣降失司。

治法：急则治其标，先拟宣肺平喘，化痰清热。

处方：生麻黄 4.5g　嫩射干 9g　炙地龙 6g　炙紫菀 9g　炙款冬 9g　鱼腥草 15g　开金锁 15g　苍耳子 6g　石韦 15g　仙灵脾 6g　银杏肉 6g　生胆南星 9g　4 剂

日服 2 剂，各煎二汁，一昼夜分 4 次服完。

二诊：5 月 14 日。昨日下午起哮喘渐平，咳嗽仍频。今天寒热已退清，胸闷略减，出汗已止，精神困倦。除仍服氨茶碱外，其余西药已停用。体温 37℃，心率 88 次/分，呼吸 24 次/分。舌边红，质淡紫，苔薄黄，脉小滑。再守原法。原方加党参 9g，5 剂。

三诊：5 月 19 日。哮喘症状基本缓解，已能平卧，惟夜间尚有轻度哮鸣音。西药全停。偶有咳嗽，胃纳欠佳。体温 36.8℃，心率 82 次/分，呼吸 20 次/分。苔薄腻，脉小滑。再予前法参入补益脾肾之品。

处方：炙黄芪 9g　潞党参 9g　仙灵脾 6g　补骨脂 6g　生麻黄 3g　嫩射干 9g　炙地龙 6g　炙紫菀 9g　鱼腥草 15g　苍耳子 6g　陈广皮 6g　生胆南星 9g　7 剂

四诊：5 月 26 日。近 3 天来，哮喘昼夜均未发作，偶有轻微咳嗽，精神、胃纳均好转。苔脉如前。再予补益脾肾，稍佐化痰止咳。

处方：炙黄芪 9g　潞党参 9g　云茯苓 9g　炒白术 9g　仙灵脾 6g　补骨脂 9g　山萸肉 6g　苍耳子 4.5g　光杏仁 6g　炙款冬 9g　鱼腥草 12g　7 剂

【按语】本例乃支气管哮喘，中医辨证属哮证。病史已有 8 年之久。病根顽固，反复难愈。哮证纯寒不热或纯热不寒者，均不多见，往往虚实夹杂，寒热交错。因此，理应虚实兼顾，温凉并用。病孩哮证发作已 1 周，发热、舌红、苔黄，可见病邪已从热化，故既用麻黄、紫菀、款冬之辛温以宣肃肺气、化痰平喘，又用射干、鱼腥草、开金锁（即野荞麦根）之苦辛寒以泻肺清热。麻黄之辛开与地龙之咸降相配，有助于肺金之开阖功能。两药均有扩张支气管平滑肌作用，配合同用，平喘效验尤著。方中石韦具有镇咳、祛痰、平喘作用，本人常用以治疗慢性支气管炎、支气管哮喘，颇有效果。仙灵脾不仅能温肾，而且能平喘，与银杏相配可以加强纳气平喘作用。生胆南星乃祛痰佳品，人多畏其有毒而拒用。我用生胆南星治疗咳喘、癫痫等病证，其效优于制南星，并通过动物实验，未见有毒副反应。方中苍耳子用以通鼻窍、抗过敏，乃治疗支气管哮喘最佳配伍药。初诊正值喘甚咳剧之际，故用 1 日 2 剂，分煎四汁饮服，以折其势。余常用此服法治疗哮喘，可以提高疗效。以后在哮喘渐平时，逐步采用肺肾同治，最后又以补益脾肾，以冀肾气渐充，脾气渐健，肺气渐固，减少甚至控制其复发。根据我的临床经验，哮证如用培补脾肾之法，调治得当，患者在发育期间，肾气充盛，可以获得根治。

二、益气养阴、疏肝和胃法治愈萎缩性胃炎一例

张某，男，38 岁。

初诊：1991 年 9 月 3 日。

主诉及病史：胃脘饱胀，食后满闷尤甚，嗳气稍舒，不思饮食，迄今已 5 年。平时工作压力

较重，思绪纷繁，烦躁，偶有右胁隐痛，梦多易醒，口干欲饮，大便干燥且隔日一行。

诊查：面色少华，形体消瘦，精神萎靡。苔薄腻，舌质淡紫，边尖红，脉细略数。两月前经外院胃镜检查，诊断为慢性萎缩性胃炎。胃黏膜活检病理检查为轻度肠腺上皮化生。

辨证：操劳过度，肝失条达，气滞血瘀，肝胃不和。

治法：益气养阴，疏肝和胃，养心安神，活血化瘀。

处方：太子参 15g　北沙参 15g　天麦冬各 12g　枸杞子 12g　川楝子 12g　八月札 30g　广郁金 12g　江枳实 9g　紫丹参 15g　炒枣仁 12g　制大黄 4.5g　炙乌梅 4.5g　生山楂 4.5g　7 剂

二诊：9 月 10 日。近日胃脘饱胀、满闷等症有所减轻，胃纳稍增，口干略减，大便仍干，苔脉如前。

处方：制大黄、炙乌梅、生山楂均增改为 9g，7 剂。

三诊：9 月 17 日。胃脘胀满明显减轻，嗳气消失，纳食渐香，口干好转，大便已润，情绪亦较前舒坦。苔薄腻，舌质淡紫，脉细。再以益气养阴、疏肝和胃为治。

处方：太子参 15g　北沙参 15g　天麦冬各 12g　枸杞子 12g　紫丹参 15g　八月札 30g　广郁金 9g　蒲公英 30g　蓬莪术 12g　炙乌梅 9g　生山楂 9g　制大黄 9g　14 剂

四～六诊：基本守原方。从略。

七诊：11 月 19 日。迭进益气养阴、疏肝和胃之品，胃脘饱胀、嗳气、胁胀、口干等症均已消失，胃纳较香，大便正常。脉细，苔薄腻。本月 14 日复查胃镜印象：慢性浅表性胃炎。活检：未见肠腺上皮化生。再予益气养阴、疏肝和胃。

处方：潞党参 15g　北沙参 15g　天麦冬各 12g　枸杞子 12g　八月札 30g　广郁金 9g　蒲公英 15g　蓬莪术 12g　炙乌梅 4.5g　生山楂 4.5g　制大黄 6g　14 剂

【按语】本例胃脘饱胀，食后满闷尤甚，嗳气纳呆已有 5 年。患者乃对外贸易干部，工作繁忙，平时常处于焦虑紧张状态，以致气阴两伤，肝胃不和，气血亏虚，瘀阻中焦。《临证指南医案》指出："肝为起病之源，胃为传病之所"，说明肝气郁滞常可造成胃气失于和降，日久气阴亏虚，而诸症迭起矣。方用太子参、北沙参、天门冬、枸杞子以益气养阴；川楝子、八月札、广郁金、枳实以疏肝和胃；炙乌梅、生山楂以资助胃酸（萎缩性胃炎患者，一般胃酸较低，但亦不尽然，在未能肯定胃酸是否缺乏情况时，初诊先用少量乌梅、生山楂作为试探，服后胃脘饱满等症减轻，二诊按初诊二药的剂量加倍，以提高疗效）；酸枣仁、丹参、大黄以安神化瘀通腑。因活检发现患者有轻度肠腺上皮化生，故选用天门冬、枸杞子、八月札等养阴疏肝之品，均有抗癌作用，以防恶变。现代研究发现，枸杞子含丰富的有机锗，具有增强人体免疫力和抗癌作用。同时，将处方用意告知病员，并提出要从精神、生活、饮食等诸方面进行调摄，以争取病情的好转。总之，萎缩性胃炎虽然病变部位是在胃黏膜，但它与全身各脏腑、器官存在密切关系，因此，更需要从整体上加以调整，使之取得比较理想的效果。

三、温肾健脾、清肠化湿法治愈五更泄泻一例

费某，男，71 岁。

初诊：1988 年 4 月 17 日。

主诉及病史：黎明时即腹泻，迫不及待，进早餐后再次就厕；大便稀薄，每日两三次，无腹痛及脓血黏液。迄今病已十余年。胃纳尚佳，精神萎顿，腰膝酸软。未曾做过肠镜检查。曾用痢

特灵、参苓白术散、四神丸、理中丸等中西药物治疗，未获明显效果。

诊查：面容憔悴，消瘦，腹部柔软、无压痛。舌质红，苔厚黄腻，脉象弦滑。大便常规：稀薄；培养无致病菌生长。

辨证：古稀之年，脾肾阳虚，肠道湿邪留滞，传导失司。

治法：温肾健脾，清肠化湿，温凉并进，补消兼施。

处方：补骨脂 12g　五味子 6g　焦山楂 12g　焦神曲 12g　云茯苓 15g　炒扁豆 12g　北秦皮 12g　苍白术各 9g　淮山药 15g　炒防风 9g　生苡仁 30g　7 剂

二诊：4 月 24 日。症状如前。原方药 7 剂。

三诊：5 月 2 日。服药 14 剂后，腹泻如前。无腹痛腹胀。苔黄腻未化。再从前方加强苦化、固涩之剂。

处方：补骨脂 12g　五味子 6g　淡吴萸 4.5g　淮山药 15g　炒扁豆 15g　苍术 12g　焦山楂 15g　焦神曲 15g　川黄连 4.5g　炮姜炭 6g　罂粟壳 6g　7 剂

四诊：5 月 8 日。药后大便次数减少，每日 1 次，但粪质仍较稀薄。苔黄腻，舌质淡红，脉弦滑。前方加入升清之品。

处方：补骨脂 12g　五味子 6g　淡吴萸 4.5g　淮山药 15g　苍术 12g　川黄连 4.5g　炙甘草 9g　焦山楂 12g　焦神曲 12g　炮姜炭 6g　炙升麻 9g　罂粟壳 3g　7 剂

五诊：5 月 15 日。大便转稠。原方药 14 剂。

六诊：6 月 5 日。饮食不慎，大便次数又增。原方略作加减。14 剂。

七、八诊：7 月 10 日。大便转稠，基本成形，每天 1 次。早餐吃两碗泡饭，也未引起不舒。苔厚黄腻，脉象弦细。

处方：补骨脂 12g　五味子 6g　肉豆蔻 9g　上肉桂 3g(后下)　炮姜炭 6g　焦山楂 15g　焦神曲 15g　炒扁豆 15g　川黄连 4.5g　炙升麻 9g　生薏苡仁 30g　14 剂

九诊：7 月 31 日。大便成形，日行 1 次。有时右胁隐痛。原方加延胡索、蓬莪术各 12g。14 剂。

十～十二诊：8 月 14 日～9 月 25 日。仍用九诊方加减，大便呈软条状。苔黄厚腻已化。方从略。

末诊：10 月 16 日。大便每天 1 次，呈条状，不限于黎明就圊，无腹痛腹胀。胃纳较香，胁痛消失，睡安，精神亦佳。脉弦细，苔略偏腻。再予补肾健脾，巩固疗效。

处方：补骨脂 12g　肉豆蔻 9g　五味子 6g　淮山药 12g　炙黄芪 12g　潞党参 12g　云茯苓 15g　川黄连 4.5g　炒扁豆 15g　生苡仁 30g　延胡索 12g　14 剂

【按语】五更泄泻多见于老人，多由脾肾阳虚、命火衰微所致。一般治疗以温肾健脾、固涩止泻为主，常用四神、理中辈。本案病史已十余年，病根日益沉痼，然久治无效，其故安在？我从实践中得出经验：五更泄泻虽与脾肾阳虚有关，但常兼湿热之邪，蕴滞肠道，导致传导失司，如徒恃温热之品，反难奏效。本案既有黎明时腹泻、神疲、腰膝酸软等脾肾阳虚之症，又见舌质红、苔厚黄腻湿热内蕴之象。首先必须温凉并进，故先后使用秦皮、黄连以苦化湿热。尽管如此配合，苔厚黄腻直到第十诊后始渐渐化去，可见肠中湿热之胶固难化矣。其次是服初、二诊方药 14 剂后，腹泻如前，遣用罂粟壳后，大便转稠，次数逐步减少；本品涩肠止泻作用甚佳，余常用以治疗久泻，如配伍得当，常获良效。由于罂粟壳有麻醉作用，医者多因此而不愿使用。余治各种久泻，抓住三个辨证要点，来确定是否采用罂粟壳：一为病程已久者宜用，暴泻者当忌；二为大便次数多者宜用，少者当忌；三为无腹部胀气、里急后重不明显者宜用，腹胀、后重不爽者当忌。此三者必须皆备,缺一不可。经过上述方法治疗半年,缠绵十余年不愈之痼疾,幸告痊愈。

四、养心安神、酸甘化阴法治愈不寐一例

黎某,女,39岁。

初诊:1987年9月6日。

主诉及病史:5年前因家事纠葛,精神受刺激,导致情志抑郁、急躁易怒、入睡迟缓,醒后不易重新入梦。近一个月来,失眠尤为严重,甚至彻夜难寐。情绪焦虑,恐惧,心悸,头痛,眩晕,目糊,健忘,神思恍惚,五心烦热,口干欲饮,胸闷,两胁隐痛;大便干燥,二三日一行。长期服用西药安眠镇静剂,久则失效。曾服用中药天王补心丹、安神定志丸等方加减百余剂,亦未见奏功。遂来专家门诊就诊。

诊查:神情、面容焦虑,手心灼热,语言急促。舌质红少苔,脉弦细数。心率92次/分。血压120/70mmHg。

辨证:郁怒伤肝,久则化火伤阴,阴血亏耗,心失所养,神明不安,导致不寐。

治法:养心安神,酸甘化阴。

处方:炙甘草9g　淮小麦90g　大红枣9g　当归身12g　大白芍38g　大川芎9g　酸枣仁9g　宣木瓜9g　辰麦冬12g　石菖蒲9g　大生地黄15g　野百合15g　7剂

二诊:9月13日。服上方药后,睡眠好转,可睡4小时左右。头痛、眩晕、口干等症均见减轻。大便仍干,隔日一行。舌质红,苔薄,脉弦细略数。心率88次/分。前法尚称合度,再予原方增删。

处方:炙甘草9g　淮小麦30g　大红枣9g　大白芍30g　大川芎9g　酸枣仁9g　宣木瓜9g　炙乌梅4.5g　辰麦冬12g　大生地黄15g　野百合15g　全瓜蒌15g　7剂

三诊:9月20日。睡眠续有进步,西药已减量,可以安睡5小时以上。余症均有不同程度的减轻。口干、手心灼热消失,大便已润。舌尖红,苔薄腻,脉弦细。心率80次/分。再予养心安神,育阴柔肝。

处方:炙甘草9g　淮小麦30g　大红枣9g　大白芍30g　大川芎9g　酸枣仁9g　宣木瓜9g　大生地黄15g　野百合15g　肥知母12g　全瓜蒌15g　14剂

四诊:10月4日。睡眠渐复正常,可达7小时左右。近3天来已停服西药。焦虑、恐惧、五心烦热等症基本消失。在授课劳累后,偶有轻微头痛。苔薄腻,脉弦细。心率78次/分。

原方药14剂。

以后原方加减,继续服药四十余剂。睡眠七八小时。头痛、五心烦热、口干等症均消失。舌脉均正常。于11月26日起改用天王补心丹、杞菊地黄丸,每次吞服6g,日服2次,巩固疗效。

【按语】不寐一证,不离乎心,但亦不止于心。本例因妯娌龃龉,家事纠葛,以致郁怒伤肝,化火伤阴,阴血无以养心,导致不寐。由于病在心、肝二经,前医单从心经论治,焉能奏效?故用甘麦大枣汤甘缓之品,以养心气,安心神;补肝汤酸敛之品,以滋肝体、柔肝用;配合百合地黄汤以加强滋阴润燥之力。补肝汤用四物汤作为基础,以养血柔肝,配以枣仁、木瓜、甘草、麦冬酸甘化阴。患者失眠、烦躁、头痛、眩晕、目糊。舌红、脉数。乃肝阴亏虚,阴不济阳所致。最适宜用酸甘化阴之法。盖酸能收敛浮阳,甘能化生津气,酸甘同用,能使阴虚得以滋养,阳亢得以

潜降。上述处方中未曾遣用大量苦寒泻火之剂，而能使阴复火降，睡眠渐趋安宁，实赖酸甘化阴之功也。除药物调治外，并辅以劝导慰藉，鼓励其胸襟豁达，坚持简化太极拳锻炼心身。不寐之证，缠绵5载，治疗三个月左右，竟获显著效果。

五、益气养阴、调摄冲任法治愈更年期综合征一例

熊某，女，51岁。

初诊：1987年3月15日。

主诉及病史：近一年多来，月经周期紊乱，或二三月一行，或一月双潮，经量时而稀少，时而量多如冲，经临乳房作胀。平素性情温和开朗，去年夏天起，一反常态，情绪忧郁，烦躁易怒，甚则悲伤流泪。心悸胆怯，梦中惊吓，精神困惫，胸膺窒闷，频频太息，头面烘热，阵阵出汗，口干。曾服用过逍遥散、归脾汤、越鞠丸、谷维素等中西药物治疗。

诊查：面部潮红，两目虚肿，神情抑郁，掌心出汗湿润。脉弦细，舌尖红，苔薄腻。心率78次/分，律齐。血压140/88mmHg。曾在外院作妇科检查(一)，诊为更年期综合征(现称围绝经期综合征)。

辨证：气阴亏虚，心神不宁，冲任失调。

治法：益气养阴，补心安神，调摄冲任。

处方：太子参15g　辰麦冬15g　五味子4.5g　野百合15g　肥知母15g　炙甘草9g　淮小麦30g　大红枣9g　石菖蒲9g　紫丹参15g　仙灵脾12g　淡苁蓉12g　7剂

二诊：3月22日。近3天来情绪略畅，胸闷略舒，心悸、头面烘热略减。昨日经临量多，夹有血块，乳房胀痛；今起面目虚浮，精神困惫。苔脉如前。再从原方加减。

处方：太子参15g　辰麦冬15g　五味子4.5g　炙甘草9g　淮小麦30g　大红枣9g　仙灵脾12g　肥知母15g　野百合15g　失笑散15g(包煎)　蒲公英15g　蓬莪术12g　7剂

三诊：3月29日。服上方药后，经量明显减少，6天即净，经后乳房胀痛消失，余症均较前减轻。原方药14剂。

以后用前方加减调治。5月3日来诊：月经来潮，量适中，5天干净，经期乳房微胀，情绪舒畅。近日气温较高，出汗较多，口干。脉濡细，苔薄腻。再予益气养阴，调摄冲任，稍佐芳香化湿。

处方：太子参15g　大麦冬15g　五味子4.5g　炙甘草4.5g　淮小麦30g　大红枣9g　仙灵脾12g　淡苁蓉12g　藿佩兰各9g　14剂

末诊：8月30日。各症均除，月经停闭未行，苔脉正常。改用中成药调治，以冀安然度过更年期。

处方：参麦饮口服液30支，每次1支，日服2次。苁蓉片(龙华医院自制中成药，每片含生药0.3g)200片，每次5片，日服3次。

【按语】患者年过七七，正值绝经之期，癸源空虚，冲任失调，以致经期紊乱，并出现一系列梦多、忧郁、烦躁等精神症状，兼有神疲、口干、舌尖红等气阴两亏之象。故处方用生脉饮以益气养阴安神；甘麦大枣汤以补益心脾，柔肝缓急(此方乃仲景治疗妇人脏燥之代表方剂，余常用以治疗更年期综合征，效果显著)；仙灵脾、淡苁蓉性虽偏温，但属于柔剂，温而不燥，有补益肝肾作用(余常选用此二味药治疗更年期综合征、经期焦虑症以及乳腺增生等疾病，疗效颇佳，盖取其有调摄冲任之功，实际上是起到了调整内分泌作用)；方中配合百合知母汤以加强养阴清

热安神作用，百合知母与仙灵脾、淡苁蓉同用，则温凉相配，更不虑其偏温助热矣。二诊时月经量多，夹有血块，乳房胀痛，故用失笑散以行瘀止痛，并有止血功效。蒲公英、莪术，亦取其散结祛瘀之专长。

通过合益气养阴、补心安神、调摄冲任诸法于一炉，从整体出发，加以综合调治，历时五个月余，使患者各症消失，恢复健康。

六、益气补血、养肝调经法治愈经漏一例

汪某，女，35岁。

初诊：1988年10月15日。

主诉及病史：平素月经量多，淋漓逾旬始净，迄今已一年余。头晕目眩，精神疲惫。上月27日不慎遭电击伤后，眩晕困倦更甚。腰酸，纳谷不香，胃中不舒，泛酸，右上肢疼痛，晚间尤甚。以往常有头痛，剧痛时甚则失去知觉。一年来未能正常上班，近一月来病休在家。曾有胃炎史，检查情况不详。外院B型超声波检查提示：子宫肌瘤。

诊查：神清。面色少华。周身皮肤紫斑多处。神经系统（－）。舌质淡，苔薄腻，脉濡细无力。血象：血红蛋白100g/L，白细胞2.7×10^9/L，血小板80×10^9/L。

辨证：气血亏虚，肝不藏血。

治法：益气补血，养肝调经。

处方：炙黄芪15g　潞党参12g　当归身12g　蓬莪术12g　石韦30g　旱莲草15g　枸杞子12g　生蒲黄15g(包)　仙鹤草15g　陈广皮9g　桑寄生15g　川续断12g　7剂

二诊：10月23日。眩晕颇甚，体倦乏力，经行量多，睡眠不安，纳谷不香，大便干燥，泛酸。苔脉如前。再守原意。

处方：炙黄芪15g　潞党参12g　枸杞子12g　明天麻9g　生蒲黄15g(包)　仙鹤草30g　生地榆15g　制川军3g　石韦30g　煅瓦楞30g　佛手干9g　炒枣仁9g　7剂

三诊：11月5日。头晕，头重如蒙，乏力。胃纳已增，偶有泛酸。苔薄腻，脉濡细无力。再予益气补血，养肝调经。

处方：炙黄芪15g　潞党参15g　大白术12g　炙甘草9g　全当归12g　枸杞子12g　明天麻9g　白蒺藜9g　仙鹤草9g　生蒲黄12g(包)　仙灵脾12g　煅瓦楞30g　7剂

另：乌鸡白凤丸20粒，每服1粒，日服2次。

四诊：11月13日。眩晕已减，前天起头痛，精神渐振，皮肤紫斑明显减少。脉细，苔薄腻。复查血象：血红蛋白105g/L，白细胞5.1×10^9/L。

处方：炙黄芪15g　潞党参12g　嫩钩藤15g　炙地龙9g　大川芎9g　枸杞子12g　石韦30g　仙鹤草30g　生蒲黄15g(包)　仙灵脾12g　生胆南星12g　7剂

另：乌鸡白凤丸20粒，每服1粒，日服2次。

五诊：11月20日。头痛、眩晕已瘥。3天前月经来潮，经量明显减少。

六诊：12月4日。眩晕消失。

末诊：12月18日。眩晕未发。劳累后尚感乏力。已恢复全天上班。

五诊后，均用原方加减，并服用乌鸡白凤丸。方从略。

【按语】本例月经过多已一年余，每次经临十余日始净。眩晕乏力较甚，已病休多日。所现症状以气血亏虚、肝不藏血为主，故治以益气补血、养肝调经，处方用参、芪、归、杞、寄生等以

益气养血补肝，以冀气能摄血、肝能藏血。患者子宫肌瘤兼周身皮肤紫斑，故选用蓬莪术、生蒲黄、仙鹤草以祛瘀止血。一般认为莪术破血祛瘀，其性峻猛，实则不然。此药不仅能消积软坚，且有健胃消食作用，其性平和。方中之蒲黄，习俗认为生用祛瘀，炒炭用止血。余从长期临床探索所得经验：蒲黄炭止血作用较逊，而生蒲黄则止血功能反佳，止血而不留瘀。此二味配合，相得益彰，治疗子宫肌瘤月经过多，用之最宜。患者白细胞数减少，余选用石韦与补气药相配，提升白细胞数作用颇佳。二诊起用乌鸡白凤丸。此丸乃妇科调经良方，但全国各地处方不一，品类繁多。本例采用的是上海中药制药三厂生产者，方中有人参、茯苓、白术、甘草、山药、牛膝、菟丝子、杜仲、北沙参、石斛、麦冬、五味子、元参、丹参、丹皮、艾叶、黄连、川芎、乌骨鸡等，主治妇科气血亏虚、月经不调、崩漏带下等症。本丸治疗白细胞及血小板数减少症而有出血倾向者，疗效颇佳。经过上述方法治疗两月余，患者月经量明显减少，眩晕消失，白细胞数亦升到正常范围，并恢复工作。

七、养肝化瘀、清热和营法治愈倒经一例

郁某，女，34岁。

初诊：1974年12月13日。

主诉及病史：平素情怀抑郁寡欢，经闭3月，少腹隐痛，乳房作胀，右胁肋隐痛；鼻衄时作，有时量多，似月经之来潮，呈周期性，衄后烦躁不安；大便干燥，隔日一行。

诊查：面颊潮红，鼻腔血痂未清。舌质紫，尖红，苔薄，脉弦滑略数。

辨证：肝气郁滞，冲任不调，营分有热，迫血妄行。

治法：养肝化瘀，清热和营。

处方：全当归15g　大川芎6g　大生地黄15g　赤白芍各15g　制大黄9g　川牛膝9g　粉丹皮12g　生甘草6g　广郁金9g　淡苁蓉12g　7剂

二诊：12月20日。近日鼻衄已止；大便已润，每日1次。腹痛、乳胀略减，胁痛未见减轻。再守原意。

处方：原方加延胡索12g。7剂。

三诊：12月27日。昨晨月经来潮，量少；昨晚又有少量鼻红；大便溏薄，胁痛减轻。病情已有转机趋势，再予前方加减。

处方：全当归15g　大川芎6g　大生地黄15g　赤白芍各15g　制大黄6g　川牛膝9g　生甘草6g　广郁金9g　延胡索12g　淡苁蓉12g　枸杞子12g　7剂

四～七诊：基本用原方加减。方从略。

八诊：1975年1月24日。3天前经临，量已增多，无腹痛，乳房作胀亦减，鼻衄未见复发；大便成形，日行1次。舌质微紫，苔薄腻，脉弦滑。再予养血柔肝，调和冲任。

处方：当归身12g　大生地黄15g　大白芍15g　紫丹参15g　枸杞子15g　川牛膝9g　淡苁蓉12g　仙灵脾9g　炙甘草6g　广郁金9g　延胡索12g　制大黄4.5g　14剂

以后续用上方药加减调理，月经趋于正常，鼻衄未再复发而愈。

【按语】20世纪60年代曾聆先师黄文东先生述及，早年用玉烛散去芒硝加牛膝，治疗妇女经闭鼻衄，收效甚佳。本例乃少妇“倒经”，病由肝郁化火、营血有热，以致迫血妄行。忆及黄师所授经验，遂用玉烛散（即四物汤合调胃承气汤）加减治之。首诊用当归、川芎、生地黄、白芍以养血柔肝；大黄、丹皮、赤芍以凉血化瘀；川牛膝以引血下行；生甘草配白芍以缓急止痛；淡苁蓉

(后又与仙灵脾同用)以调和冲任。经过调治,使血循经络,月经正常,病告痊愈。如果此例因鼻衄量多,而用一派凉血止血之品,无异舍本求末,恐难奏效。

八、益气摄血、助阳护阴法治愈崩漏一例

钱某,女,17岁。

初诊:1973年4月6日应邀会诊。

主诉及病史:上月11日月经初潮,伴鼻衄量多,色鲜红。经卫生院治疗,出血仍不止。平时齿龈渗血已多年,近两年来多次鼻衄。诊断为:①贫血待查;②原发性血小板减少症。于3月17日收入县人民医院内科病房。近日经骨髓穿刺检查诊断为再生障碍性贫血。入院二十天来,用各种中西医药(安络血、维生素K_1、止血敏、抗生素及中药凉血止血剂)治疗,并多次输血,阴道出血及鼻衄仍然不止。昨今两天,出血量较大。病势沉重,危在旦夕,故邀余前往会诊。

诊查:神清,畏寒蜷缩,神情淡漠,面色㿠白憔悴,面目虚浮,腿部皮肤紫癜多处。肝脾未及,神经系统(一)。体温37.6℃,心率116次/分,血象:血红蛋白40g/L,红细胞计数1.28×10^{12}/L,白细胞计数3.7×10^{9}/L,血小板计数50×10^{9}/L。血压120/70mmHg。舌质淡白胖,脉濡数。

辨证:肾阳亏虚,无以生髓造血;脾气不足,无以统摄血液。

治法:益气摄血,助阳护阴,化瘀止血。

处方:生晒人参9g　炙黄芪12g　仙灵脾9g　仙茅9g　生蒲黄15g(包煎)　生地榆30g　陈阿胶9g(烊冲)　大生地黄15g　参三七粉1.5g　2剂

二诊:4月8日。阴道出血明显减少,昨起精神好转,胃纳增加。脉濡细数,舌质淡胖。病势仍在重途,不容忽视。原方去生晒人参,加潞党参30g,红枣5枚。2剂。

三诊:4月10日。阴道出血及鼻衄续减,精神略振,已能半卧位或稍稍坐起。原方药2剂。

四诊:4月12日。阴道出血已止,尚有少量鼻衄,面色好转,面目虚浮亦减。回答问题时微露笑容。舌质胖,苔薄腻,脉濡细。体温36.9℃,心率86次/分。血象:血红蛋白68g/L,红细胞计数2.45×10^{12}/L,白细胞计数4.1×10^{9}/L,血小板计数66×10^{9}/L。原方药2剂。

以后仍用原方加减调理。第二次月经来潮时,量偏多,1周后干净,无出血不止现象。

【按语】本例西医诊断为再生障碍性贫血。中医属“崩漏”、“鼻衄”。在月经初潮之际,阴道出血二十余天不止。虽经中西医药治疗,未见效果。邀余会诊时,出现一派虚象。细审原先中药处方,均系凉血止血之剂。此病虽涉及五脏,但以脾肾二脏为主。盖肾为先天之本,“肾藏精”,“肾主骨生髓”;脾为后天之本,“脾统血”,又为气血生化之源。肾虚则无以生髓造血,脾虚则无以统摄血液。由于此例根在脾肾两藏亏损,故在出血时,非一般凉血止血之剂所能见效。且寒凉太过,反而耗伤阳气,导致预后更差。余治此病,根据中医学阴阳互根、阳生阴长的理论,以及气为血之帅,有形之血不能速生,无形之气所当急固的原则,常采用益气摄血、补肾温阳为主要治则,并概括为两句话:健脾益气,取其气能摄血之意;温肾壮阳,以助生髓造血之力。处方用人参、黄芪益气健脾以摄血;仙灵脾、仙茅温补肾阳以资助骨髓,改善造血功能。所以未用附子、肉桂,因患者阴阳两虚而见出血不止,如用附子、肉桂刚燥之剂以温肾助阳,势必耗血动血,故选用二仙温柔之品,温肾而不动血,助阳而不伤阴。阿胶、生地黄补养阴血,兼能止血。同时,二仙与阿胶、生地黄相配,则阴阳相济,可以提高疗效。生地榆止血作用优于地榆炭,与

参三七粉配伍，化瘀止血作用尤佳。会诊时患者体温37.6℃，因属虚热性质，不必采用解表清热之法，俟阴阳渐复、妄行之血归经，则虚热亦能渐渐退清。再生障碍性贫血，亦常见因感染而发高热者，对此虽当急则治标，采用凉血清热解毒法，但亦以温凉并用为宜。

九、补益脾肾、清化湿热法治愈乳糜血尿一例

秦某，男，39岁。

初诊：1972年5月5日。

主诉及病史：1970年8月，首次发现小便呈乳白色，间或出现血块，迄今已发作多次，每因劳累及过食油腻即易诱发。近两月来宿恙复发，小便混浊不清，乳白色，呈米泔水样，有时色红夹有血块，排尿时涩痛不爽，尿液存放后沉淀物如絮状。精神困倦，纳少，头晕目眩，腰痛，两膝酸软，口干不多饮。以往曾使用西药海群生、抗生素等，可使症状减轻。两月来用上法治疗，无明显效果。

诊查：神清，形体消瘦，面色少华。舌质淡红，苔薄白，脉细缓。心率60次/分，律齐。尿常规：混浊，蛋白（＋＋），白细胞（＋），红细胞（＋＋＋＋），乙醚试验，找到脂肪球。

辨证：脾肾亏虚，湿热下注。

治法：补益脾肾，清化湿热。

处方：鹿角粉（现已禁用，可用水牛角代之）3g（分2次吞服） 生熟地黄各12g 淮山药12g 菟丝子12g（包） 玉米须30g 粉萆薢15g 生地榆15g 生蒲黄15g（包） 7剂

并嘱进低脂饮食。

二诊：5月14日。服上方药后，乳糜血尿明显减轻。尿色转清。近3天来未发现血块，排尿亦较前畅利。胃纳不香。苔脉如前。尿常规：清，蛋白少量，白细胞2～4，红细胞4～6，未找到脂肪球。原方去熟地黄，加佛手干6g。7剂。

三诊：5月21日。尿色清澈，排尿爽利如常，精神渐振，纳食已增，腰膝酸痛减轻，头晕目眩消失。苔薄腻，脉濡细。尿常规：清，蛋白（－），白细胞0，红细胞1～3。未见脂肪球。再予前方加减。

处方：鹿角粉（现已禁用，可用水牛角代之）3g（分2次吞服） 大生地黄15g 山萸肉9g 菟丝子12g（包） 淮山药12g 炙黄芪15g 玉米须30g 粉萆薢15g 生蒲黄15g（包） 佛手干6g 14剂

以后用原方加减，继续调治2月，各症悉除。尿常规正常。改用六味地黄丸9g，鹿角粉3g，均分2次吞服，并嘱需长期吃低脂饮食。

【按语】乳糜尿属中医学“膏淋”范畴。患者乳糜血尿反复发作已久，兼见神惫、纳少、腰膝酸软等症。盖肾虚则封藏失职，脾虚则统血无权，故本例无疑是由于脾肾两亏所致。同时，尿色混浊似米泔，夹有血块，乃属湿热下注、迫血妄行使然。处方选用鹿角补肾温阳，兼有活血消肿作用，本品含有胶质，故又能止血。由于本例虽属肾虚，但肾阳虚并不明显，故配以生熟地黄乃不致偏温，且能阴阳并补。菟丝子补肾固精，配山药补益脾肾，两药均偏于固涩，故用之最宜。上述四味药，益肾补脾，用之于乳糜尿乃治本之法。方中玉米须既能利尿渗湿消肿，又能增加血液中凝血酶原和加速血液凝固，以达到止血之目的。配萆薢偏于通利，以清热祛瘀化浊。生地榆、生蒲黄以化瘀止血。后四味药化浊止血，用之于乳糜尿乃治标之法。此方之特点是脾肾同治，虚实兼顾，温凉相配，涩利并用。余用此方，辨证加减化裁，治疗丝虫病乳糜尿，常

获一定的疗效。二诊时因患者胃纳不香,故去熟地之滋腻,加佛手以醒脾开胃。经过这样处理,三诊时冒纳增加,有利于病体的康复。

十、平肝熄风、化痰宣窍、调和冲任、祛瘀和络法控制癫痫发作一例

王某,女,19岁。

初诊:1990年8月28日。

主诉及病史:去年9月早晨起床不久,突然跌仆,全身抽搐,意识丧失,约三五分钟始渐渐缓解。以后每月大发作一两次,每逢经期必发。长期服用苯妥英钠,虽然未能控制发作,但停服此药则发作尤频。末次发作于7月12日。

诊查:左额角有一肿块痕迹,隐隐可见,系大发作时跌仆碰伤所致。脑电图:痫性活动。苔薄腻,脉弦滑。

辨证:肝风扰动,痰蒙心窍,冲任失调,脉络不和。

治法:平肝熄风,化痰宣窍,调和冲任,祛瘀和络。并嘱长期禁饮酒,忌羊肉、咖啡、可乐。

处方:明天麻9g　嫩钩藤15g　炙僵蚕9g　炙地龙9g　石菖蒲9g　炙远志4.5g　大白芍30g　紫丹参15g　生铁落60g　仙灵脾9g　生胆南星12g　蝎蜈片8g(分吞)　7剂

二诊:9月4日。本月8日,正值月经来潮,癫痫大发作,抽搐,意识不清等症一如既往,精神困乏。苔脉如前。再守原意。

原方加淡苁蓉、党参、黄芪各12g,去远志。14剂。

以后用原方加减,继续治疗,到1992年1月28日来诊,一年余癫痫未曾复发。

【按语】本例癫痫病史已将1年,坚持服用抗癫痫西药,仍未见效果。我认为本病常与惊、风、痰、瘀有关。如反复发作,日久往往出现虚象。我对本病常用益气固元法以治本,息风、镇惊、豁痰、化瘀法以治标。治本常用党参、黄芪为主,如用河车则更为相宜。在治标方面,用天麻、钩藤、僵蚕、地龙、生胆南星、铁落等以化痰开窍,镇惊抗痉;白芍能柔养肝体,并熄肝风,有极好的降低肌张力和抑制运动的作用,故为治疗癫痫之要药。我在临床上体会到癫痫虽属慢性病,然而发作时间短暂,在治疗上无须分发作期以攻邪为主,间歇期以补虚为主,而是只要显露虚象,即可并用补益法。本例患者每逢经期辄发癫痫,此与冲任失调有关。通过长期实践,摸索出仙灵脾、苁蓉有调和冲任功能,对此类病人用之确可提高疗效。生胆南星化痰解痉作用优于制胆南星,我长期用于临床,从未见有毒副反应。蜈蚣、全蝎可抗痉息风,乃治疗癫痫要药,但入煎不易溶解于水,故宜制成片剂,或研成细粉吞服,可提高药效。其有效剂量成人每日2～3g,小儿酌减。方中所用蝎蜈片,乃全蝎、蜈蚣等分制成,每片0.3g,日服8片,等于生药2.4g,符合成人所需药量。本例接受中药治疗时,仍按原剂量服用苯妥英钠0.1g,日服3次,以免骤停西药引起发作更为频繁。俟癫痫停发2年以上,逐渐减少西药剂量,停发3年以上逐渐停服西药,切勿操之过急,以免欲速则不达。

十一、清化暑热、解表固元法治愈暑热证一例

沈某,男,12岁。

初诊:1968年7月20日。

主诉及病史：近数年来，每逢夏令辄发低热。今年入夏以来，略有低热已一月余。近1周来，盛暑酷热，下午发热达38℃以上。无汗，口渴引饮，尿频而清长，食欲不振，消瘦。1月来曾先后服用藿香正气丸、甘露消毒丹、抗生素、APC等中西药物治疗，病情未见好转。

诊查：神清，精神委顿，形体消瘦，面色少华，掌心灼热。舌质淡，苔薄腻，脉细略数。心率88次/分，律齐。体温37.6℃（上午10时测量）。

辨证：暑热熏蒸，腠理闭塞，津液受灼，气化失常。

治法：清化暑热，解表固元。

处方：鲜藿香9g　鲜佩兰9g　羌活15g　青防风9g　板蓝根15g　蚕茧10只　鲜芦根30g　3剂

二诊：7月23日。服上方药后，溱溱出汗，皮肤潮润，昨起身热基本退清，下午最高体温37.2℃。尿频、口渴引饮等症已减。胃纳好转，精神渐振。舌苔薄腻，脉象濡细。心率76次/分，体温36.9℃（上午10时测量）。前方尚称合度，再守原意。

处方：鲜藿香9g　鲜佩兰9g　羌活6g　青防风6g　板蓝根15g　蚕茧10只3剂

三诊：7月26日。近日来身热退清，昨日下午最高体温37℃。身上有微汗，口微干，饮而不多，尿频续减，面有华色，精神亦佳，纳食较香。舌质淡，尖红，苔薄腻。体温36.8℃。再予前法参入益气养阴之品。

处方：太子参12g　北沙参12g　大白芍15g　肥知母12g　鲜藿香9g　鲜佩兰9g　羌活4.5g　板蓝根12g　蚕茧8只　5剂

【按语】暑热证多见于幼儿或10岁左右的儿童。因发病于夏季，故名“暑热证”，又称“小儿夏季热”。沪地俗称“吃茶撒（读作‘咱’）尿（读作‘世’）病”。患儿一般体质素弱，往往病程可达百日之久，秋凉后症状渐渐减轻。由于长期发热，食欲不振，故对小儿健康威胁很大。

本例以发热、无汗、口渴引饮、尿频、纳呆为主症。由于暑热熏蒸，腠理闭塞，肺胃津液受灼，下焦气化失常，导致本证。故处方用藿香、佩兰芳香化湿，清解暑邪；羌活、防风祛风化湿，发汗解表；板蓝根合芦根之甘寒以清热生津；蚕茧固涩下元。3剂药后出汗甚畅，多饮多尿减轻，身热基本退清。续服药3剂，身热退清，精神、胃纳均佳。鉴于患儿低热日久，气阴亏虚，故于三诊时加用太子参、北沙参、白芍、肥知母以益气养阴清热。本例患儿年龄较大，病程较短，证势尚不属于严重。如幼儿发热已久，出现面色苍白、精神疲惫、食欲丧失、体重下降，乃暑热灼伤气阴，甚至脾肾阳虚。方中应适当加入党参、沙参、石斛以益气养阴，或用补骨脂、覆盆子、菟丝子以温肾固涩。

十二、养心宁神、平肝熄风、化痰宣窍法治愈“抽动—秽语”综合征一例

鲍某，男，11岁。

初诊：1990年3月27日。

主诉及病史：自幼好动。近半年来，摇头晃脑，频频眨眼、皱眉、撅嘴，烦躁，并伴有喉间发出怪音，偶夹有骂詈声，屡禁不止，说服无效。近一月来变本加厉，影响班级课堂秩序。服用中西药物珍合灵、氟哌啶醇等，未能控制病情。

诊查：坐立不安，搔首弄耳，眨眼撅嘴，频频以足踢桌。舌尖红，苔薄腻，脉小滑数。

辨证：心肝同病，神明不安，风阳扰动，痰热内蕴。

治法：养心宁神，平肝熄风，化痰宣窍。

处方：炙甘草 9g　淮小麦 30g　大红枣 9g　明天麻 9g　嫩钩藤 12g　大白芍 15g　煅龙骨 30g(先煎)　炙龟版 9g　石菖蒲 9g　炙远志 4.5g　野百合 12g　肥知母 12g　星蜈片 10 片(分 2 次吞服)　7 剂

二诊：4 月 3 日。服上方药后，摇头动作稍有减少，大便偏干，余症基本如前。

处方：原方加制川军 4.5g。14 剂。

三诊：4 月 17 日。摇头动作明显减少，眨眼亦有减轻，情绪略安，大便已润。舌尖红，苔薄腻，脉小滑。再予养心宁神，平肝息风。

处方：炙甘草 9g　淮小麦 30g　大红枣 9g　紫丹参 15g　明天麻 9g　嫩钩藤 12g　炙地龙 9g　大白芍 30g　肥知母 12g　石菖蒲 9g　炙远志 4.5g　煅龙骨 30g(先煎)　炙龟版 9g　星蜈片 10 片(分 2 次吞服)　14 剂

末诊：7 月 10 日。上方加减，续服药 70 剂，症状逐步减轻。现摇头皱眉撅嘴等症完全消失，偶然在不自觉中眨眼，学习成绩上升，已停服西药一月余。苔薄腻，脉细缓。病已向愈，再予成药调理，巩固疗效。

处方：杞菊地黄口服液 30 支，每服 1 支，日服 2 次。星蜈片 100 片，每服 3 片，日服 2 次。

【按语】本例所现症状，以头面部抽动为主，并伴喉间发出怪声及骂人恶语。西医诊断"抽动—秽语综合征"。患者急躁不安，摇头晃脑，眨眼撅嘴，证属心肝同病。方用甘麦大枣汤合百合知母汤以益心气、滋心阴、安心神；白芍、天麻、钩藤以柔肝熄风和络；龙骨、龟版、远志、菖蒲乃孔圣枕中丹，用以益智安神、化痰开窍。方中星蜈片乃本人经验方，龙华医院配制，由生胆南星、蜈蚣按 1∶3 比例制成，每片含生药 0.3g，用以平肝息风，化痰镇痉。

十三、益气固表、调和营卫、利水渗湿法治愈自汗一例

李某，女，38 岁。

初诊：1965 年 12 月。

主诉及病史：今年秋收时在田间割稻，汗流浃背，气温骤降，风雨交加，引起自汗不止，衣衫潮湿，迄今数月，屡经服药治疗无效。刻诊头晕，精神困乏，气短，心悸，汗出恶风。

诊查：二手掌湿润，额上微汗。脉濡细，舌质淡胖，苔薄白。

辨证：汗出腠理疏松之际，骤受风寒侵袭，以致表卫不固，营卫不和，水湿停聚。

治法：益气固表，调和营卫，利水渗湿。

处方：炙黄芪 15g　大白术 12g　炒防风 6g　川桂枝 3g　炒白芍 15g　煅龙牡各 15g　鹿衔草 12g　福泽泻 12g　紫丹参 15g　大红枣 5 枚　糯稻根须 40g

煎汤代水，7 剂。

二诊：药后汗出恶风大减，衣衫已不潮湿，头晕、心悸等症亦有减轻。胃纳欠香。苔脉如前。再守原意。

处方：原方加佛手片 4.5g。7 剂。

三诊：近日身上出汗已不明显，手掌亦无潮湿之象。精神振作，胃纳转佳，头晕、心悸等症均已消失，惟下午尚有疲乏之感。病已向愈，再予原方药续进，以竟全功。

处方：原方加潞党参 12g。7 剂。

【按语】本例乃表虚自汗。西医认为与自主神经功能紊乱有关。病由汗出骤受风寒所致。

处方系玉屏风、桂枝龙骨牡蛎合麋衔草泽泻白术三方加减组成。余用此方，系继承先师程门雪先生治疗“自汗”之临床经验。前二方乃治疗自汗之常用方剂；后方则未见普遍应用。据程师指导：麋衔泽泻白术，乃《素问》方。李时珍说：麋衔乃《素问》所用，治风病自汗药，而后世不知用之，诚缺略也。《素问·病能论》：“黄帝曰：有病身热懈惰，汗出如浴，恶风少气，此为何病？岐伯曰：病名酒风，治之以泽泻、白术各三、五分，麋衔五分，合以三指撮为后饭。”麋衔即鹿含草，性苦平，功能祛风湿；泽泻性甘寒，有利水渗湿作用；配白术之健脾化湿，再与玉屏风、桂枝龙牡相合，故对劳动后出汗感受风寒引起之水湿停留、自汗不止者有很好疗效。余学程老用三方组合，治疗因出汗受风之自汗多例，常获显著效果。

十四、养心安神、调和冲任、清肝凉血、化瘀散结法治愈痤疮一例

王某，女，22岁。

初诊：1987年11月19日。

主诉及病史：平素嗜食炙煿甘肥，且喜施用脂粉化妆。面颜及额上常起痤疮，每逢月经期不断继发，疮面隆起，色泽红赤加深。口干咽燥，经临乳房作胀，梦扰纷纭，烦躁不安。

诊查：面颜痤疮成片，呈小丘疹，少数顶部有脓疱。舌尖红，苔薄黄，脉弦细。

辨证：心肝火旺，神明不安，冲任不调，血热瘀阻。

治法：养心安神，调和冲任，清肝凉血，化瘀散结。

处方：炙甘草 9g　淮小麦 30g　大红枣 9g　炒枣仁 12g　仙灵脾 9g　淡苁蓉 9g　肥知母 15g　大生地黄 15g　赤芍 15g　龙胆草 9g　生山楂 9g　生苡仁 30g　蓬莪术 12g　7剂

医嘱：饮食宜低脂、清淡，忌辛辣刺激性食物。少用化妆品。

二诊：11月26日。睡眠略安，口干略减，痤疮似觉稍淡，月经将临，乳房觉胀。再守原方续进。原方药7剂。

三诊：12月3日。上月30日经临，稍觉乳胀，情绪烦躁减而未除，痤疮渐见消退，未见新疹继发。再予前方增删。

处方：炙甘草 9g　淮小麦 30g　大红枣 9g　紫丹参 30g　仙灵脾 9g　淡苁蓉 9g　肥知母 15g　大生地黄 15g　赤芍 15g　粉丹皮 12g　生山楂 9g　生苡仁 30g　蓬莪术 12g　7剂

以后仍用原方加减，继续调治3个月，面部痤疮消失，仅留少许色素痕迹。经临亦无乳房作胀，病告痊愈。

【按语】痤疮，俗称“粉刺”。常见于青春期男女，多发生于面颊及额部。本例患者除有梦多、烦躁、舌红、脉弦等心肝火旺症状外，兼见面颜痤疮成片，经期尤易继发，乳房作胀等症，显然与冲任不调、血热瘀阻有关。处方用甘麦大枣汤合枣仁以养心柔肝安神；生地、知母、赤芍、龙胆草以养阴凉血清肝；仙灵脾、淡苁蓉以调和冲任；痤疮常与油性皮脂外溢有关，故用生山楂、生苡仁、莪术祛脂化瘀散结。余常用此三味药，合仙灵脾、苁蓉加知母等清热药，治疗青春期痤疮，对多数患者可以取得较好的效果。同时，痤疮与营血有热、过分施用化妆品刺激皮肤有关。因此，提出饮食宜忌，避免滥用化妆品等医嘱，也是非常必要的。

十五、清热解毒、祛风散结法治愈扁平疣一例

沈某,女,21岁。

初诊:1976年10月5日。

主诉及病史:右手背及额上扁平疣已半年余,逐步扩散增多,身上亦有皮肤瘙痒。曾服西药吗啉胍以及煎药、中成药等,病情未能得到控制。

诊查:右手背有一片皮肤肥厚,四周散在扁平丘疹,皮损。额部扁平疣数粒,大者如黄豆,虽以头发遮掩,犹隐约可见。舌尖红,苔薄腻,脉细数(90次/分)。

辨证:风湿热毒之邪,侵于肌肤,胶结不化。

治法:清热解毒,祛风散结。

处方:夏枯草9g 地丁草15g 苦参片9g 地肤子9g 白鲜皮12g 生甘草6g 京玄参12g 青防风4.5g 生薏苡仁15g 7剂

二诊:10月12日。近日右手背扁平疣有所减轻,身上瘙痒亦减。脉细数,舌尖红,苔薄腻。

原方生苡仁改为30g。7剂。

三诊:10月26日。右手背及额部扁平疣已渐见消散。原方药7剂。

四诊:11月1日。右手背扁平疣续减,额上扁平疣已消失。原方药7剂。

五诊:11月16日。右手背扁平疣已见平伏。舌尖红,脉细(82次/分)。

处方:夏枯草9g 地丁草15g 苦参片9g 生薏苡仁15g 地肤子9g 白鲜皮12g 生甘草4.5g 京玄参12g 6剂

【按语】扁平疣多见于青少年患者,多发于面额部或手背。皮损为扁平丘疹。患者可能有瘙痒症状,大多数患者无明显自觉症状。多由风湿热毒之邪侵于肌肤所致。

本例系当时下厂巡回为工人防治疾病所诊治。用地丁草、苦参片、京玄参、青防风、地肤子、白鲜皮、生甘草以清热利湿,祛风解毒;夏枯草以软坚散结;生苡仁不仅能清利湿热,且有很好的散结消肿作用,为治疗扁平疣之要药。患者服药三十余剂,于同年12月21日随访,右手背及额部皮肤平坦光滑,扁平疣已告痊愈。

【编者评注】胡老是全国著名中医教授,曾受业于上海名中医丁济万、程门雪、黄文东。经多位名师指教,加之质性颖悟、勤奋不辍,集数十年临床经验,因此从理论到临床,均极具根基和功力。其辨证施治、处方用药严谨不拘,独具风格,心得见解颇多。观其验案,每不例此。如案十癫痫患者,病延一年,经期必发,辨证围绕风、痰、瘀、虚和冲任失调,处方除息风豁痰行瘀、调补冲任主要法则外,在药物选择和剂量掌握上也精炼合理,融合了多年积累的宝贵独到的用药经验。如用生胆南星化痰解痉,量大且反复强调无毒副作用,一反经典之说;白芍量独大,认为能抑制肌力运动,用为要药;仙灵脾、苁蓉调冲任;天麻、钩藤、僵蚕、地龙、生铁落化痰镇惊、平熄肝风,重镇之铁落量独大,其用心之苦多赖经验和卓识。

秦亮甫医案

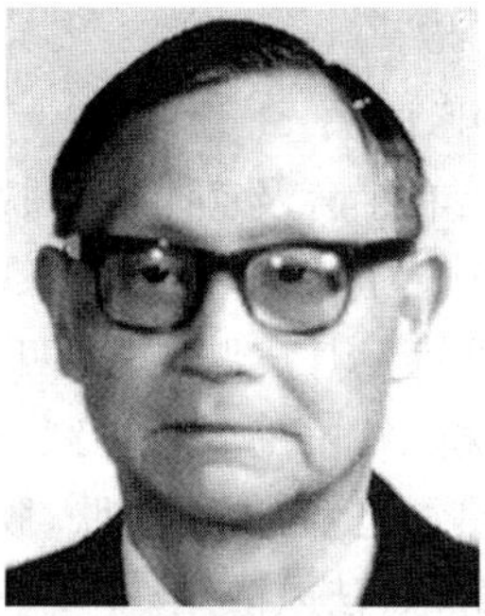

【生平传略】

秦亮甫，男，江苏武进人，1924年生，教授。自幼随父秦志成学医，22岁悬壶沪上。历任上海第二医科大学附属仁济医院中医教研室主任、中医科主任，中国针灸学会理事，上海针灸学会常务理事；曾先后5次赴法国作针灸讲学，任法国斯德拉斯堡·路易斯巴士德大学医学院客座教授。

在学术上，秦老精于辨证论治，针刺配方严谨，主张针药结合，衷中参西，擅长治疗各种疑难杂证，提出了“主取督脉，以治四肢疾病”的观点。由他参加撰写的《针刺麻醉心内直视手术》获1990年国家中医管理局科技进步一等奖，并在法国获得对教育贡献卓著者的“依堡卡特”奖章。

一、温通督脉、温补脾肾法治愈脊髓炎一例

徐某，男，57岁。

初诊：1991年8月1日。

主诉及病史：1990年12月在硬膜外麻醉下行胆囊切除术后，自第八胸椎水平以下感觉减退，两下肢乏力、疼痛，伴麻木作胀，并有逐步向胸部上行趋势。病者畏寒纳呆，大便溏薄，日行两三次。辗转数家医院，屡治无效，病情渐甚。1991年6月外院核磁共振检查未发现脊髓肿瘤，诊断为脊髓炎。服用中西药疗效不显，慕名来秦师处诊治。

诊查：精神委顿，面色㿠白，步态摇晃，行步艰难，须拄拐或靠家人扶持才能缓慢行步。舌苔白如积雪，舌质淡胖、边有齿印；右脉沉细迟，左脉细软。

辨证：脾肾阳虚，内生寒湿损及督脉，导致气血瘀滞、经脉失养。

治法：温补脾肾，壮督脉之阳以逐寒湿，温通经脉之气血。

处方：督脉梅花针叩打加火罐，命门、腰阳关温针灸。配穴：肾俞、太溪、公孙、脾俞、足三里、三阴交、阳陵泉，均在得气后用温针灸，留针20分钟，每周2次。

二诊：8月7日。诸症减轻，疼痛、麻木、酸胀感向胸腹部上行趋势得到控制，腹部感觉恢复正常。原穴续治。

三诊：8 月 19 日。两下肢麻木、酸胀、疼痛感均减轻，步态摇晃亦有好转，守诊再治。

先后治疗共 7 次，于 1991 年 11 月初病人已掷去手杖独立行走，康复如前。

【按语】督脉贯通脊柱、会肾脉；肾主骨、生髓。此病由硬膜下注入麻药所致，从中医而论，乃系寒湿损及督脉之阳，致气血瘀阻于脊髓而生骨髓炎。故以梅花针刺督脉加火罐祛其寒湿，通其气血。温针命门、腰阳关、补肾培元，强健腰脊；肾之精气充足，则下肢强动有力；配太溪、公孙、足三里、三阴交以温脾化湿，此乃脾肾同治之法，使内寒内湿得化，督脉之阳得复，气血流畅，经脉得以滋养，则四肢感觉恢复正常，行走如常人。

二、胡连肛痛湿敷方治愈白血病并发肛周脓肿一例

沈某，女，40 岁。

初诊：1989 年 6 月 10 日。

主诉及病史：因患急性早幼粒细胞性白血病入院化疗。化疗两周后，患者出现持续高热、肛周疼痛，伴头晕乏力，牙龈出血，故请中医会诊。

诊查：高热，神色委顿，口腔黏膜溃疡，肛周皮肤红肿，局部组织坏死约 5cm × 5cm，疼痛难忍。舌质红，苔薄，脉数。

辨证：气阴两虚，热毒壅盛。

治法：清热解毒，凉血消肿，佐益气养阴。

处方：

(1) 内服方：川黄连 9g　地丁草 15g　蒲公英 15g　连翘 15g　水牛角 30g　生石膏 60g　丹皮 9g　赤芍 9g　大生地黄 15g　玄参 15g　黄芩 9g　黑山栀 9g　太子参 30g　日服 1 剂

(2) 外用方：胡黄连 9g　川黄连 3g　地丁草 15g　蒲公英 15g　银花 15g　冰片粉 3g

煎水 500ml，局部湿敷，一日 3 次。

另先后选用九一丹、生肌散、月白珍珠散，撒敷局部疮面。

治疗四周，疮面平复，肛周脓肿消散而愈。

【按语】白血病患者常并发肛周脓肿。对此，秦老是以外治为主，亦配合内治，治则着重清热解毒、消肿排脓，同时参与扶正益气提托，或养阴生津。外治以解肛周脓肿邪毒之害，内治则以增加病人抵抗力为主，对白血病并发肛周脓肿患者有助于病程的缩短，提高疗效。

秦老经验：对白血病患者可用苦参 10g、胡黄连 10g、地丁草 10g、明矾 5g，煎水洗肛门，每日 2 次，有预防肛周脓肿的作用。

三、平肝和胃法治愈顽固性呃逆一例

迈某，男，65 岁。

初诊：1991 年 5 月 12 日。

主诉及病史：心脏手术后引起血胸，再度手术后发生膈肌痉挛，昼夜呃逆不止已历 10 天，寝食俱废，依靠补液维持生命，多方医治无效，痛苦不安。

诊查：神色委顿，呃声连连。舌苔淡黄腻而干，脉弦而滑数。

辨证：肝气犯胃，胃气上逆。

治法：平肝和胃，降逆止呃。

处方：针行间、太冲、足三里、内关，得气后施泻法，继续电针30分钟。

留针20分钟时呃逆止，6小时后复呃，但呃势已轻，第二天原方再针，共4次告愈。

【按语】呃逆患者多由于肝胃不和引起，病势易反复，尤其是胸腹部手术后发生呃逆的病人，虽有手术创伤造成的气阴不足，但其呃逆频作显系肝气郁结、滞而不疏所致，并且顽固难愈。治此病，宗“急则治其标”之旨，针刺时施以泻法，以疏肝气，留针时间长达20分钟以上始能疏化。

四、明目渗湿外洗法治愈甲亢突眼眼睑水肿不能闭合症一例

孔某，女，28岁。

初诊：1991年10月21日。

主诉及病史：甲亢突眼，作眶内减压术后引起左右眼皮不能闭合，眼球终日暴露，形成严重眼裂，必须用眼膏滋润。已经几家医院用中西药物治疗3个月，未见奏效。

诊查：患者上下眼睑水肿，皱纹消失，突眼露睛，眼睑上静脉怒张且迂曲成网。脉细数而浮，舌淡苔薄。

辨证：风热夹水湿上蕴眼目。

治法：祛风，清热，利水。

处方：桑叶9g　杭菊9g　葫芦壳9g　茯苓皮9g　青葙子9g　密蒙花9g

2剂，煎汤，局部眼睑热熨外洗，每天三四次。

二诊：10月24日。眼睑水肿减轻，尤以右眼睑肿退明显。舌淡，苔薄白，脉浮数。原方药10剂，继续外洗。

三诊：11月4日。两眼睑水肿明显消退，其静脉怒张已消，能见眼睑皱纹，已恢复原来的双眼皮，眼睛已能闭合。原方药再用10剂。

【按语】秦老用中药煎汤外洗体表病处，使药汁直接作用于体表局部，使药力直达病所，疗效常优于内服药。秦老用祛风清热利水之药，取能活血通络以助药力透达作用之外洗、热敷的方法，促使局部瘀滞之气血水液得以流畅，终使患者获得痊愈。

五、内服、外洗法治疗顽固性痤疮一例

童某，女，25岁。

初诊：1991年12月4日。

主诉及病史：患痤疮3年，四季皆发，面脸皆是，痒痛不适。曾在西医皮肤科诊治，未见效果，近年越发严重。

诊查：面部及前额皆是痤疮，大小不等，大似赤豆，小似绿豆，局部伴有感染，并有脓性分泌物渗出。脉细缓，舌红、苔薄。

辨证：风热蕴于面部肌肤。

治法：疏风清热凉血，内服外洗共施。

处方：

(1) 内服方：炙僵蚕9g　马勃4.5g　杭菊9g　桑叶9g　黄芩9g　川黄连3g　黑山

栀 9g　薄荷 4.5g　银花 9g　连翘 9g　丹皮 9g　赤芍 9g　7 剂

(2) 外洗方:野菊花 30g　苦参 30g　樟术 10g　明矾 30g　马齿苋 30g　蛇床子 30g　黄芩 9g　白鲜皮 15g　2 剂

二诊:12 月 18 日。用药后证情有所控制。近日来正值行经期,面部痤疮有新发。苔薄黄、舌红、脉细滑。继用前法,14 剂。

三诊:1992 年 1 月 8 日。痤疮稍有减轻。苔脉如旧。原内服方加白蒺藜 15g,生军 4.5g,14 剂。

四诊:1 月 21 日。痤疮已愈其半。苔薄白,脉弦。治以清热凉血。

处方:

(1) 内服方:炙僵蚕 9g　马勃 4.5g　杭菊 9g　黄芩 15g　川黄连 3g　银花 9g　生军 4.5g　丹皮 9g　板蓝根 30g　桑叶 9g　芦根 30g　赤芍 9g　黑山栀 9g　生石膏 30g　地肤子 15g　21 剂

(2) 外洗方:野菊花 30g　黄芩 30g　白鲜皮 15g　蛇床子 15g　明矾 30g　苦参 30g　冰片 5g　3 剂

五诊:2 月 12 日。痤疮已基本向愈,仅脸部色素沉着。舌苔黄腻、脉缓滑。治再清热疏风。

处方:内服方加炒蝉衣 3g,再进 21 剂。外洗方,原方加白蒺藜 15g,白芷 6g,白及 15g,3 剂。

【按语】秦老认为痤疮的病机为风热蕴于面部肌肤,郁发而为痤疮。因此,治疗基本原则为疏风清热,治疗方法则为内服、外用合治。内服以疏风清热,佐以通腑泄热,使蕴于肌肤之热能有出路;外用则以疏风清热解毒的中药煎汁外洗局部皮肤,使药力速达病所。在用药方面,外洗方除用疏风清热解毒药物之外,加用白蒺藜取其轻扬疏散善祛在上、在表之风邪的特点,合用白及取其消肿令人肌滑之特点,善治面上皯皰、润肤嫩肌,对面部痤疮疗效甚佳。内服药除用疏风清热药外,必加生大黄以通腑泄热,因大肠与肺相表里,肺又与皮毛相合,通腑以泻肺热,皮肤之病可瘥。秦老之内外合治法对久治不愈的顽固性痤疮往往起到出奇制胜之效。

六、针刺治疗缩舌症一例

沈某,男,50 岁。

初诊:1990 年 10 月 12 日。

主诉及病史:腹泻两天,服西药治疗后腹泻虽止,但舌体突然不得外伸,致使言语不清,口干少津。经神经科检查,无神经系统疾患。

诊查:脉沉细弱,苔薄,舌质如常,伸舌不能。

辨证:脾气虚弱。

治法:补脾健胃,益肾养阴。

处方:取足三里、三阴交、复溜,用针刺疗法,施于补法,隔日 1 次,留针 20 分钟起针。

二诊:10 月 14 日。针后舌已能外伸,语言渐清。再投前法,以巩固疗效。

三诊:10 月 18 日。舌体活动恢复正常。继续针刺,巩固疗效。

【按语】秦老认为脾之经脉起于足大趾内侧隐白,循下肢内侧至腹,交任脉于关元,络胃属脾,从胃有一支脉主心,另一支脉穿过横膈,行于胸膺,主舌根,散于舌下,腹泻后舌体不得外伸，是由于腹泻伤脾，脾气虚弱，脾之精气不能循经上承于舌，引起缩舌。秦老针刺三阴交、足三里、复溜，以足三里主补脾气，兼取三阴交补三阴之阴，复溜专补肾阴。益肾阴者为阴之本也，且肾经又夹舌本，促使脾肾之阴循经上达于舌，从而使舌体得以滋养，而恢复舌体之伸缩功能。

（卢锦花　任秋华整理）

【编者评注】秦亮甫教授精通中医、针灸，且擅长内病外治之法，诚为一专多能之专家，数度赴法从事针灸学讲授，为传播中医理论与针灸技术作出了突出贡献。临床又善治疑难奇证，不仅辨证独具慧眼，且用药、取穴常以巧取胜，治缩舌一案即是一明证。

缩舌，一般而论都是危重证候的象征，但秦老对此则处之泰然，此实是察其舌质如常之故，盖缩舌常是脏腑之病，但舌质无损显系无凶兆之候，因“察病之吉凶，则关乎舌质也”（《形色外诊简摩》）。从脏腑辨证而论，缩舌一般归于心病，盖《灵枢经·五阅五使》已明言“心病者，舌卷短”。但秦老却从脾虚肾亏立论，这是把经络学说与脏象学说有机地结合，且与前病腹泻紧密联系，又体现了整体观念在辨证中的具体运用。至于治疗，秦老仅取足三里、三阴交、复溜三穴。足三里是为补益脾气之要穴，三阴交是补三阴经之阴津之主穴，二穴之取用可不言而喻；而秦老选取复溜更有奥义，其用意有三：一是复溜专补肾阴，使阴津得复，元阴得充，则舌得其润。二是复溜系肾经之经穴，《灵枢经·顺气一日分为四时》篇曰：“病变于音者，取之经”。患者缩舌，其言语不清之症，也病之于音，取此合拍。三是复溜穴具有复其流畅之意，故滋肾之津，又能载津上循，且肾经又沿喉咙，夹于舌根两侧，可使阴津荣于舌本，真可谓一穴三用；由此也足见秦老选穴用心之良苦及其含意之深邃。

于尔辛医案

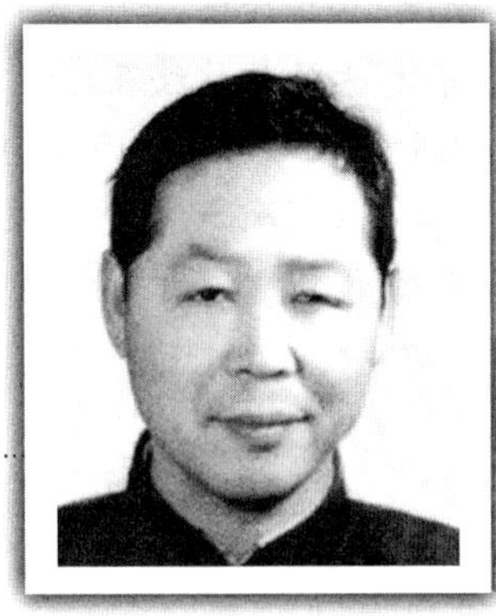

【生平传略】

于尔辛，男，1931年8月生，上海市人。教授。1955年毕业于上海第一医学院医疗系。1961年又在上海市第二届西医离职学习中医班结业。上海医科大学肿瘤医院从事中医中药和中西医结合防治肿瘤工作。全国五百名老中医药专家学术经验指导老师之一。

于氏在学术上强调辨证论治的重要性，首创肝癌及某些其他肿瘤的健脾理气治则，并提出肿瘤领域辨证论治的实验探索，重点探讨健脾理气法治疗癌肿的机理。主要著述有《中西医结合防治肿瘤的探索》、《原发性肝癌》、《肿瘤药膳》等书籍，并在国内外杂志上发表论文七十余篇。自1984年以来，曾在“肝癌的中西医综合治疗”，“中医健脾理气治疗癌肿机理的实验研究”、“健脾理气药物对肝癌细胞动力学、雌激素受体、肝癌前期病变阻断的实验研究”等科研项目中获上海市及国家中医药管理局重大科技成果奖。

一、健脾为主防止胃癌复发一例

史某，女，56岁。

初诊：1988年10月6日。

主诉及病史：胃窦癌术后3个月，要求服用中药以防复发，无特殊不适。

诊查：胃癌术后病理系低分化腺癌，侵犯全层，淋巴结0/16，一般情况尚可，皮色灰暗，巩膜不黄，两锁骨上淋巴结未见明显肿大，腹部未扪及肿块，胆囊肿大。舌苔薄，舌质稍淡，脉软。

辨证：以脾虚为主。

治法：健脾为主，佐以消导软坚之品。

处方：党参15g　白术10g　茯苓15g　八月札30g　六曲12g　鳖甲30g　半枝莲30g　生山楂12g　炒谷麦芽各12g

自初诊至1992年2月13日止中药方基本同上，偶随证稍有加减。胃癌未有复发。

【按语】本例系胃癌。胃癌未手术切除者，辨证常有气滞、血瘀、属寒、属热之不同。已经切除者，多数属脾气虚弱，虽无特殊不适，仍以辨证脾虚为宜。盖张景岳所谓，胃反者无非“损胃气而然”。且本例舌质稍淡，脉濡而软，脾虚明矣。方以四君为主去甘草者，恐脾不健运，反致湿邪之留滞也。消导诸药可助脾运而纳增，纳增则元气易复也。故处方中每用之。八月札理气，且具抗癌作用；鳖甲软坚，佐以半枝莲以癌证故也。本例以健脾为主方药，至1992年2月13日已3年有余，无远处转移及局部复发。

据有关文献，非早期之胃癌术后治愈者，仅20%～40%，Blokhina报告术后应用化疗，以与氟脲嘧啶来防止复发，但在一两年复发转移者占36.4%。本例术后病理示癌已侵犯胃壁全层，大都均在两年内可有复发转移。该例用中药治疗，3年无远处转移及局部复发，提示系中药之药效。

二、调理气机治疗胃癌一例

刘某，女，57岁。

初诊：1989年5月23日。

主诉及病史：上脘不适，饮食时有梗阻感，伴乏力，纳差。

诊查：术后病理为低分化腺癌，癌侵及胃壁全层，淋巴结2/4有转移。一般情况尚可，双侧锁骨上淋巴结未见明显肿大，腹部未扪及肿块，上腹有轻触痛。舌苔薄白，舌质较淡，右脉关濡，左脉濡而左关带弦。

辨证：气虚而滞。

治法：理气而兼益气。

处方：黄芪30g　党参30g　急性子30g　藿佩各5g　乌药10g　川厚朴10g　青皮10g　茯苓30g　枳壳10g　八月札30g　生白术10g　半枝莲30g　六曲10g　生山楂15g　炒谷麦芽各12g　鳖甲30g　石斛15g　姜半夏10g　木香5g　生军3g　14剂

同时用干扰素、白细胞介素Ⅱ等进行免疫治疗。

从初诊一直到1992年2月13日均用上方药，稍有随证加减。复查B超、胸片、肝功、纤维胃镜检查均正常。

【按语】本例亦系胃癌。胃癌在西医之病名则一，而按中医辨证则有种种不同。本例之特点，在于左关脉弦，此气滞也。故症见上脘不适，且按之隐痛，此非肝郁，盖其隐痛之部位在上腹正中、剑突之下，此为脾不运化，气机不畅，阻滞中焦之象，故重用枳、朴、青、乌之品，而不予疏肝药。黄芪、党参、白术治其气虚之本也。用急性子，以其有下咽梗阻感，兼具抗癌作用。治疗迄今3年左右，诸症俱失，无复发、转移情况。

三、益气养阴治疗胃癌化疗后一例

王某，女，58岁。

初诊：1990年8月16日。

主诉及病史：胃癌术后一月余曾因化疗，消瘦而体重未复，纳谷不香，稍食则胀。

诊查：术后病理检查确诊为腺癌，浸润肌层，淋巴结1/3有转移。一般情况尚可，较消瘦，两锁骨上淋巴结未见明显转移。肝肋下、剑下均一指，质地中等，未扪及肿块，腹水未叩及。舌苔剥，舌质稍红，脉细而濡。

辨证：气阴两虚。

治法：益气养阴。

处方：党参 15g　白术 10g　茯苓 15g　石斛 10g　玉竹 10g　八月札 30g　枳壳 5g　川厚朴 5g　六曲 15g　半枝莲 30g　蛇舌草 30g　炒谷麦芽各 12g

二诊：症同前，舌质仍红。原方去玉竹，加生地黄 20g、鳖甲 30g，14 剂。

其后舌质、舌苔渐复至正常，脉亦转为濡软，诸症俱失。以后一直到 1992 年 2 月 13 日为止，均用上方药，稍有加减。在此期间复查，B 超示其肝脾未见异常，腹部未扪及肿块。胃肠 GI 检查示残留胃炎，食道炎未见复发。

【按语】本例亦为胃癌，其特点为舌红而苔剥。胃癌病机之一，即为燥伤胃阴。本例术前舌质如何未能得见。但一般胃癌手术常致气血虚弱，而少见胃阴伤耗。患者术后曾用化疗，化疗伤阴则较为多见。故除健脾外，另予石斛、玉竹滋养胃液。两周后，舌症未见好转，复予生地、鳖甲加强滋阴之功，逐渐康复。

四、健脾固摄治疗直肠癌一例

车某，男，60 岁。

初诊：1990 年 10 月 4 日。

主诉及病史：直肠癌未能切除，大便次数增多（14 次/日），伴便血、肠鸣。

诊查：一般情况尚可，巩膜不黄，两锁骨上淋巴结未见肿大，腹软，肝肋下扪及、剑下 $2F^{+}$，质中，未叩及腹水，未扪及肿块。舌淡无华，脉软无力。

辨证：脾虚，固摄无权。

治法：健脾固摄。

处方：党参 30g　焦白术 15g　米仁 30g　茯苓 30g　八月札 30g　焦楂炭 30g　木香 10g　六曲 15g　凤尾草 15g　赤石脂 15g　花蕊石 30g　乌梅 15g　干姜 5g　川黄连 3g　7 剂

二诊：服用上方药 21 剂后，大便次数已减少，但仍有便血。原方加地榆 30g、仙鹤草 30g、乌药 10g、降香 15g、赤芍 12g、当归 12g、半枝莲 30g、槟榔 12g，去干姜、川黄连。

三诊：连续服用上方药 49 剂后，大便出血较前明显减少，在用力时才有血，其后出现贫血，予下方加减。

处方：黄芪 30g　当归 10g　党参 30g　焦白术 15g　茯苓 30g　升麻 10g　柴胡 10g　乌药 10g　降香 15g　青广木香各 10g　半枝莲 30g　赤石脂 15g　禹余粮 10g　百余剂

一直到 1992 年仍在继续治疗中，一般情况尚可，癌肿无发展。

【按语】直肠癌便血，论者皆谓属肠风、脏毒，或以蓄毒，或以湿热论治。实则直肠癌之证候大有别焉。本例直肠癌，手术而未能切除，便溏而便血，实为脾虚固摄无权，以其脉软无力，舌淡无华也。前贤所谓久病则"肠胃虚损"、"气不得运"。治以参、术、苓、米仁以补虚健运，参以凤尾草、赤石脂、花蕊石以调血止血，重用乌梅为治肠癌便血之要着。乌梅酸而涩，善固气上收，去脱除滑。昔贤有云：本证久不愈者，必治肝胃，以血者肝所司，肠者胃之关。而乌梅养肝和胃，最为相合。又本病除口服药后，常可以中药煎液灌肠，每收奇效。本例因其于灌肠不适，故未用。

五、健脾法预防乙状结肠癌复发一例

范某，男，44岁。

初诊：1988年5月12日。

主诉及病史：乙状结肠癌术后无特殊不适。

诊查：病理为腺癌Ⅱ级浸润全层，淋巴结转移为0/4。一般情况尚可，巩膜未见黄染，两锁骨上淋巴结未见明显肿大；腹软，未扪及肿块，腹水未叩及。苔薄黄，舌质正常，脉濡稍带数。

辨证：脾虚气滞，兼呈热象。

治法：健脾理气，佐以清热。

处方：党参15g　白术10g　米仁30g　茯苓15g　焦山栀10g　生山楂15g　八月札30g　冰球子12g　石见穿30g　木香5g　藿佩梗各10g

二诊：上方药服用7周，恢复工作，工作后仍服用本方药。一年后出现腹冷、腹痛，舌苔薄，舌质转淡。改方如下：

党参15g　白术10g　米仁30g　茯苓15g　乌梅10g　炮姜5g　肉桂3g　黄芪15g　乌药10g　半枝莲15g　青广木香各10g　枸杞子10g　牛膝5g　大腹皮10g

服用上方药迄今，情况良好。

【按语】患者为结肠癌，虽亦属肠风范围，但其证治与直肠癌又有不同。结肠癌术后病理有浸润全层者，单纯手术切除之预后亦差。如结合服用中药，则可大为改观。本例初诊时苔黄，脉虽濡而带数，除脾虚外，尚带热象，故除予健脾药外，尚予山栀、石见穿之类，石见穿更具抗癌作用。但一年后，热象尽去，转成脾阳虚寒之象，故予姜、桂，由此可悟及，脾虚患者虽有热象，即使稍用清热之品，亦易转为脾阳虚衰，可不慎欤！

六、调理开阖治疗结肠癌一例

王某，女，38岁。

初诊：1988年7月28日。

主诉及病史：左半结肠癌术后三个月，曾用过FT207(替加氟)，时有便溏、腹痛。

诊查：1988年4月作左半结肠癌手术，病理检查确诊为混合型肠癌浸润深肌层，切端未见残留，淋巴结未见转移。一般情况尚可，巩膜无黄染，两锁骨上淋巴结未肿大，肝肋下未及，腹软，未扪及肿块，腹水阴性。脉象濡软，舌苔薄，舌质正常。

辨证：脾不健运，开阖失司。

治法：健脾运而顺开阖。

处方：党参15g　白术10g　茯苓15g　八月札30g　六曲12g　炒谷麦芽各12g　生山楂12g　麦饭石30g　石燕30g　半枝莲30g　木香5g　干姜5g　乌梅5g　川黄连5g

服用上方药迄今已三年余，检查结果均正常，无复发、转移。

【按语】结肠癌术后，常见腹痛、便溏、泄泻之症。盖术后病气虽退，正气未复，脾气亏虚，运化失常，开阖失司，故以补脾为首务。但单纯补脾，按余之经验，常不足以迅即改善症状。余每以乌梅之酸涩、干姜之辛、川连之苦、木香之行滞，佐四君之健运而使开阖复其常度，常易收效。石燕、麦饭石软坚散结而不伤正，麦饭石复有扶正之功，佐之以治癌。

七、益气养阴治疗结肠癌化疗后一例

左某，男，57岁。

初诊：1989年9月30日。

主诉及病史：升结肠癌术后两月余，化疗中纳差，口干。

诊查：病理检查证实为腺癌Ⅱ级，癌肿浸润肠壁全层，淋巴结转移0/2。一般情况尚可，巩膜不黄，两锁骨上淋巴结未及，肝、脾未及，腹软，未及腹块，腹水阴性。苔薄，舌质红，脉细濡数。

辨证：气虚阴伤。

治法：益气滋阴。

处方：党参15g　白术10g　茯苓30g　八月札30g　六曲12g　炒谷麦芽各12g　焦山楂15g　鸡内金10g　佛手10g　蛇舌草30g　藿佩各5g　石斛15g　生地黄15g　14剂

以后基本服用上方药，稍有加减，如加鳖甲、冰球子等，迄今各项检查结果，如CEA、CT、B超等均阴性，未见远处转移及复发，健康状况良好。

【按语】本例在手术后复用联合化疗，亦求改善其远期生存状态，故再予中药。此时，除仍应以健脾益气为主外，并应随症加减。化疗或放疗导致耗气伤阴，本例可见舌红、脉细数，伤阴之证明矣。故复以地、斛之类。化疗所致之纳呆，可予神曲、谷麦芽、山楂之类治之。鳖甲滋阴且可软坚，亦常采用。

八、健脾理气治疗肝癌一例

芮某，女，50岁。

初诊：1990年10月17日。

主诉及病史：右上腹痛，发热4天。

诊查：一般情况尚可，巩膜未见黄染，两锁骨上淋巴结未及，肝肋下一指、剑下三指，质中；腹水阴性。舌暗红，脉濡。B超示右前叶癌，肝功：A/G＝4/4。余均正常，AFP对流阳性；血凝1/1000＋＋＋＋；放免899μg/L，胸片未见异常；CT亦示肝占位。

辨证：脾虚气滞。

治法：健脾理气，佐以软坚。

处方：党参15g　白术10g　茯苓15g　八月札30g　石燕30g　鳖甲30g　蛇舌草30g　六曲12g　炒谷麦芽各12g　焦山楂12g　枳壳5g　川厚朴5g　7剂

三诊：一、二诊药服完后，复查AFP 697.23μg/L，B超示肝占位自5cm×4cm缩小到4cm×4cm。原方续服。

四诊：B超检查肝占位又自4cm×4cm缩小到3cm×4cm。

五诊：一般情况尚可，肝肋下二指、剑下二指。仍服原方药。

六诊：时有肝区痛，原方加延胡索15g、茜草15g。

七诊：肝肋下一指、剑下一指。

以后一直服用上方药到目前为止健康良好。

【按语】对肝癌的辨证治疗各家分歧甚大，有以活血化瘀者，有以清热解毒者，有用毒物者。愚意当用健脾理气。盖病虽在肝，本实在脾。本例之特点为舌黯。舌黯、舌青、舌紫，肝癌中亦颇多见。论者每谓系血瘀之候，按余之体会，此亦气滞之证也。余常予枳壳、川朴、八月札之类，而不用化瘀之品，常得显效。软坚之品，余喜用石燕、鳖甲，以其不伤正也。本例舌质渐复正常，肝癌渐小，甲胎蛋白渐降，亦提供治肝癌之一法。

九、健脾软坚治疗肝癌一例

王某，女，74岁。

初诊：1991年7月18日。

主诉及病史：因患胆结石检查时发现肝癌。

诊查：一般情况尚可，巩膜不黄，两锁骨上淋巴结未及，肝上界第五肋间，肝肋下未及，剑下扪及，脾未及，腹水阴性。苔薄，舌质如常，脉不弦滑。CT、B超均提示肝内占位。

辨证：脾虚。

治法：健脾，佐以软坚。

处方：党参15g　白术10g　茯苓15g　八月札30g　六曲15g　炒谷麦芽各12g　焦山楂15g　蛇舌草30g　鳖甲30g　石燕30g　7剂

同时用干扰素。

二诊：诉上腹胀。原方加地枯萝30g、枳壳5g、象贝母10g。

三诊：诉心嘈，咳嗽。原方加黄芪15g，改象贝母为10g，均续服上方药。

四诊：三次复诉检查，一般情况尚可，巩膜不黄；锁骨上淋巴结阴性，肝肋下一指，剑下四指，质硬；腹水不明显。原方加山慈菇10g。

以后一直用上方药到目前病情稳定。

【按语】本例为肝癌，因年龄大，全身情况较差，而以中药为主治疗。本例与前者之区别在于前者有腹胀痛等气滞证候，而本例别无所苦。因此仅予健脾、软坚治疗。予治疗肝癌，每喜加用消导药，以脾不健运必致纳呆，或食欲减退，且消导诸品磨坚消积，与软坚药同用，则相得益彰。

十、益气养津治疗肝癌一例

束某，女，50岁。

初诊：1991年4月11日。

主诉及病史：乏力，左肩酸麻。B超、CT均示肝内大片占位。

诊查：一般情况尚可，巩膜不黄；左锁骨上淋巴结肿大，质硬。肝上界第五肋间，肝肋下两指多，剑下三指多，质硬，脾肋下及，腹水阴性。舌苔薄，舌质红，脉弦细数。

辨证：气虚兼及津液亦伤。

治法：益气养津。

处方：党参15g　黄芪15g　白术10g　茯苓15g　八月札30g　六曲15g　天花粉30g　生山楂15g　炒谷麦芽各12g　鳖甲30g　蛇舌草30g　7剂

同时用干扰素、白介素-2，肌肉注射，每日1次。

二诊：诉少腹痛，大便次数增多。检查情况同前。原方去黄芪、生山楂，加米仁 30g、车前子 15g、焦楂炭 30g、乌梅 15g、木香 5g、干姜 5g。

三诊：诉下午低热。原方加寒水石 30g、银柴胡 15g。

四诊：仍有发热。上方加豆豉 12g，改银柴胡 20g。

五诊：恶寒，发热，肝区疼痛。检查结果与前相似。拟方如下：

苏叶 10g　豆豉 15g　银柴胡 30g　寒水石 50g　太子参 30g　黄芪 30g　茯苓 30g　茜草 30g　延胡索 15g　焦白术 15g　米仁 30g　焦楂炭 30g　六曲 30g　车前子 30g　升麻 10g　7 剂

其余治疗方法同上。

六诊：主诉肝区疼，检查巩膜阴性，左锁骨上淋巴结较前增大，肝大平脐，腹水阴性。原方加五灵脂 10g、生蒲黄(包)15g，14 剂。其他治疗同前。

七诊：诉小便热，汗多。原方加生石膏 30g、黄柏 5g。其他治疗同前。

八诊：病情稳定，治疗方法同上。1 月后开始左锁骨上淋巴结较前缩小，肝亦较前缩小至脐上水平。治疗方法同前。

九诊：情况同前。肝剑突下、肋下均脐平，左锁骨上淋巴结仍肿大。

太子参 30g　黄芪 30g　豆豉 15g　银柴胡 30g　寒水石 50g　花蕊石 30g　茯苓 30g　延胡索 30g　茜草 30g　米仁 30g　焦楂炭 30g　焦白术 15g　六曲 30g　车前子 30g　升麻 10g　五灵脂 10g　生蒲黄 30g　枳壳 10g　川厚朴 10g　海浮石 30g　象贝母 10g

每周一诊直至 1992 年 3 月。治疗中干扰素、白细胞介素-2 等间歇应用。情况稳定。

【按语】本例系晚期肝癌，肝内已有大片占位，且有锁骨上淋巴结转移，全身情况亦差。舌质已红，舌质红绛在肝癌患者亦系晚期之证候，经中医治疗迄今稳定已 1 年，且无新的癌肿发展。肝癌有阴伤者，除以健脾益气治其本外，亦需予生津滋阴之品，天花粉、鳖甲、生地黄均属常用。

本例尚有两点值得注意：一为发热。肝癌患者癌性发热常有恶寒、发热、多汗诸候，发热类型亦多变，或潮热，或持续，或数日一发，通常解表、滋阴、清热等常无效。余常用苏叶、葛根、豆豉、清水豆卷、石膏等为治，每能收效。又本例时有肝区疼痛，此为肝癌发展而牵扯肝包膜之故，或伴局限性出血。如予活血祛瘀之品，以通常之血瘀待之，每致肝破裂或并发上消化道出血。余等常用活血、止血之品，如茜草、花蕊石、蒲黄、五灵脂常有效。本例系晚期肝癌患者，治后尚能稳定，故晚期亦不应放弃不治。

十一、健脾利水治疗肝硬化腹水一例

韩某，男，36 岁。

初诊：1989 年 3 月 30 日。

主诉及病史：1972 年患肝炎，近月来发现腹水，甲胎蛋白增高。

诊查：一般情况尚可，巩膜不黄，两锁骨上淋巴结未及，肝上界第五肋间，肋下一指余，剑下一指余；脾未及，腹水大量，AFP 对流阴性，放免 66mg/L，胸片未见异常，B 超示肝硬化，肝功：碱性磷酸酶 1.15μmol · s^{-1}/L，Sb^{1} 正常，Sb 正常，黄疸指数正常，硫酸锌浊度试验正常，凝血酶原正常。苔薄，舌质不红，脉濡滑。

辨证：脾虚不能行水，水湿留滞中焦。

治法：健脾利水。

处方：党参 15g　白术 10g　茯苓皮 30g　八月札 30g　六曲 10g　炒谷麦芽各 10g　焦山楂 15g　川厚朴 10g　鳖甲 30g　石燕 30g　半枝莲 30g　车前子 30g　地枯萝 30g　大腹皮 15g　14 剂

同时予干扰素及安体舒通等。

二诊：腹水已不明显，治疗方法同上。

三诊：腹水已消失，体检同前，原方续进。

四诊：感肝区疼，尿黄。原方加茵陈 30g、菟丝子 10g。用上方加减至今，复查 AFP 在正常范围，腹水不明显；B 超示肝硬化，无肝占位；全身情况好。

【按语】本例系肝硬化。肝硬化多演变为肝癌。患者初诊有甲胎蛋白升高，更宜密切观察治疗。经中药治疗，虽 3 年来甲胎蛋白保持正常，但仍需长期随访，不可忽视。肝硬化易致腹水。治肝硬化腹水，各家方法不一，但无不遵循开鬼门、洁净府、去菀陈莝诸法。自葛洪、罗天益诸家，莫不认为腹水系虚损致病。据作者经验，肝硬化腹水，其病机为脾虚不能运水者十居其九，每以健脾药杂以利水之品，其效颇著，而不以逐水为务。值得注意者，利水必先理气，气行水通，小便得畅，腹水得退。利水而不理气，非其治也。

十二、理气消痞治疗肝癌一例

张某，女，64 岁。

初诊：1980 年 1 月 3 日。

主诉及病史：普查发现肝癌，上腹胀痛。

诊查：有肝炎史，且反复发作。一般情况可，巩膜不黄，两锁骨上淋巴结未扪及，肝上界第五肋间，肝肋下一指，右锁骨旁线肋下四指余，剑下四指；左锁骨旁线肋下约三指，质硬；腹水阴性，甲胎蛋白升高，B 超及同位素扫描均提示肝癌。苔薄腻，舌质不红，脉滑。

辨证：气滞中焦。

治法：理气消痞。

处方：枳实 9g　川厚朴 9g　六曲 12g　麦芽 12g　八月札 30g　茯苓 30g　半枝莲 30g　蛇舌草 30g　鳖甲 30g　川楝子 9g　延胡索 30g　7 剂

二诊：纳呆。上方加焦山楂 9g，鸡内金 9g，7 剂。

三诊：肝区疼痛。原方加生蒲黄(包)12g，7 剂。

四诊：服药后体重增加，肝区疼痛减轻。1980 年 2 月至 4 月行放射治疗，治疗期间继续服用中药。时肝区胀，纳减，予下方：

处方：枳实 9g　川厚朴 9g　六曲 12g　麦芽 12g　八月札 30g　半枝莲 30g　焦山楂 12g　藿佩各 4.5g　焦山栀 9g　茯苓 9g　7 剂

五诊：夜眠欠佳，纳差，低热起伏。苔腻。原方加磁石 30g、陈皮 9g、生石膏 60g、远志 9g、清水豆卷 12g、生薏苡仁 15g。

六诊：1980 年 10 月。甲胎蛋白已从 5.6mg/L 转至正常。巩膜阳性，两锁骨上淋巴结未及，肝肋下两指，剑下三指，脾及，腹水阴性。

处方：枳实 9g　川厚朴 9g　六曲 12g　麦芽 12g　鸡内金 9g　八月札 30g　夜交藤 30g　茯苓 15g　生石膏 60g　清水豆卷 12g　生薏苡仁 15g　黄芪 9g　远志 9g　半枝莲

30g　蛇舌草 30g　14 剂

七诊：1983 年 3 月 31 日。诉上午升火，有低热。改用下方：

处方：生石膏 60g　寒水石 30g　清水豆卷 30g　白薇蔹各 12g　黄芪 12g　米仁 15g　乌药 6g　川厚朴 9g　六曲 12g　麦芽 12g　生地黄 20g　知母 15g　茯苓 12g　焦山楂 12g　半枝莲 30g　蛇舌草 30g

八诊：1984 年 3 月。诸症俱瘥。

处方：黄芪 12g　党参 12g　茯苓 12g　寒水石 30g　白薇蔹各 12g　川厚朴 9g　六曲 12g　麦芽 12g　生地黄 12g　焦山楂 12g　蛇舌草 30g　降香 9g　生石膏 90g　葛根 15g　清水豆卷 30g

1986 年 1 月改服我院自制之"肝病冲剂"迄今。

【按语】本例亦为肝癌，经中西医非手术的综合治疗，迄今已健在十余年。本例与前者之区别，在于本例无脾虚迹象，而断为中焦气滞。论者常有谓，肝癌之腹胀系肝气郁结，肝气郁结之特点系两胁胀满，肝癌有而不多，肝癌常见者为上腹中部之腹胀，追前贤之所谓"心下痞"，宜枳实消痞加减，而非柴胡辈之指征，宜细辨之。若辨证明确，其效亦肯定。待邪去正虚，始以益气健脾者收功。

十三、清化湿热治疗肾癌肺转移一例

相某，男，56 岁。

初诊：1988 年 12 月 17 日。

主诉及病史：左肾腺癌术后八年余，发现肺转移半月。

诊查：一般情况好，肥胖，两锁骨上淋巴结未及，腹软，未扪及肿块。舌苔黄腻，舌质红，脉滑数。病理检查为透明细胞癌。

辨证：湿热蕴中。

治法：清化湿热。

处方：生地黄 12g　竹叶 9g　木通 5g　生甘草 5g　鳖甲 30g　石燕 30g　八月札 30g　牛膝 15g　茯苓 15g　苍术 10g　生山楂 15g　7 剂

同时予干扰素等。

二诊：无特殊不适。原方加党参 15g、土茯苓 15g、望江南 15g、冰球子 15g、象贝母 15g，其他治疗同上，14 剂。

三诊：干咳厉害。舌苔转为正常，脉转濡，尺脉软。

处方：鹿角片 15g　菟丝子 10g　鳖甲 30g　党参 15g　六曲 15g　炒谷麦芽各 12g　焦山楂 15g　八月札 30g　石燕 30g　牛膝 10g　苍术 5g　望江南 15g　车前子 15g　山萸肉 10g　天竺子 15g　腊梅花 5g　21 剂

四诊：干咳减轻。原方加威灵仙 30g、生地黄 15g、羌独活（各）10g、枸杞子 12g、茯苓皮 30g，去天竺子、腊梅花、望江南。

五诊：情况基本同前。

处方：鹿角片 15g　威灵仙 20g　生地黄 15g　香附 10g　枸杞子 12g　山萸肉 10g　鳖甲 30g　党参 15g　龟版 15g　羌独活各 10g　六曲 15g　炒谷麦芽各 12g　八月札 30g　牛膝 15g　车前子 30g　茯苓皮 30g　五味子 10g　21 剂

六诊：诉一侧足跟疼痛难忍，经外院诊断为“痛风”。原方去香附、五味子，加桂枝 9g、川芎 9g、秦艽 9g、海风藤 30g、桑枝 30g，14 剂。

七诊：疼痛稍有减轻，但仍疼痛。

处方：苍术 10g　黄柏 10g　土茯苓 15g　怀牛膝 15g　忍冬藤 15g　车前子 30g　地龙 15g　威灵仙 30g　羌独活各 10g　生甘草 5g　海风藤 30g　14 剂

八诊：痛风用西药治疗后，疼痛消失。原方去羌独活、海风藤。

九诊：复查 CT 示肺转移病灶缩小。上方加生地黄 15g、茱萸肉 10g、六曲 15g、炒谷麦芽(各)12g、鹿角片 15g、鳖甲 30g、茯苓皮 30g、枸杞子 12g，去威灵仙。

以后一直用上方药加减，到 1992 年 2 月。

【按语】本例肥胖逾常。肥人多湿，且初诊时苔腻而黄，脉滑而数，除湿外，尚夹有热。因此以导赤散兼苍术清化湿热；鳖甲、石燕、八月札，软坚抗癌。三诊时，脉舌转为正常，且尺脉软，肾亏之本现矣。因予鹿、菟之类；天竺子、腊梅者，止咳治标也。六诊时有痛风发作，此虽为兼证，但与肥人多湿、风湿相扰，不无相关。至九诊，肺转移灶已缩小。

十四、益气滋阴治疗输卵管癌化疗后一例

张某，女，63 岁。

初诊：1989 年 4 月 25 日。

主诉及病史：左输卵管腺癌术后，因属癌症较晚期，复予化疗 2 次，人软乏力，不愿再用化疗。

诊查：舌红有裂，脉细软无力。

辨证：气阴两虚。

治法：补气养阴。

处方：党参 30g　黄芪 30g　当归 12g　石斛 12g　生地黄 15g　半枝莲 30g　焦山楂 15g　六曲 12g　炒谷麦芽各 15g　7 剂

二诊：情况同前。原方去当归、焦山楂，改生地黄 30g、鳖甲 30g，加生山楂 15g、橘叶核(各)12g，14 剂。

三诊：情况基本同前。原方加蛇舌草 30g、白术 10g、猪茯苓(各)30g、白英 15g、六曲 12g，14 剂。

四诊：舌红有减。原方加木香 6g，14 剂。同时用三苯氧胺。上面的治疗方案一直用到 1992 年 2 月 13 日，复查 B 超示肝、脾、盆腔均未见异常，体检亦未发现异常。

【按语】晚期输卵管癌手术后预后颇差，常需给予化疗，以冀提高疗效。本例 2 次化疗后，疲软乏力，不愿再用西药，而求治于中医。初诊时见气阴两虚，盖手术本身常易致气血、气阴虚衰，而化疗亦常致气阴两虚。当予补气益血，或滋阴益气，以参芪补气，地、斛、鳖滋阴。数诊后脉舌渐复而诸症亦瘥，再予蛇舌草、半枝莲之类，佐以抗癌也。迄今 3 年左右情况良好，无复发和远处转移。

十五、滋益肝肾治疗脑垂体瘤一例

郑某，女，34 岁。

初诊：1984 年 7 月 12 日。

主诉及病史:脑垂体肿瘤,放疗三月余无效,来本院要求中药治疗。

诊查:肢端肥大,视野缩小,腰酸肢软,头面升火。苔薄,舌质稍红,脉濡细带数。

辨证:肝肾不足,相火上炎。

治法:滋益肝肾,清理相火。

处方:生地黄 30g 枸杞子 12g 知母 12g 黄柏 9g 鹿角霜 9g 骨碎补 9g 菊花 9g 牛膝 9g 海浮石 30g 三棱术各 12g 地龙 12g 7 剂

二诊:服药后上腹胀满不适,大便干结。原方加吴茱萸 4.5g、乌药 6g、胆南星 12g,14 剂。

三诊:药后上症减轻,乏力,下肢酸软,余无不适。原方加蜂房 12g,牛膝 9g。

四诊:口中无味,左目模糊。原方去三棱,加川厚朴 9g,14 剂。

五诊:主诉同上。治疗以上方加六曲 15g、藿佩梗(各)9g、蛇六谷 12g,14 剂。

六诊:晨起口苦,大便干结。原方去黄柏,加蜂房 15g、半枝莲 30g。

七诊:右眼有黑影飘浮感。原方加生军 2.4g,14 剂。加用小金丹。

八诊:腰酸,视力同前。原方去蛇六谷,加杜仲 12g,14 剂,小金丹续用。

九诊:恶寒。原方加菟丝子 9g、川厚朴 9g、吴茱萸 4.5g、杜仲 12g、生军 2.4g,14 剂。小金丹续用。

十诊:症同前。上方加甜苁蓉 9g,小金丹续用。以后一直用此方加减。复查脑 CT,较前明显改善。

十一诊:1989 年 11 月 7 日。无特殊不适。1988 年 10 月某医院复查 CT,已未见占位,1989 年 CT 与前相仿。

处方:茯苓 12g 桃杏仁各 12g 生地黄 15g 仙灵脾 9g 黄芪 15g 党参 15g 鳖甲 30g 天麻 9g 全蝎 9g 蜂房 12g 生军 5g 牛膝 15g 仙茅 9g 杜仲 12g 川芎 6g 苍术 5g 川厚朴 9g 车前子 15g 知母 15g 黄柏 9g 21 剂

小金丹继续服用。

十二诊:1992 年 1 月 18 日。情况良好,无不适。

处方:黄芪 15g 甜苁蓉 10g 仙灵脾 10g 藿佩各 5g 枳壳 10g 全瓜蒌 10g 茯苓 15g 生军 5g 牛膝 10g 苍术 10g 川厚朴 10g 车前子 15g 鹿角片 15g 姜半夏 15g 六曲 20g 忍冬藤 12g 14 剂

【按语】脑肿瘤用中药治疗常能获效。中医治疗,脑肿瘤大体包括辨证和辨病论治两大方面。辨证,患者常以虚证为主,或属气脱,精脱,或属肝肾虚损。本例腰酸膝软,时时升火,故以滋益肝肾为主,兼清相火;亦有实证者,如气逆,内风之类。抗癌除蛇六谷之类外,余常喜用小金丹。

十六、益气健脾治疗肺癌一例

黄某,女,75 岁。

初诊:1989 年 1 月 11 日。

主诉及病史:右上肺癌术后 10 年,左肺转移并右锁骨上淋巴结转移。

诊查:一般情况尚可,不咳,无咯血。苔薄,舌质正常,脉濡。

辨证:脾气虚弱。

治法:益气健脾,佐以抗癌。

处方：党参 15g 黄芪 15g 白术 10g 茯苓 15g 望江南 15g 蜂房 15g 八月札 30g 鳖甲 30g 蛇舌草 30g 杏仁 12g 象贝母 12g 六曲 12g 炒谷麦芽各 12g 14 剂

同时予干扰素。

二诊：原方去蜂房，加郁金 15g、青皮 10g，干扰素。

三诊：曾予放射治疗，一般情况可，无特殊不适。原方加山慈菇 10g，30 剂。其他治疗同前。

四诊：胸闷。

处方：黄芪 15g 生地黄 15g 党参 15g 枳壳 5g 川厚朴 10g 茯苓 15g 八月札 30g 忍冬藤 10g 麦冬 10g 五味子 5g 沉香曲 10g 炒谷芽 10g 焦山楂 10g 山慈菇 15g 蛇舌草 30g 郁金 15g 青皮 10g 30 剂

其他同上。

五诊：1991 年 5 月 31 日。诉两肩疼痛。原方加威灵仙 30g、金钱草 15g、乌药 5g，14 剂。其他治疗同前。

一直到 1992 年 3 月 5 日，一般情况尚可，无特殊不适，用原方稍有加减。曾用小剂量 5-氟尿嘧啶。

【按语】肺癌而无呼吸道症状，兼之脉濡、舌不红，当从脾治。盖土能生金，肺有病则培补土气也。蜂房、望江南、蛇舌草辈余常用之于肺癌，取其抗癌之性。患者以中药为主治疗迄今三年余，中间虽杂以短时间之放射治疗，始终以中药为主，病情稳定。

（宋明志整理）

【编者评注】于尔辛教授自医学院校西医、中医双学业结业后，即从事中医、中西医结合的肿瘤专科的临床工作，集四十余年之经验，对各种肿瘤的防治工作均颇有建树。于老之所以在防治肿瘤中有所造诣，关键在于：一是应用当代先进的科技成果，在中医药广泛适用于所有肿瘤患者的治疗中，结合药理、生化检验及动物模型的实验研究，由此不断探索提高疗效；二是采用了国际通用的诊断和疗效标准，病例数据确凿可靠，提高了中医药治疗肿瘤的可信性、科学性、重复性，为国内外医家所公认；三是以临床研究为基地，紧密结合中医理论研究，有所创见，提出了健脾理气法治疗肝癌的见解，诚如李东垣所说："脾病，当脐有动气，按之牢若痛，动气筑筑然，坚牢如有积而硬，若似痛也，甚则亦大痛，有是则脾虚病也"；四是不断寻找新的抗癌中药，诸如医案中介绍的石燕、石见穿、小金丹等，在临床反复验证中，从感性认识上升到理性认识，有所开拓；五是勇于解决西医治疗肿瘤中的未尽事宜和副反应，由此提高了患者生存率，有效地缓解了肿瘤患者的疼痛、发热、出血等症状，并明显地减少放疗、化疗的副作用，充分体现了中西医结合各取所长、互补短拙、相得益彰的优势。凡此种种，都是悉心钻研、不懈努力、发奋图强的结果。在医学领域中，目前尚有许多未能解决的难题，在学习于老的医案精华中，不仅要学习其治疗各种肿瘤的医术与用药方法，更要学习这种勇于向难题冲刺的精神。

广东名医医案

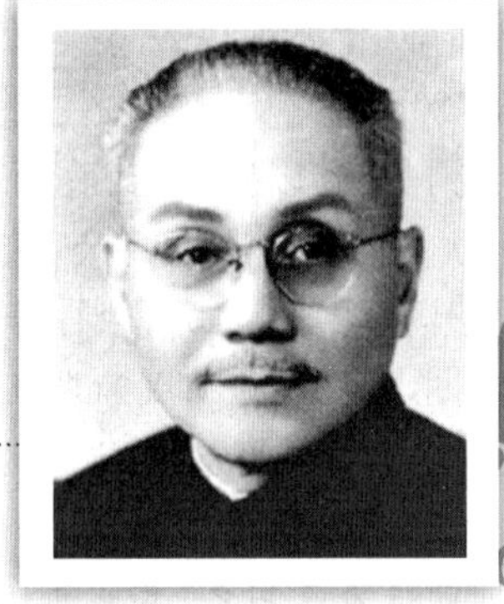

钟玉池医案

【生平传略】

钟玉池，字水荣，祖籍广东省花县，1887年生，1983年病逝，享年96岁。

自学与家传为其立业之本。钟老幼年在故乡进读6年私塾。青年时代随祖父钟炳乾、父钟仁珊学习中医，此间，业农与习医两者兼之。1918年合家从乡间迁往广州市，于西华路267号开设"钟玉池医馆"，从踏入业医生涯，至逝世达六十余载。1958年加入荔卫"医联"，就职于金花卫生院，任中医师。任职期间，先后担任荔湾区一至四届政协委员，1976年被省政府授予"广东省名老中医"称号。

钟老从事中医事业60年来，一生品行性善随和，治学严谨刻苦，工作任劳任怨，生活节俭无华，行医积善不贪，授徒竭尽所能，学术无私奉献，为后人所敬颂、怀念！其对内、外、妇、儿各科均具丰富临床经验，尤擅于儿科疾病的诊疗，对温病及广东中草药的临床应用研究颇有心得。其学术思想是：①紧循脾胃，擅治儿科；②发掘本草，广开药源；③注重实践，不泥于古，多科探索。

其著述有：《小儿腹泻辨证论治经验》、《疳积分型与治疗》、《麻疹的诊治要领及中草药的运用》、《"小青武方"治疗小儿发热的经验介绍》等十六篇论文。以上的经验，都是钟老长期临床实践得来的结晶，其中一些属前人经验的验证，也有其本人的独特经验；由于他擅用中草药，所以在任何情况下辨证用药都处于主动地位。

一、"白及汤"治愈肺痈一例

黎某,男,25岁。

初诊:1972年11月20日。

主诉及病史:发病一年多。初起咳嗽,气促,数月后发现咳吐脓血,伴腥臭气味;胸痛,午后潮热,夜汗出,口干咽燥。

诊查:形体消瘦。舌质红,舌苔薄白,脉滑数。

辨证:热毒伤于血脉,热壅血瘀,蕴酿成痈,血败成脓,诊为"肺痈"。

治法:养阴清肺,化瘀排脓。

处方:百合120g　白及60g

上二味药共研为粉,以瘦猪肉(适量)切碎,每次用以上药粉6g和瘦猪肉以水调为糊状,炖熟服食,每日1次。此例连服两月余,咳吐脓血消失,潮热消退;惟仍微觉胸痛,咳嗽,胃纳不佳。再以"四君子汤"加黄芪15g,以补养肺气。连服数剂,渐愈。

【按语】本例患者处于肺痈成痈期及溃脓期,为热壅成痈、血败成脓所致。热毒壅肺,肺气上逆,故咳嗽气促。以上一系列症状皆为肺有实热之象。然热灼则能伤及肺阴津液,故在"实则攻之"之法中兼以养肺阴清肺热,配合化瘀排脓之法治疗之。方中百合养阴清肺,白及止血消炎、排脓生肌,两味兼而用之,共奏养阴清肺、化瘀排脓、生肌补肺之功。

肺痈脓溃之后,由于热灼日久,肺津耗伤较甚,内邪虽退而正气已虚。故用"四君子汤"加黄芪继续调理,始得安妥。

二、行气利水、活血破积法治愈黄疸积聚一例

冯某,女,50岁。

初诊:1958年7月10日。

主诉及病史:面目发黄,大便溏,小便黄,腹胀脐突,眩晕心悸,食欲不振,口渴。

诊查:神倦,唇色苍白。舌质淡红,舌苔白腻,脉沉细数。脾大质坚。

辨证:黄疸日久,湿浊内蕴,发为积聚。

治法:行气利水,活血破积。

处方:三棱15g　莪术15g　桃仁12g　大蓟30g　土茵陈30g　花粉15g　厚朴10g　川木瓜15g　槟榔15g　青矾12g　白矾12g　泽泻15g　白花蛇舌草30g　铁落60g

先将青矾、白矾放适量白醋内煮溶熬干研末,又将铁落同法煮制至干为度研末,余下各药亦晒干研末,三种药粉予以充分调匀后,取黑枣若干枚煮软去核作赋形剂,制成黄豆大的药丸,晒干备用。服时以糯米酒送服,日2次,每次6g。连服丸药两月余,黄疸、腹胀消失,脾脏缩小变软,证获痊愈。

【按语】黄疸积聚民间俗称"脾痨",以脾大为特征。证属湿热蕴结、血络瘀阻,久则形成瘀瘕积聚。其湿热交蒸,胆汁外溢于肌肤,故面目发黄,小便黄;湿阻于内,清阳不得发越,则神疲纳呆;络脉阻滞,瘀血停积则脾大质坚;瘀停日久,新血不生,营血受损,则唇白、心悸、眩晕诸症恶现。故治宜攻伐消积,使瘀去积消,正气渐复。方用三棱、莪术、桃仁、大蓟、尖槟榔、厚朴、白花蛇舌草以活血理气,软坚消积。花粉清热消肿,佐以青矾、白矾、木瓜、土茵陈利尿消积退黄。

铁落养血安神，更用枣肉糊丸，糯米酒送服，令邪去而不伤正，有益气扶脾固本之功，兼酒行血活血之效。用此药丸缓缓调理两月，病竟告愈。近年余治一姓侯的妇女，症状与本例相似，余照用上方去铁落，改为汤剂内服，先将方中青矾、白矾用清水半杯煮溶，再用泽泻蘸干其溶液，纳入其余各药，以清水3碗煎取1碗，每日服1剂，4剂后则腹胀稍消，黄疸渐退。原方再加五爪龙，党参，共治疗十多天，病情即渐愈。以后继用四君子汤、四物汤等扶正调理，遂获痊愈，至今未再复发。谨录于此，供同道们参考。

三、"清通方"治愈热痹一例

罗某，男，50岁。

初诊：1973年3月4日。

主诉及病史：右下肢疼痛一年多，膝关节肿大焮热，患肢肌肉渐见萎缩，行动困难，烦躁口渴。

诊查：面色潮红，舌质红，舌苔黄厚，脉弦数。

辨证：热痹。

治法：清热通痹。

处方：生地黄30g　岗稔根30g　苦参15g　鳖甲30g　续断15g　知母15g　黄柏12g　倒扣草30g　土地骨30g　白芍15g

【按语】本例前医屡用蕲蛇、乌蛇等温经散寒、祛风止痹药无效。患者又自服生蛇血、老母鸡等，疼痛依然不减。中医治痹有风寒湿痹与热痹之分，患者关节虽皮色如常，但扪之灼热，烦躁口渴，苔黄脉数，显属热痹。古云："初因风寒湿邪郁痹阴分，久则化热攻痛。"风、寒、湿三气杂至，稽留日久，蕴积化热，热久伤阴，有渐见鹤膝之象。治当清热通痹中顾及阴液，侧重清通而不用温通。故自拟"清通方"治之。如大便秘结加大黄15g(后下)、秦艽15g；口渴甚加花粉15g。

本例按上方加减，服药十余剂，疼痛消失，未见复发，证获痊愈。

四、"铁菩鸡脚方"治愈痿证一例

黎某，男，58岁。

初诊：1948年。

主诉及病史：双足痿软无力一年多，不能站立，无痛感；大便秘结，口渴，胃纳正常。

诊查：舌质红，舌苔薄白，脉细数。

辨证：肺热伤津之痿证。

治法：养阴清肺，滋补肝肾，养胃营筋。

处方：铁包金30g　山菩提根60g　淫羊藿12g　续断15g　鸡脚5对(或干猪脚筋60g)

本方药加清水5碗煎为1碗，日服1剂。

服至第五剂，仍无效果。嘱其再服，服至10剂左右，双足稍觉有力，但尚不能站立。遂照原方再服药10剂，症状渐有改善，可以离杖站立及举步，但未能健步行走。效不更方，兼服成药"虎潜丸"，早晚各6g。汤丸并用二十余天，患者下肢功能恢复，步履如常。

【按语】本案患者素有鸦片烟瘾，烟毒熏灼肺叶，肺津岂不受伤？经云："肺热叶焦，则皮毛虚弱急薄，著则生痿躄"。故大便干结，筋脉失濡而双足痿弱不用。然脾胃为后天之本，肺之津来源于脾胃，肝肾之精血亦赖于后天补充。故益胃养阴对本病的治疗甚为必要，配合滋养肝肾，更是相得益彰。方用铁包金清肺以坚阴，山菩提根理血以益肝肾，鸡脚养胃以营筋，再加淫羊藿、续断强筋壮骨。后期并辅以“虎潜丸”育阴潜阳，则痿证得愈。愈后切忌鸦片，以免复发。

查山菩提根，属葡萄科草质藤本，别名野菩提，植物名蛇葡萄。味微甘，性平，民间多用于治下肢湿肿。本人喜用于补虚，治痿证，效果良好。本品似兼有黄芪益气之功。

五、“岗稔菩提甜醋方”治愈产后风瘫一例

吴某，女，25岁。

初诊：1962年9月8日。

主诉及病史：产后十多天，双下肢麻木，痿软无力，不能站立。

诊查：面色萎黄，下肢微浮肿，舌质淡红，舌苔淡白，脉浮弱。

辨证：产后气血亏损、风邪外袭，致成风瘫（痿证）。

治法：养血祛风，通经活络。

处方：岗稔根 60g　山菩提根 30g　臭屎茉莉头 30g　铁包金 30g　老鼠干 1 只

以上各药用甜醋汁一碗半煎煮至半碗，去渣内服，每日1剂。患者经连续服本方药6剂，下肢麻木感消失，步履如常，证获痊愈。

【按语】产后风瘫是民间俗称，属中医学“痿证”范畴。临床分为肺热熏灼、肝肾亏虚和湿热浸淫三种。本案患者发生于产后，面色萎黄，下肢麻木，脉浮弱，显属产后气血大亏，风邪乘虚而袭，筋脉因而失养，导致下肢痿软无力。其病机与肝肾阴虚之痿证大致相同。故方用岗稔根养血补肾，通经活络；臭屎茉莉头、山菩提根活血、祛风、除湿；铁包金通经去瘀，以防产后瘀血滞留；更用老鼠干祛风通络，滋阴补血；配合甜醋之益气养血，共奏扶正祛邪、养血祛风、通经活络之效。多年来，余用此方药治疗产后风瘫，屡获效验。

六、猪胆汁治愈湿疹一例

张某，男，45日龄。

初诊：1959年7月14日。

主诉及病史：出生后1个月全身遍布丘疹，渗出黄液，瘙痒烦躁，啼哭不安。

诊查：丘疹鲜红色，糜烂腥臭。舌质红，舌苔白厚微黄，指纹暗紫。

辨证：脾胃湿热，风热外侵之湿疹。

治法：清热解毒，止痒去湿。

处方：猪胆（若干个），生面粉（适量）。

嘱用新鲜大叶榕树叶适量，煎水洗浴后以消毒棉花拭干，继用猪胆取汁与生面粉调拌成稀糊状，外搽患处。干后让其药粉自然脱落，再如法重新外搽，切忌水洗。如此循环反复多次，皮损渗液已减，皮疹渐隐，婴孩稍安静，证渐获愈。

【按语】猪胆汁性味苦寒，功能清热通便，擅治热结肠道、腑气不通之里热实证。余利用猪胆汁之清热、消炎、解毒作用，试用于湿疹，竟获奇效。调面粉者，乃取其收敛及赋形剂之用。至于大叶榕树叶煎水外洗，目的在于清洁皮肤创面，有一定的消炎解毒作用。

七、石蒜头治愈眉棱疔一例

钟某，男，7岁。

初诊：1957年7月。

主诉及病史：5天前，右眉棱处突发一粟米样小疮，焮红疼痛，伴微热。今病情突变，疮面附近脸额、眼部均浮肿，伴高热、寒战、昏睡。

诊查：精神躁扰，体温39.5℃，疮面附近颜面眼部浮肿呈灰黑色。舌质红绛无苔，脉沉数。

辨证：火热炽盛之恶毒疔疮（眉棱疔）。

治法：

（1）内治法：清营泄热，凉血解毒。

（2）外治法：清热拔毒，凉血消肿。

处方：

（1）内服药：犀角地黄汤（现名清热地黄汤）（犀角（现已禁用，可用水牛角代替）1.5g，生地黄20g，赤芍12g，丹皮12g）加银花15g，蒲公英15g，玄参15g，麦冬15g，淡竹叶12g。

（2）外敷药：石蒜头（鲜品适量）。

【按语】疔疮是常见外科疾患，来势急骤，病情较重。本案因在眉棱处发病，故名"眉棱疔"，乃缘于火毒外发所致。发病之初，前医认为一般疖疮，虽投以羚羊、犀角之品，仍不见效。后余使用石蒜头（鲜品适量），捶烂后加黄糖外敷患处，2天后，疔疮穿溃并流出脓血一大杯。遂继续以同法外敷，几天后，竟痊愈肿消，精神体力迅速恢复，疗程共为10天。本案配合犀角地黄汤加减运用与前医大同小异，然收效悬殊，细思之，攻溃疔疮之力实属石蒜头之功。因疔比疖根深毒重，病灶在于疔疮局部之瘀热。石蒜头功能清热拔毒、凉血消肿。据本人经验，凡外科疔痈疮疖用之，未溃者能促其消散；将溃者可令其溃穿；已溃者敷之则去腐生肌。故本案敷后，疔即速溃，排出大量瘀血，再以清热凉血药内服相助，证情转危为安。查石蒜头系民间常种之植物，因捶烂后其汁胶瀞，多用于外敷。本案中对疔疮之效，颇值一荐。

八、"小青武方"治愈风温发热一例

陈某，男，4岁。

初诊：1976年6月5日。

主诉及病史：高热10天，伴咳嗽、口渴，尿黄短。近几天夜间热甚，无汗出。

诊查：体温39℃，左眼结膜充血，咽部充血（＋＋），扁桃体肿大Ⅲ°，两肺呼吸音增粗，唇红。舌质深红，舌苔少，脉沉数。

辨证：风温犯肺，肝火炽盛。

治法：清肺泻热，兼泻肝火。

处方："小青武方"加鸭脚木皮10g，大青叶10g，狗肝菜10g，水牛角20g（先煎）。

【按语】风温是发于春夏季节的温热病，部分患者高热，久热不退，每持续1周或月余。钟老使用自拟之"小青武方"临床加减，每奏良效。本方组成为：倒扣草、红条紫草、地骨皮、三桠苦、青蒿、白芍、火炭母。以上七味相配，具有解表清热、凉血解毒、利湿消滞，柔肝养阴之功，临床加减运用，可以治疗风温的表证和里证。

本案连服药两剂，日间体温降至正常(36.5℃)，夜间仍有微热，咳嗽，微汗出，左结合膜充血，咽充血(++)，扁桃体肿大Ⅱ°，唇舌俱红，舌苔白，脉浮弦。风温渐解，肝热仍甚，用龙胆泻肝汤加减以清泻肝火，连服药2剂而愈。

九、蚯蚓蛋治愈痫证一例

陈某，男，3岁。

初诊：1954年10月15日。

主诉及病史：患痫证半年，隔日发作1次，每次发作时间持续10分钟。

诊查：舌质淡红而胖，舌苔厚白，脉浮缓。

辨证：饮食伤及脾胃，运化失职，痰食积聚，阻滞清窍而致痫证。

治法：豁痰宣窍，熄风定痫。

处方：蚯蚓蛋。

【按语】痫证之发，缘于惊恐伤及肝肾，或饮食伤及脾胃，或肝气失调、风动阳亢，因而触及积痰乘势上逆，壅闭经络，阻滞清窍。故治法宜着眼于风痰，予以豁痰宣窍，熄风定痫。蚯蚓蛋的制作方法是：从蕉树脚下挖出的蚯蚓12条(以幼细者为佳)，洗净后，把鸡蛋1只凿穿小孔，将蚯蚓全部塞进蛋内，再用湿纸层层包裹鸡蛋，用火煨熟。然后剥去纸层和蛋壳，将蚯蚓和蛋同食，每日或隔日服1只，7只为一个疗程。不愈，隔7天后再服一个疗程。

本方蚯蚓(即地龙)功能镇惊、解痉、祛痰，是治痫之主药。然因含蚯蚓素有溶血的毒性，故借助鸡蛋既可制其毒，又兼补脾益肾。至于蚯蚓取之于蕉树下，乃本人之实践经验，有关原理，还待进一步探讨。

十、胡麻仁治愈疽病(淋巴结炎)一例

林某，男，52岁。

初诊：1976年5月20日。

主诉及病史：左侧腋下起一肿块胀痛已半年。

诊查：左腋下淋巴结肿大，结块呈圆形，直径约4cm，质坚实，边缘清楚，推之能动，有轻压痛，表面皮色稍红。舌质淡红，舌苔白，脉滑有力。

辨证：痰疽(阳证)。

治法：消痰软坚，散结消肿。

处方：胡麻仁、白酒均适量。

【按语】胡麻仁适量，用白酒少许浸渍后研烂，再加白酒适量煮成黏糊状，温敷患处。当药物敷干时，需再加白酒煮热重敷，每日数次，一般每天换新药一次，外敷至症状改善为止。胡麻仁研烂加酒煮外敷，能起到软坚散结、祛痰消肿之功。用胡麻仁治疗疮疡，早有文献记载，如《新修本草》载："生嚼涂小儿头疮，煎汤浴恶疮，妇人阴疮大效"。今应用于临床，实践证明确有其效。本证一般外敷四天后即可见效。配合内服药治疗则可收到更好的疗效。如属阴疽者，用阳和汤(熟地黄、白芥子、鹿角胶、肉桂、姜炭、麻黄、甘草)；痰结可加菩提根30g；如属阳疽者，应用下方：昆布、海藻、麻黄、海石、白芥子、蒲公英、花粉、夏枯草、白芷、皂

角刺；如气滞血瘀、肿痛甚者，酌加乳香、桃仁；痰凝气结、漫肿坚实者，加浙贝母、陈皮、穿破石。

（钟仲贤整理）

【编者评注】钟老擅用广东地方草药及偏方治疗大证，简便易行。如白及汤治肺痈、岗稔根、山苔提根等治疗产后风瘫、石蒜头治眉棱疔、小青武方治疗风温、蚯蚓蛋治疗痫证等，都取得了很好的疗效，值得进一步研究。

李翼农医案

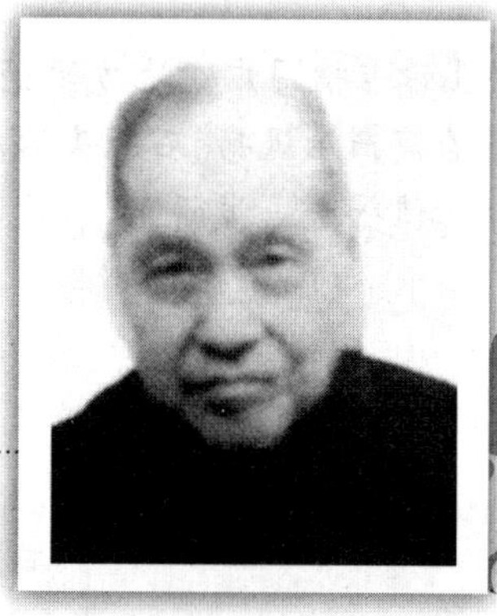

【生平传略】

李翼农(1890—1984),广东省东莞市人。主任中医师。1978 年广东省人民政府授予广东省名老中医光荣称号。

李老少年师事东莞名医袁仰山。1910 年行医东莞,新中国成立前曾任东莞中医公会会长。新中国成立后在东莞县莞城镇卫生院、东莞县中医院、东莞市中医院任职。

李老勤奋好学,博览群书,集伤寒温病于一家。治学严谨,诊治中重视三个“相结合”,即祛邪与扶正相结合;时令与辨证相结合;四诊与理、法、方、药相结合。辨证细微,胆识过人,擅治时疫温病,善用重剂治重病,屡获奇功,莞人尊称为“李大剂”。行医 74 载,临床经验非常丰富。

主要著作有《外感温热篇浅释》、《麻疹条辨》、《鼠疫临床札记》。此外还在国内各医药杂志上发表医学论著、临床经验、医案医话等中医论文五十余篇。

一、清热解毒泻下法治愈奇恒痢一例

卢某,男,68 岁。

初诊:1956 年 7 月 29 日。

主诉及病史:身热口渴,里急后重,夜觉多梦,气由脐下上冲至喉间而止,咽干而痛。

诊查:脉细涩,舌黄根实厚。

辨证:诊为奇恒痢,乃阳明实热急证。

治则:清热、解毒、凉血,急下护阴。方用自制李氏降冲清热汤。

处方:黄柏 10g(盐水洗)　枳实 10g　云黄连 10g　彩黄芩 10g　尖槟榔 10g　白芍 10g　锦军 10g　白木耳 10g　地榆 10g　白头翁 10g　秦皮 10g　玄明粉 10g　川厚朴 3g(后下)　甘草 3g

二诊:7 月 30 日。身热口渴,里急后重,气仍上冲喉间,时作哕声,而自觉梗塞。此症虽已少缓,而险期未脱。

处方：前方去尖槟榔、白芍，加银花 10g，羚羊骨 3g（先煎），浙贝母 30g。

三诊：7 月 31 日。身仍热，口大渴，气由脐上冲中脘作哕，上塞咽喉之气少解，大便黄条。此为欲愈之吉兆。

处方：前方去浙贝母、羚羊骨、川厚朴、枳实、地榆、银花，加大生地黄 25g、白芍 15g、生石膏 12g、知母 10g。

四诊：8 月 1 日。时作呃，口渴引饮。舌黄苔已退而底红。

处方：黄柏 10g（盐水洗） 白头翁 10g 秦皮 10g 栀子 10g 鸡蛋花 10g 荞麦 12g 生地黄 12g 元参 12g 麦冬 12g 柿蒂 8 个 丁香 1.5g（后下） 龟版 15g（先煎） 雪耳 3g（另煎和） 甘草 3g

五诊：8 月 2 日。饭后大便必频，哕气还多，逆气上冲未全止。舌苔黄薄，脉细弱无力。此痢久中虚，肝阳上击，治以扶元镇逆。

处方：花旗参 3g（另煎和） 旋覆花 10g 赭石 10g（另绢包煎） 茯苓 10g 饭白术 10g 白石英 10g（另绢包煎） 云黄连 10g 黄柏 10g 炮姜 10g 怀山药 25g 乌梅 3 枚 炙甘草 3g

服下诸症均减而安。继以扶元养阴善后。

【按语】此奇恒之痢疾，予临床 50 年来此为第一次，特记为案。

张隐庵论奇恒痢曰："奇恒者，异于恒常也，即以奇恒之下利而言，乃三阳并至，三阴莫当，积并则为惊，病起疾风，至如霹雳，九窍皆塞，阳气旁溢，咽干喉塞或痛。并于阴则上下无常，薄为肠澼，其脉缓小迟涩，血温身热则死，热见七日死。盖因阳气偏剧，阴气受伤，是以脉小沉涩，此病急宜用大承气汤泻阳养阴，缓则不救。"此例先用大承气以急下，羚、连、芩、银花、地榆等以清热解毒、凉血，次用乌梅丸、旋覆代赭石汤，以降冲气之上逆，雪耳、白头翁汤以凉大肠，用药适应该证，故能收立竿见影之卓效。

二、清热、解毒、疏透法治疗麻疹毒邪内伏一例

张某，女，2 岁。

初诊：1958 年 12 月 23 日。

代诉：身灼热，咳嗽气促，鼻煽，口哑，神志昏迷。

诊查：患儿面部少量红疹，疹虽出而毒未清；关纹沉浊而紫，舌苔灰黄。

辨证：疹毒内伏营阴重证。

治法：清热解毒疏透。

处方：羚羊角 1g（另煎和服） 摩犀角（现已禁用，可用水牛角代之）1g（另煎和服） 连翘 10g 银花 10g 红条紫草 10g 木通 10g 膨鱼鳃 6g 升麻 1g 柴胡 2g 葛根 10g 赤芍 10g 北杏 10g 甘草 3g 紫雪丹 1.5g 金汁 60g（和服）

二诊：12 月 24 日。身热咳嗽略减，气促稍平，鼻煽少息，哑口略开，口角损，神志略清，病有转机。仍主清热解毒为治。

处方：羚羊角 1g（另煎和服） 摩犀角（现已禁用，可用水牛角代之）1g（另煎和服） 木通 10g 连翘 10g 银花 10g 红条紫草 10g 青黛 10g 葛根 6g 赤芍 6g 升麻 1g 甘草 3g 紫雪丹 1.5g 金汁 90g

分 3 次与服。后以此方加减，最后用清热养阴药而康。

【按语】此例乃麻疹邪毒内伏营阴之重证，故用清热解毒疏透为治。方用羚、犀、银、翘、赤芍清热解毒凉营；红条紫草、膨鱼鳃清解麻毒；升、柴、木通以疏透麻疹；紫雪丹、金汁乃热毒重而入营阴所必需。

三、咸寒苦降、清热凉营法治愈斑毒一例

卢某，女，38岁。

初诊：1958年7月21日。

主诉及病史：身热不休，大渴引饮，时或谵语，神志不清，溺赤而数。

诊查：周身斑纹隐隐。舌苔深黄，脉洪数鼓指有力，右关尤有力。

辨证：斑毒重证。

治则：清热解毒。

处方：青黛10g　雄黄10g　石膏45g　知母15g　元参30g　生地黄30g　花粉15g　滑石10g　甘草3g

二诊：7月22日。热势稍和，斑出颇多，谵语未退，溺赤还多。舌黄唇红，脉洪数略减。

处方：彩芩10g　云连10g　石膏45g　栀子仁10g　滑石10g　木通10g　连翘10g　银花10g　甘草3g

三诊：7月23日。身更大热，斑出不多，诸症不减，脉更洪数。此乃斑毒深重，动其燎原之势而肆其披狂也，非用咸寒苦降不能建功。

处方：犀角(现已禁用，可用水牛角代之)5g(另煎和服)　木通10g　石膏60g　知母15g　元参30g　麦冬30g　赤芍10g

四诊：7月24日。身热锐减，神志颇清，语言稍静，洪数之脉颇和。药已见功，仍以前法加减主之。

处方：犀角(现已禁用，可用水牛角代之)3g(另煎和服)　生地黄25g　元参25g　大青叶10g　石膏30g　丹参10g　六一散12g　金汁30g(和服)

五诊：7月25日。斑色已淡，谵语亦无，黄苔已退，病势大和。治宜轻剂，清理余热。

处方：淡竹10g　石膏15g　麦冬25g　川贝母10g　丝瓜络10g　生地黄15g　元参15g　石斛10g　滑石10g　甘草3g

六诊：7月26日。脉更和，症皆退，主以扶元善后。

处方：花旗参3g(另煎和服)　茯神10g　南豆衣10g　元参12g　生地黄12g　麦冬12g　怀山药10g　石斛10g　甘草3g

药后斑色已痊，精神更好。原方药再服数剂而康。

【按语】本案斑毒重证用清热解毒两剂身热不退，斑出不多。第三剂加犀角咸寒清营，赤芍、木通凉血透络，热退神清。犀角乃治斑毒重证必用之药。

四、清热活血法治愈暑温热闭血络一例

叶某，男，42岁。

初诊：1956年8月20日。

主诉及病史：身热数日，寒热如疟，渴饮不已，汗出不止。曾用白虎汤、羚犀清营、凉膈之

类，热稍减而烦躁不宁。

诊查：舌干绛，脉浮濡数，重按细而涩数。

辨证：暑温热闭血络。

治则：清热活血，从里透外。

处方：西红花 10g(焗) 赤芍 10g 当归尾 10g 丝瓜络 10g 麦冬 10g 小生地黄 10g 枳壳 10g 冬瓜仁 25g 黄连 6g 法半夏 6g

二诊：8 月 23 日。服药后安然静卧，醒来诸症霍然。投养液和阴之剂调理。

处方：生地黄 15g 玄参 15g 麦冬 15g 白芍 15g 丹参 15g 梨干 25g 冬瓜仁 25g

【按语】此案因暑邪外侵，先用清气清营之药而热更加，乃寒凉闭邪、血脉为暑热所凝结。其三焦之阳气为寒凝而郁遏，疏泄之功闭塞，邪热无从外泄。其脉必见浮濡而数，重按细而涩数。此时宜用西红花苦寒而芳香，能活血而解血络之凝结；冬瓜仁甘淡最能活血，解血凝亦特长。又佐以归尾、赤芍行血活血，亦为治血热内结之良药。

五、行痰通窍治愈痰痫一例

潘某，男，42 岁。

初诊：1976 年 5 月 11 日。

主诉及病史：1976 年 1 月开始发病，自觉头额重痛，易惊，似见鬼神，常语言错乱，四肢震颤，夜间四末凉。

诊查：舌红苔厚浊，脉弦小劲。

辨证：此证为痰痫。

治则：行痰通窍，镇静安神。

处方：郁金 10g 石菖蒲 10g 远志 10g 木通 10g 竺黄 10g 枯矾 5g 金针菜 60g 茯苓 15g 川贝母 15g 龙骨 30g(先煎) 牡蛎 30g(先煎) 麦芽 30g 朱砂末 6g(和服) 生铁落 90g(先煎) 加金器同煎 3 剂

二诊：5 月 14 日。脉症如前，舌白胃呆，大便不行数日。

处方：党参 30g 当归 30g 朱砂末 6g(冲服) 生铁落 90g(先煎) 竺黄 9g 石菖蒲 9g 天仙子 9g 白术 9g 茯苓 9g 钩藤 15g 甘草 15g 白芍 12g 金针菜 60g 麦芽 60g 3 剂

三诊：5 月 17 日。服药后大便 2 日一行，手足震颤、惊惕大减。药已收效，无须更方。

处方：前方去钩藤、生铁落，加枯矾 5g、郁金 10g、竹沥一茶杯、姜汁 20 滴。

1 周后脉症皆和，病已痊愈。

【按语】此例因痰迷心窍而发痫瘈，病属痰痫，故用竺黄、川贝、远志、菖蒲、郁金、枯矾行痰通窍；以龙牡、朱砂、铁落、茯苓镇静安神而取效。

六、和营益气法治愈三年不寐一例

潘某，男，42 岁。

初诊：1965 年 11 月 20 日。

主诉及病史：失眠已有 3 年之久，身体及饮食行动一切如常。服镇静安眠西药和养阴安神中药均不效。

诊查：舌淡红，脉缓。

辨证：不寐，卫与营失和谐。

治则：和营阴，益卫气。

处方：

(1) 生熟地黄各 15g　白芍 15g　当归 15g　磁石 90g(先煎)　下午 4 时服

(2) 党参 15g　白术 15g　北黄芪 15g　炙甘草 5g　生铁落 90g

晚上睡前服。

药后安卧如常人，3 年不寐之苦一药而瘥。

【按语】此方治法可补前人治法之不足，故作案记之。盖寤寐之理，《内经》有营气夜行阴二十五度，日行阳二十五度，卫气日行阳二十五度，夜行阴二十五度。卫气不能入阴与营气和谐，故不寐。故用二地、归、芍和营，参、芪、术、草益气，和营益气重用重镇之磁石、铁落，故一药而瘥。

七、温润益气法治愈肾燥不合泄泻一例

张某，女，6 岁。

初诊：1960 年 1 月 2 日。

主诉及病史(代诉)：泄泻兼旬，烦躁不安，口渴不喜饮，四末梢冷。曾用去湿、补脾、固涩等药而泄泻次数反增。

诊查：舌淡苔白，两尺脉虚小无力。

辨证：肾燥不合之泄泻。

治则：温润益气，酸敛和肝。

处方：肉苁蓉 9g　五味子 2.5g　高丽参 3g　黄芪 15g　当归 3g　白芍 9g　甘草 3g　炮姜 1.5g　升麻 1g

二诊：1 月 3 日。服药后泄泻稍止，症脉如前。继用前方去升麻，加怀山药 30g，南豆 15g。煎服后泄泻遂止，后以补脾善后而康。

【按语】此例即周慎斋所谓肾燥不合之泄泻病。因肾属水，泄泻多则肾水亏而燥，水燥则肝木无水所养，木失其滋荣，燥反生火。肾司二便，既失封蛰之职，反不合而开；肝主疏泄，遂恣其疏泄之性，因开而泄泻，愈泄泻而愈燥，愈燥而愈开，此乃肾燥不合之由。故仿其法而治，肉苁蓉甘温以润肾燥，五味子酸温以敛固，参芪甘温补气，以举大气之陷下，当归养血以补其下泄之津液，芍甘甘平以和其肝肾，炮姜温脾肾，升麻升提其气，即陷者举之之意。

八、清肝利湿法治愈肝肺火盛夹湿一例

吕某，女，26 岁。

初诊：1976 年 5 月 29 日。

主诉及病史：右耳前痛而紧，须吞啜热茶方妥，头部刺痛，入夜舌干如焚，至夜中三点方止。热时面红，小便浑浊而白，若溺不白时则牙痛火烧头痛。

诊查：舌厚白而干苔，脉左关弦数，右寸关数大而洪。

辨证:此属肺肝火盛兼夹湿热。

治则:清热利湿,肝肺同治。

处方:羚羊角粉 3g(另煎和服) 石膏 30g 芦根 30g 荜茇 10g 黄芩 10g 栀子 10g 赤芍 15g 生地黄 30g 元参 30g 茵陈 18g 甘草 3g

服药后诸症痊愈。

【按语】此例虽属小恙,但药能中病,病可速除,故录之。此证何以诊断为肺肝火盛夹湿?因肝络循行于耳前,肝有火故耳前痛而紧。肺为华盖,其经循喉咙,其吞咽热茶方妥者,以热茶与火相类。其左关脉弦数,肝火也。又肺主通调水道,湿热交蒸而溺为混浊而白。故用羚羊、黄芩、栀子,取咸降苦泄,俾不上炎;石膏微辛寒质重坠以清降;芦根、茵陈导热利湿以下行,则火无上扰之虞;荜茇最能散头上之风火,故此用为引药,载诸药上行以散邪;元参、生地以护其阴,此乃治病求全之道也。

九、归脾汤治愈白瘖下血一例

何某,男,63 岁。

初诊:1949 年 9 月 10 日。

主诉及病史:烦热经旬,夜不能入寐,口不甚渴,饮食甚少。小便微黄,大便色黑。

诊查:舌色淡而有红粟粒,脉虚小,右关无力。颔下人迎脉动,胸前见出瘖色白而粒小。

辨证:白瘖下血,脾虚不能统血。

治则:补脾益气摄血。

处方:大山抄参 3g(另炖和服) 天生术 12g 北黄芪 24g 当归 15g 远志 9g 熟枣仁 6g 橘红 3g 炙甘草 9g 上肉桂 1.5g(焗) 生姜 4.5g 大枣肉 15g

服上药后是夜安睡,明早白瘖出多,精神尚可,大便之瘀血出少。继用前方出入 5 剂,白瘖色泽光亮圆满,大便之瘀血不见,后调补而康。

【按语】此例白瘖粒小而不壮,脾虚不能统血而血下行,故用补脾益气。归脾汤用抄参。抄参甘温同入甘补之芪、归、术、草,俾气血不滞,瘖乃易透,气复血自止。

十、清上温下治愈中风内外相兼一例

蔡某,女,46 岁。

初诊:1983 年 12 月 13 日。

主诉及病史:右侧肢体偏瘫 10 天,6 天前全身皮疹瘙痒,发热恶寒,鼻塞清涕,肢节微痛,无汗。烦躁,时有错语。

诊查:舌暗红光绛无苔,脉弦数。

辨证:中风内外相兼,此病阴阳、上下、虚实、寒热混杂。

治则:清上温下,解表温里,表里寒热同治。

处方:麻黄 6g 肉桂 6g(焗) 羚羊角 6g(另煎和服) 羌活 6g 熟附子 10g 洋参 10g(另炖) 熟地黄 30g 生石膏 30g 黄芪 120g 当归 120g 生地黄 20g 独活 8g 生姜 5 片 大枣 10 枚 甘草 60g

此方加减连服 10 剂,热退瘖收,右下肢渐有力,后转补阳还五汤加减调治而愈。

【按语】此例中风先因内风而起，后夹外风，出现阴阳、上下、虚实、寒热混杂。故用麻黄、羌活、独活祛风；羚羊角、石膏清热；附子、肉桂温里；生地、熟地益阴；洋参、黄芪、当归补血活血；姜枣草调和诸药。重用归芪乃使气旺血行、瘀去络通之意。

（孙康泰整理）

【编者评注】不寐为临床常见病，引起不寐的原因很多，如情志、饮食、痰火、体虚等等。治疗方法虽多，但有些顽固的失眠证很难收效。李老治愈3年不寐一案，给人以启迪。方药很简便，一掷中的，确实为补前人治法之不足也。

区少章医案

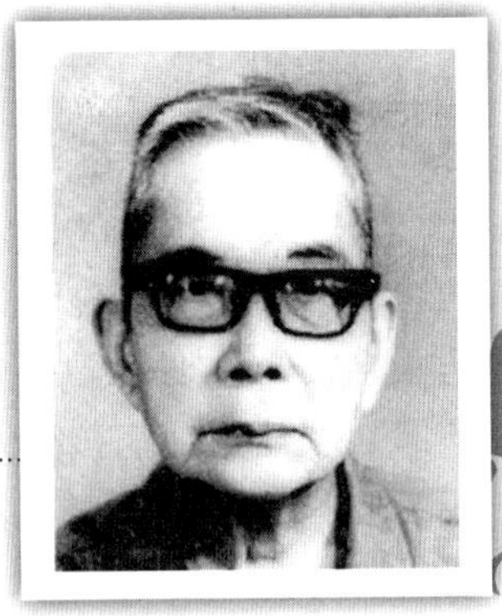

【生平传略】

区少章，男，1900年4月出生，广东省南海县九江乡人。7岁始读私塾，17岁起随父亲在家行医。后考取广州医药实学馆免费生读中医，1922年获最优等成绩文凭毕业。1925年到广州方便医院（即现在广州市第一人民医院）当中医师，1927年兼任广州市第十甫崇正善堂儿科医席。两年后因父亲去世，家中医务繁忙，遂辞去方便医院医席，在家设诊。

1956年参加广州市传染病院工作，在治疗乙型脑炎、小儿麻痹症等方面取得了显著成绩，并于1958年到北京出席全国医务工作者代表大会。1963年调任广州市中医医院儿科医师，直至1987年退休。1978年由广东省人民政府授予"广东省名老中医"的称号，1980年批准为中医儿科主任医师，并先后当选为广州市第七、八届人大代表，曾任广东省中医学会儿科分会副主任委员。

区氏青少年时即随父学医，深得乃父之真传，加上熟读中医经典及各名家的著作，在会诊一些疑难病证时，常常引经据典而给予论证，在用药时又因人因气候而别。他认为根据广州的气候特点，温病学派的理论更为适用，但在用药时又要从实际出发，因人而异，要师古人之意而不泥古人之方。他用药很少用固定方剂，而多辨证施药，用药虽然平常，但疗效却显著。

他著有《治疗乙型脑炎回忆录》、《治疗麻疹经验》、《治疗小儿肺炎经验》、《治疗腹泻经验》、《小儿发热的辨证与治疗》、《儿科四诊纲要》等及一些医案共十多篇，曾在《新中医》等杂志及院内刊物发表。

一、脾肾两补法治小儿泄泻一例

房某，男，10月龄。

初诊：1975年11月10日。

主诉及病史：病孩泄泻1周，大便蛋花样，初起一天十多次，曾服中药葛根黄芩黄连汤、四苓散，后服四君子汤、独参汤；西药曾用呋喃唑酮、庆大霉素、新霉素、静脉补液等药物治疗，无效。现大便一天二十多次，蛋花样或水样，无呕，无发热。入院诊断为婴儿腹泻。

诊查：疲乏，面色皖白，闭目露睛，唇色淡白。舌质淡红，脉细无力，指纹红。

辨证：脾肾虚泻。

治法：脾肾两补。

处方：党参 9g　白术 9g　茯苓 9g　赤石脂 9g　黄芪 6g　熟附子 6g　肉豆蔻 6g　白芍 6g　炮姜 3g　陈皮 3g　炙甘草 3g　吉林参 6g(炖服)　1 剂

二诊：1975 年 11 月 11 日。病孩服药后精神好转，晚上开始腹泻减少。

处方：按上方加乌梅 3g、肉桂 1g(焗)，日 1 剂，连服两天。

三诊：1975 年 11 月 13 日。病孩昨天大便 4 次，质烂，无蛋花样，小便增多，面色、唇色转红润，精神好转，胃纳明显进步。舌质仍淡红，苔薄，脉软，指纹红。

治法：仍需大补脾肾。

处方：按上方去肉桂、白芍。日 1 剂，连服两天。服药后病孩大便一天一两次，便质正常，精神良好。按上法调理善后，于 11 月 15 日痊愈出院。

【按语】小儿泄泻(现西医诊断为小儿肠炎)初起多为湿热泻，用葛根黄芩黄连汤可治。泄泻时间稍长，则脾胃虚寒，多用四君子汤或理中汤再加收涩药以治；若再不治，泄泻无度，手足不温，闭目露睛，苔薄白，指纹红，脉软无力，乃脾胃虚寒甚，要用附桂理中汤以治；若五更泻，为肾寒泻，宜加入四神丸。

笔者曾治疗脾肾两虚的小儿泄泻多例，均用附桂理中汤加四神丸加减而愈，故录之。

二、清热泻火法治愈颌关节炎一例

蒋某，男，44 岁。

初诊：1975 年 5 月 25 日。

主诉及病史：右侧颌关节疼痛半个月，影响张口活动。近一周来疼痛加剧，右侧颌关节部位肿胀。经某医院诊治，诊断为颌关节炎。经注射及口服抗生素、消炎痛及在颌关节用普鲁卡因作封闭均未见效。

诊查：痛苦面容；右侧颌关节稍肿大，有压痛，活动不利。唇色较红，舌质红，苔黄，双脉稍浮数。

辨证：阳明、少阳二经之火犯络所致。

治法：清热、泻火。

处方：丝瓜络 12g　赤芍 9g　生石膏 12g　桑叶 9g　夏枯草 9g　竹茹 9g　甘草 3g　菊花 9g　钩藤 12g　日 1 剂

上药服 1 剂后颌关节疼痛减轻。连服药 3 剂后，颌关节及其附近疼痛消失，张口活动自如，颌关节肿胀消除，病告痊愈。

【按语】颌关节及其附近疼痛，是少阳、阳明二经之火循经犯络所致。少阳胆经脉起眼外角至耳前，又上行至额角。阳明胃经脉也经过颊缘而上耳前，直趋额角，所以二经脉均经过颌关节附近，此二经之火循经犯络则可引起颌关节及其附近部位疼痛。所以治本病以清此二经之火为主。用桑叶、夏枯草、赤芍、钩藤、菊花以清少阳之热，生石膏、竹茹以清阳明之热，更用丝瓜络以清络脉之热。此二经之热邪得清，病者颌关节疼痛也消除。

三、滋水养肝法治愈夜盲症一例

陈某，女，13岁。

初诊：1982年1月29日。

主诉及病史：4个月前服食西药“杀虫药”后，双眼视力在夜间逐渐下降。3个月前起双眼在夜间看书学习较困难，但在白天视力正常。起病后曾往医院诊治，诊断“夜盲症”。曾注射维生素A及维生素D，服食鱼肝油等药物治疗两个多月无好转。现胃纳差，睡眠有惊跳，大便秘结。近年来患乙型肝炎，未愈。

诊查：舌红，苔薄，脉弦。

辨证：肝阴不足。

治法：滋水养肝，育阴潜阳。

处方：白芍 12g　生石决 24g(先煎)　怀山药 12g　女贞子 12g　夜明沙 9g　草决明 12g　密蒙花 9g　玉竹 12g　沙参 12g　谷芽 12g　枸杞子 6g　菊花 9g

日1剂，连服6剂。

二诊：2月7日。服上方药后夜间视力有进步，胃纳仍差，睡眠仍有惊跳。

处方：生石决 30g(先煎)　钩藤 12g　金蝉衣 6g　白芍 12g　密蒙花 12g　草决明 12g　谷精草 12g　玉竹 12g　怀山药 12g　女贞子 9g　沙参 9g　谷芽 12g

日1剂，连服7剂。

三诊：2月15日。胃纳、视力均有进步，夜间能看见书本上的字，但仍稍困难，大便较结。

治法：继续滋水养肝。

处方：白芍 12g　生石决 30g(先煎)　生地黄 15g　玉竹 12g　草决明 12g　桑叶 9g　菊花 9g　谷精草 12g　密蒙花 9g　夜明沙 9g　甘草 3g

日1剂，连服7剂。

四诊：2月24日。上述各症均有好转。再与滋水养肝之剂。

处方：生石决 30g(先煎)　玉竹 12g　菊花 9g　草决明 12g　桑椹 12g　谷精草 12g　怀山药 12g　白芍 12g　云苓 12g　桑叶 9g　甘草 3g

日1剂，连服7剂。

五诊：3月2日。视力已恢复，夜晚可看书学习。胃纳如常。

予以健脾养肝之剂，调理善后。

处方：云苓 15g　怀山药 15g　白芍 12g　薏苡仁 9g　扁豆 12g　谷芽 12g　女贞子 9g　泽泻 12g　谷精草 12g　甘草 3g　白术 6g　草决明 9g　芡实 9g

【按语】夜盲一症，中医学名之曰雀目。以“雀暮则不见物，至晓复明也”。《黄帝内经》曰肝属木，而开窍于目。又曰：“肝病者虚则目䀮䀮，无所见”。此病例责在肝虚是无可置疑的，但肝虚有阴阳之分，肝阴虚则宜清滋，肝阳虚则宜温补。本病例胃纳差，大便秘结，水少液干可知，故用药以养肝胃之阴，用石决、枸杞子、女贞子、生地、草决明等以养肝明目，沙参、玉竹、扁豆、怀山药、谷芽等以养胃生津，使木得水而茂盛，得土而滋荣，水土既济，木便可欣欣向荣，使五脏精华上灌于目，而夜能见物矣。

四、清肺、除痰、通窍法治愈耳聋症一例

访某,男,13岁。

初诊:1976年1月12日。

主诉及病史:病孩于一周前因发热、咳嗽、有黄痰4天而住院,入院诊断为上呼吸道炎。入院后经用庆大霉素、中药银翘散加减等药物治疗3天后热退。热退后自觉左耳听力逐渐下降,现完全不闻人言。现仍少许咳,有黄痰,头痛。二便正常。

诊查:神清,精神好。舌苔黄、厚腻,双脉弦滑。五官科检查:外耳道充血。

辨证:痰火闭窍。

治法:清肺、除痰、通窍。

处方:菖蒲3g　茯苓12g　竹茹9g　钩藤9g　菊花9g　瓜蒌皮9g　干莲梗9g　花粉9g　木通5g　薏苡仁9g　桑叶9g

日1剂,连服3剂。

二诊:1月15日。病孩服上方药3剂后,耳聋减轻,仍有少许咳,少许痰。舌苔较前薄,脉弦滑减。仍需清肺、除痰、通窍。

处方:木通6g　枇杷叶9g　莱菔子6g　花粉9g　瓜蒌仁9g　北杏仁9g　菊花9g　桑叶9g　钩藤12g　干莲梗12g　夏枯草9g　菖蒲3g

日1剂,连服4剂。

病孩服上药后,耳聋消失,听力恢复。2个月后随访,听觉正常。

【按语】肾开窍于耳,心亦寄窍于耳,少阳脉络于耳,而肺之结穴又在耳。若老弱与久病而致耳聋,多属体虚失聪,治在心肾;少年或暴病引起耳聋,多属痰火闭窍,治在肝肺。薛一瓢曰:"金之结穴在耳中,名曰笼葱,专主乎听。故热证耳聋皆为肺金受铄,治主清肺,不可泥于少阳一经。"今病孩发热之后骤然耳聋,且有咳嗽、痰黄、头痛、脉弦滑,是肝肺之火上升,清肃失降,痰阻脉络,气闭不通所致。所以宜清肝肺之火,兼与化痰、通窍为治。若此例误诊为肝肾虚而致耳聋,投以补剂,则肺络之热壅塞难出,聋成痼疾矣。

五、调补气血法治愈新生儿硬肿症一例

李某,男,6日龄。

初诊:1972年3月6日。

主诉及病史:产妇李某,36岁,妊娠41周于1972年3月1日晚分娩一男孩,体重2.9kg。出生时重度窒息,全身苍白,无呼吸,经抢救15分钟后才开始啼哭。出生后两天,全身皮肤脱皮及变硬,四肢关节呈屈曲状态,不能活动。双肺听诊可闻湿啰音。西医诊断为新生儿硬肿症合并肺炎。

诊查:体温36.5℃,全身皮肤硬实,四肢不能屈伸,哭声细而嘶哑。

辨证:先天薄弱,元气不足。

治法:补气,行气,养血,活血。

处方:吉林参6g(炖服)　当归6g　白芍7g　黄芪7g　炙甘草2g　枸杞子4g

日1剂,连服2剂。

二诊：1972 年 3 月 8 日。病孩服药后精神好转，食欲增加，皮肤硬肿减轻，但四肢关节活动仍欠灵活。仍需补气、养血。

处方：吉林参 6g(炖服)　当归 6g　黄芪 6g　川芎 3g　熟地黄 9g　白芍 6g　陈皮 1g

日 1 剂，连服 2 剂。

服药后，婴儿硬肿逐渐减轻，面色红润，关节逐渐灵活，食欲好转。于 3 月 14 日痊愈出院。

【按语】新生儿硬肿症，中医无此病名。但个人认为此病与气血不和有关。人之有生不外气血，气行则血行，气止则血止，气温则血滑而流通，气寒则血滞而凝涩。皮肤之所以柔和，肌肉之所以红润，无不与气血有关。《黄帝内经》曰："血气不和百病乃变化而生"。"血和则经脉流行，营复阴阳，筋骨劲强，关节清利"。所以气不流行血即不活，气血不活皮肉即死。皮肤硬肿，理亦相同。所以治疗此病以调补气血为主。但气有一息之不运，则血有一息之不行；欲血之行，必先调气。故用药以调气为主，调血次之。

笔者以参、芪为主药，芎、归、芍为辅药，治愈新生儿硬肿症多例，故录之。

六、养阴收涩下焦法治愈遗尿一例

李某，男，13 岁。

初诊：1976 年 10 月 7 日。

主诉及病史：从三四岁起至今九年多，经常每晚遗尿一两次。身体逐渐瘦弱，胃纳一般，大便正常。近几年多方诊治，曾服多量缩泉丸、桑螵蛸、覆盆子、菟丝子等药物，无效。

诊查：面色稍苍白，舌质红、苔少，双脉数大。

辨证：遗尿。

治法：养阴收涩下焦。

处方：沙参 12g　怀山药 12g　芡实 15g　白芍 12g　金樱子 9g　玉竹 12g　生地 15g　牡蛎 30g(先煎)　女贞子 12g　甘草 3g

日 1 剂，连服 3 剂。

二诊：1976 年 10 月 12 日。服上方药 3 剂后，能晚上起床小便，无遗尿。面色苍白减，舌质仍偏红，双脉仍大。仍需养阴、收涩下焦。

处方：白芍 12g　玉竹 9g　怀山药 15g　芡实 15g　生地黄 15g　牡蛎 30g(先煎)　沙参 12g　女贞子 9g　金樱子 9g

日 1 剂，连服 3 剂。

服上方药后，病孩已无遗尿，夜尿甚少，按上方加减服药 3 剂，调理善后。半年后追踪观察，未再遗尿，身体好转，体重增加。

【按语】遗尿又名尿床。古书每责在下元寒冷，多属于虚。《巢氏病源》主张用附桂八味之类而治。而刘河间认为小便遗失系热证。《明医杂著》认为遗尿因"肾水不足，膀胱火邪妄动，水不得宁，故不能禁，小便频数而或遗也。当补阴泻火，佐以收涩引导，不用温药。"本例病孩遗尿近 10 年，其膀胱之不约可知，而身体逐渐消瘦，按凡物"得水则丰腴，遇火则干瘦"之旨，其阴分不足又可知。但病孩面色苍白，已无实热，故不宜泻火。脉数而大是由于肾水不足，又不宜于补阳，所以予以滋水养阴兼与收涩下焦为治。故方用生地、沙参、玉竹、女贞子以养阴，牡蛎、芡实、金樱子、怀山药以收涩，更用白芍、甘草调和阴阳，乃能迅速收效。

遗尿一证的治法扶阳者多，养阴者少，故录之。

七、平肝清热法治愈暑温(乙型脑炎)一例

李某,男,3岁半。

初诊:1959年6月15日。

主诉及病史:嗜睡15天,高热5天。昨天起全身、四肢频频抽搐,吞咽稍困难,失语。入院后即抽脊液检查,诊断为乙型脑炎。

诊查:体温39℃,昏迷,全身、四肢频频抽搐。舌红,有薄白苔,脉数。

辨证:此是暑温。肝热盛故令神昏、抽搐。

治法:平肝清热。

处方:羚羊角1g与竹叶3g,同煎。

生石决明30g(先煎) 钩藤9g 桑叶9g 连翘7g 甘草3g 全蝎4g 蜈蚣4g 丝瓜络6g 菊花9g 生石膏15g

日1剂,连服2天。

二诊:6月17日。体温略降,神志稍清,能用口进食。

处方:紫雪丹1.2g开水冲服。

白芍15g 生石决30g(先煎) 牡蛎15g(先煎) 鳖甲15g 天竺黄12g 全蝎4g 桑叶9g 大青叶9g 丝瓜络9g 龙胆草5g 连翘9g 钩藤12g 菊花7g 生赭石15g

羚羊角1.5g与竹叶9g,另煎。

日1剂,连服2剂。

三诊:6月19日。昨天下午大便一次,体温曾降至38℃,今早又升至40℃,仍半昏迷,有痰,四肢仍有抽搐。脉仍弦数。此是肝热生风,风淫末疾,火借风威,其势炎上,直冲脑海,故神昏、抽搐。宜与清降。

处方:羚羊角尖1.5g、竹叶3g、生石决30g,三药同煎。

龙胆草6g 菊花9g 金银花12g 连翘12g 生地黄9g 桑叶9g 天竺黄9g 钩藤9g 全蝎4.5g 僵蚕9g 北紫草9g 青天葵9g 白芍9g

日1剂,连服2剂。

四诊:6月21日。热稍降,神志已清,左下肢强直。舌色红绛,脉弦。

处方:按上方加元参9g、大青叶6g。日1剂,连服2剂。

五诊:6月23日。昨天又发热达40℃,烦躁,口干,面红。脉数大。热伏深沉,现伏热得以诱发。仍需清肝热为主。

处方:丹皮9g 北紫草12g 象牙丝15g 金银花15g 连翘9g 桑叶12g 元参9g 生石决18g 青天葵9g 龙胆草5g 钩藤9g

日1剂,连服2剂。

六诊:6月25日。体温39℃,神志清,精神较好,胃纳明显增加,尚有烦躁。啼哭时上下唇有震颤。

治法:再予熄风潜阳之剂。

处方:丹皮6g 元参15g 生地黄18g 甘草3g 天竺黄9g 生石决30g(先煎) 鳖甲15g 知母9g 白芍9g 丝瓜络6g

日1剂,连服2剂。

七诊：6月27日。体温37.8℃，烦躁、震颤已减，但不会说话。此由于水少不能上润，声带干枯，故未能发声。此正《医道还原》所谓："欲言而舌结沉沉，失珠光于海底"。养阴滋水为治。

处方：北紫草9g　生石决30g(先煎)　元参9g　郁金4g　竹茹12g　蝉衣4g　天竺黄12g　丹皮9g　生地黄18g　麦冬12g　知母9g　甘草2g　鳖甲18g　菖蒲3g　金银花12g

日1剂，连服2剂。

八诊：6月29日。体温37.5℃，四肢抖颤及口唇震颤已减，仍失语。手脚无力，不能坐立。由于病热过久，烧伤津液，不能荣养筋脉，所以失语、手脚无力。宜再滋水养肝。

处方：竹茹12g　蝉衣4g　菖蒲4g　天竺黄12g　元参15g　麦冬15g　生地黄18g　地骨皮12g　鳖甲18g　牡蛎24g(先煎)　石斛15g　丝瓜络12g　桑枝30g

日1剂，2剂。

九诊：7月1日。无发热，烦躁减，精神好，能起坐。由别人扶持可行走。四肢抖颤减轻，能活动，开始能发声。

处方：灯心花4g　丝瓜络9g　竹茹9g　川楝子3g　麦冬12g　花粉9g　生地黄12g　石斛9g　生石决30g(先煎)　天竺黄9g　桑枝30g　蝉衣3g　元参12g　青天葵9g

日1剂，2剂。

十诊：7月3日。无发热，自己学讲话，学走路，进食自如，但鼻子起痱子较多，且有化脓。

治法：宜以凉血。

处方：元参12g　北紫草9g　象牙丝9g　生地黄12g　丹皮6g　丝瓜络9g　金银花9g　竹茹9g　地丁6g　甘草3g　菊花9g

日1剂，2剂。

十一诊：7月5日。无发热，语言正常，行走正常，热痱减。脉象和缓。可以出院。

按7月3日处方带3剂药出院。

【按语】乙型脑炎有轻型、重型、极重型之分。本例属于极重型者。病孩嗜睡15天，高热5天，昏迷、抽搐，是由于暑温热入肝经血分，肝经风火上犯神经致有此候。《黄帝内经》有云："诸热瞀瘈，皆属于火。"故用羚羊角、石膏、龙胆草以清热，石决、全蝎、蜈蚣、白芍以镇痉，桑叶、菊花、丝瓜络、钩藤、青天葵入肝清络而止抽搐。服药十多天，鼻出痱子而病向愈矣。因为病邪每假表为入路，亦必藉表为出路。今温邪内陷，正气渐复，驱邪外出，故鼻部发出痱子，以鼻为肺窍，肺主皮毛，邪有出路也。此与王孟英所云："热病泄泻，为热邪之出路，求之不可得者"同一道理。

（区庆端整理）

【编者评注】新生儿硬肿症古籍中未有记载，区老以调气血治疗此病多例获效，很有研究价值，特别是所举案例为6日龄，体重2.9kg，用药剂量及服法都有很重要的参考价值。

陈典周医案

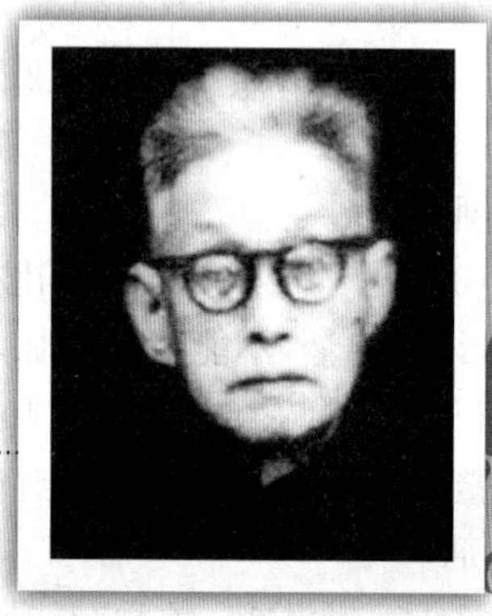

【生平传略】

陈典周(1900—1986),广东佛山南海县人,中医主任医师。陈老19岁习医,30岁行医,86岁病逝。

1907年在乡村书塾读书,1912年入佛山书塾,1919年起习医,先钻研中医内、妇、儿科各流派论述,后从外祖父周季鸿老中医学习中医内科并随侍临诊。继而作为上海叶劲秋主办的“少年中医社”及秦伯未主办的“上海中医指导社”为遥从弟子,函授学习中医5年。1930年参加广东南海县政府中医考试及格并开业行医。1931年参加广州市卫生局中医考试及格。同年被选为南海县中医公会常务理事。1945年任广东南海县中医公会理事长,同年获中医师考试合格证书。1949年被选为南海县国医支馆馆长,1950年任佛山中医师公会主任委员,1951年任佛山市中西医药联合会筹委会员,1953年任佛山市卫生工作者协会执行委员,1955年任佛山市首届中医代表会议代表;1956年和1957年,先后在佛山市地区人民医院中医科、广东佛山市中医院任中医师、内科主治医师、副主任医师、医务主任等职;1978年被省授予“广东省名老中医”称号,并曾任佛山市人民代表及政协第二、三、四、五届政协委员。

新中国成立前,他在上海秦伯未主办的《中医世界》及上海张赞臣主办的《医界春秋》发表多篇论文及医案,同时被《苏州医报》聘请为特约撰稿人。1937年《秦氏同门录》辑录陈典周医案三十多篇。新中国成立后,陈老任教于佛山地区中医进修班、中医学徒班多年,主讲《内经》、《伤寒》、温病等课。1979年由其门人刘学民等整理出版《陈典周老中医医案选》一册。陈老主张中西医结合及中医现代化、中医辨证与现代科学技术相结合。他提出外感温病四法分治;杂感(杂病合外感)扶正与祛邪并用,清而和缓;对热入血室、中风偏枯、水肿、臌胀等均有独特见解。

陈老医德高尚,深受院内外同事的尊敬和高度赞扬。

一、通便泄热、增液养阴治愈热结阳明、热久伤阴证一例

何某，女，40岁。

初诊：1968年2月。

主诉及病史：因发热待查，中西医治疗40天未效。

诊查：形体消瘦，神志清醒，精神委靡。证候为发热朝轻暮重，夜间时有谵语，恶寒无汗，口苦渴，喜热饮，小便短赤，腹部胀实，多日未解大便。脉沉细数有力，舌质红紫，苔厚浊、灰黄而干。

辨证：热结阳明，热久伤阴，热久则伤津，津亏无以濡润大肠，故大便闭。邪热结于里，故发热不退而日晡更甚。其夜间谵语不是热入心包，而是阳明热盛所致。里热盛则生外寒，阴津亏则无以作汗。热盛火升则头痛，胃热盛则口苦渴，其喜热饮者是热结于中则湿浊不降，故喜热饮以开之，并非中寒之象。热炽中亏则小便短赤，舌红紫、苔厚浊灰黄是热盛而兼湿浊之象，脉沉细数是热久伤阴之证。

治法：通便泄热，增液滋阴。先用泻下则热自退，譬如釜底抽薪，水自不沸。但因其热久，阴津亏损已甚，必须兼以养阴增液才能周到，若单纯用养阴清热不仅热不退，反而起不到养阴作用。

处方：增液承气汤加减：

玄参12g　生地黄15g　麦冬10g　大黄10g　玄明粉10g　青天葵10g　川古皮15g　丹皮12g　青蒿10g　桑白10g　甘草6g

二诊：上方药服后，解下结粪五六枚，腹胀稍舒，热度降低。并用大黄煎水洗肠，排出结粪数粒，精神稍好，症状有所减轻。舌质紫，灰黄苔已退，脉沉细数。

治法：养阴清热。

处方：旱莲草12g　女贞子12g　玄参12g　生地黄15g　麦冬10g　青蒿10g　川古皮12g　小金钗10g　花粉10g　沙参15g

此方药连服数日，各种症状完全消失而出院。

【按语】温病传至阳明，最易伤阴劫液。所以前人有温病下不厌早和急下存阴的说法。本病例高热，便难，腹中胀满，证明病情已在阳明，如不为之攻下，坐视病情日趋严重，难免发生他变。今治用增液承气汤，一面养阴增液，一面釜底抽薪，甚合病情，故能一击而中。

二、养阴凉血法治愈丹毒病证两例

例一　何某，女，30岁。

初诊：1975年7月22日。

主诉及病史：咽痛，唇口不舒，并发现全身紫斑，有瘙痒感。用中药治疗7天，病仍如故。

诊查：微恶寒，发热39℃；头面、腹背、上下肢、口腔以及下阴布满紫斑，并感瘙痒；大便色黑，小便短黄，口干。舌红无苔，脉沉细数而无力。

辨证：患者素体阴亏，阴虚则生内热，加以风邪外袭，所以微恶风寒而发热甚高。邪热郁于肌肤，灼伤脉络，故全身布满紫斑。瘀热下流则大便色黑，热郁于里故小便短黄，热炽于里则口干舌红无苔，脉沉细数无力是阴虚里热之象。

治法：养阴清热，凉血止血。

处方：旱莲草 12g　女贞子 12g　干地黄 15g　玄参 12g　仙鹤草 12g　阿胶 15g　藕节 10g　红花 10g　田七末 10g　赤芍 12g

方中用旱莲草、女贞子(即二至丸)以养阴清热，干地、玄参以凉血滋液，用赤芍、仙鹤草、阿胶以滋阴止血，用藕节、红花、田七末以化瘀止血。

二诊：7 月 23 日。前方药服后热度降至 37.5℃，精神转佳；紫斑未有增加，色泽紫黯；小便微黄，大便未解，口仍干。舌脉如前。

处方：照上方加川古皮以透热邪。

三诊：7 月 24 日。体温降至正常；紫斑稍退，有些出现水疱；大便已行而色黑，小便正常，口干微渴。舌红润无苔，脉沉细而虚。

处方：照上方加丹皮以凉血清热。

四诊：上方药连服 2 剂，紫斑色素沉着，局部水疱破裂，未有水液渗出，紫斑逐渐剥脱，异常瘙痒，因而睡眠不宁。小便正常，大便两日未行。舌红有薄苔，脉沉细。

处方：照前方去藕节加麦冬、沙参以增液通便，润燥止痒。

五诊：8 月 1 日。上方药服 3 剂，紫斑完全剥脱而消失，皮肉光滑；精神充沛，胃纳甚佳。至此已完全恢复健康，再为之养阴和胃调理数日，于 8 月 12 日出院。

例二　陈某，女，29 岁。

初诊：1975 年 9 月 20 日。

主诉及病史：患者 9 月 11 日发现皮肤发红而痒，在门诊治疗好转。19 日再发，即收入住院治疗。

诊查：全身皮肤发红瘙痒，头晕心悸，口苦纳差，脐下腹部疼痛，大便烂，小便正常，痰多色白。舌淡红，苔白而干，脉沉细缓。

辨证：患者有接触牛虻昆虫史，可能感染邪毒，因而引发紫斑。又由于素体阴亏而血分有热，血热则生风，故斑色红而瘙痒。其头晕心悸亦是阴亏风动所致。脐下腹部为肝肾所属，阴亏则肝肾失养，加以血热瘀阻，故而脐下腹痛；其口苦、舌质红，苔白而干，脉沉缓，则是阴亏有热之象。

治法：养阴清热，凉血解毒。

处方：玄参 12g　干地黄 15g　赤芍 12g　丹皮 12g　旱莲草 15g　茅根 15g　女贞子 12g　甘草 6g　银花 12g　沙参 15g

另每日服水牛角糖浆。

方中用水牛角糖浆、银花以凉血解毒，玄参、干地黄、女贞子、旱莲草、甘草、沙参以养阴清热，茅根、丹皮、赤芍以凉血清热。

上方药连服 10 天，症状完全消失而出院。

【按语】丹毒的发病原因多由血分有热、火毒侵犯肌肤，以致络脉损伤，故皮肤发红。治疗法则一般多用清热凉血解毒。但也有由于素体阴亏，火郁蒸于血分，损伤络脉而致者，治当以养阴清热为主，不能概以实火论治。本文两例就是一个很好的证明。

三、益气固表法治愈虚人伤风一例

梁某，女，40 岁。

主诉及病史：最初伤风咳嗽，喷嚏，流涕，医用银翘散、桑菊饮辈，应手而愈，但不久仍复如是。他医转用杏苏散亦能药到病除，但不久仍复如是。转用西药治疗，亦时愈时发，如是者不觉年余。

诊查：面色皖白，神气倦怠，容易出汗，喷嚏流涕，咳嗽，痰稀，纳呆，口淡。舌淡胖，苔薄白，脉象缓弱。

辨证：由于体质素虚，抵抗能力虚弱，外卫不固，故容易感受外邪。其面色皖白、神气倦怠、容易出汗，是中虚气弱、卫阳不振的表现。咳嗽、喷嚏、流涕、痰稀是感受风邪的征象。舌淡苔白，脉象缓弱，更是中虚气弱之象。中虚气弱，卫阳不固，易感风邪。

治法：益气固表，调和营卫。

处方：玉屏风散合桂枝汤。

黄芪 20g　白术 10g　防风 12g　桂枝 10g　白芍 15g　甘草 6g　生姜 3g　大枣 20g

上方药连服数剂，伤风症状完全消失，精神振奋。后再用玉屏风散加党参，长服一个时期，两年来的伤风未再复发。

【按语】伤风原是轻微之病，体壮者可一药而愈。但虚人得此病则不然，不能专予疏散解表。玉屏风散是益气固表止汗之剂，桂枝汤是治伤寒太阳病表虚之方，两方合用治疗虚人伤风，如天衣无缝，恰到好处。

四、清热养阴法治愈暑热伤阴目盲证一例

某女，14 岁。

初诊：1976 年 7 月。

主诉及病史：发热月余未退，渐至发热夜甚，时有谵语。口干渴，大便结，尿短赤；两月不红不肿不痛又无翳膜，但视物完全不见。

诊查：舌质红、无苔，脉沉细数。

辨证：此证由于热久伤阴所致。又因病久未愈，心情抑郁而终日哭泣，致阴津更损。其发热夜甚，时有谵语，是邪热陷入营阴。其口干便结，尿短赤，舌红无苔，脉细数，是为阴液亏损之象。其两目视物不见者，因目为肝窍，阴津亏损不能上注于目，故双目失明。

治法：清解邪热，养阴明目。

处方：芦根 15g　连翘 15g　青天葵 10g　川骨皮 12g　青蒿 12g　玄参 15g　生地黄 15g　麦冬 10g　花粉 10g　杭菊 12g

上方药连服 2 剂，热退八九，大便即行，两目能见天日。继服药两三剂，则脉静身凉，两目复明如初。

【按语】《素问・脏气法时论》谓："肝病者……虚则目䀮䀮无所见。"《灵枢・口问》又谓："上液之道开则泣，泣不止则液竭；液竭则精不灌，精不灌则目无所见矣，故命曰夺精"。从这两段经文来看，则知该患者两目失明系由热久伤阴、阴液虚竭不能上灌于目而致可无疑义。前人又谓"脱阳则见鬼，脱阴则目盲"，则更为扼要地说明问题。本病例的目盲由于暑热伤阴所致，故其治法用清暑热、滋阴液，而达到热退的目的。但病愈后似应继用杞菊六味地黄汤以善其后，更为全面而且巩固疗效。

五、养阴清热、益气健脾、益气补血分别治愈虚热各一例

例一　甄某，女，30 岁。

初诊：1976年4月。

主诉及病史：患者因患感冒发热，经中西医治疗，热度大大降低，但余热稽留未退。后再经中西医多方治疗，病仍如故。

诊查：形体消瘦、精神稍差。其发热以下午至晚上为甚，体温37～38℃；有时微寒微汗，口干，大便略结，小便稍黄，睡眠不宁。舌质红，少苔，脉沉细数。

辨证：此证由于热久伤阴，故发热以午后、晚上较甚。津伤液劫，不能充泽肌肤，故形体消瘦。其口干便结尿黄是阴津亏损所致。舌红少苔，脉沉细数是阴虚内热之表现。

治法：养阴清热。

处方：旱莲草15g　女贞子12g　白薇10g　银胡10g　小环钗10g　地骨皮12g　丹皮12g　党参15g　甘草6g

方中用旱莲草、女贞子以养阴清热；小环钗滋而不滞，清中有补、补中有清；生地黄凉血滋阴；地骨皮、白薇、银胡、丹皮清热除蒸；党参益气生津，扶正祛邪；甘草既能和中，又能甘守津还。

上方药服3剂，发热退减；继服药3剂，一年多来之低热竟消失，以善其后。

例二　梁某，女，30岁。

初诊：1977年5月。

主诉及病史：患者初患伤风发热咳嗽，医用银翘散加芩、连和止咳药，咳嗽虽止而热不退。转就别医，用大剂苦寒之品，又有用青蒿、鳖甲、地骨皮之类，热仍如故。自诉低热年余，屡治未愈。口淡，头晕目眩，时畏风寒，每天起床便觉发热，午后渐渐退减，晚上则完全消失。

诊查：神疲怠倦，胃呆便溏。舌淡胖，苔薄白，脉虚大。

辨证：此例初患伤风发热过用苦寒之剂，致伤阳气；继用清滋之品，则滋腻留邪，致成阳虚发热之象。阳气虚则不能卫固，故时畏风寒而神疲怠倦；脾气虚则胃呆，便溏，口淡；气脾两虚则生化之源不足，故血少而头晕目眩。舌淡胖、苔白、脉虚大是气脾两虚之表现。

治法：益气健脾，甘温除热。

处方：补中益气汤加减。

黄芪20g　党参20g　陈皮10g　白术10g　柴胡12g　升麻6g　炮姜3g　首乌12g　炙甘草6g

此方用补中益气汤去当归，因其便溏之故。方中用黄芪益气固表，党参、白术、炙甘草益气健脾，柴胡解肌清热，升麻升阳散火，首乌既可以补血宁心，配人参50g能清虚热，陈皮理气，炮姜温暖脾胃。

二诊：上方药服3剂，精神陡振，低热渐退。再服数剂，体温正常，大便结实，多日来未见复发，病遂霍然。

例三　黄某，女，30岁。

初诊：1977年10月。

主诉及病史：患者素体虚弱，初患感冒发热，医用疏散之药，热虽降低，但余热持续不退。就诊于西医，病仍如故。某中医诊治，断为余热未清，投以大剂苦寒之品，病不为药衰，而精神更觉疲乏。再就诊某中医，认为阴虚发热，予以青蒿、鳖甲、秦艽、胡连、地骨皮之类，病不稍减，乃到本院求治。神疲心悸，头目晕眩；发热不高，多在午后，晚上有时不甚觉，但小有劳作又觉微微发热，或头面烘热，如遇月经来潮则发热持续不退，手足心烦热。自汗，体力疲乏。

诊查：舌体胖淡红，脉细弱。面色萎黄，体温37.6℃。

辨证:此例素体虚弱,虽患感热,过用苦寒,致伤正气。又加以青蒿、鳖甲引邪入里,阴血耗伤,致成气血俱虚,无力抗邪,形成血虚发热之象。月经来潮则发热较甚,更是血虚之征。血少不能上荣于面,故面色萎黄。血少不能养心则心悸。血少则生风,故头晕目眩。血为阴液,血虚则阴液虚,故手心烦热。阴血亏虚过久则损及阳气,故神疲自汗。舌淡胖,脉细弱是为血虚之象。

治法:益气补血,调养肝阴。

处方:黄芪 20g　当　归 15g　首乌 15g　白芍 15g　党参 20g　地骨皮 15g　枸杞子 15g　生地黄 15g　女贞子 10g

方中用黄芪、当归,即当归补血汤。党参补气补血,取阳生阴长之意,用首乌、白芍、生地黄、女贞子、枸杞子以益肝阴而养肝血,用地骨皮以清热除蒸。

二诊:上方药服 3 剂,无进无退,精神稍好。再服药 6 剂,低热逐步退减而至消失。后月经适来,低热又复再起,即在前方内酌加益母草、丹参以调经。经净后,低热随即退清。后再为之调养,至今健康如常。

【按语】 治疗低热主要掌握其特征,以为辨证依据。盖阳虚发热在子午之间,即下半夜和上午为常见。阴虚发热,多在下午,自觉发热由肌骨之间蒸发而出。血虚发热和阴虚发热相似,亦以下午为多,但与阴虚发热有不同之处,即小有烦劳即能引起低热或头面烘热。如能掌握此三种情况,则诊断自然无误,处方用药便自不难。同时又要明确阴损及阳、阳损及阴之机理。因为阴虚过久,往往兼有恶寒、自汗、胃呆、便溏之候;阳虚过久又每每感觉口干渴、舌质红、脉沉细之候。前人谓"千虚易补,一热难除",此是概括言之。如阴虚体质之人,邪热遗留不退,表现为阴虚症状,就谓之阴虚发热;阳虚体质的人遗热不退,表现为阳虚症状,谓之阳虚发热;血虚体质的人遗热不退,表现为血虚症状,谓之血虚发热。其所以遗热不退,实由于这三种体质的人体质素虚,无力抗邪之故。本篇将虚热分为阴虚发热、阳虚发热、血虚发热三类论治,这三类虚热不是属阴虚、阳虚、血虚体质之人都能发热,而是感受邪热遗留不退成为虚热证,虚热三种证候往往混淆不清,一般多作阴虚发热治疗,故尔效果不显。

六、雪羹汤合千金苇茎汤加味治愈韧痰证二例

例一　陈某,女,6 岁。

初诊:某年 5 月。

主诉及病史:患外感发热,咳嗽、痰稠,由某医治疗。发热虽退而咳嗽未止,渐至咳嗽时痰涎壅塞喉间,无法咯出,几至窒息,要用手拉出其痰才能舒服。口苦,不欲饮食,大便不甚畅。

诊查:舌红,苔黄白而腻滑,脉滑数。

辨证:此证由于邪热遗留肺经,所以咳嗽频频;又由于嗜食糖果,糖为生痰之物,所以痰稠难咯。

治法:治宜清热、降气、宁咳、滑痰。拟用加味千金苇茎汤治之。

处方:苇茎 15g　冬瓜仁 10g　桃仁 5g　瓜蒌仁 10g　杷叶 6g　苡仁 12g　款冬花 6g　浙贝母 6g　桔梗 6g　法半夏 6g

上方药连服 2 剂,病无进退。后忆起王孟英常用雪羹汤以治疗痰热,乃即用淡海蜇 50g,荸荠(马蹄)10 个,先煎代水以煎上述之药,1 剂甫下,痰即易出,连服数剂,症状完全消失,病乃

霍然。

例二 某男，40岁。

初诊：1977年4月。

主诉及病史：患咳嗽已两个多月。每日晨起床必定大咳特咳，咳至气促不能平卧，必要尽力咳嗽，务求得到些少痰出才能平息，晨早过后则整天不见咳嗽。经用西药各种针药治疗，绝无寸效。

诊查：形态体质颇壮实，精神亦较好，并无其他异常。舌质红，苔黄白腻，脉滑数。

辨证：此证是肺蕴风热，气不肃降，痰涎稠黏壅阻气机所致。宜用清金降气宁咳滑痰的方法。

治法：千金苇茎汤加味治之。

处方：芦根30g 冬瓜仁15g 桃仁10g 苡仁20g 瓜蒌仁12g 桔梗12g 枇杷叶12g 款冬花12g 花粉15g 紫菀12g 百部12g

二诊：上方药连服2剂未见好转。乃着其用淡海蜇50g、荸荠（马蹄）10个，煎水日日饮之，以助治疗。2日后痰即易出，咯亦较易，连饮数日，症状完全消失，痊愈出院。

【按语】 雪羹汤是王孟英用来治疗阴虚痰热、韧痰难出的经验方。所谓韧痰是指痰涎稠结，难以排出之谓，非冬瓜仁、瓜蒌仁不能滑出。本案例一、例二的处方原属恰合病情，但效果均不显著，由于韧痰难以滑出之故。其后原方加入雪羹汤疗效立显。近人试用雪羹汤治疗矽肺而证见阴虚痰多者，亦有效。附志于此，以资参考。

七、养血活络、滋肾养肝治愈过用石膏成痿躄一例

周某，男，30岁。

初诊：1976年8月。

主诉及病史：患暑温病，前医治之重用石膏，连用二十多剂。又不佐以养阴之药，热虽退而两下肢无力，继则痿软，终则寸步难行。转往别医求治，多数医生均谓石膏沉寒，损伤阳气，参、芪、归、术、附、桂、杜仲摇笔即来，方方如是，病更严重。

诊查：身形消瘦，面色枯暗，两下肢痿软瘦削，寸步难行。口干，大便时结。舌质偏红，苔薄不多，脉沉细而缓。

辨证：此证初由暑温高热，重用石膏原属不错，但热退之后又不继之养阴，仍然连用石膏，不知石膏性虽凉而不寒，连续重用未免损伤元气。阳既损不能生，则阴自不能长，故舌偏红、少苔，脉沉细缓，口干、便结、两足瘦削，表现为一派阴亏症状。各医只知过用石膏能损伤元气的一面，而不知道热久伤阴的一面，故用参、芪、术、桂更加助长病势。

治法：养血活络，滋肾养肝。

处方：当归15g 白芍15g 生地黄15g 山萸肉10g 桑枝12g 怀牛膝12g 枸杞子15g 鸡血藤胶15g 狗脊15g 甘草6g

此方意义：用鸡血藤胶、当归、桑枝养血活络，白芍、甘草柔肝缓急，生地黄、山萸肉、枸杞子滋肾养肝，狗脊、怀牛膝强筋骨、健脚力，且能引诸药下达病所。

二诊：上方药连服六七剂，下肢似觉轻松而有力。后在此方的基础上或加桑寄生、虎骨胶、骨碎补以壮筋骨，或加杜仲、肉苁蓉、川续断、菟丝子以补肾益精；阴亏过久必损及阳，或加北芪、人参、白术以益气健脾，连续治疗月余，两下肢乃能达到活动如常、步行有力。

【按语】本病例的痿躄是由于过用石膏而成。前医用温补之剂，从表面上观之不为无理，而不知是由于热伤阴血、阴血亏虚而不能濡养筋络所致，故徒用温补之剂乃适得其反。所以凡治疗久病，要首先检查其治疗过程，结合现在证候，分析辨治，才能恰当。

八、起痿汤治疗中风偏枯三例

例一 黎某，男，60岁。

初诊：1964年2月。

主诉及病史：体质肥胖，勤于劳作，于某日忽然昏仆不省人事。救醒后即出现右边手足不能活动，舌喑不语。即就当地治疗，针药并进，仍无寸效。

诊查：面色红，诉头晕痛，神志尚清，舌歪斜，右半身不遂。舌红苔白腻，脉弦滑。

辨证：此人年逾六十，气血日渐衰弱；加之勤于劳作，最易动肝，一旦阴阳失于平调，肝风徒动，痰血随升，故而昏迷不省而出现偏枯不语的现象。

治法：潜阳熄风，祛痰开窍，活血化瘀，活动脉络。

处方：龙骨30g　牡蛎30g　怀牛膝15g　远志10g　石菖蒲12g　当归15g　桃仁12g　红花10g　赤芍12g　金边土鳖10g　地龙6g

二诊：上方药连服多剂，即能开声言语。再守方服药多剂，手足渐渐活动而达到行动如常。

例二 陈某，男，60岁。

初诊：1965年3月。

主诉及病史：赋闲家居，身体瘦弱，营养颇差。忽于某日仆跌，救醒后多方治疗，仍未见效。

诊查：面色枯黯，左半身手足偏枯。舌胖红，少苔，脉弦细。

辨证：此肾阴素亏，木失水养，肝阳因而上冲所致。

治法：宜育阴潜阳，活血化瘀。

处方：龙骨30g　牡蛎30g　怀牛膝15g　赤芍12g　山萸肉10g　干地黄15g　当归15g　桃仁12g　红花10g　金边土鳖10g

二诊：出入为剂，诊治月余，即霍然而愈。

例三 李某，男，70岁。

初诊：1940年4月。

主诉及病史：体质肥胖，平素嗜酒。时常抑郁。某日忽然昏仆，救醒后言语謇涩，右半身不遂。即由中西医诊治，言语虽然颇利，但右手仍未见活动。经过半年，乃延我诊治。

诊查：面色皖白，不时尚觉头晕，神态虽倦，稍不如意，便动怒骂人。舌淡苔白，脉弦缓而虚。

辨证：气血虽虚，肝阳仍属偏亢。

治法：潜阳镇逆，养肝阴，活血化瘀，通络、坚筋骨。

处方：龙骨30g　牡蛎30g　怀牛膝15g　桑寄生15g　柏子仁10g　山萸肉10g　白芍15g　当归15g　桃仁10g　红花10g　地龙6g　土鳖10g

二诊：此类药服了一个时期，头晕消失，神志安静，手足略有知觉，脉象转为沉缓无力。仍转用王清任补阳还五汤加虎骨胶、土鳖，重用黄芪以补气，守方服药数十剂，右边手足完全活动如常。

【按语】以上三例均是用活血化瘀方法而奏效，证明活血化瘀是治疗偏枯的宝贵经验。例三，先用潜镇化瘀，后用补气化瘀，亦证明偏枯分段治疗的必要性。陈老治疗此类病证一般分两个阶段辨证论治：

第一阶段，就是病人晕仆苏醒后发现或左或右半身不遂，仍觉头晕，头痛面红；或口眼㖞斜，舌歪，言语謇涩，甚至不能出声。脉象弦数或弦滑，舌质或瘀红，苔薄白或无苔。对有此种症状者，陈老根据王氏活络化瘀方法，自订一方名曰起痿汤，治疗一段时期后，下肢渐渐能活动；再服多剂，上肢也能渐渐活动，其余症状随之消失而恢复健康。起痿汤的药物组成为：

生龙骨 30g　生牡蛎 30g　怀牛膝 15g　当归身 15g　赤芍 12g　桃仁 10g　红花 10g　生地黄 15g　炒黑大黄 10g　地龙 6g　金边土鳖 10g

此方用龙骨、牡蛎、怀牛膝潜阳降逆，用当归身、桃仁、红花、赤芍活血化瘀，生地黄凉血养阴，金边土鳖、地龙活动脉络，炒黑大黄引导瘀血下行，合而用之，共奏活络化瘀之效。如左半身不遂，则加鹿角胶；右半身不遂，加虎骨胶；口眼㖞斜和舌歪，加全蝎；言语謇涩或不能言语，加远志、石菖蒲；此是张锡纯的经验方法，因为鹿角又名斑龙，左用鹿角，右用虎骨，乃是左青龙右白虎之意。

第二阶段，偏枯病经过一段时间治疗，症状仍未有改善，脉象不是弦数或弦滑，而是沉迟或沉缓，虚软无力，这说明患者身体已趋向虚弱，治疗方法除用活血化瘀外，必须兼用补气才能达到效果。第二阶段治疗偏枯的方法首推王清任的补阳还五汤。

九、治疗肝硬化腹水二例

例一　某男，40岁。

初诊：1960年4月。

主诉及病史：西医诊断肝硬化腹水，经多方治疗无效反而日趋恶化。

诊查：症见身体消瘦，面色㿠白，肝区按之硬实，腹部胀大如鼓，下肢浮肿，小便短少，大便不畅，胃纳极差，身上有蜘蛛痣。舌淡，苔白，脉弦缓无力。

辨证：此证主要是肝脾两伤。肝伤则不能疏泄而气滞血瘀，瘀血内着，故肝部硬实而为癥瘕；血瘀不从下泄，故身上出现蜘蛛痣；肝郁则克脾，脾失健运，水湿停滞不行则小便短少，腹胀如鼓，下肢浮肿。脾虚则不能运化精微则纳差，而身体消瘦。面色㿠白，舌淡苔白，脉弦缓无力是肝脾两伤之象。辨证是肝脾两伤，虚实互见。治宜攻补兼施、补多攻少。

治法：温运脾阳，通络逐水。

处方：五苓散加味。

茯苓 10g　白术 10g　猪苓 10g　泽泻 10g　鸡内金 30g　党参 15g　神曲 15g　川五加皮 15g　枳壳 12g　桂枝 5g　十枣丸 0.4g

方中用桂枝、茯苓、白术、猪苓、泽泻，即五苓散以温阳利水；党参配白术、茯苓，即是四君汤去甘草，以健脾益气；川五加皮利水消肿；枳壳配白术即枳术丸，善消痞胀；鸡内金重用 30g，取其善化癥积而消痞块；神曲助消化而除胀满；十枣丸轻用 0.4g，取其逐水而不伤元气又能疏通脉络。

二诊：上方药3剂，解下大便一两次，小便增多，腹胀肢肿有所减轻。上方药再服3剂，下肢浮肿完全消失，腹部胀满、肝区胀实大大减轻，但有作闷作呕现象，此乃十枣丸之副作用；因此停用十枣丸 3 日，以后每剂只用 0.2g 以减轻副作用。

此证大约治疗一个多月，都是在上方基础上略为加减，在服中药期间完全未用西药，所有证候完全消除，精神振奋，胃纳增加。该医院再详做各项检查，均无异常而出院。

例二 何某，男，50 岁。

初诊：1962 年 6 月。

主诉及病史：某院诊断为肝硬化腹水，住院月余未效，腰酸。

诊查：身体消瘦，面色黯晦，肢冷纳呆，神疲懒言，腹大如鼓，下肢浮肿，小便极少，大便不行 3 天。舌淡，苔白，脉沉弱无力。

辨证：此证是肝病而累及脾肾两脏。脾虚不能运化精微则胃呆而身体消瘦，面色黯晦；脾虚气弱则神疲懒言；脾肾阳气不足，水湿不化，故腹大如鼓；阳虚水湿下注则下肢浮肿；肾阳虚则腰酸肢冷，肾与膀胱相表里，肾阳虚则膀胱气化不利，故小便极少；脾虚气弱不能推送大便，故大便不行；口淡，舌淡苔白，脉沉弱无力是脾肾两虚之象。

治法：温补脾肾，温阳利水。

处方：五苓散合附子理中汤加减。

桂枝 5g　白术 10g　茯苓 10g　猪苓 10g　泽泻 10g　附子 10g　干姜 3g　党参 15g　大腹皮 12g　鸡内金 12g

方中用桂枝、白术、茯苓、猪苓、泽泻即五苓散，取其温阳利水；附子、干姜、白术即附子理中汤去甘草之胀中，取其壮命门火而温中益气；大腹皮取其下气宽中、利水消肿而行大便；鸡内金取其磨瘕积而助消化。

二诊：上方药服 3 剂，小便增多，大便畅行，腹胀肢肿有所减轻，神气渐振，胃纳渐佳，脉搏渐形有力。

前方去大腹皮加川五加皮以利尿消肿。

此方药服 3 剂，下肢浮肿完全消失，腹胀亦消除八九，处方仍照前方。

此方药服 3 剂，精神振奋，肌肉渐充，腹胀差不多消除净尽。好转出院。

【按语】肝硬化发展至腹水阶段，不能专事理肝，更不能专逐水邪，宜以调补脾肾为主。如腹水过于严重，只宜攻补兼施；若专于逐水，常见邪气去而正气亦随之而亡。病例一得效之处在于用大量鸡内金以化瘀，但利尿用微量十枣丸攻邪而正不伤，并温补脾气，故效果显著。病例二，身体极度虚弱，不用攻邪之品，只用大剂温补脾肾之药而奏功。

十、镇肝熄风佐以解郁养阴治两臂不断摇摆一例

陈某，男，40 岁。

初诊：1963 年 5 月。

主诉及病史：两臂不断摇摆十天，伴头脑郁冒，睡眠不好，胃纳略差。

诊查：神志郁抑，不言不语，问之则答，不能坐下，两臂不断摇摆。口干。舌质淡红，苔薄白，脉沉弦细。

辨证：此病证前所未见，试从其证候来分析。其主要证候表现在两臂不断摇摆。《内经》病机十九条谓："诸风掉眩皆属于肝"。今两臂不断摇摆，肯定病变是在于肝，因肝为风木，风性动摇，所以两臂不断摇摆，其所以发生动摇，是由于郁结所致。肝性刚强，喜条达而恶抑郁；肝又司全身关节之屈伸，肝气既被郁抑，当然影响关节为之不舒，故两臂不断摇摆以求其条畅而舒

郁。头脑郁冒是肝风上扰所致；舌红、脉沉弦细是阴血亏虚之表现。

治法：镇肝熄风，佐以解郁养阴。

处方：生龙骨 30g　生牡蛎 30g　紫石英 12g　白芍 15g　甘草 6g　小麦 30g　大枣 20g　川郁金 10g　生地黄 12g　山萸肉 10g

方中用龙骨、牡蛎、紫石英取其重镇以息风；甘草、小麦、大枣即甘麦大枣汤，取其甘缓以缓急迫，川郁金、白芍平肝解郁；生地黄、山萸肉滋肝肾之阴，肝木得养自不动摇。

二诊：上方药服 3 剂再来复诊，两臂摇摆大大减轻，已能坐下来谈话，神志开朗，自动提问，不似初来时呆木。遂在前方再加五味子、枣仁以宁神熟睡，使其更趋安静。此方药服 3 剂，两臂摇摆完全消失。

【按语】 此病在中医学上找不到适当的病名，有谓和西医学的舞蹈病类似，只有从辨证论治着手，抓住风性动摇、易动难静的主要矛盾，运用龙、牡、石英以镇静之；肝易动风，旁走四肢，并用甘、麦、大枣、地、芍以甘缓阴而息风，故能药到病除。

十一、活血化瘀、消坚散结法治愈石瘕、肠覃一例

陈某，女，30 岁。

初诊：1948 年 5 月。

主诉及病史：患脐下积块，初时不以为意，日久渐渐增大，且觉胀痛。西医认为是肿瘤，劝其早日往广州割治。但患者惧怕手术，不敢尝试。中西医治疗均未见效，而且病情日趋严重。

诊查：身体消瘦，神倦胃呆，月事按时而下；脐下有两个积块，如鸡卵大，推之稍移动，按之则坚痛。舌边紫，苔薄白，脉象沉细而涩。

辨证：此证似属于《内经》所谓肠覃之证。由于肝郁血虚，身体日渐虚弱。肝郁则气滞，血行不畅而瘀阻，日积月累，遂形成积块而胀痛。其积极推之略能移动，是血积尚未至完全成实；血虽亏虚，尚未至于大伤，故月事仍能按时而下；脾虚则纳少，水谷精微不能充养肌肤，故形体消瘦；舌色紫为血瘀之象，脉沉细涩为血虚肝郁之征。

治法：活血化瘀，行气止痛。

处方：当归 12g　川芎 10g　赤芍 12g　丹皮 12g　桃仁 10g　红花 10g　木香 10g　台乌药 12g　金铃子 12g　延胡索 10g

方中用当归、川芎补血活血，用丹皮、赤芍、桃仁、红花以通络化瘀，用台乌、木香以行气止痛，用金铃子、延胡索（即金铃子散）以疏郁止痛。

二诊：上方药连服 3 剂，腹中胀痛大大减轻，但腹中原来有两个积块不特未有缩小，反而两个连结在一起形成特别胀大，按之坚硬不移。究其原因，初能移动，后不能移动，是由日久血结成实之故；初时坚固不移，治疗后能移动，则是由于化瘀散结之故。今患者的积块两个连结在一起不能移动，就是这个缘故，再为转用如下之方。

治法：活血化瘀，消坚散结。

处方：桂枝茯苓丸加减。

桂枝 10g　茯苓 12g　丹皮 12g　桃仁 12g　赤芍 12g　红花 10g　鳖甲 15g　三棱 5g　莪术 5g　川芎 10g　当归 15g

方中用桂枝辛温通阳，有行气活血化瘀之力；茯苓淡渗益脾；丹皮、赤芍、桃仁、红花、川芎、当归活血化瘀；鳖甲、三棱、莪术消坚散结。

三诊：上方药连服十多剂，腹中胀痛消失，积块日渐缩小，十去七八；精神渐振，胃纳日佳。积块虽未完全消散，根据《内经》“大积大聚，其可犯也，衰其大半而止”的指导，似不能再事攻伐，宜转用下方攻补兼施，较为平稳。益气补血，佐以化瘀散结。

处方：党参 30g　白术 12g　川芎 10g　当归 15g　桃仁 10g　红花 10g　三棱 5g　莪术 5g　木香 10g　砂仁 12g

方中用党参、白术益气健脾，川芎、当归活血补血，桃仁、红花、三棱、莪术化瘀消癥，木香、砂仁行气散结。

上方药连服多剂，积块完全消散。后用八珍汤加减调养，以善其后。

【按语】石瘕、肠覃属于癥瘕范畴。治疗癥瘕不能过于机械地划分癥属血、瘕属气，因为癥与瘕均是气郁血滞所致。气与血有密切关系，气行则血行，血滞则气亦滞。本病例就是照此机制来调治，故能应手而愈。

十二、补中益气汤治疗滑泻和久泻二例

例一　梁某，男，81 岁。

初诊：1957 年 9 月。

主诉及病史：患气促咳嗽，住某医院治疗，不知如何又患泄泻，多方检查不明原因，住院五十多天，病情日趋严重。

诊查：病人身体消瘦，面色萎黄，神态疲倦，不能动作，泻下不计其数。检视：肛门张开粪便直流而出。声音低沉，懒于讲话。胃纳极差，舌淡，苔白，脉沉弱。

辨证：此人年老体弱，舌淡脉弱，当然是气脾两虚无疑。其泻下滑流，前人谓之滑泻。根据前人滑者涩之之义。

治法：益气健脾，涩肠固脱。

处方：党参 30g　白术 10g　茯苓 12g　甘草 6g　诃子 10g　赤石脂 10g　干姜 3g　怀山药 15g　木香 10g

二诊：上方药连服 2 剂，泻下稍为缓慢。因思滑泻日久，中气必然下陷，乃改用补中益气汤加减。升阳益气，健脾固涩。

处方：黄芪 25g　党参 25g　白术 10g　炙甘草 6g　陈皮 10g　升麻 10g　柴胡 10g　故纸 12g　诃子 10g

方中用黄芪、党参、炙甘草益气补中，白术健脾，陈皮理气，升麻、柴胡升举清阳，故纸、诃子涩肠固脱。

上方药服下，泄泻大大减少，神气大振；连服多剂，完全恢复健康。再为调理善后，痊愈出院。

例二　林某，男，40 岁。

初诊：1958 年 6 月。

主诉及病史：近 5 年来每日大便 5 次，所下之便有时稀烂，有时条状，有时半稀烂，有时腹痛，有时不痛。胃纳好。经中西医治疗均未好转，住院时各种检查均无异常。

诊查：舌淡，苔白，脉沉缓。身躯壮大，精神颇佳。

辨证：此人病已五年，日下大便 5 次，虽然其年壮体健影响不大，但根据舌脉分析，其脾气虚陷可知，故用补中益气汤加减。

治法：调补脾胃，益气升阳，兼用固涩。

处方：黄芪30g　党参30g　白术12g　甘草6g　陈皮10g　升麻10g　柴胡10g　故纸15g　诃子10g　怀山药30g

方中去当归之滑者，用黄芪、党参益气，白术补脾，陈皮理气，升麻、柴胡升阳，甘草和中，怀山药健脾阴，故纸、诃子固涩。

二诊：上方药服下，大便日减为4次，有时变为三两次，最后减到一次，又复增加两次，如此反复不定。因思此证患者不特脾气虚陷，因下痢过久脾阴亦虚，遂用张锡纯之薯蓣粥以助治疗，因怀山药之性既能补脾肾，又能大滋脾阴而又有收涩性，遂令其日日食之，大便因而恢复正常而痊愈。

【按语】前一例的滑泻纯然是脾虚气陷所致，故用升提的补中益气汤兼以固涩，效果立显。后一例的久泻，虽然亦是脾气虚陷，但从其泻下的粪便来分析，不是次次溏烂，有时亦成条状，可知不是全属脾阳虚，而是脾阴亦虚，故用补中益气汤而疗效不稳定，后兼用张锡纯之薯蓣粥滋养脾阴，病遂霍然。

十三、清热解毒、凉血化瘀治妇人热入血室一例

黄某之妻，30岁。

初诊：1975年5月。

主诉及病史：于某年4月间患感冒风热，发热，咳嗽，头痛，口苦，即到某医院诊治多日未愈。适值月经来潮，不一日即停止，小腹痛甚，发热增高，入夜则昏乱谵语，如见鬼状，但昼日则明了如常，举家惶恐不知所措，乃转延我诊。

诊查：舌质紫红，脉象弦数。

辨证：此人发热多日，已传入半表半里之间，又适值经来，血室空虚，邪热即乘虚陷入；热邪既已陷入于阴，心主血，血亦属阴，阴血为热扰，热扰心神，故入夜即神昏谵语，如见鬼神，此即所谓热入血室之证。其小腹痛甚者，因经来复断，瘀结胞室之故；神昏谵语不可误认为阳明腑证，更不可认为热入心包。

治法：宜清热、解毒、凉血、化瘀为治。

处方：青天葵10g　芦根15g　黄芩20g　连翘20g　川古皮12g　青蒿12g　延胡索10g　桃仁10g　红花10g

方中用青天葵、芦根、黄芩、连翘以清热解毒，川古皮、青蒿以透邪热，丹皮、桃仁、红花凉血化瘀，延胡索通络止痛。

二诊：上方药甫服1剂即热退大半，神昏谵语如见鬼状等证亦随之而消失；继服数剂，精神康复，再为之养阴以善其后。

【按语】热入血室之证，主要是感受外邪、适值月经来潮而引起，但并不是凡系感受外邪而值月经来潮便能热入血室。实践证明，感受外邪必须传至半表半里之间而适逢经至，才能陷入血室，此点必须分清。

治疗热入血室证如无瘀结证候表现，似不宜参用化瘀药，只宜用清热祛邪之法。盖邪去其余证候自迎刃而解。试观《伤寒论》热入血室之用小柴胡汤如刺期门法其义可见。血室与冲脉、肝脏、子宫三者有关，至于热入血室的治疗，伤寒热入血室与温病热入血室有所不同；伤寒

热入血室宜用和解兼凉血化瘀，温病热入血室宜用消解兼凉血化瘀，这是两者在治疗上的分别。

（刘学民整理）

【编者评注】老中医经验可以从许多病证反映出来。有的常见病，可以探知其辨证治疗规律，有些疑难病、罕见病则是老中医以中医理论为依据，辨证施治以求其胜。如陈老医案中的目盲证、痿躄、郁冒摆臂症等均为临床上较少见到之证，谨依传统的辨证方法，不难求其所属，治疗果有应验。虽然为个案，但很有意义。

吴灼燊医案

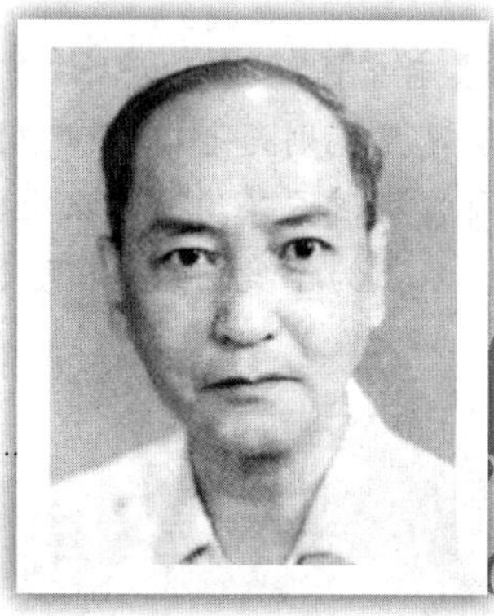

【生平传略】

吴灼燊(1901—1971),广东省顺德县麻冲乡人,出生于中医世家。少入塾读书,聪敏勤奋,常习岐黄古著。16岁随父习医,自学成才。1921年起在广州悬壶行医。1957年应聘到市传染病院工作,1959年奉调市中医医院一直工作到逝世。

吴灼燊为民盟成员,广州市第四届政协委员,广州市中医学会第二届理事会理事,1962年获广州市名老中医荣誉称号,是医院及市卫生系统先进工作者。

吴氏行医50年,有丰富的医学理论和临床实践经验。悉心研究伤寒、温病的辨证施治法则,善用古典经方化裁治疗内、儿、妇科奇难杂证。力主扶正驱邪、攻补兼施的治疗方法,对中风、臌胀、热病、痛证、血证有显著疗效。晚年潜心研究职业病的中医辨证施治。在治疗矽肺、锰中毒、二硫化碳中毒方面,有独到的学术见解和治疗经验。在妇科病的治疗方面,主张以理肝肾、调冲任为原则,对经、带、胎、产诸疾的治疗每收良效。其所组"温肾丸"方善治男女不育、不孕症及肝肾亏损型的内科疾病。对幼儿大脑发育不全和小儿夏季热、惊风、疳积等儿科杂证,力主从调理肺、脾、肾三经入手,按证论治,并取得满意疗效。

主要著作有《中风证之研究》、《锰中毒的中医辨证施治探讨》、《矽肺中医辨证施治分析》、《二硫化碳中毒的中医辨证施治方法》等。

一、清心泻火、涤痰开窍法治愈中风一例

黎某,男,69岁。

初诊:1961年10月20日。

主诉及病史:素有肝风眩晕病史及嗜酒史。半夜突然鼾声大作,喉中痰鸣,呼之不应,颜面时有抽搐,左侧肢体不能活动,来院急诊后入院。西医诊断为脑血管意外出血昏迷。经对症处理后请余会诊用中药治疗。

诊查：患者神志不清，鼾睡不醒，面色红赤，呼吸气粗，喉中痰鸣，左半身不遂。切诊脉弦滑应指有力，苔白中心黄厚，舌质红。体质粗壮，颜面及左侧肢体时有抽搐。

辨证：综观症状表现，一派实热痰火之象。肝风炽盛，浊邪蒙闭清窍。此为痰火肝风闭窍之中风中脏腑重证。急需清心涤痰，开窍醒神。

治法：清心涤痰汤加减清化痰火。

处方：白薇 15g　黄芩 15g　连翘 15g　法半夏 12g　旧胆南星 12g　川贝母 12g　全虫 10g　茯苓 15g　枳实 12g　竹茹 12g　菖蒲 10g　麦冬 12g　牛黄末 1g

早晚 1 剂，冲服，鼻饲。

二诊：服上方药 2 剂后，痰鸣大减，仍昏睡不醒。次日发热，体温达 39℃，烦躁不安，脉滑而略疾，舌质红，苔黄。考虑痰虽减而邪热未去，病情仍危重。急宜清大热而泄大邪。仿风引汤之义加减。

处方：大黄 12g　寒水石 30g　滑石 30g　生石膏 30g　知母 15g　黄芩 12g　花粉 12g　钩藤 12g　僵蚕 10g　北紫草 15g　安宫牛黄丸 1 粒

冲服。早晚 1 剂，鼻饲。

三诊：服上方药 2 剂后发热渐退，烦躁亦减，神志渐清，张目欲语。证有转机，然口气秽浊，大便四天未解。改用泻火清热、釜底抽薪之法。

处方：大黄 15g(后下)　石膏 30g　滑石 24g　寒水石 30g　玄明粉 10g(冲)　花粉 15g　甘草 3g　黄芩 12g　知母 12g　代赭石 24g　1 剂

四诊：服上方药后，次日排出奇臭黄黑水样便多量，热退神清，已能讲话。左侧肢体稍能抬起。药物已奏效，不宜再用攻伐之品。改用轻清增液柔肝之剂。

处方：大豆卷 15g　糯稻根 15g　茯苓 15g　竹茹 12g　谷芽 15g　白芍 15g　玉竹 24g　沙参 24g　钩藤 12g　石斛 15g　明党 12g

嘱按上方加减共服药 15 剂，诸症消失，左侧肢体已能活动，扶行出院。

【按语】本病为实证痰火中风，本属危证。然患者平素体质尚好，惟惜嗜酒成癖，脾胃积热，日久痰浊内生，夹肝风上扰蒙闭清窍。脉实证实，可任大清大泻。本例应用前贤尤在泾氏治中风证八法中的泄大邪、涤痰涎、除风热三法为主，灵活加减，并投以重剂。辨证无误，故能药中病所而取得疗效。然辛凉攻伐泻火重剂不宜过用，善后更需增液柔肝、扶正养阴。愈后宜戒酒节食辛辣刺激之品方能巩固疗效。

二、当归龙荟汤合龙胆泻肝汤加减治愈水臌一例

谢某，男，30 岁。

初诊：1962 年 3 月 14 日。

主诉及病史：晚期肝硬化腹水。腹胀如鼓，青筋绕脐，胁下隐约扪及痞块。口苦咽干，烦渴引饮，间流牙血。小便黄短，大便秘结。因高度腹水，痛苦异常，曾为其放腹水 3000ml。放腹水后稍松而腹胀不减，继用汞剂利尿，终致小便不出。危急之际，请余诊治。

诊查：肤色苍黄，表情痛苦，腹胀如鼓；叩拍腹部声音重浊，有振水感。二便不通，脉弦数应指，苔白厚浊，舌质红。腹围 96cm，体重 65kg。

辨证：晚期肝硬化腹水，属中医“水臌”证。患者二便闭结，腹胀难忍，此属肝火炽盛，湿浊水邪内困，中气失守。邪无出路，危候也。然脉证属实，宜用清肝泻下通窍之法以分消其湿、

热、水邪。

治法：用当归龙荟汤合龙胆泻肝汤加减。

处方：龙胆草 15g　栀子 10g　柴胡 12g　黄芩 10g　白芍 15g　泽泻 30g　生牡蛎 45g（先煎）　芦荟 10g　木通 15g　当归 18g　木香 9g（后下）　麝香 0.3g（冲服）

二诊：服上方药 2 剂后大小便渐通，水邪已有出路。效不更方，加丹参 30g，连服 15 剂（最初 2 剂有麝香）。腹围缩小至 85cm，大小便通畅。

三诊：精神好转，腹胀已明显减轻。然胃纳尚差，气有微促，此肺有积水。脉转弦缓，舌苔薄白，舌质红。仍照上方去黄芩加甜葶苈 12g，嘱服 9 剂。

四诊：服上方药后气已不促，胃纳好转，大小便正常。腹围减至 74cm，体重下降至 58.5kg，腹部望之已平，上腹痞块可明显触及。改用消痞散结、和肝理血之剂治疗。

处方：芦荟 10g　川黄连 6g　枳实 12g　当归 18g　白芍 15g　木通 15g　生牡蛎 30g（先煎）　泽泻 24g　鸡内金 15g　谷芽 15g　党参 30g　丹参 30g

上方药连服 14 剂，胃纳好，腹胀不明显，腹水基本消退，腹部包块无明显压痛，临床治愈出院。

【按语】此证属水臌实邪内闭证。如若水道、谷道不通则不可治。故用麝香芳香走串之品以化湿浊，开窍通水道；芦荟善清肝热，兼润肠通大便；牡蛎、泽泻善能软坚利尿；后期用当归、丹参、白芍和肝调血，谷芽、内金消积健胃；党参补益中气；诸药合用，方能奏效。

三、益气固脱、温络止血法治愈呕血一例

何某，男，47 岁。

初诊：1966 年 1 月 6 日。

主诉及病史：有胃痛病史十余年。今早突然大呕血，鼻亦涌血，血色暗红，量约 400ml 以上。呕后头晕眼花，汗出肢冷，面色苍白，气短神疲，卧床不起。

诊查：面色不华，四肢湿冷，额有淡汗，语音低微，畏寒盖被。脉细弱无力，苔白质淡红。

辨证：此为胃寒大呕血证。属肝不藏血，脾不统血，寒气挟血上冲，从口鼻而出。呕血量大，恐防气随血脱，需迅速服药。

治法：益气固脱，温络止血。

处方：高丽参 15g（另炖，渣入药即服）　生牡蛎 30g（先煎）　仙鹤草 15g　炙甘草 9g　地榆炭 10g　茜根 12g　熟地黄 24g　侧柏叶 15g　山萸肉 15g　荆芥炭 9g　炮姜 10g

1 剂即煎。并饮童尿 1 杯。

二诊：服上方药 2 剂后呕血已止。头晕减轻，汗出已止。四肢转暖，已无畏寒。仍神疲乏力。嘱再服药 2 剂，精神好转后改用人参养荣汤加白及 30g，作善后调理治疗。

【按语】本例为大呕血重证，病情危重。经云：血脱者益其气，因有形之血不能速生，无形之气所当急固。以无形生有形，先天造化本如是也。本例重用高丽参、山萸肉益气固脱，炮姜、炙甘草暖脾和中兼散胃中之寒，生牡蛎镇潜降冲逆；取侧柏叶、仙鹤草宁血，荆芥炭、地榆炭止血，盖炭性温而血见黑即止；配用童尿 1 杯，配熟地黄滋阴降虚火，以防内热滋生。先后共饮童尿 4 杯，配诸药并进而取得疗效。

四、固肾坚阴、益气通利法治愈劳淋一例

陈某，女，45岁。

初诊：1969年2月8日。

主诉及病史：患慢性肾盂肾炎已3年。每次小便培养均有大肠杆菌生长，长期口服或注射多种抗生素而菌尿症均未能控制。稍劳即小便焮热，尿频尿痛，尿色黄浊而短。兼见腰酸腿软，精神困倦。发作时小便常规检查有多量红白细胞。

诊查：面色苍白，气短懒言。脉沉细，双尺弱，苔薄白，舌质淡红。双侧腰部有叩击痛。

辨证：慢性肾盂肾炎反复发作，证属中医"淋证"范畴。日久失治或治疗不当，遇劳而发者称"劳淋"。患者长期腰酸腿软，脉沉细而双尺弱，气短懒言，脾肾气虚可知。然湿热余邪仍滞留未去，正不胜邪故反复发作。建议停用抗生素按气阴两虚型劳淋论治。

治法：固肾坚阴，益气通利。

处方：麦冬12g　覆盆子15g　菟丝子15g　北黄芪15g　益智仁15g　台乌药15g　知母12g　黄柏10g　怀山药18g　砂仁9g(后下)　莲须12g　生地黄24g　党参15g

嘱连服4剂。

二诊：上方药服4剂后腰酸大减，精神好转，小便通畅而无频急涩痛感。嘱照上方再服药7剂后检查小便。

三诊：服药7剂后小便常规检查红白细胞已消失，小便培养连续三次均报告无菌生长而临床治愈。嘱常服知柏八味丸及归脾丸巩固疗效。

【按语】淋证有虚实之分。本例初起时过服通利中药及不规则使用抗生素而致脾肾渐虚，湿热余邪恋而不去。迁延不愈，遇劳则发，当按劳淋论治。方中菟丝子、覆盆子、台乌药、益智仁四药补益肾气，党参、北芪、怀山药、砂仁益气健脾，麦冬、生地黄滋养肾阴，莲须固摄肾气，少佐黄柏、知母清热通淋，诸药互相配合，扶正祛邪则菌尿自消，小便通畅而治愈。

五、养阴清热、凉肝止血法治愈高热鼻衄一例

陈某，男，45岁。

初诊：1966年7月15日。

主诉及病史：有慢性粒细胞性白血病合并严重贫血病史。6天来高热不退，体温达40℃，皮肤灼热无汗。咽喉肿痛而吞咽困难。鼻衄不止，色红量多。用麻黄素溶液塞鼻可暂时止血。烦躁不寐，口渴便秘，尿少深黄。病情危重，现在某医学院某附属医院住院，请余院外会诊。

诊查：面色苍黄无华而两颧红赤，唇焦齿干，口气臭秽。肢体灼热无汗，烦躁不安，鼻孔内渗出暗红色血性液体。舌质淡红干而无苔，脉浮数而重按无力。

辨证：本例为慢性白血病严重贫血患者，气血大亏已属虚劳重证。热毒乘虚内袭营血，正不胜邪，发为高热。迫血内燔，循经失度，奔腾若迅雷由清窍而出。属劳热夹邪，血分热盛衄血证，急需治其标。

治法：养阴清热，凉肝止血。用费柏雄氏豢龙汤加减。

处方：羚羊角9g(磨汁冲药服)　白茅根60g　生牡蛎30g(先煎)　麦冬15g　生藕汁(一杯

冲入药） 丹皮 15g 青天葵 15g 玄参 24g 生地黄 30g 石斛 18g 川贝母 12g

1 剂复渣。

二诊：服上方药 1 剂及复渣再煎后，次日热退至 38℃，咽痛减轻，鼻衄血量大减。已解出粒状黑便一次。病人已无烦躁。病有转机，继续扶正养阴以清余热。

处方：西洋参 15g（另炖渣入药） 羚羊角 9g（磨汁冲药服） 白茅根 60g 麦冬 15g 玄参 24g 生地黄 30g 丹皮 10g 淡竹叶 9g 青天葵 15g 生藕汁（一杯冲入药服） 2 剂

三诊：服上方药 2 剂后体温已正常，鼻衄已止。大小便通畅。嘱长期服益气养阴中药以巩固疗效。

【按语】慢性粒细胞性白血病发热证属中医"虚劳发热"范畴。本例属气阴两亏合并邪毒内困而致高热鼻衄，治疗最为棘手。盖体虚不任大苦大寒清热泻下之品，邪毒炽盛又不宜补益，惟选用养阴清热、凉肝止血之法以治之。上方即是豢龙汤加减。用羚羊角以清营分实热，大剂生地黄、玄参、麦冬以增液养阴，复用青天葵以解热毒，丹皮凉血，川贝母、石斛润肺生津利咽喉，重用白茅根、生藕汁以止鼻衄。热邪稍退即用西洋参益气养阴，淡竹叶清咽开喉。药需轻清而用量颇大，轻可去实即是此意。

六、加味肾着汤治愈腰痛、手足震颤一例

邓某，男，50 岁。

初诊：1966 年 8 月 3 日。

主诉及病史：慢性二硫化碳中毒，证见腰部酸痛，下肢乏力，精神疲倦，手足震颤，小便量少色浓黄，口干不欲饮。

诊查：面色嫩红，唇红而干，腰部屈伸叩击亦觉酸痛，手足不自主颤抖，不能倒退而行。脉弦细，双尺弱，重按无力。苔白干，舌质红。

辨证：硫类化合物性极燥烈，久之毒气重坠归肾，烧灼真阴，水不济火，虚阳上浮，肝风内动而见上述诸症。此属肝肾两虚，治宜滋肾养肝、收纳浮阳。

治法：用加味肾着汤对症治疗。

处方：黄柏 10g 知母 12g 桑寄生 15g 干姜 9g 龟版 24g（先煎） 茯苓 15g 玉竹 30g 炙甘草 9g 肉桂 3g（焗服） 杜仲 15g 菟丝子 15g 肉苁蓉 15g 3 剂

二诊：上方药服 3 剂后，精神好转，腰痛大减。下肢仍乏力颤抖。照上方加山萸肉 15g 再服药 7 剂，口已不干，小便量正常，手足颤抖消失而愈。

【按语】二硫化碳慢性中毒是一种职业病。常见于粘胶纤维厂接触二硫化碳气体的生产工人。患病后主要症状有头晕胸闷、健忘失眠、手足颤抖、腰部酸痛等。二硫化碳为硫黄的化合物。考《本草纲目》记载硫黄是大热纯阳之品，味酸有毒，最易伤阴伤肾。长期吸入该气体每令人阳气上升无制，真阴衰损于下。经云："肾者作强之官，伎巧出焉"。肾阴亏损则小便量少，腰酸腿软。虚阳上越则面色嫩红，精神困倦，口干而不欲饮。水不涵木，肝风内动则手足颤抖，故选加味肾着汤调理肝肾。方中肉桂、干姜暖肾以收纳浮阳，黄柏、知母、龟版壮水制火，玉竹、炙甘草、山萸肉养肝濡润筋脉，取杜仲、肉苁蓉、桑寄生、菟丝子壮腰健肾，茯苓通利小便，诸药协同而取得疗效。

七、大补阴丸合通关丸加味治愈产后癃闭一例

何某，女，23岁。

初诊：1962年1月2日。

主诉及病史：产后小便不通已4天，需用导尿法排小便。小腹不胀而无尿意，口干而不欲饮，烦而不安。请余会诊用中药治疗。

诊查：新产妇人，面色苍白，两颧嫩红，表情忧虑。小腹不胀，压之不痛。舌质红，苔白干，脉细数。

辨证：产时失血致阴津不足，五内枯燥，金不生水。因肺气不降，肾阴亏损而口干不欲饮，腹不胀而无尿意。此属气化不及州都，津液亏损之产后癃闭证。

治法：育阴津，降肺气，通关利尿，增液行舟。

处方：天冬15g　麦冬12g　生地黄30g　熟地黄30g　黄柏10g　知母10g　龟版30g（先煎）　肉桂3g（焗服）　北杏10g　紫菀15g

1剂即煎。

二诊：服上方药后3小时能自行排尿，尿量约200ml。嘱照上方加党参15g，再服药2剂而愈。

【按语】产时失血，汗出过多，阴津已亏。产后劳倦，脾虚不运。加之产时屏气努力，每致肺郁气闭，肺气不降，气化不及州都，自然无尿可排。津亏的辨证要点为口干而不欲多饮，小腹不胀而无尿意，脉细数而舌红苔干。故本例选大补阴丸益肾阴、滋肾水，用生地、二冬润泽肺金以增水液之上源，合通关丸温膀胱之气兼疏利水道，佐北杏、紫菀以肃降肺气。用药切中病机，审因论治故能取得显著疗效。

八、清热涤痰、疏风定惊法治愈小儿急惊风一例

梁某，女，5岁。

初诊：1971年2月2日。

代诉及病史：发热咳嗽，呕吐痰涎已1天。今晨突然神志呆滞，发热达40℃，四肢抽搐，口流涎沫，双手握固而收治进儿科，请余会诊。

诊查：面色潮红，神志不清。瞳孔等大，然偏右凝视。表情辛苦，呼之不应。喉中痰鸣。舌质红干，苔薄黄，脉弦滑数有力。

辨证：此属小儿急惊痉厥。为热入心包络，肝风内动，风痰热结证。

治法：涤痰镇痉、疏风清热。

处方：钩藤12g　神曲10g　胆南星10g　连翘12g　竹茹12g　蝉花9g　菊花9g　黄芩10g　薄荷4.5g（后下）

1剂即煎。

二诊：上午服药，下午神志渐清，已能说话，痰渐减少。然发热未退。嘱照上方再加金丝草15g、竹叶9g、地骨皮12g连服药2剂热退神清痰消而愈。

【按语】急惊风属儿科重证。小儿稚阳之体，肝常有余，脾常不足。感受温热之邪，外风引动肝风，闭塞经络心窍，极易神昏痉厥。风火相煽，炼液为痰，阻于咽喉、气道而闻痰声辘辘，表

现为热、痰、风、惊四大证候。方中胆南星、竹茹化痰开窍而止呕，连翘、菊花、黄芩以清里热，钩藤、蝉花息风定惊，神曲、薄荷透邪达表。本方似觉平淡，然选用轻清之药，按法治疗，取轻可去实之意。况小儿稚嫩之体，亦不能大清大泻。次剂用金丝草配淡竹叶、地骨皮以退小儿发热，效果较好，此亦吴老中医儿科用药的经验。

九、清肠解毒、通腑凉血法治愈肠疽毒痢一例

李某，男，42岁。

初诊：1970年10月15日。

主诉及病史：腹胀腹痛，脐周拒按已1天。频频解出腐臭紫红色血水便。兼见发热困倦，纳差呕吐，吐出臭秽胃内容物。西医诊为急性坏死性肠炎，因一般情况尚好，经对症处理后暂密切观察病情，请余用中药治疗。

诊查：患者为体质健壮的郊区农民，有不洁饮食史。面色潮红，肌肤灼热无汗，口气臭秽，表情痛苦。脐周压痛拒按，肠鸣辘辘，便意频频。脉弦而数，苔黄厚腻。

辨证：坏死性肠炎为现代医学病名，属中医肠疽、毒痢范畴。乃脏腑湿热瘀毒之邪，滞蓄阴络，熏灼肠中脂液，化为脓血之重证。

治法：清肠解毒、通腑凉血。先针刺足三里（双）取泻法以止腹痛，继服中药。

处方：北紫草45g　阿胶24g　黄连15g　蒲公英30g　紫花地丁30g　黄柏15g　大黄15g　仙鹤草24g　金银花4g

早晚各1剂。

二诊：连服上方药3天6剂后，热退腹痛缓解，大便转褐色软便一天二次。然脉转沉缓，间有胸闷，此北紫草副作用，即止。

处方：阿胶18g　白芍18g　黄芩12g　川黄连10g　银花15g　甘草3g　苍术12g　川厚朴10g　法半夏12g　枳壳10g　白术15g　党参18g

3剂，每天1剂。

三诊：服上方药3剂后，大便已转黄褐色且成形，每天一次。脉转弦缓，苔白质淡红。嘱继续用参苓白术散类方剂健脾开胃以善后。

【按语】坏死性肠炎症状凶险，治疗失当即危候立见。本例重用北紫草、大黄、蒲公英、紫花地丁、银花清肠解毒以去瘀热，配川黄连、阿胶、白芍三药坚阴养血而缓解腹痛拘急，佐仙鹤草、黄柏凉血止血。服药后能取得明显疗效亦说明中医中药确能治疗急性病。大剂量应用北紫草偶可引起窦性心动过缓，用药时必须注意。

十、桃仁承气汤加减治愈癃闭一例

吴某，男，25岁。

初诊：1953年6月8日。

主诉及病史：从港返穗市寓友人家。突然小便癃闭，点滴全无已一昼夜。已便秘3天，加之小便不出，小腹胀痛，努责艰难，口苦咽干而不敢饮，痛苦异常，请余诊疗。

诊查：患者年轻，体质尚好。下腹胀痛拒按，表情痛苦。脉大而应指有力，舌质红，苔黄厚干。

辨证：返穗后恣啖肥甘，暴饮暴食。加之寄于友人之家，不能适应环境。热滞之邪结于肠腑，下注膀胱。腑气不通，膀胱气机阻塞，焉能有大小便？此属癃闭实证兼腑热燥结，宜内治外熏，双管齐下，便尿两通。

治法：泻下通腑，疏利宣窍。选桃仁承气汤加减。

处方：桃仁 12g　甘草 10g　玄明粉 15g（冲服）　大黄 15g（后下）　桂枝 10g

另生葱 1kg，煎浓汤盛于木桶，坐而熏之，外覆以被，至脐为度，勿令泄气。

嘱服药后半小时即坐而熏之。片刻腹有微痛，坠急不可忍耐，二便同时而下，精神焕然一振，不再剂而愈。

【按语】本例属燥结肠腑、热困膀胱而致令大小便闭之证，属实热蕴结于下焦，若不迅速利尿通秘即可化为热瘀之候则难治矣。故仿仲景桃仁承气汤法，重用大黄、玄明粉、桃仁以攻下泻热，取桂枝、甘草以通膀胱经气而利小便，复以葱水乘热熏前后二阴。盖葱气浓烈润湿，最能开窍通腑气、润燥结，且有疏通气血之效，先贤用以治癃闭便秘最为有用。若内外治法互相结合，疗效更好。

十一、泻火清热、降气导血法治愈吐血一例

冯某，男，24 岁。

初诊：1943 年 8 月 8 日。

主诉及病史：当天上午与棋王（冯敬如）对弈象棋，未终局而吐血盈碗。返家休息后仍频频少量吐血，至夜未止，请余往治。

诊查：患者半卧于床，仍有吐血，量不多而色鲜红，面色潮红。自诉身无他苦，惟觉胸闷心慌。脉略数而应指有力，舌质红，苔黄干。

辨证：细察病因乃外因而致血不归经，上行而溢吐。盖棋王（冯敬如）为穗市善弈名手，棋艺惊人。今能与之对垒必有自豪之感。踌躇则气满，求胜心切则火升。然棋差一着而大受其困，苦思伤脾，恼怒伤肝。脾不统血，肝不藏血，五志之火内焚，气火迫血而沸腾，焉能宁静以循经络乎？

治法：上病下取，泻火清热而止血。

处方：先饮童尿 1 杯，再用：

大黄 15g　川黄连 10g　金钗斛 15g　侧柏叶 24g　生藕节 8 个　丹皮 15g　白芍 18g　生地黄 45g　1 剂

二诊：服上方药 1 剂而吐血止。用药不宜过于寒凉，以免徒伤胃气，改用叶天士降气导血法。

处方：金钗斛 15g　大黄 10g　桃仁 12g　苏子 9g　栀子炭 9g　降香 10g　2 剂

三诊：服上方药 2 剂后胸闷、心慌已消失，未见再吐血。偶有几声咳嗽。脉缓，苔白质红。

处方：生苡仁 15g　北杏 10g　川贝母 12g　苏子 10g　降香 10g　冬瓜仁 15g　浮海石 15g　花粉 15g　白芍 15g　3 剂

服药 3 剂后咳嗽已止，诸症消失而治愈。

【按语】本例用方为加味大黄黄连泻心汤以上病下取，泻火止血。唐容川在《血证论》中指出：大出血而色鲜红者忌过用止血药物，恐有留瘀之弊，需按病因，标本兼治。凡吐血者血止后多有咳，宜泻肺止咳以治未病，否则咳嗽一起，则易转为肺痨证。本例较少用止涩之药，其意就

在于此。童尿滋阴降火，治吐血最为有效。

十二、温肾散寒法治愈喘证一例

罗某，男，40岁。

初诊：1948年1月2日。

主诉及病史：久咳多年。今早因挑担过于用力遂至大喘抬肩，半卧不起，摇头嘘气，手冷汗出。求余诊治。

诊查：面色青而喘促不止，呼多吸少，频咳涎沫，半卧而不敢动。脉浮面紫，双尺弱，苔白质淡红。

辨证：喘无善证。患者肢冷汗出而大喘抬肩，呼多吸少乃属寒水射肺、肾不纳气之暴喘。水冷金寒则咳吐涎沫。

治法：温肾纳气，散寒止喘。

处方：细辛6g　熟附子24g（先煎）　干姜12g　肉桂3g（焗服）　白芍15g　炙甘草9g　法半夏15g　五味子15g

2剂复煎。

二诊：服上方药2剂并复煎后喘定汗止，仍有咳唾涎沫。再剂于上方加入款冬花15g、白果肉15g、柿蒂9g，嘱服3剂后咳嗽消失，诸症缓解而治愈。

【按语】本例属寒喘。病者素有咳嗽病史，肺弱可知。况每日以抬轿挑担为生，劳则伤肾，过于用力则肺气亦伤，久则肾虚肺寒。复因汗出当风，引动里寒而发为暴喘气逆之证，故宗仲景小青龙汤之法加减化裁以治之。重用附子、肉桂温肾阳，取干姜、细辛、五味子暖肺散寒，配白芍、炙甘草缓急止汗，取法半夏以燥痰湿，诸药协同而取效。

十三、疏风清热、凉血解毒法治愈房室伤风一例

仑某，女，32岁。

初诊：1966年3月26日。

主诉及病史：感冒已2天。症见鼻塞流涕，恶寒头重，经服药上证已减。同房后次日晨即寒战高热，体温40℃。头剧痛不能举，目不欲开，胸翳腰痛，口渴喜冷饮，需卧床休息。

诊查：面色潮红，表情痛苦，畏寒厚衣，双手抱头，闭目呻吟。苔白微黄而干，脉浮而数。

辨证：感冒未愈而房室当风，最易引起夹色伤寒。盖表邪未解，复因房事辛劳，致风毒之邪由玉户直达血室，蕴于冲任。经枢不利，郁而生热，循经上犯而见头剧痛而不举，胸翳闷而腰刺痛，甚则寒战高热矣。

治法：疏风清热、凉血解毒，佐以通脉。

处方：槐角子15g　北紫草15g　荆芥穗9g　旧神曲15g　银花30g　连翘15g　栀子10g　鬼箭羽15g　黄芩12g　竹叶10g

生葱1条连须共煎，2剂。

二诊：服上方药2剂后热退至37℃，头痛大减，已能起床。仍觉腰酸乏力，嘱照方再进药2剂，诸症消失而愈。

【按语】房室伤风又称夹色伤寒,此证间亦有之。以头剧痛不能举,目不欲开,胸翳闷而腰痛如折,甚则恶寒高热为辨证要点。凡已婚少壮男女患者感冒而出现上述见症,病状太痛苦者,不妨一问或询其爱人以备用药参考之用。方中鬼羽箭、槐角子、旧神曲、北紫草四药,善能凉血以清胞热,疏解冲任风毒之邪而达表,治房室伤风最为有效。少佐全葱一条共煎,共奏疏风解表通脉之用,效果更好。

十四、大建中汤合丁香柿蒂汤加减治愈肠结证一例

曾某,女,70岁。

初诊:1964年4月4日。

主诉及病史:大便不通已四五天,腹胀及脐周扭痛。痛甚则面色苍紫,手足拘急,躁动不安,频呕黄水有粪臭味。经放射科腹部透视为:符合老年性肠梗阻症。因患者体质差,本人不愿手术,密切观察病情,请余用中药治疗。

诊查:腹胀痛拒按,肢冷出汗,肠鸣消失,口气腥臭。脉沉紧,舌质淡苔薄白。

辨证:本例病者痛、呕、胀、闭四症皆现,属中医肠结证。然因年老体弱,脾气不足,肾阳亦虚而致运化失职。寒积凝滞于胃肠,腑气不通,关格已成。若不速治,祸不旋踵。

治法:暖肾温脾、补中益气为主,佐以行气导滞、润下通便。

处方(1):吉林参15g(另炖渣入药)　干姜10g　肉桂3g(焗服)　法半夏15g　川椒10g　柿蒂12g　丁香9g(后下)　川厚朴10g　枳实12g

一剂即煎,插胃管抽空胃液后少量频频灌服。

(2):川椒15g加水800ml,煎至500ml过滤后加饴糖60g,溶化后滴肛。

(3):吴茱萸30g,生盐适量,炒熟后趁热熨脐,上下午各两次。

(4):艾灸足三里双、三阴交双,按摩太溪穴并弹筋数次。

二诊:灌肠药物及经上述处理后患者腹胀痛明显减轻,呕止神安,肠鸣已渐显现。病有转机,转用益气行气、温中润肠之法。

处方:吉林参15g(另炖渣入药)　川厚朴10g　柿蒂12g　枳实12g　代赭石24g　法半夏12g　干姜10g　杏仁12g　蜜糖30g

2剂早晚服。

三诊:服上方药2剂后即解出3次稀烂臭秽色暗黑水样便,矢气频转,腹胀渐消。口能进少量全流隔渣汤水,改用参苓白术散善后而愈。

【按语】肠结一证又称关格。临床以胀、呕、痛、闭为主要见症。然有虚实之分,治法不同,临证需详辨无误方可用药。治疗大法不离塞因通用。本例属正虚邪实,治法又需攻补兼施。况患者年老体弱,中气不足,脾肾两虚,故用大建中汤合丁香柿蒂汤加减化裁而成。重用吉林参、蜜糖以益气和中,取肉桂、干姜、川椒暖肾而温脾土,用丁香、柿蒂、法半夏以和胃行气、降逆止呕;佐以枳实、川厚朴通腑气,独取杏仁以润肠降肺气,乃遵肺与大肠相表里、肺气下行则腑气通之义。复用川椒、饴糖煎水滴肛,起温寒滞而润肠腔、增津液以软坚积之用。吴茱萸配生盐熨脐暖神阙,辛咸温之味以助肾阳之升发。灸三阴交、足三里,弹太溪以温通经脉。诸法配合而取效,免开刀之苦。本例说明应用中医中药处理、治疗急腹证是确有疗效的。

十五、益阴助阳、通络开窍法治愈慢性锰中毒一例

汤某，男，49岁。

初诊：1965年10月5日。

主诉及病史：接触锰粉一年余，渐见肢体痿软麻木，腰痛乏力。近日语謇声低，步态不稳，定向功能失调，纳差疲倦而入院治疗。

诊查：面色灰暗无华，语言欠流利，舌动不灵活。不能倒退或闭目而行。脉沉细，双尺弱。苔白嫩，舌质淡红。

辨证：西医诊为慢性锰中毒。盖锰毒从口鼻、肌肤而入，流连于关节、肌肉，蕴积于肝肾。由于经脉营卫为锰毒所阻，气血周流不畅，日久肝肾阴阳亏损，遂发为“类瘖痱”之证。宜调理肝肾，开窍通络，固本抗毒。

治法：先用地黄饮子益阴助阳，化浊开窍。

处方：山茱萸肉12g　干地黄24g　石斛12g　麦冬12g　五味子12g　石菖蒲10g　远志10g　茯苓18g　肉苁蓉15g　肉桂3g(焗服)　熟附子15g　巴戟15g　薄荷3g(后下)　生姜3片　大枣4枚

14剂复煎。

二诊：服上方药两周后步态已稳，肢体有力，腰已不痛。仍语言謇涩、舌动不灵活。脉细，双尺应指，苔白舌质转红。拟用通络解语法，佐以健脾益气。方选加味神仙解语丹。

处方：白附子12g　菖蒲9g　远志9g　全虫10g　羌活10g　胆南星12g　天麻15g(先煎)　僵蚕10g　丹参24g　党参15g　白术15g

嘱连服14剂，复煎。

三诊：服上方药14剂后，语言已流利，舌转自如，胃纳已开。闭目步行仍未定向，倒退困难。转用固本抗毒、疏风透邪法以善后。方选小续命汤。

处方：桂枝9g　麻黄6g　防风10g　党参15g　白芍15g　北杏10g　川芎10g　黄芩10g　防己15g　炙甘草9g　熟附子15g　生姜3片　大枣4枚

嘱服7剂，热饮取汗。

四诊：上方药服7剂并热服取汗后，精神大振，肢体活动灵活，渐能闭目定向而行，诸症消失。嘱服成药归脾丸、健步虎潜丸以巩固疗效。

【按语】锰中毒是一种职业病。电池厂工人长期接触锰粉，如果空气粉尘浓度大或生产时不遵守劳动保护制度，锰粉可由呼吸道、消化道或皮肤吸收至体内；当积蓄到一定浓度时，病者可出现神疲腰痛、胸闷气短、语謇声低、手足乏力、步态蹒跚、定向失调等症状。中医文献虽没有锰中毒的证治记载，但临床表现却类似瘖痱证。吴氏首倡锰中毒应按瘖痱辨证施治，用药方面应选地黄饮子。因本方药能滋养肝肾、益阴助阳，又善治风涎浊毒阻塞窍道而致的舌謇肢痿证。如气虚胸闷，说话时舌动不灵者，应选神仙解语丹。该方在宣通经络、调和营卫方面效果良好。小续命汤原为中风证的常用方剂，吴氏借用本方固表抗毒、驱风透邪，令毒从汗泄，亦是一种治疗的尝试。热服取汗后病者往往精神大振，步履转轻便，发音清楚。继用归脾丸、健步虎潜丸调理肝、脾、肾巩固疗效，均能控制症状反复。吴氏用上法治疗锰中毒住院病者十例，有效者九例，疗效是满意的。

十六、疏风清热、开郁通窍法治愈耳聋一例

陈某，男，32岁。

初诊：1962年3月7日。

主诉及病史：因感冒引起右耳聋已有月余。经五官科多次检查未发现器质性病变，诊断为神经性耳聋。服中西药治疗未效，心情郁闷，兼觉头痛口苦。

诊查：脉浮略数，苔薄白舌质红。余未见特殊异常。

辨证：平素无耳疾，感冒后右耳失聪，此外邪束肺而壅遏耳窍。肺主气，肺郁气闭则肾气不能上达于耳而暴聋，此属实证"风聋"。

治法：疏风清热，开郁通窍。

处方：辛夷花15g　苍耳子12g　薄荷4.5g(后下)　苦丁茶15g　白芷10g　菊花10g　射干10g　连翘12g　银花15g　3剂

二诊：上方药连服3剂后右耳开始鸣，头痛渐减。此为风邪欲解的好征象。上方再加细辛3g、羌活10g以疏风清窍，再进3剂，耳鸣消失而听力恢复。

【按语】耳聋一证有实有虚，治法各异。本例因外感未清而致聋，属邪干窍闭，病在上焦。肺主气为五脏之华盖，凡开郁通上窍首需疏利肺气。故用辛夷花、苍耳子、白芷疏肺以利气机，苦丁茶、菊花、羌活三药善疏风透邪、轻清上达，取连翘、射干、银花以清肺经郁热，更用细辛、薄荷以开窍道而取效。用疏利肺气法以治风聋为本例治疗特点。

十七、小半夏加茯苓汤合启膈散加减治愈妊娠恶阻一例

卢某，女，25岁。

初诊：1963年9月28日。

主诉及病史：怀孕已2个月。自停经六周起即频频恶心干呕，晨起尤甚。渐发展至闻及食物气味即跃跃欲呕难禁，直至呕出多量黄色味苦水液才觉稍舒。一日三餐饥而不敢食，进食流质亦呕，由门诊收住进院。每天静滴葡萄糖、维生素仍呕吐不止，请余会诊。

诊查：精神委靡，消瘦乏力，干呕频作，面色不华。脉细滑略数，苔白中心微黄，舌质红干。

辨证：妊娠呕吐无度乃冲脉之气上逆犯胃，胃失和降。盖冲脉附丽于足阳明胃经，上冲无制则呕恶越甚。时吐黄色酸苦味水液乃肝气郁结，胃阴不足而胃热渐生，属虚实夹杂之恶阻证也。

治法：理气和中，降逆止呕，养阴清热。方选小半夏加茯苓汤合启膈散加减。

处方：竹茹12g　法半夏12g　生姜3片　砂仁9g(后下)　人参叶9g　沙参24g　郁金10g　川贝母12g　莲房15g　谷芽15g　丹参12g　茯苓15g　3剂

二诊：服上方药3剂后恶心呕吐明显减轻，进食稀粥已不呕吐。晨起仍有干呕，此属正常妊娠反应，中病即止。改用参苓白术散去生苡仁加白芍15g，再服药3剂巩固疗效。

【按语】本例妊娠恶阻病情较重，吴氏选用金匮经方小半夏加茯苓汤合张景岳启膈散加减治之。前方有化浊降逆止呕之功，后方有理气开郁、润燥和胃之效。二方合用再根据兼证灵活加减用治妊娠恶阻疗效是确切的。本例有气郁及胃阴不足呈化热之象，故选用人参叶(即黄连

叶)、竹茹清热除烦;启膈散中荷叶蒂、杵头糠二药较难寻觅,可用莲房、谷芽代之。本例通过清热、养阴、和胃、降逆、化浊、理气诸法集于方中,标本同治而取效。然丹参有活血化瘀作用,生苡仁对宫肌有兴奋作用,怀孕妇女宜慎用或小剂量配伍使用。

(吴维城整理)

【编者评注】吴老根据中医辨证施治理论探索治疗锰中毒十例,取得良效。锰中毒虽在古代医籍中未见记载,但中医的整体辨证观的确是无所不能。从分析锰中毒的病证特点,吴老认为属"瘖痱"一类疾病,从益阴助阳、通络开窍入手,拟用地黄饮子、通络解语汤、小续命汤取效,说明中药扶正驱邪的力量足以排解、中和重金属的毒素。

钟耀奎医案

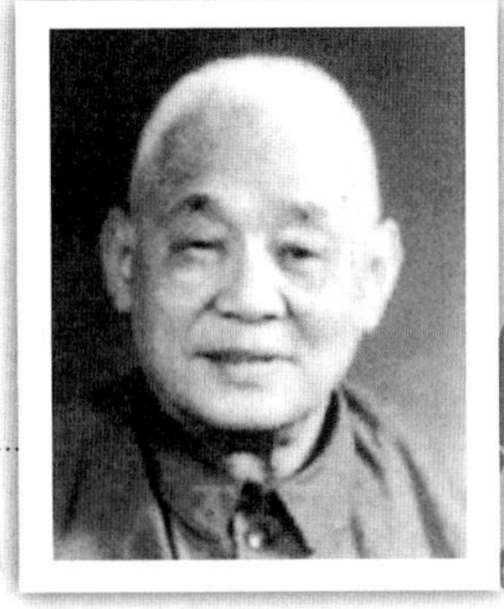

【生平传略】

钟耀奎，生于1908年12月，广东省新会县人，教授。早年在香港伯坛中医学校就读，1929年回广州市深造于广东中医药专门学校。尔后在省、港、江门等地开业行医。1957年调至广州中医学院工作。

钟耀奎教授一贯治学严谨，早年师承陈伯坛，着重研究《伤寒论》、《金匮要略》。遵照先师教导，学习《伤寒论》，不能先读注家之词，应先热读原文，以免先入为主。潜心钻研、研究有素。在临床实践中，他不墨守一家之言，博览群书，能尽量融汇新知，不断充实自己。中医理论造诣颇深。

钟耀奎教授在六十多年的医、教、研工作中，兢兢业业，一丝不苟，讲究实效。临床每以经方与温病方、时方相结合，积累了丰富的临床经验。尤其在诊治肝炎、冠心病、肺心病、痰饮、痹证等病证，有其独到疗效。他撰写的《浅谈四逆散》、《病毒性肝炎辨证施治规律的初步探讨》、《伤寒论六经与脏腑的关系》等文章发表在中医杂志上。他指导研制的"肝友"胶囊治疗慢性肝炎获得较好疗效，获广州市科技成果三等奖。

一、疏肝健脾、利水消痰治愈肝硬化合并胸腔积液一例

曹某，男，50岁。

初诊：1984年6月17日。

主诉及病史：患慢性肝炎(乙型)十多年，尔后病情逐渐加重，感觉腹胀、疲倦，时有恶心、呕吐，胃纳差，消瘦，后又感到胸部胀痛，气促而到某医院住院诊治。经检查诊断为肝硬化合并右侧大量胸腔积液和少量腹水。用抽胸水及补充人体白蛋白等方法治疗一年多，效果不理想而来求治。

诊查：精神差，形体消瘦，面色皖白、暗滞，巩膜及皮肤轻度黄染，气促，胃纳差，大便烂，双下肢踝关节微肿。舌质暗淡，微白苔，脉细弦。实验室检查，红细胞计数$3.0\times10^{12}/L$，血红蛋白90g/L，白细胞及血小板计数正常。肝功能检查谷丙转氨酶等正常，白蛋白25.9g/L，球蛋

白 42.5g/L,A/G 倒置。黄疸指数 18U。西医诊断为肝硬化合并胸水、腹水。

辨证:证属臌胀合并悬饮。由于肝郁脾虚,运化失职,不能运化水湿,痰浊结胸。

治法:疏肝健脾、利水消痰。

自拟治肝第四方合小陷胸汤加味。

处方:绵茵陈 30g　茯苓皮 60g　白术 15g　泽泻 24g　白背叶根 30g　虎杖 30g　丹参 30g　郁金 15g　鸡骨草 30g　法半夏 12g　瓜蒌仁 30g　黄连 9g　北芪 30g　党参 30g

每日煎服 1 剂,1 周复诊 1 次,一个月后精神好转,胃纳稍增加,气促明显减轻,余症亦轻减。两个月后,不需抽胸水(原每月抽胸水 1 次,以减轻气促)。三个月后,症状基本消失,不需输人体白蛋白。实验室检查结果,白蛋白 39.7g/L;球蛋白 32.6g/L。黄疸指数已正常,红细胞 4.0×10^{12}/L,血红蛋白 110g/L。后见病者舌质淡,苔白,脉细,去鸡骨草、泽泻、虎杖、黄连,茯苓皮改用茯苓,加炙甘草、鸡内金等调理,以善其后。坚持调理服药 1 年,随访至今,未见复发。

【按语】此例因久患慢性肝炎转成肝硬化。由于肝藏血,肝气郁结,久则肝血瘀阻,不得疏泄,横逆乘脾,导致脾失健运,不能运化水湿,水饮血瘀不消,停聚中焦,则胁下硬块,腹部、四肢浮肿,臌胀,水饮结于胸胁,咳逆引痛。治此证,应遵从《金匮》所指"当先实脾"和"诸病黄家,但利其小便",故治以健脾利湿为主。因为只有脾旺才不受邪,肝功能和临床症状方能得以改善。取用自制的活肝第四方(白术、茯苓、猪苓、泽泻、绵茵陈、虎杖、白背叶根、郁金、丹参、鸡内金),以四苓散加入绵茵陈、鸡骨草、虎杖清热利湿,再配以活血行瘀之白背叶根、丹参、郁金改善肝的生理功能,再配入小陷胸汤消除结聚胸胁水饮;加入北芪、党参,益气健脾以顾正。后期减去鸡骨草、虎杖、泽泻等克伐太过之品,以作善后调理。

二、降气化痰治愈咳喘证二例

例一　李某,男,15 岁。

初诊:1975 年 12 月 16 日。

主诉及病史:发作性呼吸困难 4 年,症状加重 4 天来诊。病者就诊前 4 年起,因受凉感冒后突发呼吸困难、咳嗽,经某医院诊断为"支气管哮喘"。治疗后,症状缓解。尔后每于感冒、受冷后发作,冬春季节发作较频。4 天前因感冒后出现呼吸困难,不能平卧,无汗,间有咳嗽,痰少,胃纳呆,大便烂,因用西药效果欠佳而来我院就诊。

诊查:精神差,面色苍白;呼吸促,32 次/分;双肺呼吸音粗,布满干性啰音;心率 106 次/分,律整;口舌俱淡,苔白腻,脉细滑数。

辨证:病属支气管哮喘,证属冷哮。

治法:辛温宣肺平喘。方用小青龙汤加味。

处方:麻黄 9g　桂枝 10g　细辛 3g　五味子 9g　法半夏 10g　干姜 9g　白芍 12g　射干 10g　桑白皮 15g　炙甘草 9g

3 剂,每日 1 剂水煎服。

二诊:12 月 19 日。服药后,喘促稍缓解,可平卧,但出汗多,咳嗽,痰多难咯出。汗多必耗心液,不宜再行小青龙汤,以免重耗心液。改用降气化痰汤加味。

处方:苏子 12g　前胡 12g　北杏 10g　法半夏 10g　陈皮 6g　茯苓 15g　炙甘草 9g　桑白皮 15g　瓜蒌仁 20g　鱼腥草 30g

每日1剂,共4剂。

三诊:12月23日。服药后汗止,喘促缓解,痰易出而量多,胃纳尚差。照原方加鸡内金12g。4剂。

四诊:12月27日。各症基本缓解,间有咳嗽,咯白痰,舌质淡,白苔,脉细弱。双肺干性啰音消失。脾虚相对明显。上方去鱼腥草、桑白皮,加党参30g、白术12g,合陈夏六君子汤继续善后调理半年,至今无复发。

例二 李某,男,58岁。

初诊:1991年12月26日。

主诉及病史:反复咳嗽,咯痰,气促十多年。症状加重5天来我院门诊就诊。患者十多年前起咳嗽、咯痰,经治疗后好转,尔后每当感冒或疲劳时咳嗽发作。5年前因咳嗽加剧,兼见气促,住某医院诊断为"慢性支气管炎,肺气肿"。近几年来每于冬春季节发作频繁。5天前因工作忙碌疲劳感冒,出现发热、咳嗽、气促、痰难出,经西医治疗,热退,但咳不止而来就诊。就诊时,咳声重浊,气促,有痰难咯出,懒言,胃纳差,尿黄,大便通。

诊查:精神差,面色紫暗,舌质暗红,微黄浊苔,脉细滑略数。呼吸30次/分,心率92次/分,双肺布满干性啰音,双肺底可闻及少许湿啰音。诊为肺气肿合并感染,建议住院治疗。病者因多次住院均用西药、补液等效果欠佳而不愿入院。由门诊中药治疗。

辨证:证属痰饮(支饮),风热闭阻,肺气不宣。

治法:辛凉疏解,宣肺平喘。用越婢汤加减。

处方:麻黄9g 生石膏12g 北杏12g 紫菀12g 生姜3片 款冬花12g 射干12g 前胡12g 鱼腥草30g 甘草9g

每天煎服1剂,共4剂。

二诊:1991年12月30日。服药3剂,喘促明显减轻,但昨天复感新邪,喘促加重,痰难出。舌质暗红,苔微黄腻,脉弦细。上方加瓜蒌仁10g,冬瓜仁30g。继续服用4剂。

三诊:1992年1月2日。喘息已平,但咳嗽增剧,尤以夜间为甚,汗出,痰多。双肺干啰音减少,湿啰音仍存在。脉细滑。改用降气化痰汤加减。

处方:苏子12g 前胡12g 陈皮6g 法半夏12g 茯苓21g 北杏仁12g 桑白皮18g 瓜蒌仁21g 射干12g 款冬花12g 紫菀12g 炙甘草9g 4剂

四诊:1992年1月6日。痰多易咯出,咳嗽减轻,呼吸平顺,照方7剂。

五诊:1992年1月13日。精神好转,间有咳嗽,胃纳改善,舌质淡,苔白浊,脉细滑。降气化痰汤合陈夏六君汤。

处方:苏子12g 前胡12g 陈皮6g 法半夏12g 茯苓21g 党参20g 白术12g 炙甘草6g 北杏仁12g 紫菀12g

7剂善后,病愈。

【按语】上述二例,一为支气管哮喘,一为慢性气管炎、肺气肿,是临床常见病,都是反复发作,发作时均喘咳,甚则倚息不得卧,属中医痰饮中的支饮;发作时都因邪气痰浊闭阻肺气,肺失肃降,因而咳逆上气,倚息不得卧。治宜祛邪宣肺平喘为主,但要辨别风寒、风热,随证施治。上述第一例是风寒闭阻,故予以温散风寒、宣肺平喘,用小青龙汤;第二例则属风热闭阻,予以辛凉疏解、宣肺平喘,用越婢汤加减。支饮患者服疏解药后,往往见汗出多,因而虽咳逆未平,也不宜再行汗解,以免耗伤心液,引起大汗亡阳;应改用一些既能平喘又不致汗出过多的方药,对这种病情,我常用明代叶文龄《医学统旨》之降气化痰汤。因为该方取用运脾燥湿化痰之二陈汤以杜生痰之源，以治其本，配入苏子、前胡、桑白皮、北杏仁、栝蒌仁等宣肺平喘止咳之品以治其标。通过临床观察，使用本方，既能达到化痰宣肺平喘之作用，又不致汗出过多，因此它对支饮的治疗有一定价值。

三、清空膏治愈血管性头痛一例

陈某，女，50岁。

初诊：1992年1月6日。

主诉及病史：头痛反复发作已两周，呈阵发性间歇性发作。近一周来疼痛明显加剧，头痛如裂，并持续性有抽搐样感觉。头痛以双颞部及头顶部为主，伴胸闷，眩晕，口干苦，恶心，吐涎沫。曾在我院门诊治疗，方以天麻钩藤饮加减为主，但效果不显。

诊查：痛苦面容，面色暗滞，唇略红，舌质暗红，舌苔微黄而浊，脉弦细。西医经系统检查无特殊情况。

辨证：风热外袭少阳，上扰清空，闭阻经络，故头痛如裂。风邪为患则眩晕，风痰上涌则胸闷、恶心、吐涎沫。风热伤津则口干苦、舌红、苔微黄、脉弦细。

治法：疏风清热，祛痰通络。

处方：柴胡12g　黄芩12g　黄连9g　法半夏12g　陈皮6g　防风9g　羌活12g　川芎9g　炙甘草9g

日1剂，连服3剂。

二诊：服上方后患者头痛明显减轻，已能忍受，但仍觉头胀痛，有麻木感，口干苦，舌红苔微薄黄，脉弦细。病情好转，风邪渐去，但邪热未尽，故于上方中加蔓荆子12g、羚羊角15g(先煎)以清头目。

三诊：服上方3剂后，头痛基本消失，口苦胸闷眩晕亦除。但仍觉颈部筋络有拘急感，胃纳欠佳，舌淡红，苔薄，脉弦细。在上方基础上去羌活、陈皮、法夏，续进3剂而收全功。随访两月未见发作。

【按语】本例属西医血管性头痛，证见头部急剧挛痛如裂，伴有胸闷、恶心、吐涎，显系风热痰浊上扰清空、闭阻经络。正如《兰宝秘藏·头痛方》所说："少阳头痛……柴胡为主"。《医学心悟·头痛》说："痛不可开者，属风热，清空膏"。本例用清空膏加味，以防风、羌活祛风燥湿，柴胡、黄芩、黄连清热，川芎行血宣通经络，法半夏、陈皮燥痰；如热盛者可酌加羚羊角、蔓荆子之类。此外，本方药对三叉神经痛属热者效果亦好。

四、百合知母汤合酸枣仁汤加味治愈顽固性失眠一例

田某，男，34岁。

初诊：1991年10月26日。

主诉及病史：患者两年来失眠，入睡困难，睡后多梦，经各种治疗均无效果。往往通宵达旦、辗转难眠。虚烦不宁，口干，大便稍硬，胃纳差，精神不济，短气，神疲，怔忡，健忘，易惊，微干咳。

诊查：患者面色暗晦，精神委靡，口唇略干红，舌边尖红，苔微薄黄，脉细数。

辨证：心阴不足，心神失养，不能下交于肾，肾水不能上交于心，心肾不交，心火独炽，遂产生虚烦，不眠、惊悸、唇红、舌边尖红，脉细数等症。

治法:养心除烦,宁神安志。

处方:百合 30g　知母 15g　酸枣仁 30g　川芎 9g　茯苓 12g　炙甘草 9g　石斛 10g　浮小麦 30g　大枣 4 枚

日 1 剂,连服 4 天。

二诊:服上方药后患者自觉虚烦减轻,精神好转,但仍早醒,虚烦噩梦多,向作怔忡。是因病程较长,且面色不华,属血虚心失所养。故予原方改茯苓为茯神,再加丹参 30g、柏子仁 21g、制首乌 15g,酌兼养血宁神。连服药 7 天,症状大有减轻,以后以此方稍作化裁,一个月后患者已能安然入睡,每晚可熟睡 7 小时左右,精神爽利,诸症基本消除。

【按语】《类证治裁·不寐》篇说:"阳气自动而之静,则寐,阴气自静而之动,则寤;不寐者病在阳不交阴也"。因此治疗不寐,多要调和阴阳,交通心肾。本例用生酸枣仁敛虚收烦,知母除热,茯苓之降使心火下交于肾,川芎气浮上交于心,以交通心肾。钟老认为不寐证候多端,往往治疗较难,但多与精神因素和胃不和有关,因此治疗不寐往往借用《金匮》的百合知母汤随证配入,调和百脉,合甘麦大枣汤以调和胃气,对治疗失眠证有一定的帮助。

（罗日永　冯存伟整理）

【编者评注】失眠虽非重病,但取效往往较难。本例根据症和舌脉,辨为心肾不交、水亏心火亢旺,内扰心神。故重用百合、知母、枣仁以养心除烦宁神,交通心肾;而茯苓、川芎仅用一般剂量,甘麦大枣汤中重用浮小麦、甘草,养心安神,病方有机配合,主次得当,重点突出,终使阴阳和、心肾交,顽固失眠得以控制,并对机体的失衡状态起到持久的良性作用。

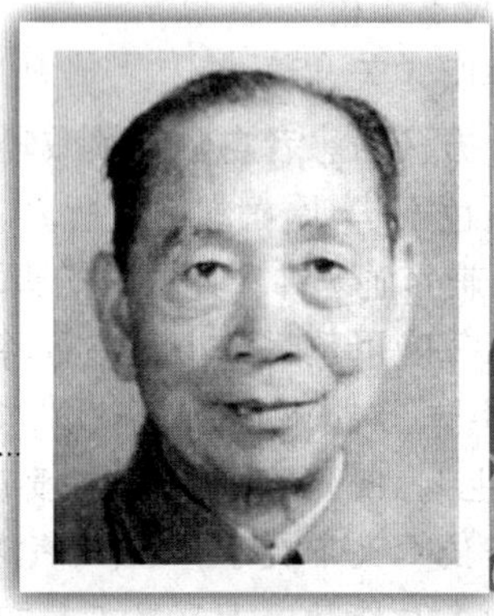

樊伯贤医案

【生平传略】

樊伯贤，男，1916年5月生。广东省广州市人。自学中医。新中国成立前在广州市、番禺县等地行医，1956年在广东省中医进修学校学习。历任广州市郊区、黄埔区、东山区、白云区人民医院中医科主任、副主任中医师；区政协副主席、人大代表；广州市、区中医学会学委、学术顾问；兼任区中医进修学校教师；市五年制中医大专班带教老师。1979年广州市政府授予“广州市名老中医”称号。业医五十余年，学宗《内经》、《难经》、《伤寒》；旁及各家，采众所长，遵古而不泥古；治病以辨证求因、审因论治、治病求本为主旨；对古方的运用化裁及创立新方颇具新意。几十年来忙于诊务，长于内科、儿科、疑难杂病、急性热病，对肝胆病、脾胃病、肾病等有较好的治疗建树。

一、清利湿热法治愈遗精一例

谭某，男，31岁。

初诊：1956年8月25日。

主诉及病史：初由感暑冒雨而起，恶寒发热，经治后，寒热已减，转下午发热不扬，低热在37.5～38℃之间，略咳，痰黏稠白，口干不渴，饮入作闷，留连月余，遗精频作，隔宵1次，有时午睡亦泄，间有日夜两次者，且带淋浊，溺短赤，疲倦不堪，腰膝乏力。

诊查：体甚孱疲，面色皖白微黄，舌淡苔滑腻，脉濡缓而芤。前医曾用萆薢分清饮、知柏八味丸、金锁固精丸等，遗精未见减少。

辨证：湿热下扰精室致遗。

治法：清利湿热。

处方：白蔻仁6g　白通草6g　橘络6g　芡实30g　生苡仁30g　北杏仁10g　莲须15g　滑石15g　茯苓皮15g　旱莲草15g　盐水炒黄柏4.5g

3剂，每天1剂。

二诊：遗精已止，淋浊减少，阴茎痛止，低热已退，尿仍短，仍咳黏痰，纳差，其余症状改善。舌滑苔腻，脉濡缓而芤。

处方:前方去黄柏、通草,加怀山药 15g、车前子 12g、生谷芽 30g,3 剂。

三诊:遗精未见复作,诸症悉除,胃纳增加,调养而愈。

【按语】本例为湿热下扰精室致遗。盖湿温之症,病发中焦,邪气留连,势必波及下焦,肾为藏精之所,又为胃之关,主二便而司开阖,湿热下扰,精浊同出管道,故淋浊遗精并见也。拟三仁汤法以清病之源,祛湿以安肾,少佐平淡豨精之味,故病除而遗精亦止矣。

二、调和阴阳营卫法治愈遗精一例

黎某,男,34 岁。

初诊:1963 年 11 月 8 日。

主诉及病史:素有梦遗史,每周两三次,屡医未效。半月来间作微寒微热,汗出稍解,掌心烦热而指梢冷,略咳,痰稠白,无明显感冒,夜睡惊惕,二便如常,遗精更甚,每滑后方知。

诊查:形神疲倦,面色苍白,舌质淡红,舌体瘦小,苔薄白,脉浮濡弦芤。曾服安神定志丸、知柏八味丸、附桂八味丸等,汤丸并进,遗精未见好转。

辨证:阴阳不和、营卫不调致遗。

治法:和阴阳,调营卫。

处方:桂枝 6g　远志 6g　附子 6g　炙甘草 6g　白芍 12g　龙骨 3g　牡蛎 30g　茯苓 15g　生姜 3 片　大枣 6 枚　法半夏 10g　炒白薇草 10g

3 剂,每天 1 剂。

二诊:据云上方药服 5 剂,遗精已止 2 天,寒热已解,咳减,舌苔薄白,脉浮缓芤。

处方:前方去白薇草、法半夏、茯苓,加怀山药 15g、金樱子 15g、五味子 6g,3 剂。每天 1 剂。

三诊:遗精已止,未见复发,惟尚恶风。舌、脉如前。

处方:前方去远志,加白术 10g,3 剂。调养而复。

【按语】梦遗日久,必然阴亏,也损及阳。寒热间作,虽有轻感风邪现象,但仍是阳浮于上而微寒,阴亏于下而发热,使阴阳失调而寒热也。此气血两亏、阴阳互不相护也。遵仲师法,选二加龙牡汤化裁,使阴阳和而遗精止。

三、固气健脾法治愈遗精一例

禤某,男,27 岁。

初诊:1960 年 12 月 3 日。

主诉及病史:病起八个多月,初由感冒而起,过于发汗,以致自汗盗汗,双足常冷痹,遗精频作,每周 2～4 次。形寒畏风,能食善饥,食后又觉腹胀满,筋骨酸楚,久治未效。

诊查:消瘦,神倦,舌淡白,苔滑腻,脉浮濡虚滑。曾服归脾汤、三才封髓丹、右归丸、附桂八味丸等,汤丸并进,时有少效,遗精未止。

辨证:脾肾两虚,不能摄纳致遗。

治法:固气健脾。

处方:北芪 15g　韭子 15g　党参 15g　炙甘草 6g　煨肉蔻 6g　制香附 6g　覆盆子 10g　炒鸡内金 10g　炒枳实 6g

3剂，每天1剂。

二诊：据述上方药服6剂，遗精已止3天，腹胀大减，汗大减少，胃纳如常，余症改善。前方得效，照上方再服药3剂。

三诊：遗精已止，诸症悉除。嘱早服补中益气丸，晚服附桂八味丸，调理而愈。

【按语】足冷形寒为气虚，汗多亡阳非阴虚火动也。脾胃为后天之本，必借谷气以养之，故多食以自救，但运化衰微，故多食又胀滞矣。今阳气虚则不能固，致精门不守而遗也。经云："肾者，胃之关也"。助阳气以使其固，养胃以守其关，何虑遗精不止。

四、泻南补北法治愈遗精一例

欧某，男，51岁。

初诊：1956年10月23日。

主诉及病史（家属代诉）：素体气盛，性情暴躁，病由丧子，复因家庭问题，悲愤抑郁，肝火偏盛，小便淋浊，渐致遗精，每周一两次，已一年多。近日狂饮烈酒过多，发生左少腹抽痛，气由左睾丸上冲胸，精神狂乱，牙龈浮肿衄血，目窝青紫，淋浊加重，小便茎痛，梦泄更甚。

诊查：精神烦躁，双眼红赤，两颊浮肿，舌紫暗，苔垢腻，脉弦滑有力。前医曾用龙胆泻肝汤、当归芦荟丸、清心莲子饮等，症状稍有改善，但遗泄依然。

辨证：此证因雷龙之火妄动，加之烈酒助火，火势更甚，雷龙之火不能只以苦寒直折。

治法：泻南补北。

处方：川黄连6g　炒山栀10g　延胡索10g　川楝子10g　龙胆草10g　知母10g　黄柏10g　珍珠母30g　生龟甲30g　芡实15g　生地黄15g　北沙参15g　丹参15g　茯苓15g

3剂，每天1剂。

二诊：遗泄已止，狂乱转定，神志安静，龈肿衄血减轻，少腹抽痛、气上冲胸与淋浊俱减，眼窝暗红，目赤减，舌仍淡紫，苔垢腻，脉弦滑。原方药再服3剂。

三诊：诸症悉除，遗泄未复发。改用沙参麦冬汤合柴芍六味汤等化裁，滋养肺肝肾以善其后。

【按语】本例为肝火亢盛莫制也。肾主封藏，肝主疏泄，二脏皆有相火，而上系于心，雷龙妄动，君不制也，虽不交合，精暗流而走泄矣。治当制肝之亢，益肾之虚，宗越人泻南补北之法。

五、清肝胆、豁痰法治愈遗精一例

赖某，男，20岁。

初诊：1963年9月7日。

主诉及病史（家人代诉）：平素多疑善恐，遇事胆战心惊，寡言善笑，不肯与人相见及与生面人共桌饮食，有时甚至不敢出户门，连卧也要人防护始能入睡，惊惕易醒，遗泄频作，每周一至四次不等；多为有梦。口苦，舌燥，咽干，咳痰黏稠难咯，心烦，尿短赤，便干结。

诊查：神志慌张，举止不定，舌质红，苔干白少津，脉浮弦滑数且乍大乍小。曾服温胆汤、定志丸、知柏八味丸等，时或少效，遗泄未见停止。

辨证：肝主谋虑，胆主决断，肝胆积热，熬液成痰，痰阻心窍，故善惊恐而胆怯，精室受扰而致遗。

治法：清肝胆，涤痰热。

处方：玄参12g　丹参12g　小菖蒲6g　橘络6g　川黄连6g　瓜蒌根15g　竹茹15g　浮海石15g　川贝母10g　南丹皮10g　山栀子10g　白芍10g　生荸荠30g

3剂。每天1剂。

二诊：遗精已止，咯出大量黏痰，疑恐惊惕减轻，稍肯与人接触。舌嫩红，苔白稍润，脉尚滑，大小已匀。溺短赤，便干结。

处方：原方药再服3剂。

三诊：遗泄未复作，诸症已解，黏痰大减，便仍干结。

处方：前方去苦寒之川黄连、栀子，加入滋燥养阴的北沙参12g、麦冬12g、珍珠壳30g，3剂。后服药调理及精神调节而愈。

【按语】多疑善恐，多为肝胆痰热现症。肝胆痰热内炽，扰及君心，心火妄动，相火随之，而为梦泄也。拟清肝胆，润燥豁痰，为清源之策也，故病除而梦遗亦止。

六、补益中气法治愈遗精一例

梁某，男，19岁。

初诊：1963年7月6日。

主诉及病史：平素每劳神太过即遗精，近日攻读应试，通宵复习，遗精更甚，隔宵或每晚一次，入睡即遗。食欲减退，自觉微热，溺短赤。

诊查：神疲消瘦，牙龈浮肿，舌体小，舌尖边红，苔薄滑白，脉迟而芤，两尺弱。曾服二至丸、孔圣枕中丸、龟鹿二仙丸，时有少效，但遗精未已。

辨证：本属劳损脾肾，且食欲不振，无资化之源，不能峻补，着眼中气为上。

治法：补中益气以资化源，六味以壮水。

处方：北芪12g　怀山药12g　党参12g　柴胡3g　炙甘草3g　升麻3g　茯苓15g　白术10g　白芍10g　麦冬10g　当归6g　五味子6g

3剂。另服六味地黄丸，并嘱作息有时。

二诊：遗精已止，自觉热退，溺转多，龈肿消、纳增，舌边尖红转淡，苔薄白，脉濡缓微芤尺弱。

处方：前方去当归、白芍，加入金樱子15g，芡实15g，3剂。另服六味地黄丸。

三诊：3周未见遗精，各症已解，纳增，惟易倦怠。嘱早服补中益气丸，晚服六味地黄丸，以巩固疗效。

【按语】劳损脾肾，当属亏损之候。虚火上炎而发热龈肿，津液涸而溺短少，肾水不足故妄动而遗也。

七、清燥化痰法治愈遗精一例

韩某，男，26岁。

初诊：1956年10月17日。

主诉及病史：常遗泄，闻声惊惕，盗汗多，咽干燥，鼻孔灼热，胸闷如窒。自以为肾亏，前周服食鹿茸、椰子炖鸡2次，遗泄更甚，有时与异性对话即泄，且烦躁、干咳、痰稠。

诊查：形瘦神疲，面色不华，舌色嫩红，舌体瘦小，苔薄白而干，脉濡细数。曾服过三才封髓丹、知柏八味丸、安神定志丸等方药，偶有小效。

辨证：肾精亏损，虚火上炎，灼铄肺金，肺为肾母，乃水之高源也。

治法：清燥化痰，肃肺宣降。

处方：北沙参 15g　石斛 15g　生蛤壳 15g　川贝母 15g　玄参 15g　瓜蒌仁 15g　玄精石 15g　白薇草 12g　天竺黄 12g　枇杷叶 12g　地骨皮 12g

3 剂。

二诊：遗精已止，烦躁减轻，咯出大量稠痰，胸窒鼻燥咽干俱减，睡仍惊惕，盗汗未止，舌稍润，脉弦细数。

处方：前方去白薇草，玄精石、枇杷叶，加入龙齿 30g、牡蛎 30g、珍珠壳 30g，3 剂。

三诊：遗精未复发，汗已止，余症缓解，但胃纳欠佳，舌转润，脉弦细滑。

处方：上方去石斛、天竺黄，加入五味子 6g、生谷芽 30g，生津养胃以善后。

【按语】久遗必致阴亏，内热痰火也。心主血而藏神，肾主水而藏精；肾水不足，使心肾不交，神不内守，故闻声惊惕；汗为心液，被迫而出；津液被蒸熬为痰，肺气不宣而胸窒、咽干、鼻灼热也。拟清燥化痰以安肺，使肺气宣畅，以资化源；肾之水火既济，坎离交泰，遗滑当自止矣。

八、升降气机、疏通脏腑法治愈遗精一例

廖某，男，49 岁。

初诊：1954 年 8 月 15 日。

主诉及病史：素体丰腴，但肌肉松弛，时咳嗽痰多，好食甘肥之品。最近大便 7 天未行，胸中懊憹，腹部胀满，肌肉惕然颤动，肢体酸楚，腰背疼紧，两胁胀痛，通宵难卧，无梦滑泄频作，尿短少。

诊查：体形浮胖，表情苦闷。舌苔厚垢而松，脉左濡弦，右脉浮大，两尺较弱。前医拟木香槟榔丸加玉苁蓉、五仁丸等通便剂及金锁固精丸，未见便通及滑泄止。

辨证：此症乃痰湿夹滞、气机不利所致。

治法：宜疏通脏腑，使升降畅达无阻。

处方：火麻仁 30g　太子参 15g　生首乌 15g　龙齿 15g　茯苓 15g　大腹皮 15g　法半夏 12g　橘红 12g　川厚朴 6g　柴胡 6g　郁金 10g　白芍 10g　3 剂

二诊：便已通，腹胁胀痛大减，可入睡，滑泄已止。舌苔退薄，左脉濡弦，右脉缓滑。

处方：前方去火麻仁，改柏子仁 15g，3 剂。

三诊：滑泄未复作，各症缓解，纳呆，痰多，舌、脉略如前。

处方：前方去郁金、白芍，加莱菔子 10g、炒谷芽 30g，3 剂。调治而安。

【按语】本例素痰湿滞，复气机升降交阻，肝失疏泄之司，胃腑失于流畅，使阴阳气机失利；肾为胃之关，无梦而泄为少阴失于封藏也。脉左虚而右实。脏宜实，腑宜通，肝宜疏达，肾宜封藏；治之大法，使各得其所，故病除而滑泄亦止。

九、滋阴泄热、清气涤痰法治愈遗精一例

苏某，男，48 岁。

初诊：1972 年 10 月 28 日。

主诉及病史：素体清瘦；有嗜酒癖，多嗽黏痰，心烦少寐，手心自觉烦热，溺短赤；梦遗频作，每周一两次或三四次，但梦多而遗精甚少，有时梦泄而醒来无精液溢出。常口舌损烂。

诊查：唇红干，舌质红，舌中剥，苔薄白无津。体型高瘦。左脉弦细，右脉细滑。曾服知柏八味丸、水陆二仙丸、清心莲子饮、金锁固精丸等，俱未见效。

辨证：阴亏内热，痰火夹雷龙之火上扰心君、心肾不交所致。

治法：滋阴泄热，清气涤痰。

处方：生牡蛎 30g　胡麻仁 30g　大生地黄 30g　苏半夏 10g　白芍 10g　石斛 15g　茯苓 15g　冬桑叶 12g　玄参 12g　丹皮 6g　橘络 6g　川贝母 6g

3 剂。每天 1 剂。

二诊：梦遗已止，便已润调，能睡。前方药见效，再服 3 剂。并嘱戒酒及少食烧烤煎炸食品；宜多食滋润品，如带心莲子、百合炖鸡蛋糖水等以辅助治疗。

三诊：12 月 15 日来诊感冒咳嗽时，询及前症，谓遵医调理，梦遗迄今未复作。

【按语】心脾营虚，痰湿夹虚火内扰；肝肾阴亏，亏则雷龙妄动，下铄阴精而梦泄，心神受扰而睡不安，阴亏甚而精液亦少也。虚火蒸湿成痰，聚于胃口而多嗽。拟清阴中虚热，涤气分痰湿，以清病之源，而梦泄自止。非用固摄法所能奏效也。《景岳全书》云："梦遗滑泄总皆失精之病，虽其症有不同，而所致之本则一"。这说明遗、滑的发病是一致的。《类证治裁》云："凡脏腑之精，悉输于肾，而恒扰于火，火动则肾之封藏不固，心为君火，肝肾为相火，心火一动，相火随之，则梦泄矣"。可见失精与心肝肾关系密切；而脾胃为后天之本，资肾之化源；肺为肾母，水之高源，也是息息相关的。七情过极，情志失常，饮食所伤，也能扰及精室，使封藏失司，导致失精；外感六淫，痰火内扰，也能使阴阳失调，导致失精。由于病因不同，治法亦异，要知常达变，探病求源，审因论治，不能墨守成规，一方一法，更不宜过早滋填固涩，否则反而增重矣。

十、白虎汤主方治愈强中一例

白某，男，38 岁。

初诊：1954 年 10 月 28 日。

主诉及病史：素有酒癖，性情急躁，近因自浸药酒（原料：蛤蚧、蚕蛾干、淫羊藿、巴戟天、破故纸、何首乌、锁阳、肉桂、大枣等）连饮 3 月多，时觉胸闷烦，性欲增，脐下常有一股热气下趋阴器，半月前开始，经常阴茎勃起坚硬，久久不萎，直至精液自泄后才倒下。且觉咽干舌燥，渴喜冷饮，尿赤茎痛。

诊查：面赤唇红焦，表情烦躁，舌干苔白无津，脉象弦洪滑大。

辨证：阳明炽热，弥漫三焦，君相交炽。

治法：大清阳明之热，直折三焦之火。

处方：生石膏 60g　知母 12g　生甘草 6g　麦冬 10g　栀子 10g　黄芩 10g　川黄连 6g　黄柏 10g　玄参 10g　生地黄 30g

3 剂。每天 1 剂，煎 2 次，分 2 次服。

二诊：强中已大解，仍口干舌燥，冷饮未已。舌仍干白，脉象弦滑大。证大好转，前方减制。

处方：生石膏 30g　知母 10g　生甘草 6g　沙参 15g　麦冬 10g　玄参 10g　生地黄 15g　五味子 6g

3 剂。煎服法如前。嘱勿服壮阳之品。

【按语】强中病名出自《诸病源候论》，又名“内消”。《灵枢经·经脉》篇云：“实则挺长”，多由肝肾阴亏阳亢所致，当以滋阴泻火为主。但本例过服壮阳之品，使火毒内炽，弥漫三焦，故咽、胸脘、脐下灼热如焚，烦渴冷饮为阳明蕴热也。选用白虎汤与黄连解毒合用，泄阳明炽热及直折三焦之火，实为釜底抽薪之法也。

十一、白虎汤主方治愈消谷善饥证一例

麦某，男，34岁。

初诊：1969年3月4日。

主诉及病史：半年来胃纳大增，每餐能吃一斤多米饭，亦常吃其他食物。饱食后，片刻又觉饥肠辘辘如雷鸣，但日渐消瘦，半年来体重由130斤减至100斤左右，且烦渴多梦，大便干结，小便多而尿道有刺痛感，倦怠乏力。经医院多方检治，未见效果及未发现特殊病变。

诊查：形容憔悴，消瘦，舌体瘦小，舌质红，苔干白，脉沉弦滑。

辨证：阳明燥热，肝胆郁火。

治法：清阳明燥热，疏肝利胆化湿。

处方：生石膏45g　知母12g　甘草6g　陈仓米30g　石斛15g　天花粉15g　土茵陈15g　天冬15g　佩兰10g

3剂。每天1剂，煎1次顿服，煎2次作饮料。

二诊：食量明显减少。

处方：前方加入太子参15g，7剂。煎服如前。一个月后，食量已基本正常，各症状已解，体重115斤。

【按语】《素问·厥气》论称为“食亦”，又称“食㑊”，其症多食而体形消瘦。本证多由肠胃和胆有燥热所致，选用白虎汤以清阳明燥热，茵陈、佩兰利胆化湿，天花粉、天冬、石斛以润燥坚阴，太子参益气生津，故能取效。

十二、白虎汤主方治愈重型口腔溃疡一例

夏某，女，64岁。

初诊：1961年9月19日。

主诉及病史：素体清癯，嗜食辛辣煎烤品，常口舌损烂，时发时止。近两月来，口腔内颊上腭及全舌都出现淡黄色的或灰白色的小溃疡点，时流鲜血，上下唇红肿，痛楚非常，饮食困难，强忍疼痛只能咽下少量稀粥。经医院及多方治疗，完全无改善。

诊查：精神憔悴，痛楚面容，唇红肿，整个口腔、舌面边都溃烂，张口困难，舌质红赤，苔垢腐，脉象弦细数，体温38.3℃。

辨证：脾开窍于口，心开窍于舌，舌为心苗，心脾积热熏蒸于上也。

治法：清胃热，泻心火解毒。

处方：生石膏45g　知母10g　生甘草6g　陈仓米30g　淡竹叶12g　木通12g　生地黄30g　川黄连6g　灯心花10札

3剂。复煎分服。另外用珠黄十宝散(中成药)吹喷患处。

二诊：上方药服后，按法治疗，当晚痛大减，能入睡，翌晨热已退，能吃稀粥。

处方：前方再服3剂，外治同上。

三诊：口舌疮全部消退，嘱勿食燥热品及经常清洁口腔。

【按语】《素问·气交变大论》已有"民病口疮"之说。舌疮见《外台秘要》，又名"红点舌"、"坐舌风"，多为心胃积热熏蒸所致。故拟白虎汤以清阳明热，导赤散加黄连泻火解毒，引导心火下行，直折其势，内外兼治，迅竟全功。

十三、白虎汤主方治愈眼胞肿痛一例

陈某，男，44岁。

初诊：1958年10月30日。

主诉及病史：近因加夜班工作及饮酒食燥热物，5天前下午起，突然双眼红痛，渐渐加重，眼胞肿大如桃，多泪黏胶，不能张目，头痛如劈，日间更甚，心烦口渴，尿短赤，大便干结。曾诊眼科，肿痛更甚。

诊查：痛苦病容，双眼红肿，闭目难开，舌干白，苔垢腻，脉象浮弦数滑。

辨证：肝脾积热，风火上升目疾。

治法：大泄阳明，清肝明目，祛风消肿。

处方：生石膏60g　知母12g　甘草6g　夏枯草30g　龙胆草10g　杭白菊15g　草决明30g　生地黄30g　薄荷6g

3剂。每天1剂。嘱药煎好后用蒸气熏双眼，然后服，再煎再熏再服。

二诊：上方药连服4天，肿痛基本消退，调理而愈。嘱多休息，勿再饮酒及食酸辣燥热物。

【按语】目痛见《素问·缪刺论》等篇。一般认为：日间属阳，烦躁属实，痛无休止为邪火有余，痛而多眵泪胶黏为风热壅盛之症。本例符合上述证候。故选白虎汤清阳明之热，龙胆草、菊花、草决明、夏枯草以泄肝胆风热，薄荷驱风消肿兼引药上行，生地凉血滋阴，故取效。

十四、白虎汤主方治愈剧烈头痛一例

蓝某，女，36岁。

初诊：1976年9月10日。

主诉及病史：前天在田间工作，烈日当头，中午用冷水洗头拭面，下午3时突然头痛如劈，双眼如冒火，以额前眉心鼻頞为剧，不能抬头，但无发热。

诊查：面色红赤，痛苦病容，双手抱头，舌滑腻苔垢，脉象弦缓滑大。

辨证：暑热为风湿所遏的阳明经脉头痛。

治法：泄热驱风散湿。

处方：生石膏45g　知母12g　甘草6g　陈仓米30g　藁本12g　白芷10g　苦丁茶15g　川芎6g　莲房15g

3剂。每天1剂复煎再服。

二诊：上方药服1剂，头痛即大减轻，3剂3天服完，头痛若失。

【按语】阳明头痛，早见《兰室秘藏》记载是发热头痛，又见于《冷庐医话》头痛条谓："痛在额前，连及目珠，是阳明经脉头痛"。本例为阳明经脉循经之处，虽不发热，仍选用白虎汤以泄之，加芎、芷、藁等以驱风止痛及引经之味，再加莲房、苦丁茶清窍消暑，故亦取效。

十五、白虎汤主方治愈消渴证二例

例一 周某，男，26岁。

初诊：1956年1月28日。

主诉及病史：半月前发高热，经服中药4天，热已退清，惟大渴引饮，每天喝水四五暖瓶（5磅装）。纳差、尿较少与饮入不相称。

诊查：形容憔悴，精神委靡，呈恐惧貌。舌红，苔干白，脉象细数。

辨证：消渴证（上消）。

治法：泄热益气生津。

处方：生石膏60g　知母15g　甘草6g　陈仓米30g　西洋参15g

3剂。煎服法：每天1剂，第一煎顿服，第二煎水1瓶作饮料。

二诊：上方药服1剂，渴即大减；3剂药服完，渴止纳增，调理而复。

例二 马某，男，8岁。

初诊：1972年9月27日。

主诉及病史（父代诉）：因高热住院10天，西医治疗，退热后，汗甚多，口渴引饮，每天喝水两三暖瓶（5磅装），纳差，尿短赤臭浊。

诊查：消瘦，面色㿠白，舌干白无津，脉濡细数。经医院检查未发现特殊病变。

辨证：消渴证（上消）。

治法：清胃消暑，敛汗生津。

处方：生石膏30g　知母6g　甘草3g　生谷芽15g　太子参10g　西瓜衣10g　莲须6g　糯稻根30g　生扁豆15g　乌梅2个

3剂。每天1剂，第一煎顿服，第二煎水1瓶作饮料。

二诊：上方药服1剂后，汗、渴减少，再服3剂，渴、汗俱止，胃纳增加，调理而愈。

【按语】 两例都属“上消”之候。《素问·气厥论》称为“膈消”、“肺消”，《症治要诀》称“消心”，《丹溪心法》称“上消”，都以口渴引饮为主，且饮多溲少的，多属心胃火盛、上焦燥热所致。遵古法重用白虎汤加人参。例二因暑热仍未尽、汗多津伤，故加入消暑敛汗及甘酸化阴之剂，也是同样捷效的。

十六、白虎汤主方治愈剧烈牙痛二例

例一 李某，男，39岁。

初诊：1971年12月8日。

主诉及病史：左上大臼齿有烂牙两只，经常疼痛，几天来多饮酒及食燥热品，由前天起龈肿牙浮，痛如刀刺，连及太阳穴、眼区、额颏、牙关等处，日甚于夜，小便短赤，大便干结。经牙科诊治未效，并谓因发炎不能拔牙。

诊查：右面颊部红肿，剧痛苦貌，张口见烂牙及龈肿，口喷秽气。舌干苔白，脉弦滑大。

辨证：阳明燥热，风火牙痛。

治法：清热解毒，消肿止痛。

处方：生石膏60g　知母12g　生甘草6g　白芍10g　怀牛膝10g　麦冬12g　生地黄

30g　玄参 15g　薄荷 6g

3 剂。

二诊:上方药服 1 剂后肿痛消减。

处方:前方药再服 3 剂,1 周而复。

例二　邓某,女,58 岁。

初诊:1978 年 7 月 2 日。

主诉及病史:右上侧有烂牙一颗,向未见痛,素体虚胖,脏腑虚寒,畏寒凉,喜食辛辣煎炸食品。近半月右牙龈浮肿,面颊肿甚,日间隐痛,夜间剧痛难忍。曾经西医及牙医诊治多次未见好转,且觉口淡头晕。

诊查:体形虚胖,浮白无华,张口右上龈浮肿,面颧肿甚,但不红赤。舌体胖而淡白无苔,脉象濡缓芤大。

辨证:虚阳不敛,雷龙不潜,浮火上炎。

治法:泄浮热,引火归原,以安其宅。

处方:煨石膏 30g　酒炒知母 10g　炙甘草 6g　北细辛 1.5g　熟附子 6g　煅牡蛎 30g　肉桂心 5g 另焗冲入药,再加入少量食盐,煎 2 次混匀分 3 次服。冷服。3 剂。每天服 1 剂。

二诊:上方药如法服 2 剂,症状改善,连服 5 剂,痛止,肿渐消退,旬日而愈。

【按语】烂牙肿痛《素问·缪刺论》名"齿龋"、"齿蜃"、"齿蠹"。多因口腔不洁,或风痰湿热熏蒸手足阳明二经所致。阳明经脉起于鼻頞,旁纳太阳之脉,下循鼻外,入上齿,挟口环唇,旁循颊车。痛位都是阳明循经之处。例一为阳明有余,且风热炽盛,阴津受灼,故拟白虎汤加驱风和育阴之味,但有异于玉女煎法。例二为虚阳不敛,雷龙不潜,浮火上炎之故。另法炮制的白虎汤以泄阳明之浮热,附桂以引火归原,冷服取从治之法,加盐咸能走肾。例一以薄荷散风消肿;例二以细辛温经消肿。此两例病证相同,病机有异,同拟白虎汤主方,而随症增添、炮制以变通之,也能取得疗效。应用本方不必拘于"大热、大汗、大渴、脉大"的四大症;也不必拘泥于《温病条辨》的"脉弦而细者,脉沉者,不渴者,汗不出者"的四禁,应根据病情,知常达变,灵活运用。本方组方严谨,配伍得宜,以原方应用为佳,分量可酌情加减;病情复杂,可寒温并进,表里双解,标本同治,或兼他方合参化裁之;本方药有清热生津、益胃和中之功,一般无凉遏冰伏之弊。

十七、炙甘草及吴茱萸汤治愈危重的心力衰弱及溃疡病一例

李某,男,46 岁。

初诊:1962 年 11 月 9 日。

主诉及病史(家属代诉):1947 年在日本患过胃溃疡出血,治疗 8 个月已基本治愈,回国后未见复发。1962 年 8 月 7 日开始胃脘及上腹疼痛,呕吐、嗳酸气,食欲不振;继则消瘦,头晕眼花,不能支持。由 8 月 15 日至 11 月 9 日,前后转三间医院住院治疗,病情日见沉重,身体极度衰弱,饮食入胃即吐,即要求出院。据称三间医院多次检查为心力衰弱加胃幽门部溃疡。

诊查:患者极度消瘦,面色苍白,精神委靡,声音低怯,语言断续,颤抖,呕吐白泡涎沫,动则气喘,眩晕欲倾,手足厥冷,证甚危笃,烦躁不堪。舌色淡白润滑无苔,脉沉细微弱,略弦紧。

辨证:元气大亏,三阴虚寒的危重证。

治法：回阳救逆，温中祛寒，补虚降逆。

处方：党参 18g　吴茱萸 9g　广干姜 4.5g　灵磁石 18g　茯苓 18g　炙甘草 18g　熟附子 12g　酒炒川连 1.5g

上方药煎两次混合后，分多次服，每次 1 汤匙，2 小时服 1 次。另正高白参 3g，炖服。

二诊：11 月 10 日。吐涎减少，饮食略可咽下，但脘痛稍增，余症减轻。

处方：前方以高良姜换干姜，加麦冬 9g、正南沉香 4.5g，后下。煎服法如前。

三诊：11 月 11 日。吐涎沫已止，胸中温温液液，大便未行多天。

处方：党参 18g　吴茱萸 6g　鸡内金 9g　白芍 9g　乌枣 4 枚(去核)　炙甘草 18g　生姜 15g　火麻仁 15g　另焗玉桂心 1.5g

四、五诊：症状续有减轻。

处方与上略同。

六诊：昨夜因冒风寒，头痛恶风，自汗。舌薄白苔滑，脉浮弦缓弱。略咳稀痰。

处方：龙骨 15g　牡蛎 15g　桂枝 4.5g　浮小麦 24g　炙甘草 18g　白术 9g　吴茱萸 3g　熟附子 9g　法半夏 9g　陈皮 4.5g　煎服

七诊：感冒症状已解。

处方：与四诊略同。

八、九诊：各种症状续好转。

处方与上略同。

十诊：12 月 3 日。各症俱解，胃纳渐增，体力渐复。

处方：吴茱萸 9g　干姜 4.5g　党参 9g　炙甘草 9g　春砂仁 4.5g　大枣 4 枚　法半夏 9g　陈皮 4.5g

上方药连服十余剂，在家调养月余，即回单位工作。

【按语】本例属中医"胃脘痛"、"厥心痛"范畴。中医以辨证、立法、选方、论药为治疗基础。仲师对吴茱萸汤用法有三：一为胃中寒，食谷欲呕，或胃脘作痛，吞酸嘈杂；一为厥阳头痛，呕吐涎沫；一为少阳吐利，手足厥冷，烦躁欲死者。炙甘草汤前贤用法有四：《伤寒论》脉结代，心动悸；《备急千金要方》治虚劳惊悸，怔忡，脉弱无力，少气不足以息者；《外台秘要》治肺痿咳嗽，涎沫多，心中温温液液者；又可治虚烦不寐，自汗盗汗，咽干舌燥大便难者。本例确与此二方适应相同，故能力挽狂澜，亦体现中医辨证论治、理法方药的特点。正如徐灵胎《执方治病论》所说："欲用古方，必须先审病者所患之证，悉与古方前所陈列之证皆合，更检方中所用之药无一不与所现之证相合，然后施用；否则必须加减，无可加减，则另择一方"，确为经验之谈。

十八、寒温并进法治愈高热喘咳一例

梁某，男，39 岁。

初诊：1959 年 7 月 15 日。

主诉及病史：有肺结核及肺气肿病史。常喘哮咳血。昨天因农忙在田间耘田，暑湿熏蒸，大汗淋漓，胸烦甚，即往树下当风乘凉及饮冷水，顿觉寒战不适，回家休息。傍晚起喘咳大作，胸高气促，不能平卧，痰多稀白泡沫，发高热，头痛，无汗，烦渴引饮，喜热饮。

诊查：上午 10 时来诊，体温 40.2℃，急重病容，喘咳不已，气粗急，张口抬肩，呼吸困难。舌滑白苔腻，外罩水气，脉浮弦滑大。

辨证:痰涎水饮,伏遏暑热,不得外泄。

治法:温化痰饮,清泄暑邪。

处方:桂枝 6g　北细辛 4.5g　干姜 6g　五味子 6g　法半夏 10g　麻黄 6g　生石膏 45g　知母 10g　甘草 6g　橘红 10g　滑石 15g

2 剂,1 天服完,分 4 次服,4 小时 1 次。

二诊:谓昨服药至入暮后,汗出透衣,热退喘平;仍咳嗽痰多。

处方:前方去石膏、知母、滑石,加入白蔻仁 3g、车前子 12g、苏子 10g、北杏仁 10g

2 剂。

【按语】壮热喘促,《素问病机气宜保命集》:"暴热上喘者,病在心肺,谓久高喘"。可选用麻杏甘石以宣肺平喘。本例久咳多痰,又因感暑后贪风饮冷而起,痰多稀白泡沫,为风寒痰饮证候,不是寒郁化热之象,故选小青龙汤以温肺逐饮;高热烦渴为暑热之标,拟白虎汤以泄之。寒温并进,标本同治,共奏双解之功。

十九、内外兼治法速愈感暑高热一例

朱某,男,34 岁。

初诊:1964 年 7 月 14 日。

主诉及病史:昨天酷热,田间工作,汗下如雨,烦渴难受,中午下水库洗身,即时闭汗,顿觉冷战,上呼怕风,回家下午恶寒发热,继则高热,头剧痛,周身疼痛如被杖,烦渴引饮,尿短赤。

诊查:面色红赤,烦躁不安,急重病容。舌干白,脉浮数大。体温 41℃。

辨证:暑热为水湿所遏,不能散发。

治法:解表泄热,内外兼治。

处方:青蒿 10g　香薷 10g　滑石 15g　蔓荆子 10g　西瓜衣 15g　生石膏 60g　知母 15g　甘草 6g

2 剂。1 天服完,每剂 1 次顿服。嘱另用青蒿 60g、香薷 60g,煲水拭浴,以助疗效。

二诊:翌日再诊,谓昨依法治理,大汗后热即降低。来诊时,体温已正常,余症已解。口仍干,引饮大减。舌干白少津,脉浮缓滑。

处方:生石膏 30g　知母 10g　甘草 3g　扁豆花 15g　莲房 15g　生苡米 30g

2 剂。第三天即恢复工作。

【按语】本病《温病条辨》称为"暑温",多为重感暑热而发生的急性热病。白虎汤常为适应方。本例暑热为水湿所遏,故高热而身疼恶寒,重用白虎汤加入祛暑解表药;再外用药溶法以助祛邪解热,内外兼治,务使尽彻,不遗余邪,以免化燥而变故多端也。

二十、扶阳救逆法治愈暑风致厥一例

梁某,女,65 岁。

初诊:1976 年 7 月 24 日。

主诉及病史(家属代诉):昨天中午在田间摘菜,酷暑出大汗,回家吹风取凉,两小时后即恶寒发热,体温 38.7℃,仍有汗,口渴饮热,头晕心悸,精神恍惚,喘促短气,不言不语,手足冷冻,尿黄少。

诊查：神志昏糊，头重若倾，汗出淋漓，声低语謇，听不清楚。舌淡白，薄白苔微干，舌体颤动。手足厥冷，脉浮大而散，体温38.7℃。

辨证：暑伤阳气，暑厥之候。

治法：扶阳救逆，益气生津，芳香开窍。

处方：党参15g　麦冬10g　五味子6g　桂枝6g　白芍12g　生姜3片　大枣6枚　炙甘草6g　附子10g

先煎龙骨、牡蛎各30g，另冲服苏合香丸一个先服。

二诊：昨服药后，神志及症状稍有改善。

处方：昨天方药再服2剂。

三诊：自行来门诊，谓前药服完，诸症悉除，已能进食，精神疲倦。舌白而润，脉濡缓。

处方：前方减制去苏合香丸，加入炒谷芽30g。再服3剂。

【按语】高年气阴不足，汗多伤阳，虽属新感，但一开始就表现神糊、心悸、舌颤动等“暑厥”证候，故用苏合香丸以开窍，生脉散以益气生津、挽回耗散元气；附子以扶阳，原方桂枝汤以调和营卫及解肌表寒热；重用龙、牡续摄潜阳，以防痉厥，且龙、牡、味兼具敛汗之功。古有暑伤阴、阳、气、形之说，宜谨志之。

【编者评注】樊老治疗失精，虽未用收涩之剂而失精自止。相反，前医对症下药，繁进补涩之品反而无效。所举九例，方药各异，虽未见涩精之品而均获良效。说明治病求本，审证求因的重要意义。白虎汤的新应用七则，使人耳目一新，白虎汤加减治愈强中、头痛、消渴、牙痛等证，是对白虎汤临床应用的发展。古方新用之妙就妙在加减运用、画龙点睛。

病名病证索引

E

F

G

H

J

K

L

M

N

T

W

X

Y

Z